統合失調症の治療

―― 臨床と基礎 ――

佐藤光源・丹羽真一・井上新平
［編集］

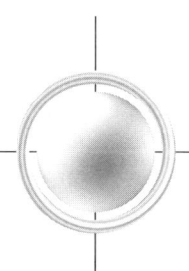

朝倉書店

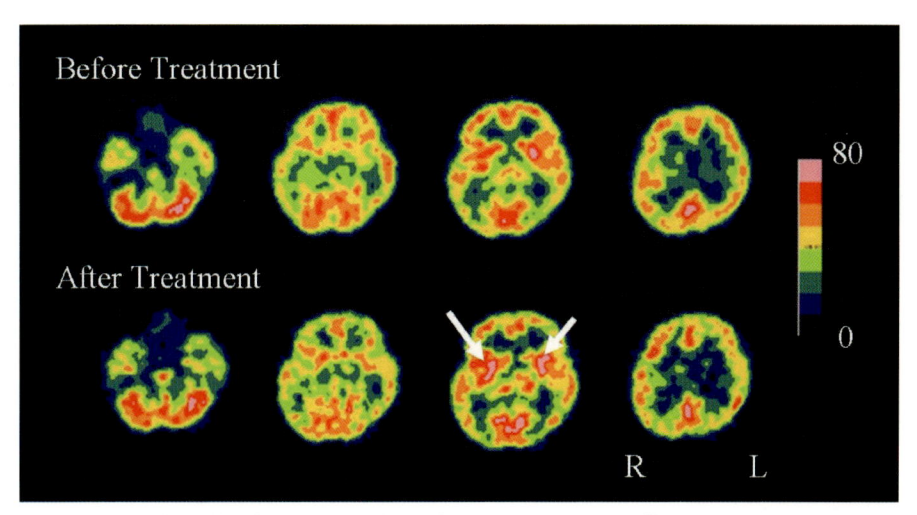

図 III-1 ある妄想型統合失調症患者の治療開始前（上段）・後（下段）の ^{99m}Tc-ECD SPECT 定量画像
全脳血流量は治療前 42.1 ml/100 g/min，治療後 42.4 ml/100 g/min でほぼ不変であった．haloperidol による治療後に両側大脳基底核での血流増加が目立つ（下段の白矢印）．R: Right, L: Left （本文 p. 179）

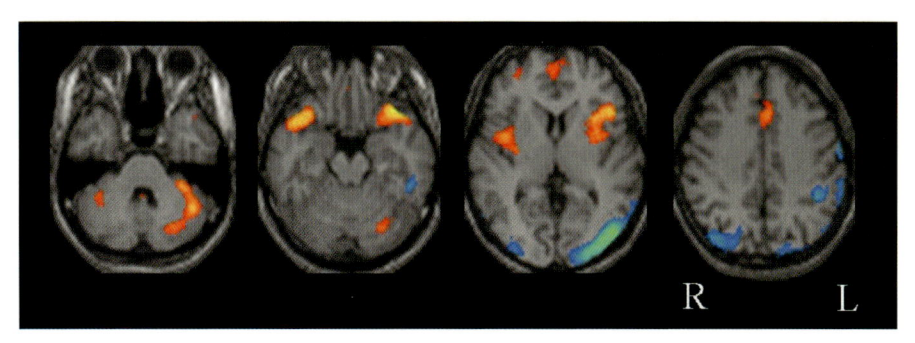

図 III-2 症例の未治療時の脳血流の画像統計解析法による結果
20-39 歳の正常者の脳血流データベースとの比較で相対的に増加している部位（赤～黄），減少している部位（青～緑）を表示している．両側上側頭回，島，前部帯状回，左小脳での増加，および左後頭葉，右頭頂葉での減少を示している．R: Right, L: Left （本文 p. 179）

序

　クレペリンが早発性痴呆としてこの疾患をまとめた1世紀後に,「精神分裂病―基礎と臨床」(木村敏,松下正明,岸本英爾編,1990)が朝倉書店から上梓された.精神分裂病を精神医学の永遠の課題であるとし,さまざまな研究分野の第一線で活躍していた多くの研究者に研究成果を紹介してもらい,次世代の研究者に生物学的および精神病理学的研究の集大成を期待するものであった.それは,「精神分裂病」(猪瀬正,臺弘,島崎敏樹編,1966)と「精神分裂病」(横井晋,佐藤壱三,宮本忠雄編,1975)に継ぐもので,その後の病因・病態の解明に向けた研究に活用され,いまも若手研究者にとって貴重な手引きとなっている.

　本書はそれに続くものであり,統合失調症の治療に焦点を当てて,精神科医が日常臨床の場で治療計画を立て,それを実践するのに役立つような内容を整理した成書をまとめようと企画された.その特徴は,統合失調症の病態を脆弱性ストレスモデルでとらえ,患者の社会参加とQOLの改善を目指した実践的な精神科治療法を多分野の専門家が年月をかけて執筆したところにある.

　医学は治療学であり,統合失調症の医学的研究はその成果が治療に反映されたときにはじめて本来の目的を達することになる.本書が企画された1999年当時は操作的診断分類が普及して診断一致率が向上し,多軸評定による患者の全人的な理解が進み,多様な成因仮説がしだいに脆弱性ストレスモデルに集約されつつあった.そうした動向が,薬物療法と心理社会療法をバランスよく組み合わせた治療方針を可能にし,米国精神医学会がエビデンスに基づく治療ガイドラインを策定し,精神医学講座担当者会議に治療ガイドライン委員会ができた背景となっていた.

　1990年以降の病因・病態研究の進歩には目を見張るものがあるが,ここでは発症脆弱性の解明に向けたアプローチと捉え,主要な研究成果が整理されている.つまり,統合失調症の成因仮説の紹介にとどまるのではなく,脆弱性ストレスモデルの理解を深めることに重点が置かれている.

　本書は,企画当時に講座担当者会議治療ガイドライン委員会で統合失調症を担当していた委員を中心に,さまざまな分野から多数の研究者が執筆を担当した.しかし,本書が完成するまでの道のりは長く,執筆を依頼した2000年10月から数えてほぼ7年を要した.2006年5月時点で未入稿の項目には別の専門家に執筆をお願いし,入稿していた全執筆者にはその後の進歩を取り入れた更新改訂をお願いした.さらに治療学の最近の動向を踏まえて新たな項目を追加して本書が完成した.わが国の精神科医療の実情にあった内容となっており,日常診療の場で広く活用され,治療学の進歩に寄与することができれば,編集者としてこれに優る喜びはない.

　本書の完成にあたって,94名のすべての執筆者,なかでも執筆と更新改訂という二重の作業をしていただいた多くの方々に衷心より感謝し,併せて難局の打開にご尽力された朝倉書店の方々のご努力に謝意を表したい.

　　　平成19年8月

編集者一同

編集者

佐藤光源　（さとう・みつもと）　東北福祉大学
丹羽真一　（にわ・しんいち）　福島県立医科大学
井上新平　（いのうえ・しんぺい）　高知大学

執筆者 (五十音順)

秋山　一文	獨協医科大学		小澤　　温	東洋大学
浅井　邦彦	浅井病院		小田原俊成	横浜市立大学
粟田　主一	仙台市立病院		笠井　清登	東京大学
安西　信雄	国立精神・神経センター		梶井　　靖	三菱ウェルファーマ（株）
池淵　恵美	帝京大学		兼子　　直	弘前大学
石原　良子	名古屋大学		鎌田　隼輔	北海道立精神保健福祉センター
伊勢田　尭	東京都立多摩総合精神保健福祉センター		菊池　淳宏	弘前大学
			切池　信夫	大阪市立大学
伊藤順一郎	国立精神・神経センター		久住　一郎	北海道大学
伊藤　千裕	東北大学		倉知　正佳	富山大学
伊藤　哲寛	北海道立緑が丘病院		黒田　安計	さいたま市こころの健康センター
井上　新平	高知大学		桑原　達郎	防衛医科大学校
猪俣　好正	宮城県立精神医療センター		越野　好文	粟津神経サナトリウム
伊豫　雅臣	千葉大学		後藤　雅博	新潟大学
岩田　和彦	自治医科大学		小山　　司	北海道大学
岩舘　敏晴	国見台病院		小山　徹平	福島県立医科大学
岩渕健太郎	高松病院		近藤智恵子	東京都立多摩総合精神保健福祉センター
梅津　　寛	東京都立松沢病院			
江畑　敬介	江畑クリニック		近藤　　毅	琉球大学
大久保善朗	日本医科大学		斎藤　　淳	獨協医科大学
太田　敏男	埼玉医科大学		酒井　明夫	岩手医科大学
大塚耕太郎	岩手医科大学		坂野　雄二	北海道医療大学
岡上　和雄	相模病院		佐藤さやか	国立精神・神経センター
小川　一夫	東京都立中部総合精神保健福祉センター		佐藤　久夫	日本社会事業大学
			佐藤　光源	東北福祉大学
小椋　　力	平和病院		佐野　　輝	鹿児島大学
尾崎　紀夫	名古屋大学		鈴木　　茂	楽メンタルクリニック

執 筆 者

鈴木　孝典	高知女子大学
住友　雄資	高知女子大学
染矢　俊幸	新潟大学
高野　晴成	慶應義塾大学
高橋　誠	新潟大学
高橋　祥友	防衛医科大学校
竹島　正	国立精神・神経センター
立森　久照	国立精神・神経センター
田中　輝明	北海道大学
千葉　茂	旭川医科大学
土田　英人	京都府立医科大学
中谷　陽二	筑波大学
中根　允文	長崎国際大学
長沼　洋一	国立精神・神経センター
中村　純	産業医科大学
中村　雅之	鹿児島大学
西尾　雅明	東北福祉大学
西川　徹	東京医科歯科大学
西園　昌久	心理社会的精神医学研究所
丹羽　真一	福島県立医科大学
野津　眞	東京都立中部総合精神保健福祉センター
野中　猛	日本福祉大学
橋本　謙二	千葉大学
長谷川憲一	群馬県立精神医療センター
畑　哲信	福島県精神保健福祉センター
樋口　輝彦	国立精神・神経センター
平賀　正司	東京都立多摩総合精神保健福祉センター
平安　良雄	横浜市立大学
深谷　裕	国立精神・神経センター
福居　顯二	京都府立医科大学
福田　一	浅井病院
福田　正人	群馬大学
増野　肇	ルーテル学院大学
松井　紀和	日本臨床心理研究所
松井　三枝	富山大学
松岡　洋夫	東北大学
松田　博史	埼玉医科大学
松本　和紀	東北大学
水野　雅文	東邦大学
三野　善央	大阪府立大学
宮腰　哲生	東北大学
森園修一郎	田崎病院
山本　直樹	東京医科歯科大学

目　次

I．統合失調症の概念

1. 概　　念 ……………………………………………………………（佐藤光源）… 1
2. 症候学と診断 ……………………………………………………………………… 7
   2.1 診断と分類 ……………………………………………（染矢俊幸，高橋　誠）… 7
   2.2 統合失調症の初期と破瓜型統合失調症における時間構造 ………（鈴木　茂）… 14
   2.3 陽性症状/陰性症状の二症候群仮説 ………………………………（丹羽真一）… 20
3. 原因と病態モデル ………………………………………………………………… 27
   3.1 統合失調症と遺伝 ……………………………………（中村雅之，佐野　輝）… 27
   3.2 神経発達障害仮説 …………………………………………………（倉知正佳）… 31
   3.3 ドーパミン・興奮性アミノ酸仮説 ………………（山本直樹，黒田安計，西川　徹）… 38
   3.4 認知障害仮説 ………………………………………………………（松岡洋夫）… 54
   3.5 ストレス脆弱性仮説 ………………………………（松岡洋夫，佐藤光源）… 64
4. 経過と予後 ……………………………………………（岩舘敏晴，宮腰哲生）… 71
5. 疫　　学 ………………………………………………………………（中根允文）… 84
6. 統合失調症の概念と治療の歴史 ………………………（酒井明夫，大塚耕太郎）… 91
7. 統合失調症の異種性について …………………………（小田原俊成，平安良雄）… 98

II．統合失調症の治療の場，治療手段，社会復帰と関連法規

1. 治療の目標 …………………………………………………………（丹羽真一）… 102
2. 治療の場 ……………………………………………………………（江畑敬介）… 105
3. 治療手段 …………………………………………………………………………… 108
   3.1 薬物・身体療法 ………………………………………………………………… 108
      a) 従来型（定型）抗精神病薬 ……………………（岩渕健太郎，伊藤千裕）… 108
      b) 新規（非定型）抗精神病薬 ……………………（伊藤千裕，岩渕健太郎）… 111
      c) 抗 う つ 薬 …………………………………………………………（樋口輝彦）… 115
      d) 気分安定薬 ………………………………………………………（樋口輝彦）… 118
      e) 抗 不 安 薬 …………………………………………………………（越野好文）… 121
      f) 電気けいれん療法 ………………………………………………（栗田主一）… 123
   3.2 心理社会的療法 ………………………………………………………………… 126
      a) 個人精神療法 ……………………………………………………（西園昌久）… 126
      b) 集団精神療法 ……………………………………………………（増野　肇）… 128

	c)	レクリエーション療法	(松井紀和)	130
	d)	社会生活技能訓練(SST)	(岩田和彦,安西信雄)	131
	e)	家族心理教育	(三野善央)	135
	f)	職業リハビリテーション	(後藤雅博)	138
	g)	ケアマネジメント	(野中　猛)	141
4.	社会資源			143
	a)	病院	(浅井邦彦)	143
	b)	精神保健福祉制度の変化と精神保健福祉センター，保健所，市町村行政サービス	(竹島　正)	147
	c)	居住に関連した社会資源	(鈴木孝典)	152
	d)	就業・雇用等に関する社会資源	(野津　眞)	154
	e)	自助グループ	(岡上和雄)	156
	f)	治療ネットワーク	(竹島　正，長沼洋一，立森久照)	159
5.	関連法規			162
	a)	精神保健福祉法による入院・外来制度	(猪俣好正)	162
	b)	生活保障のための法規	(住友雄資)	164
6.	将来の治療のあり方		(井上新平)	167

III. 治療計画策定に有用な各種の評価

1.	脳と身体機能の医学的評価		169
	1.1 脳の形態学的評価	(福田　一，大久保善朗)	169
	1.2 脳の局所血流・代謝評価	(高野晴成，松田博史)	176
	1.3 脳の電気生理学的評価	(笠井清登)	180
	1.4 脳の生化学的評価	(福田正人)	185
	1.5 身体機能の評価	(切池信夫)	194
2.	精神症状の評価	(太田敏男)	197
3.	心理機能の評価	(松井三枝)	205
4.	生活機能，作業・労働能力の評価	(岩田和彦，安西信雄)	212
5.	家族の評価	(三野善央)	218
6.	地域・環境の評価	(小川一夫，近藤智恵子)	226

IV. 治療手段の基礎

1.	脳の発生と発達	(梶井　靖)	232
2.	遺伝情報の発現と環境情報による調節	(石原良子，尾崎紀夫)	238
3.	神経細胞，シナプス，受容体の構造と機能	(土田英人，福居顯二)	243
4.	脳の機能的解剖学	(千葉　茂)	250

5. 統合失調症の治療で関係する神経伝達……………………………………(伊豫雅臣, 橋本謙二)… 260
6. 精神薬理学……………………………………………………………………………………… 265
   6.1 抗精神病薬の脳内受容体占拠率と薬効 ………………………(伊豫雅臣, 橋本謙二)… 265
   6.2 抗精神病薬の薬理作用と臨床成績 ……………………………(秋山一文, 斎藤　淳)… 271
   6.3 気分安定薬の薬理作用 …………………………………………………(樋口輝彦)… 292
   6.4 抗うつ薬の薬理作用 ……………………………………………………(樋口輝彦)… 294
   6.5 抗不安薬の薬理作用 ……………………………………………………(越野好文)… 302
7. 電気けいれん療法の基礎…………………………………………………………(粟田主一)… 311
8. 心理療法の基礎……………………………………………………………………………… 315
   8.1 個人精神療法の基礎 ……………………………………………………(西園昌久)… 315
   8.2 集団療法の基礎 …………………………………………………………(松井紀和)… 322
   8.3 認知行動療法の基礎 ……………………………(佐藤さやか, 小山徹平, 坂野雄二)… 326
9. 生活レベルにおける障害の治療の基礎…………………………………………………… 331
   9.1 障害概念の今日 …………………………………………………………(佐藤久夫)… 331
   9.2 障害者の地域福祉システム ……………………………………………(小澤　温)… 335
   9.3 リハビリテーション医学の今日 ………………(伊勢田尭, 小川一夫, 長谷川憲一)… 340

V．治療計画策定と治療の実際

1. 急性期治療………………………………………………………………………………… 346
   1.1 急性期の症状の評価 ……………………………………………………(太田敏男)… 346
   1.2 治療の場の選択 ………………………………………………(平賀正司, 江畑敬介)… 351
   1.3 急性期治療に必要な検査 ……………………………………………………………… 355
      a) 脳と身体機能の医学的評価………………………………………(福田正人)… 355
      b) 在宅治療のための家族の評価……………………………………(水野雅文)… 357
      c) 在宅治療のための地域・環境の評価……………………………(伊藤順一郎)… 361
   1.4 薬物・身体療法 ………………………………………………………………………… 364
      a) 薬　物　療　法………………………………(田中輝明, 久住一郎, 小山　司)… 364
      b) 電気けいれん療法…………………………………………………(粟田主一)… 372
      c) 急性期における身体管理…………(森園修一郎, 菊池淳宏, 近藤　毅, 兼子　直)… 376
   1.5 急性期の心理社会的療法 ……………………………………………………………… 382
      a) 精　神　療　法 ……………………………………………(畑　哲信, 池淵恵美)… 382
      b) 治療環境の整備……………………………………………………(井上新平)… 394
2. 回　復　期………………………………………………………………………………… 398
   2.1 回復期の症状の評価 ……………………………………………………(太田敏男)… 398
   2.2 治療の場の選択 ………………………………………………(梅津　寛, 江畑敬介)… 400
   2.3 回復期治療に必要な検査 ……………………………………………………………… 403

　　　　a) 脳と身体機能の医学的評価……………………………………………(福田正人)… 403
　　　　b) 心理機能の評価…………………………………………………………(松井三枝)… 407
　　　　c) 職業・家庭生活の生活機能, 作業・労働能力の評価…………(岩田和彦, 安西信雄)… 410
　　　　d) 心理家族教育のための家族の評価……………………………………(水野雅文)… 412
　　　　e) 地域・環境の評価……………………………………………(深谷　裕, 伊藤順一郎)… 414
　　2.4　薬物・身体療法 ………………………………………………………………………… 417
　　　　a) 薬物の選択・用量・投与法…………………………(田中輝明, 久住一郎, 小山　司)… 417
　　　　b) 継続電気けいれん療法の適応と方法　………………………………(粟田主一)… 419
　　2.5　回復期の心理社会的療法 ……………………………………………………………… 420
　　　　a) 精 神 療 法……………………………………………………(畑　哲信, 池淵恵美)… 420
　　　　b) 家 族 療 法……………………………………………………………(井上新平)… 430
　　　　c) 回復過程の治療環境と心理社会的療法………………………………(伊藤哲寛)… 435
3.　安　定　期………………………………………………………………………………………… 442
　　3.1　安定期の症状の評価 …………………………………………………(太田敏男)… 442
　　3.2　治療の場の選択 ……………………………………………………(梅津　寛, 江畑敬介)… 445
　　3.3　安定期治療に必要な検査 ……………………………………………………………… 449
　　　　a) 心理機能の評価…………………………………………………………(松井三枝)… 449
　　　　b) 実際の家庭生活・職場のための生活機能, 作業・労働能力の評価
　　　　　　……………………………………………………………………(岩田和彦, 安西信雄)… 451
　　　　c) 家庭生活と再発防止のための家族の評価……………………………(水野雅文)… 453
　　　　d) 家庭生活を支える地域・環境の評価………………………(深谷　裕, 伊藤順一郎)… 455
　　3.4　安定期の薬物・身体療法 ……………………………………………………………… 458
　　　　a) 薬物の選択・用量・投与法…………………………………(久住一郎, 小山　司)… 458
　　　　b) 維持電気けいれん療法の適応と方法 ………………………………(粟田主一)… 463
　　3.5　安定期の心理社会的療法 ……………………………………………………………… 464
　　　　a) 精 神 療 法……………………………………………………(畑　哲信, 池淵恵美)… 464
　　　　b) 家 族 療 法……………………………………………………………(井上新平)… 476
　　　　c) 精神科リハビリテーション……………………………………………(野中　猛)… 480
4.　ACT ……………………………………………………………………………………(西尾雅明)… 489
5.　再発防止と早期介入……………………………………………………(鎌田隼輔, 千葉　茂)… 499
　　5.1　再 発 予 防………………………………………………………………………………… 499
　　5.2　早 期 介 入………………………………………………………………………………… 504
6.　発病予防…………………………………………………………………………………(小椋　力)… 508
7.　その他の重要な問題……………………………………………………………………………… 514
　　7.1　早期精神病の治療 ……………………………………………………(松本和紀)… 514
　　7.2　自　　　殺 ……………………………………………………………(高橋祥友)… 522

7.3	身体合併症 ……………………………………………(桑原達郎)…	528
7.4	触法行動と精神鑑定 ……………………………………(中谷陽二)…	535
7.5	抗精神病薬の副作用 ……………………………………(中村　純)…	542

索　　引 ……………………………………………………………………… 551

I. 統合失調症の概念

1. 概　　念

　統合失調症は，一定の原因や症状，経過，予後で規定された疾患ではなく，特徴的な精神症状と行動障害が一定期間続くことによって規定された疾患である．そのさい，明らかな脳疾患や気分障害，薬物中毒とその離脱状態が除外される．

　一般に，操作的な診断基準が臨床診断，治療ガイドラインや臨床研究に用いられるので，ここでは国際疾病分類第10版（ICD-10）と米国精神医学会診断統計マニュアルIV-TR（DSM-IV-TR）における疾患概念を中心に述べる．また，それを医療に適用するさいの基本的態度として，英国国立臨床有用性評価機構（NICE, 2002）の現実的最善主義（realistic optimism）が推奨される．

a) 疾患概念の変遷

　統合失調症の概念は，19世紀末の早発痴呆（Kraepelin E, 1893）まで遡ることができる．その後の変遷を方法論の系譜でとらえた臺（1999）は，つぎの3つに分けた．

　① 形成的・生物学的要件による方法： 早発痴呆に特異的とされた進行性の精神的荒廃（慢性化）で規定するもので，疾患概念に経過と転帰を要件としたKraepelinの早発痴呆に代表される．臺は，この進行性荒廃の規定に替えて再発傾向の成立をあげ，履歴現象と機能的分離現象を概念規定の要件としている．

　② 症状構造論による方法： 基本は連合の分裂であり，疾患過程から直接生じる一次的症状（基本症状）と，患者の心性が二次的に反応して生じる症状（副次的症状）で規定するもの．Bleuler E（1911）の統合失調症に代表される．

　③ 質的異常症状による方法： 他の体験からは導くことのできない一次的症状を抽出して規定するもので，Jasper K（1948）の了解概念に代表される．

　WPAが取り上げたPull CB（1999）の見解もほぼ臺と同様であるが，ここでは，疾患モデル（狭義）による規定，精神病理による規定，臨床像による規定で概念の変遷を整理した．

1) 疾患モデル（狭義）による規定

　Kraepelin Eが教科書5版（1896）で精神疾患の分類に用いた医学モデルで，疾患単位を一定の原因，症候論，経過と予後で規定するもの．その一つが早発痴呆で，内因により人生の早期に発病し，ほぼ一定して精神障害をきたす疾患とした．破瓜型，緊張型，妄想型に分類し，その症状と経過から双極性障害とパラノイアを除外した．

2) 精神病理による規定

　Bleuler E（1911）は早発痴呆概念をほぼ踏襲しているが，経過は一定せず，おそらく一定の終末状態には至らないと考えた．診断には経過や予後より基本症状を重視し，統合失調症の本質を精神機能の分裂（Spaltung）にあるとし，連合障害を重視した．基本症状は生物学的な疾患過程に由来する一次的症状であり，副次症状（幻覚，妄想など）は二次的症状で，基本症状への自我防衛反応の一部と捉えた．このため，器質力動論や脆弱性ストレスモデルに通底するとの見方もある．思考領域における連合弛緩，感情障害（感

情鈍麻と不適切な感情），両価性と自閉の4つを基本症状とし，それを疾患規定の要件とした．統合失調症群には成因が異なる多くの臨床像が含まれており，単純型を追加し，重症から軽症まで含めたので早発痴呆よりも疾患概念が拡大した．

Jaspersの層構造論（1911）は，精神疾患の診断分類，とくに統合失調症の診断に大きな影響を与えた．精神疾患の精神病理学的な症状には層構造があり，最深層から表層に向けて器質性の症状，統合失調症の症状，気分障害の症状，神経症の症状，人格障害に関連した症状がレベルを構成していると考えた．異なったレベルの症状が併存する場合には，より深層の症状をもって診断するというJaspersの層構造則（Schichtenregel）を提唱し，たとえば統合失調症と気分障害の症状が併存する場合には統合失調症と診断した．

3）臨床像による規定

Schneider K（1950）の診断は臨床像によることを基本としており，経過によるものではない．精神病理学的に異常体験と異常表出を区別している．異常体験は認知，知覚，感情，衝動と意欲の障害に関するものであり，異常表出は言語，記述，表情や動作の障害に関するものである．統合失調症を異常体験，とくに第1級症状により診断し，それを統合失調症を規定する特徴的な症状としている．

Strauss JSら（1974）は，統合失調症の症状を陽性症状と陰性症状に二分した．陽性症状と陰性症状は，Jackson H（1869）が一次的，二次的な神経学的現象を区別するために使った用語であるが，Straussは，行動に必要な脳部位が損傷されるとき，その直接的な表出を陰性症状，損傷されたことで脱抑制または解放された脳内過程の表出を陽性症状とした．Crow TJ（1987）は，この陽性・陰性症状の二分法に治療反応性の違いなどを加え，統合失調症をI型とII型に分類している．ICD-10とDSM-IV-TRはいずれも臨床像を中心にしたものであり，Schneiderの第1級症状が診断基準に含まれている．

統合失調症の疾患特異的な症状はまだ特定されていないし，疾病分類学的に特徴的な症状，たとえば第1級症状やDSMにおける奇異な妄想もその出現頻度や評価者間の一致度に問題を残している．ちなみに，DSM-IIIでいう奇異（bizarreness）は，内容が明らかに不条理な，事実としてあり得ない誤った信念をいう．

b）疫学と経過

発病危険率は約1％で，発生率は1,000人あたり0.11ないし0.24人である（Jablenski Aら，1992）．性差はないが，発病年齢は女性が約5年遅い．

発病までの経過では，統合失調症の診断基準をみたす前に対人関係や社会的機能の障害がみられることが多い．全般的機能の低下や感情鈍麻，社会的退却，奇異な思考や確信が多くみられ，数年続くことがあり，その後に急性精神病を発症することが多い．

精神病症状の初発から治療開始までの未治療期間（duration of untreated period, DUP）は治療反応性に影響し，それが長いほど完全回復が遅れ，再発率が上がる傾向がある．Häfner Hら（1998）は，前駆症状から精神病症状の発症までが平均4.8年（中央値2.3年），未治療期間が平均1.3年（中央値0.8年）としている．この早期経過は，個人のもつ脆弱性と環境ストレスとの相互作用を反映する力動的な過程として理解され，早期精神病への適切な治療は，慢性期のそれとは異なったものになる．

経過型は多様で，急性期，回復期と安定期に分けて治療計画を立てるのが一般的である．回復期は6ヶ月以上であり，発病後4～5年の間に再発や認知障害を生じやすい．

標準的な治療を受けた患者の10～25％は再入院なしに経過するが，ほぼ半数は退院後2年以内に再入院し，5年後には80％を超える（Robinson DGら，1999）．再発前に気分症状と軽い精神病症状が4ないし12週間続くことや，経過中に陰性症状がしだいに永続性になることがある．

一般的な予後良好の予測因子には，発病年齢が高い，女性，既婚，社会性のある病前性格，病前の適応と全般的機能が良好，高いIQ，心因反応的な発病，急性発症で発病時に気分障害や陽性症状が顕著で解体症状や陰性症状がみられない，過去の精神病エピソードが少ない，急性精神病エピソードと寛解をくりかえす波状経過，統合失調症の家族歴がない，家族の感情

的表出レベルが低い，などが指摘されている（Häffner H, 2003）．

他の疾患をしばしば合併するが，心臓血管系疾患，呼吸器疾患や感染症，事故や交通外傷，自殺リスクの増大などが死亡率を高めている．

c) 成　　因

一般に，発病は多因子の相互作用によるとされ，その発症と長期経過は脆弱性ストレスモデル（佐藤・松岡, 1999）で理解されている．ストレスへの対処行動が失敗したとき，個体側の発症脆弱性が特徴的な症状を発症させるというものであり，世界生物学的精神医学連盟の治療ガイドラインにはそれに対処行動を追加した vulnerability-stress-coping model（Farkai P ら, 2005）を採用している．Zubin J の脆弱性モデルは Selye の素質・ストレスモデルを発展させたものであるが，統合失調症にみられる唯一の永続性の障害は急性精神病エピソードの発症脆弱性であるとし，精神病エピソードは本来，時間制約性で挿間性であるとしている．発症脆弱性はストレスとの相互作用で精神病性代償不全を生じさせる脳障害であり，ドパミン仮説が有力である．おもに中脳辺縁ドパミン神経系にみられる過活動が陽性症状の発症と維持に関係しており，前頭葉の興奮性アミノ酸神経系とドパミン神経系にみられる機能低下が陰性症状に関係すると考えられている．遺伝因子（群）は発病リスクの一部であり，胎生期や周産期障害はリスクの1〜2％程度とされている．

d) ICD-10 と DSM-IV の診断基準

診断基準そのものについては次項で詳しく取り上げるが，ここでは疾患概念に関連する部分を抽出して両者を比較する．

1) ICD-10 研究用診断基準（表I-1）

特徴的な症状とその持続期間，除外診断により診断するが，疾患分類的な症状は特定されていない．診断上とくに重要で，高頻度にみられる症状には，表I-1に示したG1の8項目がある．

G1-(1)は統合失調症に典型的な妄想と幻覚で，G1-(2)は妄想や幻覚，新語形成，思考連合の途絶や内挿，無感情，会話の貧困，情動反応の鈍化や不適切さなどである．G1-(1)のa, b, c はいずれも Schneider の第1級症状で，d は文化的に不適切で全くあり得ないものである．

表 I-1　ICD-10 研究用診断基準—統合失調症

G1. つぎの(1)の症状群，症状，症候のうち少なくとも1つか，または(2)の症状と症候の少なくとも2つが，1ヶ月以上続く精神病エピソードのほとんどの時間に存在する．
(1) つぎのうち，少なくとも1つが存在する．
　(a) 考想化声，考想吹入または奪取，考想伝播
　(b) 支配される，影響される，させられるという妄想で，身体や四肢の運動，特定の考え，行動や感覚に関するもの；妄想知覚
　(c) 患者の行動にたえず論評したり，彼らの間で患者のことを話し合ったりする幻声，あるいは身体のある部分から聞こえてくる他のタイプの幻声
　(d) 他の種類の持続的な妄想で，文化的にそぐわないまったくありえないもの（たとえば，天候を支配できるとか，別世界のエイリアンと交信できる）
(2) または，つぎのうち少なくとも2つが存在する．
　(a) いかなる種類であれ持続性の幻覚があり，少なくとも1ヶ月毎日生じたり，はっきりした感情的意味のない妄想（浮動性または未完成であってもよい）を伴っていたり，持続的な支配観念を伴った場合
　(b) 言語新作，思考の流れの途絶や挿入があって，まとまりのない的はずれの会話になる
　(c) 緊張病性行動（興奮，常同姿勢やろう屈症，拒絶症，緘黙や昏迷など）
　(d) 著しい無気力，会話の貧困，情動反応の鈍麻または不調和などの"陰性症状"（それらが明らかにうつ病や抗精神病薬によるものでないこと）
G2. 広く使われている除外条項
(1) その患者が躁病エピソード（F 30.-）またはうつ病エピソード（F 32.-）の基準をみたすときには，気分障害が始まる前に上記G1(1)とG1(2)にあげた基準がみたされていなければならない．
(2) その障害が，器質性脳疾患（F 00-F 09）やアルコールまたは薬物の中毒（F1x.0），依存（F1x.2）または離脱（F1x.3とF1x.4）によるものでないこと．

診断には，G 1-(1)のいずれか1つ以上，あるいはG 1-(2)の2つ以上があり，1ヶ月を超えてほとんどいつも明瞭に存在しなくてはならない．

経過型は発病から1年以上経過してから特定する必要があり，持続性，エピソード性で進行性の欠陥を伴うもの，エピソード性で固定した欠陥を伴うもの，エピソード性の経過で寛解しているもの，不完全寛解，完全寛解，その他，経過不明に分かれる．

鑑別診断では，気分障害，統合失調感情障害，その他の一過性，持続性の精神病性障害，器質性，物質惹起性の精神障害を除外する．気分障害に統合失調症の症状が先行するときには統合失調症と診断し，統合失調症と気分障害の症状が同時期に現われるときは統合失調感情障害とする．急性一過性精神病性障害は統合失調症の症状と持続で鑑別でき，持続性妄想性障害は妄想が3ヶ月を超えて存在し，統合失調症の診断基準を満たさないことで鑑別する．明らかな脳疾患，薬物中毒やその離脱は統合失調症から除外される．

ICD-10には7つの下分類（妄想型，破瓜型，緊張型，鑑別不能型，統合失調症後抑うつ，残遺型，単純型）がある．

2） DSM-IV-TR

特徴的な症状とその持続期間，除外診断で統合失調症を診断し，厳密な意味で疾患分類的な症状を特定していない点では，ICD-10と同様である．ただし，多軸診断では統合失調症は第Ⅰ軸であり，第Ⅱ軸と次元を分けて評価することになるが，それが統合失調症を人格に練り込まれた内在的な疾患とするのではなく，本来の人格に付着する障害へと疾患概念を変容させたと江口（2004）は指摘している．

症状は陽性症状と陰性症状に分かれ，前者には妄想，幻覚，解体した会話，著しく解体した行動または緊張病性の行動などがあり，後者には感情の平板化，失論理と発動性の喪失がある．陽性症状は正常機能の過剰または混乱の反映であり，陰性症状は正常機能の減少または喪失である．

DSM-IV-TRの診断基準は，特徴的な症状（①妄想，②幻覚，③まとまりのない会話，④ひどくまとまりがない，あるいは緊張病性の行動，⑤陰性症状）が2つ以上あり，1ヶ月以上（うまく治療できた場合にはそれ以下）ほとんどいつも存在しなければならない．また，それに加えて障害の徴候（陰性症状のみ，あるいは上記①〜④の二つ以上が弱められた形で表出）が6ヶ月以上続かなくてはならない．それが特徴的な症状の時期に前後するかどうかで，前駆期または残遺期とされる．

経過型は，急性期の症状が発症して1年以上経過したあとで特定する．挿話性でエピソード間歇期に残遺症状を伴うもの，挿話性でエピソード間歇期に残遺症状を伴わないもの，持続性，単一エピソード部分寛解，単一エピソード完全寛解，その他または特定不能の型に分かれる．

鑑別診断では気分障害の鑑別が重視されている．気分障害の期間内に精神病症状がみられる場合には精神病像を伴う気分障害と診断し，精神病エピソードの急性期に気分障害がみられ，その持続が急性期や残遺期よりも短ければ統合失調症と診断する．

精神病の急性期症状と同時に気分障害が発症して全期間におよび，明らかな気分障害の症状を伴わない妄想や幻覚が2週間以上続くような場合には，統合失調感情障害と診断する．

妄想性障害は，妄想が奇異でないことと，統合失調症の特徴的な症状がないことで鑑別する．広汎性発達障害との鑑別点はいくつかあるが，妄想や幻覚が統合失調症では著しい．生理学的な影響による障害，物質または一般医学的な状態による障害は除外される．

DSM-IV-TRには，5つの下分類（妄想型，解体型，緊張型，鑑別不能型，残遺型）がある．

3） ICD-10とDSM-IV-TRの比較（表Ⅰ-2）

統合失調症に特徴的な症状は，ICD-10が8項目，DSM-IVは5項目である．そのうち，1項目だけで診断基準をみたす症状をもって疾患分類学的意味がある特徴とすると，ICD-10のG 1(1) 4項目とDSM-IV-TRの2項目（妄想が奇異なもの，あるいは幻聴がその人の行動や思考を逐一説明するか2つ以上の声が互いに会話しているとき）が，それに該当する．その内訳は，ICD-10の4項目中3項目，DSM-IV-TRの2項目中1項目がSchneiderの第1級症状であり，その診断的な価値はICD-10により強く反映されている．

1. 概　　念

表 I-2 統合失調症の診断基準―ICD-10 と DSM-IV の比較

	ICD-10	DSM-IV-TR
特徴的な症状	G1　4項目	5項目
	G2　4項目	陽性症状　4項目
		陰性症状　1項目
Schneider 第一級症状	G1の3項目	陽性症状の1項目
基準となる持続期間	1ヶ月	6ヶ月
精神病エピソード	1ヶ月	1ヶ月
前駆期・残遺期	問わない	持続期間に含める
下分類	7型	5型
除外診断	気分障害	気分障害
	失調感情障害	失調感情障害
	一過性・持続性妄想性障害	妄想性障害
	器質性・物質惹起性精神障害	物質や一般身体疾患による障害
		広汎性発達障害

　DSM の特徴的症状の 5 項目には層構造論的な重みづけや評価指針がないので，統合失調症を症状群として十分に特定できていないのではないか，妄想が奇異であるという評価には信頼性が乏しいのにそれを診断基準に用いているといった批判（Maj M, 1998）がある．

　症状の持続期間は，DSM-IV-TR が精神病エピソードに前駆期，残遺期の症状をあわせて 6 ヶ月以上であるのに対して，ICD-10 では 1 ヶ月である．この点，DSM-IV の方が ICD-10 よりも狭い概念規定となっている．持続期間を半年以上と長く規定して，慢性であることを統合失調症の診断の要件にすることや，非特異的な前駆症状を診断基準に含めることについても異論（Pull CB, 1999）がある．

　DSM-IV-TR は多軸診断を採用し，その IV 軸の機能の全体的評定で患者の社会的行動の障害を評価している．それは，統合失調症の疾患性を重視する医学モデルから，患者のノーマライゼーションを視野に入れた医療モデルへの展開を示唆しており，DSM-III 以来の特徴となっている．ICD-10 は原則として社会的な行動障害を診断基準に含めていないが，それは統合失調症の下分類に単純型を含めていることに関係している．

　これらの操作的診断基準はその統一に向けて改訂作業が進められているが，医療とくに治療計画や転帰予測に役立てるには，精神生物学と精神病理学の進歩を取り入れた疾患概念の改変を重ねる必要があろう．

〔佐藤光源〕

文　献

1) National Collaborating Center for Mental Health (NICE): Care interventions in the treatment of schizophrenia in primary and secondary care, Clinical Guideline 1, London, 2002.
2) Harrison G et al: Recovery from psychotic illness: a 14- and 25-year interval follow-up study. Br J Psychiatry 178:506-517, 2001.
3) 臺　弘：概念と歴史．臨床精神医学講座 2，精神分裂病 I（総編集，松下正明）pp. 3-18，中山書店，東京，1999．
4) Pull CB: Diagnosis of schizophrenia: a review. In, WPA Series Evidence and Experience in Psychiatry, Vol. 2, Schizophrenia (ed. M Maj & N Sarorius), pp. 1-37, John Wiley & Sons, New York, 1999.
5) Strauss JS, Carpenter WT, Bartko JJ: The diagnosis and understanding of schizophrenia: II. Speculations on the process that underlie schizophrenic symptoms and signs. Schizophr Bull 11:61-76, 1974.
6) Jablenski A, Sartorius N, Ernberg G, et al: Schizophrenia: Manifestations, incidence, and course in different cultures. A World Health Organization ten-countries study. Psychol Med Monogr Suppl 20:1-97, 1992.
7) Häfner H, Maurer K, Löffler W, et al: The influence of age and sex on the onset and early course of schizophrenia. Br J Psychiatry 162:41-49, 1993.
8) Robinson DG, Woerner MG, Alvir JM, et al: Predictors of treatment response from a first episode of schizophrenia or schizo-affective disorder. Am J Psychiatry 156:544-549, 1999.
9) Häffner H, Maurer K, Löffler W, et al: Course and outcome of schizophrenia In: Schizophrenia (Ed. Hirsch SR, Weinberger DR), Oxford, pp. 187-228, 2003.
10) 佐藤光源，松岡洋夫：心理社会的ストレスと脆弱性仮説．臨床精神医学講座 2，精神分裂病 I（総編集，松下正明）pp. 117-130，中山書店，東京，1999．

11) Falkai P, Wobrock T, Lieberman J, et al: World Federation of Societies of Biological Psychiatry (WFSBP) guidelines for biological treatment of schizophrenia, part 1: acute treatment of schizophrenia. World J Biol Psychiatry 6:132-191, 2005.
12) World Health Organization: The ICD-10 Classification of Mental and Behavioural Disorders. Diagnostic Criteria for Research. WHO, Geneva, 1993.
13) American Psychiatric Association: Diagnostic and Statistical Manual of Mental Disorder (DSM) -IV -TR. APA, 2000.
14) Maj M: Critique of the DSM-IV operational diagnostic criteria for schizophrenia. Br J Psychiatry 172: 458-460, 1998.

2. 症候学と診断

2.1 診断と分類

　精神疾患の国際的診断基準として現在広く受け入れられているのは，米国精神医学会（APA）が発表した精神疾患の分類と診断の手引第4版（DSM-IV），および世界保健機構（WHO）による国際疾病分類第10改正（ICD-10）である．本稿ではまずDSM-III以降の診断分類の歴史的経緯を振り返り，統合失調症の診断についてDSM-IVとICD-10を中心に概説する．

a） 診断分類の歴史的経緯

　1980年，APA用語統計委員会より精神疾患の分類と診断の手引第3版（DSM-III）が発表された．ここで世界の精神科診断学に画期的な影響を及ぼしたいくつかの方法論的改革が導入されている．すなわち，①明確な診断基準の設定，②多軸システム，③病因論に関して中立を貫こうとする記述的方法などである[10]．その後，DSM-IIIを実施した経験から，このようなシステムでも多数の不一致や基準の不明確な箇所が指摘された．そこでAPAはDSM-III改訂のための実行委員会を任命し，多くの改訂や訂正が加えられて，1987年にDSM-III-R[1]が出版された．

　WHOのICD-10に関する活動は，DSM-IIIの刺激を受けて1980年に再開された[7]．ICD-10がDSMと異なる最大の特徴は，各国における分類との整合性を重視している点で，「国によっては他の国にはない独自の下位分類をもっている場合もあるが，それらが翻訳可能であれば，国際的レベルにまでもちあげて取り込むよう努めた」とされ，その結果，さまざまな伝統的診断名が包含された構成となった[6,7]．

　DSM-IVの作成にあたっては，以下の基本原則が採用された．すなわち，①専門家の合意ではなく，広範囲の文献資料や実地試行といった実証的データに基づくこと，②DSM-III-Rをできるだけ踏襲すること，③ICD-10との共通性をできるだけ高めること，である[11,12]．またその目的は，①治療に役立つ指針になること，②研究を促進し，臨床家や研究者間の意見交換を改善すること，③DSM-IVの使用により臨床情報の収集を促進し，精神病理の教育手段として役立つこと，と述べられている[2]．実際，DSM-III以降急速に積み重ねられた膨大な臨床データが検討され，一部のカテゴリーでは診断基準が変更されたものもある．しかし，こうした診断基準の細部にわたる変更以上に重要なことは，実証的データを丁寧に検討してそれを集大成した点にある[5,6]．DSM-IVでは，診断的特徴，関連する検査所見，文化・年齢・性別に関する特徴，有病率，病型と経過，家族発現様式，鑑別診断などに関する豊富なデータが盛り込まれている．2000年にはその後のデータの蓄積をもとに修正されたDSM-IV-TR[3]も出版されており，これまでの知識を集大成した教科書といった感を呈している．国際的疫学研究には，伝統的診断名を多く含合して過去との整合性を重視したICD-10を，一方，研究や臨床にはデータが豊富なDSM-IVをといわれる所以である．

b） ICD-10およびDSM-IVにおける統合失調症の位置づけ

　統合失調症は，ICD-10[13]では「F2 統合失調症，統合失調型障害および妄想性障害」の中に，DSM-IV[2]では「第5章統合失調症および他の精神病性障害」の中に分類されている．ICD-10では，統合失調症の他に，統合失調型障害，持続性妄想性障害，急性一過性精神病性障害，感応性妄想性障害，統合失調感情障害，DSM-IVでは統合失調症様障害，妄想性障害，統合失調感情障害，短期精神病性障害，共有妄想性障害というカテゴリーが含まれた．これらのカテゴ

リーに共通するものは,「精神病性」という用語でまとめられる特徴であり,ICD-10では「精神病性」の定義として,「精神力動的なメカニズムとはかかわりなく,単に幻覚や妄想あるいは明らかに異常な行動の中である限定された型が存在していることを示唆しているに過ぎない」[13]と述べている.DSM-IVでは「精神病性という用語は,統合失調症,統合失調症様障害,失調感情障害,および短期精神病性障害では,妄想,何らかの顕著な幻覚,解体した会話,解体したまたは緊張病性の行動を示し,一般身体疾患による精神病性障害や物質誘発性精神病性障害では,妄想または洞察を伴わない幻覚のみを示している.また,妄想性障害や共有精神病性障害では精神病性とは妄想的であることと同義である」[2]と述べており,両システムとも症状記述的用語として使用していることがわかる.

このような症状に基づいた定義とは異なり,機能障害の強さに焦点をあてた定義(例えば能力をひどく妨げるほどの障害を来たした場合に精神病性とする,など)もあるが,そのような立場はここでは採用されていない.また,単に陰性症状だけでは精神病性と言えないことにも注意が必要である.

c) 統合失調症の診断基準
1) 特徴的症状

DSM-IVでは基準Aとして5項目の特徴的症状が挙げられており,これらは陽性と陰性という2つの大きなカテゴリーに分けて概念化されている(表I-3).また陽性症状には2つの異なる次元があって,"精神病性の次元"には妄想と幻覚が含まれ,"解体化の次元"には解体化した会話や行動が含まれる.

表I-3 DSM-IVの統合失調症診断基準

A. 特徴的症状:以下の2つ(またはそれ以上),各々は,1ヵ月の期間(治療が成功した場合はより短い)ほとんどいつも存在.
 (1) 妄想
 (2) 幻覚
 (3) 解体した会話(例:頻繁な脱線または滅裂)
 (4) ひどく解体したまたは緊張病性の行動
 (5) 陰性症状,すなわち感情の平板化,思考の貧困,または意欲の欠如
 注:妄想が奇異なものであったり,幻聴がその者の行動や思考を逐一説明するものか,または2つ以上の声が互いに会話しているものである時には,基準Aの症状1つを満たすだけでよい.

B. 社会的または職業的機能の低下:障害のはじまり以降の期間の大部分で,仕事,対人関係,自己管理等の面で1つ以上の能力が病前に獲得していた水準より著しく低下している.(または小児期や青年期の発症の場合,期待される対人的,学業的,職業的水準にまで達しない)

C. 期間:障害の持続的な徴候が少なくとも6ヵ月存在する.この6ヵ月間には,基準Aを満たす各症状は少なくとも1ヵ月間(または治療が成功した場合はより短い)存在しなければならないが,前駆期または残遺期の症状の存在する期間を含んでもよい.これらの前駆期または残遺期の期間では,障害の特徴は陰性症状のみか,もしくは基準Aにあげられた症状の2つまたはそれ以上が弱められた形(例えば,風変わりな信念,異常な知覚体験)で表されることがある.

D. 統合失調感情障害と気分障害の除外:統合失調感情障害と気分障害,精神病性の特徴を伴うものが,以下の理由で除外されていること.
 (1) 活動期の症状と同時に,大うつ病,躁病,または混合性のエピソードが,発症していない.
 (2) 活動期の症状中に気分のエピソードが発症していた場合,その持続期間の合計は,活動期および残遺期の持続期間の合計に比べて短い.

E. 物質や一般身体疾患の除外:障害は,物質(例:乱用薬物,投薬)または,一般身体疾患の直接的な生理学的作用によるものではない.

F. 広汎性発達障害との関係:自閉性障害や他の広汎性発達障害の既往歴があれば,統合失調症の追加診断は,顕著な幻覚や妄想が少なくとも1ヵ月(治療が成功した場合は,より短い)存在する場合にのみ与えられる.

陰性症状には感情表現の範囲や強度の制限（感情の平板化），思考や会話の流暢性と生産性の制限（思考の貧困），目的志向性の行動を開始することの制限（意欲の欠如）が含まれた．

基準Aとしては少なくとも1ヵ月間に5項目のうち少なくとも2つが同時に存在することが要求される．この期間は"活動期"と呼ばれ，活動期の症状が治療に反応して1ヶ月以内に寛解したという状況では，もし効果的な治療がなければ症状が1ヶ月続いていたと臨床家が判断すれば，やはり基準Aは満たされていたと判断する．また，もし妄想が奇異なものであったり，幻覚が"逐一説明する声"や"会話する声"であれば，1項目が存在するだけでよい．奇異な妄想とは，妄想が明らかに受け入れがたく，理解不能で，通常の日常体験からはかけはなれている場合で，Schneiderの"一級症状"に含まれているような妄想は一般に奇異とされ，これには思考奪取，思考吹入，被支配妄想などがあると説明されている．

これに対しICD-10では(a)から(i)の9項目の症状が記載されている．診断のためには(a)から(d)の中から少なくとも1つのきわめて明らかな症状か，(e)から(i)の中から少なくとも2つの症状が必要とされる（表I-4）．活動期の症状持続期間は1ヵ月でDSM-IVと同じであるが，ICD-10では「治療的関与にかかわらず」としており，若干厳しい基準となっている．また，特徴的症状の中身は，ICD-10の方が一級症状を重視しているかのようにみえる．しかし，DSM-IVの奇異な妄想は実際にはICD-10の(a)(b)(d)にほぼ相当し，注に記されている幻聴は(c)に相当するので，両システムで重視している症状の内容にはほとんど差がないといえる．ICD-10の(f)(g)(h)もそれぞれDSM-IVの(3)(4)(5)に相当しており，実質的にはほとんど差のないことがわかる．しいて違いをあげるとすれば，(a)〜(e)に合致しないような幻覚と妄想をもつ患者の場合，DSM-IVでは基準を満たすが，ICD-10では不十分ということになる．

表I-4 ICD-10の統合失調症診断ガイドライン

(a)から(d)までのいずれか1つに属する症状のうち少なくとも1つの明らかな症状（十分に明らかでなければ，ふつう2つ以上），あるいは(e)から(h)の少なくとも2つの症状が，1ヵ月以上，ほとんどいつも明らかに存在していなければならない．
- (a) 考想化声，考想吹入あるいは考想奪取，考想伝播．
- (b) 支配される，影響される，あるいは抵抗できないという妄想で，身体や四肢の運動や特定の思考，行動あるいは感覚に明らかに関するものである．それに加えて妄想知覚．
- (c) 患者の行動にたえず注釈を加えたり，患者のことを話し合う幻声，あるいは身体のある部分から聞こえる他のタイプの幻声．
- (d) 宗教的あるいは政治的身分，超人的力や能力などの文化的にそぐわないまったくありえない他のタイプの持続的妄想（たとえば，天候をコントロールできるとか宇宙人と交信しているなど）．
- (e) どのような種類であれ，持続的な幻覚が，明らかな感情症状ではない浮動性や部分的妄想あるいは持続的な支配観念を伴って生じる．あるいは数週間か数ヵ月毎日継続的に生じる．
- (f) 思考の流れに途絶や挿入があるために，まとまりのない，あるいは関連性を欠いた話し方になり，言語新作がみられたりする．
- (g) 興奮，常同姿勢あるいはろう屈症，拒絶症，緘黙，および昏迷などの緊張病性行動．
- (h) 著しい無気力，会話の貧困，および情動的反応の鈍麻あるいは状況へのそぐわなさなど，通常社会的引きこもりや社会的能力低下をもたらす「陰性症状」．それは抑うつや向精神薬によるものでないこと．
- (i) 関心喪失，目的欠如，無為，自己没頭，および社会的引きこもりとしてあらわれる，個人的行動のいくつかの側面の質が全般的に，著明で一貫して変化する．

（治療の有無とは関係なく）持続期間が1ヵ月に満たないものは，まず急性統合失調症様精神病性障害（F 23.2）と診断しておき，さらに症状が長く続くならば統合失調症と再分類すべきである．

(i)は単純型統合失調症（F 20.6）の診断にだけ用い，少なくとも1年間の持続が必要である．

1ヵ月間の持続という基準は，上記の特定の症状にだけ適用し，非精神病的な前駆期症状にはどのようなものであっても適用しない．

明らかな抑うつあるいは躁症状があり，統合失調症性の症状が感情障害に先行したことが明らかでないような場合は，統合失調症と診断すべきではない．

明らかな脳疾患が存在したり，薬物中毒あるいは薬物からの離脱状態にある場合も，統合失調症と診断すべきではない．

2）全体的機能の変化

DSM-IVでは，基準Bとして社会的または職業的機能の低下が挙げられている．障害のはじまり以降，1つまたはより多くの領域（たとえば，対人関係，仕事や教育，身の回りの始末など）で機能不全のあることが必要である．ICD-10には，このような機能変化に関する規定がない．

3）持続期間

全体的な持続期間についてDSM-IVでは，少なくとも連続した6ヵ月以上とされている（基準C）．この中には前駆期または残遺期を含むこともあり，その期間には陰性症状のみか，基準Aにあげられた症状の2つまたはそれ以上が弱められた形で存在する．これに対しICD-10では，前駆期にさかのぼって発病の時点をきめることは困難であるとの理由から，診断には活動期の症状が1ヵ月持続すればよい．その結果，「統合失調症にとって慢性というのが必須だという仮説を避け」るかたちとなっている[13]．

以上より，全体的機能の変化と持続期間という点ではDSM-IVの方が厳しい基準になっていることが分かる．

4）DSM-IVとDSM-III-Rの比較

DSM-IVの本文には2000年に修正が加えられ，DSM-IV-TRとして出版された．統合失調症の診断基準について，この修正に伴う変更はない．しかしDSM-III-RがDSM-IVへ改訂される過程ではいくつかの変更が加えられているので，この点について確認しておきたい．

DSM-III-Rの統合失調症の診断基準に関しては，多くの文献検討から，①最も狭義の診断基準の一つである，②活動期の症状持続期間が1週間と短いので疑陽性を増加させてしまう，③陰性症状に十分な注意が払われていない，④奇異な妄想や特定の幻聴を重視しすぎている，⑤症状基準のセットが煩雑，という問題点が提示されていた．これらの点を踏まえて作成されたDSM-IVの主な変更点は，活動期の症状の必要とされる持続期間が1週間から1ヵ月に長くなったこと，基準Aの特徴的な症状の掲示が単純化されたことなどである．さらに，ICD-10に追随して思考の貧困を復活させ，意欲欠如も新たに採用された．これは明らかに陰性症状を重視した結果である．一方，非気分性の著明な幻聴は，DSM-IIIおよびIII-Rでは1項目だけでもA基準を満たしていたが，DSM-IVでは重点症状からはずされた．また，DSM-IIIで採用されていた「思考の貧困＋感情平板化」という組み合わせだけはDSM-IVでも復活されなかった．これは単純型や破瓜型の一部に相当するものである．全体としては，思考の貧困と意欲欠如を加えたDSM-IVが特徴的症状について最も広い基準であるが，それでも「陰性症状だけではだめ」という立場であって，Bleulerへの回帰というには程遠い．依然一級症状とそれを含む奇異な妄想を重視した構成といえよう．DSM-IIIおよびIII-Rで使用されていた不適切な感情は，DSM-IVでは基準には使用されなかったものの，解体した行動と感情の平板化の項でこの解釈が説明されており[2]，ここでの適用が可能になっている．

d）統合失調症の病型と経過に関する特定用語

DSM-IVでは病型について以下のように説明している．「統合失調症の病型は，評価時点での優勢な症状によって定義される．病型の特定診断は，最も最近の診察，または治療を開始するに至った臨床像に基づいてなされ，それ故経過中に変化することもある」．病型の選択は，次の方式による（表I-5）．：顕著な緊張病症状が存在する場合には（他の症状が存在することと関係なく），緊張型とする．；解体した会話や行動，平板化，たまには不適切な感情が顕著な場合は（ただし，緊張型ではない場合），解体型とする．；妄想へのとらわれや，頻繁な幻覚が顕著な場合は（ただし，緊張型や，解体型でない場合），妄想型とする．鑑別不能型は，顕著な活動期の症状を示すが，緊張型，解体型，妄想型のいずれの基準をも満たさないような状態を記述するための残遺的なカテゴリーである．残遺型は，障害の持続的証拠があるが，活動期の症状の基準は，もはや満たさないものである．

ICD-10との比較では，ICD-10の破瓜型はDSM-IVの解体型に比べると，解体の次元が低く，陰性の次元が高いものも含まれており，こうした症例はDSM-IVでは鑑別不能型に分類される．このいわゆ

2. 症候学と診断

表 I-5 DSM-IV の統合失調症病型分類

■妄想型の診断基準
　以下の各規準を満たす統合失調症の一病型：
A． 1つ，またはそれ以上の妄想，または頻繁に起こる幻聴にとらわれていること．
B． 以下のどれも顕著ではない：解体した会話，解体したまたは緊張病性の行動，平板化したまたは不適切な感情．

■解体型の診断基準
　以下の各規準を満たす統合失調症の一病型：
A． 以下のすべてが顕著にみられる：
　(1) 解体した会話
　(2) 解体した行動
　(3) 平板化した，または不適切な感情
B． 緊張型の基準を満たさない．

■緊張型の診断基準
　以下の少なくとも2つの優勢である臨床像をもつ統合失調症の一病型：
　(1) カタレプシー（ろう屈症を含む）または昏迷として示される無動症．
　(2) 過度の運動活動性（明らかに無目的で外的刺激に影響されないもの）．
　(3) 極度の拒絶症（あらゆる指示に対する明らかな動機のない抵抗，あるいは動かそうとする試みに対する硬直した姿勢の保持）あるいは無言症．
　(4) 姿勢（意図的に不適切なまたは奇異な姿勢をとること），常同運動，顕著な衒奇症，顕著なしかめ面などとして示される自発運動の奇妙さ．
　(5) 反響言語または反響動作

■鑑別不能型の診断基準
　基準 A を満たす症状が存在するが，妄想型，解体型，緊張型の基準は満たさない統合失調症の一病型．

■残遺型の診断基準
　以下の規準を満たす統合失調症の一病型：
A． 顕著な妄想，幻覚，解体した会話，ひどく解体したまたは緊張病性行動などの欠如．
B． 陰性症状の存在，または統合失調症の基準 A の症状が2つ以上，弱められた形（例：風変わりな信念，普通でない知覚体験）で存在することによって示される障害の持続的証拠がある．

る陰性型の取り扱いをめぐっては解体型に含めない DSM-IV と解体型と一緒にして破瓜型とする ICD-10 の間にかなりの相違があり，将来的には，互いに陰性型（欠陥型）を独立させ，陽性型（妄想型），陰性型（欠陥型），解体型，緊張型，鑑別不能型という構成になる可能性がある．

さらに，ICD-10 の病型分類が DSM-IV と大きく異なるのは，「F 20.4 統合失調症後抑うつ」と「F 20.6 単純型統合失調症」を病型として採用した点である．これは DSM-IV では「統合失調症の精神病後うつ病性障害」，「単純荒廃性障害」という名称で「付録 B 今後の研究のための基準案と軸」にあげられているものに相当するが，前者は，①症状，重症度，抑うつの期間，統合失調症の残遺期症状や薬物の副作用との区別をどう定義するのが最良か，②統合失調症あるいは統合失調症様障害の活動期症状と抑うつとの時間的な関係をどう定義するのが最良か，③失調感情障害との境界がどこにあるのか，などについて十分な資料がないこと，陰性症状と抑うつとの鑑別困難のためにこのカテゴリーが誤用されて抗うつ薬の過剰投与が懸念されることなどの理由から，採用が見送られた[9]．また一つの病型というよりは，どの病型にも生じうる臨床上留意すべき状態として特定されるべきであるという指摘もなされている[4]．後者は，①統合失調症の定義が膨らみすぎる，②どのように定義すべきか十分な実証的データが不足している，③慢性の物質常用障害や気分変調症あるいは統合失調性人格障害などとオーバーラップしている非特異的な診断の可能性がある，④社会から逸脱した人や貧困の結果にスティグマを押すような重大な誤用・乱用の危険性がある，などの理由から採用が見送られた．この点については，ICD-10 のガイドラインにおいても診断が困難なため慎重に使用するよう注意が明記されている．

経過に関する特定用語は，以下の通りである．これらの用語は，活動期の症状の始まりから少なくとも1年が経過した後，初めて適応できる．即ち最初の1年

間は，経過を特定する用語は用いられない．
　挿話性でエピソードの間欠期に残遺症状を伴うもの
　挿話性でエピソードの間欠期に残遺症状を伴わないもの
　持続性
　単一エピソード，部分寛解
　単一エピソード，完全寛解
　他のまたは特定不能の型

e）統合失調症と他の精神病性障害

統合失調症とそれ以外の精神病性障害の分類についても，ICD-10 と DSM-IV では若干の相違がみられる（表 I-6）．まず注目されるのは ICD-10 の統合失調型障害であり，これは DSM-IV では失調型人格障害に相当する．DSM-IV がより記述的立場を重視し，かつ「十分な理由がなければ変更すべきでない」と変更のための閾値を高く設定して，従来の人格障害という分類を引き継いだのに対し，ICD-10 では遺伝学的所見を重視してこれを統合失調症スペクトラムとして分類した[4]．しかしガイドラインにも「この診断は単純型統合失調症，統合失調性あるいは妄想性の人格障害から，明確に区別しがたいので，一般的な使用は勧められない」[13]と述べており，今後の検討の必要性が示唆されている．また DSM-IV では，統合失調症と診断するための持続期間の基準として 6 ヵ月を採用しているため（ICD-10 では 1 ヵ月），同様の症状で持続が 1 ヵ月以上 6 ヵ月未満の状態に対して，統合失調症様障害というカテゴリーが用意されている．その他の疾患に関しては，使用されている用語や，基準の詳細で若干の相違はあるものの，カテゴリー的には同一の内容といって差し支えない．各疾患の DSM-IV での説明は以下の通りである．

統合失調感情障害：気分エピソードと統合失調症の活動期の症状が同時に生じ，それに先行または引き続いて，妄想または幻覚が顕著な気分症状なしに少なくとも 2 週間認められる障害である．

妄想性障害：少なくとも 1 ヵ月間，奇異でない妄想が存在するが，その他の統合失調症のその他の活動期の症状が存在しないことで特徴づけられる．

短期精神病性障害：1 日より長く持続するが 1 ヵ月未満で寛解する精神病性障害である．

共有精神病性障害：確立された妄想を持つ他者に影響され，それと同様の内容が個人に発展する障害である．

一般身体疾患による精神病性障害：精神病性の症状は一般身体疾患の直接的な生理学的結果であると判断される．

物質による精神病性障害：精神病性の症状は乱用

表 I-6　ICD-10, DSM-IV における精神病性障害の分類

ICD-10 F2 統合失調症，統合失調型障害および妄想性障害		DSM-IV 5 章 統合失調症および他の精神病性障害	
F 20	統合失調症	295.x	統合失調症
	F 20.0　妄想型統合失調症		295.30　妄想型
	F 20.1　破瓜型統合失調症		295.10　解体型
	F 20.2　緊張型統合失調症		295.20　緊張型
	F 20.3　鑑別不能型統合失調症		295.90　鑑別不能型
	F 20.4　統合失調症後抑うつ		295.60　残遺型
	F 20.5　残遺型統合失調症	295.40	統合失調症様障害
	F 20.6　単純型統合失調症	295.70	失調感情障害
	F 20.8　他の統合失調症	297.1	妄想性障害
	F 20.9　統合失調症，特定不能のもの	298.8	短期精神病性障害
F 21	統合失調型障害	297.3	共有精神病性障害
F 22	持続性妄想性障害	293.xx	一般身体疾患による精神病性障害
F 23	急性一過性精神病性障害	29x.xx	物質誘発性精神病性障害
F 24	感応性妄想性障害	298.9	特定不能の精神病性障害
F 25	統合失調感情障害		
F 28	他の非器質性精神病性障害		
F 29	特定不能の非器質性精神病		

薬物，投薬，毒物への曝露の直接的な生理学的結果であると判断される．

特定不能の精神病性障害： 精神病性の症状が存在するが，本章のどの特定の精神病性障害の基準も満たさないもの，または精神病性の症状で情報が不十分もしくは矛盾しているものを分類するために設けられている．

f） 診断方式の問題と今後の可能性

DSM-IVはカテゴリー的分類であって，精神疾患を，それを定義する特徴を記した基準の組合せに基づいて病型に分けている．このようなカテゴリーの命名法は情報を構成し伝達するための伝統的方法であり，医学の診断システムのすべてに用いられる基本的方法である．カテゴリー式分類法は，①ある一つの診断分類の全員が均質であるとき，②各分類間の境界が明確なとき，③他の分類とは相互背反的であるとき，最も有効である．しかし，精神疾患の各カテゴリーが完全に分かれた単位であって他の精神疾患から区別されるはっきりとした境界線が存在することは稀である．また，同じ精神疾患をもっていると記載されたすべての個体が，すべての主な面で類似しているわけでもない．したがって，こうしたカテゴリー的分類を使用する者は，①一つの診断が下される人達がその診断的特徴に関してさえも不均一でありがちであること，②境界的な症例は確率的方法以外のどんなやり方でも診断するのが困難であることを理解しなければならない．

DSM-IVでは，カテゴリー方式よりもディメンジョン方式の採用が検討された[2]．ディメンジョン方式は，臨床症状を各カテゴリーに割り付けるよりも各要素の数量化に基づいて分類するので，分散が連続的で明瞭な境界をもたない現象を記述するのに最も良い．統合失調症では古典的な病型分類に限界があるとして，現在および生涯の症状を記述するための3因子次元モデル（精神病性，解体性，および陰性）が提案された．精神病性因子には，妄想と幻覚が含まれる．解体性の因子には，解体した会話，解体した行動，および不適切な感情が含まれる．陰性の因子には，種々の陰性症状が含まれる．これらの3因子のそれぞれに含まれる各症状の重症度は，横断的にも縦断的にも共に変化する傾向があるが，各因子間では各々の症状にその傾向はより少ないことが研究によって示唆されている．臨床場面では，この3つの次元の重症度が様々に組合わさっており，他の両次元とも完全に存在しないで1つの次元だけが存在することは比較的まれである．DSM-IVの病型，経過に関する特定用語と，提案された次元記述案を含む例は以下の通りである．

295.30 統合失調症，妄想型，持続型
 現在：
  精神病性の次元：重度
  解体性の次元：存在しない
  陰性の次元：中等度
 生涯：
  精神病性の次元：軽度
  解体性の次元：存在しない
  陰性の次元：軽度

ディメンジョン方式は信頼性が高くなり，より多くの臨床情報を伝達できるが，①使用すべき最良のディメンジョンについて合意が得られていないこと，②診断名に親しみが乏しくやや新奇に過ぎるなどの問題があり，採用は先送りとされた．しかしながら，今後ディメンジョン方式についての研究増加や慣れにより，臨床情報伝達手段として広く受け入れられるようになる可能性もあると思われる．

（染矢俊幸，高橋　誠）

文　献

1) American Psychiatric Association: Diagnostic and statistical manual of mental disorders, third edition -revised. APA, Washington DC, 1987.--高橋三郎（訳）：DSM-III-R精神障害の診断・統計マニュアル．医学書院, 東京, 1988.
2) American Psychiatric Association: Diagnostic and statistical manual of mental disorders, fourth edition. APA, Washington DC, 1994.--高橋三郎, 大野裕, 染矢俊幸（訳）：DSM-IV精神疾患の診断・統計マニュアル．医学書院, 東京, 1996.
3) American Psychiatric Association: Diagnostic and statistical manual of mental disorders, fourth edition -text revision. APA, Washington DC, 2000.--高橋三郎, 大野裕, 染矢俊幸（訳）：DSM-IV-TR精神疾患の診断・統計マニュアル．医学書院, 東京, 2001.

4) 藤原妙子, 岡崎祐士：精神分裂病と妄想性障害の診断基準. 精神科MOOK 高橋三郎ほか (編), 第28巻, 精神科診断基準, pp 101-112, 金原書店, 東京, 1992.
5) 古川壽亮：DSM-IVにおける気分障害―evidence-based psychiatryへの小さな一歩―. 精神科診断学 4:411-425, 1993.
6) 大野裕：DSM-IVをめぐって―不安, 身体表現性, 解離, 人格, 性障害を中心に―. 臨床精神医学 25:285-291, 1996.
7) Sartorius N: ICD-10歴史, 特徴とその応用をめぐって. 精神医学 36:452-457, 1994.
8) Sartorius N, Mezzich JE, 中根允文 他：精神疾患の新しい診断分類ICD-10およびDSM-IV. 精神医学 36:487-497, 1994.
9) 髙田浩一, 中根允文：DSM-IVの精神病性障害. 精神科診断学 4:401-410, 1993.
10) 高橋三郎, 山根秀夫, 花田耕一 他：DSM-III診断基準の適用とその問題点, その1. DSM-IIからDSM-IIIへ. 臨床精神医学 9:1097-1105, 1980.
11) 高橋三郎, 染矢俊幸：DSM-IV作成の基本原則. 精神医学 36:471-478, 1994.
12) 高橋三郎, 染矢俊幸：DSM-III, DSM-III-RそしてDSM-IV. 臨床精神医学 25:269-273, 1996.
13) World Health Organization: The ICD-10 classification of mental and behavioral disorders: clinical descriptions and diagnostic guidelines. WHO, Geneva, 1992.―融道男, 中根允文, 小見山実 (監訳)：ICD-10精神および行動の障害 臨床記述と診断ガイドライン. 医学書院, 東京, 1993.

2.2 統合失調症の初期と破瓜型統合失調症における時間構造

a) はじめに――「初期」という時間概念の多義性

一般に統合失調症の「初期」は, 前駆期→初期→急性期→回復期→慢性期→終末期と経過する客観的な時計時間の形式の中で考えられている. それは, 主体とは独立に想定された通俗的な時間理解に沿ったもので, そこでは「初期」が, やがて開花するはずの急性期や不幸にして固定化に至る慢性期と対比させられ, 未来の時点から物理学的計測時間を「遡る」時期として了解されている.

第二に「初期」とは, 病気の経過における初期であるのにとどまらず, 症状の成立過程における初期をも意味している. それはちょうど, 不可逆的な「進行ガン」へと変貌する可能性を秘めた「初期ガン」概念のように[5,16], やがては輪郭が鮮明化して「極期症状」へと完成してゆくはずの, 未だ輪郭が不鮮明で後戻りが可能な萌芽的状態, という理解を含んでいる. この意味で「初期症候」には, 確定的な事象には適した概念的な把握に馴染まない流動性や未完成が付随していて, 客観的「症候」の確立とは相容れない方向性をもっている. そればかりか, ガンの初期が疑われる状態にあらかじめ初期「ガン」という概念を付与してしまうことには論点先取の疑いがある.

統合失調症の「初期」と「初期症候」を論じる際に無視できない第三の論点は, いかにも統合失調症らしい症候には客観的・通俗的な時間理解とは違った時間概念に関係する症状が少なくない, という点である. たとえば「自分の考えや行動が他人に先取りされる」といった体験症状の核をなしている「先後」の時間性が, 上記の時間概念に解消されるものでないことは明らかだろう. このような「時間的」症状は, 急性統合失調症状態よりもむしろ, 客観的・線型的時間軸の上では時期のメリハリがはっきりしない破瓜型や単純型の統合失調症患者に認められることが少なくない. そのような症例では, 発病の「初期」をほとんど任意に遡ることができて, 発病の時点は事後的に確定することになるが, このような「事後性」はいったいどのような時間性に属しているのであろうか.

本稿では, これらの時間概念を区別しつつ, とくにこれまであまり論じられてこなかった破瓜型統合失調症の「初期」問題に光を当ててみることにしたい.

b) 客観的・線型的時間軸からみた初期症候と統合失調症の初期

統合失調症の発病から寛解あるいは慢性化に至る過程を客観的な時間経過の中で系統的に追跡した研究の先駆けとしては, 村上仁[9]やConrad[3]によるものが挙げられる. 村上は統合失調症の症状の変遷を3期に分かちうると述べて, その第1期を「神経症様時期」と呼び, この時期の存在はしばしば見逃されると指摘した. 村上によると, 統合失調症の病勢はいずれの時期でも停止しうるし, 一級症状が開花する第2期から回復する時期には強迫などの神経症症状が再び出現することがある. Conradは統合失調症シュープの第1段階を, その後にアポフェニー期→アポカリプス期→固定化期→残遺状態と続く経過図式を背景に, トレマ

期と名づけた．トレマとは，出番を目前にした俳優が味わう緊張状態を表わす言葉であって，症候学的概念というよりもむしろ体験構造の変化を表現した名称である．それは，漠然とした圧迫感と障害の予感が自分の進路を狭めて，もはや以前のように自由に動けず，ついには「何かが切迫している」という体験に結実するような，場の緊張の増大を意味している．

これらの先駆的業績を承けて，わが国では中井[10~15]と中安[16,17]が，統合失調症の初期に関する「関与しながらの観察」と「ありうべき治療態度」について精緻な記載を行なっている．

中井は，急性統合失調症状態の到来に先駆する時期を，準備期，臨界期，「いつわりの静穏期」の3期に分けて論じている．発病準備期は[11,12]，「余裕の時期」に始まり「無理の時期」を経て「焦慮の時期」(Conradのトレマ期に相当する)へと至る可逆的な過程である．臨界期とは[10,11]，「正常なホメオスタシス」から「分裂病的ホメオスタシス」への移行に際しての「ポテンシャルの壁」であって，そこでは「焦慮の時期」に存在した神経症症状が急激に消失するとともに，身体が全力を挙げて発病を阻止しようとするかのように，不眠・悪夢・下痢・便秘・悪心・不明熱・心窩部不快感・血圧や眼圧の上昇・心悸亢進・頭痛・身体灼熱感・かぜ様症候群・痙攣または失神発作といった，非特異的な自律神経症状が同時的に多発してくる．そして臨界期の諸症状が停止したとき，いままで鳴り止まなかったベルが不意に止んだ時のような「いつわりの静穏期」[11,13]が訪れる．それは，身体からの信号的な感覚がもはや覚知されない身体の空無化ないし透明化，超覚醒感，奇妙な静けさを背景とする知覚過敏，追いつめられた誇大感，記憶力と内的言語の超限的な増大，思路の無限分岐などを特徴とするほとんど不可逆的な時期であって，この時期に直接接続して臨床的発病が相当の確率で生起するという．

中井が「寛解論の立場」[12]から非特異的な諸症状の出没する時系列パターンを重視したのに対して，中安は「発病論の立場」から統合失調症に特異的な初期症状を発見しようとする．彼は1990年，疾患単位としてはあくまでも統合失調症に属するものの，1)極期ないし後遺期の症状と初期症状との間には明確な症状学的差異がある，2)初期には病識が保たれている，3)極期症状に対しては有効な定型的抗精神病薬が，初期症状には無効である（むしろ，sulprideやfluphenazineのような非定型抗精神病薬の少量が有効である），4)初期から極期への移行には段階的飛躍を要し，両者の間には障壁がある，などの理由から，統合失調症の「初回シュープの初期」を一つの臨床単位とみなす「初期統合失調症」の概念を提唱した．当初「初期統合失調症の特異的4主徴」とされたのは「自生体験」「気付き亢進」「漠とした注察感」「緊迫困惑気分」の4つである．その後，この4主徴は10種の下位症状へと再編成され，さらにそれらの症状を基準に初期統合失調症と診断された患者たちに高頻度に認められる20種の症状が追加されて，総計30種からなる「初期統合失調症症状一覧」が提出されている[16,17]．

中安の「初期統合失調症」概念にはいくつかの批判が考えられるが[5,20]，とりわけ1)個々の患者に上記の「初期症状」の有無を判定する場合，評価者間の高い一致度を期待できるか疑問である，2)初期統合失調症と診断された患者が顕在発症しなかった場合，それが治療による予防の成功なのか，それとももともと従来の統合失調症概念に属する患者群とは疾病学的に異なった患者であったのかを判断する客観的な基準が存在しない（二重盲目比較試験などの施行は，倫理上許されないだろう），という問題がある．中安は，彼のいわゆる「初期症状」が真に統合失調症の初期に認められる症状であることの証明を，初期症状の発現を説明する病態生理仮説（＝状況意味失認）が極期症状の形成をも演繹的に説明し得る「精神病理学的論証」によって遂行したとしている．実証的な経過追跡では，98年7月現在で治療継続中の初期統合失調症患者36例のうち顕在発症に至ったケースは5例（他に死亡が1例）で，初期統合失調症診断から顕在化までは平均9.5年であったという[17]．

「初期統合失調症」が果たして通常の統合失調症の初期と過不足なく一致するのか，また発病初期に中井が画した各時期がどれだけ評価者間の信頼性をもちうるかなどは，実証的な研究（エビデンス）に乏しく，未解決のままである．そういった難点にもかかわら

ず，中井や中安の仕事は，臨床的治療の視点から高く評価されるだろう．

c） 破瓜型統合失調症患者の「発病初期」における時間構造――症例提示――

[症例A　21歳の男性]

AはX年11月14日に「数年前から言葉が出にくくなった．頭で考えずに，口先だけしゃべってしまう」「思考能力が低下した」と訴えて来院し，総合診療科のDrが対応した．本人の陳述によると，「中学生のとき，歌の練習中に頭を使わないで歌っていたところ，口に神経が行ってしまって，それ以来，頭で考えてしゃべることがなくなった」「歌の練習中に頭の中でプチッと何かがはじけた．それ以来，思考能力が低下した」という．母親の話では，X年3月に専門学校を卒業して就職後，資格試験の勉強をしていて「記憶ができない」と言い出した．医大の内科を受診して「異常なし」と言われ，同大学の精神科にX年5月から11月まで通院していた．当院でも「身体的に異常なし」と判定されて，その結果に納得しないため精神科受診を勧められたが，当日は精神科を初診することなく帰宅した．

X＋1年2月5日，総合診療科を再診し，「自分自身で，原因があると思う」「中学生のとき野球部にいて，夏に汗をかくとアトピー性皮膚炎で髪の毛が抜けることを気にしていた」「歌の練習中に何の考えもなしに歌っていたら，突然プチッと頭の思考が切れた」「口がいつも開いたままで，閉じようとすると息苦しくて，スポーツもできない」などと一方的に話し続けるために精神科へ紹介された．

精神科の初診でも，同じ訴えを最初から反復した．筆者の質問に答えて，5月から11月まで医大の精神科外来に通院していたとき，「どんな精神薬を服用しても，1分で副作用が起きてしまう（注射を打ってもらえば，すぐに治る）」ので，11月に「合う薬がないから，入院した方がよい」と主治医から勧められたのを機会に通院を止めたという．自分で医学書を調べて「僕は分裂病ですか」と主治医に尋ねたところ，「そうではありませんよ」と言われたが，今も本でいろいろ調べている，とのことであった．

本日数か月ぶりに精神科を受診した直接の理由は，「口が閉じないこと，口が勝手に動くことを治したい」「中学までは足が一番速かったし，野球もできた．今は，一寸歩いただけで息切れがする」というものであった．

「口が開く」と「言葉が出る」との違い，あるいは「口の筋肉が勝手に動く」だけなのか，それとも「自分が考えもせず，言うつもりもなかった言葉を発してしまうのか」の違いは診断上きわめて重要と思われるので，その点を再三確認したが，患者の返答はそのつど変化する．この違いを常識的に説明しても，本人には区別できないようであった．

こちらの質問には困惑の表情を浮かべながら，患者は独特の生真面目さで自らの訴えを反復し，現在の思考能力の低下の原因を中学時代の体験と結びつけた．

[症例B　30歳の男性]

私立大学の数学科を卒業して東京のソフトウェア会社で働いていたが，26歳のとき出向先で部下に仕事を教えようとして気を配ったのに，相手が意欲を示さないためにうまくゆかず，「自分が周囲によい目で見られていない」と感じて，「精神的にどうしようもなくなって」退職し，郷里に戻ってきた．その後数年間，いくつかのアルバイトをして後，実家に引きこもりがちな生活になった．30歳の4月，家の中をウロウロ歩いたり，ソワソワして落ち着かないために，母親がBを当院に連れてきた．

本人が言うには，かかってきた電話に応答した言葉とか味噌汁を沸かしていて沸騰させてしまったことなど，日常生活の些細なことで「失敗してしまった」という気持ちが尾を引いて忘れられず，縛られてしまうのだという．話し方がまわりくどく，一点にいつまでも固執したり，句点を打てないままに繋がり具合の緩い話を延々と引きのばしたりする．やや奇異な言葉遣いや漠然としたテーマの提出などが印象深かったので，その点を尋ねてみると，「言ったことと自分の思ったこととが合っていないことが，強く意識されてしまう」という．会話で「相手に言われたことに，（自分が）献身してしまう」とも述べる．

d） 本来的時間性における「初期」と症候の成立

統合失調症の破瓜型や単純型では一般に初期と極期との間の「ポテンシャルの壁」が生来的に発達不全で，健康状態と統合失調症状態との間の落差が少なく，構造的にもかなり似通っている[11]．彼らは始めから「無理」がきかず，「焦慮の時期」や臨界期の諸現象が目立たないまま発病に至る[10]．中安は初期統合失調症患者90例を対象にした調査で，そのうちの17例（19％）の発病年齢（特異的4主徴の自覚時期）を「物心ついた頃」（5歳以内）とみなしている[17]．これはもちろん，後年増悪して受診に至った時点からの事後的な追認であるが，主観的な体験症状を診断基準とする限り，この数字は納得のゆくものだろう．従来このような症例の統合失調症診断は，主に受診時点での行動表出やコミュニケイションの奇異さ，社会的な機能水準の低下，生活史上に認められる屈曲などによって下されていたのであるが，この種の症例にも「初期」ということが考えられるとしたら，それはいったいどのような意味においてであるのだろうか．

小出は[8]「目では見ているけど，頭で見ていない」「耳では聞いているけど，頭で聞いていない」「舌では感じているけど，頭で感じていない」といった患者の訴えに統合失調症の陰性症状の本質をみているが，「口ではしゃべっているけれど，頭で考えていない」という症例AやBの訴えも，これに類した症状と考えられる．これは単に「主観的な意味が付与されていない」事態とか「それ自体では何も意味しない力であるところの，シニフィアンの出現」（小出）というにとどまらない．症例AやBの内的苦悩は「発話してしまって後に，自分がそう考えていなかったことに気づく」という体験形式に基づいていて，この時間的な「先後の逆転」が，対人場面にも奇妙でぎこちない表出をもたらしているのである．Bは「相手に言われたことに，（自分が我知らず）献身してしまう」とも述べているが，これは相手の表出のなかに自分の言動の「先取り」をみる統合失調症に固有の時間/他者体験の構造であって，自分の言動は最初から自発性を奪われ，相手の言動のコピーとして現れてくるのである．常に独語しているある慢性破瓜型患者は，その理由を問われて，「自分の考えたことはもうすでに皆に筒抜けになってしまっているから，私がそれを口に出しておかなくてはおかしなことになるので，［後から収支を合わせるために］次々と言わなくてはならないのだ」と答えている．

「先後」は，「過去・現在・未来」と並ぶ通俗的時間概念の代表であって，これらともに，われわれの「生き生きとした現在経験」を物理学的・線型的な時間順序へ重ね合わせるときに派生してくる．アリストテレスの定義によれば[1]，時間とは「より先とより後とに関しての運動の数である」．そして「より先とより後は，その諸義のうち，場所におけるそれが第一義的である」から，対人の場の運動における自己と相手との先後関係（主導権争い）は，自己の身に生じる（発話と思考の順序といった）二つの出来事間の先後関係と根源を同じくしている．統合失調症患者が体験する「先後の逆転」は，自己の現在経験を線型時間軸上の点時刻に繰り込む際に発生し得る錯誤的な体験なのである．

時計時間に代表される通俗的な時間が，過去から現在へ，現在から未来へと「流れる」のに対して，それとは別種の時間の存在を主張する人が少なくない．たとえば，大森荘蔵は[18,19]，時間とは過去と未来のみを含む静態的な座標軸であるのに対して，現在とは運動であって時間には属さない，と明言する．現在の経験は，単なる時間順序の棒である時間軸とはまったくかけ離れた，生き生きとした経験なのである．運動とは無縁な過去・未来と，運動に満ちた現在という対極的に異質なものを一本の時間軸に統一して「過去・現在・未来」と接続した線型時間の制作そのもののなかに，「アキレスと亀」のパラドックスや「時間が流れる」とする誤認の種子が胚胎している，と大森は論じている．

木村敏は[7,21]，「過去・現在・未来」や「以前（いままで）・いま・以後（いまから）」といった通俗的時間の根底には運動があり，運動の根底には「〈---から---へ〉の拡がりをもったいま」があるという．「いまは，未来と過去，いまからといままでとをそれ自身から分泌するような，未来と過去とのあいだなのである．未来と過去とがまずあって，そのあいだにいまが

挟み込まれるのではない．あいだとしてのいまが，未来と過去を創り出すのである．こととしてのいまは，こうして時間の流れ全体の源泉となる．——時間が未来から過去へと連続的に流れるというわれわれの経験は，むしろいまの豊かな拡がりが，いまからといままでの両方向への極性をもちながら，われわれのもとにとどまっていることから生まれる」．こうして「バラバラでつながりのない無数のいまが，いま，いま，いま，いま，と無茶苦茶に出てくるだけで，ちっとも先へ進んでいかない」と訴える離人症患者の時間体験が，「＜---から---へ＞の拡がりをもったいま」の不成立として解釈されている．

中井久夫もまた[14]，統合失調症患者の離人症状における「現在しかない」という訴えに関連した非現実感について，現実の中を運動した記憶（余韻）と運動可能性（予感）が主体に与える「時の厚みの喪失」とみなしつつ，次のように述べている．「時間にはクロノス的時間，すなわち時計的時間とカイロス的時間，すなわち「予感」と「余韻」とそれを統一するものとしての現在という構造の時間がある．時に現実感と厚みを与えるものは後者である．予感は微分的な差異性であるが，余韻は現在が残す残像の積分的な全体性である．そして，予感がかろやかに翻って余韻となって去る地点が現在である．しかも，余韻は再び予感に参与し，ここに小さな円環が作られる．現実は，恒常性を代表するのであって，時の流れをしばしば忘れさせ，時にはっと，ある時間が流れたという形で，事後的に気づかせる．この時，人は時の厚みを感じる」「急性統合失調症状態においては，クロノス的時間構造が一般に損なわれないのに対して，カイロス的時間は崩壊する」[10]．

中井がここで「カイロス的時間」と呼んだ主体の時間構造，すなわち「予感-現在-余韻」の統一体は，木村が人間学的な存在構造の違いを表現するのに用いたante festum, intra festum, post festum という時間性とほとんど一致している[7]．現存在が「おのれを時間として展開する（sich zeitigen）」働きに「本来的な時間性」を見るこの種の考え方の源は，人間の在り方を「自己に先立って sich-vorweg」（＝将来），「すでに（ある世界）の内にあって schon-sein-in（einer Welt)」（＝既在），「(世界の中で出会ってくる存在者）のもとにある als Sein-bei (innerweltlich begegnendem Seienden)」（＝現在）という3つの契機（＝脱自態）の統一として捉えた Heidegger の『存在と時間』に遡る[4,6]．

動物は現在に密着して生きていて，死を含む将来や過去の観念を持ってはいない．人間だけが言葉をもったときから，これらの観念に制約されるようになり，「おのれを時間として展開する」存在になったのである．この時間が時計時間でないことは言うまでもない．Heidegger は，これを，そこから時計時間が派生してくるような，人間にとっての本来的時間性とみなした．Merleau-Ponty の解釈によれば「将来は既在よりも後にくるわけではないし，既在は現在よりも先にあるわけではない」「これらさまざまな時間単位を外から結び合わせてただ一つの時間たらしめるような総合は必要ではない．なぜなら，これら時間単位のそれぞれが，すでにおのれ自身を超えて他のさまざまな時間単位と内的に交流しあっているからであり，その脱自とともに〈生の連関〉が与えられているからである」[6]．

破瓜型や単純型統合失調症における「発病」は，時計時間よりもむしろ，この本来的時間性の構造変化に親和性をもつものではないだろうか．症例Aにおける発病の「初期」は，時計時間でみるならば中学時代以前にまで遡ることができるし，単純型統合失調症患者の発病時点に関する見積もりなどはかなり任意に未来へ先延ばしすることができる．しかし，その先延ばし期間には，社会的・実践的な次元からおのずと限界が突きつけられる．患者はある日，すでに（schon-sein-in）慢性の統合失調症であることを告知され，そのときこのケースの「初期」は事後的に，あたかも時計時間軸上の過去に実在したかのように構成される．しかし，過去のその時点に「初期」を示す刻印は，果たして現実に存在したのであろうか？

症例AやBは，思考や感覚の異常を強く訴える一方で，口や四肢の動きに多かれ少なかれ随意性を失い，そのギクシャクとした振舞いは対人の場にも表出される．多くの破瓜型患者が「気分の異常と行動の異常とを相互隠蔽的に修復しようとする」[2]経過の中で

展開する時間性は，将来・現在・既在の分節とその間の内的交流の喪失に由来する「自己に先立つ（sich-vorweg）」ことと「世界の内で出会ってくる存在者のもとにある（als Sein-bei）」ことの持続的な困難ではないだろうか．このような事態は，自殺や犯罪といった突出した行動によって中断されないかぎり，次第に社会的・対人的機能の「静かな沈下」を結果するに至る．なるほど統合失調症患者の「発病以前」の生活史には，精神的支柱となる人物の死や微小な逸脱行為などのエピソードが散見される．しかし，彼らはそれに引き続いて直ちに発病したり犯罪を犯したりするわけではない．たとえば『悪霊』の主人公スタヴローギンに自殺をもたらした精神的崩壊の「原因」は，退屈しのぎに12歳の少女を犯して自殺に追い込んだ4年前の出来事に遡ることは確かだろうが，それが唐突に「原因」としての力をもったのは4年後の一時点においてであった[6]．この出来事をいささかも思い出すことなく約4年が経過したある日，忘却していた少女との出会いの既在が突然彼に現前して，「自己に先立って」「のもとにある」という契機の持続的な成立を困難にしたのである．症例Aが中学時代の歌唱体験を「発病原因」としてやまない理由も，同じ時間性の構造に基づくものであろう．

「事後性 Nachträglichkeit」というFreudの概念が難解なのも，それが線型時間と本来的時間の交錯する地点で考えられているからである．事後性は，行為や発病の原因を「時間の流れを遡って」幼児期の出来事へ還元したり，遅延反応とみなしたりすることではないし，過去の記憶が後に主体によって自由に読み替えられることを意味するわけでもない．過去の記憶痕跡は勝手な自己解釈や人為的な再構成に決して回収されない強い力をもっているが，それにもかかわらず，人間は病因的な要素や偶然的な要素を常に含んだ既在の総体を「事後的に構成された世界」であるかのように企投せざるを得ない．事後性の問題は，人間の存在理解がそのようなものでしかあり得ないことに起因しているのである．

既在の出来事はいつなんどきでも事後的に意味を変えて，将来の可能性と現在の生の行動に根本的な意味変更を与え得るような潜勢態にある．いわば「（現われたときには）常に初期であるような慢性的な萌芽状態」にある，と言ってもよい．このような時間性においては，初期と慢性期は対立する概念ではなくなってしまう．「潜勢態としての初期」の継続が破瓜型統合失調症患者においてもっとも目立つのは，彼らが発病前から将来・現在・既在の分節が弱いという意味で慢性的に無時間的な在り方をしているためなのかもしれない．いずれにせよ，彼らに対しては発病時点や経過の各時期を線型時間軸上の点時刻へ重ね合わせる操作がうまくゆきにくい．破瓜型の発病は「無理がきかず，焦りが目立たずに唐突である」[10]反面，彼らは「いつわりの静穏期に停留する」耐性に強い[11]，と中井が述べたり，中安が初期統合失調症患者の約20%を「物心ついた頃に発病した症例」と認めつつ[17]，「患者の大半は，初期状態に数年以上とどまっている」[16]と記述するのも，この種の症例の「初期」を語る際の時間性の構造に関係していると思われるのである．

破瓜型統合失調症は，客観的な診断基準だけで確定診断を下すことが困難な疾患の代表例であろう．臨床的にみて横断的症状の激しさだけから判断するならば，破瓜型統合失調症患者は重症には見えない．また理論的にみても，発病・寛解過程論[10,11]やエネルギー・ポテンシャル論[3]などがモデルとしているのは統合失調症の急性期であって，そこでは緊張病がもっとも重症とされる一方，破瓜型や単純型統合失調症はもっとも軽い類型とみなされてしまう．これは，高熱や意識混濁とともに激しい症状を発する急性肺炎を，症状の乏しい肺結核や肺癌よりも重症とみなす考え方に似ているのではないだろうか．前者は放置すれば致死的という意味では重症で緊急の対応を要するが，多くは短期間の治療で後遺症を残さずに治癒するのである．一方，破瓜型統合失調症や肺結核や肺癌は，症状は一見軽いにもかかわらず，患者の人生全体に及ぼす影響という点でははるかに重篤である．その種の疾患で早急に求められるのは確定診断ではなくて，仮診断のもとに長期的な視野で精神的・対人的機能の低下を招かないように配慮する実践的な治療であろう．そのためには精神病の身体医学化やマニュアル診断への過度の依存を排するとともに，通俗的な時間理解に対す

る批判的な目が必要になってくるのである[22]．

(鈴木　茂)

文　献

1) アリストテレス：全集3．自然学．第4巻第11章（出隆ほか訳），岩波書店，東京，1971．
2) Blankenburg, W: Verhalten und Befinden beim Hebephrenen. Nervenarzt 36, 460-462, 1965.
3) Conrad, K: Die beginnende Schizophrenie. Thieme, Stuttgart, 1958．（山口直彦ほか訳：分裂病のはじまり．岩崎学術出版社，東京，1994）
4) Heidegger: Sein und Zeit. Max Niemeyer, Tübingen, 1927.
5) 加藤忠史：Evidence-Based Psychiatryの視点から見た初期分裂病．精神医学42，983-989，2000．
6) 木田　元：偶然性と運命．岩波書店，東京，2001．
7) 木村　敏：時間と自己．中央公論社，東京，1982．
8) 小出浩之：陰性症状について----妄想型治癒過程と破瓜型治癒過程．臨床精神病理19，131-137，1998．
9) 村上　仁：分裂病の精神症状論．精神病理学論集1，pp. 142-157，みすず書房，東京，1971．
10) 中井久夫：精神分裂病状態からの寛解過程．分裂病の精神病理2（宮本忠雄編），157-217，東京大学出版会，東京，1974．（中井久夫著作集1．分裂病．岩崎学術出版社，東京，1984に再録）
11) 中井久夫：分裂病の発病過程とその転導．分裂病の精神病理3（木村敏編），1-60，東京大学出版会，東京，1974．（中井久夫著作集1．に再録）
12) 中井久夫：分裂病者における「焦慮」と「余裕」．精神神経誌78，58-65，1976．（中井久夫著作集2．治療．岩崎学術出版社，東京，1985．に再録）
13) 中井久夫：奇妙な静けさとざわめきとひしめき．分裂病の精神病理8（中井久夫編），261-297，東京大学出版会，東京，1979．
14) 中井久夫ほか：分裂病の経過と離人症状．精神科治療学4，1375-1391，1989．
15) 中井久夫：分裂病治療の段階と目標．精神科治療学8，1133-1140，1993．
16) 中安信夫：初期症状．臨床精神医学講座2，精神分裂病Ⅰ（松下正明編），pp. 313-348，中山書店，東京，1999．
17) 中安信夫ほか：初期分裂病の発病年齢と症状出現頻度，ならびに治療転帰----分裂病の早期発見・早期治療の指針を求めて．精神神経誌101，898-907，1999．
18) 大森荘蔵：時間と自我．青土社，東京，1992．
19) 大森荘蔵：時は流れず．青土社，東京，1996．
20) 鈴木　茂：伝統的診断．臨床精神医学講座2，精神分裂病Ⅰ（松下正明編），pp. 391-407，中山書店，東京，1999．
21) 鈴木　茂：木村敏著作集2，時間と他者/アンテ・フェストゥム論；解説．pp. 426-437，弘文堂，東京，2001．
22) 鈴木　茂：破瓜型統合失調症．「新・精神科治療ガイドライン」．精神科治療学20；増刊号，96-98，2005．

2.3　陽性症状/陰性症状の二症候群仮説

a）症状項目の再分類の意義

　身体医学的な診断は「原因」「症状」「経過」「病理」の4つの根拠に基づいて行われている．精神医学も医学の一つの分野であるため，診断について，精神疾患についても4つの共通性に基づいて1つの疾患概念をつくり，概念に当てはまるかどうかということで診断できるようにすることが必要である．

　しかしながら，精神医学において，現時点ではその「原因」「病理」については身体疾患ほど明確ではないため，「症状」「経過」に基づいて診断せざるを得ない．実際，現在汎用されているWHOの国際疾病分類であるICD-10の研究用診断基準[1]，米国精神医学会の精神疾患の診断・統計マニュアルDSM-IV[2]という二つの診断体系は「症状」「経過」に基づいて作られている．しかし，臨床検査など客観的な判断が可能な対象とは異なり，「症状」「経過」は各研究者の主観によりその概念が曖昧となりやすい．そのため，ICD-10，DSM-IVでは，現在までに多くの研究者間でのコンセンサスが得られている内容までを包含しており，見解の相違が認められる事項については保留している．

　統合失調症も他の精神疾患と同様，病因の多くが未知であり，その診断は「症状」「経過」に依拠している．より正確で科学的根拠に基づく診断基準とするためには，統合失調症の症状を成立させる脳機能異常・脳構造異常を理解し，病態を解明する必要がある．そのために，生物学的な異常所見に対応する症状再分類をすすめる必要である．

b）心因論，身体因論の論争からKraepelin，Bleuler，Schneiderらによる統合失調症の症状論

　精神医学には少なくとも二つの大きな基盤がある．一つは精神疾患を身体，脳，神経の障害とする身体因論，もう一つは精神疾患を心，精神の障害とする心因論である．19世紀にはこの二つの立場の間で激しい論争があり，現在でもこの二つの大きな流れは，身体

因論は生物学的精神医学，心因論は力動精神医学として受け継がれている．1861年，ドイツのWilhelm Griesingerはその著書「Die Pathologie und Therapie der psychischen Krankheiten」（精神病の病理と治療）のなかで，精神病は脳の病気であるという身体因論の礎となる考え方を病理的所見に基づいて記した．このGriesingerからはじまる身体因論を精神疾患を対象に体系化したのがEmil Kraepelinである．

Kraepelinは原因，臨床症状，経過を基準として疾患単位を構成する身体医学の分類方法を精神医学に応用し，躁うつ病（Manisch-Depressives Irresein），進行麻痺（Progressive Paralyse）とともに統合失調症という疾患概念を初めて早発痴呆（dementia praecox, 1896)[3]の名称で提唱した．

Kraepelinが早発痴呆と呼んだ統合失調症は，それまでの破瓜病，緊張病，妄想性痴呆を下位分類とする1つの疾患単位を目指して提唱されたものであり，「若年発症」，「慢性進行性経過」であり，「二次性に起きる精神活動の鈍化やパラノイア，末期に見られる人格障害（情意障害や自己と世界との関係の障害）」（Kraepelinはこのことを「痴呆dementia」と表現した）に至る予後不良な疾患と規定された．Kraepelinはアルツハイマー病のように特徴的な神経病理が示されている器質性精神病，神経病理が示されていない機能性精神病を分類し，症状や経過から早発性痴呆と躁うつ病を区別した．また，早発性痴呆は回復することなく生活機能が低下していくが，躁うつ病は病相期と寛解期を繰り返すことから両者を区別した．このようにKraepelinは精神疾患の分類体系を初めて確立し，「全ての疾患は細胞の病気である」という細胞病理学説を精神医学についても共有できるようにした．

Kraepelinは早発性痴呆の症状を経過，転帰など縦断的に捉え，主症状を感情鈍麻，意欲の欠如，内的統一性の欠如とし，これらを身体因論で説明しようとした．これに対し，横断面症状を重視し，精神分析学を取り入れて「統合失調症疾患群Gruppe der Schizophrenien」[4]を提唱したのがスイスのEugen Bleulerである．Bleulerは早発痴呆の症状の心理的基礎を理解できるように試み，統合失調症の臨床症状を基本症状（連合弛緩，感情鈍麻，両価性，自閉）と副次症状

表Ⅰ-7 シュナイダーの一級症状

1. 考想化声
2. 話しかけと応答の形の幻聴
3. 自分の行為に伴って口出しする形の幻聴
4. 身体への影響体験
5. 思考奪取やその他思考領域での影響体験
6. 考想伝播
7. 妄想知覚
8. 感情，衝動，意志の領域に現れるその他のさせられ体験，影響体験

（幻覚，妄想，関係念慮，離人症状，拒絶症，自動症，反響言語，反響動作，衒奇症，常同症）に分け，連合障害が統合失調症の基礎障害と考えた．Bleulerは基本症状は生物学的な疾患過程から生じる症状であり，副次症状は基本症状に対する自我防衛反応と解釈している．このように，Bleulerの考え方は統合失調症の症状を身体因論と心因論の二段階とするものであり，Hughlings Jacksonの「神経系機能進化の階層体制と解体の二重構造」[5]の考えに共通するところがある．

Bleulerの考え方は器質力動論の先駆となったが，精神活動は時々刻々と変化していくため，その中から基本症状を規定することが難しく，診断一致率の低下や診断に対する信頼性の低下が指摘された．

その後1930年代になり，ドイツのKurt SchneiderがBleulerの症状構造論から離れ，正確な診断のために自我障害を中心として8項目の症状を一級症状（first rank symptoms；FRS）として，診断基準の厳格化を行った（表Ⅰ-7）．FRSは自我境界の喪失を重視しているが，Schneiderは特異的な症状の有無で統合失調症を診断する方法論を重視した．このことにより，Bleulerによって診断一致率の低下や診断に対する信頼性の低下が危惧されていたなか，Schneiderの方法が診断一致率を高めるものとして注目された．現在でもICD-10やDSM-Ⅳが採用した統合失調症の診断基準においてFRSが重要視されている．

c）Crowの二症候群仮説

統合失調症の症状は，診断の拠り所になるという意味で重要視され，研究が進み，Bleulerの基本症状や，Schneiderの一級症状が提案されてきた．その後，特に最近では診断という問題とともに，統合失調

症という疾患の理解を深める観点からの研究が進んでいる．しかしながら，統合失調症の症状は多彩であり，それらを羅列的に見る限りは，そこに含まれる疾患構造は理解できない．

そのことを理解するため，単なる経験的記述ではなく，生物学的研究が大きな成果をあげるようになったのは比較的最近であり，その重大な契機は1980年にCrowが提唱した統合失調症二症候仮説である[6]（表I-8）．Crowは統合失調症の症状を陽性症状と陰性症状の二症候群に分け，それぞれに異なる病理過程を想定した．Crowの図式は二つの点で画期的であった．第一は患者よりもむしろ症状の分類を試みた点，第二はこれらの異なる症状をそれぞれの背景にある病理学的背景に対応させようとした点である．Crowの提唱した統合失調症についての「陰性症状」という言葉はICD-10, DSM-IVで初めて診断基準に収載されている．

陽性症状はそれらの存在が異常であることと定義され，幻覚，妄想，滅裂思考などが含まれる．また，陰性症状はそれらの欠如が異常であることと定義され，感情の平板化，行動の貧困，会話量の貧困などが含まれる[7]．陽性症状はSchneiderの一級症状（first rank symptoms：FRS）[8]の構想が強く反映されており，陰性症状はKraepelin的構想の成果である欠陥症状が強く反映されている．

Crowは陽性症状，陰性症状について，それぞれ病理学的背景や薬物反応性，予後に対応した説明を試みた．陽性症状で特徴づけられるタイプIの病理過程として，ドパミン神経伝達の異常を想定し，抗精神病薬が効果的であり，可逆的で予後良好であるとした．一方，陰性症状で特徴づけられるタイプIIの病理過程として，神経細胞の消失や脳構造の異常を想定し，抗精神病薬が無効で不可逆的経過をたどり，予後不良とした．両タイプは全く異なった疾患ではなく，両タイプを持つ場合や，タイプ間を移行することがあるとした．

陽性，陰性という捉え方は，ジャクソン理論[4]に基づく．即ち，進化や発達の過程は，新しいものが古いものの上に加わる形で行われるが，そのときに新たに後から加わった階層がある．そこに障害が生じると，その階層が持っていた機能が発揮されなくなる．これが陰性症状である．それと同時に，今まで後から加わった階層が働くことによって，その下に押さえ込まれていた，もとからあった古い機能が出現する，それを陽性症状であると説明した．元来てんかんを想定して考えられた理論であるが，Henri Eyが「神経―精神医学の力動的考想へのジャクソン諸原理の適用試論」[9]のなかで，はじめてジャクソン理論の精神医学への適用を試みた．1980年代，ジャクソン理論は更に精神疾患への応用を拡大し，統合失調症の症状を陽性症状，陰性症状という用語を用いて説明するようになった．

Crowの仮説の問題点は，この仮説が一つ一つ証拠を積み上げるという実証的な提唱ではないことである．そのため，陽性症状，陰性症状が事実に基づく分類なのか，統合失調症の症状を考える際に利用すると便利であるというだけであるのか，現在はまだ証明されていない．

d）症状の理解の変化；症状から障害へ

19世紀後半から20世紀前半にかけて統合失調症の生物学的研究が様々に行われたが，いくら脳を研究してもその原因は解明されず，身体因論に対して否定的な立場が強くなり，相対的な精神病理学が重視されるようになってきた．しかし，1960年以降，頭部CT検査による形態的研究や事象関連電位（Event-Related Potentials；ERPs）など脳機能を検査する方法が使えるようになり，生物学的研究が再び活発となった．現時点において，統合失調症研究の多くは生物学的な研究に置き換わっている．一方，精神病理学的研究は心理社会的研究と形をかえて現在でも盛んに

表I-8　Crowによる統合失調症の二症状群[21]

	陽性	陰性
特徴的症状	幻覚 妄想 思考障害	会話量の貧困 感情の平板化 社会からのひきこもり
病型	急性	慢性
抗精神病薬の反応	良	不良
知的機能障害	なし	あり
病理学的経過	ドパミン受容体の増加	構造的な脳の異常

行われている．心理社会的研究が進むと同時に，単に診断のための症状ではなく，患者の回復との関連である症状がどのような意味があるかを理解する研究が進んできた．換言すれば，患者がどのような症状を持つかを理解することと同時に，患者がどのような障害を持つかを理解することも同等に大切である，ということである．このときの障害とは，機能障害，能力障害（生活障害），社会的不利であり，機能の回復の観点からは症状論ではなく障害論という見方が求められている．

障害論は部分的には症状論と重複するが，機能障害の全てが症状論に取り上げられているわけではない．例えば，記憶の障害が統合失調症患者にあるにもかかわらず，実際には診断基準には含まれていない．記憶の障害は特異度が低いため診断的価値としても低いからである．しかし，症状論や精神病理学だけではなく，患者の回復を目標とした，障害を網羅的に評価する心理社会的研究も重要である．

1）三（五）症候群仮説

Crow の提唱以後，陽性症状と陰性症状の二症候群仮説を支持する知見が続けて発表されたが，1989 年 Liddle らによって統合失調症の三症候群仮説が提唱された[10]．Liddle らは，Andreasen により開発された SAPS（The Scale for the Assessment of Positive Symptoms：陽性症状評価尺度）[11]，SANS（The Scale for the Assessment of Negative Symptoms：陰性症状評価尺度）[12] を一群の慢性統合失調症患者に対して用い，症状について因子分析を行い，「現実歪曲」（幻覚，妄想などの異常な体験），「思考と行動の不統合」（まわりくどい話，話の脱線，会話促迫，転導性亢進，話の内容の貧困，場にそぐわない感動など），および「精神運動減退」（感情の平板化，会話量の貧困，運動減退）の3因子からなると発表した．「精神運動減退」の全てと「思考と行動の不統合」の一部は，二症分類では陰性症状と捉えられてきた症状であり，「現実歪曲」と「思考と行動の不統合」の一部は陽性症状と捉えられてきた症状である．このように，精神症状が3因子に分かれ，陽性思考形式障害が主要項目である「思考と行動の不統合」が独立した1因子を構成するという所見は Smith ら[13] や Grub ら[14] の症状因子分析によって支持された．また，Kitamura ら[15] は精神病症状を有する患者に対して ICD-10 の精神病と気分障害を包含する症状評価リストを用いて因子分析を行い，陽性症状，陰性症状，緊張病症状，感情障害症状（躁症状，うつ症状）を抽出した．緊張病症状が抽出されたことはその他の報告の第3因子である「思考と行動の不統合」とは異なるが，思考・行動の解体という意味においては共通したカテゴリーであると考えられる．以上のことから現在のところ，慢性統合失調症患者の症状因子分析では，感情障害症状を除くと陽性症状，陰性症状，思考と行動の不統合の3因子が抽出される可能性が高いと考えられる．他の仮説としては，Liddle が三症候群仮説を提唱した後，Lindenmayer は Liddle の3症候に加え，「興奮」「抑うつ・不安」の2症候を加えた五症候群仮説を提案している．[16]

更に，Liddle らは彼らが抽出した3因子について PET（Positron emission tomography）を用いて検討し，それぞれの因子と局所脳血流の変化について明らかにした（表 I-9）[17]．その結果，これら3症状群の因子得点がそれぞれ異なった脳部位の局所血流と相関した．具体的には，現実歪曲は側頭葉内側部の血流増加と，精神運動減退は前頭葉外背側部の血流減少，思考と行動の不統合は側頭葉皮質および前頭葉腹外側部の血流低下と相関した．このように，3症候群がそれぞれ異なった脳部位と関連することが生物学的に示され，3症候群仮説は臨床症状だけではなく，生物学的にも裏付けられる仮説であると考えられる．

このように Crow の二症候群仮説や Liddle の三症候群仮説は器質論的裏付けのある分類法であり，単なる症候学的分類に比して信頼性が高いことは言うまでもない．しかしながら，両仮説ともに幻聴や妄想など，症状と脳障害（脳器質障害，脳機能障害）の関係を説明しようと試みたが，症状は器質論のみで説明がつくものではなく，力動論的な考え方も必要である．意欲低下や感情平板化などの機能障害は脳障害の表れであり，力動論で説明できる部分が症状に比して少ない．従って，機能障害と脳障害との関係を検討する方が妥当であると考えられる．

表 I-9　三症候モデルと局所脳血流異常の関係[22]

症状リスト	脳血流
精神運動減退 psychomotor poverty syndrome 会話の貧困，自発運動の減少，無表情 身振りの減少，感情的無反応	前頭葉外背側部の低血流
思考と行動の不統合 disorganization syndrome 不適切な情動，会話内容の貧困，接線的思考 脱線，強い口調，転動性	側頭葉皮質の低血流
現実歪曲 reality distortion syndrome 話し掛けの幻聴，被害妄想，関係妄想	側頭葉内側部の高血流

2）単純型統合失調症

単純型統合失調症患者は稀な疾患であるとされているが，実際には多く存在すると考えられる．それはBleulerが主張するように，単純型統合失調症患者のある者は放浪者や変質者として扱われ，ある者はその日暮らしをしており，受診しないことが少なくないこと，受診しても継続的治療関係を結ぶことが困難であり，長期に治療的な関与が困難であることなどが理由と考えられる．また，単純型統合失調症については現在でも診断や分類について多くのことが標準化されてない概念である．ICD-10 研究用診断基準では[1] 統合失調症，統合失調型障害，および妄想性障害に独立した亜型として収載されているが（表I-10)，ICD-10 臨床記述と診断ガイドライン[18]では，先行する精神病性エピソードとしての幻覚，妄想，あるいは他の病状の病歴がなく，残遺型統合失調症に特有な陰性症状が緩徐に進行性に発展することを確認しなくてはいけないことから，確信をもって診断することが困難な亜型であるとしている．また，米国精神医学会の精神疾患の診断・統計マニュアルDSM-IVでは，統合失調症の診断から除外されている．

単純型統合失調症の概念は1889年，K. L. Kahlbaumが破瓜病の軽度障害としての類破瓜病を記載したことにはじまる．単純型統合失調症の病像・経過を初めて詳述したのはBleulerの門下であったOtto Diemである．Diemは論文「早発性痴呆の単純痴呆型」[19]のなかで，その特徴を取り上げた．それは次のようなものである．(1)思春期まもない時期に精神変化がはじまり，極めて緩やかに人格変化が進行する．(2)安定したところがなく，意志薄弱で自制心に欠け，しばしば放浪がみられる．(3)精神水準が低下，一面的思考が顕著となり，社会的な役割が行えないことがみられる．(4)急性興奮なく性格変化をきたし，刺激性の亢進と協調性の喪失を特徴とする．(5)攻撃的，他罰的でしばしば周囲の者と争いをおこすが，自己を省みることはなく被害的となる．しかし，妄想形成までは至らない．この類型はBleulerにより潜在性統合失調症を含んだ広い概念となり，「早発性痴呆または精神分裂病群」[8]のなかで統合失調症概念が確立された時に採用された．

Diem の概念は Kraepelin の教科書第8版でも採用され，広く認知されるようになった．その後はこの類型はしばらく脚光を浴びることはなかったが，Jakob Wyrsch により再認識される．Wyrsch は人間学的視点から13例の単純型統合失調症を分析し，「単純型分裂病の精神病理」[20]を著した．そのなかでWyrschはDiemの記述を一歩前進させ，単純型統合失調症の4つの特徴を取り出した．それは次のようなものである．(1)その経過に周期性を欠く．(2)病像の構成に産出性，創造性の要素を欠く．(3)自己能動性が欠如しているという体験に欠け，自分がその人格内部において何らかの形で変わってしまったことに気付かない．(4)疾病現象に対する反応に欠け，それを抑圧したり，代償したり，生活史の中に組み込んだりすることが行われず，(不安，抑うつなどの）二次症状に欠ける．また，Wyrsch は彼が「自己内省型」と呼ぶ特殊な2例を取り上げ，単純型統合失調症の本質的な病理を「支えの喪失」「人格の空虚化」とした．

現在での単純型統合失調症の概念はICD-10臨床記述と診断ガイドラインに端的に記載されているが，こ

表 I-10 単純型統合失調症の診断基準
(ICD-10 研究用診断基準，医学書院より引用，一部改変)

A. 次の3項目のすべてが，少なくとも1年以上にわたって徐々に進行していること．
  (1) いくつかの行動面での全般的な性質が，たとえば意欲や興味の喪失，怠惰で無目的な振舞い，自己没頭的態度，対人的ひきこもりなどといった面において，明らかに変化していること．
  (2) 無気力，会話の貧困，活動性の低下，感情鈍麻，受動性，自発性欠如，非言語的コミュニケーション（表情，視線の交流，声の抑揚や身振りによる）の乏しさなどの「陰性」症状の潜行と緩徐な発現．
  (3) 社会的能力，学習能力，職業能力の著明な低下．
B. 統合失調症のこれ以外の病型すべて，および他の精神病的障害の診断基準を決して満たさないこと．
C. 認知症，あるいは他の器質性精神障害の証拠を欠くこと．

れは Diem, Bleuler に従っていると思われる．即ち，単純型統合失調症とは，行動の奇妙さ，社会的な要求に応じる能力のなさ，全般的な遂行能力の低下が，潜行性だが進行性に発展する稀な障害である．妄想と幻覚がはっきりせず，破瓜型，妄想型および緊張型の統合失調症よりも，精神病的な面が明瞭ではない．明らかな精神病性症状の先行をみることなく，残遺型統合失調症に特有な「陰性」症状（たとえば，感情鈍麻，意欲低下）が少なくとも1年以上にわたって進行する．社会性の機能低下が増大するにつれ，放浪することがあり，自分のことだけに没頭したり，怠惰で無目的になる．ICD-10 での記述はここまでであるが，単純型統合失調症の非常に特徴的な所見として「自己への態度の欠如」「他者への態度の欠如」がある．換言すれば，「人への態度そのものの欠如」と言える．そのため，単純型統合失調症患者は対人関係を結ぶことが非常に困難である．彼らの態度は無作法で無頓着であり，争いやトラブルを起こしてしまう．しかし，彼らはそのことで不利益を受けても被害的になったり妄想観念を形成することは少なく，一時的なことが多い．

このように，単純型統合失調症の概念は100年以上前から議論され，疾患概念や患者の特徴が研究者間での一定の理解をもって形成されてきた．しかしながら，単純型統合失調症患者についての研究は少なく，例えば単純型統合失調症をDSM-IVの多軸診断においてI軸（臨床疾患，臨床的関与の対象となることのある他の状態）に含むべきか，II軸（人格障害，精神遅滞）に含むべきかなど，多くの解決されていない問題がある．今後，単純型統合失調症についての生物学的，力動学的な研究が進展し，その病態理解が進めば診断基準として収載可能となると思われるが，現在のところは診断基準への収載は保留とすることが妥当であろう．

（丹羽真一）

文　　献

1) The ICD-10 Classification of Mental and Behavioural Disorders: Diagnostic criteria for research, World Health Organization, 1993.
2) American Psychiatric Association: Diagnostic and Statistical Manual of Mental Disorders, 4th ed, American Psychiatric Association, Washington DC, 1994.
3) Kraepelin E: Psychiatrie. Ein Lehrbuch fur Studierende und Arzte. 5. Auflage, A. Abel, Leipzig, 1896.
4) Bleuler E: Dementia Praecox oder Gruppe der Schizophrenien. Franz Deuticke, Leipzig, Wien, 1911.
5) Taylor J(ed): Selected Writings of Hughlings Jackson. Vol. 1 and 2, Hodder and Stoughton, London, 1931.
6) Crow TJ: Molecular pathology of shizophrenia: More than one disease process? Br Med J 280: 66-68, 1980.
7) 日本精神神経学会（監訳），佐藤光源（責任者訳）：米国精神医学会治療ガイドライン―精神分裂病．医学書院，1999．
8) Schneider K: Klinische Psychopathologie. 1. Auflage, Springer, Berlin, 1950.
9) Ey H: Des Idees de Jackson a un modele organo-dynamique en psychiatrie. Edouard, Privat, Toulouse, 1975.（大橋博司訳：ジャクソンと精神医学．みすず書房，1979．）
10) Liddle PF, Barners TRE, Morris D, et al: The symptoms of chronic Schizophrenia: A reexamination of the positive-negative dichotomy. Br J Psychiat 151: 145-151, 1987.

11) Andreasen NC: The scale for the Assessment of Positive Symptoms(SAPS). The University of Iowa City, 1984.
12) Andreasen NC: The scale for the Assessment of Negative Symptoms(SANS). The University of Iowa City, 1983.
13) Smith DA, Mar CM, Turoff BK: The structure of schizophrenic symptoms: a meta-analytic confirmatory factor analysis. Schizophr Res 31:57-70, 1998.
14) Grub BS, Bilder RM, Goldman RS: Meta-analysis of symptom factors in schizophrenia. Schizophr Res 31: 113-120, 1998.
15) Kitamura T, Okazaki Y, Fujinawa A, et al: Symptoms of psychoses, a factor-analytic study. Br J Psychiat 166:236-240, 1995.
16) Lindenmayer JP, Bernstein-Hyman R, Grochowski S: Five factor model schizophrenia. Initial Variation. J Nerve Ment Dis 182:632-638, 1994.
17) Liddle PF, Friston KJ, et al: Patterns of cerebral blood flow in schizophrenia. Br J Psychiat 160: 179-186, 1992.
18) The ICD-10 Classification of Mental and Behavioural Disorders: Clinical descriptions and diagnostic guidelines, World Health Organization, 1992.
19) Diem O: Die einfach demente Form der Dementia praecox. Arch Psychiat 37:111-187, 1903.
20) Wyrsch J: Über die Psychopathologie einfacher Schizophrenien. Monatsschr Psychiatr 102:75-106, 1940.
21) Firth CD: The Cognitive Neuropsychology of Schizophrenia, 1992.（丹羽真一，菅野正浩（監訳）：分裂病の認知神経心理学．医学書院，東京，1995.）
22) 丹羽真一：精神分裂病の最近の研究の進歩．生体の科学 52(1):75-85, 2001.

3. 原因と病態モデル

3.1 統合失調症と遺伝

　統合失調症をはじめとする精神神経疾患に関しては，脳，身体，心理，家族，社会といったさまざまなレベルでの多面的な研究が必要である．最近の神経科学の急激な進歩によって，従来の症候論的精神神経医学に対し，物質論的病因論および診断・治療論を基盤においた疾病の再認識，再分類が進みつつある．さらに，社会的背景とともに疾病構造も大きく変化しつつある．科学技術の驚異的な発展によって，これらが脳の微細な構造の変化，あるいは物質の変化によるものとして説明できるようにもなってきている．統合失調症の遺伝研究においては混沌とした状況が相変わらず続いているが，近年その方向性が少しずつ垣間見えきつつある．本稿では，最近の統合失調症の分子遺伝学的研究の進歩と現状について述べてみたい．

a) 統合失調症と遺伝要因

　図 I-1 に Gottesman らによって総括されたヨーロッパにおける 70 年間，約 40 にわたる統合失調症の家系研究の結果を示した[1]．統合失調症の一般人口における罹患率は世界的にほぼ共通で約 1% とされている．発端者の近親度が高いほど統合失調症罹患率は高くなる傾向があり，遺伝的要因が関与する事が示唆される．遺伝子的に同一である一卵性双生児と 50% の遺伝子を共有する二卵性双生児間の罹患率を比べたとき，前者の罹患率が高いほど遺伝の要因の強い関与を意味しており，統合失調症における遺伝の関与は高いといえる．一方で統合失調症は，一卵性双生児間で片

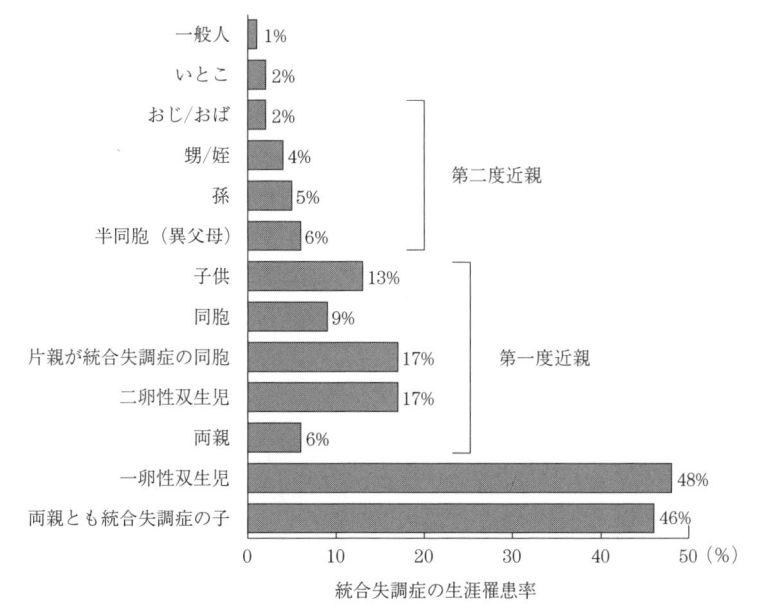

一般人	1%
いとこ	2%
おじ/おば	2%
甥/姪	4%
孫	5%
半同胞（異父母）	6%
子供	13%
同胞	9%
片親が統合失調症の同胞	17%
二卵性双生児	17%
両親	6%
一卵性双生児	48%
両親とも統合失調症の子	46%

図 I-1　統合失調症の生涯罹患率[1]

統合失調症の一般人口における罹患率は約 1% とされている．発端者の近親度が高いほど統合失調症罹患率は高くなる．

方しか罹患しない例も多数存在しており，遺伝的要因と環境的要因が複雑に絡みあう多因子遺伝である複雑な疾患（multifactorial complex disease）と考えられる．

b）遺伝子連鎖解析

遺伝子連鎖解析は，疾患家系からのDNAサンプルを用いて，染色体上に多数存在する遺伝子多型マーカーを用いて統計学的に疾患遺伝子の染色体上の位置を推定する方法であり，複雑な遺伝を示す疾患に対しては一般に罹患同胞対解析が行われる．統合失調症では数多くの遺伝子連鎖解析が行われ，複数の同一領域の連鎖の報告はあるが一定の結果は得られていない．日本人では，最近，Japanese Schizophrenia Sib-Pair Linkage Group（JSSLG）による全国40の施設による共同研究が行われ，1q，14q，20pの染色体領域に連鎖の可能性が示唆された[2]．

1）遺伝子連鎖解析-関連研究から疾患感受性として有力視されつつある遺伝子

複雑な疾患に関わる遺伝子は疾患感受性遺伝子として表現されるが，その同定は極めて困難であり，現在の統合失調症の遺伝子研究の混乱状況はそのことを反映しているものと考えられる．しかしその中でも，前述のように連鎖を示唆される領域があり，最近ではその中から関連性のある遺伝子の報告もいくつか出てきつつある（表I-11）．

ⅰ）*Dysbindin (DTNBP1)*：Straubらは，アイルランドの統合失調症家系を用いて，遺伝子連鎖解析を行い，多点検定で候補領域を6番染色体短腕6p24-21に絞り込み，1塩基多型（single nucleotide polymorphisms；SNPs）マーカーなどを用いて6番染色体短腕6p22.3の座位に存在するdystrobrevin-binding protein 1（*dysbindin*；*DTNBP1*）上にあるマーカーと統合失調症との間に有意な関連性があることを見出した[3]．その後の追試においても，日本人を含め多くの人種で関連性を支持する結果が報告されている．Dysbindinはグルタミン酸の輸送や放出と関連することが示唆されている．

ⅱ）*Neuregline-1 (NRG1)*：Stefanssonらは，アイスランドの家系をもちいて，連鎖解析を行い，8番染色体短腕8p12-21に多点検定によって連鎖を示唆する領域を見出し，感受性領域を絞り込み，*neuregline-1 (NRG1)*を同定し，統合失調症との間に有意な関連を得た[4]．他人種で結果を支持する報告が続いたが，一方で，日本からのものを含めいくつかの報告においては結果に再現が得られていない．NRG1は胎生期には神経発達過程の神経細胞突起の伸長に関係しており，成人においては，NMDA受容体を含む神経伝達物質受容体の発現などに関わっているとされている．*NRG1*ノックアウトマウスと*NRG1*受容体遺伝子である*Erb4*遺伝子のノックアウトマウスのヘテロ接合体を調べたところ，統合失調症関連の行動障害をもつことも示唆されている．

ⅲ）*G72*：統合失調症と躁うつ病でともに連鎖の報告があった13番染色体長腕13q22-34について，Chumakovらは，*G72*遺伝子を同定した[5]．G72はd-amino acid oxidase（DAAO）と相互作用する．DAAOはD-セリンの酸化酵素であり，D-セリンはNMDA受容体をアロステリックに活性化する．Chumakovらはさらに，*DAAO*遺伝子中の4つのSNPsが統合失調症と有意な関連を持つことを示し，*G72*遺伝子上のハイリスク多型と*DAAO*遺伝子のハイリスク多型を同時に持つと発症危険率が相乗的に高まることを示した．その後の他人種においても*G72*遺伝子多型のハプロタイプと統合失調症との間に有意な関連の報告が続いている．Hattoriらは，2つの独立した家系グループを用いて双極性障害と*G72*遺伝子との間に関連を見出している[6]．すなわち*G72*遺伝子は統合失調症と双極性障害の両疾患との間で関連があることになる．

2）マイクロアレイによる発現解析によって関連が示唆された*RGS4*遺伝子

死後脳を用いて，マイクロアレイによる発現解析の結果，統合失調症脳では*RGS4*（regulator of G protein signaling-4）の発現が低下していた[7]．また，*RGS4*は統合失調症と連鎖が示唆されている1番染色体長腕21-22に存在する遺伝子であった．その後複数の関連研究において有意な関連を示唆する報告がされている．RGSはGタンパクと連結する受容体のアゴニストの影響を弱める働きがあり，ドーパミンやセロ

表 I-11 統合失調症との関連が有力視されている遺伝子

研究方法と遺伝子	遺伝子座位	機能	関連する病因仮説
ポジショナルクローニング			
DTNBP1 (dysbindin)	6 p 24-21	グルタミン酸の分泌に関与	グルタミン酸仮説
NRG1 (neuregline-1)	8 p 12-21	神経細胞突起の伸長やNMDARの発現に関連	神経発達障害仮説, グルタミン酸仮説
G72 (D-amino acid oxidase activator)	13 q 22-34	d-amino acid oxidase (DAAO) と相互作用	グルタミン酸仮説
マイクロアレイによる解析			
RGS4 (regulator of G protein signaling-4)	1 q 21-22	Gタンパクと連結する受容体に作用	ドーパミン仮説他
染色体異常			
COMT (cathecol-o-methyltransferase)	22 q 11 microdeletion	ドーパミンの代謝	ドーパミン仮説
PRODH (proline dehydrogenase)	22 q 11 microdeletion	プロリン脱水素酵素	グルタミン酸仮説
DISC1 (disrupted in schizophrenia 1)	(1;11)(q 42;q 14.3) 1 q 42	神経細胞突起の伸長に関係	神経発達障害仮説
中間表現型を用いた相関研究			
PMX2B (paired mesoderm homeobox 2b)	4 p 13	チロシン水酸化酵素の発現調節	ドーパミン仮説

トニン受容体を過敏にするとされている．

c） 染色体異常および大家系の解析

1） 22 q 11 microdeletion (COMT, PRODH)

統合失調症症状を呈する症例中にDiGeorge症候群（velocardiofacial症候群）と関連する22番染色体長腕22 q 11の領域にmicrodeletionをもつ群が一定の頻度（約2％）で存在する[9]ことが繰り返し示されている．22番染色体長腕は複数の統合失調症と連鎖が示唆されている領域でもあり，その領域に存在するcathecol-o-methyltransferase (COMT) 遺伝子，proline dehydrogenase (PRODH) 遺伝子やzinc finger dhhc domain-containing protein 8 (ZDHHC8) 遺伝子などとの関連も報告されている．

2） Disrupted in Schizophrenia 1 (DISC1)

統合失調症を含む精神疾患に罹患した43人の患者をもつスコットランドのある家系において，染色体均衡転座(1;11)(q 42;q 14.3)と精神疾患が連鎖しており，転座点にDISC1 (Disrupted in Schizophrenia 1) という未知の遺伝子が存在していた[9]．DISC1遺伝子の機能解析が一部で行われており，神経突起の伸長に関連する機能が予想されており神経発達障害仮説の点からも興味深く，今後のさらなる解析が待たれる．

d） 統合失調症病因仮説と候補遺伝子および結果の再現性

統合失調症の病因3大仮説としてドーパミン仮説，グルタミン酸神経の機能障害仮説，神経発達障害仮説は古くから指摘されていた．これまで述べてきた遺伝子の機能が，これらの仮説のいずれかと関連する事は非常に興味深い事実である（表 I-11）．また多施設間で関連性に比較的再現性が得られつつあるようであるが，これらの遺伝子が統合失調症に与える影響は非常に小さく，アルツハイマー病とアポリポプロテインEの関連のような確定的な結果は得られていない．また単独のSNPとの間には有意な関連が見られないものも多く，リスクハプロタイプもしくはプロテクティブアリルも一定しておらず，それらの機能との関係もよくわかっていない．さらにある人種では有意な関連が無いなど，いまだ確定的とは言い難いのが現状である．

e） 統合失調症の診断と遺伝子研究

統合失調症の診断は，遺伝学的研究においては研究グループ間で共通した表現型同定の為に，一般にDSM-IVやICD-10などの操作的な国際診断基準に沿って行われている．これらの診断基準に従った場

合，診断は症候論的段階の「障害（disorder）」の段階にあるため，生物学的にみても異種の「疾患（disease）」が混在すると考えられている．本来分子生物学的表現型というものはある遺伝子型によって規定される形質でなければならないとされる．病因を解析する前に，統合失調症の疾患としての均一性がどの程度確保されているかが重大な問題となる．均一性が確保されたら，遺伝的要因はどの程度を占めるのか，また疾患感受性遺伝子が想定されるのであれば，どれくらいの遺伝子数が見込まれ，それらは各々どの程度発症に寄与するか十分に認識しておく必要がある．多施設間で操作的診断基準によって診断された統合失調症の家系を数多くあつめ集約的な解析が進められているが，現在の診断基準を用いた疾患分類を使っていて今後に再現性ある結果を得ることができるのか疑問である．

f) 中間表現型

国際診断基準によって診断された疾患の中から生物学的指標ともとれる，疾患よりも遺伝的に規定される度合いが強そうな症候（中間表現型；endophenotypeあるいは intermediate phenotype）を有する集団に注目し，疾患をより均一化する手法が考えられている．

Toyota らは，統合失調症において，外斜視をもつものが健常群と比較して有意に多く存在することを見出した[10]．さらに外斜視と関連があるとされているARIX 遺伝子のパラログ（一つの遺伝子が複製される間に進化していき元の遺伝子とは別の機能を持つ遺伝子になったもの）である PMX2B 遺伝子多型の中で，その発現に影響を与える機能多型を用いて，統合失調症のなかでも表現型として外斜視をともなうものとの間に，より強い関連を見出している．この例のように統合失調症の診断に加えて生物学的な指標として，追跡眼球運動，機能的前頭葉低活性，合併する小奇形や神経学的異常所見などの利用や，脳の微細な形態学的異常などを利用し，疾患の均一化を図る必要があると思われる．

おわりに

ヒトゲノム計画の成果により，ヒト遺伝子の一次配列が決定され，疾患との関連が予想される候補遺伝子や遺伝子連鎖解析から絞られた領域に存在する遺伝子を直接解析することが容易となった．また，近年，遺伝子上に散らばる SNPs のデータベース化が進められている．さらに最近では DNA チップなどの技術開発が急速に進んでおり，これらの情報を用いて，遺伝子解析を網羅的に行うことが可能になってきている．DNA チップを用いた SNPs 解析の応用は，統合失調症のような複雑な疾患に対する感受性遺伝子探索や，テーラーメード医療につながる薬剤感受性関連遺伝子探索などの有力な武器として期待されている．しかし疾患感受性遺伝子探索を行う場合，サンプリングの正確性が必要であり，もう一度症例に戻り，疾患を分子遺伝学的表現型に近づける必要性を感じている．また，一方で画像診断技術や DNA チップの技術などは着実に進歩している．これらの技術を応用する事により，統合失調症の分子的理解が詳細になされる日が訪れるのは近いと信じている．

（中村雅之，佐野　輝）

文　献

1) Gottesman II: Schizophreniagenesis. The Original Madness, WH Freeman, New York, 1991.
2) Arinami et al: Genomewide high-density SNP linkage analysis of 236 Japanese families supports the existence of schizophrenia susceptibility loci on chromosomes 1 p, 14 q, and 20 p, Am J Hum Genet 937-944, 2005.
3) Straub RE et al: Genetic variation in the 6 p 22.3 gene DTNBP1, the human ortholog of the mouse dysbindin gene, is associated with schizophrenia. Am J Hum Genet 71:337-348, 2002.
4) Stefansson H et al: Neuregulin 1 and susceptibility to schizophrenia. Am J Hum Genet 71:877-892, 2002.
5) Chumakov I et al: Genetic and physiological data implicating the new human gene G 72 and the gene for D-amino acid oxidase in schizophrenia. Proc Natl Acad Sci USA 99:13675-13680, 2002.
6) Hattori E et al: Polymorphisms at the G 72/G 30 gene locus, on 13 q 33, are associated with bipolar disorder in two independent pedigree series. Am J Hum Genet 72:1131-1140, 2003.
7) Mirnics K et al: Disease-specific changes in regulator of G-protein signaling 4 (RGS 4) expression in schizophrenia. Mol Psychiatry 6:293-301, 2001.
8) Pulver AE et al: Psychotic illness in patients diagnosed with velo-cardio-facial syndrome and their

relatives. J Nerv Ment Dis 182:476-478, 1994.
9) Millar JK et al: Disruption of two novel genes by a translocation co-segregating with schizophrenia. Hum Mol Genet 9:1415-1423, 2000.
10) Toyota T et al: Association between schizophrenia with ocular misalignment and polyalanine length variation in PMX 2 B. Hum Mol Genet 13:551-561, 2004.

3.2 神経発達障害仮説

早発性痴呆の概念がKraepelin[38]により形成された時は，この疾患は，青年期に発病し，進行性に経過する疾患ととらえられていた。その後，E. Bleuler[11]によって，必ずしも進行性の経過をとらない場合もあることから，精神分裂病（統合失調症）の名称が提唱され，広く受け入れられたが，統合失調症の中核的概念は長い間変わらなかったと思われる。しかし，これに対していわば180°の転換をもたらしたのは，1980年代半ばからの統合失調症の神経発達障害仮説であった[43,70,71]。この仮説が導かれた1つのきっかけは，1976年にJohnstoneら[26]によって報告された慢性統合失調症における脳室の拡大が，発病初期の患者にも同程度に認められるという所見であった。当初Weinberger[70,71]，MurrayとLewis[43]やRoberts[54,55]によって提唱されたこの仮説では，胎生期や周産期の早期神経発達障害が推定されていた。これに加えて，思春期前後における脳の成熟障害を重視する後期神経発達障害仮説もある。近年の画像研究は発病前後における脳の変化を示していて，これは早期診断・早期治療の必要性を示唆するものでもある。そこで，ここでは，まず，統合失調症の早期神経発達障害仮説の考え方，その論拠とその後の進展について紹介し，次いで，脳形態の変化は静止性か進行性かの問題について，後期神経発達障害仮説の視点から述べることにしたい。

a）統合失調症の早期神経発達障害仮説
1）提唱者の考え方

統合失調症の成因における脳の発達障害の可能性は，1964年にTatetsu[66]も短く言及していたが，それが一定の根拠にもとづいて，統合失調症のいくつか

表I-12 統合失調症の早期神経発達障害仮説に関する所見

①産科的合併症が発病の危険因子の1つであり，それは脳室拡大とも関連する．
②幼少期に微細な神経学的異常，児童期の行動特性があり，それらは脳室拡大と関連する．些細な身体形成異常の報告もある．
③軽度の認知機能障害が病前から存在するようである．
④神経病理学的には，白質の残存ニューロンが多く，皮質の細胞構築の変異や神経細胞の配列の乱れなどが認められ，それらはグリオーシス（アストログリアの修復機転）を伴わない．
⑤形態画像では，発病初期から脳室拡大など脳に軽度の形態学的変化があり，それらは罹病期間と相関せず，著しい進行はないようである．

の特徴を説明し得る仮説として登場したのは，1980年代後半になってからである。その早期神経発達障害仮説の提唱者であるMurrayとLewis[43]，Weinberger[70,71]，およびRoberts[54,55]の論拠を，その後の進展も含めてまとめると，表I-12のようになると思われる。ここでは，以下にいくつかの補足を述べる。

Murray[43,44]は，統合失調症患者における脳室拡大や脳溝の拡大を神経発達の初期に起きた出来事の一種の後遺症（sequelae）と考え，男子が女子より約5年発病が早いことも，産科的合併症が男子に多いことから説明できるのではないかと述べた。また，内嗅皮質の細胞構築の異常に関連して，内嗅皮質から海馬へ投射するperforant pathが思春期に成熟することにも注目していた。なお，Murray[44]は，統合失調症を早発性認知症群と再発・寛解群に分け，神経発達障害仮説は，早発性認知症群に当てはまるであろうと述べていた。

Weinberger[71]は，側頭葉などにみられる統合失調症の神経病理学的変化を非活動的な固定的な病変と考えた。このように考えると，人生早期の固定的病変と思春期発病の時間的隔たりをどう説明するかということが問題となるが，Weinbergerは，神経学的疾患でも固定的病変が年齢により，臨床症状が異なることを指摘した。たとえば，側頭葉てんかんでの臨床症状は，児童期には通常，自動現象と意識減損だけで，精神的体験が思春期前に出現することはまれである。統合失調症の陽性症状についても，統合失調症症状を媒介する脳のシステム，いいかえれば，精神病関連シス

テム psychosis-related system は思春期にならないと成熟しないのではないかと考察した．また，Weinberger は側頭葉の変化とドーパミン仮説との統合を試み，辺縁系ドーパミン過剰活動は，二次的な結果であろう，何故なら，脱抑制現象であるからと述べ，Pycock のモデルを引用しつつ，辺縁系ドーパミンの過剰活動は，前頭前野のドーパミン低活動から生じるのではないかと推論した．Weinberger は，今後の研究課題として，前頭前野の DA 伝達と Wisconsinカードとの関連をポジトロン CT で調べることが必要であると述べたが，これについては，その後，Okubo ら[49]の優れた研究が報告された．Weinbergerの仮説は構想力において優れているが，健常者とも重なり合うような，ごく軽度の形態学的変化は，その後の脳の発達が健常であれば，十分代償され得るのではないかという疑問が残る．

Murray や Weinberger も統合失調症では左半球が障害されやすいことに言及しているが，Roberts[55]は，統合失調症で下角の拡大や内嗅皮質の細胞構築の異常が左半球に強いことについて，早期神経発達の観点から説明を試みた．すなわち，側頭葉の脳回は，胎生 31 週から出生まで発達し，左半球は右半球より 1～2 遅れて発達する．そこで，胎生 third trimesterの時期に脳の発達の変異をもたらすようなメカニズムがはたらけば，左半球の方がより強く影響を受けるであろうと考察した．Roberts は，内側側頭葉の中でも，海馬傍回の非対称的変化を重視し，それが海馬やひいては下角の非対称的変化をもたらすのであろうと推論した．Roberts は，産科的合併症による脳障害ではグリオーシスが生じる筈であり，統合失調症の遺伝子型が産科的合併症を生じる可能性もあると述べていた．

2） その後の展開

早期神経発達障害仮説の根拠は，そのほとんどが間接的なものである．ここでは，表 1 の項目に沿って，関連する報告をまとめる．

ⅰ） 産科的合併症： 産科的合併症[17]については，近年では医学的記録に基づいた多数例についての研究が行われ，統合失調症への危険因子としてどのような産科的合併症があるかが同定されるようになった．Murray と Bramon[45]の総説によれば，順位の高い方から妊娠中の糖尿病，胎盤剥離，誕生時の低体重（2 kg 未満），緊急帝王切開，先天的奇形，子宮弛緩などが挙げられている．とくに低酸素に関連した産科的合併症が危険因子になるようで，それらが 3 つ以上あると，産科的合併症がない場合に比べて，統合失調症発症の可能性は少なくとも 5 倍高くなるとのことである．遺伝的傾病性があると低酸素の悪影響を受けやすくなるようである．

なお，Murray と Bramon は，妊娠中のインフルエンザ感染，血中の IgG，IgM，単純ヘルペス抗体価の上昇が子の統合失調症発症のリスクを高めることにも言及している．

ⅱ） 神経学的徴候，病前の行動特徴，微小な身体的異常： 統合失調症患者の幼少期の微細な神経学的異常，および病前からの行動特徴も神経発達障害を示唆する．Walker ら[69]のホームビデオを用いた優れた研究によれば，2 歳までの右側の神経運動異常，4歳までの陰性感情表出，および児童期（15 歳まで）の逸脱行動が統合失調症発症後の脳室-脳比と有意に相関した．

小・中学校時代の性格行動を通知表に基づいた患者と同胞を比較した報告[21,47]では，後に統合失調症を発症した子どもは，とくに男児では，同胞に比べて，「消極的・気力に欠ける・引っ込み思案」，「自信がなくおどおど，煮え切らない」，「元気がない，輝きが足りない」と評価されていた．また，このような病前特徴から後の発症をかなり予測し得るという．British Birth Cohort Study[27]は，1946 年 3 月に生まれた 5,362 人の子どもを 40 年以上にわたって追跡した大規模なもので，その中から 30 人が統合失調症を発症した．後に統合失調症を発症した子どもには，平均 1-2 か月の始歩の遅れ，言葉の問題，教育上のテスト成績が低い，4 歳と 6 歳時の独り遊び，13 歳では自己評価で対人関係での自信がもてない，15 歳では先生からみて，対人場面で不安になりやすいことなどが見いだされた．これらの所見も，神経発達に何らかの問題があることを示唆している．

統合失調症では，微小な身体形成異常，手指や手掌紋理の些細な変化が，対照群よりやや高頻度にみられ

ると報告されている[45,47,48,60]. これらの所見が早期神経発達障害の間接的傍証として挙げられることもある.

iii) 認知機能障害と知的機能: 統合失調症の認知機能障害としては，記憶障害が比較的目立つ[22]. 最近のメタアナリシスの結果[5]でも，記憶障害の効果サイズは1.21で，健常対照群の1標準偏差を超えて低いこと，およびその記憶障害は，年齢や罹病期間によって進行性に低下するという証拠がないことも示されている.

このような認知機能障害の一部，あるいは多くは病前から存在する可能性がある. スウェーデンやイスラエルの軍隊での前向きの (prospective) 調査では，18歳，あるいは16-17歳時の知能検査の知能指数の低さは後の統合失調症の発症危険因子であったという[45].

iv) 神経病理学: 統合失調症患者の脳では，神経発達障害を示唆する組織学病理学的変化が認められ，アストログリアの反応を伴わないと報告されている.

大脳皮質は，胎生期において，脳室層で分裂増殖したニューロンが，皮質に移動して6層の皮質が形成される. この皮質の形成は第2胎生期の終わりに完結すると考えられている. 統合失調症患者の前頭葉や側頭葉では，白質に残存するニューロンが対照群よりも多いという報告があり[1~3]，皮質形成期におけるニューロンの移動ないしプログラム細胞死の障害の可能性がある. また，帯状回や中前頭皮質では，皮質の表層より深層にニューロンが多いとの報告もあり，これらは早期発達障害を示唆すると解釈されている[56]. この他，海馬のニューロンの配列の乱れ[32,39]も報告されている.

内嗅皮質の細胞構築の異常，すなわち第Ⅱ層に達すべきのpre-alpha細胞群がより深層にとどまっているというJakobとBeckmann[25]の報告は，神経発達障害を示唆するという点でも注目を集めた. これについてはその後，それを支持する報告[15]と支持しないWeinbergerのグループの報告[32]があり，健常者の内嗅皮質でも前方部と後方部でpre-alpha細胞群の位置が異なることが指摘されている[4]. また，Beck-mannとJakob[7]は同様の所見を双極性障害患者でも認めた.

側頭葉や前頭葉の組織学的変化は，免疫組織学的に調べてもグリオーシスの増加が伴っていないのが特徴である[6,14,53,54]. これは，変性過程ではなく，むしろ脳の発達障害を示唆すると解釈されている. しかし，グリオーシスがないことは，アストログリアによる修復機転が低活性なことによるという解釈も可能であり，実際に統合失調症の脳のアストログリアのミトコンドリアの数が少ないとの報告もある[56,68].

この他，正常にみられる左右の非対称性が統合失調症では失なわれているとの報告もあり，これは形態画像でも認められ[62,63]，発達障害に基づく可能性が考えられている[56].

v) 脳画像: 神経発達障害仮説の根拠として，統合失調症患者群における脳の形態学的変化は，初回エピソードの患者にも存在し，罹病期間とは相関せず，非進行性であるということがある.

CTを用いた縦断的研究では，側脳室の大きさに変化がなかったという報告が多かったが，進行性の拡大がみられたという報告もあった[33]. この不一致について1つの解決を与えるのは，臨床経過によって群を分けたDavisら[12]の研究と思われる. 彼らは，53例の慢性統合失調症患者についてCTを平均5年後に撮像し，側脳室の測定を行った. 転帰不良のクレペリン型 ($n=22$，平均年齢42歳) と転帰がよい非クレペリン型 ($n=31$，平均年齢31歳) に分けて解析した. ここでクレペリン型というのは，日常生活を他者に完全に依存し，就業できず，症状が持続する患者群である. その結果，クレペリン型の患者群では5年後の再検査において，両側，とくに左の側脳室が進行性に拡大していたが (脳室/脳比：$1.33 \to 1.64$)，非クレペリン型 ($1.31 \to 1.30$) や健常対照群ではそのような拡大は認められなかった.

初回エピソードの統合失調症患者群において，脳に軽度の形態学的変化が生じているということは，今日ではほぼ確立した事実と思われる. 1988年から2000年までのMRIの報告をまとめてShentonら[59]の総説によれば，慢性期の患者ときわめて類似の所見が，初回エピソードの患者でも報告されている. すなわ

ち，側脳室や左下角の拡大，内側側頭葉構造，とくに海馬の体積の減少，左上側頭回，および前頭葉の体積減少，脳梁，基底核の異常などである．これらの変化がいつどのようにして形成されたのかが次の問題となるが，少なくともその一部は発病前から存在していた可能性がある．それを示唆するのは，統合失調症患者の家族成員にみられる変化である．患者家族においても，左の扁桃体・海馬の体積減少が認められ[40]，第一度親族の海馬体積の減少の程度は統合失調症患者と有意差がなかったという[57]．

b）脳形態の変化は静止性か進行性か：後期神経発達障害への示唆

形態画像で認められる脳形態の変化が静止性か進行性かは，発達障害か変性過程かということにもつながる重要な問題である．近年の所見は脳の成熟障害（後期神経発達障害）を示唆しているようである．

脳形態の変化が静止性か進行性かを判定するためには，同一患者について経年的な測定が必要である．慢性期統合失調症でMRIを用いた研究として，Mathalonら[42]の報告がある．彼らは，平均年齢39.4歳の男子統合失調症患者24例について，平均4年後に再スキャンを行い，右前頭皮質と両側の上側頭回皮質に進行性の体積減少を認めた．平均値では有意差が出ているが，その散布図では多くの患者の変化は健常者の範囲内にあることが示されている．吉田ら[74]はハーバード大学で慢性統合失調症患者16例（平均年齢38.6歳）について，平均3.1年後にMRIの再検査を行い，健常者と比べて，この期間の体積変化率に有意差はなかったことを報告した．

児童期発症（精神病の発症が12歳まで）の統合失調症患者について，MRIによる2〜4年後の再検査では，側脳室の拡大，正中視床領域[51]，両側の上側頭回，左海馬[24]，前頭葉，側頭葉，頭頂葉[52]の進行性の体積減少が報告された．さらに，Gieddら[18]は，児童期発症の42例の統合失調症患者について，平均年齢14.8歳，17.0歳，および19.4歳の3回にわたってMRIの測定を行った．その結果，児童期発症の統合失調症では，初回スキャン時には，全脳体積の減少と側脳室の拡大がみられたが，海馬や扁桃体には変化がなかった．縦断的測定では，全脳体積の減少，側脳室の拡大，および海馬の減少が進行していたが，それは非線形性（非直線性）の漸近曲線を示し，成人に近づくと進行は少なくなったという．

治療開始後の成人の統合失調症については，Kasaiら[28]は，初回エピソード統合失調症患者13例（平均年齢27.2歳）について平均1.5年後にMRIを再検し，左の上側頭回後部の体積が9.6%減少したことを報告した．上側頭回を細分化して測定した結果，左Heschl回では6.9%，左側頭平面では7.2%の進行性の体積減少が認められた[29]．

発症してから治療開始までの変化については，Keshavanら[31]は，統合失調症患者の左の上側頭回の灰白質の体積減少が，未治療疾病期間や未治療精神病期間の長さと相関することを報告した．Takahashiら[65]は左の側頭平面の灰白質の体積減少が未治療精神病期間と相関することを示した．これらは，間接的ではあるが，未治療期間に脳の形態学的変化が進行したことを示唆している．

統合失調症の発症前に，一定期間前駆徴候を示すことがある．この前駆状態の神経生物学的変化の解明は重要な課題である．Pantelisら[50]の優れた報告によれば，平均6か月後に精神病（統合失調症など）に移行した超高危険者では，移行しなかった群に比べて，右の内側側頭領域（海馬，海馬傍回を含む），外側側頭領域，下前頭領域，および両側の帯状回の体積減少があった．そして，初回撮像時と発症後の再検査では，初回撮像時に比べて，両側の帯状回，左の海馬傍回と紡錘状回，眼窩回の灰白質の体積減少が進行していた．

前駆状態と近縁な状態に統合失調型（パーソナリティ）障害[73]がある．これまでの報告では，その場合も，左の上側頭回などの体積減少が認められたと報告されている[33]．倉知らのグループは，脳の各部位について，統合失調型障害と統合失調症の脳形態の比較を行ってきた[30,61,64]．その結果，側頭葉の変化は脆弱性に関連し，これに前頭葉の変化が加わると統合失調症の症状が顕在化するという側頭-前頭2段階発症仮説が導かれたが[34〜37]，これについては，今後，縦断的な測定で検証される必要がある．

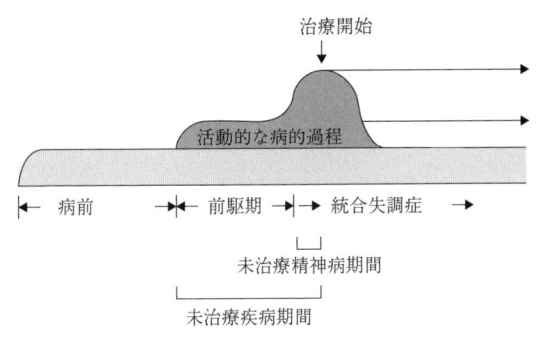

図 I-2 統合失調症発症における臨界期（critical period）

以上の報告は，統合失調症では，発病前後に脳形態の変化が進行していることを示唆している．この点については，ハーバード大学グループの一連の研究はきわめて示唆に富むものである．すなわち，Hirayasuら[23]によれば，初回エピソード統合失調症患者では，その左の後部上側頭回の灰白質に，平均12.8%の体積減少が認められた．次いで，一部同じ患者群について，Kasaiら[28]は，それが1.5年後にさらに9.6%減少することを報告した．したがって，この時点で，約21.7%の体積減少が生じていると推計される．対象は異なるが慢性期で同じ大学のShentonら[58]が報告した13.6%の体積減少をすでに越える値である．したがって，慢性期にみられる左の上側頭回の変化は，治療開始後1.5年頃までにほぼ完成し，その後はほとんど進行しないと考えるのは単純すぎるだろうか．実際に，前述のように吉田らは，慢性期に変化率は，対照群と有意差はなかったと報告している．このように，発症前後の数年間がcriticalな時期のようで（図I-2），この時期における早期介入法を開拓することが統合失調症を克服する道と思われる．これらの変化をきたす成因としては，neuropileの変化と神経細胞の萎縮が考えられ[56]，シナプス刈り込みの過剰（excessive synaptic pruning）が生じているのかもしれない[72]．現行の第二世代抗精神病薬も脳形態の変化をある程度軽減する可能性が示唆されているが[16,19,41]，さらに効果的な薬剤を探索・開発することが必要である．

まとめ 神経発達障害仮説は，統合失調症の概念に大きな変革をもたらした．早期神経発達障害仮説の論拠については，その大部分が間接的なものであるが，その時期の変化により統合失調症への脆弱性が形成されるのかもしれない．それに加えて，思春期前後に神経生物学的変化が進行すると，統合失調症が顕在化するようである（後期神経発達障害仮説）．その後は，多くの場合は，進行しないが，一部では進行性の変化も示唆されている．形態学的変化の機序としては，シナプス刈り込みの過剰があるのかもしれない．今後，統合失調症の早期診断・早期治療を推進するとともに，脳の組織学的変化の成因の解明とそれを治療し得る薬剤を開発することが必要である．

（倉知正佳）

文　献

1) Akbarian S, Bunney WE, Potkin SC, et al: Altered distribution of nicotinamide-adenine dinucleotide phosphate-diaphorase cells in frontal lobe of schizophrenics implies disturbances of cortical development. Arch Gen Psychiat 50:169-177, 1993.
2) Akbarian S, Vinuela A, Kim JJ, et al: Distorted distribution of nicotinamide-adenine dinulceotide phosphate-diaphorase neurons in temporal lobe of schizophrenics implies anomalous cortical development. Arch Gen Psychiat 50:178-187, 1993.
3) Akbarian S, Kim JJ, Potkin SG, et al: Maldistribution of interstitial neurons in prefrontal white matter of the brains of schizophrenic patients. Arch Gen Psychiat 53:425-436, 1996.
4) Akil M, Weinberger DR: [Neuropathology and the neurodevelopmental model.] The Neuropathology of Schizophrenia (ed by Harrison PJ, Roberts GW), [pp. 189-212], Oxford University Press, Oxford, 2000.
5) Aleman A, Hijman R, de Haan EHF, et al: Memory impairment in schizophrenia: a meta-analysis. Am J Psychiat 156:1358-1366, 1999.
6) Arnold SE, Trojanowski JQ, Gur RE, et al: Absence of neurodegeneration and neural injury in the cerebral cortex in a sample of elderly patients with schizophrenia. Arch Gen Psychiat 55:225-232, 1998.
7) Beckmann H, Jakob H: Prenatal disturbances of nerve cell migration in the entorhinal region: a common vulnerability factor in functional psychoses? J Neural Transm 84:155-164, 1991.
8) Benes FM, McSparren J, Bird ED, et al: Deficits in small interneurons in prefrontal and cingulate cortices of schizophrenic and schizoaffective patients. Arch Gen Psychiat 48:996-1001, 1991.
9) Benes FM: Neurobiological investigations in cingulate cortex of schizophrenic brain. Schizophr Bull 19:537-549, 1993.

10) Berman KF, Torrey EF, Daniel DG, et al: Regional cerebral blood flow in monozygotic twins discordant and concordant for schizophrenia. Arch Gen Psychiat 49:927-934, 1992.

11) Bleuler E: Dementia Praecox oder Gruppe der Schizophrenien. Franz Deuticke, Leipzig, Wien, 1911.（飯田真，下坂幸三，保崎秀夫訳：早発性痴呆または精神分裂病．医学書院，東京，1974．）

12) Davis KL, Buchsbaum MS, Shihabuddin L, et al: Ventricular enlargement in poor-outcome schizophrenia. Biol Psychiat 43:783-793, 1998.

13) DeLisi LE, Sakuma M, Tew W, et al: Schizophrenia as a chronic active brain process: a study of progressive brain structural change subsequent to the onset of schizophrenia. Psychiat Res: Neuroimaging 74: 129-140, 1997.

14) Falkai P, Honert WG, David S, et al: No evidence for astrogliosis in brains of schizophrenic patients. A post-mortem study. Neuropathol Appl Neurobiol 25:48-53, 1999.

15) Falkai P, Schneider-Axmann, Honer WG: Entorhinal cortex pre-alpha cell clusters in schizophrenia: quantitative evidence of a developmental abnormality. Biol Psychiat 47:937-943, 2000.

16) Garver DL, Holcomb JA, Christensen JD: Cerebral cortical gray expansion associated with two second-generation antipsychotics. Biol Psychiat 58:62-66, 2005.

17) Geddes JR, Verdoux H, Takei N, et al: Schizophrenia and complications of pregnancy and labor: An individual patient data meta-analysis. Schizophr Bull 25(3):413-423, 1999.

18) Giedd JN, Jeffries NO, Blumenthal J, et al: Chilhood-onset schizophrenia: progressive brain changes during adolescence. Biol Psychiat 46:892-898, 1999.

19) Girgis RR, Diwadkar VA, Nutche JJ, et al: Risperidone in first-episode psychosis: a longitudinal, exploratory voxel-based morphometric study. Schizophr Res 82:89-94, 2006.

20) Glantz LA, Lewis DA: Decreased dendritic spine density on prefrontal cortical pyramidal neurons in schizophrenia. Arch Gen Psychiat 57:65-73, 2000.

21) 原田誠一，岡崎祐士，増井寛治ほか：精神分裂病患者の病前行動特徴―通知表における患者と同胞の行動評価の比較．精神医学 29:705-715, 1987．

22) Heinrichs RW, Zakzanis KK: Neurocognitive deficit in schizophrenia: a quantitative review of the evidence. Neuropsychology 12:426-445, 1998.

23) Hirayasu Y, Shenton ME, Salisbury DF, et al: Lower left temporal lobe MRI volumes in patients with first-episode schizophrenia compared with psychotic patients with first-episode affective disorder and normal subjects. Am J Psychiat 155:1384-1391, 1998.

24) Jacobsen LK, Giedd JN, Castellanos X, et al: Progressive reduction of temporal lobe structures in childhood-onset schizophrenia. Am J Psychiat 155:678-685, 1998.

25) Jakob H, Beckmann H: Prenatal developmental disturbances in the limbic allocortex in schizophrenics. J Neural Transmission 65:303-326, 1986.

26) Johnstone EC, Crow TJ, Frith CD, et al: Cerebral ventricular size and cognitive impairment in chronic schizophrenia. Lancet ii:924-926, 1976.

27) Jones P, Rodgers B, Murray R, et al: Child developmental risk factors for adult schizophrenia in the British 1946 birth cohort. Lancet 344: 1398-1402, 1994.

28) Kasai K, Shenton ME, Salisbury DF, et al: Progressive decrease of left superior temporal gyrus gray matter volume in patients with first-episode schizophrenia. Am J Psychiat 160:156-164, 2003 a.

29) Kasai K, Shenton ME, Salisbury DF, et al: Progressive decrease of left Heschl gyrus and planum temporale gray matter volume in first-episode schizophrenia: a longitudinal magnetic resonance imaging study. Arch Gen Psychiat 60:766-775, 2003 b.

30) Kawasaki Y, Suzuki M, Nohara S, et al: Structural brain differences in patients with schizophrenia and schizotypal disorder demonstrated by voxel-based morphometry. Eur Arch Psychiat Clin Neurosci 254: 406-414, 2004.

31) Keshavan MS, Haas GL, Kahn CE, et al: Superior temporal gyrus and the course of early schizophrenia: progressive, static, or reversible? J Psychiat Res 32: 161-167, 1998.

32) Krimer LS, Herman MM, Saunders RCD, et al: A qualitative and quantitative analysis of the entorhinal cortex in schizophrenia. Cerebral Cortex 7:732-739, 1997.

33) 倉知正佳，萩野宏文：［精神分裂病］．臨床精神医学講座 2（松下正明総編集），精神分裂病 I，神経解剖と脳画像―形態画像．中山書店，東京，[pp. 239-266]，1999．

34) Kurachi M: Pathogenesis of schizophrenia: part I. Symptomatology, cognitive characteristics and brain morphology. Psychiat Clin Neurosci, 57:3-8, 2003 a.

35) Kurachi M: Pathogenesis of schizophrenia: part II. Temporo-fronatal two-step hypothesis. Psychiat Clin Neurosci 57:9-15, 2003 b.

36) 倉知正佳，鈴木道雄，川崎康弘ほか：統合失調症の脳形態の変化と神経発達障害仮説．脳と精神の医学 15: 427-434，2004．

37) 倉知正佳：統合失調症の病態形成：側頭-前頭2段階発症仮説．臨床精神薬理 8:1309-1323, 2005．

38) Kraepelin E: Psychiatrie. 8 te Aufl., JA Barth Verlag, Leipzig, 1913.（西丸四方，西丸甫夫訳：精神分裂病．東京，1986．）

39) 黒木規臣，松下正明：［神経病理］．臨床精神医学講座（松下正明），第2巻 精神分裂病 I，[pp. 219-238]，中山書店，東京，1999．

40) Lawrie SM, Whalley H, Kestelman JN, et al: Magnetic resonance imaging of brain in people at high risk of developing schizophrenia. Lancet 353:30-33, 1999.

41) Lieberman JA, Tollefson GD, Charles C, et al: Antipsychotic drug effects on brain morphology in first-episode psychosis. Arch Gen Psychiat 62:361-370, 2005.
42) Mathalon DH, Sullivan EV, Lim KL, et al: Progressive brain volume changes and the clinical course of schizophrenia in men. A longitudinal magnetic resonance imaging study. Arch Gen Psychiat 58:148-157, 2001.
43) Murray RM, Lewis SW: Is schizophrenia a neurodevelopmental disorder? Br Med J 295:681-682, 1987.
44) Murray RM: Neurodevelopmental schizophrenia: The rediscovery of dementia praecox. Br J Psychiat 165 (Suppl 25):6-12, 1994.
45) Murray RM, Bramon E: Developmental model of schizophrenia. Kaplan & Sadock's Comprehensive Textbook of Psychiatry, Vol 1 (ed by Sadock BJ, Sadok VA), pp. 1381-1396, Lippincott Williams & Wilkins, Philadelphia, 2005.
46) Nair TR, Christensen JD, Kingsbury SJ, et al: Progression of cerebroventricular enlargement and the subtyping of schizophrenia. Psychiatry Res: Neuroimaging 74:141-150, 1997.
47) 岡崎祐士：分裂病の発病前および発病後の行動特徴—その治療における意義—. 精神科治療学 5:1229-1238, 1990.
48) 岡崎祐士：精神分裂病の神経発達論的成因仮説. 臨床精神医学 21:205-218, 1992.
49) Okubo Y, Suhara T, Suzuki K, et al: Decreased prefrontal dopamine D1 receptors in schizophrenia revealed by PET. Nature 385:634-636, 1997.
50) Pantelis C, Velakoulis D, McGorry PD, et al: Neuroanatomical abnormalities before and after onset of psychosis: a cross-sectional and longitudinal MRI comparison. Lancet 361:281-288, 2003.
51) Rapoport JL, Giedd J, Kumra S, et al: Chilhood-onset schizophrenia. Progressive ventricular change during adolescence. Arch Gen Psychiat 54:897-903, 1997.
52) Rapoport JL, Giedd JN, Blumenthal J, et al: Progressive cortical change during adolescence in childhood-onset schizophrenia. A longitudinal magnetic resonance imaging study. Arch Gen Psychiat 56:649-654, 1999.
53) Roberts GW, Colter N, Lofthouse R, et al: Gliosis in schizophrenia: A survey. Biol Psychiat 21:1043-1050, 1986.
54) Roberts GW, Colter N, Lofthouse RM, et al: Is there gliosis in schizophrenia? Investigation of the temporal lobe. Biol Psychiat 22:1459-1468, 1987.
55) Roberts GW: Schizophrenia: a neuropathological perspective. Br J Psychiat 158:8-17, 1991.
56) Roberts RC, Tamminga CA: Schizophrenia: Neuropathology. Kaplan & Sadock's Comprehensive Textbook of Psychiatry, Vol 1 (ed by Sadock BJ, Sadock VA), pp. 1408-1416, Lippincott Williams & Wilkins, Philadelphia, 2005.
57) Seidman LJ, Faraone SV, Goldstein JM, et al: Left hippocampal volume as a vulnerability indicator for schizophrenia. Arch Gen Psychiat 59:839-849, 2002.
58) Shenton ME, Kikinis R, Jolesz FA, et al: Abnormalities of the left temporal lobe and thought disorder in schizophrenia; a quantitative magnetic resonance imaging study. N Engl J Med 327:604-612, 1992.
59) Shenton ME, Dickey CC, Frumin M, et al: A review of MRI findings in schizophrenia. Schizophr Res 49:1-52, 2001.
60) 鈴木道雄, 倉知正佳：精神分裂病の神経発達障害仮説の特徴と問題点. 精神科治療学 12:503-512, 1997.
61) Suzuki M, Zhou S-Y, Takahashi T, et al: Differential contributions of prefrontal and temporolimbic pathology to mechanisms of psychosis. Brain 128:2109-2122, 2005 b.
62) Takahashi T, Kawasaki Y, Kurokawa K, et al: Lack of normal structural asymmetry of the anterior cingulate gyrus in female patients with schizophrenia: a volumetric magnetic resonance imaging study. Schizophr Res 55:69-81, 2002.
63) Takahashi T, Suzuki M, Zhou S-Y, et al: Lack of normal gender differences of the perigenual cingulated gyrus in schizophrenia spectrum disorders. Eur Arch Psychiat Clin Neurosci 254:273-280, 2004.
64) Takahashi T, Suzuki M, Zhou S-Y, et al : Volumetric MRI study of the short and long insular cortices in schizophrenia spectrum disorders. Psychiat Res: Neuroimaging 138:209-220, 2005.
65) Takahashi T, Suzuki M, Tanino R, et al: Volume reduction of the left planum temporale gray matter associated with long duration of untreated psychosis in schizophrenia: a preliminary report. Psychiat Res: Neuroimaging 154:209-219, 2007.
66) Tatetsu S: A contribution to the morphological background of schizophrenia. Acta Neuropathologica 3:558-571, 1964.
67) Uehara T, Sumiyoshi T, Matsuoka T, et al: Effect of prefrontal cortex inactivation on behavioral and neurochemical abnormalities in rats with excitotoxic lesions of the entorhinal cortex. Synapse 61:391-400, 2007.
68) Uranova NA, Casanova MF, DeVaughn NM, et al: Ultrastructural alterations of synaptic contacts and astrocytes in postmortem caudate nucleus of schizophrenia patients. Schizophr Res 22:81-83, 1996.
69) Walker EF, Lewine RRJ, Neumann C: Childhood behavioral characteristics and adult brain morphology in schizophrenia. Schizophr Res 22:93-101, 1996.
70) Weinberger DR: [The pathogenesis of schizophrenia: a neurodevelopmental theory.] Handbook of Schizophrenia, Vol 1: The Neuropathology of Schizophrenia (ed by Nasrallah HA, Weinberger DR), [pp. 397-406], Elsevier, Amsterdam, 1986.

71) Weinberger DR: Implication of normal brain development for the pathogenesis of schizophrenia. Arch Gen Psychiat 44:660-669, 1987.
72) Woo T-UW, Crowell AL: Targeting synapses and myelin in the prevention of schizophrenia. Schizophr Res 73:193-207, 2005.
73) World Health Organization（融 道男，中根允文，小見山実監訳）：ICD-10 精神および行動の障害．臨床記述と診断ガイドライン．pp. 8-11, pp. 105-106, 医学書院，東京，1993.
74) 吉田 猛，Niznikiewicz M，中村元昭ほか：慢性統合失調症における上側頭回皮質および扁桃-海馬複合体体積における前方視的研究．第 28 回日本生物学的精神医学会プログラム講演抄録，p. 407, 2006, 名古屋．

3.3 ドーパミン・興奮性アミノ酸仮説

a） 統合失調症の dopamine 仮説

クロルプロマジン（chlorpromazine）の臨床への応用は，外傷後や手術後の冬眠療法（hibernation therapy）に関心を抱いたフランス海軍の外科医である Laborit によって鎮静効果のある"lytic cocktails"としてはじめに報告され，それにひきつづいてパリ Sainte-Anne 病院の精神科医，Delay と Deniker によって精神疾患患者への単剤投与が行われた[1]．しかしこのような 1950 年代前半は，抗精神病薬の薬理作用に関する知見はまだほとんど無きに等しいものであった[2]．Dopamine はそれまで norepinephrine や epinephrine の前駆物質としては知られていたが，スウェーデンの薬理学者 Carlsson らによって脳内に定常的に存在する物質であることが確かめられたのは 1958 年のことである．引き続いて 1963 年に Carlsson と Lindqvist が抗精神病薬投与によって dopamine 代謝産物が脳内で増加することを報告し，この結果が抗精神病薬の後シナプス性 dopamine 受容体阻害に対する代償性の dopamine 代謝亢進が原因であろうと推測した[3]．その後，多くの抗精神病薬について検討された結果，抗精神病薬が共通して dopamine 受容体の阻害作用を持つことが確認された．またその後の臨床薬理学的研究や dopamine 作動薬を使った動物モデルによる研究の結果から，統合失調症の精神症状発現に脳内 dopamine 系の神経伝達異常が関与する可能性が想定されるようになった．

これまで報告された統合失調症における dopamine 系神経伝達異常を示唆する所見は，以下のようにまとめられる．

(1) 種々の抗精神病薬においては，臨床的に使われる用量と dopamine D2 受容体遮断作用との間に有意な相関がみられる．すなわち，抗精神病薬の幻覚や妄想などの精神症状に対する効果が，D2 受容体遮断作用に比例することから，この作用を介して発揮されていることを示唆する．

(2) 覚せい剤（メタンフェタミン，アンフェタミンなど）やコカインをはじめとした，dopamine の遊離促進や取り込み阻害を介して dopamine 伝達を亢進させる薬物（間接的 dopamine 作動薬）は，その乱用によってヒトに統合失調症とよく似た幻覚や妄想を引き起こす．さらに，これらの精神症状は抗精神病薬によって治療可能である．

(3) 統合失調症患者では，健常者に精神症状を引き起こさない少量の中枢刺激薬の投与によって，幻覚・妄想などの症状が悪化する．また，覚せい剤を負荷すると，統合失調症患者では健常者に比べて線条体での dopamine の放出が亢進している．

(4) 統合失調症患者の体液や死後脳の研究，ならびに PET（positron emission tomography）や SPECT（single photon emission computed tomography）による画像解析によって，統合失調症の dopamine 機能障害を示唆する結果が得られている．

(5) 統合失調症患者のゲノム DNA 解析により D2 受容体の一塩基多型と疾患の関連が報告されている．

1） 抗精神病薬の dopamine 受容体遮断作用

Seeman ら[4] および Snyder ら[5] のグループは，それぞれ in vitro での dopamine 受容体結合実験により，抗精神病薬の臨床力価と D2 受容体阻害能の間に強い相関があることを示した．この相関関係は D1 受容体との間ではみられず，抗精神病薬の作用が D2 受容体阻害と密接に関わっていると考える根拠となっている．近年の分子生物学的研究の結果，dopamine 受容体は D1 から D5 の 5 つに分類されている[6,7]．それぞれの dopamine 受容体サブタイプについて，抗精神病薬の阻害作用の再評価が行われ，D2 受容体と抗精神病薬との関連が支持された．興味深いことに，統

合失調症に対して臨床的な効果が確立しているクロザピンは，Ｄ２受容体に対する親和性は臨床力価に比して低く，むしろＤ４受容体阻害能が強かった[8]．したがって，クロザピンの統合失調症に対する抗精神病作用，特に治療抵抗性の症状に対する効果には，Ｄ４受容体が深く関わっているのではないかと推定されるに至った[8]．しかし，その後開発されたＤ４受容体に選択性の高い薬物の臨床研究では，統合失調症に対する治療効果は認められていない[9]．

2）間接的 dopamine 作動薬の精神症状発現作用

日本では麻薬や催幻覚薬などの多剤乱用例が欧米に比べて相対的に少ないため，覚せい剤単独の使用による精神症状の自然経過が比較的捉えやすいと考えられている[10,11]．覚せい剤の急性中毒ではせん妄，錯乱，失見当識などの意識障害が報告されているが，意識清明下の幻覚妄想状態が急性投与時にみられることはまれで，薬物の乱用を重ねていくうちに統合失調症の陽性症状に類似した幻覚・妄想が徐々に出現してくる場合が多い．これらの症状は，一般的に，抗精神病薬により改善され，覚せい剤の断薬後比較的すみやかに消失することが報告されている（早期消退と呼ばれる）．またこのタイプでは，覚せい剤の再投与による症状再燃に対して，抗精神病薬は予防効果があるとされている．コカインについては国内の報告は少ないが，海外の例では幻覚や妄想の出現はコカイン使用者の50％に達し，覚せい剤と同様に幻聴が多くみられるという．これらの所見は，統合失調症の幻覚・妄想状態と脳内 dopamine 伝達の亢進との関連を支持している．

覚せい剤乱用者の一部で急性期の症状が遷延・持続し，能動性が著しく低下する症例があり（遷延・持続型），これらの症状に対しては抗精神病薬の治療効果は乏しいといわれている[10]．遷延・持続型障害は，統合失調症の陰性症状との類似性が指摘されており，薬物によるのか統合失調症そのものが誘発されたのかが問題になっているが，これを dopamine 伝達の過剰と結びつけることは難しい．強力なＤ２受容体遮断作用をもつ抗精神病薬の治療効果が，主として幻覚・妄想などの陽性症状に限られていることを考えあわせると，統合失調症症状のうち dopamine 伝達異常が関与するのは陽性症状と推測される．

3）間接的 dopamine 作動薬の統合失調症患者に対する作用

Lieberman ら[12]は，アンフェタミンを中心とした精神刺激薬（または中枢刺激薬：psychostimulants）の精神疾患患者への投与の結果を，1930年代後半から1980年代に行われた36の研究についてまとめた．彼らの報告によると，健常人ではとくに精神症状を示さない少量の精神刺激薬で，統合失調症患者では幻覚・妄想状態を中心とした症状の悪化をみることが多かったという．これは，覚せい剤の dopamine 放出作用に対して，統合失調症患者では感受性が高いことを示唆していると考えられる．

最近では実際に，SPECT や PET を用い，アンフェタミンなどの dopamine 作動薬の負荷によって，統合失調症での dopamine 機能を評価する試みが行なわれている．Laruelle らのグループ[13]は，SPECT を用いてアンフェタミンの負荷前後の線条体におけるＤ２/Ｄ３受容体の放射性リガンドによる占有状態を調べ，シナプス間隙の dopamine の変化を間接的に定量した．その結果，統合失調症患者にアンフェタミンを負荷すると，健常対照者に比べて有意に線条体での dopamine 放出が亢進していることが明らかとなった．さらに，この実験結果は PET を用いた Breier らの研究によっても支持された[14]．Laruelle らのその後の研究結果では，1）統合失調症の発症時にアンフェタミン負荷による dopamine 放出の亢進がみられる．2）この変化は病状増悪期にもみられるが，病状の寛解期にはみられない，と報告されている[15]．一方，Breier らは同様な実験を PET を用いて行い，アンフェタミンによる線条体の dopamine 放出亢進がリスペリドンやクロザピンなどの治療によって変化しないと報告している[16]．これらの寛解期における変化，薬物の影響など研究方法による差に関しては，今後さらなる検討が必要であると思われる．

精神刺激薬を実験動物に連続投与すると，覚せい剤をはじめとする dopamine 作動薬に対する感受性が高まり，異常行動が出現し易くなる．これは，逆耐性現象（reverse tolerance）あるいは行動感作（behavioral sensitization）と呼ばれる．逆耐性現象が成

立した動物で脳内のdopamineの変化を*in vivo* dialysis などの方法で測定すると，側坐核や線条体の神経終末部において，定常状態のdopamine代謝に変化がないにもかかわらず，覚せい剤再投与によってdopamineの過剰放出が生じることが知られている[17,18]．この動物実験の結果は，統合失調症患者のアンフェタミン負荷によるdopamine放出亢進という研究結果と良く一致しており，統合失調症では，逆耐性が形成された動物と類似した，dopamine作動薬に対する反応異常が生じている可能性がある．

4) 統合失調症患者の体液・死後脳研究と画像解析研究

統合失調症患者の死後脳におけるdopamine伝達系については多くの研究があるが，研究者間で比較的良く一致した結果として，基底核におけるD2受容体結合の増加が報告されている．他に，dopamine合成の律速段階であるチロシン水酸化酵素活性の増加，dopamine代謝産物の高値などがdopamine仮説を支持している．ただし，これらはD2遮断薬の抗精神病薬を長期間服用したことによる代償的変化である可能性を否定できない（死後脳のdopamine系に関する総説として文献19），20），21）を参照）．

1980年代初頭から行われた線条体を中心とした統合失調症のPETによるD2受容体研究は，当初Wongら[22]が統合失調症群で有意にD2受容体結合が増加していると報告したが，その後の報告では統合失調症と対照者との間で有意差がないとするものが多い[23,24]．近年，raclopride誘導体としてD2/D3受容体に高い親和性を持つ[¹¹C]FLB 457が開発されたため，線条体以外の受容体密度の低い視床や大脳皮質などでもD2/D3受容体の解析が可能になり，Suharaらは前部帯状回や視床の一部での低下を報告している[25,26]．一方，D1受容体についても同様にPET解析が行われている．Okuboら[27]は，[¹¹C]SCH 23390をもちいて統合失調症患者のD1受容体結合能が未治療群においても前頭前野で有意に低下していることを報告した．このD1受容体結合能の低下は，統合失調症の陰性症状並びに前頭葉機能を反映するとされるWisconsin Card Sorting Test（WCST）の達成度と強い相関が認められた．統合失調症患者の前頭前野ではむしろdopamine系情報伝達機能が低下していることを示す結果であり，dopamine作動薬（あるいは部分作動薬）が，統合失調症の陰性症状に対する有効な治療薬になる可能性が検討され始めている．Laruelleら[28]は，別のPET ligand（[¹¹C]NNC 112）をもちいて統合失調症における背外側前頭前野D1受容体結合能の上昇と作業記憶（n-back task）の低下との関係を報告しているが，この解釈として持続的な中脳皮質系dopamine機能の低下に対して生ずる代償的な受容体のupregulationを反映していると考察している．なお動物実験からはこれら2種類の異なったD1受容体トレーサーが，内在性dopamine toneの変化に対して異なる反応性を示すことがあきらかにされている[29]．

[¹⁸F]DOPAや[¹¹C]DOPAをリガンドとしてdopamineの神経終末における取り込みを検討した結果では，統合失調症群では被殻において対照群に比べてdopamineの取り込みが有意に増加していると報告されている[30]．また線条体や前頭前野におけるdopamine取り込みが統合失調症で高いとする報告[31,32]もあり，これはdopamineの合成が統合失調症では亢進していることを支持する所見である．一方で，統合失調症において腹側線条体のdopamine取り込みが低下し後部帯状回では増加しているという報告もなされている[33]．Dopamine transporter（DAT）に対する新しいSPECT ligand（[(99 m)Tc]TRODAT-1）をもちいた最近の研究では，未治療統合失調症において線条体DAT活性の左右差の変化[34]や，幻聴の程度とDAT活性との逆相関[35]が示されている．

5) 統合失調症におけるdopamine神経伝達関連遺伝子解析

統合失調症患者末梢血genomic DNAを用いて，dopamine神経伝達機構関連分子をコードする遺伝子のDNA塩基配列の変異ないし多型と統合失調症との関連について近年精力的に研究が進められている．1994年にArinamiら[36]が報告したD2受容体の一塩基多型によるアミノ酸置換（Ser-311-Cysのミスセンス多型）については，その後に海外でも多施設で解析が行われ，複数のメタ解析の結果としても有意な関連

が示されている[37,38,39]．D3受容体については，ミスセンス多型（Ser-9-Gly）[40]やプロモーター領域[41]，その他の多型部位[42]で統合失調症と有意な関連が個別に報告されていたが，再現性，オッズ比の低値などが今後の検討すべき点として残り，メタ解析による検討が続けられている[43,44]．D4受容体については promoter 領域の複数部位の多型について検討がなされ，統合失調症との有意な関連が報告されている[45,46]が，一方で否定的な報告もある[47]．Dopamine の再取り込みを担う transporter である DAT 遺伝子の 3'-UTR（非翻訳領域）の 40 塩基反復配列（VNTR, variable number of tandem repeat）と統合失調症との関連については，長期間にわたって詳細に検討されてきたが，現時点では否定的となっている[48]．

Dopamine 代謝酵素に関しては，Collier らのグループはヒト染色体 22 q 11.2 に存在する dopamine 分解酵素カテコール-o-メチル基転位酵素（catechol-o-methyltransferase, COMT）遺伝子のミスセンス多型（Val-158-Met）について統合失調症の家族解析における連鎖不平衡を報告し[49]，さらに Weinberger らのグループは統合失調症における COMT の Val/Met 多型と作業記憶および fMRI との関係について詳細に検討している[50,51]．ただし，疾患コントロール研究および家族研究の最近のメタ解析結果からは，統合失調症と COMT の Val/Met 多型との間の有意な関連が支持されたとはいえず[52,53]，今後さらに COMT mRNA の 2 次構造に影響を与える多型などの検討が必要である[54]．また，dopamine 合成の第一段階で作用する酵素，チロシン水酸化酵素 tyrosine hydroxylase（TH）については，第一イントロンにある TCAT の 4 塩基反復配列と統合失調症との関連の検索が試みられている[55,56]．

このように，dopamine 伝達関連遺伝子の多型ないし変異と統合失調症との関連については精力的な研究にもかかわらず，現時点においてはいまだいずれの遺伝子についても再現性やオッズ比の低値などの問題が残されており，その意味ではゲノム解析からは dopamine 仮説が十分に支持されるに至っていない．

6） dopamine 仮説の問題点と今後の展開

これまで述べた「dopamine 仮説」は，30 年以上にわたり統合失調症の神経伝達異常仮説の中核をなしてきたものである．しかし，以下に記すように，この仮説に必ずしも一致しない点もあり，さらなる詳細な検討が必要である．

(a) この dopamine 仮説はほとんど間接的な薬理学的な根拠に基づいており，実際に統合失調症の患者の脳（死後脳や PET，SPECT などの画像検査）で dopamine 伝達の異常が存在するという一定の証拠がまだ揃っていない．

(b) 統合失調症の中には dopamine 受容体拮抗薬である抗精神病薬に反応が乏しい症例があり，特に陰性症状が強い場合には効果が少ない．

(c) dopamine 作動薬でみられる精神症状は，幻覚や妄想などのいわゆる陽性症状が主であり，陰性症状の出現は少ないとされる．

(d) 抗精神病薬による精神症状の改善は，必ずしも統合失調症に限らず他の精神疾患でも認められる．

現在までのところ dopamine 仮説は統合失調症の主として陽性症状を良く説明すると考えられる．これに対して，統合失調症の陰性症状はむしろ dopamine の機能低下と関連づけられることが多い．統合失調症では dopamine の機能亢進と機能低下が並存することになり，これを説明するためには，脳内の部位差や他の神経伝達系の機能障害を想定する必要がある．統合失調症の dopamine 仮説も，dopamine 神経系そのものの変化に加えて，後述するような dopamine 神経系の機能を調節している他の神経系や，神経調節因子の研究へと進展しており，より包括的な方向へと拡大しつつある．

b） 統合失調症の興奮性アミノ酸仮説

興奮性アミノ酸（excitatory amino acid, EAA）は後シナプス膜に興奮性電位（excitatory postsynaptic potentials, EPSP）を引き起こすアミノ酸の総称であり，哺乳類の脳ではグルタミン酸（glutamate），アスパラギン酸（aspartate）などの EAA が存在し，多様な EAA 受容体を介して神経伝達に関与すると考えられている．現在のところ，イオンチャンネル型の NMDA（N-methyl-D-aspartate）型受容体，AMPA（H-amino-3-hydroxy-5-methylisox-

表 I-13 興奮性アミノ酸（EAA）受容体の多様性

グルタミン酸受容体の分類	サブユニット
イオンチャネル型 (ionotropic)	
NMDA 型	NR 1
	NR 2 A, 2 B, 2 C, 2 D
	NR 3 A
AMPA 型	GluR 1, 2, 3, 4
カイニン酸 (kainate) 型	GluR 5, 6, 7
	KA 1, 2
代謝型 (metabotropic)	
Group I	mGluR 1, 5
Group II	mGluR 2, 3
Group III	mGluR 4, 6, 7, 8

azol-4-propionate) 型受容体，カイニン酸 (kainate) 型受容体，さらに G 蛋白質と共役した代謝型受容体の 4 種類に大きく分類されている（表 I-13）[57,58,59]．

統合失調症では，次のような所見にもとづいて，脳内 NMDA 受容体神経伝達の低下が疑われている．

(1) NMDA 受容体遮断薬である phencyclidine (1-phenylcyclohexyl-piperidine, PCP) やケタミン (ketamine) により統合失調症様の精神症状が出現する．

(2) 健常者では精神症状を引き起こさない少量の NMDA 受容体遮断薬の投与により，統合失調症患者の精神症状が再燃または増悪する．

(3) 脳脊髄液中の glutamate の減少，MRS (magnetic resonance spectroscopy) における glutamine の変化，死後脳における EAA 受容体遺伝子発現や蛋白質量の変化などが報告されている．

(4) NMDA 受容体作動薬に抗精神病効果がみられるものがある．

1) NMDA 受容体遮断薬の精神症状発現作用

PCP は，アメリカで 1970 年代に流行した依存性薬物であるが，乱用によって幻覚や妄想などの統合失調症の陽性症状のみならず，無為自閉，感情鈍麻，意欲低下などの陰性症状に類似の症状も出現するといわれている．その後の研究で，PCP は NMDA 受容体のチャンネル内部に存在する部位に結合し，このチャンネルのイオン透過性を下げることで，NMDA 受容体に対する非競合的遮断薬として作用することが明らかとなった．また，PCP がヒトに意識障害やけいれんを引き起こさないで統合失調症様症状をおこす血中濃度は，NMDA 受容体のみに効果がみられるレベルであることが報告されている．さらに，NMDA 受容体遮断作用と統合失調症様症状の発現の強さには正の相関があることも知られている[57,60]．

一方，ケタミンは臨床的に使用される麻酔薬であるが，投与されたヒトの 15% 前後に夢幻様状態，幻覚，興奮，錯乱などの覚醒時反応が起こるとされている．この物質も，PCP と同様に NMDA 受容体の PCP 結合部位に作用し，PCP と同様の効果をもたらすことがわかった[60]．ケタミンの立体異性体による統合失調症様症状の出現を検討すると，NMDA 受容体に親和性の高い異性体が精神症状を引き起こしやすく[61]，精神症状の発現に NMDA 受容体が関与していることを支持している．1990 年代には，統合失調症の EAA 神経系の機能障害に関連して，ケタミンを使った臨床研究が報告されるようになった．Krystal ら[62]は健常人に 0.1 mg/kg ないし 0.5 mg/kg のケタミンを投与し，出現する症状を種々の評価尺度を使って検討した．その結果，brief psychiatric rating scale (BPRS) 上の思考解体，幻覚，疑惑—被害妄想，思考内容の異常などの陽性症状や，情動鈍麻，感情的引きこもり，運動減退などの陰性症状がケタミンによって誘発されることが明らかになった．

2) NMDA 受容体遮断薬の統合失調症患者に対する作用

統合失調症患者に PCP を投与した研究では，急性期に精神症状が増悪するだけでなく，8～10 年の経過をもつ慢性統合失調症患者においては，数週間以上にわたって基本症状（Bleuler の四徴）の増悪が見られ，PCP が健常被験者に引き起こす精神病状態より重篤で持続時間もはるかに長いことが報告されている[57]．Lahti ら[63]は症状の安定していた統合失調症患者にケタミン負荷テストを行い，ケタミンが統合失調症患者の精神症状を悪化させることを報告した．興味深いことに，ケタミン投与によって出現した幻覚や妄想はそれぞれの患者が急性増悪時に体験した症状に酷似しているものが多かったという．

3) 統合失調症患者の体液・死後脳研究と画像解析研究

1980 年に Kim ら[64]は，統合失調症患者の脳脊髄液

3. 原因と病態モデル　43

表 I-14 統合失調症における興奮性アミノ酸 (EAA) 受容体の発現変化

遺伝子/蛋白質	脳部位	方法	変化	報告者	文献
NR 1, NR 2 B	海馬	ISH	NR 1 ↓, NR 2 B ↑	Gao XM et al. 2000	文献(68)
NR 1, NR 2 B, NR 2 C	視床	ISH	↓	Ibrahim HM et al. 2000	文献(69)
NR 2 D	前頭前野	ISH	↑	Akbarian S et al. 1996	文献(70)
NR 1 isoforms, NF-L, PSD 93, PSD 95, SAP 102	視床	ISH	NR 1-exon 22-isoform ↓, NF-L ↑, PSD-95 ↑, SAP 102 ↑	Clinton SM et al. 2003	文献(71)
NR 1, NR 2 A-D, NF-L, PSD-95, SAP 102	視床	ISH	NR 2 B ↑, NF-L ↓, PSD 95 ↓, SAP 102 ↓, その他→	Clinton SM et al. 2004	文献(72)
NR 1, NR 2-D, GluR 1-4, GluR 6-7, KA 2	側坐核, 尾状核, 被殻	ISH	→	Meador-Woodruff JH et al. 2001 b	文献(73)
NR 1, GluR 5, tyrosine hydroxylase	黒質	ISH	↑	Mueller HT et al. 2004	文献(74)
NR 2 B, PSD 95	背内側視床	WB	↑	Clinton SM et al. 2006	文献(75)
NR 1 C 2, NR 1 C 2', NF-L, SAP 102, PSD-95, PSD 93	背外側前頭前野 (DLPFC), 前部帯状回 (ACC)	ISH, WB	NR 1 C 2' protein ↑ (ACC), NF-L mRNA ↑ protein ↓ in DLPFC, PSD-95, PSD-93 mRNA ↑ protein ↓ in ACC	Kristiansen LV et al. 2006	文献(76)
NR 1 (c-terminus isoform)	上側頭回	ISH		Le Corre S et al. 2000	文献(77)
NR 1 serine 897 リン酸化	前頭葉皮質	WB	リン酸化 ↓ (NR 1 protein →)	Emamian ES, et al. 2004	文献(78)
NR 3 A	背外側前頭前野 (DLPFC)	ISH	↑	Mueller HT et al. 2004	文献(79)
GluR 1	海馬	ISH	→	Harrison PJ et al. 1991	文献(80)
GluR 1, GluR 2	海馬	ISH	→	Eastwood SL et al. 1995	文献(81)
GluR 2	海馬	RT-PCR	→	Eastwood SL et al. 1997	文献(82)
GluR 1, GluR 2/R 3	海馬傍回, 海馬	IAG		Eastwood SL et al. 1997	文献(83)
GluR 1-4 and AMPAR binding proteins (SAP 97, PICK 1, GRIP, ABP)	背外側前頭前野	RT-PCR	GluR 1 ↑, GluR 4 ↑, GRIP ↑	Dracheva S et al. 2005	文献(84)
GluR 2, GluR 4, PICK 1, stargazin	背外側前頭前野 (DLPFC) 皮質第 III 層	ISH	GluR 2 ↓, GluR 4 ↓, PICK 1 ↓, stargazin ↑	Beneyto M et al. 2006	文献(85)
KA 2, GluR 6	海馬	ISH	↓	Porter RH et al. 1997	文献(86)
GluR 7, KA 2	前頭前野	ISH	GluR 7 ↑, KA 2 ↓	Meador-Woodruff JH et al. 2001	文献(87)
mGluR 1-4, 5, 7-8	視床	ISH	→	Richardson-Burns SM et al. 2000	文献(88)
mGluR 5	海馬	ISH	→	Ohnuma T et al. 2000	文献(89)
mGluR 1a, 2/3	前頭葉皮質 (PFC), 側坐核, 尾状核, 被殻	ISH	↑ (PFC のみ)	Gupta DS et al. 2005	文献(90)

IAG: immunoautoradiography, ISH: in situ hybridization, WB: western blotting.

中で glutamate レベルが低下していることを報告したが，Perrry ら[65]や Gattaz ら[66]の研究では追認されなかった．その後，統合失調症患者の死後脳で EAA 伝達系に関する研究が行われるようになり，kainate 型 EAA 受容体結合の前頭葉における増加，同受容体結合の海馬での減少，NMDA 受容体の PCP 結合部位および glycine 結合部位の増加，glutamate 遊離能の低下，のほか多くの変化が報告されている（総説 57)，67)，58)を参照）．さらに，*in situ* hybridization や RT-PCR（reverse transcription-polymerase chain reaction）を使った遺伝子発現の検討も行われている．脳各部位での EAA 受容体遺伝子の発現に関する知見を表 I-14 にまとめる（文献 68)-90)）．

EAA トランスポーターは，シナプス間隙からの EAA 消去にかかわるのみならず，グリア細胞と EAA ニューロンの間での glutamine/glutamate アミノ酸代謝にあたっての受け渡しの調節にも関与すると考えられている．Ohnuma らは海馬傍回で 2 型 EAA トランスポーター（EAAT 2）の遺伝子発現が，統合失調症で減少していることを見出した[89]．Meador-Woodruff らの研究グループは統合失調症死後脳の EAA 関連遺伝子発現の変化を網羅的に行っているが，視床における EAAT 1 および EAAT 2 の発現増加[91]および線条体における EAAT 3 の増加[92]を指摘している．一方，前頭葉皮質においては統合失調症群で EAAT 2 の発現に変化がない[93]という結果や，未治療群では増加するが治療群では変化がないかむしろ低下する[94]という結果が報告されている．

近年，N-acetyl-aspartylglutamate（NAAG）の代謝研究から EAA 系シグナル伝達と統合失調症の病態との関連が推測されるようになった．NAAG は中枢神経系において高濃度に存在する神経ペプチドであり，glutamate 等の神経伝達物質を含むニューロンから cotransmitter としてシナプス間隙に放出される[95]．NAAG は代謝型の group II 受容体，特に mGluR 3 受容体に結合して神経終末からの glutamate などの放出を制御する．NAAG は，分解酵素 N-acetyl-α-linked acidic peptidase（NAALADase），別名 glutamate carboxypeptidase II（GCPII）により，glutamate と N-acetylaspartate（NAA）に代謝される．NAA はさらに代謝をうけて aspartate が生ずる．Tsai ら[96]は，統合失調症患者死後脳において，海馬における NAAG の上昇と NAALADase 活性および glutamate・aspartate 濃度の低下，および前頭前野における NAALADase 活性および glutamate 濃度の低下などを見いだした．これらの変化は，抗精神病薬を投与されていた非統合失調症患者における変化とは異なるため，服薬の影響ではないと考えられる．つまり，統合失調症患者の海馬や前頭葉では，NAAG の代謝異常によって EAA ニューロンの神経終末における伝達物質のレベルが減少し，EAA 伝達が低下している可能性があるという．海馬と前頭前野は，従来から複数の研究者によって，統合失調症患者における種々の EAA 受容体の変化が報告されている部位であり，NAAG 代謝の変化との関連が注目される．

一方，Bartha ら[97]は MRS を用い，統合失調症患者において，非侵襲的に脳内の glutamine や glutamate の *in vivo* 測定を行った．10 名の未治療の統合失調症患者と健常対照者を比較した結果，統合失調症患者の内側前頭前野で有意な glutamine の上昇がみられた．この結果の解釈には慎重を要するが，彼らは統合失調症患者では glutamine から glutamate への代謝が障害された結果 glutamine が蓄積し，EAA 神経伝達が低下しているのではないかと推測している．Williamson らのグループは 4.0 T proton MRS を用いて未治療の急性期統合失調症において左前帯状回および左視床において glutamine の有意な上昇が認められるが，慢性期統合失調症においては左前帯状回において glutamate および glutamine の低下および左視床において glutamine の上昇が認められることを報告している[98,99]．

Deicken らのグループは男性統合失調症例において視床の NAA が両側で有意に低下していることを報告している．組織用量で補正した結果，視床背内側核および前核において両側で低下し，特に Theberge ら[99]が指摘した「左視床 NAA 値と疾患罹病期間とのあいだの負の相関」を再確認している[100,101]．現在，PET，SPECT での検査に適した EAA 各受容体のリ

ガンドが開発中であり，今後の研究の進展が期待されている．

4） 統合失調症における興奮性アミノ酸神経伝達関連遺伝子解析

近年，さまざまなEAA受容体サブユニット（表I-13参照）をコードする遺伝子のDNA塩基配列が明らかにされ，遺伝子多型ないし変異の検索と統合失調症との関連についての研究が進められ，有意な関連をもつ多型が報告されている．特に，代謝型受容体のなかでmGluR3サブユニット（mGluR 3，*GRM3*）はグリア細胞において前述のトランスポーターEAAT 2の発現を制御していると考えられている．Eganら[102]は統合失調症において*GRM3*遺伝子の一塩基多型（SNPs）の特定のハプロタイプと認知機能の遂行能の低下および前頭部のNAAの低下とが有意な相関を示すことを報告している．G 72（DAO activator）は，NMDA受容体の内在性コ・アゴニストであるD-セリンの分解活性をもつ酵素D-amino acid oxidase（DAO）と相互作用する分子として見出され，ヒト染色体13q34に存在するG 72遺伝子のSNPsと統合失調症との関連が報告された[103]．また，NMDA受容体機能調節にかかわる脱リン酸化酵素であるcalcineurinのγ catalytic subunit（PPP 3 CC）と統合失調症との関連が指摘されている[104]．

以上のデータから少なくとも一部の統合失調症の病態にNMDA受容体を含めたEAA伝達の異常が関与していると考えられる．しかしながら，EAA神経伝達経路のうちどの部分にその原因があるのか，さらにどのような分子が病態に関わっているのかなどの問題については，さらに検討が必要である．

5） 興奮性アミノ酸伝達系と新しい抗精神病薬の開発

NMDA受容体遮断薬が，統合失調症様の陽性症状，陰性症状の双方を発現させることから，NMDA受容体機能を促進する薬物が，既存の抗精神病薬で改善する陽性症状だけでなく，薬物治療に抵抗する陰性症状にも効果を示す新しい抗精神病薬として役立つことが期待されるようになった[57]．特にglycine結合部位に作用するNMDA受容体アロステリック作動薬は，動物実験で，既存の抗精神病薬では抑制されないPCP誘発性の行動異常に拮抗すること（抗PCP作用）が知られており，またけいれん誘発や神経毒性などの副作用も少ないと考えられることより，統合失調症患者を対象とした臨床研究も行われるようになった[57,105]．これまで報告された，glycine調節部位を刺激するNMDA受容体作動薬の臨床研究を表I-15に示した（文献106)-138)）．

いずれも既存の抗精神病薬を服用している患者に投与された研究であるが，glycineやD-serineによって，抗精神病薬に反応しなかった陰性症状に改善を認めた報告が多くみられる．ただし，D-cycloserineはglycine結合部位に対する部分作動薬であり，高用量ではむしろ拮抗的に作用して統合失調症症状を増悪するため，用量設定が難しい．それ以外の薬物も，中枢移行性が低く投与量がかなり多い点やヒトに投与した場合の副作用等について今後の検討が必要である．

これらの臨床研究はほとんどが未だ少数のグループで行われている段階であり，上記のように問題点も多いが，NMDA受容体作動薬が統合失調症症状を改善する傾向を示す点では，統合失調症におけるNMDA受容体の機能低下仮説を支持している．glycineやD-serineは，クロザピンと併用してもクロザピン単独投与以上の効果が認められないという報告が多いことから，クロザピンの難治性統合失調症症状に対する改善作用の一部はNMDA受容体機能を促進することによって発揮されている可能性がある．また，最近開発されたいわゆる非定型抗精神病薬の中には，クロザピンと同様に，動物実験でPCPが誘発する行動異常に拮抗する作用をもつものがあり[139]，統合失調症治療効果の一部がNMDA受容体伝達の増強作用によってもたらされると考えられている．

c） 興奮性アミノ酸仮説とdopamine仮説

これまで，統合失調症のdopamine仮説とEAA仮説の根拠について独立して述べてきたが，dopamine作動薬投与動物やNMDA受容体遮断薬投与動物をモデルとした実験の結果や最近の臨床研究の成果から見ると，両者は互いに矛盾する仮説ではないと考えられている．また，図I-3に示すように，さまざまな抗精神病薬の臨床効果も，統合失調症の病態を双方の仮

表 I-15 NMDA 受容体 glycine 調節部位作動薬の統合失調症に対する臨床試験

物質名	内服量	期間(週間)	患者数(人)	方法	併用:抗精神病薬	陽性症状	陰性症状	認知機能	報告者	文献
D-Serine	30 mg/kg/day	6	31	double-blind	多種 (clozapine なし)	改善	改善	改善	Tsai G, et al, 1998	文献(106)
D-Serine	30 mg/kg/day	6	20	double-blind	Clozapine	不変	不変	不変	Tsai GE, et al, 1999	文献(107)
D-Serine	30 mg/kg/day	6	39	double-blind	Risperidone or olanzapine	改善	改善	改善	Heresco-Levy U, et al, 2005	文献(108)
Glycine	5-25 g/day	8-9 months	11	open-label	多種	(改善)	(改善)		Waziri R, et al, 1988	文献(109)
Glycine	10.8 g/day	4 days-8 w	6	open-label	多種	(改善/悪化)	(改善/悪化)		Rosse RB, et al, 1989	文献(110)
Glycine	15 g/day		6	open-label	thiothixene or fluphenazine	(改善)	(改善)		Costa J, et al, 1990	文献(111)
Glycine	15 g/day	6	18	double-blind	多種	(改善)	(改善)		Potkin SG, et al, 1992	文献(112)
Glycine	0.4 g/kg/day (=30 g/day)	8	14	double-blind -> open label	多種	不変	改善		Javitt DC, et al, 1994	文献(113)
Glycine	0.8 g/kg/day (=60 g/day)	8	5	double-blind, crossover	多種	不変	改善	不変	Leiderman E, et al, 1996	文献(114)
Glycine	0.8 g/kg/day (=60 g/day)	6	11	double-blind, crossover	多種	不変	改善	改善	Heresco-Levy U, et al, 1996	文献(115)
Glycine	0.8 g/kg/day (=60 g/day)	6	22	double-blind, crossover	多種 (clozapine 含む)		改善		Heresco-Levy U, et al, 1999	文献(116)
Glycine	30 g/day	12	19	double-blind	Clozapine	不変~悪化	不変	不変	Potkin SG, et al, 1999	文献(117)
Glycine	60 g/day	8	27	double-blind	Clozapine	不変	不変		Evins AE, et al, 2000	文献(118)
Glycine	0.8 g/kg/day (=60 g/day)	6	21	double-blind, crossover	Clozapine or olanzapine		不変		Javitt DC, et al, 2001	文献(119)
Glycine	0.8 g/kg/day (=60 g/day)	6	17	double-blind, crossover	Risperidone or olanzapine	改善	改善	改善	Heresco-Levy U, et al, 2004 a	文献(120)
Glycine or D-cycloserine*	0.8 g/kg/day (=60 g/day) (gly) or 50 mg/day (DCS)	6	17	double-blind, crossover	多種 (clozapine 含む)	改善	改善	改善	Heresco-Levy U, et al, 2004 b	文献(121)
Glycine	60 g/day	12	12	double-blind, crossover	Clozapine	不変	不変		Diaz P, et al, 2005	文献(122)
D-Cycloserine	250 mg/day	6	7	open-label	多種	悪化			Cascella NG, et al, 1994	文献(123)
D-Cycloserine	50 mg/day	2	9	single blind, rater blind	多種		改善		Goff DC, et al, 1995	文献(124)
D-Cycloserine	10/30 mg/day	4	13	double-blind	Molindone	不変	不変		Rosse RB, et al, 1996	文献(125)
D-Cycloserine	50 mg/day	2	10	single blind, rater blind	Clozapine		悪化		Goff DC, et al, 1996	文献(126)
D-Cycloserine	50 mg/day	6	9	double-blind	多種 (clozapine 含む)		改善	改善	Heresco-Levy U, et al, 1998	文献(127)
D-Cycloserine	50 mg/day	8	47	double-blind	多種 (clozapine なし)		改善	改善	Goff DC, et al, 1999 a	文献(128)
D-Cycloserine	50 mg/day	6	17	double-blind	Clozapine		悪化	悪化	Goff DC, et al, 1999 b	文献(129)
D-Cycloserine	100 mg/day	8	26	double-blind	多種 (clozapine なし)	悪化	悪化		van Berckel BN, et al, 1999	文献(130)
D-Cycloserine	50 mg/day	2	10	single-blind	Risperidone		改善		Evins AE, et al, 2002	文献(131)
D-Cycloserine	50 mg/day	6	24	double-blind, crossover	多種 (clozapine なし)		改善		Heresco-Levy U, et al, 2002	文献(132)
D-Cycloserine	50 mg/day	4	22	double-blind	多種 (clozapine なし)	不変	不変	不変	Duncan EJ, et al, 2004	文献(133)
D-Cycloserine	50 mg/day	24	26	double-blind	多種 (clozapine なし)		不変	不変	Goff DC, et al, 2005	文献(134)
D-Alanine	100 mg/kg/day	6	32	double-blind	多種 (clozapine なし)	改善	改善	改善	Tsai GE, et al, 2006	文献(135)
Sarcosine	2 g/day	6	38	double-blind	多種 (clozapine なし)	改善	改善	改善	Tsai G, et al, 2004	文献(136)
Sarcosine or D-serine**	2 g/day (sarco) or 2 g/day (D-ser)	6	65	double-blind	多種 (clozapine なし)	改善	改善	改善	Lane HY, et al, 2005	文献(137)
Sarcosine	2 g/day	6	20	double-blind	多種 (clozapine 含む)	不変	不変	不変	Lane HY, et al, 2006	文献(138)

*Glycine の方が改善効果は大きい.
**Sarcosine の方が改善効果は大きい.
Sarcosine (N-methylglycine) は glycine トランスポーターの阻害により glycine の作用を増強する.

3. 原因と病態モデル

```
薬理学的にみた統合失調症と神経伝達系との関連
```

統合失調症様異常発現薬　　　　ドーパミン作動薬　　　　　　　NMDA受容体遮断薬
　　　　　　　　　　　　　　amphetamines, cocaine,　　　　PCP, ketamine,
　　　　　　　　　　　　　　L-DOPA, その他　　　　　　　　dizocilpine, その他

統合失調症の病態
想定される原因　　　　　　　　　　　　　　　　　　　　　　NMDA型グルタミン酸
・ゲノム異常　　　　　　　　ドーパミン伝達の亢進　←　　　受容体の機能低下
・神経回路異常
・神経発達障害　　　　　　　　　　　　　　　　　　　　　　NMDA受容体機能促進薬
　　　　　　　　　　　　　　　　　　　　　　　　　　　　　・グリシン調節部位刺激薬
　　　　　　　　　　　　　　　セロトニン伝達の亢進　　　　・グリシン取り込み阻害薬
　　　　　　　　　　　　　　　　　　　　　　　　　　　　　その他
統合失調症治療薬　　　　　定型抗精神病薬：　　非定型抗精神病薬：
治療薬の標的　　　　　　　・D2受容体遮断　　・D2/S2受容体遮断
既存薬　　　　　　　　　　　　　　　　　　　・陰性症状を部分的に改善
研究段階

統合失調症の臨床症状　　　　抗精神病薬反応性症状：　　　抗精神病薬抵抗性症状：
　　　　　　　　　　　　　　主として陽性症状　　　　　　主として陰性症状

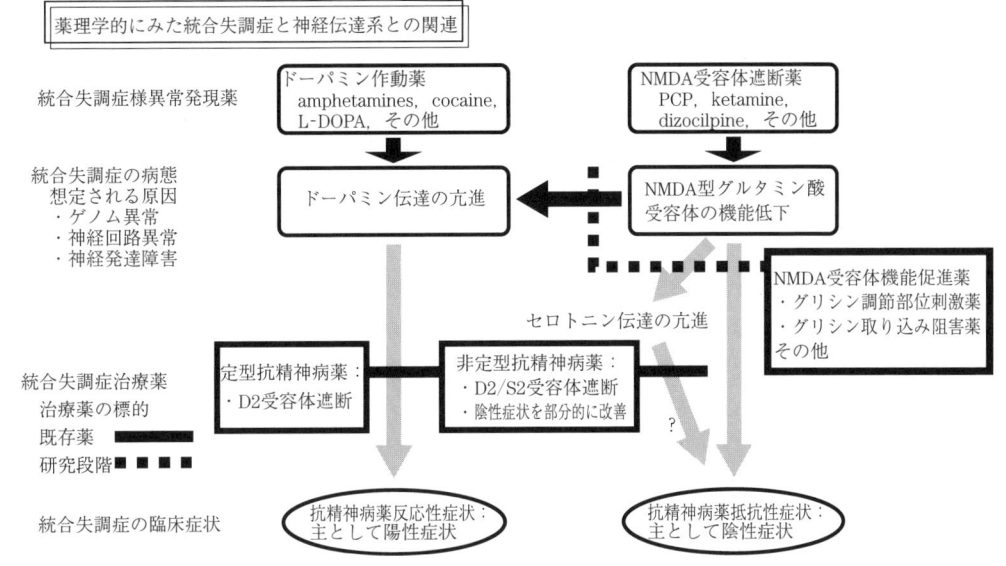

図 I-3 薬物の作用から見た統合失調症症状の発現機序（仮説）

興奮性アミノ酸（EAA）受容体のひとつであるNMDA受容体のチャンネル遮断薬によって統合失調症に類似した精神症状が引き起こされるが，その特徴として陽性症状と陰性症状がともに生じることが指摘されている．このことから統合失調症においてもNMDA受容体伝達系の機能障害が推測されている．NMDA受容体機能低下は二次的にdopamine伝達を亢進させることからNMDA受容体遮断薬による陽性症状の出現についてはdopamine系神経伝達亢進によるものと推定される．陽性症状は多くの場合dopamine D 2 受容体阻害作用をもつ既存の抗精神病薬により反応性が認められる．一方，陰性症状は定型（第一世代）抗精神病薬に抵抗性であることが多く，非定型（第二世代）抗精神病薬によるserotonin系の調節によっても症状改善効果は部分的である．このため今後NMDA受容体作動薬などの新規抗精神病薬の開発が期待されている（文献140）より一部改変）．

説を使って総合的に理解した方が説明しやすい[140]．

　統合失調症患者では，アンフェタミン負荷による線条体でのdopamine放出が亢進していることを述べたが，Breierら[141]はNMDA受容体遮断作用のあるケタミンを健常者に投与すると，線条体からのdopamine放出が亢進することをPETを用いた検討で見出した．さらに，健常人で観察されたdopamine放出の増加は，アンフェタミン負荷によるdopamine放出の増加と同程度のものであったという．一方Laruelleら[13]は，健常者のアンフェタミン負荷試験中にケタミンを持続投与し，SPECTで観察されるアンフェタミン誘発性のdopamine放出量の増加が，有意に亢進することを報告した．これらの結果は，線条体でのdopamine放出にNMDA受容体を介する系が関与していることを示しており，統合失調症患者で観察されるアンフェタミン刺激性dopamine放出亢進の機序についても，glutamate受容体を介した情報伝達の低下が関与している可能性が考えられる[142]．

　筆者らが行った動物実験でも，NMDA受容体遮断薬であるPCPやdizocilpine（MK-801），CGS-19755をラットに投与すると，線条体や前頭前野でのdopamine放出が亢進するという結果が得られている[143,144,145]．また，PCPあるいは選択的なNMDA受容体の競合的遮断薬を投与したラットの脳内dopamine代謝の亢進が，NMDA受容体アロステリック作動薬によって抑制されることがわかった[146]．さらに，ヒトのSPECTによる研究結果と同様に，アンフェタミン負荷による線条体からのdopamine放出がNMDA受容体拮抗薬のdizocilpineによって亢進するという動物実験の結果も報告されている[147]．

　以上の研究結果は，少なくとも前頭前野や線条体では，NMDA受容体機能の低下によってdopamine伝達の亢進が生ずることを示唆している．したがって，NMDA受容体遮断薬は，脳内dopamine伝達の過剰を引き起こすことによって陽性症状様の障害を発現さ

せ，それ以外の神経伝達異常を介して陰性症状をはじめとした抗精神病薬抵抗性の統合失調症症状様の障害をもたらすと推察される（図Ⅰ-3）[140]。NMDA受容体遮断薬は，脳内の細胞外serotonin濃度を増加させることを考え合わせると，D_2受容体と$5-HT_2$（serotonin 2）受容体を強力に遮断する非定型抗精神病薬が陽性症状とともに陰性症状の一部も改善するのは，これらの作用を通じて，dopamine伝達亢進だけでなくNMDA受容体機能低下に伴うserotonin伝達障害も補正する効果をもつことによる可能性がある（図Ⅰ-3）[140]。

一方，dopamine仮説の問題点の項で触れたように，統合失調症では中脳から前頭前野に投射するdopamineニューロンに活動低下が生じて陰性症状の原因となっており，同時に前頭前野から大脳基底核に投射するglutamate（EAA）ニューロンの活動異常をもたらす結果，大脳基底核のdopamine伝達の過剰が引き起こされ，陽性症状が発現するという考え方がある[148]。実際に，前頭前野のdopamineニューロンを選択的に破壊すると大脳基底核のdopamine代謝が亢進することが知られており，PCPを慢性に投与した動物では前頭前野におけるdopamine代謝の低下と認知障害が見られるという[149]。しかし，統合失調症患者の前頭前野におけるdopamine伝達が著明に低下することを示すデータが乏しいことや，健常者では脳内dopamine伝達亢進を引き起こすPCPの単回の投与によっても統合失調症様の陰性・陽性双方の症状が出現する点[57]は上記の仮説に矛盾するため，脳画像解析などを用いたin vivoでの解析などによってさらに検討する必要がある．

おわりに 統合失調症の病因については多遺伝子疾患であるという考えや複数の病因からなる症候群であるという考えが従来からあって，一部の神経変性疾患のようなメンデル型遺伝疾患に比較して遺伝子多型解析のみでは決定的な結論に至っていないのが現状である．しかしながら，たとえば自己免疫疾患のひとつである関節リウマチの病因は現在も多くが不明であるが，$TNF\alpha$/IL-1を介した共通の炎症反応系サイトカインシグナルを標的とした治療薬の開発によって難治症例に対する劇的な改善が期待できるようになっている[150]．したがって，統合失調症に対しても共通した神経伝達障害を分子生物学的にとらえて治療標的を見出す戦略によって今後有効な薬物療法の手がかりが得られることが期待できる．これまで述べてきたように，抗精神病薬の薬理作用を中心に研究が進んできた統合失調症のdopamine仮説は，NMDA受容体を中心としたEAAの機能障害仮説と結びついて，統合される傾向がある．実際に，統合失調症の臨床研究ではEAA機能を回復させるような新たな薬物の検討が始められ，今後の発展が期待される．また，NMDA受容体を中心としたEAA系機能のPET，SPECT等の*in vivo*による解析もすすめられている．一方で動物実験を中心に，分子生物学的な手法によるdopamine系，EAA系の調節に関わる新たな分子の同定も最近加速している．これらは，統合失調症の分子遺伝学的因子の候補として，統合失調症の病因・病態に迫る重要な鍵になるものと思われ，現在の仮説の検証や新たな展開に寄与するものと期待される．

（山本直樹，黒田安計，西川　徹）

文　献

1) Moussaoui D: A biography of Jean Delay. World Psychiatric Association, 2002.
2) Shorter E: [The Second Biological Psychiatry.], in A History of Psychiatry. John Wiley & Sons, New York, USA, 1997.
3) Carlsson A: The dopamine theory revisited. pp. 379-400 in Schizophrenia 1st ed. (Hirsch SR and Weinberger DR eds), Blackwell, Oxford, UK, 1995.
4) Seeman P, Lee M, Chau-Wong M, et al: Antipsychotic drug doses and neuroleptic/dopamine receptors. Nature 261:717-719, 1976.
5) Creese I, Burt DR, Snyder SH: Dopamine receptor binding predicts clinical and pharmacological potencies of antischizophrenic drugs. Science 192: 481-483, 1976.
6) Nestler EJ, Hyman SE, Malenka RC: Molecular neuropharmacology: A foundation for clinical neuroscience. McGraw-Hill, New York, USA, 2001.
7) Cooper JR, Bloom FE, Roth RH: The biochemical basis of neuropharmacology. 8th ed. Oxford University Press, Oxford, UK, 2003.
8) Seeman P: Dopamine receptor sequences, Therapeutic levels of neuroleptics occupy D2 receptors, clozapine occupies D4. Neuropsychopharmacol 7:

261-284, 1992.
9) Tarazi FI, Baldessarini RJ: Dopamine D 4 receptors: significance for molecular psychiatry at the millennium. Mol Psychiat 4:529-538, 1999.
10) 佐藤光源, 伊藤千裕, 豊田 洋ほか：覚醒剤による遅発性精神病, 疾患概念と成因研究の現状. 精神医学 38: 796-805, 1996.
11) 佐藤光源：覚せい剤精神病の臨床と基礎. pp. 1-19. 覚せい剤精神病と麻薬依存. 佐藤光源, 櫻井映子編. 東北大学出版会, 仙台, 2004.
12) Lieberman JA, Kane JM, Alvir J: Provocative tests with psychostimulant drugs in schizophrenia. Psychopharmacol 91:415-433, 1987.
13) Kegeles LS, Abi-Dargham A, Zea-Ponce Y, et al: Modulation of amphetamine-induced striatal dopamine release by ketamine in humans: implications for schizophrenia. Biol Psychiat 48:627-640, 2000.
14) Brier A, Su TP, Saunders R, et al: Schizophrenia is associated with elevated amphetamine-induced synaptic dopamine concentrations: Evidence from a novel positron emission tomography method. Proc Natl Acad Sci USA 94:2569-2574, 1997.
15) Laruelle M, Abi-Dargham A, Gil R, et al: Increased dopamine transmission in schizophrenia: relationship to illness phase. Biol Psychiat 46:56-72, 1999.
16) Brier A, Su, TP, Malhotra AK, et al: Effects of atypical antipsychotic drug treatment on amphetamine-induced striatal dopamine release in patients with psychotic disorders. Neuropsychopharmacol 20:340-345, 1999.
17) Robertson HA, Jursen PA, Benett JA, et al: Persistent sensitization of dopamine neurotransmission in ventral striatum (nucleus accumbens) produced by prior experience with (+)-amphetamine: a microdialysis study in freely moving rats. Brain Res 462:2111-2122, 1988.
18) Kazahaya Y, Akimoto K, Otsuki A: Subchronic methamphetamine treatment enhances methamphetamine or cocaine-induced dopamine efflux in vivo. Biol Psychiat 25:903-912, 1989.
19) Kahn RS, Davis KL: New developments in dopamine and schizophrenia. pp. 1193-1203. in: Psychopharmacology: The fourth generation of progress. Bloom FE, Kupfer DJ, eds. Raven Press, New York, USA, 1995.
20) Bachus SE, Kleinman JE: The neuropathology of schizophrenia. J Clin Psychiat 57 Suppl 11:72-83, 1996.
21) Laruelle M: Dopamine transmission in the schizophrenia. pp. 365-387. In Schizophrenia. 2nd ed. Hirsch SR, Weinberger DR, eds. Blackwell, Oxford, UK, 2003.
22) Wong DF, Wagner HN, Tune LE, et al: Positron emission tomography reveals elevated D 2 DA receptors in drug-naïve schizophrenics. Science 234: 1558-1563, 1986.
23) Martinot JL, Peron-Magnan P, Huret JD, et al: Striatal D 2 dopaminergic receptors with positron emission tomography and 76 Br-bromospiperone in untreated schizophrenic patients. Am J Psychiat 147: 44-50, 1989.
24) Farde L, Wiesel FA, Stone-Elander S, et al: D 2 dopamine receptors in neuroleptic-naïve schizophrenic patients: A positron emission tomography study with [11 C] raclopride. Arch Gen Psychiat 47: 213-219, 1990.
25) Suhara T, Okubo Y, Yasuno F, et al: Decreased dopamine D 2 receptor binding in the anterior cingulate cortex in schizophrenia. Arch Gen Psychiat 59:25-30, 2002.
26) Yasuno F, Suhara T, Okubo Y, et al: Low dopamine D 2 receptor binding in subregions of the thalamus in schizophrenia. Am J Psychiat 161:1016-1022, 2004.
27) Okubo Y, Suhara T, Suzuki K, et al: Decreased prefrontal dopamine D 1 receptors in schizophrenia revealed by PET. Nature 385:634-636, 1997.
28) Abi-Dargham A, Mawlawi O, Lombardo I, et al: Prefrontal dopamine D 1 receptors and working memory in schizophrenia. J Neurosci 22(9): 3708-3719, 2002.
29) Guo N, Hwang DR, Lo ES, et al: Dopamine depletion and in vivo binding of PET D 1 receptor radioligands: implications for imaging studies in schizophrenia. Neuropsychopharmacol 28(9): 1703-1711, 2003.
30) Hietala J, Syvalahti E, Vuorio K, et al: Presynaptic dopamine function in striatum of neuroleptic-naive schizophrenic patients. Lancet 346:1130-1131, 1995.
31) Dao-Castellana MH, Paillere-Martinot ML, Hantraye P, et al: Presynaptic dopaminergic function in the striatum of schizophrenic patients. Schizophr Res 23:167-174, 1997.
32) Lindstrom LH, Gefvert O, Hagberg G, et al: Increased dopamine synthesis rate in medial prefrontal cortex and striatum in schizophrenia indicated by L-(beta-11 C) DOPA and PET. Biol Psychiat 46: 681-688, 1999.
33) Elkashef AM, Doudet D, Bryant T, et al: 6-(18)F-DOPA PET study in patients with schizophrenia. Positron emission tomography. Psychiat Res 100: 1-11, 2000.
34) Hsiao MC, Lin KJ, Liu CY, et al: Dopamine transporter change in drug-naive schizophrenia: an imaging study with 99 mTc-TRODAT-1. Schizophr Res 65(1):39-46, 2003.
35) Schmitt GJ, Frodl T, Dresel S, et al: Striatal dopamine transporter availability is associated with the productive psychotic state in first episode, drug-naive schizophrenic patients. Eur Arch Psychiat

Clin Neurosci 256(2) : 115-121, 2006.
36) Arinami T, Itokawa M, Enguchi H, et al : Association of dopamine D 2 receptor molecular variant with schizophrenia. Lancet 343 : 703-704, 1994.
37) Jonsson EG, Sillen A, Vares M, et al : Dopamine D 2 receptor gene Ser 311 Cys variant and schizophrenia : association study and meta-analysis. Am J Med Genet B Neuropsychiat Genet 119(1) : 28-34, 2003.
38) Glatt SJ, Jonsson EG : The Cys allele of the DRD 2 Ser 311 Cys polymorphism has a dominant effect on risk for schizophrenia : evidence from fixed- and random-effects meta-analyses. Am J Med Genet B Neuropsychiat Genet 141(2) : 149-154, 2006.
39) Glatt SJ, Faraone SV, Tsuang MT : Meta-analysis identifies an association between the dopamine D 2 receptor gene and schizophrenia. Mol Psychiat 8(11) : 911-915, 2003.
40) Shaikh S, Collier DA, Sham PC, et al : Allelic association between a Ser-9-Gly polymorphism in the dopamine D 3 receptor gene and schizophrenia. Hum Genet 97(6) : 714-719, 1996.
41) Ishiguro H, Okuyama Y, Toru M, et al : Mutation and association analysis of the 5' region of the dopamine D 3 receptor gene in schizophrenia patients : identification of the Ala 38 Thr polymorphism and suggested association between DRD 3 haplotypes and schizophrenia. Mol Psychiat 5 : 433-438, 2000.
42) Talkowski ME, Mansour H, Chowdari KV, et al : Novel, replicated associations between dopamine D 3 receptor gene polymorphisms and schizophrenia in two independent samples. Biol Psychiat 60(6) : 570-577, 2006.
43) Williams J, Spurlock G, Holmans P, et al : A meta-analysis and transmission disequilibrium study of association between the dopamine D 3 receptor gene and schizophrenia. Mol Psychiat 3(2) : 141-149, 1998. Erratum in : Mol Psychiat 3(5) : 458, 1998.
44) Jonsson EG, Flyckt L, Burgert E, et al : Dopamine D 3 receptor gene Ser 9 Gly variant and schizophrenia : association study and meta-analysis. Psychiat Genet 13(1) : 1-12, 2003.
45) Okuyama Y, Ishiguro H, Toru M, Arinami T : A genetic polymorphism in the promoter region of DRD 4 associated with expression and schizophrenia. Biochem Biophys Res Commun 258(2) : 292-295, 1999.
46) Nakajima M, Hattori E, Yamada K, et al : Association and synergistic interaction between promoter variants of the DRD 4 gene in Japanese schizophrenics. J Hum Genet 52(1) : 86-91, 2007.
47) Mitsuyasu H, Hirata N, Sakai Y, et al : Association analysis of polymorphisms in the upstream region of the human dopamine D 4 receptor gene (DRD 4) with schizophrenia and personality traits. J Hum Genet 46(1) : 26-31, 2001.
48) Gamma F, Faraone SV, Glatt SJ, et al : Meta-analysis shows schizophrenia is not associated with the 40-base-pair repeat polymorphism of the dopamine transporter gene. Schizophr Res 73(1) : 55-58, 2005.
49) Li T, Sham PC, Vallada H, et al : Preferential transmission of the high activity allele of COMT in schizophrenia. Psychiat Genet 6 : 131-133, 1996.
50) Egan MF, Goldberg TE, Kolachana BS, et al : Effect of COMT Val 108/158 Met genotype on frontal lobe function and risk for schizophrenia. Proc Natl Acad Sci USA 98(12) : 6917-6922, 2001.
51) Tunbridge EM, Harrison PJ, Weinberger DR : Catechol-o-methyltransferase, cognition, and psychosis : Val 158 Met and beyond. Biol Psychiat 60(2) : 141-151, 2006.
52) Glatt SJ, Faraone SV, Tsuang MT : Association between a functional catechol O-methyltransferase gene polymorphism and schizophrenia : meta-analysis of case-control and family-based studies. Am J Psychiat 160(3) : 469-476, 2003.
53) Fan JB, Zhang CS, Gu NF, et al : Catechol-O-methyltransferase gene Val/Met functional polymorphism and risk of schizophrenia : a large-scale association study plus meta-analysis. Biol Psychiat 57(2) : 139-144, 2005.
54) Nackley AG, Shabalina SA, Tchivileva IE, et al : Human catechol-O-methyltransferase haplotypes modulate protein expression by altering mRNA secondary structure. Science 314(5807) : 1930-1933, 2006.
55) Ishiguro H, Arinami T, Saito T, et al : Systematic search for variations in the tyrosine hydroxylase gene and their associations with schizophrenia, affective disorders, and alcoholism. Am J Med Genet 81(5) : 388-396, 1998.
56) Kurumaji A, Kuroda T, Yamada K, et al : An association of the polymorphic repeat of tetranucleotide (TCAT) in the first intron of the human tyrosine hydroxylase gene with schizophrenia in a Japanese sample. J Neural Transm 108(4) : 489-495, 2001.
57) 西川 徹, 岩間久行：興奮性アミノ酸受容体と新しい抗精神病薬．精神分裂病はどこまでわかったか（町山幸輝, 樋口輝彦編), pp. 123-157, 星和書店, 東京, 1992.
58) Meador-Woodruff JH, Healy DJ : Glutamate receptor expression in schizophrenic brain. Brain Res Rev 31 : 288-294, 2000.
59) 山本直樹, 西川 徹：Phencyclidine. 松下正明総編集．臨床医学講座 第 8 巻 薬物・アルコール関連障害．pp. 368-377, 中山書店, 東京, 1999.
60) Javitt DC, Zukin SR : Recent advances in the phencyclidine model of schizophrenia. Am J Psychiat 148 : 1301-1308, 1991.
61) Vollenweider FX, Leenders KL, Oye I, et al : Differential psychopathology and patterns of cerebral glucose utilisation produced by (S)- and (R)-ketamine in healthy volunteers using positron emission tomogra-

62) Krystal JH, Karper LP, Seibyl JP, et al: Subanesthetic effects of the non-competitive NMDA antagonist, ketamine, in humans. Psychotomimetic, perceptual, cognitive, and neuroendocrine responses. Arch Gen Psychiat 51:199-214, 1994.
63) Lahti AC, Koffel B, LaPorte D, et al: Subanesthetic doses of ketamine stimulate psychosis in schizophrenia. Neuropsychopharmacol 13:9-19, 1995.
64) Kim JS, Kornhuber HH, Schmid-Burgk W, et al: Low cerebrospinal fluid glutamate in schizophrenic patients and a new hypothesis on schizophrenia. Neurosci Lett 20:379-382, 1980.
65) Perry TL: Normal cerebrospinal fluid and brain glutamate levels in schizophrenia do not support the hypothesis of glutamatergic neuronal dysfunction. Neurosci Lett 28:81-85, 1982.
66) Gattaz WF, Gattaz D, Beckmann H: Glutamate in schizophrenics and healthy controls. Arch Psychiatr Nervenkr 231:221-225, 1982.
67) Toru M, Kurumaji A, Ishimaru M: Excitatory amino acids: implications for psychiatric disorders research. Life Sci 55:1683-1699, 1994.
68) Gao XM, Sakai K, Roberts RC, et al: Ionotropic glutamate receptors and expression of N-methyl-D-aspartate receptor subunits in subregions of human hippocampus: effects of schizophrenia. Am J Psychiat 157:1141-1149, 2000.
69) Ibrahim HM, Hogg AJ, Healy DJ, et al: Ionotropic glutamate receptor binding and subunit mRNA expression in thalamic nuclei in schizophrenia. Am J Psychiat 157:1811-1823, 2000.
70) Akbarian S, Sucher NJ, Bradley D, et al: Selective alterations in gene expression for NMDA receptor subunits in prefrontal cortex of schizophrenics. J Neurosci 16:19-30, 1996.
71) Clinton SM, Haroutunian V, Davis KL, Meador-Woodruff JH: Altered transcript expression of NMDA receptor-associated postsynaptic proteins in the thalamus of subjects with schizophrenia. Am J Psychiat 160(6):1100-1109, 2003.
72) Clinton SM, Meador-Woodruff JH: Abnormalities of the NMDA Receptor and Associated Intracellular Molecules in the Thalamus in Schizophrenia and Bipolar Disorder. Neuropsychopharmacol 29(7):1353-1362, 2004.
73) Meador-Woodruff JH, Hogg AJ Jr, Smith RE: Striatal ionotropic glutamate receptor expression in schizophrenia, bipolar disorder, and major depressive disorder. Brain Res Bull 55(5):631-640, 2001.
74) Mueller HT, Haroutunian V, Davis KL, Meador-Woodruff JH: Expression of the ionotropic glutamate receptor subunits and NMDA receptor-associated intracellular proteins in the substantia nigra in schizophrenia. Brain Res Mol Brain Res 121(1-2):60-69, 2004.
75) Clinton SM, Haroutunian V, Meador-Woodruff JH: Up-regulation of NMDA receptor subunit and post-synaptic density protein expression in the thalamus of elderly patients with schizophrenia. J Neurochem 98(4):1114-1125, 2006.
76) Kristiansen LV, Beneyto M, Haroutunian V, Meador-Woodruff JH: Changes in NMDA receptor subunits and interacting PSD proteins in dorsolateral prefrontal and anterior cingulate cortex indicate abnormal regional expression in schizophrenia. Mol Psychiat 11(8):737-747, 705, 2006.
77) Le Corre S, Harper CG, Lopez P, et al: Increased levels of expression of an NMDAR1 splice variant in the superior temporal gyrus in schizophrenia. Neuroreport 11:983-986, 2000.
78) Emamian ES, Karayiorgou M, Gogos JA: Decreased phosphorylation of NMDA receptor type 1 at serine 897 in brains of patients with Schizophrenia. J Neurosci 24(7):1561-1564, 2004.
79) Mueller HT, Meador-Woodruff JH: NR3A NMDA receptor subunit mRNA expression in schizophrenia, depression and bipolar disorder. Schizophr Res 71(2-3):361-370, 2004.
80) Harrison PJ, McLaughlin D, Kerwin RW: Decreased hippocampal expression of a glutamate receptor gene in schizophrenia. Lancet 337:450-452, 1991.
81) Eastwood SL, McDonald B, Burnet PW, et al: Decreased expression of mRNAs encoding non-NMDA glutamate receptors GluR1 and GluR2 in medial temporal lobe neurons in schizophrenia. Brain Res Mol Brain Res 29:211-223, 1995.
82) Eastwood SL, Burnet PW, Harrison PJ: GluR2 glutamate receptor subunit flip and flop isoforms are decreased in the hippocampal formation in schizophrenia: a reverse transcriptase-polymerase chain reaction (RT-PCR) study. Brain Res Mol Brain Res 44:92-98, 1997.
83) Eastwood SL, Kerwin RW, Harrison PJ: Immunoautoradiographic evidence for a loss of alpha-amino-3-hydroxy-5-methyl-4-isoxazole propionate-preferring non-N-methyl-D-aspartate glutamate receptors within the medial temporal lobe in schizophrenia. Biol Psychiat 41:636-643, 1997.
84) Dracheva S, McGurk SR, Haroutunian V: mRNA expression of AMPA receptors and AMPA receptor binding proteins in the cerebral cortex of elderly schizophrenics. J Neurosci Res 79(6):868-878, 2005.
85) Beneyto M, Meador-Woodruff JH: Lamina-specific abnormalities of AMPA receptor trafficking and signaling molecule transcripts in the prefrontal cortex in schizophrenia. Synapse 60(8):585-598, 2006.
86) Porter RH, Eastwood SL, Harrison PJ: Distribution of kainite receptor subunit mRNAs in human

phy (PET). Eur Neuropsychopharmacol 7:25-38, 1997.

87) hippocampus, neocortex and cerebellum, and bilateral reduction of hippocampal GluR 6 and KA 2 transcripts in schizophrenia. Brain Res 751:217-271, 1997.
87) Meador-Woodruff JH, Davis KL, Haroutunian V: Abnormal kainite receptor expression in prefrontal cortex in schizophrenia. Neuropsychopharmacol 24: 545-552, 2001.
88) Richardson-Burns SM, Haroutunian V, Davis KL, et al: Metabotropic glutamate receptor mRNA expression in the schizophrenic thalamus. Biol Psychiat 47: 22-28, 2000.
89) Ohnuma T, Tessler S, Arai H, et al: Gene expression of metabotropic glutamate receptor 5 and excitatory amino acid transporter 2 in the schizophrenic hippocampus. Brain Res Mol Brain Res 85:24-31, 2000.
90) Gupta DS, McCullumsmith RE, Beneyto M, et al: Metabotropic glutamate receptor protein expression in the prefrontal cortex and striatum in schizophrenia. Synapse 57(3):123-131, 2005.
91) Smith RE, Haroutunian V, Davis KL, Meador-Woodruff JH: Expression of excitatory amino acid transporter transcripts in the thalamus of subjects with schizophrenia. Am J Psychiat 158(9):1393-1399, 2001.
92) McCullumsmith RE, Meador-Woodruff JH: Striatal excitatory amino acid transporter transcript expression in schizophrenia, bipolar disorder, and major depressive disorder. Neuropsychopharmacol 26(3): 368-375, 2002.
93) Lauriat TL, Dracheva S, Chin B, et al: Quantitative analysis of glutamate transporter mRNA expression in prefrontal and primary visual cortex in normal and schizophrenic brain. Neuroscience 137(3): 843-851, 2006.
94) Matute C, Melone M, Vallejo-Illarramendi A, Conti F: Increased expression of the astrocytic glutamate transporter GLT-1 in the prefrontal cortex of schizophrenics. Glia 49(3):451-455, 2005.
95) Neale JH, Olszewski RT, Gehl LM, et al: The neurotransmitter N-acetylaspartylglutamate in models of pain, ALS, diabetic neuropathy, CNS injury and schizophrenia. Trends Pharmacol Sci 26(9):477-484, 2005.
96) Tsai G, Passani LA, Slusher BS, et al: Abnormal excitatory neurotransmitter metabolism in schizophrenic brains. Arch Gen Psychiat 52:829-836, 1995.
97) Bartha R, Williamson PC, Drost DJ, et al: Measurement of glutamate and glutamine in the medial prefrontal cortex of never-treated schizophrenic patients and healthy controls by proton magnetic resonance spectroscopy. Arch Gen Psychiat 54: 959-965, 1997.
98) Theberge J, Bartha R, Drost DJ, et al: Glutamate and glutamine measured with 4.0 T proton MRS in never-treated patients with schizophrenia and healthy volunteers. Am J Psychiat 159(11):1944-1946, 2002.
99) Theberge J, Al-Semaan Y, Williamson PC, et al: Glutamate and glutamine in the anterior cingulate and thalamus of medicated patients with chronic schizophrenia and healthy comparison subjects measured with 4.0-T proton MRS. Am J Psychiat 160(12):2231-2233, 2003.
100) Deicken RF, Johnson C, Eliaz Y, Schuff N: Reduced concentrations of thalamic N-acetylaspartate in male patients with schizophrenia. Am J Psychiat 157(4):644-647, 2000.
101) Jakary A, Vinogradov S, Feiwell R, Deicken RF: N-acetylaspartate reductions in the mediodorsal and anterior thalamus in men with schizophrenia verified by tissue volume corrected proton MRSI. Schizophr Res 76(2-3):173-185, 2005.
102) Egan MF, Straub RE, Goldberg TE, et al: Variation in GRM 3 affects cognition, prefrontal glutamate, and risk for schizophrenia. Proc Natl Acad Sci USA 101(34):12604-12609, 2004.
103) Chumakov I, Blumenfeld M, Guerassimenko O, et al: Genetic and physiological data implicating the new human gene G 72 and the gene for D-amino acid oxidase in schizophrenia. Proc Natl Acad Sci USA 99(21):13675-13680, 2002.
104) Gerber DJ, Hall D, Miyakawa T, et al: Evidence for association of schizophrenia with genetic variation in the 8 p 21.3 gene, PPP 3 CC, encoding the calcineurin gamma subunit. Proc Natl Acad Sci USA 100(15): 8993-8998, 2003.
105) 山本直樹, 西川 徹: 新たな抗精神病薬開発の未来. Schizophr Front 2:99-106, 2001.
106) Tsai G, Yang P, Chung LC, et al: D-serine added to antipsychotics for the treatment of schizophrenia. Biol Psychiat 44(11):1081-1089, 1998.
107) Tsai GE, Yang P, Chung LC, et al: D-serine added to clozapine for the treatment of schizophrenia. Am J Psychiat 156(11):1822-1825, 1999.
108) Heresco-Levy U, Javitt DC, Ebstein R, et al: D-serine efficacy as add-on pharmacotherapy to risperidone and olanzapine for treatment-refractory. Biol Psychiat 57(6):577-585, 2005.
109) Waziri R: Glycine therapy of schizophrenia. Biol Psychiat 23(2):210-211, 1988.
110) Rosse RB, Theut SK, Banay-Schwartz M, et al: Glycine adjuvant therapy to conventional neuroleptic treatment in schizophrenia: an open-label, pilot study. Clin Neuropharmacol 12(5):416-424, 1989.
111) Costa J, Khaled E, Sramek J, et al: An open trial of glycine as an adjunct to neuroleptics in chronic treatment-refractory schizophrenics. J Clin Psychopharmacol 10(1):71-72, 1990.
112) Potkin SG, Costa J, Roy S et al: Glycine in the treatment of schizophrenia: theory and preliminary results. In Novel antipsychotic drugs, ed by Meltzer

113) Javitt DC, Zylberman I, Zukin SR, et al: Amelioration of negative symptoms in schizophrenia by glycine. Am J Psychiat 151(8):1234-1236, 1994.
114) Leiderman E, Zylberman I, Zukin SR, et al: Preliminary investigation of high-dose oral glycine on serum levels and negative symptoms in schizophrenia: an open-label trial. Biol Psychiat 39(3):213-215, 1996.
115) Heresco-Levy U, Javitt DC, Ermilov M, et al: Double-blind, placebo-controlled, crossover trial of glycine adjuvant therapy for treatment-resistant schizophrenia. Br J Psychiat 169(5):610-617, 1996.
116) Heresco-Levy U, Javitt DC, Ermilov M, et al: Efficacy of high-dose glycine in the treatment of enduring negative symptoms of schizophrenia. Arch Gen Psychiat 56(1):29-36, 1999.
117) Potkin SG, Jin Y, Bunney BG, et al: Effect of clozapine and adjunctive high-dose glycine in treatment-resistant schizophrenia. Am J Psychiat 156(1):145-147, 1999.
118) Evins AE, Fitzgerald SM, Wine L, et al: Placebo-controlled trial of glycine added to clozapine in schizophrenia. Am J Psychiat 157(5):826-828, 2000.
119) Javitt DC, Silipo G, Cienfuegos A, et al: Adjunctive high-dose glycine in the treatment of schizophrenia. Int J Neuropsychopharmacol 4(4):385-391, 2001.
120) Heresco-Levy U, Ermilov M, Lichtenberg P, et al: High-dose glycine added to olanzapine and risperidone for the treatment of schizophrenia. Biol Psychiat 55(2):165-171, 2004.
121) Heresco-Levy U, Javitt DC: Comparative effects of glycine and D-cycloserine on persistent negative symptoms in schizophrenia: a retrospective analysis. Schizophr Res 66(2-3):89-96, 2004.
122) Diaz P, Bhaskara S, Dursun SM, Deakin B: Double-blind, placebo-controlled, crossover trial of clozapine plus glycine in refractory schizophrenia negative results. J Clin Psychopharmacol 25(3):277-278, 2005.
123) Cascella NG, Macciardi F, Cavallini C, Smeraldi E: d-cycloserine adjuvant therapy to conventional neuroleptic treatment in schizophrenia: an open-label study. J Neural Transm Gen Sect 95(2):105-111, 1994.
124) Goff DC, Tsai G, Manoach DS, Coyle JT: Dose-finding trial of D-cycloserine added to neuroleptics for negative symptoms in schizophrenia. Am J Psychiat 152(8):1213-1215, 1995.
125) Rosse RB, Fay-McCarthy M, Kendrick K, et al: D-cycloserine adjuvant therapy to molindone in the treatment of schizophrenia. Clin Neuropharmacol 19(5):444-450, 1996.
126) Goff DC, Tsai G, Manoach DS, et al: D-cycloserine added to clozapine for patients with schizophrenia. Am J Psychiat 153(12):1628-1630, 1996.
127) Heresco-Levy U, Javitt DC, Ermilov M, et al: Double-blind, placebo-controlled, crossover trial of D-cycloserine adjuvant therapy for treatment-resistant schizophrenia. Int J Neuropsychopharmacol 1(2):131-135, 1998.
128) Goff DC, Tsai G, Levitt J, et al: A placebo-controlled trial of D-cycloserine added to conventional neuroleptics in patients with schizophrenia. Arch Gen Psychiat 56(1):21-27, 1999.
129) Goff DC, Henderson DC, Evins AE, Amico E: A placebo-controlled crossover trial of D-cycloserine added to clozapine in patients with schizophrenia. Biol Psychiat 45(4):512-514, 1999.
130) van Berckel BN, Evenblij CN, van Loon BJ, et al: D-cycloserine increases positive symptoms in chronic schizophrenic patients when administered in addition to antipsychotics: a double-blind, parallel, placebo-controlled study. Neuropsychopharmacol 21(2):203-210, 1999.
131) Evins AE, Amico E, Posever TA, et al: D-Cycloserine added to risperidone in patients with primary negative symptoms of schizophrenia. Schizophr Res 56(1-2):19-23, 2002.
132) Heresco-Levy U, Ermilov M, Shimoni J, et al: Placebo-controlled trial of D-cycloserine added to conventional neuroleptics, olanzapine, or risperidone in schizophrenia. Am J Psychiat 159(3):480-482, 2002.
133) Duncan EJ, Szilagyi S, Schwartz MP, et al: Effects of D-cycloserine on negative symptoms in schizophrenia. Schizophr Res 71(2-3):239-248, 2004.
134) Goff DC, Herz L, Posever T, et al: A six-month, placebo-controlled trial of D-cycloserine co-administered with conventional antipsychotics in schizophrenia patients. Psychopharmacol (Berl) 179(1):144-150, 2005.
135) Tsai GE, Yang P, Chang YC, Chong MY: D-alanine added to antipsychotics for the treatment of schizophrenia. Biol Psychiat 59(3):230-234, 2006.
136) Tsai G, Lane HY, Yang P, et al: Glycine transporter I inhibitor, N-methylglycine (sarcosine), added to antipsychotics for the treatment of schizophrenia. Biol Psychiat 55(5):452-456, 2004.
137) Lane HY, Chang YC, Liu YC, et al: Sarcosine or D-serine add-on treatment for acute exacerbation of schizophrenia: a randomized, double-blind, placebo-controlled study. Arch Gen Psychiat 62(11):1196-1204, 2005.
138) Lane HY, Huang CL, Wu PL, et al: Glycine transporter I inhibitor, N-methylglycine (sarcosine), added to clozapine for the treatment of schizophrenia. Biol Psychiat 60(6):645-649, 2006.
139) Corbett R, Camacho F, Woods AT, et al: Antipsychotic agents antagonize non-competitive N-methyl-D-aspartate antagonist-induced behaviors. Psychopharmacol 120:67-74, 1995.
140) 西川 徹：精神分裂病の分子メカニズムを探る．脳21

141) Brier A, Adler CM, Weisenfeld N, et al: Effects of NMDA antagonism on striatal dopamine release in healthy subjects: application of novel PET approach. Synapse 29:142-147, 1998.
142) 山本直樹, 西川 徹: 違法ドラッグと依存性薬物による精神障害の分子病態. 医学のあゆみ 217:1147-1151, 2006.
143) Nishijima K, Kashiwa A, Nishikawa T: Preferential stimulation of extracellular release of dopamine in rat frontal cortex to striatum following competitive inhibition of the N-methyl-D-aspartate receptor. J Neurochem 63:375-378, 1994.
144) Kashiwa A, Nishikawa T, Nishijima K, et al: Dizocilpine (MK-801) elicits a tetrodotoxin-sensitive increase in extracellular release of dopamine in rat medial frontal cortex. Neurochem Int 26:269-279, 1995.
145) Nishijima K, Kashiwa A, Hashimoto A, et al: Differential effects of phencyclidine and methamphetamine on dopamine metabolism in rat frontal cortex and striatum as revealed by in vivo dialysis. Synapse 22:304-312, 1996.
146) Umino A, Takahashi K, Nishikawa T: Characterization of the phencyclidine-induced increase in prefrontal cortical dopamine metabolism in the rat. Br J Pharmacol 124:377-385, 1998.
147) Miller DW, Abercrombie ED: Effects of MK-801 on spontaneous and amphetamine-stimulated dopamine release in striatum measured with in vivo microdialysis in awake rats. Brain Res Bull 40:57-62, 1996.
148) Weinberger DR, Lipska BK: Cortical maldevelopment, anti-psychotic drugs, and schizophrenia: a search for common ground. Schizophr Res 16:87-110, 1995.
149) Jentsch JD, Redmond DE Jr, Elsworth JD, et al: Enduring cognitive deficits and cortical dopamine dysfunction in monkeys after long-term administration of phencyclidine. Science 277:953-955, 1997.
150) Olsen NJ, Stein CM: New drugs for rheumatoid arthritis. N Engl J Med 350(21):2167-2179, 2004.

3.4 認知障害仮説

統合失調症の臨床症状は，感覚，知覚，思考，記憶，自我意識，感情，意欲など多様な脳機能領域に一定の特徴をもって現れる．それらの基本症状ないし基本障害として，Kraepelin, Bleuler E. は注意や思考の障害を考えたが，知覚障害[12]，感情障害[32]を重要視する立場もあった．晩年の Kraepelin は前頭葉機能と関連する意志や高次知的機能，すなわち現在でいう実行機能を基本障害として重視した[56]．また，近年における生物学的研究により側頭葉・辺縁系の異常が指摘され，統合失調症における記憶機能も注目されるようになった[14]．

このように，脳機能との関連で統合失調症の基本障害が検討されてきたが，前頭葉や側頭葉・辺縁系以外の形態異常も指摘され，さらに実行機能や記憶以外の機能障害も重要であることが明らかにされ，異種性の問題（本稿 c）を参照）とも相俟って単一の脳部位や脳機能で基本障害を説明することには困難がある．現在では，神経解剖学的には神経ネットワーク（または神経回路）の障害として，機能的には複合的な認知障害として基本障害をとらえるのが一般的になっている[45]．また，認知障害は，リハビリテーションの成否に関わる要因であり[73]，また新規抗精神病薬による改善が期待され[51]，創薬における新たな標的となっており[9]，病態論のみならず治療論においても重要な概念である[47]．

ここでは，最初に，統合失調症における認知障害の定義と意義を述べ，次に，認知障害の実体を概説し，最後に，認知障害の病態構造と異種性についてふれる．

a） 認知障害の定義と意義

認知 cognition あるいは認知機能 cognitive function という用語は様々な意味に用いられている．脳機能を感覚，知覚，認知，感情，運動などに分ける場合，認知は推理や思考に基づく高次の脳活動を意味する．しかし，心理学における知覚と認知の議論をみてもわかるように脳機能を画然と要素的に区別することは難しく，最近では，認知を"こころの働き"としてより広義に用いる傾向にある．なお，その際，"こころ"とは生体と外界の情報のやり取りを支える内的仕組みと定義される．例えば，意識的過程と無意識的過程を含んだ心的機能全体に関わる精神機能を認知と定義する立場，精神活動の理性的成分と情動的成分の総称を認知と定義する立場，情報処理の観点から情報の符号化，変換，貯蔵，利用に関わる行動調整のための一連の過程を認知と定義する立場があるが，いずれも

3. 原因と病態モデル

認知を広くとらえている．2004年にGazzaniga[19]によって「認知神経科学III」が上梓されたが，その中で取り上げられた項目は，「進化と発達」，「可塑性」，「感覚システム」，「運動システム」，「注意」，「記憶」，「言語」，「高次認知機能」，「情動と社会神経科学」，「意識」と多岐にわたっていることからも，認知の意味するものが広範囲であることがわかる．

なお，米国精神医学会の診断基準であるDSM-IV[1]では，記憶欠損，失見当識，言語障害さらには失語，失行，失認，実行機能障害を認知障害としており，せん妄や認知症を定義するさいの高次機能障害の意味に用いている．痴呆を認知症と呼ぶようになった昨今，本邦では統合失調症に対して認知障害という用語を使用するさいには配慮が必要であろう．また，認知障害を統合失調症における臨床症状としての思考障害や陰性症状と同等の意味に用いる立場もあるが，認知障害は後述のように全ての精神症状と関連する可能性があるので好ましくない．

統合失調症においては症状が顕在化する時点で突然に病気が起こるのではなく，その基盤となる脳機能の変化は発症以前から存在し，さらに，症状が消褪した後も再発を容易に引き起こすような傾向が残存していることが多い．そうした脳機能の変化を基盤に，個体および環境の増悪因子と防衛機序の間の均衡が崩れたときに発症すると考えられる（次節「3.5 ストレス脆弱性仮説」を参照）[54,64]．このように，精神症状や行動異常の発現を規定するような何らかの脳機能変化を"認知障害"とここでは定義する．通常，認知障害は神経心理学，精神生理学，認知心理学，神経画像などの手法によってとらえうるものであるが，前駆症状[3]や寛解時の自覚症状[55]にもそうした変化を見て取れる可能性がある．以上のように，認知障害は統合失調症の病態論における中心概念に位置付けられるが，臨床的には認知障害を基に統合失調症へと発症する過程が重要であり，また，認知障害の全容が解明されていない現時点では，臨床診断は認知障害ではなく臨床症状をもとに行う[65]．

認知障害を精神症状や行動変化の基底に位置づける考えは，多くの統合失調症モデルに取り入れられており，Zubinの脆弱性仮説[75]，Ciompiの長期展開モデ

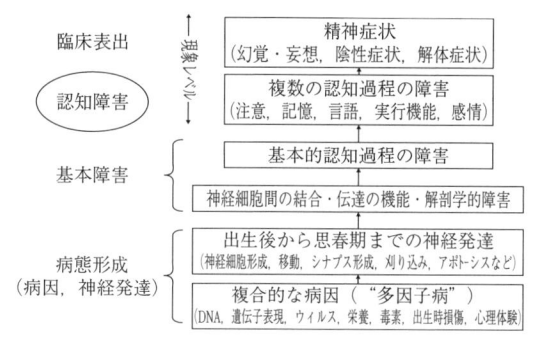

図 I-4　統合失調症の病態モデル

統合失調症の病態を，病態形成，基本障害，認知障害，臨床表出のレベルごとに示している（Andreasenの図[2]を参考に作成）．ここでは認知障害を基本的な認知障害と可視的な認知障害とに分けている．

ル[15]，Klosterkötterらの層構造モデル[31]においては，それぞれ脆弱性，基本障害，情報処理障害などと表現される認知障害がモデルの中核に据えられている[64,65]（次節「3.5 ストレス脆弱性仮説」を参照）．

図I-4は，Andreasen[2]によって提唱された統合失調症の病態モデルを簡略に示したものである．病因には種々の遺伝要因と環境要因（生物学的要因から心理社会的要因に及ぶ）がありそれらの集約によって，思春期まで続く神経発達に影響を与え病態が形成される．これは，前頭前野皮質・視床・小脳ネットワークにおける神経細胞間の解剖学的および機能的な結合異常に帰結し，基本障害としての認知障害が形成される．そして，最終的には可視的な認知障害や臨床症状が出現するという考えである．彼女は，基本的な認知障害として"認知ジスメトリア cognitive dysmetria"という概念を仮定している．これは視床を仲介した大脳皮質と小脳の間における瞬時のオンライン・フィードバックの結果として起こるような，思考と運動活動のあいだの流動的で連続的な調整（"同期 synchrony"）の失敗を意味し，これが記憶や注意などの様々な認知システムに影響を与えるとしている．この仮説の真偽は別として，本稿ではAndreasenのいう基本的認知障害と可視的な認知障害とを区別しない．

図I-4に示すように，認知障害は一方では精神症状や行動の基盤に存在しそれらの発現を規定しその内容を特徴付けるものであり，他方，遺伝子，神経伝達

物質などのような病態レベルの偏倚の直接的な表現型ともなりうる．このため，認知障害は各研究領域を繋ぐ架け橋の役割を果たすものと期待される[47,48]．また，認知障害の一部には，統合失調症の感受性遺伝子が直接的にコードしているエンドフェノタイプ endophenotype[25] が含まれると考えられる．さらに，認知障害の評価方法が確立されると，患者ごとの病態評価，疾患の早期発見，予防治療の開発，予後予測，患者の認知特性に応じた心理社会療法，精神科リハビリテーションのプログラム作成，新たな治療法開発のさいの指標などにも応用されることが期待される[46]．

b) 認知障害の実体

神経心理学ないし心理学の領域において，特に重症の慢性期統合失調症に関する研究が古くから行われ，おおよそ共通して注意，記憶，思考，判断・計画能力・予期，知的能力にわたり広く障害されていることが示されてきた[23]．Andreasen によって提唱された統合失調症の病態モデル（図 I-4）では，可視的な認知障害として注意，記憶，言語，実行機能，感情の障害を挙げている．これらの中で，神経心理学的には，注意，記憶，実行機能の障害がより際立つといわれている[23]．

統合失調症において深刻な問題となる社会的・職業的機能障害は，陰性症状や陽性症状以上に認知障害とより強く関連することが近年示されてきた[26]．これに伴い社会的・職業的機能により特異的に関連する認知機能の研究がすすみ，従来研究されてきた認知機能を神経認知 neurocognition と呼ぶのに対して，新たに社会認知 social cognition という認知機能領域が提唱されその生物学的背景も明らかになりつつある[58,62]．つい最近，統合失調症に対する神経認知薬（認知増強薬）の開発プロジェクトが米国で立ち上がったが，その中で神経心理学的評価項目として処理速度，注意・覚醒，作業記憶，言語性学習・記憶，視覚性学習・記憶，推論・問題解決などに加えて社会認知が取り上げられた[9]．また，情動や感情に関して情動認知 emotion perception という立場で生物学的研究が進展しつつある[60,61]．

ここでは，最初に神経認知として1）知覚・注意，2）思考，3）記憶，4）実行機能・作業記憶の4つを取り上げて[41]，主に精神生理学や認知心理学の観点からまとめ[46]，最後に社会認知と情動認知についてふれる．神経心理学，神経画像の知見に関しては成書を参考にされたい．

1) 神経認知

i) 知覚・注意

"前認知的"（自動処理的）な情報選択機構に関しては，統合失調症では自律神経活動や音刺激に対する驚愕反応において慣れが生じにくく[7]，同様に，聴覚刺激の反復に対する聴覚誘発電位のうち最初の皮質反応である P50 成分の減弱が起きにくいこと[67] が古くから知られている．また，刺激の自動的なミスマッチ検出を反映するミスマッチ陰性電位が，統合失調症では減弱ないし遅延しており，感覚記憶の感受性の減弱や作業記憶の障害との関連が指摘されている[29]．

前認知的な情報選択機構に後続する早期の統御処理的な知覚・感覚分析機構に関しては，多くの感覚様式や身体図式にわたり全般的に障害されていると考えられ，多様な知覚や感覚領域の症状として出現する．こうした知覚表象の形成や刺激同定（感覚貯蔵）といった早期情報処理の障害によって，その後に展開する感覚統合や意味統合（短期記憶）にも影響が大きいと推定される[33]．最近のハイリスク研究では，嗅覚障害が統合失調症の発症において重視されている[8]．筆者らは，寛解期の統合失調症において早期の情報処理であるパターン認知を反映する視覚性 NA 電位が遅延していることを報告した[39]．これは図形，文字，単語など刺激内容とは無関係に認められ，情報の連合や変換を要する課題でさらに異常が増強することから，この異常は知覚組織化すなわち統合過程の障害に帰結するものと考察した[40,53]．さらに，この異常は気分障害では認められず[63]，幻覚・妄想を中心とした精神病性再発の脆弱性指標となることが示された[43]．また，パターン認知後の知覚統合を反映する Nd 電位（処理陰性電位）の早期および後期成分にも異常が見いだされており，前頭前野と関連する選択的注意，計画と実行の障害が推定されている[50]．以上のように，後述する思考，記憶，実行機能・作業記憶の問題を検討するさいに，早期の情報処理の障害がその後の高次処理に影

響を与えている可能性も考慮する必要がある．

　注意は，覚醒維持（持続性），新奇刺激への方向付け，情報の選択的フィルター（選択性），セット間の移動（転導性），刺激の弁別や走査などの様々な情報処理機能を包含し，感覚や知覚過程と関連する主に入力系の調整を表す概念である．統合失調症では早期の選択的フィルター機構が障害されるため，不必要な感覚情報が過剰に中枢処理装置に送られ注意を焦点化できなくなり，その結果，思考障害や幻覚を引き起こすというフィルター障害仮説はよく知られている．他にも注意維持の障害，処理容量の減弱，注意配分の障害など，本疾患の病態の様々な特徴が注意機能の観点から検討されてきた．

　注意維持を評価する方法として，次々に提示される視覚刺激の中に出現する標的を検出する Continuous performance task があるが，統合失調症では課題内容が複雑なほど，反応条件の負荷が高いほど課題遂行が悪化する[54]．また，視覚刺激を提示した直後にそれを遮蔽するマスキング刺激を与えることで，視覚刺激の登録を干渉するような Backward masking test や，複数の文字配列の中から標的文字を検出する Span of apprehension task でも異常が見いだされており，視覚情報の短期記憶への伝達遅延，認知図式や文脈を維持するための知覚統合の障害がその認知的意味として考えられている．Shallice らは，種々の神経心理学的検査を慢性期統合失調症患者に施行し，各種課題の遂行能力は患者ごとに異なるものの前頭葉機能に感受性のある検査遂行が共通してよくないことを認め，これを課題遂行に無関係な反応を抑制する前頭葉機能（"監督的注意システム supervisory attentional system"）の障害であると指摘した[66]．

ii）思　考

　思考障害のうち，連合弛緩，滅裂思考，思考内容の非論理性や貧困などは統合失調症の基本障害として重視され，その後，過包含，具象的態度，錯論理などの概念を用いて検討されたが，思考障害の多様性ゆえに単一の概念でまとめることはできなかった．思考障害は後述する記憶や実行機能の障害とも深く関連している．形式的思考障害は心理的構え（セット）の維持能力の障害にさらに会話での間違いを監視する能力の障害が加わるために生じ，一方，会話貧困などの思考障害はセットを確立する能力の障害によって生じるという仮説が提唱されている[49]．

　認知心理学では思考と関連の深い意味処理過程に関して，意味ネットワークモデルないし意味活性化の拡散モデルが提唱されている．これによると，単語などの意味表象は概念ノード（節点）としてネットワーク状に心的辞書を構成しており，ある単語が提示されるとそれに関連する概念ノードが活性化（語彙アクセス）され，さらに近接するノードにも活性化が拡延する．また，先行する語句によって意味的文脈が形成されると，それに関係のないノードは次々に抑制を受ける．この活性化と抑制を通して効率的で適切な意味処理が行われる．

　こうした意味ネットワークを仮定して統合失調症での意味記憶を検討すると，ある単語についての意味関連性が健常者と比べて近接する単語にまで過剰に拡延しており意味の焦点化に困難が認められることから[13]，意味ネットワークの過剰活性化仮説が提唱され，特に形式的思考障害との関連で注目されている．この原因として先行刺激による文脈効果の欠如，すなわち意味ネットワークの抑制機序の障害が推定されており，それは側頭葉と前頭葉の機能的結合の障害によるとされている．これは，以前の入力情報についての時空間的規則性の記憶を現在の知覚処理に利用できないことを意味し，実験心理学でいう"冗長性利用の障害"，"ゲシュタルト知覚の崩壊"，"認知図式の障害"と軌を一にする考えである．

　精神生理学の領域で，意味処理と関連する事象関連電位である N 400 電位の研究が行われている．文章や単語を用いた心理課題で，ある語句が期待と異なるかあるいは意味的不一致があるとこの電位の振幅が高くなるため，意味ネットワークの活性化の指標と考えられている．統合失調症では N 400 潜時の遅延に加えて意味的一致条件での N 400 振幅の増大が報告されており，意味ネットワークの過剰活性化ないし脱抑制が推定されている[42]．さらに筆者らは，寛解期の統合失調症において N 400 に対する反復プライミング効果が起こらないことを見出し，文脈や意味記憶による意味ネットワークの抑制が減弱していることを報告

した[36,44]．さらに，この反復プライミングの減弱は形式的思考障害の重症度と関連した[37]．一卵性双生児不一致例での症例検討では，N 400 反復プライミングの異常は遺伝的な影響を受けるのに対して，知覚・注意で述べた NA 電位の異常は遺伝的影響を受けなかった[74]．

iii) 記憶

統合失調症の記憶機能については，Kraepelin, Bleuler の時代から最近まで一部の重篤な慢性患者での記憶障害を除いてあまり重要視されてこなかった[13]．しかし，記憶の神経心理学の発展により，従来の保持時間からの記憶分類（長期記憶 対 短期記憶）に加えて記憶内容の特徴による分類（顕在記憶 対 潜在記憶）が確立されたこと，統合失調症の神経画像や死後脳研究でしばしば内側側頭葉などの構造異常が報告されてきたことで，統合失調症の記憶研究が加速された．そして，記憶障害は統合失調症の認知障害のなかでは突出した異常であることがわかり，疾患の重症度と慢性化，思考障害，陰性症状などとの関連が指摘されてきた．また，記憶障害は，社会的・職業的機能レベルと関連するといわれ[22]，生活技能訓練などにさいして考慮する必要がある．

統合失調症においては，顕在記憶であるエピソード記憶は出来事の新旧に関わらず広く障害され，意味記憶にも異常が認められている．特に，文脈的な手がかりを必要とするような言語性記憶の想起課題において異常が顕著であることから，想起にさいしての文脈組織化の障害が指摘されている．一方，潜在記憶である手続き記憶，語彙や意味のプライミングは比較的保たれているという報告が多いが，思考の項目でも述べたように，反復プライミング課題において手がかりとしての潜在記憶の利用障害を認めることから[36,44]，それが顕在記憶に影響を与えている可能性も考慮する必要がある[6]．

iv) 実行機能・作業記憶

実行機能 executive function とは，外界や記憶からの情報を利用し計画を立て実行命令を生成し，その結果を監視しながらある目的行動を維持，達成する機能である．この機能が障害されると，計画性，意図的行動，社会的判断，問題解決能力に問題が生じる．前述の監督的注意システムの障害[66]は，この実行機能の障害と言い換えることもできよう．遂行のために表象的記憶を利用して構えの変更が要求される Wisconsin Card Sorting Test（WCST）は実行機能を評価する課題としてしばしば用いられるが，古くから統合失調症研究の大半においてこの遂行に異常が認められてきた[71]．実行機能は，前頭前野皮質を中心にその関連脳領域との神経ネットワークを通して実現されると考えられている．WCST を施行中の脳血流をみると健常者では前頭前野が増大するが，統合失調症では増大しない[71]．

作業記憶 working memory は，実行機能と一部重複する概念である．作業記憶は，行動や決断を導くために外界からの情報や記憶を短時間保持しそれを操作する機能と定義され[4]，その保持されたものが表象的記憶つまり認知図式でありそれは行動調整にとって必須である．作業記憶の素材となるような感覚や記憶の機能局在は別として，作業記憶の主な実行部位は前頭前野であり，先に述べた WCST での統合失調症での遂行成績は，作業記憶によって決定されることが示されている[20]．作業記憶に障害が起こると，概念や目的意識が保持できないために注意維持や思考形式の障害が起こり，入力情報や記憶情報の監視や抑制ができないために自我意識や思考の障害が起こり，注意の選択性が障害されるため知覚障害が起こり，実行命令が減弱するために無気力，会話貧困が起こると解釈できる[24]．しかし，統合失調症の症状と前頭葉症状群の違いも知られており，さらに WCST での遂行異常は必ずしも統合失調症に特異的でないという報告もあり，前頭前野だけではなく内側側頭葉や皮質下核を含む神経ネットワーク全体の機能として検討する必要があるだろう．

2) 社会認知・情動認知
i) 社会認知

統合失調症における社会的・職業的機能は極めて重要な概念であることはいうまでもない．DSM-IV[1]では診断基準の大項目の一つとして取り入れられており，またその多軸評価の第5軸はまさに心理的機能を含めた社会的・職業的評価そのものである．具体的には，就労・就学上の問題，対人関係，自己管理などに

関する広範囲な機能を意味するが，単に病状に伴う機能状態という視点のみならず，病前の機能障害や長期転帰・再発との関連でも重要と考えられる．こうした社会的機能の決定要因に関して，当初は，記憶，実行機能，注意などの神経認知の重要性が指摘されたが[21,26]，その後，社会的機能により特異的な認知機能として社会認知が注目されるようになってきた．神経認知は学習能力や技術獲得に，社会認知は対人関係にそれぞれ関与するので，精神科リハビリテーションの領域においては神経認知のみならず社会認知が重要となるのはいうまでもない．さらに，冒頭でも述べたように，薬物療法や創薬の領域でも社会認知が重視されてきた[9,47]．

統合失調症の症候論においても，社会認知が重視されるようになりつつある．統合失調症の症状群モデルとして，古くは1症状群モデルや2症状群モデルが提唱されたが，統計解析による近年の研究では，陽性症状，陰性症状，解体症状の3症状群[35]に加えて，対人関係に関する症状（"関係症状 relational symptoms"）を独立した症状群とする立場がある[59]．この関係症状は，親密さや親近感を感じる能力あるいは友人関係など社交性に関する障害として，従来，陰性症状評価尺度の中で評価されてきたものであるが，中核的な陰性症状からはある程度独立した因子として取り出された．こうした社交性の障害の背景に，特異な社会認知の存在が想定される．

社会認知は，例えば，「人のことを考えること」，「自分自身と他人の間の関係についての表象を作り，その表象を社会行動を柔軟に導くために利用する能力」，「他人の意図や気持ちを理解する人間の能力を含むような，社会的相互作用の基底にある心的操作」，「他者に反応し行動に役立つ過程，特に，霊長類に見られる極端に多様で柔軟な社会行動に役立つより高次の認知過程」などと定義される[62]．統合失調症における社会認知の研究は急増しているが，その主な研究対象は，心の理論（Theory of Mind, ToM）スキル[16]，表情の感情認知[17]，帰属スタイル（内的，外的事象に対してそれを自分または他人のどちらに帰属させ説明するかという心的様式）[5]，社会的手がかりの認知[34]などに関して，である．社会認知の脳局在に関する画像研究も増えており，内側前頭葉，上側頭回，紡錘状回，扁桃体などが重視されている[62]．さらに，社会認知の障害は，発症以前から存在し，第一度親族にも見られ，発症後の再発にも関係するため，疾患の発症からその後の経過を規定するような重要な概念である可能性も指摘されている[62]．

ii) 情動認知

社会認知と情動認知とはかなり重複する概念であるが，情動の直接関係しない心の理論スキル[68]もあれば，逆に対人関係とは関連しない情動もある．ここでいう情動認知とは，①内的あるいは外的な刺激によって発生した情動の意味が評価され，②文脈や記憶情報をもとにある感情状態を惹起し，さらに，③それらの変化に対してフィードバック調整を行うといった一連の認知処理過程をいう．最近，この領域の生物学的な基礎研究が進展し[60]，それと精神疾患との関連が検討されつつある[61]．研究対象としては，表情やプロソディの情動認識[17,38]，情動体験の表現行動[18]などである．プロソディとは，声などの高さ，強さ，長さ，速度，アクセント，リズム，イントネーション，ポーズなどの音響的情報の総称であり，話者の感情，意図，ユーモアなど実際のコミュニケーションに必要なさまざまな情報を含んでいる．プロソディには言語構造や文型で表現される言語プロソディと，話者の非言語性の感情状態に関わる感情プロソディとが含まれる．統合失調症における対人関係の障害の基盤にある情報伝達という側面を探求する上で，プロソディ研究は今後重要になるだろう[28]．

Phillips ら[60]，これまでの基礎研究から，情動の認知処理過程が脳の腹側システム（扁桃体，島，腹側線条体，腹側前帯状回，前頭前野皮質）と背側システム（海馬，背側前帯状回，前頭前野皮質）とが関与するとした．前者の腹側システムは，刺激の情動的意味を評価し（上述の①に相当），それによって感情状態が発生し自律神経系が反応し（上述の②に相当），後者の背側システムは，感情状態とそれに伴う行動を意図的に制御する（上述の③に相当）．統合失調症，双極性障害，大うつ病性障害では，それぞれ異なる情動処理障害を示す[61]．特に，統合失調症では，神経の機能的，構造的異常の特徴から，一つには，情動的に目

立つ情報の同定に特異な障害があり（上述の①に相当），さらに，他者の意思を間違って解釈ししかも確信システムと情動的行動の評価や制御に障害が起こるため（上述の③に相当），結果的に感情平板化，無快楽症，被害妄想，ひいては社会的機能の障害が出現する[61]．

c）認知障害の病態構造と異種性

これまで述べてきた様々な認知障害は，おそらくそれぞれが独立して存在するのではなく，ある神経ネットワークないし脳機能系を介して相互に関連しあっていると考えられる．特に前頭前野を中心とした調整機構は，その機能的意義からして各認知機能に広範に影響していると思われる．ただし，影響が広範ということだけでは，前頭前野が一次的な障害部位であることを保証しない．統合失調症以外の精神疾患でも，前頭前野の関与が指摘されていることを考慮すれば領けよう．この点で，先に述べた前頭前野皮質・視床・小脳ネットワークの障害仮説[2]をはじめ，背外側前頭前野・内側側頭葉の機能的結合障害仮説[72]，前頭葉・線条体・視床ネットワークの障害仮説[57]などは，統合失調症性認知障害の作業仮説として有用と思われる．その際，ネットワークで結ばれる各脳構造に特異的な機能障害と，ネットワーク特異的な機能障害の2つの視点で検討することが重要であろう[57]．

統合失調症の臨床特徴（発症様式，臨床症状，臨床経過，転帰，治療反応性など）の多様性より，本疾患は単一疾患ではなく異種的な症候群である可能性が論じられてきた．したがって，図3-4-1のように基本的な認知障害を想定した場合，果たしてその障害の重症度や広がりだけで臨床的多様性を説明できるのか議論があるだろう．一方で，病因，臨床特徴，神経病理の全てにおいて画然と区別できるような亜型分類が確立されていないことも事実である．少なくとも現実歪曲症状群（幻覚・妄想），欠陥症状群，解体症状群（形式的思考障害，不適切感情など）は，横断的にも縦断的にも相互にある程度の関連性をもっていることが示されている[27,59]．また，様々な神経心理学的および精神生理学的異常や脳構造異常が検討されてきたが，統合失調症全例が異常を示すような指標はないということ

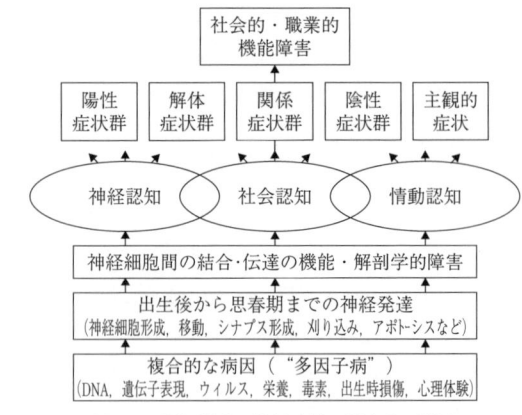

図I-5 認知障害と精神症状の推定上の関連

統合失調症の認知障害と精神症状の関連を図I-4のモデルを用いて示してある．認知障害は複合的な構造を形成し，各認知障害が精神症状の発現に複雑に関連している．

とも重要な点である（大半の指標では，健常対照者の平均値から標準偏差の2倍を越して異常を示す統合失調症患者は多くとも数10％程度）．現時点では，図I-5に示したような認知障害の多構造性を想定し，複数の認知障害の評価手段を導入することで，こうした問題点を乗り越えていく必要がある．すなわち，患者個人の中にどの認知障害がどの程度複合して存在するのかを評価することで，臨床的多様性や認知障害の相互関連性などの問題が解決できるだろう[11]．

認知障害と精神症状の関連についての研究は不十分であるが，最も一貫しているのは，いずれの認知機能もその障害が重篤なほど生活機能や社会的・職業的転帰に悪影響を及ぼしているということであり，認知障害は治療論にとってのキーワードとなる[52]．個々の認知障害についてみると，知覚・注意の障害は幻覚・妄想と深く関連し，欠陥症状ともある程度関連する[10]．実行機能は欠陥症状と，作業記憶は欠陥症状，思考障害，一部の陽性症状（自己監視の障害と関連する作為体験や幻覚）との関連が指摘されている[30]．記憶機能には前述のように様々な局面があり精神症状との関連は明らかになっていないが，欠陥症状や形式的思考障害などに影響を及ぼしていると推定される[14]．思考は，前述のように意味処理という点で思考障害と深く関連する．認知障害から精神症状への発展過程について，Boschは[6]，調整的役割をもつ自動的な情報処理の破綻が，統御処理へ過剰な負荷をかけるために各精

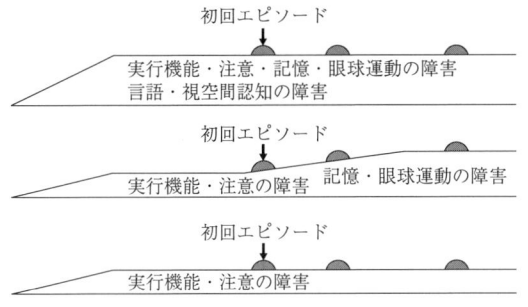

図 I-6 認知障害の発現から発症後の時間経過

知的機能（IQ）を基にした認知障害の時間経過に関するWeickertらの報告[69,70]を参考にして，三つの経過パターンを推定．上段と下段の経過パターンは固定的だが，中段は発症時から数年のあいだで悪化を示しその後固定．上方に突出しているところは，精神病エピソードを示す（各段の左が初発エピソード）．欠陥症状は省略．下段では注意，実行機能の障害に限定されているが，中段と上段ではそれに言語，記憶，眼球運動，視空間知覚などの障害も加わり全般的知的機能の低下を示す．

神症状が発現するという仮説を提唱している．また，筆者らは，幻覚・妄想，思考障害，欠陥症状をそれぞれ反映する精神生理学的指標を用いた研究を通して，各認知障害に制御処理系と調整系の障害が内在しており，調整系のさらなる破綻が精神症状を導くものと考えている[45]（文献 45 の図 8 を参照）．

認知障害発現と精神症状出現の時間経過は，病態の異種性を考慮する上で重要である．現在，様々な研究領域で統合失調症（の一部）が進行性かどうかが議論されている[45]．Weickertら[69,70]による慢性期の統合失調症患者を対象とした後方視的研究を参考にして，認知障害には図 I-6 のように 3 つの経過パターンが推定される．つまり，認知障害がごく軽度で安定して経過する第一群（下段），認知障害が最初はごく軽度であるが発症頃から 3～5 年間の経過で悪化する第二群（中段），発達の早期から重症の認知障害が安定して経過する第三群（上段）に分けられる．第一群は全体の 25％を占め，注意，実行機能・作業記憶の障害を示し，第二群は全体の 50％を占め，注意，実行機能・作業記憶に加え記憶，眼球運動の障害を示し，いずれも主に前頭葉・内側側頭葉の障害であるとしている．第三群は全体の 25％を占め，発達早期より注意，実行機能・作業記憶，記憶，眼球運動，言語，視空間知覚の障害をもち，前頭葉，側頭葉，後頭・頭頂葉に及ぶような広範な皮質機能の障害があるという．こうした考えは，統合失調症の新たな亜型分類の可能性を示唆するもので興味深い．

（松岡洋夫）

文 献

1) American Psychiatric Association: Diagnostic and Statistical Manual of Mental Disorders, 4 th ed, Text Revision, American Psychiatric Press, Washington D. C., 2000.
2) Andreasen NC: A unitary model of schizophrenia: Bleuler's "fragmented phrene" as schizencephaly. Arch Gen Psychiatry 56(9):781-787, 1999.
3) 栗田主一，松岡洋夫：分裂病の前駆症候と警告症候．精神科治療学 13(4):431-438, 1998.
4) Baddeley A: Working Memory. Oxford University Press, London, 1986.
5) Bentall RP: Social cognition and delusional beliefs. Social Cognition in Schizophrenia (ed by Corrigan P W and Penn DL), pp. 123-148, American Psychological Association, Washington, D. C., 2001.
6) Bosch RJ van den: Context and cognition in schizophrenia. Advances in the Neurobiology of Schizophrenia: Clinical and Neurobiological Advances in Psychiatry Vol. 1 (ed by Den Boer JA, Westenberg HGM, et al), pp. 343-366, John Wiley & Sons, Chichester, 1995.
7) Braff DL, Grillon C, et al: Gating and habituation of the startle reflex in schizophrenic patients. Arch Gen Psychiatry 49(3):206-215, 1992.
8) Brewer WJ, Woods SJ, et al: Impairment of olfactory identification ability in individuals at ultra-high risk for psychosis who later develop schizophrenia. Am J Psychiatry 160(10):1790-1794, 2003.
9) Buchanan RW, Davis M, et al: A summary of the FDA-NIMH-MATRICS workshop on clinical trial design for neurocognitive drugs for schizophrenia. Schizophr Bull 31(1):5-19, 2005.
10) Cadenhead KS and Braff DL: Information processing and attention in schizophrenia: Clinical and functional correlates and treatment of cognitive impairment. Cognition in Schizophrenia: Impairments, Importance and Treatment Strategies (ed by Sharma T and Harvey P), pp. 92-106, Oxford, New York, 2000.
11) Carpenter Jr WT, Buchanan RW, et al: Strong inference, theory testing, and the neuroanatomy of schizophrenia. Arch Gen Psychiatry 50(10):825-831, 1993.
12) Chapman J: The early symptoms of schizophrenia. Brit J Psychiatry 112(484):225-251, 1966.
13) Chen EY, Wilkins AJ, et al: Semantic memory is both impaired and anomalous in schizophrenia. Psychol Med 24(1):193-202, 1994.
14) Chen EYH and McKenna PJ: Memory dysfunction in schizophrenia. Schizophrenia: A Neuropsychological Perspective (ed by Pantelis C, Nelson HE, et al), pp. 107-124, John Wiley & Sons, Chichester, 1996.
15) Ciompi L: The dynamics of complex biologicalpsy-

16) Corcoran R: Theory of mind and schizophrenia. Social Cognition in Schizophrenia (ed by Corrigan PW and Penn DL), pp. 149-174, American Psychological Association, Washington, D. C., 2001.
17) Edwards J, Jackson HJ, et al: Emotion recognition via facial expression and affective prosody in schizophrenia: A methodological review. Clin Psychol Rev 22(6):789-832, 2002.
18) Flack WF Jr, Laird JD, et al: Emotional expression and feeling in schizophrenia: Effects of specific expressive behaviours on emotional experiences. J Clin Psychol 55(1):1-20, 1999.
19) Gazzaniga MS: The Cognitive Neuroscience III, The MIT Press, Massachusetts, 2004.
20) Gold JM, Carpenter C, et al: Auditory working memory and Wisconsin Card Sorting Test performance in schizophrenia. Arch Gen Psychiatry 54(2):159-165, 1997.
21) Gold JM, Goldberg RW, et al: Cognitive correlates of job tenure among patients with severe mental illness. Am J Psychiatry 159(8):1395-1402, 2002.
22) Goldberg TE, Torrey EF, et al: Learning and memory in monozygotic twins discordant for schizophrenia. Psychol Med 23(1):71-85, 1993.
23) Goldberg TE, David A, et al: Neurocognitive deficits in schizophrenia. Schizophrenia, 2nd edition (ed by Hirsch SR and Weinberger D), pp. 168-184, Blackwell Science, Oxford, 2002.
24) Goldman-Rakic PS: Prefrontal cortical dysfunction in schizophrenia: The relevance of working memory. Psychopathology and the Brain (ed by Carroll BJ and Barrett JE), pp. 1-21, Raven Press, New York, 1991.
25) Gottesman II and Gould TD: The endophenotype concept in psychiatry: Etymology and strategic intentions. Am J Psychiatry 160(4):636-645, 2003.
26) Green MF, Kerns RF, et al: Neurocognitive deficits and functional outcome in schizophrenia: Are we measuring the "right stuff"? Schizophr Bull 26(1):119-136, 2000.
27) Häfner H, Maurer K, et al: Onset and early course of schizophrenia. Search for the Causes of Schizophrenia (ed by Häfner H and Gattaz WF), pp. 43-66, Springer-Verlag, Berlin, 1995.
28) 伊藤文晃, 松本和紀, 他：プロソディと統合失調症：プロソディの脳神経機構と統合失調症におけるその障害. 脳と精神の医学 16(4):279-285, 2005.
29) Javitt DC, Doneshka P, et al: Impaired mismatch negativity generation reflects widespread dysfunction of working memory in schizophrenia. Arch Gen Psychiatry 52(7):550-558, 1995.
30) Keefe RSE: Working memory dysfunction and its relevance to schizophrenia. Cognition in Schizophrenia: Impairments, Importance and Treatment Strategies (ed by Sharma T and Harvey P), pp. 16-50, Oxford, New York, 2000.
31) Klosterkötter J, Gross G, et al: Das Konzept der Prozessactivität bei idiopathischen Psychosen. Nervenarzt 60(12):740-744, 1989.
32) Knight RA, Roff JD, et al: Concurrent and predictive validity of thought disorder and affectivity: A 22-year follow-up of acute schizophrenics. J Abn Psychol 88(1):1-12, 1979.
33) Knight RA: Comparing cognitive models of schizophrenics' input dysfunction. Schizophrenia: Origins, Processes, Treatment, and Outcome (ed by Cromwell RL and Snyder CR), pp. 151-175, Oxford University Press, New York, 1993.
34) Leonhard C and Corrigan PW: Social perception in schizophrenia. Social Cognition in Schizophrenia (ed by Corrigan PW and Penn DL), pp. 73-95, American Psychological Association, Washington, D. C., 2001.
35) Liddle PF: Syndromes in schizophrenia and their neuropsychological and neuroanatomical correlates. Schizophrenia: A Neuropsychological Perspective (ed by Pantelis C, Nelson HE, et al), pp. 299-313, John Wiley & Sons, Chichester, 1996.
36) Matsumoto K, Matsuoka H, et al: Impairment of an event-related potential correlate of memory in schizophrenia: Effects of immediate and delayed word repetition. Clinical Neurophysiol 112(4):662-673, 2001.
37) Matsumoto K, Yamazaki H, et al: Reduced word-repetition effect in the event-related potentials of thought-disordered patients with schizophrenia. Psychiatry Res 134(3):225-231, 2005.
38) Matsumoto K, Samson GT, et al: Prosodic discrimination in patients with schizophrenia. Br J Psychiatry 189(2):180-181, 2006.
39) Matsuoka H, Saito H, et al: Altered endogenous negativities of the visual event-related potential in remitted schizophrenia. Electroenceph Clin Neurophysiol 100(1):18-24, 1996.
40) Matsuoka H, Matsumoto K, et al: Perceptual disorganization and retarded NA potential in remitted schizophrenia. Recent Advances in Event-Related Brain Potential Research (ed by Ogura C, Koga Y, et al), pp. 937-940, Elsevier, Amsterdam, 1996.
41) 松岡洋夫, 佐藤光源：精神疾患における認知機能障害. 臨床精神薬理 1(11):1099-1110, 1998.
42) 松岡洋夫, 松本和紀, 他：分裂病の意味処理障害：最近のN400研究. 脳と精神の医学 9(3):287-294, 1998.
43) Matsuoka H, Matsumoto K, et al: Delayed visual NA potential in remitted schizophrenia: A new vulnerability marker for psychotic relapse under low-dose medication. Biol Psychiatry 45(1):107-115, 1999.
44) Matsuoka H, Matsumoto K, et al: Lack of repetition priming effect on visual event-related potentials in schizophrenia. Biol Psychiatry 46(1):137-140, 1999.

45) 松岡洋夫, 松本和紀：精神分裂病の脆弱性とその臨床指標. 精神医学 43(3):236-249, 2001.
46) 松岡洋夫, 中村真樹, 他：統合失調症の異種性：オーダーメード医療を目指して. 脳と精神の医学 14(4):285-291, 2003.
47) 松岡洋夫：統合失調症における治療標的としての認知障害. 精神経誌 107(1):89-93, 2005.
48) 松岡洋夫, 中村真樹：統合失調症の認知障害と脳波. 精神経誌 107(4):307-322, 2005.
49) McGrath J: The pathogenesis of thought disorder. Schizophrenia: A Neuropsychological Perspective (ed by Pantelis C, Nelson HE, et al), pp. 183-204, John Wiley & Sons, Chichester, 1996.
50) Michie PT: Cognitive deficits in psychopathology: Insights from event-related potentials. Handbook of Neuropsychology, Vol.10 (ed by Boller F and Grafman J), pp. 299-327, Elsevier Science, Amsterdam, 1995.
51) Mortimer AM: The neuropsychology of schizophrenia. The Psychopharmacology of Schizophrenia (ed by Reveley MA and Deakin JFW), pp. 153-177, Arnold, London, 2000.
52) Mueser KT: Cognitive functioning, social adjustment and long-term outcome in schizophrenia. Cognition in Schizophrenia: Impairments, Importance and Treatment Strategies (ed by Sharma T and Harvey P), pp. 157-177, Oxford, New York, 2000.
53) 中村真樹, 酒井広隆, 他：視覚性NAを用いた精神分裂病における単語認知の検討. 臨床脳波 42(9):568-572, 2000.
54) Nuechterlein KH, Dawson ME, et al: Developmental processes in schizophrenic disorders: Longitudinal studies of vulnerability and stress. Schizophr Bull 18(3):387-425, 1992.
55) 刑部和仁, 宮腰哲生, 他：精神分裂病に特異的な主観的精神症状について：Bonn大学基底症状評価尺度（BSABS）による検討. 精神医学 40(7):729-735, 1998.
56) Palmer B and Heaton RK: Executive dysfunction in schizophrenia. Cognition in Schizophrenia: Impairments, Importance and Treatment Strategies (ed by Sharma T and Harvey P), pp. 51-72, Oxford, New York, 2000.
57) Pantelis C and Brewer W: Neurocognitive and neurobehavioural patterns and the syndromes of schizophrenia: Role of frontal-subcortical networks. Schizophrenia: A Neuropsychological Perspective (ed by Pantelis C, Nelson HE, et al), pp. 317-343, John Wiley & Sons, Chichester, 1996.
58) Penn DL, Corrigan PW, et al: Social cognition in schizophrenia. Psychol Bull 121(1):114-132, 1997.
59) Peralta V, Cuesta MJ, et al: An empirical analysis of latent structures underlying schizophrenic symptoms: A four-syndrome model. Biol Psychiatry 36(11):726-736, 1994.
60) Phillips ML, Drevets WC, et al: Neurobiology of emotion perception I: The neural basis of normal emotion perception. Biol Psychiatry 54(5):504-514, 2003.
61) Phillips ML, Drevets WC, et al: Neurobiology of emotion perception II: Implications for major psychiatric disorders. Biol Psychiatry 54(5):515-528, 2003.
62) Pinkham AE, Penn DL, et al: Implications for the neural basis of social cognition for the study of schizophrenia. Am J Psychiatry 160(5):815-824, 2003.
63) 斎藤秀光, 松岡洋夫, 他：うつ病の認知機能に関する事象関連電位を用いた研究：精神分裂病および健常者との比較. 精神経誌 99(8):555-574, 1997.
64) 佐藤光源, 松岡洋夫：社会ストレスと脆弱性仮説. 臨床精神医学講座, 第2巻, 精神分裂病I（中根允文, 小山司, 他編）, pp. 117-129, 中山書店, 東京, 1999.
65) 佐藤光源：精神分裂病はどこまでわかったか. 精神経誌 102(7):589-615, 2000.
66) Shallice T, Burgess PW, et al: Can the neuropsychological case-study approach be applied to schizophrenia? Psychol Med 21(3):661-673, 1991.
67) Siegel C, Waldo M, et al: Deficits in sensory gating in schizophrenic patients and their relatives: Evidence obtained with auditory evoked responses. Arch Gen Psychiatry 41(6):607-612, 1984.
68) Völlm BA, Taylor ANW, et al: Nueronal correlates of theory of mind and empathy: A functional magnetic resonance imaging study in a nonverbal task. NeuroImage 29(1):90-98, 2006.
69) Weickert TW and Goldberg TE: The course of cognitive impairment in patients with schizophrenia. Cognition in Schizophrenia: Impairments, Importance and Treatment Strategies (ed by Sharma T and Harvey P), pp. 3-15, Oxford, New York, 2000.
70) Weickert TW, Goldberg TE, et al: Cognitive impairment in patients with schizophrenia displaying preserved and compromised intellect. Arch Gen Psychiatry 57(9):907-913, 2000.
71) Weinberger DR, Berman KF, et al: Prefrontal cortex dysfunction in schizophrenia. Frontal Lobe Function and Dysfunction (ed by Levin HS, Eisenberg HM, et al), pp. 275-287, Oxford University Press, New York, 1991.
72) Weinberger DR: Schizophrenia as a neurodevelopmental disorder. Schizophrenia (ed by Hirsch SR and Weinberger DR), pp. 293-323, Blackwell Science, Oxford, 1995.
73) Wykes T: Cognitive rehabilitation and remediation in schizophrenia. Cognition in Schizophrenia: Impairments, Importance and Treatment Strategies (ed by Sharma T and Harvey P), pp. 332-351, Oxford, New York, 2000.
74) Yoshida S, Numachi Y, et al: Psychophysiological differences in identical twins discordant for schizophrenia: A critical index for the onset of schizophrenia. Tohoku J Exp Med 209(2):159-162, 2006.

75) Zubin J and Spring B: Vulnerability: A new view on schizophrenia. J Abn Psychology 86(2):103-126, 1977.

3.5 ストレス脆弱性仮説

統合失調症の病態は未だ十分に解明されていないが，病気の成因においても発症やその後の経過においても，生物学的影響と心理社会的影響の両者が複雑に関係することが明らかになってきた．さらに，米国精神医学会の精神疾患の診断・統計マニュアル Diagnostic and Statistical Manual of Mental Disorders (DSM)[2]の多軸診断に代表されるように，診断や治療においても生物学的視点と心理社会的視点のいずれもが要求されるようになった．精神医学や精神医療の現場において，こうした"生物・心理社会モデル"が定着した理論的背景に関して，Zubin[59-63]によって提唱されたストレス脆弱性仮説 stress-vulnerability hypothesis の影響を見過ごすことはできない．本邦では，佐藤，松岡[30,33,50-53]が中心にこの仮説を紹介し広く知られるようになった．また，国際的にも世界生物学的精神医学会の生物学的治療ガイドラインにおいて，脆弱性・ストレス・対処モデル vulnerability-stress-coping model[42]を統合失調症の病態モデルとして位置づけている[17]．すなわち，脆弱性をもった人がストレスの存在下で対処機構がうまく作動しない場合に，発症するというモデルである．

Zubin は，再発や慢性化など現在直面している統合失調症の病態論に関する広範な問題を先取りし論じており，後述するように本疾患の中心を精神病エピソードとしたこと，器質因と心因の対立のような排他的な病因論を否定し脆弱性の成因に様々な病因仮説を取り込んだこと，そして発症や再発に関わる要因を多面的に考えたことで，彼自身も述べているようにこの仮説は単純な素質ストレスモデル diathesis stress models とは一線を画する[60,62,63]．また，"やがては人格荒廃にいたる"と考えた Kraepelin や晩年の Bleuler, E の悲観論を払拭して，病態の中核を精神病エピソードとした点で，新たな疾患概念への道を切り開き本疾患に対する社会的偏見の是正にも影響を及ぼした．

ここでは，Zubin のストレス脆弱性仮説を中心に概説し，さらにストレス脆弱性仮説の今日的意味と今後の展望について述べる．

a) ストレス脆弱性仮説
1) 脆弱性概念の歴史

精神病はだれにでも起こるものではなく，発症以前に精神病へのかかりやすさ，すなわち"発症脆弱性"が既に形成されていると考えられるが，こうした指摘は既に19世紀前半の文献にも見られる[53,62]．その後，脆弱性の研究はめざましい進展を見せなかったが，長期予後研究，双生児研究，ハイリスク研究そして生物学的研究から多くの知見が集積されるに至り，脆弱性概念の重要性が再認識されるようになったのは最近のことである[14,15,19,38,39,56,59,61]．一方，社会ネットワーク[21]，ライフイベントや家族環境[26]が，発症，再発に深く関連しており治療上重要なことも明らかにされた．

こうしたことから生物学次元から心理社会次元のあらゆる領域の知見を統合できるような統合失調症の病態モデルが求められるようになってきた．統合失調症の多次元的な概念を取り込んだ病態モデルを確立するには，①発症機序において脆弱性を基盤に前駆状態，急性精神病エピソードの発現と再発，欠陥（または残遺）状態など，一連の疾病経過（縦断像）の多様性を説明できること，②表出される精神現象（横断像）の多様性を説明できること，③それらに関わる生物学的要因，環境要因（心理，社会，文化），発達および人格要因を包含できること，④さらに治療論への発展を可能にすることなどが求められる[30]．それらの要件を満たす理想的なモデルはみあたらないが，Zubin のストレス脆弱性仮説は病態の中核を説明するものとしてしばしば取り上げられてきた[15,24,42,43,53]．

2) Zubin のストレス脆弱性仮説

図Ⅰ-7 は Zubin のストレス脆弱性仮説を示しているが[62]，彼は統合失調症の本質を慢性化（残遺状態）ではなくエピソードの繰り返しとした．精神病エピソードは特異的引き金 specific triggers によって前駆状態を経て誘発されるが，そのさい発症と転帰を最終的に決定するような病前性格，生態学的要因，社会ネットワークなどの調整変数 moderating variables

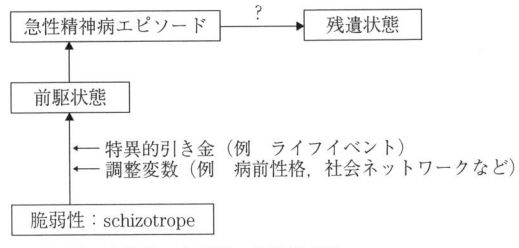

3. 原因と病態モデル

図 I-7 Zubin のストレス脆弱性仮説[30]

遺伝要因をはじめとする多要因によって形成された統合失調症の脆弱性を基盤に，特異的な引き金によって前駆状態，そして急性精神病エピソードへ発展するが，このとき調節変数がその発展に促進的ないし防御的に影響している．

の役割を重視した．脆弱性の成因については，遺伝学，生化学，生理学，神経解剖学，生態学，学習理論，発達理論など，生物学的なものから心理社会的なものまでを広く取り込んでいるが，その背景には一卵性双生児での統合失調症一致率が一般人口での発症率や二卵性双生児での一致率と比べて高率ではあるものの100％からはほど遠いという遺伝研究の成果[23,44]に依拠しているところが大きい．すなわち，発症に至る脆弱性の形成過程に，遺伝的影響以外の様々な生物学的および心理社会的要因の関与も想定する必要があったわけである．さらに，多くの長期予後研究において過半数の症例が回復あるいは軽快したという報告も大きな影響を与えている．

遺伝的に規定されるような脆弱性をもつ個人を彼は schizotrope と呼び[60]，それが発症に対して防衛的または促進的役割をもつ複数の調整変数との相互作用のもと，特異的引き金によって前駆状態そして精神病エピソードへと展開すると仮定した．冒頭で述べた世界生物学的精神医学会の生物学的治療ガイドライン[17]における，脆弱性・ストレス・対処モデルは，まさにこのことである．なお，schizotrope は予防医学の領域を除き通常の医療の対象にはならないので，あくまで精神病エピソードに至った場合に疾患として治療することになる．このように基礎障害（脆弱性）と臨床症状（前駆症状，急性精神病エピソード，残遺状態）を分けたことで，治療や研究のさいの標的を明確にしたことでも彼のモデルは優れている．

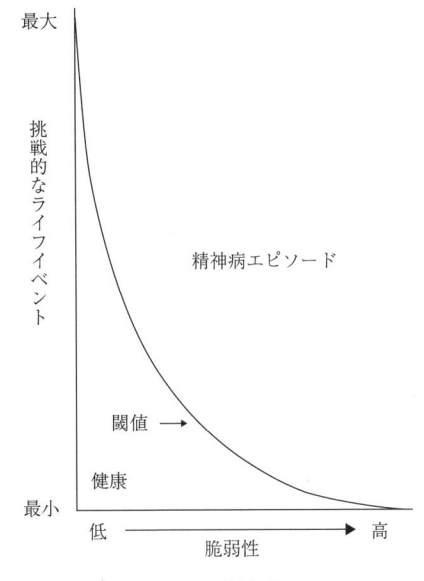

図 I-8 発症や再発におけるライフイベントと脆弱性の関係[53]

脆弱性の程度とライフイベントの程度の兼ね合いで発症や再発が決定されるが，ある閾値を超すと精神病エピソードへと発展する．ここでは発症の特異的引き金としてライフイベントだけを扱っており，また，調整変数についてはふれていない．

Zubin の脆弱性仮説の概要は，①統合失調症の本質は精神病エピソードで，原則的には挿間性に通り過ぎていく病気であり，②脆弱性は遺伝要因に加えて複数の要因の相互作用で形成され，③脆弱性は素因だけでなく獲得性にも形成され，④脆弱性を基盤にストレス（特異的引き金）と調整変数との相互作用の結果，ある閾値を越えると精神病エピソードが起こり（図 I-8），⑤病前性格，生態学からみた適性，社会ネットワークなどが発症と転帰を調整する，とまとめることができる[52]．

b）ストレス脆弱性仮説の現在と将来

ストレス脆弱性仮説は，病態論や治療論を統合するさいに現在でも重要な意味をもっている．本書 I 編 3 章で取り上げられた様々な仮説は，ストレス脆弱性仮説のなかの成因論や病態論の各局面を説明するものでありこの仮説に多くが集約される．

1）脆弱性の成因と実体

図 I-9 は Andreasen の提唱した病態モデル[3]を一部改変したものであるが，統合失調症の脆弱性の成

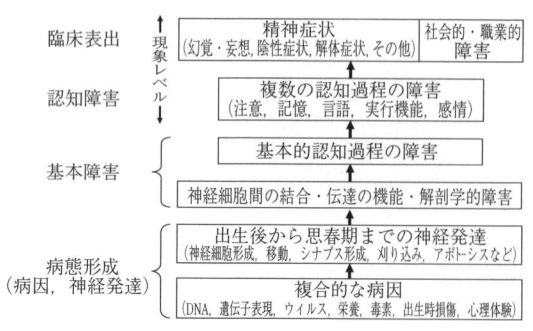

図I-9 統合失調症の病態モデル

Andreasen[3]によって提唱された統合失調症の病態を，病態形成，基本障害，認知障害，臨床表出のレベルごとに示している．ここでは認知障害を，基本的な認知障害と可視的な認知障害とに分けている．なお，最上段には，精神症状の他に，筆者らが「その他（の精神症状，主観的症状）」，「社会的・職業的障害」を加えた（Andreasenの基本的考え方は本書「3.4 認知障害仮説」を参照）．

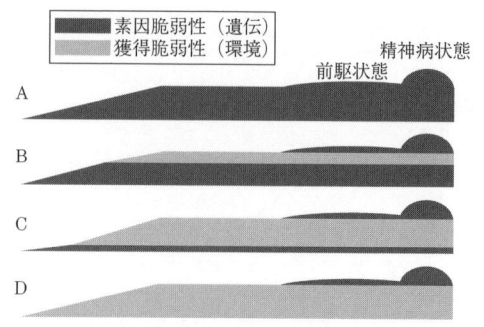

図I-10 脆弱性の成因

脆弱性は遺伝子異常で決定される素因脆弱性と，生物学的および心理社会的要因で決定される獲得脆弱性とで構成される．大半の統合失調症の成因は図のBまたはCで，素因脆弱性と獲得脆弱性が種々の程度で関連している．Aは遺伝子のみで決定されるような"家族性"の統合失調症で，非常に稀である．Dは獲得脆弱性でのみ決定されるような一種の"器質性"の統合失調症（"二次性統合失調症"[27]）で，これも少数である．

因，病態を考える上で有用である．

i） 病態形成：脆弱性の成因

既に述べたように，一卵性双生児での遺伝研究から遺伝子で直接的に規定される脆弱性（"素因脆弱性"）だけでは発症を説明できない．このため遺伝子異常と関連して起こる二次的な神経発達異常や偶然の外因によって規定されるような"獲得脆弱性"の存在も想定する必要がある．Zubinは，獲得脆弱性はあくまで素因脆弱性を基にして起こるので素因から画然と区別するのは困難と考えた[62]．いずれにせよ，脆弱性を成因から二つに分けるのは作業仮説として有用であろう．これによって，素因脆弱性が二次的に獲得脆弱性を誘発し発症するという考え（例えば，Weinbergerの神経発達障害仮説[58]），素因脆弱性に偶然に獲得脆弱性が加わることで発症するという考え（二重病理仮説[5]），素因脆弱性と獲得脆弱性のいずれによっても統合失調症が発症しうるという考え[27]，などを包含できることになる（図I-10）[33]．

獲得脆弱性に関してこれまで様々検討されてきたが単一の要因に帰することはできず，胎生期のウィルス感染症や栄養状態，出生時脳損傷，出生後の心理体験（親との別離[1]，幼少期の被虐待[16]，ストレスの強い環境[7]）など様々な要因が発症に関わることが指摘されている．つまり，統合失調症は遺伝と環境による「複合的な病因」（図I-9）の相互作用で起こる一種の多因子病といえる．ただし，遺伝的影響に関しては単一の遺伝子異常で発症する例は非常に稀であり，大半は複数の遺伝子異常が関与する"多遺伝子疾患"と考えられており，いくつかの候補遺伝子がみつかりつつある[46]．

統合失調症は多くの場合，思春期以降に発症することから，前述の病因がすぐに症状を引き起こすのではなく，「出生後から思春期までの（細胞レベルでの）神経発達」（図I-9）に影響を与えて時間をかけて基本障害が出来上がると推定される[58]．ただし，明らかな症状が出現する以前にも，基本障害と関連すると思われる些細な神経学的異常，認知障害，行動障害などが見られる場合がある[37]．

ii） 基本障害：脆弱性の実体

前述の神経発達障害の結果として，「神経細胞間の結合・伝達の機能的・解剖学的障害」（図I-9）が形成される．前者の機能的異常については，「3.3 ドパミン・興奮性アミノ酸仮説」に詳細が示されている．一方，後者の構造的異常に関しては，統合失調症の一部で脳室の拡大と広範囲な大脳皮質体積（特に連合野や大脳辺縁系）の軽微な減少を示すことが明らかになってきた．これらは，遺伝的要因や環境的要因によって引き起こされる複合的な構造的異常と推測されるが[28]，統合失調症全体に共通したものか，ある特殊な一群の特徴なのかは明らかになっていない．最近で

は，初発精神病エピソードや発症前の前駆期に関する研究が急展開をみせており，発症前後での進行性の脳構造変化が明らかになりつつある[22,48]．

以上のように，複数の神経伝達物質の関与と広範な脳構造異常を考慮すると，病態の実体はある特定の神経ネットワークの異常であると推定される．前頭前野皮質・視床・小脳ネットワークの障害仮説[3]，背外側前頭前野・内側側頭葉の機能的結合障害仮説[58]，前頭葉・線条体・視床ネットワークの障害仮説[47]などの仮説が提唱されている．基本障害としての「基本的認知過程の障害」（図Ⅰ-9）に関して，Andreasen[3]は認知的ジスメトリア cognitive dysmetria という概念を提唱しているが明らかになっていない．

iii) 認知障害：脆弱性の表現型

「3.4 認知障害仮説」で詳述しているように，最近では脆弱性の表現型を認知障害，しかも単一の認知機能ではなく神経認知（知覚・注意，思考，記憶，実行機能など），社会認知，情動認知など広範囲にわたる「複数の認知過程の障害」（図Ⅰ-9）としてとらえるようになってきた[31,33,34]．これは主に神経心理学や神経画像の研究成果によるところが大きく，包括的な神経心理検査を用いると高頻度にしかもかなりの重症度で異常が認められ，それは発症時点で既に認められ寛解しても長期間にわたり持続するものである[55]．広範な障害の中でも，記憶，学習の障害[54]あるいは記憶，注意，実行機能の障害[18]が主要な障害として挙げられているが，方法論や検査感度に関する神経心理検査固有の問題もあり，神経画像や精神生理学の手法を組み合わせて認知機能の時空間的データも解析することが重要である[36]．

以上のように脆弱性は神経心理学，精神生理学，神経画像などの手法によってとらえうるものであるが，さらに非特異的な前駆症状[4]や寛解時の多様な自覚症状[45]にも脆弱性を見て取れる可能性もあり，この領域の研究の発展が望まれる．また，社会的・職業的転帰に関する研究からは，精神症状以上に注意，記憶，実行機能[20]，さらに最近では社会認知[49]の障害が転帰の決定要因として重要なことも明らかになってきた．したがって，脆弱性の実体は，臨床診断に関わる幻覚・妄想，陰性症状，解体症状などの「精神症状」（図Ⅰ-9）のみならずその他の非特異的な症状や自覚症状，さらには「社会的・職業的障害」（図Ⅰ-9）まで至るような，統合失調症で見られる広範な臨床表出に関与していると考えられる[36]．

2) ストレスと脆弱性

心理社会ストレスが統合失調症の経過に影響を及ぼすことは古くから知られているが[25]，Brownらの研究によってライフイベント[11]や家族内のストレス[9,10]が研究対象として注目されるようになり，以後この領域の研究が活発に行われている．

ライフイベントの研究では，再発前の数ヶ月間または1年間とかなりさかのぼった期間のライフイベントが再発と関連していることが指摘されている[7]．さらに，抗精神病薬を服用していない群では，再発の2～3ヶ月前における患者の行動に起因するようなライフイベント（例えば，復職，昇進，家族構成員の変化）が増大傾向を示す[57]．これらの結果は，再発の直前に起こるような重大なライフイベントが弾み刺激となって再発を単に惹起するというのではなく，ストレスとなるライフイベントが数ヶ月以上の長期間にわたり何らかの影響を脆弱性に及ぼし再発を促していることを示唆しており，ライフイベントが再発の病態により本質的に関わっている可能性も考えられる．

ストレスが関与する再発に関しては，ライフイベント以上に，家族の感情表出がより影響の大きいことが明らかにされた．家族など患者を取り巻く人々の会話を一定の面接方法でとらえ，意志伝達に含まれる感情特性を定量的に評価する方法が確立され[26]，患者家族の会話から取り出される「批判的コメント」や「情緒的巻き込まれ過ぎ」の得点が高いいわゆる高EE (high expressed emotion) 群では再発率が50%と，低EE群の20%と比較して高く，しかも薬物療法以上に再発に対する影響が大きい[6]．

ストレス脆弱性仮説では，統合失調症の脆弱性を有するものにおいてストレスに対する適応が不十分な場合に，ストレスによって引き起こされた変化が元の恒常的状態まで回復しないために破綻をきたし精神病状態に陥ると考える．もし，引き金となるようなライフイベントや家族による過剰な感情表出などのストレッサーのスペクトラムが統合失調症の発症に特異的なも

のであるなら，適応反応自体がすでに脆弱性の表れとみなされうるだろう．逆に，引き金自体が統合失調症に特異的なものでなければ，脆弱性だけが疾患特異的な病理とみなされる．したがって，ストレス自体が疾患特異的かどうか，そして精神病エピソード直前の前駆状態が疾患特異的かどうかに関する検討は，発症や再発の予防という観点で重要となるが，最近，この領域の研究が世界的に急展開している[29]．

以上のように，発症や再発はストレスと脆弱性の相互作用によって規定されることが理解できる．そのさい，ストレスの程度に差があるように，脆弱性それ自体にも個人差のあることが重要な点である（図Ⅰ-8）．上述の高 EE 群の例でも患者の脆弱性の程度が軽ければ再発しない場合もあり，逆に低 EE 群でも脆弱性の程度が重ければ容易に再発する場合もあるだろう．したがって，心理社会ストレスと発症や再発との関係を検討する場合には，脆弱性指標[30,33]を用いて脆弱性の程度を評価することが今後必要であろう．再発に関連する脆弱性指標の生物学的研究は非常に少ないが，例えば，Continuous Performance Test や Span of Apprehension Task のような認知課題を行ったさいの視覚弁別障害や作業記憶の利用障害が再発の脆弱性指標となりうること[43]，事象関連電位を用いた視覚弁別課題での視覚性パターン認知障害の程度が再発と関係することが報告されている[32]．

3）脆弱性を標的とした薬物治療

脆弱性の臨床指標が確立されると，遺伝研究における表現型の同定に役立つことが期待されるが，最近では第二世代抗精神病薬の登場により脆弱性そのものが治療対象となりうる可能性がでてきた．これは，従来の第一世代抗精神病薬による錐体外路症状，鎮静作用，抗コリン作用などをかなり回避することができることに加えて，セロトニン系を介する記憶機能の積極的な改善[41]や，グルタミン酸受容体拮抗作用による知覚・注意機能の改善[8]によると考えられる．例えば，Buchanan ら[12]は haloperidol を対照薬として clozapine 投与後 10 週後と 1 年後とに認知機能の評価を行った．Haloperidol では 10 週後も 1 年後も改善はなかった．clozapine では 10 週後では変化はなかったが，1 年後において実行・注意機能，視空間認知が改善した．また，第二世代抗精神病薬の間で認知機能改善のプロフィールが異なる可能性も示されており[40]，統合失調症の病態や薬物の作用機序を解明する上でも，この領域における研究の発展が望まれる[35]．

図Ⅰ-9 に示したように，認知障害は幻覚・妄想，解体症状，陰性症状などの精神症状に加えて職業的・社会的転帰を規定している可能性があるため，各治療薬の認知障害に対する改善作用のプロフィールが明らかになれば，患者の状態に応じた薬物の選択も将来可能となるだろう[34]．さらに，精神症状や職業的・社会的転帰と比較して，認知機能はより厳密な定量化が可能なので，認知機能を標的とした創薬研究が始まっている[13]．

（松岡洋夫，佐藤光源）

文　献

1) Agid O, Shapira B, et al: Environment and vulnerability to major psychiatric illness: A case-control study of early parental loss in major depression, bipolar disorder and schizophrenia. Mol Psychiatry 4(2): 163-172, 1999.
2) American Psychiatric Association: Diagnostic and Statistical Manual of Mental Disorders, 4 th ed, Text Revision, American Psychiatric Press, Washington D. C., 2000.
3) Andreasen NC: A unitary model of schizophrenia: Bleuler's "fragmented phrene" as schizencephaly. Arch Gen Psychiatry 56(9): 781-787, 1999.
4) 粟田主一，松岡洋夫：分裂病の前駆症候と警告症候．精神科治療学 13(4): 431-438, 1998.
5) Bayer TA, Falkai P, et al: Genetic and non-genetic vulnerability factors in schizophrenia: The basis of the "two hit hypothesis". J Psychiat Res 33(6): 543-548, 1999.
6) Bebbington PE and Kuipers L: The predictive utility of expressed emotion in schizophrenia. Psychol Med 24(3): 707-718, 1994.
7) Bebbington PE, Bowen J, et al: Schizophrenia and psychosocial stresses. Schizophrenia (ed by Hirsch S R and Weinberger D), pp. 587-604, Blackwell, London, 1995.
8) Breier A: Cognitive deficit in schizophrenia and its neurochemical basis. Br J Psychiatry 174(suppl 37): 16-18, 1999.
9) Brown GW, Carstairs GM, et al: The post hospital adjustment of chronic mental patients. Lancet 2(7048): 685-688, 1958.
10) Brown GW, Monck EM, et al: Influence of family life on the course of schizophrenic illness. Br J Prev Soc Med 16: 55-68, 1962.

11) Brown GW and Birley JLT: Crises and life changes and the onset of schizophrenia. J Health Soc Behav 9(3):203-214, 1968.
12) Buchanan RW, Holstein C, et al: The comparative efficacy and long-term effect of clozapine treatment on neuropsychological test performance. Biol Psychiatry 36(11):715-725, 1994.
13) Buchanan RW, Davis M, et al: A summary of the FDA-NIMH-MATRICS workshop on clinical trial design for neurocognitive drugs for schizophrenia. Schizophr Bull 31(1):5-19, 2005.
14) Ciompi L: The natural history of schizophrenia in the long-term. Br J Psychiatry 136(5):413-420, 1980.
15) Ciompi L: The dynamics of complex biologicalpsychosocial systems: Four fundamental psycho-biological mediators in the long-term evolution of schizophrenia. Brit J Psychiatry 155(suppl 5):15-21, 1989.
16) Ellason JE and Ross CA: Childhood trauma and psychiatric symptoms. Psychol Rep 80(2):447-450, 1997.
17) Falkai P, Wobrock T, et al: World Federation of Societies of Biological Psychiatry (WFSBP) guidelines for biological treatment of schizophrenia, Part 1: Acute treatment of schizophrenia. World J Biol Psychiatry 6(3):132-191, 2005.
18) Goldberg TE, David A, et al: Neurocognitive deficits in schizophrenia. Schizophrenia, 2nd edition (ed by Hirsch SR and Weinberger D), pp. 168-184, Blackwell Science, Oxford, 2002.
19) Gottesman II and Shields J: Schizophrenia and Genetics: A Twin Study Vantage Point. Academic Press, New York, 1972.
20) Green MF, Kern RS, et al: Neurocognitive deficits and functional outcome in schizophrenia: are we measuring the "right stuff"? Schizophr Bull 26(1):119-136, 2000.
21) Hammer M, Makiesky-Barrow S, et al: Social networks and schizophrenia. Schizophr Bull 4(4):525-545, 1978.
22) Kasai K, Shenton ME, et al: Progressive decrease of left Heschl gyrus and planum temporale gray matter volume in first-episode schizophrenia: A longitudinal magnetic resonance imaging study. Arch Gen Psychiatry 60(8):766-775, 2003.
23) Kendler KS and Diehl SR: The genetics of schizophrenia: A current, genetic-epidemiologic perspective. Schizophr Bull 19(2):261-285, 1993.
24) Klosterkötter J, Gross G, et al: Das Konzept der Prozessactivität bei idiopathischen Psychosen. Nervenarzt 60(12):740-744, 1989.
25) Kraepelin E: Clinical Psychiatry. William Wood, New York, 1913.
26) Leff JP and Vaughan C: The interaction of life events and relatives' expressed emotion in schizophrenia and depressive neurosis. Br J Psychiatry 136(2):146-153, 1980.
27) Lewis SW: The secondary schizophrenia. Schizophrenia (ed by Hirsch SR and Weinberger D), pp. 324-340, Blackwell, London, 1995.
28) Liddle P and Pantelis C: Brain imaging in schizophrenia. Schizophrenia, 2nd edition (ed by Hirsch SR and Weinberger D), pp. 403-417, Blackwell Science, Oxford, 2002.
29) 松本和紀：早期精神病の早期介入に向けた新たなアプローチ：アットリスク精神状態／前駆期を中心に．精神医学 49(4):342-353, 2007．
30) 松岡洋夫：精神分裂病の発症脆弱性：精神生理学的アプローチ．脳と精神の医学 3(2):139-147, 1992．
31) 松岡洋夫，佐藤光源：精神疾患における認知機能障害．臨床精神薬理 1(5):1099-1110, 1998．
32) Matsuoka H, Matsumoto K, et al: Delayed visual NA potential in remitted schizophrenia: A new vulnerability marker for psychotic relapse under low-dose medication. Biol Psychiatry 45(1):107-115, 1999.
33) 松岡洋夫，松本和紀：精神分裂病の脆弱性とその臨床指標．精神医学 43(3):236-249, 2001．
34) 松岡洋夫，中村真樹，他：統合失調症の異種性：オーダーメード医療を目指して．脳と精神の医学 14(4):285-291, 2003．
35) 松岡洋夫：統合失調症における治療標的としての認知障害．精神経誌 107(1):89-93, 2005．
36) 松岡洋夫，中村真樹：統合失調症の認知障害と脳波．精神経誌 107(4):307-322, 2005．
37) McClure RK and Weinberger DR: The neurodevelopmental hypothesis of schizophrenia: A review of the evidence. Current Issues in the Psychopharmacology of Schizophrenia (ed by Breier A, Tran PV, et al), pp. 27-56, Lippincott Williams & Wilkins, Philadelphia, 2001.
38) Meehl PE: Schizotaxia, schizotypy, schizophrenia. Am Psychol 17:827-838, 1962.
39) Meehl PE: Schizotaxia revisited. Arch Gen Psychiatry 46(10):935-944, 1989.
40) Meltzer HY and McGurk SR: The effects of clozapine, risperidone, and olanzapine on cognitive function in schizophrenia. Schizophr Bull 25(2):233-255, 1999.
41) Mortimer AM: The neuropsychology of schizophrenia. The Psychopharmacology of Schizophrenia (ed by Reveley MA and Deakin JFW), pp. 153-177, Arnold, London, 2000.
42) Nuechterlein KH and Dawson ME: A heuristic vulnerability/stress model of schizophrenic episodes. Schizophr Bull 10(2):300-312, 1984.
43) Nuechterlein KH, Dawson ME, et al: Developmental processes in schziophrenic disorders: Longitudinal studies of vulnerability and stress. Schizophr Bull 18(3):387-425, 1992.
44) Onstad S, Skre I, et al: Twin concordance for DSM-III-R schizophrenia. Acta Psychiatr Scand 83(5):395-401, 1991.
45) 刑部和仁，宮腰哲生，他：精神分裂病に特異的な主観的

精神症状について：Bonn大学基底症状評価尺度（BSABS）による検討．精神医学 40(7):729-735, 1998．
46) Owen MJ, Williams NM, et al: The molecular genetics of schizophrenia: New findings promise new insights. Mol Psychiatry 9(1):14-27, 2004.
47) Pantelis C and Brewer W: Neurocognitive and neurobehavioural patterns and the syndromes of schizophrenia: Role of frontal-subcortical networks. Schizophrenia: A Neuropsychological Perspective (ed by Pantelis C, Nelson HE, et al), pp. 317-343, John Wiley & Sons, Chichester, 1996.
48) Pantelis C, Velakoulis D, et al: Neuroanatomical abnormalities before and after onset of psychosis: A cross-sectional and longitudinal MRI comparison. Lancet 361(9354):281-288, 2003.
49) Penn DL, Corrigan PW, et al: Social cognition in schizophrenia. Psychol Bull 121(1):114-132, 1997.
50) 佐藤光源：精神分裂病の再発と症状の慢性化．精神医学の進歩と動向（大月三郎編），pp. 33-43, 文光堂, 東京, 1992．
51) 佐藤光源, 沼知陽太郎, 他：生物学的精神医学における分裂病概念について．分裂病はどこまでわかったか（町山幸輝, 樋口輝彦編），pp. 35-78, 星和書店, 東京, 1992．
52) 佐藤光源, 松岡洋夫：ZubinとCiompiの脆弱性概念：有用性と限界．精神科治療学 12(5):487-494, 1997．
53) 佐藤光源, 松岡洋夫：心理社会ストレスと脆弱性仮説．臨床精神医学講座, 第2巻：精神分裂病Ⅰ（中根允文, 小山　司, 他編），pp. 117-129, 中山書店, 東京, 1999．

54) Saykin AJ, Gur RC, et al: Neuropsychological function in schizophrenia: Selective impairment in memory and learning. Arch Gen Psychiatry 48(7):618-624, 1991.
55) Sharma T and Harvey P: Cognition in Schizophrenia. Oxford, England, 2000.
56) Süllwold L: Schizophrenie. Kohlhammer, Stuttgart, 1983.
57) Ventura J, Nuechterlein KH, et al: Life events and schizophrenic relapse after medication withdrawal: A prospective study. Br J Psychiatry 161(5):615-620, 1992.
58) Weinberger DR: Schizophrenia as a neurodevelopmental disorder. Schizophrenia (ed by Hirsch SR and Weinberger D), pp. 293-323, Blackwell, London, 1995.
59) Zubin J and Spring B: Vulnerability: A new view on schizophrenia. J Abnorm Psychol 86(2):103-126, 1977.
60) Zubin J and Steinhauer S: How to break the logjam in schizophrenia: A look beyond genetics. J Nerv Ment Dis 169(8):477-492, 1981.
61) Zubin J, Magaziner J, et al: The metamorphosis of schizophrenia: From chronicity to vulnerability. Psychol Med 13(3):551-571, 1983.
62) Zubin J: Chronicity versus vulnerability. Handbook of Schizophrenia Vol. 3: Nosology, Epidemiology and Genetics (ed by Tsuang MT and Simpson JC), pp. 463-480, Elsevier, Amsterdam, 1988.
63) Zubin J, Steinhauer SR, et al: Vulnerability to relapse in schizophrenia. Brit J Psychiatry 161(suppl 18):13-18, 1992.

4. 経過と予後

a） 統合失調症の成立と経過論

今日的な意味での統合失調症が成立したのは Kraepelin, E. の早発性痴呆に始まるといわれるが，その成立には経過と転帰が重要な役割を果たした．以下，Griesinger 以来の統合失調症の歴史について触れながら，その成立と経過論の関係を概観する．

1） Griesinger の単一精神病論

Griesinger（1817-1868）の時代，今日の躁うつ病，非定型精神病，統合失調症などの区別はなく，精神病はただ一つの精神病であった．違いはその経過中の段階であり，それぞれ Melancholie，Manie，Verrücktheit，Blödsinn の4段階に分類された．

つまり，精神病は Melancholie に始まり，次いで Manie の段階に進み，更に Verrücktheit に至って，最終的には Blödsinn に終わるというのである．

初期の Melancholie，Manie の段階では可逆的であり回復可能であるが，Verrücktheit に至ると可逆性は低下し，次第に不可逆の様相を呈し，Blödsinn ではもはや回復不可能となる．

こうした経過を図 I-11 にモデル化した．図の①～③はそれぞれ単純に Melancholie，Manie，Verrücktheit の段階まで至った後，治癒するプロセスを示している．④は Melancholie から Verrücktheit までの段階を反復しながら回復に至る過程で，今日的には躁うつ病あるいは非定型精神病のモデル的な経過と考えられる．⑤は Verrücktheit まで進んだ後，一度は Melancholie の段階に回復したものの，最終的には Blödsinn の段階に進行して回復しなくなった経過を示す．⑥は単純進行性に Blödsinn に至る経過である．

このように単一精神病では自由な経過を想定しており，特定の経過や予後を想定していなかった．

2） Hecker, E. の破瓜病

Hecker は 1871 年，破瓜病を提唱した．Hecker はこう述べている[11]．「思春期に引き続いて発病すること．さまざまな状態型（メランコリー，マニー，そして錯乱）が順を追って，または交代して出現すること．精神的衰弱状態への著しくすみやかな転帰．そしてこの終末的精神荒廃（Terminalblödsinn）の独特な形式であり，その徴候は疾患の最初の段階にすでに認められるということである．」また，予後については「完全な回復という意味では，予後は全く悪いと躊躇せずに言わざるを得ない」と述べている．

Hecker は単一精神病と同様の経過を辿るものの中から，特有の変遷過程と特定の終末状態に至るもの，かつ，全経過に恒常的に見られる「破瓜病的な色調」を特徴とする一つの疾患形態（Krankheitsform）を抽出しようとしたのである．

3） Kahlbaum, K. L. の緊張病

Kahlbaum は 1874 年，緊張病を発表した[19]．Hecker の破瓜病より発表は遅いが，実は破瓜病も Kahlbaum の構想したものであり，それを弟子の Hecker に書かせて，自らは緊張病を記述したと言われている．

緊張病の特徴については次のように述べられている．「精神的な症状として，メランコリー，マニー，昏迷，錯乱そして最終的な精神荒廃という一連の病像

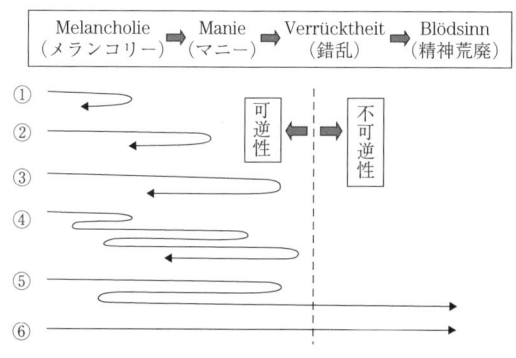

図 I-11 単一精神病論による種々の経過型

を順次呈するが，その際，精神病像全体のなかでひとつ，あるいはいくつかの病像が欠けることもある．そして，本疾患においては，精神的な諸症状と並んで，痙攣という一般的な特性を伴った運動神経系における諸事象が本質的な症状として出現してくる．」

予後に関しては「緊張病の予後はそれがどのような形式であってもけっして悪いものではない」と述べると共に，様々な転帰があり得ることを述べている．

ここに見られる手法は破瓜病と同様である．つまり，一連の定型的な経過をたどる精神病の中から，特有の経過と転帰をもち，かつ痙攣という特有の症状を特徴とする1つの病型（Typus）の確立を意図したのである．

4）Kraepelin, E. の早発性痴呆と変遷

Kraepelin がフランスの Morel の用語を借用して早発性痴呆（Dementia praecox）について初めて触れたのは第4版教科書（1893）である．早発性痴呆は破瓜病と同等のものを意味し，緊張病，妄想性痴呆と共に精神的変質過程（psychische Entartungsprozeß）の一つとして捉えられていた．第5版（1896）になると，早発性痴呆，緊張病，妄想性痴呆は代謝性疾患の中の荒廃過程（Verblödungsprozeß）に含まれるようになり，ここに荒廃という予後不良性が強調された．早発性痴呆は Hecker の破瓜病より更に予後不良なものとして捉えられていた．第6版（1899）になると，Dementia praecox は上位概念となり，その下位群として破瓜病，緊張病，妄想病が置かれ，これらはみな最終的には精神の荒廃をきたすものと考えられた．第8版（1905〜1915）になると，早発性痴呆はパラフレニーと共に内因性荒廃（endogene Verblödungen）に含まれることとなり，更に早発性痴呆はその臨床形態から10の下位群に分類された[22]．

Kraepelin の生前に出版された教科書は8版までであり，版を重ねるたびに早発性痴呆の疾病論的位置づけも分類も大きく変貌を続けた．ただ共通していたのは，躁うつ病との対比において早発性痴呆は予後不良だということであり，こうした経過原則から Krae-pelin は一つの疾患単位の構築を意図したのである[脚注1]．

5）Bleuler, E. の分裂病群と Schneider, K. の臨床精神病理学

Bleuler, E. は早発性痴呆が若年発症するとは限らないこと，精神荒廃に至るとは断言できないこと，また Dementia praecox という用語では形容詞型を作ることが出来ないことから，新たな名称を提案した．Bleuler は当時の連合心理学に基づき，これらの病態においては心理学的な意味での連合の分裂があることを主張し，Schizophrenie（Schizo は「分裂」，phrenie は「魂の息吹」「精神」の意）という用語を当てた（1908）．Bleuler は Kraepelin の主張するような単一の疾患単位ではないと考え，Gruppe der Schizophrenien という複数の集団群の意味を付与したが（1911），Bleuler にとって重要なのは基本症状と副次症状など症状の序列であり，経過や予後は大きな問題ではなくなった[2]．

一方 Schneider, K. にとって，統合失調症と循環病（躁うつ病）は単なる類型の違いに過ぎず，両者の間には「単に鑑別類型学があるだけ」と断言している．事実，彼の主要著書「臨床精神病理学」では，統合失調症と循環病は別個の章立てになっておらず，同じ章の中で両者が論じられている[31]．Kraepelin のように予後の良・不良から内因性精神病を二分するという考えは Schneider にはなく，経過論的には単一精神病論的な志向が認められる．

以上の歴史を概観すると，臨床経過に基づき破瓜病や緊張病などが各々一つの病型として分化されつつあった時代に，予後不良という経過原則をもって Kraepelin が再び一つの大きな疾患単位を築き上げ，そこに妄想病も含めてしまったことが分かる．しかし，この経過原則自体に欠陥があり，その後，経過と転帰をもってしては統合失調症概念を支えることができなくなり，概念の混乱を招いたまま現在に至っている．

脚注1　Kraepelin の晩年の論文，Die Erscheinungsformen des Irreseins, Zschr. f. ges. Neurol. u. Psychiat., 62:1-29, 1920.（臺弘訳：精神病の現象形態，精神医学，17:511-528, 1975.）では，疾患単位説を放棄しつつあったことが示唆されている．

b) 文献展望

以下，統合失調症の主な長期経過研究，転帰研究について紹介する（表Ⅰ-16，Ⅰ-17参照）．なお，過去の文献では精神分裂病，あるいは分裂病という病名を用いているが，それは統合失調症に置き換えて読み取っていただきたい．

表Ⅰ-16　経過に関する研究

研究者（報告年）	追跡期間	対象患者	転帰ほか
林，秋元 (1939)	12～16年	1917～38年に東京大学精神科に入院した分裂病患者，及び1923～35年に松沢病院を退院した分裂病患者2,008名のうち分裂病者として12～16ヵ年経過した128例	転帰は精神症状，社会的適応性，病識などを考慮して完全寛解，不全寛解，軽快，未治に分類 1. 完全寛解　22.7% 2. 不全寛解　11.0% 3. 軽快　6.3% 4. 未治　28.9% 5. 死亡　31.1%
島薗，鳥居 (1968)	3～14年	1951～62年の12年間に金沢大学神経精神科に初回入院したもので，本人または家族との面接で65年末の調査時までの経過を調査できた者．	長期予後（秋元，林の基準にほぼ一致） A群：特殊薬物療法が行われていなかった1951～54年の入院群81例 B群：薬物療法導入時期の55～59年の入院群79例 C群：薬物療法が中心となった時期の60～62年の入院群29例 A群　B群　C群 完全寛解　31%　30%　24% 不全寛解　25%　34%　41% 軽快　19%　18%　14% 未治　26%　18%　21%
大熊ら (1970)	退院後3年以上（3～8年）	鳥取大学神経精神科を1961～65年の4年間に退院した145例（A群），及び倉吉病院を1963～66年の間に退院した98例（B群）（調査可能例はそれぞれ79例，78例）	調査時（1969年）の状態　A群　B群 完全寛解　51%　23% 社会的寛解　28%　54% 症状悪化（入院）　19%　19% 症状悪化（在宅）　2%　2% 不明　　　2% 寛解状態で退院した症例のうち 再発した率　41%　77%
後藤 (1971)	入院後10年	1952年（初期薬物療法群：第一群）と60年（薬物療法群：第二群）に松沢病院に入院した33例と41例	症状転帰　　　第一群　第二群 完全寛解　18%　5% 不全寛解　12%　7% 軽快　48%　48% 未治　27%　38% 死亡　0　4% 社会生活 仕事普通　27%　24% 仕事能力低下　12%　37% 仕事不能　9%　5% 再入院中　52%　29%
Bleuler, M. (1972)	22年以上	1942～43年にチューリッヒのBurghölzli病院に入院した208例（うち68例が初回入院）を前方視的に追跡調査した（全例に面接調査を行った）．	転帰 治癒　19.7% 軽度の終末状態　32.2% 中等度の終末状態　19.7% 重症の終末状態　20.7% 終末状態に陥らない例　7.7% 終末状態に移行した例は152例（73.1%）あり，その

			中での症状転帰 　治癒　　　　　　　19.7% 　軽度の終末状態　　32.9% 　中等度の終末状態　23.7% 　重症の終末状態　　23.7% 社会的予後　　　　　　全症例　　初回入院例 　就労している者　　　31%　　　50% 　就労の有無にかかわらず介助必要な者と安定した社会生活が5年以上続かない者 　　　　　　　　　　　24%　　　27.5% 　入院中のもの　　　　45%　　　21% 　（うち重篤な症状の者21%）
村田，西園 （1973）	2～10年	1956～63年に九州大学精神科を退院した者の中の192例（うち初回入院治療群148例，2回目以降の入院治療群44例）を1965～67年にかけて追跡調査	社会的適応状態を4段階で評価 初回入院群 　1．満足すべき適応　　28.4% 　2．おおよその適応　　19.6% 　3．かろうじて適応　　15.5% 　4．入院中　　　　　　36.5% 2回目以降の群 　1．満足すべき適応　　15.9% 　2．おおよその適応　　15.9% 　3．かろうじて適応　　13.7% 　4．入院中　　　　　　54.5%
武正，保崎ら （1973）	6～11年	1957～59年に慶応大学精神神経科を退院した40例（薬物療法導入期：第1群）を1968年に調査，1963～64年に退院した45例（薬物主治療期：第2群）を1970年に調査	転帰はA，B，C，Dに分けたが，それぞれ従来の完全寛解，不全寛解，軽快，未治とほぼ一致． 　　　　第1群　　第2群 　A　　22.5%　　24.4% 　B　　10.0%　　 8.9% 　C　　35.0%　　33.3% 　D　　32.5%　　33.3%
Ciompi. L.ら （1976）	初回入院から平均36.8年経過	1920～40年Lausanne大学精神科に初めて入院した者の中から1873～1897年生まれの1,642例を1963年に追跡調査．うち死亡，接触不能，調査拒否例を除いた289例について家庭訪問による面接調査を行った．	終末状態に移行したのは262例（90.7%） その中の症状経過，社会適応転帰について 　治癒　　　　　　29% 　軽度の残遺　　　24% 　中等度の残遺　　26% 　重度の慢性化　　20% これに対し社会的予後は不良，3/5が病院または施設入所． 経過中の総入院期間が1年以下の者47%，1～3年の者は10%だったが，20年以上の者も23%だった．また加齢とともに入院しなくなるか，長期入院になるかの2極化が認められた．
湯浅 （1978）	10年	群馬大学精神科にて1964～68年の間に外来初診となった110例	生活程度　　　　　　　　生活経過 A．自立　　　51.8%　　1．持続的に良い　　 7.9% B．半自立　　 9.6%　　2．次第に良い　　　17.5% C．家庭内適応　9.6%　　3．概して良く，時に悪い D．不適応　　 2.6%　　　　　　　　　　　　36.8% E．入院　　　12.3%　　4．概して悪く，時に良い F．死亡　　　10.5%　　　　　　　　　　　　 9.6% G．不詳　　　 3.5%　　5．持続的に悪い　　 5.3% 　　　　　　　　　　　6．死亡　　　　　　10.5%

			7. 不詳　　　　　　　　　　3.5%
			再発率 91.8% 再入院率 75.5%
Huber, G. Gross, G., Schüttler, R. (1979)	平均 22.4 年	1945～59 年に Bonn 大学精神科に入院した 502 例を面接と質問紙により平均 22 年間追跡調査した.	分裂病の精神病理学的転帰から 15 の類型に分け，そこから以下の症状転帰を報告 　完全寛解　　　　　　　　　　　22.1% 　非特異的残遺状態　　　　　　　 43.2% 　特異的残遺状態　　　　　　　　 34.7% 終末状態に移行した経過例は 367 例 (73.1%) あり，その中の症状経過転帰 　治癒　　　　　　　　　　　　　26% 　軽度　　　　　　　　　　　　　31% 　中等度　　　　　　　　　　　　29% 　重度　　　　　　　　　　　　　14% 12 に分けた経過類型からの予後評価 　予後良好　　　　　　　　　　　22.1% 　比較的良好　　　　　　　　　　26.1% 　比較的不良　　　　　　　　　　24.5% 　予後不良　　　　　　　　　　　27.3% 社会的転帰 　病前と同水準で就労している者　 39% 　病前以下の水準で就労している者 18% 　限られた作業なら可能な者　　　 19% 　就労不能な者　　　　　　　　　17% 　全く作業不能な者　　　　　　　 8%
横井, 今枝 (1982)	20 年以上	1959～61 年に横浜市立大学精神科に入院した 100 例中, アンケート調査やその他の方法で調査可能だった 44 例を 1981 年調査	完全寛解　38% 外来通院　30% 入院中　　16% 死亡　　　16% 完全寛解例の 20 年前発症時の状態像は非定型分裂病と思われる中年層と若年発症の女子に二大別された.
宇内 (1982)	罹病期間 5 年以上	1971～74 年に東横第三病院に入院した再発分裂病患者 160 例を, 罹病期間 5 年以上のもの (127 例, 長期予後), 5 年以下のもの (33 例, 短期予後) に分け比較検討.	予後は林・秋元の予後判定基準に準じた 4 群で評価 長期予後 　I 群　10.2% 　II 群　37.0%　　予後良好　計 47.2% 　III 群　45.7% 　IV 群　 7.1%　　予後不良　計 52.8%
宮, 渡会, 小川, 中沢 ら (1984)	16～21 年	1958～62 年の 5 年間に群馬大学精神科を退院した 140 例	社会適応度 (江熊) 　自立　　　　41% 　半自立　　　 9% 　家庭内　　　 6% 　適応不能　　 2% 　入院　　　　26% 　死亡　　　　16% 時間とともに「自立」と「入院」の 2 方向に分化し, 定常化していく"鋏状現象"を指摘. 病初期の長期社会適応経過に関連する予後予測因子として「病前性格」「発病時の結婚歴」「研究開始時入院の在院期間」
一宮, 加藤, 高木ら (1986, 90,	罹病年数 30 年以上, 平均 38 年	1963 年までに川越同仁会病院を受診して, 同一チームが継続関与	転帰評価は社会適応度と臨床症状の両面から 5 段階評価を行った. 　◎ 寛解状態で自立生活を営む群

95)		した129例（95年時点で入院56例，通院46例，死亡27例）	◎ 就労半自立群 ○ 軽快群 ▲ 不適応群 × 未治群 　　　　　　　　　　　第一報（86年）　第三報（95年） ◎＋○の予後良好群　　44.2%　　　34.1% △ 軽快群　　　　　　　24.8%　　　31.8% ▲ 不適応群　　　　　　17.1%　　　19.4% × 未治群　　　　　　　14.0%　　　14.7% この9年間で良好群減少，中間群の増加が見られ，鋏状現象はみられない． 緊張型，妄想型，破瓜型の順で予後が良い．
桑原 (1985)	10年以上 初診後平均 経過年数 17.3年	横浜市立大学神経科外来を1972年末までに初診し，その後精神分裂病の診断で1973～1982年にかけ少なくとも10年以上，外来にて追跡観察できた149例のうち19例を除外した130例	経過について 良好　64.6%　　　経過不安定　55.4% 不良　35.4%　　　持続安定　　20.7% 　　　　　　　　　安定化傾向　23.9% 精神的現在症 D群：病的体験，神経症様症状はない　78.5% 　D-1：人格水準低下なし　　　　　　14.0% 　D-2：人格水準低下軽度　　　　　　36.5% 　D-3：人格水準低下著明　　　　　　28.0% HP群：幻覚妄想状態残存例　　　　　16.8% N群：神経症様症状残存例　　　　　　4.7% 社会適応状況（江熊の基準による） 自立　　　　　56.9% 半自立　　　　16.0% 家庭内保護　　13.8% 社会適応不全　 8.5% 入院　　　　　 3.8% 死亡　　　　　 0.7%
Hardingら (1984, 87)		1955～60年にアメリカVermont州立病院でリハビリテーション・プログラムの対象となった269例を調査した．	I．5年間のプログラム終了後から5年後の1965年における調査時は 　70%が病院外で生活（30%は再入院無し） II．1980年の調査時は168名が生存． Strauss-Carpenter Levels of Function Scaleを用い調査． 　過去1年間入院しなかった　　　　　　83% 　1，2週間毎に友人と会う　　　　　　66% 　大体1人以上の親友がいる　　　　　　76% 　過去一年に仕事をした　　　　　　　　47% 　症状は軽度，または無かった　　　　　72% 　全般的な適応にて悪化は軽度か，無い　55% 1/2～2/3が予後良好だった．
八木ら (1992)	発病後14～29年，平均21年	1966～78年の13年間に私立精神病院で入院治療を行った分裂病者のうち初回入院例を92年に調査（33例）	社会適応度（江熊） 自立・半自立　35% 家庭内　　　　13% 社会不適応　　 6% 入院　　　　　23% 死亡　　　　　23%
吾妻，岩舘ら (1992)	5～15年	東北大学神経精神科を1975～79年の5年間に初診，初診後5年以降も受診歴のある195例のカルテを調査．初	経過型（Bleuler, M.の分類に準じる） 単純型　37.4% 波状型　28.3% 混合型　28.7% 不明　　 5.6%

			診後5年経過した時点と最終受診時の精神症状，社会適応性を調査．	精神症状（Bleuler, M.） 5年経過時点 最終受診時 　完全寛解　　　　　20.5%　　22.1% 　軽度　　　　　　　42.6%　　44.6% 　中度　　　　　　　22.6%　　25.1% 　重度　　　　　　　 4.6%　　 8.2% 　不明　　　　　　　 9.7%　　 0% 社会適応性評価（江熊） 　良好　　　　　　　20.5%　　21.5% 　ほぼ良好　　　　　33.9%　　34.4% 　やや不良　　　　　26.1%　　25.1% 　不良　　　　　　　11.8%　　19.0% 　不明　　　　　　　 7.7%　　 0%
岩舘 （1994）	7～48年	1952～92年東北大学精神科に入院した分裂病患者のうち，1979年以降にも外来受診歴がある99例について面接調査またはカルテ調査を行った．	症状予後　　　　　　社会的予後 完全寛解　33%　　　自立　　　27% 軽度　　　31%　　　半自立　　30% 中度　　　18%　　　家庭内適応23% 重度　　　15%　　　不適応　　10%	
大地，井口ら （1993）	5年以上	昭和大学病院精神科外来を1984年までに初診し，89年において少なくとも5年以上観察しえた分裂病患者（ICD-9による診断）を入院未経験群76例，入院経験群201例に分けて評価．	精神症状評価及び，社会適応度の判定は大地らがこれまでの調査研究で用いた独自のスケールで評価． 　　　　　　　　　　入院未経験群　入院経験群 精神症状 　良好群　　　　　　59.2%　　　57.2% 　中間群　　　　　　39.5%　　　40.3% 　不良群　　　　　　 1.3%　　　 2.5% 社会適応状況 　Ⅰ完全社会適応群　25.0%　　　27.4% 　Ⅱ不完全社会適応群48.7%　　　39.8% 　Ⅲ中間安定群　　　19.7%　　　20.4% 　Ⅳ中間不安定群　　 5.3%　　　10.4% 　Ⅴ要保護群　　　　 1.3%　　　 2.0%	
山口ら （1994）	初回入院から平均14.3年転帰	1963～77年の15年間に金沢大学神経科精神科に初回入院した精神分裂病（ICD-9）261例について1982年に調査．転帰不明と死亡を除く165例	林・秋元の判定基準に基づく転帰判定 1．完全寛解　25.5% 2．不全寛解　35.1% 3．軽快　　　21.2% 4．未治　　　18.2% 緊張型，妄想型は破瓜型と比べて有意に予後良好． 初回退院時転帰と長期転帰が一致傾向	
内田 （1996）	初回入院以降10年	1979～84年の6年間に愛光病院に初回入院し，DSM-Ⅲ-Rで分裂病の診断をした106例	追跡不能群　　　　　　　　　　　　　　36.8% 追跡可能，かつ再発無い群　　　　　　　20.8% 服薬継続中の再発した群　　　　　　　　12.3% 服薬中断時のみ再発した群　　　　　　　20.8% 服薬中断時・服薬継続中に再発した群　　 2.8% 各群の発病，再発に関して比較検討し，現段階の薬物治療では再発予防できない患者群の存在を確認	
鶴田 （1999）	10年	1988年6月時，定期通院中の経過10年以上の精神分裂病（ICD-9）患者150例のうち10年間継続的に観察できた131例	最初の3年間（1期），最後の3年間（2期）において，症状評価をAMDP，生活適応レベルを江熊の分類とGAFで評価比較． 症状や生活適応レベルは悪化傾向で，72%に再発を観察した．	

表 I-17 経過類型に関する研究

研究者 (報告年)	経過類型について

宇野 (1971)	自験例170例の経過を病像推移の面から検討，これを二通りの方法によって分類．
	経過表Aは病初期の病像と1962年の病像を中心に考えたもの
	  1. 単純型　　　　　　　　　1.2%　　　7. 緊張—破瓜・緊張型Ⅰ，Ⅱ　9.4%
	  2. 破瓜型Ⅰ，Ⅱ，Ⅲ　　　　30.0%　　8. 緊張—破瓜型Ⅰ，Ⅱ　　　11.2%
	  3. 破瓜—破瓜・緊張型Ⅰ，Ⅱ　17.1%　　9. 緊張—破瓜・妄想型　　　1.8%
	  4. 破瓜—緊張型　　　　　　1.8%　　10. 妄想型Ⅰ，Ⅱ　　　　　　3.5%
	  5. 破瓜—妄想型Ⅰ，Ⅱ　　　5.3%　　11. 相期性変化　　　　　　　5.9%
	  6. 緊張型Ⅰ，Ⅱ　　　　　　12.9%
	経過表Bは単純，破瓜，緊張，妄想の各病型が，全経過を通じて一貫していたか，または他の病型へ移行したかという観点から4つに分類
	    同種経過型　　　38.8%
	    異種経過型A　　 7.1%
	    異種経過型B　　44.7%
	    多種経過型　　　 3.6%
	    相期性経過　　　 5.9%
	宇野は長期経過の考察から2つの特徴的時期を観察した．
	病勢が進行し，全経過を通じて最も激しい症状の見られる時期，これを「極期」
	それまでの症状が軽くなり，患者が環界に対して適応の方向をとりはじめる時期，これを「静穏期」と呼んだ．

Bleuler, M.
(1972)
	A：1941年の調査結果の値（対象316例）
	B：1972年の調査結果の値（対象208例）．この結果は1大学病院へ入院した分裂病者の予後を示す．
	C：前記の208例中，初めて入院した患者（66例）とその対象者の同胞で入院歴のある57例における値．この結果は一度は入院を要する程度の分裂病の発病時の予後を推論となる．
	                                                          A　　　　　　B　　　　　　C
	Ⅰ．単一経過群
	  1. 急性に重症の"終末状態"に至る（「荒廃」
	    に至る）　　　　　　　　　　　　　　　5～18%　　1%±0.69　　0%
	  2. 慢性に重症の"終末状態に至る"（「荒廃」
	    に至る）　　　　　　　　　　　　　　　10～20%　 12%±2.27　 8%±2.44
	  3. 急性に中等度，軽症の"終末状態"に至る
	    （「欠陥」に至る）　　　　　　　　　　約5%　　　 2%±0.97　 4%±1.75
	  4. 慢性に中等度，軽度の"終末状態"に至る
	    （「欠陥」に至る）　　　　　　　　　　5～10%　　23%±2.94　20%±3.61
	Ⅱ．波状経過群
	  5. 波状経過で重症の"終末状態"に至る（「荒
	    廃」に至る）　　　　　　　　　　　　　約5%　　　 9%±1.99　 3%±1.53
	  6. 波状経過で中等度，軽度の"終末状態"に
	    至る（「欠陥」に至る）　　　　　　　　30～40%　 27%　　　 22%±3.73
	  7. 波状経過で治癒に至る　　　　　　　　　25～35%　 22%±2.89　39%±4.39
	Ⅲ．非定型経過群　　　　　　　　　　　　　　　約5%　　　 4%±1.37　 4%±1.76

Huber, G.,
Gross, G.,
Schüttler, R.
(1979)
	頻度　　　　社会的治癒率
	Ⅰ．予後良好
	  1. 単相性に経過し完全寛解に至る　　　　　　10.0%　　　100.0%
	  2. 多相性に経過し完全寛解に至る　　　　　　12.1%　　　 96.7%
	Ⅱ．比較的良好
	  3. 純粋欠陥や構造変化に至らない慢性精神病　 4.2%　　　 90.5%
	  4. 一回の病勢増悪で純粋欠陥に至る　　　　　 6.2%　　　 80.6%
	  5. 主に相性に経過しその後病勢増悪を経て純粋欠陥に至る　10.0%　　70.0%
	  6. 相性に増悪，または第2の（明らかな）屈曲を経て純粋
	    欠陥へ至る　　　　　　　　　　　　　　　 5.8%　　　 65.5%
	Ⅲ．比較的不良
	  7. 相性の病勢増悪，あるいは単純進行性に構造変化に至る　6.2%　　51.6%

	8. 単純進行性に純粋欠陥に至る	5.4%	48.1%
	9. 頻回の病勢増悪から純粋欠陥に至る	12.9%	44.6%
	IV. 不良		
	10. 相性の病勢増悪から混合欠陥状態に至る	9.6%	25.0%
	11. 単純進行性に混合欠陥状態に至る	7.2%	8.3%
	12. 相性増悪性，または単純進行性に典型的分裂病欠陥精神病に至る	10.5%	1.9%

Ciompi, L. Müller (1980)	波状症候群	
	1. 急性，波状の経過を繰り返し，軽症の"終末状態"または治癒に至る	25%
	3. 急性，波状の経過を繰り返し，中等度または重症の"終末状態"に至る	12%
	5. 慢性，単純進行性に発症し，軽症の"終末状態"または治癒に至る	10%
	7. 慢性，単純進行性に発症し，中等度，または重症の"終末状態"に至る	5%
	単純経過群	
	2. 慢性，単純進行性に発症し中等度または重症の"終末状態"に至る	24%
	4. 慢性，単純進行性に発症し軽症の"終末状態"，または治癒に至る	10%
	6. 急性に発症し，中等度または重症の"終末状態"に至る	6%
	8. 急性に発症し，軽症の"終末状態"または治癒に至る	5%

加藤，一宮ら (1990)	定型分裂病129例の20年以上継続観察において，類型化は経過グラフに基づき，極期，移行期，静穏期，寛解期の有無および配列パターンにより6類型に分類．	
	I型　整列型～長い極期に引き続き，静穏期を経て，寛解もしくは慢性期に至る単一経過．	11.6%
	II型　不整列寛解保有型～波状に経過し，症状再燃と増悪を繰り返すが，経過途中には寛解期を持ち，各病期の配列は不整列構造である．	34.1%
	III型　不整列寛解欠如型～経過構造は不整列で静穏期はあるが，寛解期を持たず，極期から静穏期に向かう移行期が長い．	17.0%
	IV型　持続進行型～静穏期を持たず3つのパターンが認められた．①極期から移行期へいたり，そこへとどまるもの，②極期，移行期を経て静穏期に至らず慢性期へ至るもの，③極期から直接慢性期に至るもの	24.0%
	V型　間歇型～極期，移行期から寛解期に移り静穏期の認められない間歇再発型である．	5.4%
	転帰との関係　　転帰良好　　中間　　転帰不良	
	I型　　　　67%　　　　7%　　　27%	
	II型　　　　73%　　　18%　　　9%	
	III型　　　14%　　　55%　　　32%	
	IV型　　　　0%　　　32%　　　68%	
	V型　　　100%　　　　0%　　　0%	
	VI型　　　50%　　　10%　　　40%	

丸山，舟橋ら (1996)	1991年調査の外来群123例（罹病期間5年以上，外来で2年以上維持されている），1992年調査の一般入院群50例（罹病期間5年以上）の計173例について
	経過型の分類は，慢性状態への経過のパターンから単一経過型・波状経過型の2大経過類型で区別，さらに慢性期の重症度を3段階に区別し，最終的に7群に分類．
	経過型
	A群：1, 2回目のシューブのあとで急速に重度慢性状態に至った群　　3.4%
	B群：1, 2回目のシューブのあとで緩徐に重度慢性状態に至った群　　5.2%
	C群：3回目以降のシューブのあとで重度慢性状態に至った群　　1.7%
	D群：1, 2回目のシューブのあとで中等度慢性状態に至った群　　30.1%
	E群：3回目以降のシューブのあとで中等度慢性状態に至った群　　37.0%
	F群：1, 2回目のシューブのあとで（または明確なシューブ無しに）軽度慢性状態に至った群　　11.0%
	G群：3回目以降のシューブのあとで軽度慢性状態に至った群　　11.6%
	初回シューブの発症様式，初診に至るまでの期間，病型，寛解度，病間期症状の有無，慢性化契機の有無，慢性状態に至るまでの年数，入院回数の8因子が経過類型の区別において有意な関連を見た．

林・秋元は1939年に「精神分裂病の予後及び治療」を発表した[10]．その中で転帰を完全寛解，不全寛解，軽快，未治に分類し，以後多くの研究者がこの分類を使用している．33.7%が予後良好群という結果は，当時の海外の報告とほぼ一致している．

昭和30年代，群馬大学で始まった分裂病再発予防計画の中，江熊は分裂病の社会適応性に注目した[6]．江熊の分類はその後多くの研究者によって社会的予後の指標として使用されている．

1950〜60年代初頭は，新しい薬物療法が経過と予後にどのように影響するかに関する調査が多く見られる．島薗，鳥居ら(1968)，武正，保崎ら(1973)の結果では長期予後は薬物療法によっても大きな変化は見られないが，薬物療法が退院率を高め何らかの働きかけと共に外来治療を維持する事によって，わずかに良好な予後が得られることを示唆している[32,34]．また後藤(1971)は薬物療法が症状転帰よりも社会適応予後を改善させる事を示した[7]．

村田，西園ら(1973)は再発，再入院を繰り返すにつれ，社会適応が困難になっていく事を示した[27]．村田(1974)は再発，再入院率について海外の予後研究の展望も行っている[28]．大熊ら(1970)も統合失調症の再発をテーマに予後調査を行った[30]．

湯浅(1978)は生活臨床の常法に従いながら横断的な社会生活程度，縦断的な社会生活経過の二面から予後を検討した[43]．

1970〜80年代には，多数の症例を長期間にわたり観察し，長期予後，経過類型をまとめた報告が海外で相次いだ．代表的なものとしてBleuler, M. (1972)，Ciompi, L. ら(1976)，Huber, G. ら(1979)の研究があげられる．

Bleuler, M. は1942〜43年にチューリッヒのBurghölzli病院に入院した208例（うち68例が初回入院）について22年間以上の経過を前方視的に追跡した[3]．転帰の判定は4段階に分類し，寛解20%，軽度33%，中等度24%，重度24%という結果を得た．Bleulerは，5年以上安定した状態を「終末状態」として73%の症例がこの「終末状態」に移行したが，一方で1/4の症例では10年後においても症状の動揺が見られたと報告した．発病様式では急性発症が慢性発症の約2倍であった．一般に初回入院患者の方が再入院患者より予後良好で，初回入院に限れば予後良好例は2/3〜3/4に達した．Bleulerはこの原因を薬物療法の導入と考えた．初回入院患者のうち1/3は以後再入院せず，半数は再入院しても1回のみであった．追跡期間中に占める入院期間は平均35%であり，残り65%の期間は院外で生活していた．社会的予後については，就労している者31%，就労の有無にかかわらず介助が必要な者と安定した社会生活が5年以上続かない者24%，入院中のもの45%（うち重篤な症状の者21%）であった．なお初回入院者に限ると，それぞれ50%，27.5%，21%で，初回入院者の予後は良好であった．

Ciompi, L. らはLausanne大学精神科に初めて入院した患者の中から1873〜1897年生まれの統合失調症患者1,642例を1963年に追跡調査した[4]．うち1,239例は既に死亡しており，接触不能，調査拒否例を除いた288例について家庭訪問による面接調査を行った．初回入院から平均36.8年経過しており，平均年齢は男性75.2歳，女性75.8歳であった．発病様式は急性発症，慢性発症がほぼ半々で，経過型は単純経過群が45%，波状経過群が52%であった．1/4の患者は急性に発症し波状経過をたどり予後良好であった．90%以上の患者では5年以上症状が固定した状態（終末状態）が続き，加齢は精神症状の静穏化をもたらす事が示唆されたが，一方で残遺症状が頻繁に見られるとしている．症状予後は治癒29%，軽度24%，中等度26%，重度20%であった．これに対し社会的予後は不良で，3/5の患者が病院あるいは施設に入所していた．要因としては高齢単身生活者が多い事が指摘されている．経過中の総入院期間が1年以下の者が47%，1〜3年の者は10%に対し，20年以上の者も23%いた．また加齢と共に入院しなくなるか長期入院になるかの二極化が認められた．

Huber, G. らは1945〜59年Bonn大学精神科に入院した502例を平均22.4年追跡調査した[13]．調査方法は面接と質問紙によった．経過類型を12に分け，そこから予後良好22%，比較的良好26%，比較的不良25%，予後不良27%という結果を報告した．終末状態には73%の例が移行したと報告した．社会的転

帰に関しては，病前と同水準で就労している者39%，病前以下の水準で就労している者18%，限られた作業なら可能な者19%，就労不能な者17%，全く作業不能な者8%であり，何らかの形で就労している者が半数以上いた．

本邦でも一宮，加藤，高木ら（1986, 90, 95）が129例を平均38年転帰まで同一チームで継続観察した報告がある[14,20,33]．第一報（1986年）では，予後良好44%，軽快25%，不適応17%，未治14%であったが，第三報（1995年）では予後良好34%，軽快32%，不適応19%，未治15%であり，9年間に予後良好群が減少し，中間群が増加したと報告した．反対に宮ら（1984）は，長期転帰について追跡開始時以降変動性経過をとっている症例が時間と共に減少し続け，「自立」と「入院」の二方向に分化し定常化するという報告を行い，これを「鋏状現象」と呼んだ[26]．

宇内（1982）は短期予後と長期予後について罹病期間の違う2群を比較検討している[37]．同時に，予後に影響する諸要因について検討を加えている．予後に影響を与える諸要因については多くの研究者により報告され，発症様式，初発症状，発病年齢，罹病期間，社会的背景（家庭環境，職業など）について検討が加えられている．

桑原（1985）は長期通院患者の経過転帰について調査し，経過と精神的現在症，社会的適応状況の間に正の相関があり，また初診当初の治療に対する反応の良否で長期経過後の状態を予測する事は困難とした[23]．

90年代に入ると外来通院治療の割合が大きくなり，外来通院治療者の予後の研究が多く見られるようになった．大地ら（1993）は入院未経験群と入院経験群との予後比較を行い，前者において社会適応状況がより良好であったとした[5]．

また統合失調症罹患者の高齢化の観点から飯田ら（1994），井上ら（1994），古茶ら（1994）が研究を発表し[15,17,21]，堀（1999）は高齢になった統合失調症の精神症状，経過，転帰の特徴について，特に「終末状態」「静止期」についての考察を行っている[12]．

内田（1996）は服薬のコンプライアンスと再発に注目し，現段階の薬物治療では再発が予防できない患者群の存在を指摘している[36]．

統合失調症の長期予後研究の文献展望については，村田（1974），吉武（1991），湯浅（1984），横井（1986），桑原（1992），井上（1992）らが優れた報告を既に行っており，その歴史，テーマ，診断基準などの調査方法と結果等について考察を加えている[16,24,28,41,42,44]．

一連の長期転帰研究から，統合失調症の症状転帰についてはKraepelinが想定していたほど悲観的な予後を来すものではない事，治療法の変遷によっても長期予後に大きな変化が見られないものの，様々な働きかけにより社会的な転帰は変化する可能性を秘めている事などが示されてきたといえる．

また，多くの経過研究から得られるのは，Heckerの破瓜型，Kahlbaumの緊張型が2つの基本的経過型であり，統合失調症の成立に先立つ2つの病型が統合失調症の基本的な経過型として現れることを示している．このことは，臨床経過から確立された破瓜病や緊張病と，症状から確立された妄想病を同列に扱うことの問題点を示唆している．

c） 経過論から見た治療論

統合失調症の長期経過は全体像を知る意味では重要であるが，実際の臨床場面においては，より短期的な経過を想定しながら治療にあたる必要がある．詳細は本書第II章に譲り，ここでは簡単に触れることにする．

図I-12は統合失調症の短期的なモデル経過である．これは緊張病性の経過を念頭におき，ひとつの病期を示したものである．図のAの部分は急性期の陽

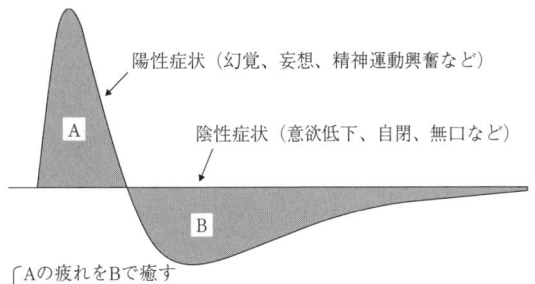

陽性症状（幻覚、妄想、精神運動興奮など）
陰性症状（意欲低下、自閉、無口など）

Aの疲れをBで癒す
Aが2～3ヶ月だとすれば，Bは年単位の長さになることも多い
A＜Bでなければ真の意味での回復につながらない
→ 再発の危険

図I-12 統合失調症の経過モデル

性症状中心の時期，Bの時期は陰性症状中心の時期であり，統合失調症の経過はAとBの時期が相次いで経過することが多い．これは単一精神病でManieやVerrücktheitの時期からMelancholieの時期に戻ることに似ている．

Aの段階では薬物療法など医学的対応が中心となる．これに対し，Bの段階では，家族も含めたきめ細かな配慮が必要になる．この時期，多くの患者は無口になり，自室に閉じこもり，人との接触を避け，一日の大半を寝て過ごす．このことが，Kraepelinの主張する精神荒廃を想像させ，家族や治療者を不安にさせてしまう．しかし，中井が指摘するように，Bの段階こそ，回復にとって重要な時期である[29]．特に初発の場合，年単位に及ぶBの長い経過を辛抱強く待つことがその後の経過にとって重要な意味を持つ．

また，統合失調症の妄想や幻聴の多くが患者を非難中傷する内容である以上，回復期には患者の自信回復に重点が置かれるべきである．否定的意見は禁物であり，回復を待ちながら患者自身の意思決定を尊重し認めることが重要である[脚注2]．

一方，破瓜型の経過の場合，医療はあまり有効でない事が多い．しかし，経過としては安定しているために，身体障害や知的障害と同様に，障害モデルで対応できることが多い．緊張型の経過と異なり，再発の危険や状態の不安定さから免れることが可能であり，地域リハビリテーション，あるいは福祉施策による対応が有効である．

おわりに 統合失調症の成立に至る歴史を想起するならば，予後不良性で一つの疾患単位を構築することには無理があり，統合失調症の経過も転帰も可塑性に富むものと考えるのが現実的である．

多くの長期経過研究，転帰調査は統合失調症の経過と予後の多様性を示したが，そこには臨床経過観察から構築された破瓜病と緊張病の2つの経過型が基本経過として認められる．統合失調症のもう一つの下位分類である妄想型はパラノイア問題と関係して，恐らく経過とは別の視点から考えなければならない病態であろう．

統合失調症の経過と転帰が可塑性に富むものであれば，統合失調症の経過に対する治療の介入は極めて重要な意味を持つ．短期的な経過の中に患者個人の独自性を見極め，細心の注意をはらった治療的関与を続けることによって，長期的な経過を次第に変化させることが可能だからである[18]．　　（岩舘敏晴，宮腰哲生）

文　献

1) 吾妻淳一，岩舘敏晴，斎藤弘之，二木文明：統合失調症の予後とその背景因子〜非入院患者を包括した東北大学外来症例195例の分析〜，精神医学 34:591-597, 1992.
2) Bleuler E: Dementia praecox oder Gruppe der Schizophrenien, Deuticke, Leipzig, 1911.（飯田真，下坂幸三，保崎秀夫，安永浩訳：早発性痴呆または統合失調症群，医学書院，東京，1974.）
3) Bleuler M: Die Schizophrenen Geiststörungen im Lichte langjähriger Kranken- und Familiengeschichten, Thieme, Stuttgart, 1972.
4) Ciompi L: Lebensweg und Alter der Schizophrenen. Eine katamnestische Langzeitstudie bis ins Senium, Springer, Berlin, 1976.
5) 大地武，井口喬ら：長期通院統合失調症の経過と予後に関する研究〜軽症群の諸特性について（第一報）〜，臨床精神医学 22:77-87, 1993.
6) 江熊要一：統合失調症寛解患者の社会適応の破綻をいかに防止するか，精神神経学雑誌 64:921-927, 1962.
7) 後藤彰夫：長期観察による統合失調症の病像変遷と経過の研究〜「薬物療法群」と「初期非薬物療法群」との対比〜（その2），精神医学 13:1067-1076, 1971.
8) Harding M et al: The Vermont Longitudinal Study of Person with Severe Mental Illness I. Methodology, Study, Sample and Overall Status 32 Years Later, Am J Psychiat 144:718-726, 1987.
9) Harding M et al: The Vermont Longitudinal Study of Person with Severe Mental Illness II. Long-term Outcome of Subjects Who Retrospectively Met DSM-III Criteria for Schizophrenia, Am J Psychiat 144:

脚注2　筆者の知るある患者はBの時期に7年を要したという．その間，彼は自室に篭もりきり，「甘えている」「精神力が足りない」などという父親や兄夫婦の声に耐え続けた．こんなに疲れているのにどうして家族は分かってくれないのかと腹立たしかったという．7年の経過後，彼は外に出られるようになり，今は海外の当事者と交流し，各種大会で自らの体験を堂々と話すまでに回復した．

また，別の患者はある講演会で次のような体験を話した．回復期になり，何かしようと思ったとき，散弾銃の免許を取りたいと思った．そのことを話したら，家族や親類から猛反対を受けた．「気違いに刃物」という人もいた．その中で，唯一，母親だけが「やってみろ」と言ってくれた．この一言が心の支えになり，勉強に励んで受験したところ，見事に一発で合格した．健常者と言われる人たちが次々と不合格になるのを見て，自分もやればやれるんだと自信がついたという．

727-735, 1987.
10) 林 暲, 秋元波留夫：精神統合失調症の豫後及び治療, 精神神経学雑誌 43:705-742, 1939.
11) Hecker E: Die Hebephrenie. Ein Beitrag zur klinischen Psychiatrie, Virchow's Ach Pathol Anat Physiol 52, 1871.（渡辺哲夫訳：破瓜病, 星和書店, 東京, 1978.）
12) 堀 彰：長期予後調査からみた高齢統合失調症患者の諸問題, 精神医学 41:589-594, 1999.
13) Huber G, Gross G, Schüttler R: Schizophrenie. Verlaufs- und sozialpsychiatrische Langzeituntersuchungen an den 1945-1959 in Bonn hospitalisierten schizophrenen Kranken, Springer, Berlin, 1979.
14) 一宮祐子, 石川一郎, 桜井信幸ら：統合失調症の転帰〜定型統合失調症129例の20年以上経過観察〔Ⅰ〕, 精神神経学雑誌 88:206-234, 1986.
15) 飯田 眞, 佐藤 聡ら：統合失調症の長期経過と高齢期の病像をめぐって, 老年精神医学雑誌 5:503-511, 1994.
16) 井上新平：予後研究の方法論〜長期研究を中心に〜, 臨床精神医学 21:973-985, 1992.
17) 井上新平ら：高齢期と統合失調症の予後, 老年精神医学雑誌 5:531-536, 1994.
18) 岩舘敏晴：統合失調症の経過から見た疾病法則性と個人法則性. 統合失調症の精神病理と治療7 経過と予後, pp. 169-187, 星和書店, 東京, 1996.
19) Kahlbaum KL: Die Katatonie oder das Spannungsirresein, Eine klinische Form psychischer Krankheit, Hirschwald, Berlin, 1874.（渡辺哲夫訳：緊張病, 星和書店, 東京, 1979.）
20) 加藤 健, 一宮祐子, 小林節夫：統合失調症の転帰〜定型統合失調症129例の20年以上継続観察〔Ⅱ〕〜経過の類型化と治療に対する反応を中心として〜, 精神神経学雑誌 92:475-499, 1990.
21) 古茶大樹, 濱田秀伯, 浅井昌弘：高齢期の統合失調症性疾患, 老年精神医学雑誌 5:497-502, 1994.
22) Kraepelin E: Psychiatrie. Ein Lehrbuch für Studierende und Ärzte 8 Auf. III Bd., Barth, Leipzig, 1913.（西丸四方訳：統合失調症, みすず書房, 東京, 1985.）
23) 桑原 寛：長期通院統合失調症患者（10年以上）の経過転帰に関する研究（第一報）―経過, 精神的現在症, 社会適応状況, 横浜医学 36:103-121, 1985.
24) 桑原 寛：統合失調症の前向き法による長期追跡研究, 臨床精神医学 21:995-1005, 1992.
25) 丸山誠一ら：慢性統合失調症の経過論〜二大経過類型について〜. 統合失調症の精神病理と治療7 経過と予後, pp. 31-58, 星和書店, 東京, 1996.
26) 宮 真人, 渡会昭夫, 小川一夫, 中沢正夫：統合失調症者の長期社会適応経過（統合失調症の長期経過研究, 第一報）, 精神神経学雑誌 86:736-767, 1984.
27) 村田豊久, 西園昌久：統合失調症の予後に関する研究, 精神神経学雑誌 75:607-644, 1973.
28) 村田豊久：統合失調症の予後, 臨床精神医学 3:901-908, 1974.
29) 中井久夫：統合失調症状態からの寛解過程〜描画を併用せる精神療法をとおしてみた縦断的観察〜. 統合失調症の精神病理2, pp. 157-217, 星和書店, 東京, 1974.
30) 大熊輝雄, 小椋 力ら：統合失調症の「再発」に関する一実態調査, 精神医学 12:949-958, 1970.
31) Schneider K: Klinische Psychopathologie. 6 Auf., Thieme, Stuttgart, 1962.（平井静也, 鹿子木敏範共訳：臨床精神病理学, 文光堂, 東京, 1982.）
32) 島薗安雄, 鳥居方策：薬物療法の登場によって統合失調症の予後はどの程度改善されたか, 精神医学 10:157-162, 1968.
33) 高木一郎, 一宮祐子, 加藤 健, 森 大輔：統合失調症の転帰〜定型統合失調症129例の30年以上継続観察〔Ⅲ〕〜平均38年転帰を中心として〜, 精神神経学雑誌 97:89-105, 1995.
34) 武正建一, 保崎秀夫ら：統合失調症の経過と転帰に与える薬物療法の影響, 精神医学 15:617-625, 1973.
35) 鶴田 聡：外来通院中の慢性統合失調症の10年予後, 精神医学 41:1163-1170, 1999.
36) 内田修二：統合失調症の「再発」について〜初回入院後10年の予後調査を通して〜, 精神神経学雑誌 98:299-319, 1996.
37) 宇内康郎：統合失調症の臨床的研究〜第1部, 予後に影響する要因〜, 精神神経学雑誌 84:20-47, 1982.
38) 宇野昌人：統合失調症の長期経過に関する研究, 精神神経学雑誌 73:183-220, 1971.
39) 八木剛平, 山庭重信, 稲田俊也：統合失調症の長期予後と薬物療法, 臨床精神医学 21:1013-1021, 1992.
40) 横井 晋, 今枝 実：統合失調症の長期（20年）予後, 臨床精神医学 11:629-637, 1982.
41) 横井 晋：統合失調症の長期予後, 精神医学 28:6-19, 1986.
42) 吉武和康, 荒木憲一, 太田保之：統合失調症の長期転帰研究, 精神科診断学 2:157-182, 1991.
43) 湯浅修一：統合失調症の臨床〜通院治療を中心に〜, 医学書院, 東京, 1978.
44) 湯浅修一：統合失調症者の長期予後, 臨床精神医学 13:499-509, 1984.

5. 疫　　　学

a) 疫学の目的と問題点
1) 疫学の目的

疫学について，金光ら[18]は「疫学とは人間集団を対象として，人間の健康及びその異常の原因を宿主，病因，環境の各面から包括的に考究し，その増進と予防をはかる学問である」と定義した．個々の患者自体に焦点を当てるのではなく，ある疾患の一般住民内での分布や発症要因，転帰などを研究対象とするものである．すなわち，疫学研究において，疾病像の把握としては疾病の発生状況や推移および将来の予測を中心とし，発生要因の解明としては患者自身である宿主ファクターと病因ファクターおよび環境ファクターとの役割を明らかにして，これらの因果関係を検討する．そしてこれらの知見をもとに，最終的には必要とされる医療サービス・パターンを確立して，集団の健康保持に寄与するということが目的となる．

2) 精神医学における疫学の問題点

統合失調症の疫学という場合，対象集団の中に統合失調症の事例がどの程度の頻度で見られるかということに止まらず，発病の危険性の高い集団の確認とその集団が発病に至る病前の特徴や状況の把握，さらにその将来像の予測などが要請される．そして，統合失調症発病に関わる各種要因およびそれらの相互関係を明らかにし，社会が要求する精神保健サービスを測定し，具体的な指針を提言するということが次のステップになる．しかし，これまでに報告された疫学的な基礎データは必ずしも一致したものでなく，精神医学領域全体における，その疫学研究施行の困難性が指摘されている．これは精神疾患の病態や転帰が個々の症例によって大きな開きがあることに関係するが，その背景を詳しくみると，方法論上に次のような幾つかの問題点があることも指摘される．

まずは，調査対象地域の選択に関する問題がある．これまでの対象地域は，社会文化的に特異な環境（たとえば，血族結婚率が高い地域とか，もともと精神障害の頻度が高いと知られている地域とか，あるいは極端に孤立した僻地であるとかなど）を背景にした地域であることが多かった．このような条件下で得られた所見は一般化されにくく，比較可能性に限界があるという問題が生じうる．

次に，その対象地域における調査のあり方に関する問題がある．つまり，居住する全住民を対象としたか，あるいは抽出サンプルを対象としたのかである．特定の住民（精神科診療機関または同関連施設に受診してきた者など）のみを対象にしたとか，さらには既存の公開資料をもとにして調査したとかによっても，得られる所見には大きな差異が生じるはずである．そうした点に関して，従来の報告には明確さを欠くものが少なくなかった．一定地域の受診者から疫学データを得ようとする場合は，予め調査対象地域で住民の精神障害に関する受診経路を確認し，地域内発症者の収集に漏れがないようにしておくことが必要である．即ち，調査にあたっての情報収集の精度が問題とされる．

さらに，対象症例そのものに関する問題もある．調査対象期間を厳密に設定しておくことが重要であるが，精神障害では何時の時点を発病とするかを判断し難いことが少なくない．統合失調症にあっても，徐々に病像が完成することが多いので，発病とみなすための状態像について操作的な基準を設定しておく必要がある．また，病像が改善している症例で，これを調査対象として採用するか除外するかの対処法についても予め決めておくべきであろう．次に，対象症例の診断法に関する問題がある．従来は研究者が所属する学派の伝統的診断に準拠するものが多い傾向にあり，研究相互の比較可能性とか再現性に少なからず問題があった．近年の疫学研究では，WHOの国際疾病分類（ICD）[42]などを採用することが多く，その点では統一

されたかのようにみえるが，そこに含まれる定義をいかに理解して運用するかで，やはり所見に違いをみることは考えられる．

最後に，調査にあたる研究者の評価法あるいは評価能力に関する問題がある．疫学研究では多くの研究協力者の参加を必要とする．そのような場合，参加する研究者がほぼ同一の評価能力を発揮できるように，調査に入る前から，さらには調査期間中にも，症状評価法・診断法など十分な演習がなされておくことが必要である．

近年，上記してきた問題点は徐々に改善される方向にあるが，さらに改善されるべき話題を綿密に論評した著書[33,34]も見られるようになり，これからは厳密に計画された方法論のもとでの調査がなされることが期待される．そこで，以下には，主に近年の調査をもとに，基礎的な疫学所見のみを通覧して統合失調症の特徴を要約することにして，遺伝学的知見や経過・転帰などを含む自然史などについては，別項の記載にゆずる．

b） 統合失調症の疫学的所見

1） 有病率 (prevalence rate)

有病率所見を含む疫学的調査については，1950年までの結果に関しては，Strömgren[38]による詳細な包括的論文があり，そのあとから1978年までに関してはDohrenwendら[4]による27論文を対象にした総説があるが，ここでは，一般的に知られる種々の有病率（時点有病率，期間有病率，生涯有病率）を一括して，その傾向を要約する．1950年から1978年までの間とその後の期間における有病率の分布のあり方を，表Ⅰ-18に示す．同表において，世界中の有病率の中位数は，欧米からの多数の研究結果を反映してそれぞれ0.54％，0.56％となっており，ほとんど差異をみない．これを日本からの報告と比較すると，日本はかなり高率であるかのようにうかがえるが，いくつかの地域研究は特殊な地域を選択しており，それを反映している可能性もあり，1940年に内村ら[40]が行ったものから春木[15]の報告までの14論文15地域における中位数をとると，0.38または0.41となり，他のアジア地域からの報告と近似してくる[25]．著名な地域研究の一つであるMonroe County study[2]において，生涯治療有病率（lifetime treated prevalence）が1.3％であった．診断用面接法（Diagnostic Interview Schedule）とDSM-Ⅲを用いて一般住民を対象にした生涯有病率の報告を表Ⅰ-19に示す．有病率の中位数は0.6であり，従来の報告と近似していた．

以上の結果より，世界中における有病率には，細かく地域を分類すればかなりのバラツキがあるものの，ほとんど0.5％に近似したものとなり，さらに時代的にも違いはきわめて少なくほぼ一定していると言える．次に，有病率からみた性差について，従来女性にやや多いとの報告[6]が優勢であるが，その数値上の違いそのものは大きな差とはいえず，一貫性のある性差はみとめられていない[43]．表5.2においては，男性対女性比は0.7～5.3で調査地点ごとにかなりバラツキがあった．これまでの有病率は，種々の期間のもの全てを一括して言及した．

米国におけるECAプログラム[7]のように，時点有病率や期間有病率（3ヵ月または6ヵ月，さらには1年間など）および生涯有病率が同時に比較しうるような調査法が採用されていれば，その数値は個々に記した順に大きくなる．たとえば，Regierら[35]の報告では，統合失調症圏すべてについて1ヵ月間有病率が0.7，6ヵ月間有病率が0.9，そして生涯有病率とすると1.5になるとしている．

有病率は人口動態的・臨床的変数によって大きく影

表Ⅰ-18 欧米・アジア・大洋州・日本における統合失調症の有病率の中位数（％）[23]

	1950～1978	1979～
ヨーロッパ・アメリカ	0.54 (0.00～2.68)	0.60 (0.05～2.00)
アジア・オーストラリア	0.38 (0.14～0.74)	0.34 (0.09～0.65)
日本	0.74 (0.28～1.12)	－
全	0.54	0.56

表 I-19 一般住民を対象とした統合失調症の生涯有病率

報告者 国，時期	対象者数 (N)	対象年齢 (歳)	有病率(%) 男	女	計	比 男性対女性比
Canino et al. (1987) Puerto Rico, 1984	1,513	18-64	1.9	1.2	0.6	1.6
Bland et al. (1988 b) Canada, 1983-86	3,258	≥18	0.5	0.6	0.6	0.8
Hwu et al. (1989) Taiwan, 1982-85	11,004	≥18	2.8 c 1.9 d 3.7 e	3.2 c 2.8 d 0.7 e	3.0 c 2.3 d 2.3 e	0.9 0.7 5.3
Chen et al. (1989) Hong Kong, 1984-86	7,229	18-64	0.1	0.1	0.1	1.0
Wells et al. (1989) New Zealand, 1986	1,498	18-64	0.3	0.4	0.3	0.8
Lee et al. (1990 a, b) Korea, n. r.	3,134 1,966	18-65	0.4[a] 0.7[b]	0.2[a] 0.4[b]	0.3[a] 0.5[b]	2.0 1.8
Robins & Regier (1991) U. S. A, 1980-83	18,571	≥18	1.2	1.7	1.5	0.7
Stefánsson et al. (1991) Iceland, 1987-88	862	55-57	0.7	0.0	0.3	—

a 都市部　　　　　　　d 小都市
b 郡部　　　　　　　　e 村落
c 首都 Taipei　　　　　n.r.＝調査実施時期の記載なし

響されるためその解釈は慎重に行う必要があり，Jablensky[17]は「改良された抽出法や診断法を用いた新しい有病率調査」を提唱している．

2） 発生率 (incidence rate)

発生率に関する研究では，対象症例の発病の定義をどのようにするかという「発病に関する操作的定義の設定法」に問題があるため，有病率研究に比べると明らかに少ない．さらにその多くは入院記録や精神疾患症例登録データを用いた後ろ向き研究であり，総説された諸調査の中で前向き手法をとっているのは1978年から世界10ヵ国11施設の参加のもとに行われた「重度精神障害の転帰決定因に関する国際共同研究」[36]だけである．日本からの所見は，筆者らが上記WHO共同研究の経過において得られたものだけであると考える．統合失調症の最初の発生率研究は，1946年にノルウェーの地域を対象にしたØdegård[28]によるものである．

そこで筆者の把握できた過去の報告では，有病率と同様に結果に大きな幅があり，それらの中位数は，男女の性別および全体でみると，それぞれ人口10,000人当たり2.39 (1.46-8.5) 人，2.03 (1.39-5.4) 人，2.5 (1.42-12.0) 人であった[26]．統合失調症の発生率において一貫性のある性差は検出されておらず，多くの報告は男女間で類似するとしている．性差が認められる場合には男性で高かった[21]が，Hambrechtら[13]は従来の報告における性差は，対象抽出法，診断基準，研究デザイン，算出方法などによるバイアスとしている．また，Angermeyerら[1]やLewis[19]は性差を発症年齢によるものとしている．

次に，先に触れたWHO共同研究[36]における発生率について説明する．同研究には，オーフス（デンマーク）・ダブリン（アイルランド）・ホノルル（米国）・モスクワ（ロシア）・長崎（日本）・ノッチンガム（英国）・プラーグ（チェコ）・ロチェスター（米国）の7ヵ国8地域が先進国として，アグラ（インド）・シャンディガル（インド）・イバダン（ナイジェリア）・カリ（コロンビア）の3ヵ国4地域が開発途上国として参加した．本研究に入る前に，当該地域において精神疾患に罹った住民がどの施設に受診する傾向があるかを予め調査しておき，それをcase finding network（症例発見の施設，CFN）と指定した．以前に精神科受診歴が全く無く，更に所定の審査目録（screening schedule）に記載された条件，および状態像を初めて呈して先の施設を初診してきた症例（つ

表 I-20　WHO 共同研究における年間発生率（人口 10,000 人当たり）

センター	標本数（N）	診断基準	発生率 男性	発生率 女性	発生率 全体	男性対女性比
オーフス	314,344	ICD-9	1.8	1.2	1.5	1.50
		CATEGO-S	0.9	0.5	0.7	1.80
シャンディガル/郡部	61,642	ICD-9	3.7	4.8	4.2	0.77
		CATEGO-S	1.3	0.9	1.1	1.44
シャンディガル/都市部	205,786	ICD-9	3.4	3.5	3.5	0.97
		CATEGO-S	0.8	1.1	0.9	0.73
ダブリン	149,876	ICD-9	2.3	2.1	2.2	1.10
		CATEGO-S	1.0	0.8	0.9	1.25
ホノルル	210,020	ICD-9	1.8	1.4	1.6	1.29
		CATEGO-S	1.0	0.8	0.9	1.25
モスクワ	231,866	ICD-9	2.5	3.1	2.8	0.81
		CATEGO-S	1.0	1.4	1.2	0.71
長崎	267,149	ICD-9	2.3	1.8	2.0	1.28
		CATEGO-S	1.1	0.9	1.0	1.22
ノッチンガム	202,214	ICD-9	2.8	1.5	2.2	1.87
		CATEGO-S	1.7	1.2	1.4	1.42

まり，初発の患者）が対象とされた．その中で，統合失調症圏の状態であるか否かを，症状評価法に関する演習を繰り返し受けた調査者が診察して，「初発（新鮮）統合失調症」患者であるとみなされた場合のみが採用症例と判断された．いずれの参加センターも，1979年から2年間にわたって，この症例発見研究つまり受診発生率研究（administrative incidence rate study）を継続した．調査期間内であって採用基準に見合うような状態が出現しているにもかかわらず，期間内には指定の施設に受診してこなかった症例（すなわち，調査期間内には未受診・未治療であった例，または指定機関つまりCFN以外の診療施設を受診していた例など）や，あるいはCFN施設からの報告が研究センターになされなかった症例が漏れている可能性もあり，それらを収集するために調査期間の終了後に一定の期間だけ leakage study が追加的に施行された．

その結果の一部が，表 I-20 に示してある．本研究では，ICD-9を用いた臨床診断に加えて，構成面接法の一つである現在症診察表（Present State Examination；PSE）[41]からコンピューター処理によって導出されるカテゴクラスに基づく診断も得られるようにされており，その中のカテゴクラスSは統合失調症（従来の精神分裂病）の中核群（狭義の統合失調症）

を示すものである．そこで，同表には，臨床診断（ICD-9）とともにカテゴSによる発生率が並記してある．臨床診断においては，デンマーク：オーフスの1.2からインド：シャンディガル（郡部）の4.2までかなりな幅があり，その中位数は2.2である．一方，厳密なカテゴリーとしてのカテゴS統合失調症では，0.7から1.4（中位数0.9）の間に分布してバラツキは極めて小さく，臨床診断より発生率に関する一致度は高い．顕著な性差もみられないが，8センター中5または6センターにおいて男性がわずかに高い発生率を示している．

以上を総合すると，発生率研究においても，有病率の場合と同様に，以前の報告とWHO共同研究の間に大きな差は見られず，時代的影響は少ないことがうかがえる．近年統合失調症の発生率が低下しているとの報告[5]がみられるが，明らかな結論を得るには至っていない[14,22]．Jablensky[17]はその総説において，過去30年間の統合失調症の診断による初回入院率の著しい低下について，初回入院の定義や診断および治療法の変化，人口の年齢構成の変化などのバイアスを考慮しても，発生率の低下が納得できるような証拠は得られていないとして今後の検討課題としている．

3）発病危険率（lifetime morbid risk）

発病危険率は従来，発生率研究の困難さのせいか

ら，有病率研究の成果をもとにWeinbergの方法を用いて，これは算出されることが多かった．たとえば，我が国で行われた研究（危険年齢区間を16～40歳として）では0.48～2.47%に分布しており，その中位数は0.82%となっている．海外の所見においても近似した数値（0.83%）が中位数として示されている．Fremming[9]が，デンマークのボーンホルム島で1883年から1887年までの間に出生し，10歳まで生活した4,130名の島民を1938年末まで追跡調査したところ，発病危険率は男性で0.75%，女性で1.02%であったが，統計的有意差検定は行われていない．アイスランドで同様の調査を行ったHelgason[16]と共同研究者は1895～1897年に出生し，1910年に生存していた人を対象に1957年に追跡し，その時点の生存者の評価を繰り返し行った．80～82歳以前の発病危険率は男性で0.7%，女性で1.1%であったが統計的有意差は得られなかったと報告している．

ただ近年，発生率研究が実施されるようになってからは，各年齢における発生率の総和を発病危険率とみなす計算方法が知られ，それらからの知見が報告されている．先のWHO共同研究における同危険率は，表I-21に示すように，臨床診断による統合失調症では男女併せて0.53-1.74%，カテゴ分裂病の場合には0.27-0.55%となっている．さらにスウェーデンのLundby研究[12]では60歳までの累積発病危険率は男性2.1%，女性0.7%であったが，統計的有意差検定は行われていない．Newmanら[27]は一般住民調査と想起による統計調査を組み合わせたカナダのデータをもとに発病危険率を男性1.2%，女性1.0%と報告している．以上の結果より，統合失調症の発病危険率はおよそ1%と推測され，性差による違いはほとんどないと言える．

4）疫学所見における特徴

以上の知見をもとに，統合失調症にみられる疫学的な特徴は，次のように要約できよう．

i ）**性・年齢**　これまでの研究結果から，頻度上の性差はほとんどないとみなすのが妥当であろう．発生率は男性の方が高いとする報告[21]もあるが，標本の抽出方法や診断基準，発生率算定方法などの要因を考慮すべきであろう．発病年齢に関しては，多くの研究が女性より男性に早期発症をみている．筆者ら[25]のデータでは男性のピークが15-19歳で，女性のピークが20-24歳にあるが，Babigian[2]らによるとそれぞれが，15-24歳で，女性のピークが25-34歳となっている．Angermeyerら[1]は1926～1983年に報告された53件の疫学研究の検討を行い，女性患者の初回入院は男性患者より通常4-5年遅いとしている．発病から初回入院までの期間に顕著な性差がないことから，この結果は女性の発病年齢の高さを裏付けている．

ii ）**人種**　海外諸国からの報告を総合してみても，あるいは他民族が同時に居住するような地域を対象とした調査結果からも，有意な差があるとの知見が得られているとは言い難く，現時点では人種差について否定的であると考えてよい．

iii ）**周産期要因**　産科的合併症や胎生期の発育遅滞が出生後の心身の成長に影響を及ぼし，統合失調症の発病にとっても関わるのではないかと考えられてきた[32]．McNeilら[20]は，自らの研究成果を含めて従来の研究を展望して，いわゆる過程統合失調症

表I-21　WHO共同研究における発病危険率（%）

センター	臨床診断 (ICD-9) 男性	女性	全体	カテゴS診断 男性	女性	全体
オーフス	0.64	0.48	0.56	0.34	0.20	0.27
シャンディガル/郡部	1.52	2.03	1.74	0.54	0.40	0.48
シャンディガル/都市部	1.08	1.29	1.15	0.23	0.42	0.31
ダブリン	0.87	0.80	0.84	0.33	0.32	0.33
ホノルル	0.59	0.49	0.53	0.31	0.28	0.29
モスクワ	1.08	1.18	1.13	0.39	0.54	0.47
長崎	0.82	0.67	0.74	0.41	0.34	0.37
ノッチンガム	1.06	0.62	0.84	0.62	0.47	0.55

(process schizophrenia)にのみ産科的合併症が遺伝的影響とともに作用する可能性があると示唆している．われわれ[23]は，生下時体重が2,500g未満の未熟児と成熟児を対象に，胎生期の成長と産科的合併症が統合失調症発病の危険因子となるかを調査したが，有意な所見は得られなかった．周産期要因に関連するものとして，統合失調症者の出生季節がしばしば問題にされる．最近これについての自験例を解析して展望したHäfner[11]らによると，確かに一般人口より冬季の出生者は多いが，その病因的因果関係（たとえばTorrey[39]の提唱する「感染性疾患説」などのような）に関する判断はいまだ時期尚早であるとしている．

iv) その他の社会心理的要因

(a) 出生場所と社会経済状態： 最近の研究から都市部での出生または生育した人の相対危険度が高いこと，およびFarisら[8]の研究をはじめとして，低所得社会層に多いのは周知のことである．最近では，Giggs[9]がノッチンガムで，Ohtaら[29,31]が長崎市の調査から同様の確認をしている．これらの背景は，社会的「選択―移動」仮説（social selection-drift hypothesis）として知られており，Eaton[6]によると，この仮説を支持する報告が大部分を占めるという．これは，移民者に危険率が高いことの説明にも該当しうると考えられている．他方，特定の環境危険因子（過密人口，薬物乱用など）の影響による可能性も考えられている

(b) 衝撃的な生活上の出来事（stressful life events）： 心身症やうつ病の発病や再発にとってライフイベントが大きく関わることはよく知られている．統合失調症についても，Brownら[3]の研究以来多くの報告がなされ，その関与が示唆されている．筆者ら[24,30]も，WHO共同研究の一つとして統合失調症者を対象にして，調査時点の前3ヵ月間における1人当たりのライフイベント（疾病そのものとは無関係のものに限って）数を検討した．その結果，発病時に2.03件，再発時に1.95件と高率であるのに対して，寛解時には1.10と有意に低いものとなっており，これらの関与がうかがわれた．

(c) 様々な危険因子の比較： 図I-13はStefan M.ら[37]の要約を改変したものであるが，発病危険

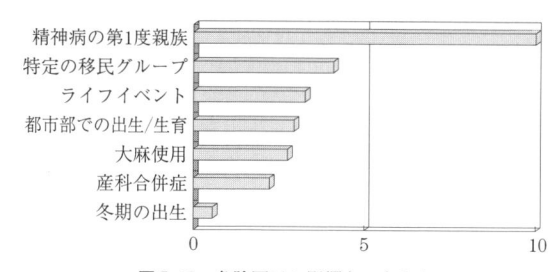

図I-13 危険因子と影響力の大きさ
（精神病の第一度親族の相対危険度を10としたとき）

子を知る手がかりとなろう． (中根允文)

文　献

1) Angermeyer MC, Kühn L: Gender differences in age at onset of schizophrenia. Eur Arch Psychiatr Neurol Sci 237:351-364, 1988.
2) Babigian HM: Schizophrenia: Epidemiology. Comprehensive Textbook of Psychiatry/IV, 4th ed (eds Kaplan HI, Sadock BJ), pp. 643-650, Williams & Wilkins, Baltimore-London, 1985.
3) Brown GW, Birley JLT: Crisis and life changes and the onset of schizophrenia. J Health Soc Behav 9: 203-214, 1968.
4) Dohrenwend BP, Dohrenwend BS, Gould MS et al: Mental Illness in The United States.: Epidemiological Estimates, Praeger, New York, 1980.
5) Eagles JM, Whalley LJ: Decline in the Diagnosis of Schizophrenia among First Admissions to Scottish Mental Hospitals from 1969-78. Br J Psychiatry 146: 151-154, 1985.
6) Eaton WW: Epidemiology of Schizophrenia. Epidemiol Reviews 7:105-126, 1985.
7) Eaton WW, Kessler LG: Epidemiologic Field Methods in Psychiatry - The NIMH Epidemiologic Catchment Area Program, Academic Press, Orlando, 1985.
8) Faris REL, Dunham HW: Mental Disorder in Urban Areas: An Ecological Study of Schizophrenia and Other Psychoses, University of Chicago Press, Chicago, 1939.
9) Fremming KH: The expectation of mental infirmity in a sample of the Danish population. Occasional Papers on Eugenics, Number 7, London, 1951.
10) Giggs JA, Cooper JE: Ecological structure and the distribution of schizophrenia and effective psychoses in Nottingham. Br J Psychiatry 151:627-633, 1987.
11) Häfner H, Haas S, Pfeifer-Kurda M et al: Abnormal seasonality of schizophrenic births. A specific Finding? Eur Arch Psychiatr Neurol Sci 236:333-342, 1987.
12) Hagnell O: Repeated incidence and prevalence studies of mental disorders in a total population followed during 25 years. The Lundby Study, Sweden. In: Sar-

torius N, Nielsen JA, Strömgren E (eds): Changes in Frequency of Mental Disorder over Time. Acta Psychiatr Scand 79, suppl. 348:61-77. Munksgaard, Copenhagen, 1989.
13) Hambrecht M, Riecher-Roessler A, Faetkenheuer B et al: Higher morbidity risk for schizophrenia in male; Fact or fiction? Compr Psychiatry 35:39-49, 1994.
14) 畑田けい子, 岡崎祐士, 中根允文：精神分裂病の発生率研究. 精神医学レビュー 24:16-34, 1997.
15) 春木繁一：島根県隠岐郡都万村における精神障害者の精神医学的, 疫学的ならびに社会精神医学的調査の結果. 精神経誌 74:301-311, 1972.
16) Helgason T: Epidemiology of mental disorders in Iceland. Acta Psychiatr Scand suppl. 173: 1964. Quoted in: Helgason T, Magnusson H: The first 80 years of life. A psychiatric epidemiological study. In: Sartorius N, Nielsen JA, Strömgren E (eds): Changes in Frequency of Mental Disorder over Time. Acta Psychiatr Scand 79, suppl. 348:85-94. Munksgaard, Copenhagen, 1989.
17) Jablensky A: Schizophrenia: recent epidemiologic issues. Epidemiologic reviews, 17:10-20, 1995.
18) 金光正次, 岡田 博, 甲野礼作, 他：疫学とその応用, 南山堂, 東京, 1982.
19) Lewis S: Sex and schizophrenia; Vive la difference. Br J Psychiatry 161:445-450, 1992.
20) McNeil TF, Kaij L: Obstetric factors in the development of schizophrenia: Complications in the births of preschizophrenics and in reproduction by schizophrenic parents. The Nature of Schizophrenia (eds Wynne LC, Cromwell RJ, Matthysse S), pp. 401-429, Wiley Medical, New York, 1978.
21) Munk-Jorgensen P: Schizophrenia in Denmark. Incidence and utilization of psychiatric institutions. Acta Psychiatr Scand 73:172-180, 1986.
22) 中根秀之, 太田保之：統合失調症―疫学, 最新医学「新しい診断と治療のABC」, 21-31, 2005.
23) Nakane Y, Fujii I, Ohta Y et al: Physical and mental development in childhood and risk of schizophrenia in later life. Folia Psychiat Neurol Jpn 32:63-75, 1978.
24) 中根允文：精神分裂病の社会心理学的研究. 日精協誌 14:959-967, 1984.
25) 中根允文, 高橋 良, 太田保之：日本における精神分裂病の発病危険率―長崎市における分裂病発生率研究の結果から. 精神医 28:421-426, 1986.
26) 中根允文：社会精神医学（疫学）. 精神分裂病―基礎と臨床（木村 敏, 松下正明, 岸本英爾, 編）, pp. 689-696, 朝倉書店, 東京, 1990.
27) Newman SC, Bland RC, Om H: Morbidity risk of psychiatric disorders. In: Bland RC, Newman SC, Om H (eds): Epidemiology of Psychiatric Disorders in Edmonton. Acta Psychiatr Scand 77, suppl. 338:50-56, Munksgaard, Copenhagen, 1988.
28) Ødegaard Ö: A statistical investigation of the incidence of metal disorder in Norway. Psychiat Quart 20: 381-399, 1946.
29) 太田保之, 中根允文, 西原 純, 竹本泰一郎：分裂病の発生率と社会的にみた都市構造. 社会精神医学 11:289, 1988.
30) 太田保之, 中根允文：精神分裂病―心因との関連. こころの科学 110:59-64, 1986.
31) Ohta Y, Nakane Y, Nishihara J, Takemoto T: Ecological structure and incidence rates of schizophrenia in Nagasaki City. Acta Psychiatr Scand 86:113-120, 1992.
32) 岡崎祐士：精神疾患の一次予防. 精神医学レビュー 30:5-15, 1999.
33) Pelosi AJ, Lewis G: Epidemiological methods in psychiatry, In "Principles of Social Psychiatry" (eds by Bhugra D, Leff J), Blackwell Scientific Publications, Oxford, 1993.
34) Prince M, Stewart R, Ford T, Hotopf M: Practical Psychiatric Epidemiology, Oxford University Press, Oxford, 2003.
35) Regier DA, Boyd JH, Burke JD, et al: One-month Prevalence of mental disorders in the United States. Arch Gen Psychiatry 45:977-986, 1988.
36) Sartorius N, Jablensky A, Korten A, et al: Early manifestations and first-contact incidence of schizophrenia. In different cultures. Psychol Med 16:909-928, 1986.
37) Stefan M, Travis M, Murray RM: An Atlas of Schizophrenia, The Parthenon Publishing Group, Boca Raton, 2002. （岡崎祐士 監修：An Atlas of Schizophrenia 日本語版, ジャパンメディアートパブリッシング, 2003）
38) Strömgren E: Statistical and genetical population studies within psychiatry.: Methods and principal results. Congrès International de Psychiatrie (Paris) IV, pp. 155-158, Psychiatrie Sociale, Paris, 1950.
39) Torrey EF: Schizophrenia and Civilization, Jason Aronson, New York, 1980 （志村正子, 野中浩一訳：分裂病と現代文明, 三一書房, 東京, 1983.）
40) 内村祐之, 秋元波留夫, 菅 修ほか：東京府下八丈島住民の比較精神医学的並びに遺伝病理学的研究. 精神経誌 44:745-782, 1940.
41) Wing JK, Cooper JE, Sartorius N: Measurement and Classification of Psychiatric Symptoms. An instruction manual for the PSE and Catego program, Cambridge Univ Press, Cambridge, 1974. （高橋 良, 中根允文訳：精神症状の測定と分類. 現在症診察表とカテゴプログラムのための指導手引, 医学書院, 東京, 1981.）
42) World Health Organization: The ICD-10 Classification of Mental and Behavioural Disorders: Clinical descriptions and diagnostic guidelines, WHO, Geneva, 1992.
43) World Health Organization: Gender Differences in the Epidemiology of Affective Disorder and Schizophrenia, WHO, Geneva, 1997. （新福尚隆 監訳：感情障害と精神分裂病の疫学―男女差の検討―, WHO.）

6. 統合失調症の概念と治療の歴史

a) 統合失調症概念の歴史
1) 早発（性）痴呆

　精神医学史上，早発性痴呆もしくは早発痴呆は，統合失調症に先行する概念という位置づけを与えられているが，その内容は最初から均一なものではなく，いくつか関連の概念を取りこみながら変遷していったというのはよく知られた事実である．内容の異同はともかくとして，用語それ自体は，フランスのMorel, B-A. (1809-1873) によって初めて用いられたとされる．1852年，Morelは，元来明るく活動的である青年が，次第に憂うつ，寡黙，引きこもりをみせる様に対して「早発性痴呆démence précoce」という用語を使用し，その後，「変質dégénérescence」の理論を提出した上で，この早発性痴呆は先行する器質的脆弱性（遺伝）によるものとした[27]．

　以下，早発性痴呆に深い関りをもつ概念の出自を追ってみる．Hecker, E. (1843-1909) は1871年，「破瓜病Hebephrenie」を報告し，その臨床的特徴として1）若年発症，2）多彩な精神症状，3）予後不良を挙げた[13]．1874年には，Kahlbaum, K. L. (1828-1899) が緊張病について記載し，「緊張病Katatonieは循環性に変性する経過をたどる大脳疾患である」と説明するとともに，「一つの完全で単一的な緊張病という形態を識別することは可能であろう」と付け加えている[17]．

　早発性痴呆の概念を集大成したのは，周知のようにKraepelin, E. (1856-1926) の業績だが，ここでその経過を再確認しておきたい．彼は，1893年自らの教科書の第4版[18]で，緊張病Katatonie，妄想性痴呆Dementia paranoidesと早発性痴呆Dementia praecoxを，精神的変質過程psychische Entartungsprozesseの下位分類とした[34]．これら三者の近縁性を示したことは，「統合失調症の下位型の間にどの程度，横断的，縦断的にはっきりした境界を引くことができるかの議論の始まり」[14]といえる．第5版 (1896)[19]では遺伝的要因としての「変質過程」を撤回し，鈍化過程Verblödungs-prozesseに早発性痴呆，緊張病，妄想性痴呆を挙げて，三者間の移行性も論じている．1898年には，『早発性痴呆の診断と予後』という発表において，若年発症の経過の有意性について述べ，また躁うつ病と早発性痴呆を概念的に区別している．第6版 (1899)[20]になると，破瓜病，緊張病，妄想性痴呆の三者を下位群とする早発性痴呆の概念を規定し，それを躁うつ病Manisch-Depressive Irreseinと対置し[34]，精神病領域における二分法的体系が提唱されることとなった[14]．そして，1909年から1915年の第8版[1]では，10型の下位分類を持つ早発性痴呆とパラフレニーParaphrenieを内因性鈍化endogene Verblödungenとし，「パラフレニーは早発性痴呆から区別困難」とした[14]．

　Kraepelinの概念と方法論を要約してみると，まず早発性痴呆という疾患概念の基礎を，Griesinger, W. (1817-1868) に代表される生物学的立場に求めようとしたことが注目される．しかし，当時は疾患を直接指し示すような生物学的所見が乏しいことから，疾患モデルの根拠として，Kahlbaumに代表される，経過・徴候を重視する記述的方法論を採用せざるを得なかった．言い換えれば彼は，仮定された生物学的病因論と記述的症候論という二つの立場を折衷させながら，疾患単位を形成したと言える．

　その後も，Kraepelinは生物学的な基底の存在を固持し，病因として代謝障害をあげ，変質という疾患過程を病理学的所見に変わるものとして早発性痴呆の概念を構築していく．しかし，病因の問題は解決せず，Kraepelinの教科書の改訂に伴う彼の概念の変遷は，概念の枠組みを支えるべき生物学的立場と，方法論上の記述的立場の矛盾・断層が決定的となっていく過程と評することもできる．

2） 早発性痴呆から統合失調症概念提唱までの道程

Morel, B-A. から，Bleuler, E. の統合失調症概念に至るまでには，さまざまな統合失調症関連の疾患概念が提唱されてきた（表 I-22）。

こうしたさまざまな概念の土台には，生物学的病因の想定とその探求があった．19 世紀には，Bernard, C.（1813-1878）などの影響によって，まず身体医学に科学的・実証的方法論が導入され，それに倣って精神医学にも，原因，経過，転帰，分類という生物学的方法論が持ち込まれる．精神疾患の場合，脳の病理を原因に据えた生物学的モデルがこうした状況を反映していた．たとえば先にも少し触れたドイツの精神医学者 Griesinger の名高い著書『精神疾患の病理と治療 Pathologie und Therapie der psychischen Krankheiten』には，精神病の責任病巣は脳にあるという記述が繰り返し登場する[11,12]。

そして Griesinger 以来，Westphal, K-O-F.（1833-1890），Meynert, T.（1833-1892），Wernicke, K.（1848-1905），Nissl, F.（1860-1919），von Krafft-Ebing, R.（1840-1902）などの神経-神経病理学者たちは，精神疾患の器質因を脳に求めてきたという歴史的経過があり，また，Kraepelin や Bleuler の時代，神経学者たちと精神医学の研究者たちとの間には緊密な交流関係があった．このような状況で，神経学的研究成果の後を追うように，精神医学における概念構築の試みがなされていった．きわめて優れた臨床記述を残し，Ey によって「20 世紀初頭における最大の精神医学者の一人」とされたフランスの Clérambault, G. C.（1872-1934）においてもまた，統合失調症や早発性痴呆は，器質的因子由来の総体としての精神自動症の外延に組み込まれている．

しかし，器質的な因子が特定されないという状況は，必然的に，経過の観察を克明に記録して病像を類型化する記述的方法論を前景に押し出すこととなった．この流れの中で Morel, Kahlbaum, Hecker らが破瓜病や緊張病を提唱し，Kraepelin, Bleuler へと引き継がれた．記述的精神医学の方法論が確立する過程で，症状論は次第に身体的背景を失っていく．

3） 統合失調症概念の成立

統合失調症という名称は，1908 年，Bleuler, E.（1857-1939）の「早発性痴呆（統合失調症群）の予後 Die Prognose der Dementia Praecox (Schizophreniegruppe)」（*Allgemeine Zeitschrift für Psychiatrie und Psychisch-Gerichtliche Medizin* 65, 1908）という論文のなかで初めて用いられた[3]。その後，1911 年の『早発痴呆もしくは統合失調症群 Dementia praecox oder Gruppe der schizophrenien』において，Bleuler の統合失調症概念は明確なかたちをとることになる[4]。統合失調症という名称は，「さまざまな精神機能の分裂（Spaltung）が最も重要な特性の一つ」という Bleuler の考えを反映したものだが，この統合失調症概念の成立には，Kraepelin による早発性痴呆概念の縦断的側面の再検討と，Freud, S.（1856-1939）の神経症概念の影響が大きく関与している．

すなわち Bleuler は，Kraepelin の概念に対し，若年発症や予後不良であることはこの疾病に特異的ではなく，また早発性痴呆の診断に必ずしも必須のものではないと反論し，それとともに，Freud の影響を受けた心理学的理解を概念に包含し，疾患の統合的解釈を試みようとしたのである．さらに Bleuler は，統合失調症の症状を「基本症状 Grundstörung」と「副症状 akzessorische Symptome」に二分し，前者を統合失調症に特徴的として，それを「連想と情動性の統合失調症性障害と，自己の抱く幻想を現実よりも上位におき，現実から自己を隔絶する傾向（自閉 Autismus）とによって形成されるもの」と規定した（Dementia praecox oder Gruppe der Schizophrenien, 1911）．こうした症状分類に加え，彼の横断的観察の重視は，後に Schneider, K.（1887-1967）の一級症状，二級症状

表 I-22 統合失調症関連の概念

1852	Morel, B. A.: démence précoce
1871	Hecker, E.: Hebephrenie
1874	Kahlbaum, K. L.: Katatonie
1891	Pick, A.: primäre chronische Demenz
1893	Kraepelin, E.: Dementia praecox
1903	Diem, O.: Dementia simplex
1906	Régis, E.: démence précoce
1907	Bonhoeffer, K.: Degenerationspsychose
1908〜11	Bleuler, E.: Gruppe der Schizophrenien

を中心とする症候論的立場に継承された．またその心理学的理解の重視は，後にアメリカの力動精神医学の潮流に影響を与えていくことになる．

4) 精神病理学確立以後

Jaspers, K. (1883-1969) の登場によって，統合失調症理解の枠組みはまったく新たな時代を迎えることになる．哲学者でもあった Jaspers は，患者が訴える体験の心理学的様式それ自体の病理性を概念として取り出し，そうした概念間の差異を体系化することによって「精神病理学 Psychopathologie」を確立した．彼の用いた方法論は「現象学的精神医学 phänomenologische Psychiatrie」と総称されているが，これによって統合失調症の病理性は，目の前に提示されている「心理学的体験様式の異常」もしくは「病的な精神現象」にその根拠を持つことになった．そこで提示された包括的病理性の代表とも言えるものが，有名な「了解不能」という概念である[16]．

病的な精神現象や心理学的形式に根拠を持つ記述現象学的体系が導入されたことは，逆にいえば，統合失調症概念にとって「仮定された脳の病理」は必要不可欠なものではなくなったということを意味する．これ以降，統合失調症と脳病理との関連性はもちろん継続して議論され続けるものの，具体的な生物学的成果と統合失調症との関係は希薄となっていく．それと軌を一にして，概念としての統合失調症は洗練の度を加え，「統合失調症の本質」論が展開されていく．以下，その歩みを少し辿ってみたい．

Kretschmer, E. (1888-1964) は，内因性と心因性の相互関係を軸とした「層次診断 Schichtdiagnose」により精神病を捉えようと試みたが，彼にとって統合失調症などの内因性精神病は，遺伝的体質の精神領域への現れであった (1921)[23]．

Bleuler, E. の弟子であり，Bergson, H. (1859-1941) の哲学的現象学に影響を受けた Minkowski, E. (1885-1972) は，1933 年『生きられる時間 Le temps vécu』の中で，自閉症の概念を手懸かりにして，「現実との生き生きとした接触の喪失 perte du contact vital avec la réalité」を統合失調症の本質的な障害とした[25]．また，1941年，オランダの Rümke, H. C. (1893-1967) は統合失調症診断における「プレコックス感 Praecoxgefühl」の意義と役割，診断者の「プレコックス体験 Praecox-Erlebnis」を重要視している[29]．これは精神生活の有様が表層に独特なかたちで現れるという彼の「表層心理学 Oberflächenpsychologie」理論に基づいたものであり，プレコックス感とは，いわば統合失調症の非日常的な本質が客観的に捉えられる次元に現れたものと言える．

統合失調症を力動的に把握しようとした Meyer, A. (1866-1950) にとって，統合失調症の症候群は，過去の様々な身体的，社会的，心理学的影響による，患者の生活史の帰結に他ならなかった．Minkowski, E. と同様，Bleuler, E. の門下であり，その後 Freud, S. に師事し，さらに Heidegger, M. の「現存在」概念に影響をうけて，「現存在分析 Daseinsanalyse」という方法論を確立した Binswanger, L. (1881-1966) によれば，統合失調症の本質とは基本的に「自然な経験の一貫性の分解すなわち非一貫性である」[1]．Binswanger の試みは，当時影響力の大きかった思想を精神病理学で展開した代表的な例といえる．

症状論的な本質論のなかで以後もっとも大きな影響を与えたのが 1950 年に発表された，Schneider の「一級症状」である[32]．あまりに有名なこの一級症状は，診断上，精神病以外の心的異常との鑑別にも，また循環病との鑑別にも，全く特別な重要さを持っているとされた．さらに，もし器質性要因が存在しないならば「控えめに」という但し書きがつくものの，それは統合失調症の診断を可能にすることなどから，この一級症状は症状群として統合失調症の本質を体現していると言えるだろう．Jackson, J. H. (1835-1911) による神経系の階層理論，さらに発展と解体の理論に影響を受けた Ey, H. (1900-1977) は，その器質-力動モデルのなかで，統合失調症を「本質的に進展性の解体水準」ととらえ，「いくつかの継起する形を取り，長い間歇期にまたがって進行しつつ発展してゆく状態」であり，「粉砕されていく人格の分解」を特徴とするものと位置付けている[8]．

精神病理学が発展し，人間の本質や，社会的存在としての意味性が探求されていったことと平行して，記述現象学にはますます哲学的視点が導入されていく．

Blankenburg, W. (1928-) が唱える統合失調症の

本質は，周知のように「自明性の喪失 der Verlust der natürlichen Selbstverständlichkeit」である[2]．しかし彼は同時に，この自明性の喪失は，特異性を有してはいないがゆえに，臨床診断上はあまり役立たないことも承知していた．1968年，Janzarik, W.（1920～）は統合失調症の経過を類型化し「産出性動揺」，「欠陥」，「構造変形」という三つの基本要素を抽出した[15]．そして，彼の構造-力動論（Struktur-dynamik）においては，統合失調症は力動的な機能不全と関連する構造の変化の様態という位置づけを与えられている．

20世紀も終りにさしかかると，絶え間なく続けられてきた生物学的所見の蓄積が，具体性を帯びた脳内動態仮説と精神現象・症状論を統合したモデルを生み出すことになる．Crow, T. J. の仮説はその先鞭をつけたものとして高く評価されてきた．Crow は，ドーパミン仮説や器質的変化など生物学的モデルを精神病理学的症状分類に導入し，幻覚・妄想などの「陽性症状」と，正常機能の喪失を意味する感情の平板化，意欲の喪失などの「陰性症状」を二分法的に分節化し，前者はドーパミン活性異常，後者は脳室拡大・脳萎縮に対応すると主張した（1980）[7]．

1977年には，Zubin, J. が画期的な脆弱性仮説を提唱する[36]．彼によれば，統合失調症の本質は精神病エピソードに集約される．統合失調症に関与する種々の脆弱因子は先天的，後天的に形成され，病前性格，社会因子などが発症や転帰に関係するとされる．これは言わば生物学的および精神病理学的知見を包括した仮説であり，様々な統合失調症の成因研究を織り込んだ統合失調症概念を導く可能性を持つものである[31]．1982年，この「脆弱性モデル」を出発点として Ciompi, L. が統合失調症の「長期展開モデル」[6]を想定し，波状経過をたどる過半数の統合失調症に適用可能という「医療面での実利性」を生んだ[31]．1991年にはさらに Gottesman, I. I. が統合失調症の発症機転として脆弱性＝素因-ストレスモデルを提唱し，脆弱性の遺伝的解明に多因子ポリジーンモデルを導入している[10]．

b）統合失調症治療の歴史

統合失調症の治療は，1）統合失調症概念の確立以前，2）20世紀前半，「精神科特殊療法」という身体療法が行われた時期，3）抗精神病薬開発以降という，3つの時期に区分される．それらの概要を時代に沿って紹介する．

1）モラル・セラピー（moral therapy），モラル・トリートメント（moral treatment）

現在の枠組みで規定されているような統合失調症が歴史的に存在していたかどうかは定かではない．しかし，およそ精神障害者への「近代的治療」が開始されたのは，彼らが患者とはっきりと認定されるようになった18世紀以降のことである．イギリスにおいては私設の狂人院が増加し，一方フランスにおいては，ビセートルやサルペトリエールを代表とする公共の施設「施療院」が建てられた．こうした収容施設は精神医学の誕生とともに，さまざまな国でほぼ同時期に創設されていったが，これらの施設では，「監禁」という実態が存在したのは周知の事実である．

患者を鎖から解放するという潮流が出現したのは18世紀後半からである．Pinel, P. は1801年の教科書[28]において，収容施設に「心理療法を行う治療の場」という役割を与えようとしている．Pinel 以降，心理療法の重視，規則正しい生活の励行，患者への暴力禁止などの倫理面の整備，看護職員への啓発教育というモラル・セラピー，モラル・トリートメントの概念が重要視されるようになった．

19世紀に入ると，患者数の増加もあって収容施設の数は増加の一途をたどった．しかし，モラル・トリートメントが着実にその地歩を固めていく一方で，強力な下剤，嘔吐剤，瀉血など，中世の狂気に対する処置とあまり変わらないような「治療」もまた継続されていた．さらに，持続浴や拘禁具，回転椅子，冷水浴など，侵襲の大きな身体療法が採用され，まだ「懲罰」的色彩を帯びた行為も施設内では払拭されなかった．

統合失調症治療における作業療法 occupational therapy や精神療法 psychotherapy は，少なくとも部分的にはモラル・トリートメントから派生したといえる．Bleuler や Jung, C. G.（1875-1961）らが，

Freudの精神分析に影響を受け心理的アプローチを重視したこともこうした流れと無縁ではない．さらに，Jaspers以降の精神病理学もまた，精神現象や心理学的体験様式を深く探求していくことで，心理社会的治療という観点に理論的基盤を与えた．しかし，統合失調症に本格的な精神療法が適用されるようになるのは第二次世界大戦以後である．

作業療法に関しては，1927年，ドイツの精神医学者Simon, H.（1867-1947）が農耕，牧畜，木工などの生産的作業やレクリエーション，生活指導などを中心とし，残存する能力の強化と病的な部分の克服という「賦活療法 aktivere Krankenbehandlung」を提唱した[33]．さらに，全米作業療法協会は，作業療法の精神療法的な側面を強調し，1956年，作業療法を「非言語的活動を通じて治療的人間関係を構築するもの」と規定した．

2）精神科特殊療法

これまで見てきたことから明らかなのは，統合失調症概念が次第に洗練の度を加えていったのに比して，治療面の遅れが目立つことである．それでも20世紀には，精神医学はいくつか独自の治療法を案出する．1917年，Wagner-Jauregg, J.（1857-1940）は，発熱によって精神症状が軽快する事例があるということから，神経梅毒患者に，マラリアを接種し発熱により精神症状を軽減させた．この知見から導かれた発熱療法pyretotherapyは1927年，ノーベル賞を授与されることとなる．この発熱療法は，抗精神病薬誕生以前の身体的特殊療法を活発化する契機となった．結果として起こったことは，統合失調症患者の急性症状を抑えることは可能になったが，「波状経過型の増加，頻回入退院者の増加」がもたらされ，「長期予後は少しも改善されない」ということであった[35]．

i）持続睡眠療法（continuous sleep treatment）大量の催眠薬を持続的に連続投与し，精神疾患の治癒をはかるものである．1901年，Wolff, O.がトリオナールを早発性痴呆や躁病の鎮静に用いたのを始まりとする．1921年，Kläsi, J.はバルビツレート系化合物であるゾムニフェンを主として早発性痴呆に用いた．これにより一過性に症状の改善を認める例も存在した．

ii）インスリン・ショック療法（insulin shock treatment） オーストリアの精神医学者Sakel, M.（1900-1957）は，興奮していた統合失調症患者が，低血糖ショック状態から覚醒後に興奮が治まることを確認し，この経験から，1933年統合失調症に対するインスリン・ショック療法を創始した[30]．そしてこの治療法は，妄想型統合失調症，緊張病性興奮に有効であるといわれた．しかし，その手技の複雑さと低血糖後の遷延性昏睡などの危険性から，次第にけいれん療法に取って代わられた．

iii）痙攣療法（convulsive therapy） てんかんと統合失調症の合併が少ないという事実から，両者の間には拮抗作用があり，統合失調症患者に痙攣を起こさせれば統合失調症症状が軽減される，という仮説をもとに，1935年，ハンガリーのvon Meduna, L-J.（1896-1964）は，合成強心薬のカルジアゾールを急速に投与し，痙攣を誘発させるカルジアゾール・ショック療法 cardiazol convulsion treatmentを考案した[24]．しかし，この療法には用量設定が困難という欠点があった．1937年，イタリアのBini, L.は統合失調症に対する電気痙攣療法の可能性を示唆し，翌1938年，Cerletti, U.（1877-1963）と共同で，頭部への通電による電気痙攣療法 electroconvulsive therapyを発表した[5]．当初はうつ病に対する治療として期待されたが，緊張病性興奮や昏迷など統合失調症状にも効果があることが明らかとなった．

iv）ロボトミー（lobotomy） 1935年，ポルトガルのリスボン大学神経学教授Moniz, E.（1875-1955）は前頭葉の異常なシナプス結合繊維により精神症状が起こると考え，前頭葉の白質の破壊によりこれらの回路が絶たれ精神症状が改善する，という仮説を立てた．そして，1935年，脳外科医Lima, P. A.とともに，うつ病患者に対し，前頭葉白質内にアルコールを注入して神経繊維を凝固させ，前頭葉白質切截術 prefrontal leucotomyを施行した[26]．その後，Freeman, W.とWatts, J. W.が考案した改良型ロボトミーは，1940年代にアメリカに普及し，世界中に広まった．1949年には，Monizに対しノーベル医学賞が授与された．しかし，精神運動興奮や攻撃性は減弱するものの，人格水準の低下や知能低下が生じるな

3） 抗精神病薬

1951年，フランス海軍外科医 Laborit, H. はパリのヴァル・ドゥ・グラース病院で 4560 RP（後のクロルプロマジン）を投与した患者に「無関心」状態が生じることを発見し，1952年に報告したが，その中で精神病患者への治療応用の可能性を示唆した．さらに，同年，同院にて Hamon, J., Paraire, J., Velluz, J. らは24歳の躁病患者に，クロルプロマジン 50 mg を静注して鎮静効果を得たことを報告した．この報告は当時パリで反響を呼び，パリのサンタンヌ精神病院の Delay, J. と Deniker, P. は統合失調症患者に対する投与を開始し，統合失調症の興奮，妄想などが改善するという報告を行った．

クロルプロマジンに端を発した精神科薬物療法は脱施設化を推進するとともに，予後を好転させるなど，統合失調症の病像と経過を劇的に変化させた．さらに，抗精神病薬導入の効果は治療の範囲に止まらず，統合失調症の症状論と脳内の生物学的動態との関連についても多くの知見と仮説を与えることになった．たとえば，抗精神病薬のドーパミン遮断効果を背景としたドーパミン仮説は，統合失調症の症候論において陽性症状・陰性症状という二分法的枠組みを想定させ，また，統合失調症治療における生活療法や精神療法，家族療法など心理社会的アプローチと生物学的仮説を統合するようなストレス脆弱性モデルを導いた．治療から実証的に導き出されたこうした仮説は，統合失調症概念の変遷に大きく影響を与えてきたといえる．

（酒井明夫，大塚耕太郎）

文　献

1) Binswanger L: Schizophrenie, verlag Günter Neske, Pfullingen, 1957. （新海安彦, 宮本忠雄, 木村　敏訳：精神分裂病 I-II, みすず書房, 東京, 1959-1961.）
2) Blankenburg W: Der Verlust Der Natürlichen Selbstverständlichkeit: Ein Beitrag zur psychopathologie symptomarmer Schizophrenien, Ferdinand Enke Verlag, Stuttgart, 1971. （木村　敏, 岡本　進, 島　弘嗣訳：自明性の喪失：分裂病の現象学, みすず書房, 東京, 1978.）
3) Bleuler E: Die Prognose der Dementia Praecox (Schizophrenie-Gruppe), Allgemeine Zeitschrift für Psychisch-Gerichtliche Medizin 65, pp. 436-464, 1908. （人見一彦, 向井泰二郎, 笹野京子訳：早発性痴呆（精神分裂病群）の予後, 精神分裂病の概念—精神医学論文集, 学樹書院, 東京, pp. 51-81, 1998.）
4) Bleuler E: Dementia praecox oder Gruppe der Schizophrenien, Franz Deutike, Leipzig, Wien, 1911. （飯田　真, 下坂幸三, 保崎秀夫, 安永　浩訳：早発性痴呆または精神分裂病群, 医学書院, 東京, 1974.）
5) Cerletti U, Bini L: L'Électroshock, Arch gen di neurol psychiat e psychoanal 19, 266, 1938.
6) Ciompi L: Affektlogik Klett-Cotta, Stuttgart, 1982. （松本雅彦, 井上有史, 菅原主悟訳：感情倫理, 学樹書院, 東京, 1994.）
7) Crow TJ: Molecular pathology of schizophrenia; more than one disease process?, Br Med J 280:66-68, 1980.
8) Ey H: La Conscience. 2e édition augmentée, Presses Universitaires de France, 1968. （大橋博司訳：意識 1 & 2. みすず書房, 東京, 1969-1971.）
9) Fulford KWM: Diagnosis, in Moral Theory and Medical Practice, The Bath Press, Great Britain, 1989.
10) Gottesmann II: Schizophrenia genesis: The origins of madness, W. H. Freeman, New York, 1991. （内沼幸雄, 南光進一郎訳：分裂病の起源, 日本評論社, 東京, 1992.）
11) Griesinger W: Pathologie und Therapie der psychischen Krankheiten, Stuttgart, 1867. [Reprint edition by E. J. Bonset, Amsterdam, 1964.]
12) Griesinger W: Mental Pathology and Therapeutics, (trans.) Robertson CL, Rutherford J, William Wood, New York, 1882.
13) Hecker E: Die Hebephrenie: Ein Beitrag zur klinischen Psychiatrie, Virchow's Archiv Pathol Anat Physiol 52, 1871. （渡辺哲夫訳：破瓜病, 星和書店, 東京, 1978.）
14) Hoff P: Emil Kraepelin und die Psychiatrie als Klinische Wissenschaft: Ein Beitrag zum Selbstverständnis psychiatrischer Forschung, Springer-Verlag, Berlin Heidelberg, 1994. （那須弘之訳：クレペリンと臨床精神医学, 星和書店, 東京, 1996.）
15) Janzarik K: Schizophrene Verläufe: Eine strukturdynamisch Interpretation, Springer-Verlag, Berlin, Heidelberg, New York, 1968. （藤森英之訳：分裂病の経過, みすず書房, 東京, 1993.）
16) Jaspers K: Allgemeine Psychopathologie: Für studierende・Ärzte und Psychologen, Verlag von Julius Springer, Berlin, 1913. （西丸四方訳：精神病理学原論, みすず書房, 東京, 1971.）
17) Kahlbaum KL: Die Katatonie oder das Spannungsirresein, Enke klinische Form psychischer Krankheit, Verlag von August Hirschwald, Berlin, 1874. （渡辺哲夫訳：緊張病, 星和書店, 東京, 1979.）
18) Kraepelin E: Psychiatrie (4 Aufl): Ein kurzes Lehrbuch für Studierende und Ärzte, vollständig umgearbeitete Auflage, Abel, Leipzig, 1893.
19) Kraepelin E: Psychiatrie (5 Aufl): Ein Lehrbuch für

Studierende und Ärzte, volständig umgearbeitete Auflage, Barth, Leipzig, 1896.
20) Kraepelin E: Psychiatrie (6 Aufl): Ein Lehrbuch für Studierende und Ärzte, volständig umgearbeitete Auflage, 2 Bände, Barth, Leipzig, 1896.
21) Kraepelin E: Psychiatrie (8 Aufl): Ein Lehrbuch für Studierende und Ärzte, Verlag von Johann Ambrosius Birth, Leipzig, 1909. (reprint. 1977.)
22) Kramer M：国際診断分類の歴史的起源と構造的基盤：『精神科国際診断の展望』（J. E. メチック, M. フォン・クラナッハ編），中央洋書出版部, 東京, pp. 9-10, 1992.
23) Kretschmer E: Köperbau und Charakter (5 Aufl, 1955), Springer, Berlin, 1921. （相場　均訳：体格と性格，文光堂, 東京, 1960.)
24) von Meduna L-J: Versuche über die biologische Beeinflussung des Ablaufes der Schizophrenie, I. Campher und Cardiozolkrämphe, Z ges Neurol Psychiat 152:235, 1935.
25) Minkowski E: Le Temps Vecu: Étude phénoménologiques et psychopathologiques, Delachaux et Niestlé, Neuchâtel Suisse, 1933. （中江育生, 清水　誠訳：生きられる時間 1-2，みすず書房, 東京, 1972-1973.)
26) Moniz E, Lima PA: Tentatives opératoires dans le traitement de certaines psychoses, Masson, 1936.
27) Morel B-A: Traité des maladies mentales, V. Masson, Paris, 1860.
28) Pinel P: Traié medico-philosophique sur l'aliénation mentale, J. A. Brosson, Paris, 1801.
29) Rümke HC: Het kernsymptoom der schizophrenie en het "Praecoxgefühls", Nederlandsch tijdschrift voor Geneeskunde, 81 ste Jaargang, 4516-4521, 1941. （中井久夫訳：分裂病の核症状と「プレコックス感」，リュムケとプレコックス感, 中井久夫著作集：精神医学の経験： 1 巻 分裂病，pp. 333-341，岩崎学術出版社, 東京, 1984.)
30) Sakel M: Neue Behandlungsmethode der Schizophrenie, Moritz Perthes, Wien, Leipzig, 1935.
31) 佐藤光源, 松岡洋夫：Zubin と Ciompi の脆弱性概念：有用性と限界，精神科治療学 12(5), 487-494, 1997.
32) Schneider K: Klinische Psychopathologie (6 Aufl, 1962), Thieme, Stuttgart, 1950. （平井静也, 鹿子木俊範訳：臨床精神病理学, 文光堂, 東京, 1965.)
33) Simon H: Aktivere Krankenbehandlung in der Irrenanstalt, II Teil. Erfahrungen u. gedanken eines praktischen Psychiaters zur Psychotherapie der Geisteskrankheiten, Allg Z Psychiat 90;69, 90;245, 1927.
34) 武正健一：II. 医学史にみる精神分裂病，臨床精神医学講座 第 2 巻精神分裂病 I，pp. 19-34, 中山書店, 東京, 1999.
35) 臺　弘, 湯浅修一：(1)分裂病　経過と予後. （秋本波留男, 井村恒郎, 笠松　章, ほか編）：日本精神医学全書第 3 巻 2. 各論（I），金原出版, 東京, pp. 54-77, 1967.)
36) Zubin J, et al: Vulnerability: a new view of schizophrenia, J Abnorm Psychol 68, 103-126, 1977.

7. 統合失調症の異種性について

「精神分裂病」が「統合失調症」へ呼称変更された経緯を振り返るに，当事者・家族への配慮を含む社会的要請とともに，この4半世紀におよぶ精神医学を含めた様々な領域，特に脳科学の進歩によって影響を受けた疾病概念の変化が大きく寄与したことは周知の通りである．現在，統合失調症は単一疾患ではなく特有の症状によって規定される臨床症候群と考えられており，複数の病因と病態を有する疾患の集合体という捉え方が病名にも反映されている．統合失調症の概念，症候学と診断，原因と病態モデル，経過と予後については前稿までに詳述されているため，本稿では異種性に焦点をあてた総括を行うこととする．

a) 古典的分類から現在の診断基準における異種性の問題について

E. Kraepelin は統合失調症を著明な精神的荒廃に至る疾患として臨床経過を重視した概念規定（早発痴呆）を行ったが，必ずしも荒廃に至らない症例が少なからず存在することは当時から指摘されていた．E. ブロイラーは症状を特異的かつ持続的な基本症状（連合弛緩，感情鈍麻，両価性，自閉性）と外面的病像を形成する副次症状に分類し，症状構造論による規定を試みたが，原因や転帰については多様性があることを踏まえ，統合失調症を1つの疾患ではなく症候群として扱った．こうした横断的な疾病理解は現在の操作的診断基準に継承されているが，彼が統合失調症の基礎障害と位置づけた基本症状は明確な規定を持たないことから，その後の診断概念の拡散を招くこととなった．その後 K. Schneider は診断的実用性を重視する立場から，患者の主観的陳述を重視した一級症状を提示し，特異的な症状の有無により診断を行うという現在の診断基準の礎を築いた．Schneider はその著書の中で一級症状が症状精神病など身体疾患にも出現する事に触れており，統合失調症の病態生理が不明なまま診断基準が症状面の規定により行なわれている問題すなわち構成概念妥当性の検討は今なお棚上げされたままである．

今日汎用されている精神疾患の診断基準である米国精神医学協会の「精神疾患の診断・統計マニュアル」(DSM) では，第3版以降症状項目を細分化して下位分類の比較検討を行い，診断をより計量的な用件に近づけ，検証により客観性を高める努力が行われてきた．こうした症状項目による再分類の検討が行われるきっかけとなったのが Crow による2症候群仮説である．彼は統合失調症の病像を病因と関連させながら陽性症状と陰性症状の2つのドメインからなる2臨床亜型に分類し，その後の症状の因子分析研究の発展へつながるきっかけとなった．慢性統合失調症を対象とした最近の研究では，陽性症状・陰性症状に加えて解体症状の3因子が抽出されている[1]．

国際疾病分類第10版 (ICD-10) や DSM 第4版 (IV) の統合失調症の症状基準を比較すると，症状項目は概ね一致しているものの，持続時間の基準には違いがみられる．すなわち，前者は1ヶ月以上，後者は弱められた症状を含む6ヶ月以上の持続期間が統合失調症の診断には必要としており，前者ではより広義の症例が含まれることになる．また，両者には感情障害を合併する症例の解釈にも違いがみられる．陰性症状のみを唯一の症状とする単純型は，DSM-IV では概念が膨らみすぎて非特異的な症例が多くなる可能性を理由に病型として採用されておらず，ICD-10 においても慎重な使用が求められている．一方で明らかな陽性症状の既往が確認されない非寛解性の一群に対して単純型の存在を主張する研究者もおり，症状からみた疾病概念の統一見解はいまだに得られていない．さらには病因論的異質性が指摘される遅発性緊張病や児童期発症統合失調症との関係も不明瞭なままである．

臺は今後の課題として生物学的領域からの諸指標，

概念の導入により，症状項目による診断の外部的妥当性を高めることが重要であると指摘している[2]．

b） 異種性の原因について

これまでに多くの病因研究が行われ，現在統合失調症の発病には遺伝要因と環境要因の相互作用が関与すると考えられている．遺伝要因の関与は家族研究や双生児研究を通じ，患者親族の発症危険率が高いことや一卵性双生児の罹患一致率が二卵性双生児に比して有意に高いという疫学的事実から強く推察されてきた．しかし，一卵性双生児の罹患一致率が約50％であること，家族負因のない症例が多いことから，大多数の症例の発症に何らかの環境要因が重要な役割を持つことが推定される．現在，成因仮説の一つとしてZubinらの提唱した「脆弱性―ストレスモデル」やそれを援用したCiompiの「システム論的生物心理社会モデル」が広く受容されているが，これは先天的（遺伝要因）および後天的（環境要因）に獲得された脳の脆弱性を基盤に心理社会的ストレス等の惹起因子が加わって精神病エピソードが現れるとする理論であり，現在の包括的治療論にも応用されている．ここでは発症に関係すると思われる環境要因と心因についてのみ触れる[3]．

1） 環境要因

ハイリスク群を対象にしたいくつかの前方視的研究において，罹病リスクを高める環境要因として，妊娠分娩時合併症，出生季節性（冬期出生），ウイルス感染（インフルエンザ）の関与が指摘されてきた．胎生期および出生時合併症が多いとする知見はその後の神経発達障害仮説発展の端緒となった重要な研究だが，確認はされていない．また，地域における発病率や有病率に差異があることから，文化の違いが発病に及ぼす影響も指摘されているが，診断する際の文化的環境を十分に考慮する必要がある．性差については差がなく，発症年齢は男性の方が早いことが明らかにされている．脳の発達速度の差や性ホルモンの関与が推定されているが，確証は得られていない．また，社会経済状況として，低社会階層での高い発現率が指摘されているが，この理由として脆弱性をもった個人が社会的に孤立した解体度の高い貧困地域に移動したとする社会選択移動仮説が支持されている．発症に直接関与する因子とは考えられていないが，その後の生態学的研究へ繋がる調査として価値あるものである．

2） 心　因

現在のところ病因的な関与をもつとされるライフイベントは確認されていないが，発症前になるほどイベントが多く集積していたとする報告がある．再発との関連では，個体の脆弱性を背景に，家族内または仕事上のライフイベントや過度の感情表出（expressed emotion；EE）等のストレスが関与することが多数報告されている．こうした知見は「ストレス―脆弱性」仮説を支持するものである．

c） 多様性について
1） 症　状

これまで述べてきたように，統合失調症にみられる特異的な症状または基本障害は諸家によって考え方が異なり，現在の診断基準はいくつかの症状を組み合わせて操作的に判断する方式を採用している．DSM-IVでは，幻覚，妄想，解体した会話，著しく解体した行動や緊張病性の異常行動，陰性症状（感情の平板化，思考の貧困，意欲の欠如）といった精神病性症状が前駆期や残遺期を含む6ヶ月間持続することにより診断され，統合失調症の特徴を慢性化ではなく精神病エピソードの繰り返しであるとした「脆弱性―ストレスモデル」の考え方が基本的に採用されている．この疾病概念は患者の有する脆弱性自体を症状として取り上げておらず，ストレスの結果生じた精神病性エピソードにより規定されるもので，エピソードが消褪した時点で概ね病前の水準に回復することを想定している．

しかしながら，近年の脳画像をはじめとした生物学的研究は，発病前や初発時から大脳皮質を中心に形態異常が存在し，発病後も形態変化が漸次進行することが示唆されている[4,5]．しかし，初発時の変化には個々のばらつきもあり，健常者と差がないものも含まれている．また，大脳皮質の部位においても，全ての患者において同じ部位で異常が見られるのではなく，側頭葉や前頭葉における変化においても個体差があると思われる．幻聴や思考障害は側頭葉の形態変化との関連が，また，いわゆる陰性症状は前頭葉の変化との

関連が示唆されている．統合失調症の精神症状の表出の違いはこれらの脳形態変化の異種性が影響していると考えられる．

さらに，進行性の形態変化に関しても，個体差に関しての研究は未だ集積されておらず，予後における良好群と不良群との比較によって形態変化の程度や脳部位に差があることが予想される．また，新規抗精神病薬による薬物治療的介入によりその変化を軽減できる可能性があることを示唆しており，初発エピソードと慢性期ではストレス耐性や再発準備性などの点で区別して考える必要がある．また，後述の転帰調査においても，必ずしも良好な転帰をとらない症例が多いことが明らかとなっている．

以下に ICD-10 と DSM-IV の統合失調症の診断基準を比較しつつ，病型による症状にについて触れておきたい．まず，両者の大きな違いは，ICD-10 では「失調後抑うつ」と「単純型」が病型として採用されているのに対し，DSM-IVでは今後の研究のために提案された基準案として病型としての採用が見送られていることである．先にも述べたように，DSMではこれらの病型は疾患特異性を有しない可能性があり，治療法の誤用や社会から逸脱した人にスティグマを与える危険性から採用を見送られた経緯があり，ICDにおいても慎重な適用が求められている．したがって，実用的な病型としては，妄想型・解体型（ICD-10では破瓜型）・緊張型・残遺型・鑑別不能型の5型に分類される．DSMでは病型は評価時点の優勢な症状によって定義され，経過中に変化してもよいとされており，診察時の顕著な緊張病症状の有無により緊張型とその他の病型を鑑別することになる．クレペリンに先立ちカールバウムが緊張病概念を展開するにあたり，緊張病症状が統合失調症以外の多くの病態に出現することから横断的病状ではなく症状の経過特性を重視した経緯を踏まえ，原因の多様性に留意して診断する必要がある．緊張病症状はどの病型にも生じうることから，失調後抑うつと同様，1つの特定用語となる可能性も指摘されている．解体型は，解体した会話，解体した行動，平板化したまたは不適切な感情の全てが顕著にみられ，緊張型の基準を満たさない場合に診断される．妄想型は，1つまたはそれ以上の妄想または頻繁な幻聴にとらわれており，緊張型や解体型に該当しない場合に適用される．破瓜型は，解体型に比べて解体の次元が低く，陰性の次元が高いものも含まれており，こうした症例はDSM-IVでは鑑別不能型に分類されることになる．陰性症状が主体となる症例の扱いは2つの診断基準で解釈の相違がみられ，将来的に陰性型を解体型から独立させる構想もある[6]．

2）治療反応性

症状や患者による抗精神病薬の反応性の違いが統合失調症の異種性の証左ととらえるむきもある．かつてCrowは陽性症状を主体としたI型はドーパミン系の障害に関係する抗精神病薬への反応良好群，II型は陰性症状を主体としたドーパミン系の障害とは無関係な抗精神病薬への反応不良群と2群に分類した．現在では陰性症状も改善するという考え方が広く受け入れられている．一方，治療戦略として薬物開発の目標とされる病態に治療抵抗性統合失調症があり，これは薬物治療に全く反応しないか一部しか反応しない症例と定義され，診断基準にもよるが，全体の数％から1/4が該当すると考えられている．こうした従来の抗精神病薬に対する治療抵抗群に対してクロザピンが効果的な症例があり，薬物反応性の点からも異なった病態が存在する可能性が示唆される．また，忍容性の観点から副作用が発現しやすい治療不耐性群という概念が存在するが，必ずしも共通した臨床的特徴を有するものではない．薬物の反応性については薬物動態など別の要因も関与するため，その解釈には慎重を要する．

3）経　　過

WHOによる国際共同研究，Determinants of Outcome of Severe Mental Disorders（DOSMeD）によれば，発症様式は急性発症が発展途上国で多いのに対し，先進国では潜伏性の発症が多かった．2年後の経過をみると，軽度な症例は発展途上国では55.7％に達したが先進国では38.9％しかなく，重度な症例は前者で24.0％，後者で39.8％認められ，先進国で重度の経過をとる症例が有意に多いという結果が報告されている．発症様式と転帰との関連でみると，各地域に共通して急性ないし亜急性の発症者は軽度から中等度の転帰を示し，潜伏性の発症では重度の転帰をとっていた．この結果から，本症の転帰には心理社会的お

および文化的要因が関与することが示唆される．わが国では長崎がDOSMeDに参画し，初発例の15年後までの転帰を調査している．その結果，社会適応状態による転帰をみると，15年の時点で直近1ヶ月間の適応良好群は4割で残り6割近くは適応不良群であった．また，過去2年間に限った症状評価では，持続的に精神症状をみたものが53.4％にのぼり，必ずしも良好な転帰とはいえない．初発例の転帰に関する諸外国の追跡調査においても臨床的に良好な転帰であった者は2～3割という結果が出ている．ただし，追跡研究については追跡しやすい症例だけが収集されるという方法論的な問題があり，その解釈には慎重を要するという指摘がある[3]．　　　　　（小田原俊成，平安良雄）

文　献

1) 佐藤光源，中根允文，岡崎祐士：疾患の概念（第1章）．統合失調症治療ガイドライン（佐藤光源，井上新平編集）．pp. 1-37，医学書院，2003．
2) 臺　弘：概念と定義．精神分裂病Ⅰ．臨床精神医学講座（松下正明総編集）．pp. 3-18，中山書店，1999．
3) 中根允文，道辻俊一郎：疫学変数と相対危険度，および比較文化研究．精神分裂病Ⅰ．臨床精神医学講座（松下正明総編集）．pp. 49-71，中山書店，1999．
4) Hirayasu Y, Shenton ME, Salisbury DF, Dickey CC, Fischer IA, Mazzoni P, Kisler T, Arakaki H, Kwon JS, Anderson JE, Yurgelun-Todd D, Tohen M, McCarley RW: Lower left temporal lobe MRI volumes in patients with first-episode schizophrenia compared with psychotic patients with first-episode affective disorder and normal subjects. Am J Psychiatry 155(10): 1384-1391, 1998.
5) Kasai K, Shenton ME, Salisbury DF, Hirayasu Y, Lee CU, Ciszewski AA, Yurgelun-Todd D, Kikinis R, Jolesz FA, McCarley RW: Progressive decrease of left superior temporal gyrus gray matter volume in patients with first-episode schizophrenia. Am J Psychiatry 160(1): 156-164, 2003.
6) 染谷俊幸：操作的診断基準．精神分裂病Ⅰ．臨床精神医学講座（松下正明総編集）．pp. 409-424，中山書店，1999．

II. 統合失調症治療の場，治療手段，社会資源と関連法規

1. 治療の目標

　統合失調症治療の最終目標は，本疾患を治療して患者の生活技能（対人関係，仕事，自己管理など）を改善し，その生活の質（QOL：quality of life）の向上と社会参加を実現することにある．
　このことを実現するため，急性期治療，回復期治療，安定期治療とそれぞれの病期に適した治療が行われる必要がある．本章では各病期の特徴と治療の目標について紹介する．

a）急性期

　急性期には，幻覚や妄想，興奮など重篤な精神病状態を示す．病識はなく，社会的機能が低下し，病状が非常に不安定な時期である．家族や周囲との対人関係障害が顕在化し，トラブルを生じやすい．急性期の治療目標は，活発な精神病症状の改善にある．

1）急性期の薬物療法，精神療法

　急性期は薬物療法が中心であり，多くは抗精神病薬の適応となる[1]．薬物療法は速やかに開始することが必要であり，薬物療法が遅れると回復が遅れたり，自殺や危険な行動のリスクが高くなる．従って，患者が治療を拒否している場合でも薬物療法を開始せざるを得ない場合がある．そのような場面でも患者に治療の必要性を説明し，どの程度まで理解できるか評価しながら治療にあたる必要がある．また，薬物療法の副作用についての説明，評価も必要である．糖尿病，パーキンソン症候群，その他の錐体外路症状，高プロラクチン血症，悪性症候群，体重増加，過鎮静とそれに伴う転倒などに留意する．

　急性期の精神療法は負荷をかけず，支持的に行われることが多い．急性期において患者は病識を欠く場合が普通であり，治療の場に家族などから説得されて連れて来られることが多い．支持的精神療法を通して，治療関係をどのように確立し治療を継続していけるかについてある程度見通しをもつ必要がある．

2）急性期に行うべき事：家族介入，症状評価，諸検査

　家族への早期介入も重要である．患者の予後は，家族の治療への関わり方により左右される．家族にとっては，治療を患者まかせにしないことが大切であり，治療者にとっては，家族が治療にどれだけうまく関わってくれるようになるかが重要である．治療初期から家族の疾患への理解度に応じて家族心理教育を始める必要がある．このことは回復後の支援や再発防止に役立つ．
　急性期から症状を体系的に陽性・陰性症状評価尺度（PANSS：Positive And Negative Syndrome Scale）[2]などを用いて評価する必要がある．なかでも被害関係妄想，命令・脅迫口調の幻聴，精神運動興奮，自殺念慮（企図）の評価は治療計画策定のうえで重要である．急性期には，精神病症状を引き起こす可能性のある身体疾患の除外のために，神経学的検査と一般血液検査，血液生化学・内分泌検査を行い，できれば脳画像検査，脳波検査についても行うことが望ましい．また，治療の安全性を確保する目的で心電図検査を行うことが望ましい．

b）回復期

回復期は，急性期の精神病状態から回復しつつある時期である．通常は急性エピソードが回復したあと半年以上にわたって続く[1]．この時期の治療目標は，患者にかかるストレスを最小限にとどめ，社会復帰の準備を行いながら寛解状態を維持することである．

1）回復期の精神療法，薬物療法

回復期には，陽性症状の再燃に注意を払うことが大切である．精神療法的な介入はできるだけ支持的なものとし，再発要因をできるだけ取り除いた状態を保つ．特に，患者に過度な期待をしすぎることでプレッシャーをかけないように留意する．

回復期には急性期と同じ薬剤を同量のまま6ヶ月継続し，その後に減量して維持量を定める．早急な薬物の減量や中断は行わない．急性期と同様に副作用に注意を払うことが必要であり，患者の副作用への対処技能はその後の服薬コンプライアンスに影響する．

回復期においては患者に意欲や動きが乏しくみえることも多い．これには疾患を経験したことに対する心理反応や，陰性症状も原因として含まれるが，抗精神病薬（従来型抗精神病薬）によるみかけ上の欠陥症状（NIDS：neuroleptic-induced deficit syndrome）も原因として含まれる．欠陥症状に対しては，定型抗精神病薬から非定型抗精神病薬への置換や，非定型抗精神病薬から別の非定型抗精神病薬への置換，パーキンソン症候群に対する治療を行うなどの対応が考えられる．抑うつ症状や動きが乏しい可能性があるときには，SSRIなどの抗うつ薬が使用される場合もある．

2）回復期の心理社会的療法

回復期には急性期の緊張した家族関係はおさまり，家族はゆとりをもって患者を見つめるようになる．そのため，家族はそれまでと違った患者の様子に気づくことが多く，病状や薬物療法に対する不安感を持つことがある．家族は急性期症状の回復後は正常に戻ることを期待しており，回復が期待通りに進まないと不満や戸惑い，治療に対する不信感を持つこともある．回復期には急性期に行った家族への早期介入を受け，患者や家族に対し回復期の特徴や疾患の全体的な説明，患者の症状についての説明など，インフォームドコンセントと疾患教育を充実させることが重要である．家族が治療に参加することは統合失調症の治療には必須であり，特に心理教育的家族介入が必要である．構造化されたプログラムではなくても，心理教育的な家族の見方や接し方は日常診療の中で用いることができ，また効果をあげることができる．

回復期の患者に対しては，他の治療プログラムへの導入も必要であり，レクリエーション療法，作業療法，生活技能訓練（SST：Social Skills Training）などの治療を行う．レクリエーション療法は，社会的に不適切な行動を減らし，容認される行動を増やすことができる．作業療法は，生活リズムの回復，現実への関わりを増やすことによる現実検討の回復を目指す．SSTは症状の認知，服薬の必要性，救急時の対応についての本人の技能と力量を増やすことができる．

c）安定期

安定期は，急性期症状が軽快した状態を保ったまま社会生活が継続できる時期である．安定期の目標は，精神病症状の寛解または軽快した状態を維持すること，副作用の定期的評価，社会的な生活機能やQOLを維持，向上することである．安定期には薬物療法よりも心理社会的療法の比重が増し，SSTや認知リハビリテーション，職業リハビリテーション，家族との連携維持などが積極的に行われる．薬物療法と心理社会的療法を統合的に行うことにより，精神症状の安定化を促進し，疾患のための障害を改善し，地域での自立生活を促進することによりQOLを向上させることが大切である．

1）安定期の薬物療法

安定期にも薬物療法は再発リスクを著明に下げるため，殆どの患者が薬物療法を継続する必要がある．しかし，再発を防ぐための最小薬物量を設定する方法は確立されていないため，安定期の薬物量を決定することは難しい．定型抗精神病薬の場合は錐体外路性副作用の閾値周辺で維持すること，非定型抗精神病薬の場合は副作用が認められなければそれまでの薬物量で維持するとの考え方もある．一般的には再発リスクを増大して薬物を漸減するよりは，再発を予防し安定した状態を維持することのほうが重要とされる．

副作用の定期的評価も重要である．現在使用されている抗精神病薬には心血管系，代謝系，性機能系，内分泌系，神経系に様々な副作用をおこす危険性がある．錐体外路性副作用は患者のQOLを低下させ，服薬コンプライアンスを低下させる恐れがあり注意を要する．また，多くの抗精神病薬は体重増加を認め，Olanzapine，Quetiapineは糖尿病の危険因子となる．定期的な血圧，体重測定，血糖値，HbA_1c測定などが大切である．

2) 安定期の心理社会的療法

安定期の心理社会的療法の目標は，i) 患者の病気への理解を深めること，ii) 再発の予防と精神症状悪化時の早期介入，iii) 家族心理教育，iv) 各種社会資源とリハビリテーションプログラムの利用を通してQOLを高める，以上の4項目を行うことで病状を安定させ，最良の社会適応を目指すことである．安定期の患者はストレス耐性が強化されており，患者の病状と能力に応じてできるだけ多くの治療法を組み合わせて行うことでより良い社会適応を目指すことが可能となる．

i) 患者の病気への理解を深めること 安定期の患者はある程度自分のことを客観的に評価できるようになっており，正確な病気への理解を深めることにより再発の可能性を低下させ，適切なストレス下で生活することが可能となる．

ii) 再発の予防と精神症状悪化時の早期介入 安定期の患者に対しては，回復期に行われていた各種心理社会的療法を負荷を高めて行われるが，再発の危険性は依然として残る．そのため安定期の患者には支持的，共感的な態度で接し，良好な治療関係を保ちながら精神症状の変化を捉えることが重要である．また，生活状況，服薬状況の把握や患者にかかるストレスの状況を捉え，どのように患者が対処しているかを聞く必要がある．これらのことにより再発徴候が捉えられれば，早期介入が行いやすくなる．再発の予防に関しては，構造化された服薬管理スケジュール，症状自己管理モジュールなどが有効である．

iii) 家族心理教育 家族の態度は患者に大きな影響を与える．回復期に続き，家族が「批判」「敵意」「過度の感情的巻き込まれ」など高い感情表出とならないようにするように継続的な働きかけが必要になる．このことは患者の情動安定化に必要不可欠なことである．

iv) QOLを高める 安定期の患者に対しては，回復期に行われていたレクリエーション療法，作業療法，SSTなどを負荷を高めて行う．可能であれば福祉的就労，職親制度，就労訓練・援助事業など職業リハビリテーションに参加させる．これらのことは患者の主観的な満足度を高め，精神症状を安定化させ，QOLを高める効果がある．

また，患者の生活状況により生活訓練施設（援護寮），福祉ホーム，グループホームなどを利用することも有効な場合がある．　　　　　　　　　（丹羽真一）

文　献

1) 日本精神神経学会（監訳），佐藤光源（責任者訳）：米国精神医学会治療ガイドライン―精神分裂病．pp.7-28, 医学書院，1999．
2) Kay SR, Opler LA, Fiszbein A: Positive and negative syndrome scale (PANSS) rating manual. Arbert Einstein College of Medicine, New York, 1986.

2. 治療の場

a) Kraepelin の疾病概念と治療の場

統合失調症における「治療の場」の問題は，統合失調症概念そのものにかかわる重大な意義をもっている．第1章で詳述されたように，統合失調症は，当初 Kraepelin, E.[10] によって早発性痴呆と呼称された．彼は，19世紀末のドイツの精神病院に収容されていた精神病者の臨床観察から，当時それぞれ別個の疾患単位と考えられていた破瓜病，緊張病，妄想性痴呆が，それぞれ最終的には，多くは2―3年のうちに特有な人格荒廃に陥ることに注目し，それらを1つの疾患単位とした．躁うつ病は，特有な人格荒廃に至らないという点で早発性痴呆と対置された．しかし彼は，早発性痴呆の症状が数日，数週，数年，時には10年にわたって中断し，寛解することがあることを認めているが，究極的には特有な人格荒廃に至るとしている．1911年にスイスの Bleuler, E.[1] は，疾病経過よりも精神機能が分裂し人格の統合が失われる病態を重視し，統合失調症群を提唱した．しかしその彼も，疾病経過に関しては，「おそらく元通りに回復することがない」としている．すなわち統合失調症は，経過の途中で一時的に寛解することがあっても，その疾病固有の内発的機序によって究極的には特有な人格荒廃に陥るとされた．

しかし近年，Bleuler, M.[2]，Huber, G. ら[8]，Ciompi, L.[3]，宮ら[12]，Harding, C. ら[7] によって，統合失調症の数十年間にわたる長期経過の研究が報告された．それらの報告はいずれも統合失調症者のうち2分の1から3分の2が良好な経過を示していた．すなわち統合失調症は慢性に進行して特有な人格荒廃に至るとする疾病概念が適合していなかった．また近年，統合失調症の経過に関する比較精神医学的研究が報告されるようになった．Murphy, H. ら[13] によると，モーリシャス島の統合失調症はロンドンのそれに比較して，再発が少なく，無症状で正常な生活を営んでいる例が多かった．また Jablensky, A. ら[9] は，世界の10カ国での統合失調症の経過を比較し，発展国における統合失調症の経過は発展途上国における経過よりも再発が多く不良であったと報告している．

これらの長期経過報告および比較精神医学報告から見ると，Kraepelin, E. の疾病概念は19世紀末のドイツの社会文化状況の中に置かれた精神病院という治療の場から析出したものと考えられる．

b) 治療の場の意義

Lewin, K.[11] の場の理論（field theory）によれば，行動すること，考えること，望むこと，努力すること，価値判断すること，達成することなど全ての人間現象は，個体と環境との函数関係として概念化できる．個体と環境とが相互関連した場の構造を生活空間（life space）と呼んだ．その生活空間には，個体とその心理環境も含まれている．それは，時間と共に経過し，出来事によって修飾された歴史の産物であるが，現在に生成された生活空間だけが現在の時間に作用する．

治療の場もまた，歴史をもった個体と治療環境との間に生じる生活空間である．その治療環境には，物理的環境のみならず，施設の諸規則，制度，文化，対人関係などが含まれる．治療環境はまた，精神障害者に対する社会の態度，精神病院の社会的位置づけなどの社会文化状況を含んでいる．

これら治療環境と個体の生活空間に生じる精神病理現象との関係について述べる．

c) 治療環境と精神病理現象

Sullivan, H. S.[15] は既に1929―1931年に，Sheppard and Enoch Pratt 病院において，病院環境が精神病理現象に与える影響に注目しながら治療をしている．彼は精神病院の機能的構造が精神障害の重篤度お

表 II-1 統合失調症の精神病理と治療環境との関係[4]

病的環境	精神病理現象	至適治療環境
緊張, 不安, 不穏, 刺激過剰	緊張, 不安 産出性精神病症状	緊張低下, 安静, 確実性 冷静, 刺激軽減
複雑で不鮮明で見通しの利かない環境	非現実感	単純で明瞭で見通しの利く環境
匿名性, 過剰な変化, 大集団	混乱	個別化対応, 変化の低減 小集団
不安定, 不連続性, 予見不能	不安定, 思路飛躍, 滅裂	安定, 連続性, 信頼性
注意の焦点を絞ることができない	注意散漫, 放心	明確に注意の焦点を絞ることができる
不信, 侮辱, 不寛容	不信, 緊張, 立腹, 憤激, 低い自己評価	信用, 知覚・思考・感情の妥当性
理解欠如, 冷淡, 無関心, 関わり喪失	失望, うつ気分, 平板化, 感情的引きこもり	理解, 温かさ, 支持的, 関わり, 対話, 説明
共生的・自己愛的関係, 強制された合意, 自他の区別の拒否, 偽似相互性	自我境界の不鮮明さ, 過敏性, 葛藤不能, 否認, 拒否	人格を明瞭に認めること 意見・感情・行動での自他の区別を認めること
非論理的, ごまかし, 曖昧さ, 表裏ある, 不明確さ	非論理性, 不明確さ, 曖昧さ, 歪曲	論理的, 明確さ, 一義的
二重結合的命令と禁止, 不可能な使命, 矛盾する暗黙の期待	両価性, 思考・感情障害, 滅裂, 妄想, 幻覚	一義的な命令と禁止, 現実的・一義的・明白な期待
幼児化, 依存化, 責任性の欠如	退行, 幼児性, 依存性, 現実処理能力の欠如	自律性, 責任性, 信用
硬直性, 常同的役割 刺激の乏しさ, 閉鎖性, 知的・感情的狭窄	硬直性, 常同性, 衒奇性 無関心, 受動性, 感情的引きこもり, 平板化, 閉じこもり	活発, 役割の柔軟性 知的・感情的刺激, 開放性, 広がり

よび治癒率に貢献するとしている．また彼によれば，その機能的構造は精神療法における治療者の人格構造と同じ意義をもっているとしている．したがって，高い回復率はその目的が達成されるように十分に組織化された治療的環境によってもたらされるとしている．

Stanton, A. H. ら[14]は，精神病院の治療環境が精神症状に如何なる影響を与えるかについて観察した結果を報告している．彼らによれば，患者に対する対応の仕方について職員の間に隠された不一致があると，患者に病的興奮を引き起こすことを観察している．また3人の患者に見られた屎尿失禁は，その患者が他の人々から疎外され，無視されている時に起こった．

Goffman, E.[5] もまた，精神病院その他の強制隔離施設収容者の示す行動は，その施設の機能と構造からもたらされるとしている．

Wing, J. K. ら[16]は，3つの精神病院の治療環境と臨床症状との関係を実証的に研究した．その結果，精神病院に長期入院している患者の示す病態の全てではないが，かなりの部分がその治療環境からもたらされたことを否定することは困難であるとしている．現実生活との交流の乏しさ，行動が制限されていること，無為に過ごす時間，自己決定事項の喪失などとして見られる貧困な環境は，引きこもり，情動の平板化，言葉の乏しさなど臨床的貧困と密接に関連していた．この貧困な環境すなわち刺激の乏しい環境に対する脆弱性こそ精神分裂病者の最も特徴的な障害であるとしている．また，退院願望と在院期間との間にも密接な関係が見られ，在院期間が長いほど退院を望まなくなるか，または退院に無関心になっていた．この退院についての無関心さこそ施設症（Institutionalism）の核

心であった．したがって，精神病院で見られる施設症は，他の施設で見られる施設症と本質としては異ならないのであるが，その最も重篤な形として長期在院の統合失調症患者に見られるとしている．

　Gruenberg, E. M.[6]は地域精神医療を進める立場から，自傷他害行為，拒食，失禁などを社会的破綻症候群（social breakdown syndrome）と呼び，それらは社会的要因によってもたらされたものであるから，地域社会における治療プログラムを整備することによって防止することができると主張している．

　以上のように，精神病理現象と治療環境は深く結びついている．したがって我々は，統合失調症者の示すさまざまな病態に対して，それらの治療にふさわしい治療環境を整える必要がある．しかし生体システムは自律的で能動的なシステムであり，その行動は単に外部刺激に対する一次的な反応ではない．外部刺激は，生体システムの諸過程を修飾するものである．過剰刺激は生体システムにとって有害なことは当然であるが，過少刺激もまた Wing, J. K. ら[16]の研究が示すように有害である．生体システムがその定常状態を保つためには至適刺激が必要である．統合失調症の治療環境もそれぞれの病態に応じて治療的に至適な刺激が与えられるものでなければならない．Ciompi, L.[4]は，表II-1に示したように，さまざまな精神病理現象を増悪させる病的環境とそれらを改善する至適環境を例示している．

（江畑敬介）

文　献

1) Bleuler E: Dementia Praecox oder Gruppe der Schizophrenie. Franz Deuticke, Leipzig und Wien, 1911.（飯田　真，下坂幸三ら訳：早発性痴呆または精神分裂病群．医学書院，東京，1974.）
2) Bleuler M: Die schizophrene Geistesstörungen im Lichte langjähriger Kranken- und Familiengeschichten. Georg Thieme Verlag, Stuttgart, 1972.
3) Ciompi L, Müller C: Lebensweg und Alter der Schizophrenen. Springer-Verlag, Berlin, 1976.
4) Ciompi L: Wie können wir die Schizophrenie besser behandeln?-Eine Synthese neuer Krankheits und Therapiekonzept. Nervenarzt 52:506-515, 1981.
5) Goffman E: Asylums. Penguin Books, Harmondsworth, 1961.
6) Gruenberg EM: The social breakdown syndrome and its prevention. In: American Handbook of Psychiatry. Vol 2., Ch. 12, pp. 697-711, ed. by S. Arieti. Basic Books, New York, 1974.
7) Harding CM, Brooks G, et al: Vermont longitudinal study of persons with severe mental illness, I: Methodology, study sample, and overall status 32 years later. Am J Psychiatry 144:718-726, 1987.
8) Huber G, Gross G, et al: A longterm follow-up study of schizophrenia: Psychiatric course of illness and prognosis. Acta Psychiatrica Scandinavica 52:49-57, 1975.
9) Jablensky A, Sartorius N, et al: Schizophrenia: manifestations, incidence and course in different cultures. Psychol Med Monograph Suppl 20, Cambridge University Press, 1992.
10) Kraepelin E: Psychiatrie: Die Lehrbuch fur Studierende und Ärzte. endogene Verblödungen. Johann Ambrosius Barth, Leipzig. 1913.（西丸四方，西丸甫夫訳：精神分裂病，みすず書房，1986.）
11) Lewin K: Field Theory in Social Science. Harper & Brothers, 1951.（猪俣佐登留訳：社会科学における場の理論．誠信書房，東京，1990.）
12) 宮　真人，渡会昭夫ら：精神分裂病者の長期社会適応経過（精神分裂病の長期経過研究　第一報）．精神神経学雑誌 86:736-767, 1984.
13) Murphy HBM, Ramon AC: The chronicity of schizophrenia in indigenous tropical people. Results of a twelve-year follow-up survey in Mauritius. Brit J Psychiatry 118:489-497, 1971.
14) Stanton AH, Schwartz MS: The Mental Hospital. Basic Books, New York, 1954.
15) Sullivan HS: Conceptions of Modern Psychiatry. W. W. Norton, New York, 1953.
16) Wing JK, Brown GW: Institutionalism and Schizophrenia. Cambridge University Press, London, 1970.

3. 治療手段

3.1 薬物・身体療法

a）従来型（定型）抗精神病薬

1951年に合成されたフェノチアジン誘導体のクロルプロマジンは，意識水準を低下させることなく精神病症状を改善することが判明し，その翌年から Delay らにより臨床応用され，本格的な精神科薬物療法の幕が開けた．その後も1958年に合成されたブチロフェノン誘導体のハロペリドールを始め，ベンザミド系，イミノジベンジル系やインドール系など，多様な化学構造を有する抗精神病薬が相次いで開発され，これらは従来型（定型）抗精神病薬として，本邦でも現在まで精神科薬物療法における重要な位置を占めている．

従来型（定型）抗精神病薬は D_2 受容体を中心として，α_1 や mACh 受容体などに対する遮断作用を持つものが多く，この他にも D_2 以外のドーパミン受容体および，$5-HT_1/5HT_2$，や H_1 受容体など多様な受容体に対する親和性プロフィールが異なり，それに応じて標的症状にも特性がある．各種抗精神病薬が一定の臨床効果を発揮するために必要な薬剤重量を，臨床的経験や行動薬理学研究から推定した臨床力価として，クロルプロマジンやハロペリドールを基準として定められ，薬物選択や投与量決定の際に有用な指標となっている．臨床力価と標準投与量は相関しており，これを超える量を投与することは，主作用である抗精神病作用を増強させるより，むしろ錐体外路性症状（Extrapyramidal Syndrome；EPS）を始めとする副作用を増強させる確率を増す．抗幻覚妄想効果を中心とする臨床的な作用力価と D_2 受容体遮断作用力価の間には直線的な相関関係が認められている．さらに，低力価の薬物は D_2 受容体遮断による EPS が弱く，α_1 や mACh 受容体遮断などによる鎮静催眠作用や自律神経系副作用が強い傾向があるのに対して，相対的に高力価の薬物は逆の傾向にある．これらのことから，低力価の薬物は「鎮静性」，高力価の薬物は「鋭利性」で特徴付けられる．

1）フェノチアジン系

i）クロルプロマジン（ウィンタミン®，コントミン®）　低力価薬の代表で，抗精神病作用に加えて鎮静催眠効果が強い．しかし鎮静催眠効果はレボメプロマジンに劣る為，著しい精神運動興奮状態を呈する患者に対しては，本剤よりレボメプロマジンが用いられることが多い．経口投与の他に筋注も可能である．

1日50 mg 程度から分服を開始し，年齢や症状に応じて450 mg まで適宜増減する．注射は1回10～50 mg を緩徐に筋注する．

便秘，尿閉，過鎮静や意識障害などの抗コリン性副作用，および起立性低血圧などの循環器系副作用がある．

ii）レボメプロマジン（ヒルナミン®，レボトミン®，他）　クロルプロマジンと同等の抗幻覚妄想作用を示す他，鎮静催眠作用および情動安定作用をもつ．睡眠障害に対しても有効で，ベンゾジアゼピン系薬物による睡眠調整が困難な症例に使用する場合もある．EPS は比較的少なく，ブチロフェノン系抗精神病薬と併用されることもある．急速な鎮静が必要な患者に対しては，経口投与よりも筋注が有効である．

1日25～200 mg を分服する．重症例では大量投与が行われることもあるが，循環器系副作用の出現頻度が高くなるため，慎重に行い，心電図上の QT 変化などに異常が認められた場合は投与を中止する．注射は1回25 mg を筋注する．

口渇，霧視，尿閉，便秘や麻痺性イレウスなどの末梢性抗コリン性副作用，眠気やふらつき，脱力，歩行障害や転倒などの中枢神経系副作用，および循環器系副作用がある．

iii）プロペリシアジン（ニューレプチル®，他）

鎮静作用が強い．他剤で効果不十分であった場合の追加投与が奏効する時もある．1日10～60 mgを分服し，適宜増減する．高用量の場合は，100～300 mgを投与する．EPSの発生頻度は非常に低いが，起立性低血圧症，反射性頻脈や過鎮静などが見られる．

iv） ペルフェナジン（トリオミン®，トリラホン®，ピーゼットシー®）　力価は比較的高いが，鎮静催眠作用は比較的弱く，過鎮静は少ない．陰性症状が主体の患者に賦活効果を期待して用いられることがある．激しい精神運動興奮や情動障害に対しては通常あまり使用されない．1日6～48 mgを分服する．注射は1回2～5 mgを筋注する．

副作用はEPSが主であるが，口渇や便秘などが出現することもある．

v） フルフェナジン（フルメジン®，フルデカシン®，アナテンゾールデポー®，他）　力価はフェノチアジン系では例外的に高く，強力な抗精神病作用を示す．特に抗幻覚妄想作用と抗不安・緊張作用が強く，効果発現も速い．通常用量では鎮静作用は弱く，過鎮静は少ない．

1日1～10 mgを分服する．生物学的半減時間が長く，油性溶媒に溶解させた持効製剤としても使用可能である．デカン酸フルフェナジンは，1回12.5～75 mgを4週間隔で筋注する．エナント酸フルフェナジンの場合は，1回12.5～25 mgを10～20日間隔で筋注する．

EPSの他，口渇や便秘などが見られる．

2） ブチロフェノン系

i） ハロペリドール（セレネース®，ネオペリドール®，ハロマンス®，他）　ブチロフェノン系薬物の原型で，現在でも最も有用性の高い抗精神病薬の1つである．高力価薬の代表であり，優れた抗精神病作用を有する一方，EPSを惹起しやすい．陰性症状に対する改善効果は乏しいとされるが，低用量での反応者では，新規（非定型）抗精神病薬と同等の陽性症状および陰性症状への改善効果を示すことがある．低用量では鎮静催眠作用は弱いので，特に低用量での維持が可能な患者に適する．かつては大量投与が行われることもあったが，この場合は，D_2以外の受容体に対する作用が考えられる．精神運動興奮状態などにおける緊急使用には，静注あるいは筋注として用いる．服薬コンプライアンスの向上の目的には，持効製剤を使用する．

初期は1日0.75～2.25 mgを分服し，徐々に増量する．維持量は1日3～6 mgである．本剤に反応しない場合は，大量投与よりも他剤への切り替えを行う．血中濃度のモニタリングが可能であり，至適血中濃度は3～18 ng/mlとされる．注射は，1回5 mgを1日1～2回筋注や静注を行う．また，持効製剤であるデカン酸ハロペリドールは，1回50～150 mgを4週間隔で深部に筋注する．デカン酸ハロペリドールの投与量は，1日経口投与量の10～15倍が目安であり，4週間まで効果が持続する．

特に高用量ではEPSが出現しやすい．認知機能や感情症状を改善する効果は明らかではなく，高用量では陰性症状を増強する可能性がある．投与開始直後よりEPSが強く出現する場合は，継続投与により遅発性ジスキネジアを誘発することがあるので，他の薬物へ変更することが望ましい．フェノチアジン系抗精神病薬に比べると，便秘，尿閉，意識障害などの副作用は少ない．

ii） ブロムペリドール（インプロメン®，他）　ハロペリドール類似の化学構造をもち，力価はハロペリドールより高い．幻覚妄想状態に特に有効であり，効果の発現が速く，半減期も長く持続性である．抗幻覚妄想作用はハロペリドールと同等とされるが，EPSや鎮静催眠作用が少ないため外来患者や高齢者にも適する．鎮静催眠効果は少ないため，興奮の強い場合はフェノチアジン系薬物などの鎮静催眠効果の強い薬剤と併用することもある．1日1回の投与が可能であり，服薬コンプライアンスの問題を有する患者にも適する．

1日3～18 mgを1～2回に分服する．1日36 mgまで増量可能である．軽症の統合失調症では1日1 mgでも奏効することがある．ハロペリドールより副作用の頻度は少ない．

iii） ピパンペロン（プロピタン®）　ブチロフェノン系抗精神病薬の中では例外的に力価の低い薬剤であり，鎮静作用は強い．現在使用されている抗精神病薬において，抗D_2/抗$5\text{-}HT_{2A}$比が最も小さく，陰性

症状にも適する．EPS の発現が少なく，老人や EPS の出やすい患者に対する使用にも適する．

初期は1日 50～150 mg を3回に分服する．維持期は1日 50～600 mg を投与する．

副作用の頻度は比較的少ない．

iv）**スピペロン**（スピロピタン®）　最も臨床力価の高い抗精神病薬であり，抗 D_2 作用が非常に強く，抗 5-HT_2 作用も強い．少量投与で賦活作用，大量投与で鎮静作用の2相性を持つ．

最初の約1週間は1日 0.45～1.5 mg を分服し，以後1日 1.5～4.5 mg に漸増する．

EPS や循環器系副作用などが見られる．

v）**チミペロン**（トロペロン®，他）　臨床力価は非常に高く，スピペロンと同様に2相性の作用を持つ．経口投与の他に，筋注や静注も可能で，効果の発現も早い．精神運動興奮状態に対して，中～高用量では比較的強力な鎮静催眠効果を示す．低用量では感情調節作用や賦活作用が期待される．

初期は1日 0.5～3 mg から徐々に増量し，1日 3～12 mg まで3～4回に分服する．急性期症状において緊急を要する場合や経口投与が困難な場合に使用し，1回 4 mg を筋注や静注を行う．半減期はハロペリドールに比較して短いため，注射の場合は1日2回の投与が必要となる場合がある．

中等量以上では，EPS や消化器症状が出現する．静注においては，さらに循環器系副作用に対しての注意が必要である．

3）**ベンザミド系**

i）**スルピリド**（アビリット®，ドグマチール®，ミラドール®，他）　選択的 D_2 受容体遮断作用を示すが，力価は低い．EPS が少なく，効果発現も速い．鎮静催眠作用や情動抑制作用は非常に弱く，循環器系の副作用も少ないため，高齢者にも投与しやすい．低用量では抗潰瘍作用，中等量では抗うつ作用，高用量では抗精神病作用と，多相性の臨床効果を示すとされる．自生記憶想起や自生空想表象などの症候を呈する初期統合失調症に対しても，本剤の低用量での使用が薦められている．賦活作用や陰性症状に対する治療効果は不明確であるが，他の抗精神病薬による陰性症状改善効果が不十分な症例においても，スルピリドによる増強療法や変更が奏効する場合がある．

1日 300～600 mg を分服する．1日 1,200 mg まで増量可能である．注射は，1回 100～200 mg の筋注を行う．

EPS の頻度は少ないが，高齢者の場合，軽度の振戦やアカシジアがみられることがある．高プロラクチン血症による乳汁分泌や月経異常は頻度が高く，用量依存性に出現する．時に食欲亢進が見られる．

ii）**スルトプリド**（バルネチール®，他）　スルピリドと類似の化学構造を有するが，EPS はスルピリドよりも出現しやすい．強力な鎮静効果と抗躁作用を併せ持つ．

1日 300～600 mg を分服する．1日 1,800 mg まで増量可能である．

EPS の発現頻度が高いため，抗パーキンソン病薬の併用または頓用が必要となることも多い．他に過鎮静が見られる．

iii）**ネモナプリド**（エミレース®）　ベンザミド系抗精神病薬の中では例外的に力価が高く，強い抗幻覚妄想作用をもつ．自律神経系に対する影響や鎮静催眠作用も少ない．陰性症状に対する精神賦活作用や抑うつ状態の改善効果も報告されている．他剤に対し抵抗性の幻覚妄想状態に本剤が奏効する場合がある．1日 9～36 mg を3回に分服する．1日 60 mg まで増量可能である．

EPS が出現しやすい．賦活作用もあるため，時に幻覚妄想状態の前景化が見られる．

4）**チエピン系**

i）**ゾテピン**（ロドピン®，他）　独自の構造をもつ薬物であり，海外ではクロザピン類似薬物あるいは serotonin-dopamine antagonist（SDA）として新規（非定型）抗精神病薬に位置付けられることもある．この他にもアドレナリン再取り込み阻害作用があり，認知機能や抑うつの改善効果が期待される他，血中尿酸低下作用もあるなど，独特な薬理作用を有する．他の抗精神病薬で効果が不十分な難治性統合失調症に対しても一定の改善率を示す．

作用発現は比較的速い．1日 75～150 mg を分服する．1日 450 mg まで増量可能である．

副作用として，過鎮静，口渇，ふらつきや呂律緩慢

などがある．特に高用量では，過鎮静，けいれん発作や麻痺性イレウスの出現に注意し，適宜脳波や腹部所見の確認を行う．糖尿病や脂質代謝異常の危険性は不明確だが，体重増加が問題となることがある．

5）イミノベンジル系

i）カルピプラミン（デフェクトン®） SDAのひとつとされることもある．陰性症状が主体の統合失調症慢性期に適する．ブチロフェノン系抗精神病薬と併用される場合もある．1日75～225 mgを，3回に分服する．

EPSの出現は比較的少ないが，鎮静作用がなく，賦活作用を有することから，精神運動興奮，衝動行為や攻撃性等の認められる患者，及び幻覚や妄想等の異常体験が前景に認められる患者に対しては投与禁忌となっている．他に不眠，不安・焦燥感，全身倦怠感，胃部不快感や便秘などが見られる．

ii）クロカプラミン（クロフェクトン®，他） カルピプラミンに比して力価が高く，抗精神病作用が強い．低用量では陰性症状に対する効果が中心となるが，高用量では抗幻覚妄想作用も期待できる．陰性症状に対する改善効果には投与開始から4週間以上を要する．精神科リハビリテーションへの導入期や維持療法での使用に適している．1日30～150 mgを3回に分服する．

カルピプラミンに比べ病的体験の活発化は少ない．EPSや自律神経系副作用の発現頻度も低く，その程度も軽い．

iii）モサプラミン（クレミン®） その賦活作用から精神科リハビリテーションの導入期や慢性期における症状緩和と寛解維持などに適する．激しい精神運動興奮や攻撃性に対する治療薬としては適さない．

1日30～150 mgを2～3回に分服する．1日300 mgまで増量可能である．

他のイミノベンジル系薬物と同様に，病的体験の活発化がみられることがある．他に出現頻度は少ないが，EPS，眠気，口渇や便秘などが見られる．

6）インドール系

i）オキシペルチン（ホーリット®） クロルプロマジン類似の作用スペクトラムを有するが，脳内アミン作動性神経終末に直接作用して再取り込みを阻害し，アドレナリンや，ドーパミン，セロトニンなどを枯渇させる．抗幻覚妄想作用と同時に賦活作用が期待される．

初期は1日40～60 mgを2～3回に分服する．300 mgまで増量可能である．維持量は1日80～120 mgである．EPSは比較的生じやすい．

7）ジフェニールブチルピペリジン系

i）ピモジド（オーラップ®） ブチロフェノンと類似構造を有する．力価が最も高い薬剤のひとつである．また鎮静作用は比較的弱く，抗コリン性副作用も少ないことから，統合失調症の長期維持療法や外来患者における処方に適している．低用量では陰性症状への賦活効果が中心だが，中～高用量では統合失調症の陽性症状の改善作用がみられる．本邦で使用されている抗精神病薬の中で唯一，小児への適応が認められている．

脳内移行性に優れている他，血中半減期が長く，作用時間も長いことから，1日1回投与が可能である．初期量は1日1回朝1～3 mgを投与し，症状に応じ1日4～6 mgに漸増する．最高量は1日9 mgを2～3回に分服する．維持量としては通常6 mg以下である．

EPSがしばしば出現する．低用量では，投与初期にアカシジアが出現することがあり注意が必要である．高用量では心毒性も報告されている．

〔岩渕健太郎，伊藤千裕〕

文　献

1) 稲田俊也編：各種ガイドライン・アルゴリズムから学ぶ統合失調症の薬物療法，アルタ出版，東京，2006．
2) Johnson DAW (eds): Haloperidol decanoate and the treatment of chronic schizophrenia, Therapeutics Today Series, vol. 2, ADIS Press, Auckland, 1982.
3) 大月三郎編：抗精神病薬の使い方，日本アクセル・シュプリンガー出版，東京，1996．
4) 精神科薬物療法研究会編：統合失調症の薬物治療アルゴリズム，医学書院，東京，2006．
5) Vieweg WV: Treatment strategies in the polydipsia-hyponatremia syndrome, J Clin Psychiatry 55: 154-160, 1994.

b）新規（非定型）抗精神病薬

クロルプロマジンをはじめとする従来型（定型）抗

精神病薬の使用経験から，これらの薬物が幻覚妄想や精神運動興奮を主とする陽性症状においては相当の臨床効果を発揮する一方で，陰性症状の改善効果は不十分で，錐体外路性症状（Extrapyramidal Syndrome；EPS）を始めとする各種の副作用を比較的高頻度に生じ，さらにこれらの薬物に反応を示さない症例も少なからず存在することなどの一定の限界も知られるようになった．これらの問題を解決する新たな抗精神病薬の開発が切望される中で，1988 年に Kane らによって，ジベンゾジアゼピン誘導体であるクロザピンが報告された．この薬物の合成を端緒として，従来型（定型）抗精神病薬と比較して好ましい作用プロフィールをもった抗精神病薬の開発が欧米諸国や我が国において進められ，統合失調症の薬物療法は新たな段階を迎えることになった．これらの新しい抗精神病薬は服用者の忍容性も高く，生活の質（Quality of Life；QOL）を向上させる点においても有益である．クロザピンは無顆粒球症などの血液障害が問題となり，現在本邦では使用可能となっていないが，1996 年に導入されたリスペリドンを皮切りに，オランザピン，クエチアピン，ペロスピロンなどの新規（非定型）抗精神病薬が相次いで臨床に用いられるようになり，統合失調症の薬物療法に不可欠な薬物群となっている．2006 年には，本邦で開発されたアリピプラゾールがここに加わり，薬物治療の選択枝がさらに拡がっている．

「非定型」抗精神病薬とは，陰性症状に対する改善効果，最小限の EPS や遅発性ジスキネジア（Tardive Dyskinedia；TD）・高プロラクチン血症などの副作用，治療抵抗性症例に対する有効性などの臨床効果を併せ持つ抗精神病薬の総称であり，クロザピンを初めとする一群の薬剤が挙げられるが，これらの多くが比較的近年開発された薬物でもあることから，時代的区分としての「新規」抗精神病薬とほぼ同義的に用いられている．しかし，新規（非定型）抗精神病薬においても勿論，副作用は皆無と言う訳ではなく，高用量を用いた場合や患者の身体的特性によっては，EPSや過鎮静の神経系の副作用を始め，循環器系や内分泌系の副作用も，従来型（定型）抗精神病薬と同様に生じてくる可能性がある．また，新規（非定型）抗精神病薬の使用経験が増えるに連れ，糖脂質代謝異常や体重増加など，特有の副作用も次第に問題化してきた．糖代謝異常については，糖尿病の危険性が認められているのはクロザピンの他にはオランザピンがある．その他の新規（非定型）抗精神病薬については意見が一致しないもしくは長期のデータがないが，オランザピンおよびクエチアピンは糖尿病の発症率を増加させたり，糖尿病性ケトアシドーシスを誘発するとの報告があり，本邦では 2002 年より糖尿病およびその既往歴のある患者に対しては投与禁忌となっている．脂質代謝異常に関してもクロザピン以外ではオランザピンで頻度が高いとされる他，クエチアピンやリスペリドンでは意見が一致しないが注意が必要とされる．体重増加に関してはフェノチアジン系などの従来型（定型）抗精神病薬でも体重増加がみられることは以前から知られていたが，新規（非定型）抗精神病薬においてはオランザピンで頻度が高い他，クエチアピンやリスペリドンでも生じることがある．

1）SDA（Serotonin-Dopamine Antagonist）

新規（非定型）抗精神病薬の臨床効果には，当初より 5-HT$_{2A}$ 受容体遮断作用が重要な役割を果たしていると予測され，脳内セロトニン神経系とドーパミン神経系の相互作用について詳しく調べられた．それらの結果，5-HT$_{2A}$ 受容体遮断作用が，線条体や前頭葉皮質でのドーパミン放出を促進することが EPS の軽減や陰性症状の改善作用と関係していると考えられ，新規（非定型）抗精神病薬のうち，リスペリドンやペロスピロンのように，D$_2$ および 5-HT$_{2A}$ 受容体の遮断作用が作用の大部分を占める薬物は，特に SDA と呼ばれるようになった．リスペリドンは国内で最初に市販された SDA である．ペロスピロン，オランザピンやクエチアピンも SDA の特性をもつ新規（非定型）抗精神病薬であるが，オランザピンとクエチアピンは次に述べる MARTA（Multi-Acting-Receptor Targeted Antipsychotic）に含められるようになっている．

i）リスペリドン（リスパダール®）　ベンズイソオキサゾール骨格を有する新規抗精神病薬で，代表的な SDA であり，EPS や抗コリン性の副作用が少ないことから，良好な服薬コンプライアンスが得られや

すい．また抗幻覚妄想作用はハロペリドールと同等以上であり，陰性症状や認知機能障害にも有効とされることから，統合失調症の急性期および慢性期の治療において従来型（新規）抗精神病薬に優る治療効果が期待される．液剤も選択可能であり，強力な抗幻覚妄想作用を有する一方で，EPSが少なく，液剤も使用可能であることなどから，急性期の治療導入にも選択しやすい薬剤である．ただし，精神運動興奮が激しく充分な鎮静催眠効果が得られない場合は，ベンゾジアゼピンやフェノチアジン系の従来型抗精神病薬などとの併用が有効である．

半減期は約4時間であるが，活性代謝物である9-ヒドロキシリスペリドンの半減期は約14～17時間であり，1日1～2回投与が可能である．1日2回2 mgより始め，徐々に増量する．維持量は1日2～6 mgである．EPSの発現頻度は総じて低いが，用量が1日6 mgを超えると用量依存性にEPSが出現し，「非定型」的な特徴が失われる．陽性症状および陰性症状の改善効果の両立に優れた用量域は1日4 mgから6 mgとされており，至適用量の滴定には充分時間をかけ，1日6 mg以上の用量を検討する際には，臨床効果や副作用の評価を慎重に行う必要がある．1日量は12 mgを超えない．

一貫してプロラクチンを上昇させる低エストロゲン状態の女性では，骨粗鬆症の進行を増長することがある．一時報告されたリスペリドンの賦活作用による目覚め現象や希死念慮の出現は，他の薬剤と比較して特に頻度が高いとはいえない．また体重増加や糖尿脂質代謝異常の発生頻度においても，他の抗精神病薬との比較では有意な差は認められていない．

ⅱ）**ペロスピロン**（ルーラン®）　ベンズイソチアゾール骨格を有する抗精神病薬で，本邦で開発されたSDAである．リスペリドンに類似した受容体結合プロフィールを有するが，臨床力価はリスペリドンよりは低く，鎮静催眠作用は弱く，抗コリン性の副作用が殆どない．また抗不安薬であるタンドスピロン（セディール®）と同じアザピロン系誘導体にも属しているため，5HT$_{1A}$パーシャルアゴニストとしてセロトニン神経系の活動を抑制し，EPSの軽減，統合失調症に伴う抑うつや不安症状の改善作用を併せ持つと考えられている．陽性症状および陰性症状改善効果に加え，副作用のコントロールも比較的容易で抗パーキンソン薬の併用を要することも少ないことなどから，統合失調症の病初期から慢性期まで，また若年者から高齢者まで幅広く使用可能である．

1日3回12 mgより始め，徐々に増量する．維持量は日12～48 mgである．

EPSの発現頻度はリスペリドンと同等あるいは若干多いとされるが，用量依存性は明らかではない．また高プロラクチン血症についてはリスペリドンよりも少ないとされる．

2）MARTA（Multi-Acting-Receptor Targeted Antipsychotic）

新規（非定型）抗精神病薬の神経伝達変化解析は，前述の様にD$_2$や5-HT$_{2A}$受容体を中心に進められてきたが，そのプロトタイプであるクロザピンには，D$_2$および5-HT$_{2A}$受容体遮断作用の他に，D$_1$/D$_4$，H$_1$，mAChやα$_1$/α$_2$受容体などに対する遮断や5-HT$_{1A}$受容体に対する刺激など，多元的な作用をもつことが知られていた．このことより，多種類の受容体への作用を介して，陰性症状，認知障害，不安・抑うつ症状などに対する多彩な治療効果が発揮される可能性も示唆され，クロザピンはSDAとの比較において，MARTAとして分類されるようになった．オランザピンは最もクロザピンに近い受容体親和性プロフィールを示す．またクエチアピンも多様な受容体に対しての親和性を併せもっているためMARTAに分類される．

ⅰ）**オランザピン**（ジプレキサ®）　チエノベンゾジアゼピン系の新規抗精神病薬で，クロザピン様のMARTAの代表とされる．中脳辺縁系ドーパミン神経におけるD$_2$遮断作用の他，大脳皮質前頭前野におけるドーパミンおよびアドレナリン遊離増強作用など，陽性症状および陰性症状の改善に望ましい作用部位選択性を示す．臨床力価は中等度だが，ハロペリドールあるいはリスペリドンと同等以上の治療効果を有し，特に陰性症状や認知障害および感情障害などに対する改善効果に優れているとされる．クロザピンには及ばないものの，治療抵抗性の症例に対しても，一定の改善率を示すとされ，1日20 mg以上の高用量

での難治性改善効果も検討されている．良好な服薬コンプライアンスが得られやすく，病初期から急性期および慢性期まで幅広く使用できる．

半減期は比較的長く1日1回投与が可能である．1日1回5〜10 mgより開始する．維持量は10 mgである．原則として1日量は20 mgを超えない．

体重増加や高脂血症は他の抗精神病薬と比較して頻度が高く，特に糖代謝異常についてはクロザピンと並び注意が必要とされ，稀ではあるが，重篤な場合は高血糖性ケトアシドーシスや糖尿病性昏睡を誘発することもある．糖尿病およびその既往歴のある患者に対しては投与禁忌となっている．この為，処方前に糖尿病の既往歴や家族歴などのリスクファクターを聴取し，上記副作用があることを患者および家族に十分に説明し，口渇・多飲・多尿・頻尿等の異常が出現したら直ちに服用を中断し医師の診察を受けるよう指導する他，血糖値やヘモグロビンA1cなどの測定を適宜行う必要がある．EPSやTD，高プロラクチン血症の発生頻度は新規抗精神病薬の中でも低い．

ⅱ）**クエチアピン**（セロクエル®）　ジベンゾチアゼピン系薬物の1つであり，オランザピンと並んでクロザピンに類似した薬理学的プロフィールをもつ薬物である．他の新規（非定型）抗精神病薬と同様に，陽性および陰性症状に対する改善作用に加え，認知機能に対する効果も期待され，維持療法やリハビリテーション中の患者にも適している．

臨床力価は低く，半減期も短いので1日2回以上の内服が必要である．1回25 mg，1日2〜3回より開始し，状態に応じ徐々に増量する．通常，1日投与量150〜600 mgで，750 mgを超えない．

EPSの発現頻度は非常に低く，アカシジアの発現頻度は抗精神病薬の中で最も少ないとする報告もある．またEPS出現頻度における用量依存性も認められない．高プロラクチン血症を生じることも殆どなく，血中プロラクチン濃度の上昇は一過性に留まる．クロザピン類似の受容体結合プロフィールを有することに加えて，D_2受容体親和性が低く，受容体に結合した後は急速に解離することが要因と考えられている．他の抗精神病薬でEPSや高プロラクチン血症による問題が生じ，コントロールが困難な場合には，本

剤への変更も考慮すべきである．実際に頻度が高い副作用としては，傾眠や起立性低血圧の他，注意力・集中力・反射運動能力等の低下などが挙げられるが，これは$α_1$やH_1受容体に対する親和性が相対的に高いことによる．体重増加や糖脂質代謝異常の発生頻度に関しては，オランザピンやクロザピンほどの有意性を認めた報告はないが，本邦ではオランザピンと同様に，糖尿病およびその既往歴のある患者に対しては投与禁忌となっている．

3）**DSS**（Dopamine System Stabilizer）

アリピプラゾールはD_2パーシャルアゴニストであり，内在性のリガンドが1つの受容体に結合したときの反応（フルアゴニストの固有活性）を100％の作用とみなした場合，0％＜（パーシャルアゴニストの固有活性）＜100％ということになる．パーシャルアゴニストによる受容体の占拠率が100％に近づいても，内在性リガンドによる最大の反応を超えることはないので，周囲に存在する内在性リガンドの濃度によって，アゴニストとしてもアンタゴニストとしても作用するという特性を持つ．つまり神経伝達物質の放出が過多で神経細胞が過活動の状態にある場合は，アンタゴニストとして作用し，その反対に神経伝達物質の放出が過少で神経細胞が活動低下した状態にある場合はアゴニストとして作用することになる．アリピプラゾールは，このような仕組みでドーパミン神経系の伝達を適正化することにより，EPSを生じることなく抗精神病作用をもたらすと考えられており，DSSと称される．

ⅰ）**アリピプラゾール**（エビリファイ®）　D_2パーシャルアゴニスト作用を示すことが最大の特徴であるが，この他にも5-HT_{1A}受容体パーシャルアゴニスト作用を有している．中脳辺縁系における過剰なドーパミン伝達を抑制することで陽性症状に対する改善効果を示す一方で，黒質線条体系や下垂体での正常なドーパミン伝達は抑制しないことでEPSや抗プロラクチン血症を生じさせない．さらに，アリピプラゾールは慢性投与による線条体D_2受容体のアップレギュレーションを誘導しないことから，遅発性ジスキネジアなどの危険性も低いと考えられる．臨床力価は中等度であり，抗幻覚妄想作用は他の新規抗精神病薬

とほぼ同等とされる．また5-HT$_{1A}$パーシャルアゴニスト作用により，前頭葉や海馬でのドーパミン遊離を促進するため，陰性症状の改善に繋がっている．他にD$_2$，D$_3$や5HT$_2$受容体に高い親和性を示す他，α$_1$，H$_1$受容体などに中程度の親和性を示す．副作用は全般に少なく，好ましい忍容性プロフィールをもつので，第1選択薬として幅広く使用できる．鎮静催眠効果は特に弱いことから，これを避けたい場合には好適であるが，情動障害や気分障害を伴う場合は，気分安定薬を併用するなどして，本剤の利点を活用するのが望ましい．

D$_2$パーシャルアゴニストとしての特性から，本剤と他の抗精神病薬との併用は殆ど意味を成さないので，特に単剤使用を心掛ける必要がある．1日1～2回，6～12mgから開始し，1日6～24mgを維持量とする．1日量は30mgを超えない．臨床効果の用量依存性は明確でないので，充分な反応が得られない場合も安易に高用量を用いるべきではない．

体重増加の頻度は低く，その程度も低いとされる他，体重増加や糖脂質代謝異常のハイリスク症例にも適用があるが，BMIや血糖については監視することが望ましい．他剤からのスイッチングに際しては，他剤と容易に置換される一方で，アゴニストとして作用することにより症状を活発化することもあるので，時間をかけて慎重に行う必要がある．稀に延髄嘔吐中枢D$_2$パーシャルアゴニスト作用による悪心嘔吐がある．

（伊藤千裕，岩渕健太郎）

文　献

1) American Diabetes Association, American Psychiatric Association, American Association of Clinical Endocrinologists, North American Association for the Study of Obesity 2004: Consensus development conference on antipsychotic drugs and obesity and diabetes, Diabetes Care, 27:596-601, 2004.
2) 稲田俊也：各種ガイドライン・アルゴリズムから学ぶ統合失調症の薬物療法，アルタ出版，東京，2006．
3) 加藤進昌，上島国利，小山　司，編：新規抗精神病薬のすべて，先端医学社，東京，2004．
4) 鍋島俊隆：アリピプラゾールの薬理作用，臨床精神医学，35(4):337-386, 2006．
5) 精神科薬物療法研究会編：統合失調症の薬物治療アルゴリズム，医学書院，東京，2006．

c） 抗うつ薬

統合失調症の薬物療法における抗うつ薬の役割は極めて限定的である．抗うつ薬の統合失調症に対する有効性を論じる時，往々にして混乱が生じるのは標的症状が必ずしも区別されない，あるいはできないことによる．統合失調症のうつ状態がとりあえずの対象になるわけだが，うつ状態の中身は，1）抗精神病薬の副作用によるもの（アキネジア，パーキンソン症候群に伴ううつ状態あるいは過量投与による過鎮静），2）いわゆるpostpsychotic depression，3）陰性症状など様々なものを含んでいる．これらは恐らく病態が異なるものであり，薬効も当然違うと考えられるが，臨床症状だけでは明確に鑑別できない場合も少なくない．したがって，統合失調症のうつ状態に対する抗うつ薬の効果をレビューする場合，うつ状態の中身が必ずしも同一ではないことをご了解いただきたい．ただ，1990年代以前の報告の多くは統合失調感情障害あるいはpostpsychotic depressionあるいは慢性期のうつ状態であり，陰性症状に対する効果が正面から検討されることはなかった．SSRIが開発されるに至って，陰性症状に対する効果も検討され始めている．

1） 統合失調症のうつ状態，統合失調感情障害に対する抗うつ薬の併用効果

統合失調症のうつ状態に対しては，抗うつ薬の単独投与は行わず，抗精神病薬との併用を行うのが原則である．また，抗うつ薬の併用を行う前に，そのうつ状態が抗精神病薬の過量投与あるいは副作用として出現していないか確認する必要がある．

初期の多くの報告は三環系抗うつ薬あるいはMAO阻害薬は統合失調症の症状（陽性症状）を悪化させるというものであった[9,10,17]．しかし，これらの研究の多くは抗うつ薬を単独で投与したものであった．後に抗うつ薬を抗精神病薬に併用した場合の効果が報告されるようになり，その結果，有用性が示されるようになった[1,7,8,11,14,15]が，1970年代前半までの報告の大半はうつ病と統合失調感情障害の区別が明確でなく，また，その多くがオープン試験であったため，立証性は乏しかった．1970年代後半以後の研究の多くは盲検比較試験であり，対象も比較的限定されており，説得力があるように思われる．表II-2[16]にこれら二重盲

表 II-2 統合失調症のうつ状態に対する抗うつ薬の効果に関する比較試験

報告者	症例数	対象	デザイン	薬物名	結果（p<0.05）
Prusoff ら (1979)	40	S (DSM-II)	DB placebo	PZC (16-48 mg) AMI (100-200 mg) vs PL	16 週で抑うつ減
Waehrens and Geriach (1980)	20	S (診断基準なし) BPRS	DB cross-over placebo	various NL MAP (50-200) vs PL	全般的に機能は変化しかし有意差なし
Johnson (1981)	50	慢性 S	DB placebo	FLU (12.5) NOR (75-150)	うつ状態改善傾向
Siris ら (1982)	25	S, SA with PSD	retro IMI (50-300)	various NL	48％著明改善
Becker (1983)	52	S (DSM-II)	DB placebo	CPZ (100-200) IMI (150-250) vs THI (5-60) with PL	有意差なし
Siris ら (1987)	31	S, SA (RDC)	DB placebo	FLU dec. IMI (150-200) vs PL	うつ状態改善
Kramer ら (1989)	58	S (DSM-III, RDC, SADS)	DB placebo	HAL (30) & BENZ (4) DMI (244) vs AMI (230) vs PL	有意差なし

S: Schizophrenia, SA: Schizoaffectives, PSD; postpsychotic depression, DB; double blind, PZC; perphenazine, AMI; amitriptyline, MAP; maproyiline, FLU; fluphenazine, NOR; nortriptyline, IMI; imipramine, CPZ; chlorpromazine, THI; thiothixene, HAL; haloperidol, BENZ; benztropine, DMI; desipramine, PL; placebo

検比較試験の結果の概略をまとめた．大半の報告は統合失調症のうつ状態と統合失調感情障害の両者を対象にしており，両者を明確に分けて検討しているものは必ずしも多くはない．また，大半の症例は慢性期において投与されており，急性期に用いられることはほとんどない．Plasky の総説[16]，Levinson の総説[12]においても抗うつ薬の併用が統合失調症のうつ状態の改善に有効との結論が述べられている．最近，Cochrane レビューが出版され[23]，最近の論文を含めて解析されているので参考にされたい．

2） 陰性症状に対する抗うつ薬の効果

陰性症状を評価することは容易でなく，抗精神病薬の副作用あるいはうつ病との鑑別は困難を伴うことはすでに述べた．1990 年代に入って，陰性症状の評価尺度，副作用（錐体外路症状等）の評価尺度，うつ病エピソードの除外基準などを組み合わせて陰性症状を可能な限り厳密に評価した試験が行われるようになった．まだ，二重盲検比較試験はわずかであるが，ここでは主として SSRI の効果についてまとめておく．

Silver and Nassar[19] は fluvoxamine を 30 例の陰性症状を示す患者に抗精神病薬に追加して 7 週間の評価を SANS で行った．fluvoxamine の投与量は 50 mg（1 週目），100 mg（2-5 週目），50 mg（6 週目），中止（7 週目）である．その結果，SANS の total score と avolition score が fluvoxamine 群で有意に改善した．Spina ら[22] は 34 例の陰性症状を示す患者を対象に SANS の評価尺度を用いて，抗精神病薬を予め 4 週間固定した上で fluoxetine（20 mg）を追加して，その陰性症状改善効果を検討した．その結果，SANS total score 及びサブスケールの大半で 8 週と 12 週の時点でプラセボに比べて有意な改善が得られた．同様の改善効果は Goff ら[5] によっても報告されている．この他，いくつかオープン試験で fluoxetine あるいは fluvoxamine の有効性を示す報告があ

表 II-3 新規抗うつ薬と非定型抗精神病薬のチトクローム P 450 (CYP) を介した相互作用

抗うつ薬	非定型抗精神病薬				
	risperidone	olanzapine	quetiapine	ziprasidone	zotepine
Fluvoxamine	(2 D 6)	(2 D 6) 1 A 2	(3 A 4)	(3 A 4)	(2 D 6) (3 A 4)
Fluoxetine	2 D 6	2 D 6	(3 A 4)	(3 A 4)	2 D 6 (3 A 4)
Sertraline	2 D 6	2 D 6	(3 A 4)	(3 A 4)	2 D 6 (3 A 4)
Paroxetine	2 D 6	2 D 6			2 D 6
Citalopram	2 D 6	2 D 6 1 A 2			2 D 6
Nefazodone	(2 D 6)	(2 D 6) (1 A 2)	(3 A 4)	(3 A 4)	(2 D 6) (3 A 4)
Reboxetine	(2 D 6)	(2 D 6)	3 A 4	3 A 4	(2 D 6) 3 A 4
Venlafaxine	(2 D 6)	(2 D 6) (1 A 2)			(2 D 6)
Mirtazapine	(2 D 6)	(2 D 6) (1 A 2)	(3 A 4)	(3 A 4)	(2 D 6) (3 A 4)

る[4,6,20]。

一方，三環系抗うつ薬やその他（SSRI 以外）の抗うつ薬に関する二重盲検比較試験もいくつか報告されている。amitriptyline が有効とする報告[2]，imipramine が有効とする報告[21]，trazodone の有効性を示す報告[3] などがその代表である。

3) 抗精神病薬に抗うつ薬を併用する際の注意点

三環系抗うつ薬も SSRI も抗精神病薬との間に薬物動態学的な相互作用があることが知られている。三環系抗うつ薬を抗精神病薬に追加した場合，抗精神病薬の血中濃度は上昇する。これは肝臓における薬物代謝酵素が両者で共通しており（いわゆるチトクローム P 450 代謝系），その基質となる三環系抗うつ薬と抗精神病薬が競合することにより，代謝速度が遅れることによると考えられている。SSRI についても同じメカニズムで説明される。その結果，抗精神病薬の血中濃度が上昇し，副作用は出やすくなる。三環系抗うつ薬では imipramine, amitriptyline, nortriptyline と chlorpromazine の相互作用がよく知られており，chlorpromazine の血中濃度が 30-50％増加するとの報告がある[13,18]。以上のことを勘案すると，抗うつ薬を追加投与する場合には，あらかじめ投与されている抗精神病薬の投与量を減らして（2分の1ないし3分の2）から追加するべきである。表 II-3 には今後汎用されることが予想される抗うつ薬と非定型抗精神病薬の P 450 (CYP) アイソエンザイムを示した。カッコに入っているアイソエンザイムは相互作用が弱いと考えられるが入っていないものは併用時に注意を要する。

（樋口輝彦）

文　献

1) Chouinard G, Annable L, Serrano M, et al: Amitriptyline-perphenazine interaction in ambulatory schizophrenic patients. Arch Gen Psychiatry 32: 1295-1307, 1975.
2) Collins A, Dundas J: A double-blind trial of amitriptyline/perphenazine, perphenazine and placebo in chronic withdrawn inert schizophrenics. Br J Psychiatry 113: 1425-1429, 1967.
3) Decina P, Mukherjee S, Bocola V, et al: Adjunctive trazodone in the treatment of negative symptoms of schizophrenia. Hosp Community Psychiatry 45: 1220-1223, 1994.
4) Goff DC, Brotman AW, Waites M, et al: Trial of fluoxetine added to neuroleptic for treatment-resistant schizophrenic patients. Am J Psychiatry 147: 492-494, 1990.
5) Goff D, Midha K, Sarid-Segal O, et al: A placebo-controlled trial of fluoxetine added to neuroleptic in patients with schizophrenia. Psychopharmacology 117: 417-423, 1995.
6) Goldman MB, Jenecek HM: Adjunctive fluoxetine improves global function in chronic schizophrenia. J Neuropsychiatry Clin Neurosci 2: 429-431, 1990.

7) Hanlon TE, Ota KY, Kurland AA: Comparative effects of flufenazine, fluphenazine-chlodiazepoxide and fluphenazine-imipramine. Dis Nerv Syst 31: 171-177, 1970.
8) Hedberg DL, Houck JH, Glueck Jr BC: Tranycypromine-tri-fluoperazine combination in the treatment of schizophrenia. Am J Psychiatry 127: 1141-1146, 1971.
9) Heinrich K: Die gezielte symptomprovokation mit monoamino-oxydasehemmenden substanzen in diagnostik und therapie schizophrener psychosen. Nervenarzt 31:507-572, 1960.
10) Kramer MS, Vogel WH, DiJohnson C, et al: Antidepressants in 'depressed' schizophrenic inpatients. A controlled trial. Arch Gen Psychiatry 46:922-928, 1989.
11) Kurland AA, Hanlon TE, Ota KY: Combinations of psychotherapeutic drugs in the treatment of the acutely disturbed psychiatric patient. In: Vinar O, Votava Z, Pradley PB(ed). Advances in neuropsychopharmacology. North Holland, Amsterdam, pp. 419-424, 1971.
12) Levinson DF, Umapathy C, Musthaq M: Treatment of schizoaffective disorder and schizophrenia with mood symptoms. Am J Psychiatry 156:1138-1148, 1999.
13) Loga S, Curry C, Lader M: Interaction of chlorpromazine and nortriptyline in patients with schizophrenia. Clin Pharmacokinetics 6:454-462, 1981.
14) Michaux MH, Kurland AA, Agallianos DD: Chlorpromazine-chlordiazepoxide and chlorpromazine-imipramine treatment of newly hospitalized acutely ill psychiatric patients. Curr Ther Res 8:117-152, 1966.
15) Pishkin V: Concept identification and psychophysiological parameters in depressed schizophrenics as functions of imipramine and nialamide. J Clin Psychol 28:335-339, 1972.
16) Plasky P: Antidepressant Usage in Schizophrenia. Schizo Bull 17:649-657, 1991.
17) Prusoff BA, Williams DH, Weismann MM: Treatment of secondary depression in schizophrenia: a double-blind, placebo-controlled trial of amitriptyline added to perphenazine. Arch Gen Psychiatry 36:569-575, 1979.
18) Rasheed A, Javed MA, Nazir S, et al: Interaction of chlorpromazine with tricyclic antidepressants in schizophrenic patients. J Pakistani Med Ass 44: 233-234, 1994.
19) Silver H, Nassar A: Fluvoxamine improves negative symptoms in treated chronic schizophrenia: an add-on double-blind, placebo-controlled study. Biol Psychiatry 31:698-704, 1992.
20) Silver H, Kaplan A, Kushnir M: Fluvoxamine augmentation in chronic schizophrenia: an open exploratory study. Hum Psychopharmacol 10:59-63, 1995.
21) Siris SG, Bermanzohn PC, Gonzalez A, et al: The use of antidepressants for negative symptoms in a subset of schizophrenic patients. Psychopharmacol Bull 27: 331-335, 1991.
22) Spina E, De Domenico P, Ruello C, et al: Adjunctive fluoxetine in the treatment of negative symptoms in chronic schizophrenic patients. Int Clin Psychopharmacol 9:281-285, 1994.
23) Whitehead C, Moss S, Cardno A, Lewis G: Antidepressants for people with both schizophrenia and depression (Cochrane Review). From The Cochrane Library, Issue 3, John Wiley & Sons, Chichester, 2006.

d) 気分安定薬
1) リチウム

リチウム単独の効果は否定的である．プラセボと比較した3つの報告[10,15,28]はいずれもプラセボとの間に差がないことを示した．リチウムと抗精神病薬の比較試験は8編あるが[3,4,9,14,15,21,25,26]，多くは1970年代～1980年代前半の報告であり，診断基準がはっきりしないあるいはDSM-IIやICD-9が用いられていたり，統合失調感情障害が含まれていたりで，必ずしも純粋に統合失調症に対する効果を評価していないきらいがある．いずれにしても，8試験中7試験において抗精神病薬の効果がリチウムの効果を上回り，1試験のみリチウムとクロルプロマジンが同等の効果を示した．DSM-IIIを用いた2試験[3,15]でも抗精神病薬がリチウムの効果を上回っていた．以上より，リチウム単独の抗精神病効果はないと結論される．

抗精神病薬に抵抗性あるいは部分的反応のみのケースにリチウムを上乗せする，いわゆるオーグメンテーションの試験はプラセボを対照にした11の試験が報告されている．その中でリチウムのオーグメンテーション効果を示した報告は4編あるが，そのうち1編は不安症状の改善であり[13]，1編はCGIの評価のみであり[27]，若干評価の信頼性に問題が残る．他の2編は1970年代の報告であり[2,29]，かつ統合失調感情障害も含まれており，統合失調症に対する効果が純粋に検証されたとは言いがたい．他の7編の中にはDSM-IVにより診断された比較的最近の報告も含まれているが，いずれもプラセボとの間に差が認められていない．最近Leuchtらはリチウムオーグメンテーションの報告をもとにメタ解析をおこなった[18]がリチウムオーグメンテーション効果は確認されていない．

以上のように，リチウムのオーグメンテーションの可能性はあるものの，まだ十分なエビデンスは集積されていない．

2） Carbamazepine

carbamazepine（CBZ）の統合失調症あるいは統合失調感情障害に対する有効性はリチウムの場合と同じく，単独の効果を期待するというよりも抗精神病薬との併用による増強効果を期待して検討されたものがほとんどである．表II-4はこれまでに行われた主なオープン試験と比較試験の概略をまとめたものである．多くの報告がcarbamazepineの併用が統合失調症あるいは統合失調感情障害の症状改善に有効としているが，中でも最も症例数の多いOkumaらの報告[23]では統合失調症で55.6%，統合失調感情障害で61.5%の中等度以上の改善が見られたとされ，この報告は後の比較試験につながった重要なものである．一方，比較試験はこれまでに7つほど行われている．このうちCBZの有用性を否定する報告はKidron[16]とCarpenterら[5]の2編である．いずれもプラセボとの間に有意差が認められていない．他の5つの研究はCBZの併用効果を認めている．しかし，Okumaらの報告以外は極めて症例数が少なく，結論づけるには問題が残る．Okumaらは統合失調症127例，統合失調感情障害35例を対象にそれまで使用していた抗精神

表II-4 統合失調症，統合失調感情障害を対象にcarbamazepineの有用性を検討した研究報告のまとめ

報告者	対象	症例数	デザイン	CBZの用量	改善の得られた症例数あるいは比較試験の結果
オープン試験					
Hakola & Laulumaa	SZ	17		200-800	11/19
	SA	2			
Wunderich	SZ	21		600-1200	17/21
Luchins	SZ	6		400-1600	6/7
Ballenger &Post	SZ	5		400-1000	5/5
Wetterling	SZ	14		600-800	6/14
Herrera	SZ	6	sb	600-800	6/6
Okuma	SZ	54		400-1200	30/54
	SA	26			16/26
比較試験					
Klein	SZ	CBZ 5 P 5	db, pc	600-1200	CBZ>P*
	SA	CBZ 7 P 4			
Neppe	SZ	8	db, co, pc	600	6/8, CBZ>P*
Kidron	SZ	9	db, co, pc	1000-1200	CBZ=P
Placidil	SA	CBZ 9 L 8	db	400-1600 300-1200	CBZ=L
Dose	SZ	CBZ 11 P 11	db, pc	400-1200	CBZ>P
Okuma	SZ	CBZ 58 P 69	db, pc	400-1200	25/58*
	SA	CBZ 24 P 11			14/24
Carpenter	SZ	CBZ 13 P 14	db, co, pc	800-1200	CBZ=P

CBZ; carbamazepine, co: crossover, db: double blind, L: lithium, P: placebo
pc: placebo-controlled, SA: schizoaffective disorder, sb: single-blind
SZ: schizophrenic disorders　　＊5%以下の危険率でプラセボに比して有意差あり

病薬の種類と量を固定した上でCBZ投与群とプラセボ投与群に分けて比較試験を行った。CBZの投与量は400 mgから1,200 mg/dayの幅であったが、大半は600 mg/dayであった。4週後のCBZの血中濃度の平均は7.0±2.8 mg/Lであった。統合失調症127例を対象に行われた比較試験の結果はCBZ群の中等度以上の改善が43.1%であり、プラセボ群の27.5%に比して有意な改善効果が認められた。改善効果の高い症状はconceptual disorganization, grandiosity, suspiciousness, uncooperativeness, excitementであった[24]。CBZの適応は必ずしも統合失調症全体ではない。治験の分析あるいはその他の症例報告などを総合すると、統合失調症の中でも興奮を伴うあるいは攻撃性や暴力を伴うケースであり、情動面での高揚を伴うケースであろう。CBZには幻覚・妄想などいわゆる陽性症状に対する効果は認められない。したがって、あくまでも気分安定薬として作用していると考えるべきである。投与量は600 mgがとりあえずの目標投与量であるが、これで効果が得られない場合には1,200 mgまで漸増することは意味があるとされる。

このようにCBZのオーグメンテーションを支持する報告がある一方で、最近、Cochraneのレビューが出版されており[19]、これまで報告のあるプラセボ対照試験のメタ解析が行われているが、全般改善度ではCBZオーグメンテーションがプラセボを上回るものの、BPRS評価尺度を用いた評価では両群に差は認められていない。ただし、まだ症例数が少なく、結論を得るには至っていない。

3）バルプロ酸ナトリウム（VPA）

VPAが統合失調症の治療においてオーグメンテーションの役割を有するとする報告は、初期の症例報告、オープン試験[11,22,30]、BPRSを用いた治療抵抗性の症例を対象にした報告[1]などがあるが、その後行われたランダム化試験、二重盲検比較試験[8,12,17]では否定的な結果であった。しかし、いずれも症例数が少なく、結論づけることはできなかった。最近行われた比較的大規模（249症例）多施設共同研究[6]は診断もSCIDを用いて行い、オランザピン＋VPA、リスペリドン＋VPA、各薬剤＋プラセボの4群でRCTを行ったもので試験の質は担保されている。評価にはPANSSが用いられた。投与3日目よりVPA群とプラセボ群の間に有効性を示す症例数の差がみられるようになる（VPA＞プラセボ）。主に改善された症状は陽性症状である。両群間で頓用されるベンゾジアゼピンの量や頻度に違いがないなどの結果が報告されており、VPAのオーグメンテーション効果を証明するエビデンスとして注目される。

（樋口輝彦）

文　献

1) Altamura AC, Basile R, Mauri M, et al: Le valpromide dans le traitement d'etas psychotiques aigus: Une etude clinique ouverte. Acta Psychiatr Belg 86: 297-304, 1986.
2) Biederman J, Lemer Y, Belmaker RH: Combination of lithium carbonate and haloperidol in schizo-affective disorder. Arch Gen Psychiatry 36: 327-333, 1979.
3) Braden W: Lithium and chlorpromazine in psychotic inpatients. Psychiatry Res 7: 69-81, 1982.
4) Brockington IF, Kendell RE, Kellett JM, et al: Trials of lithium, chlorpromazine and amitriptyline in schizoaffective patients. Br J Psychiatry 133: 162-168, 1978.
5) Carpenter WT Jr, Kurz R, Kirkpateriek B, et al: Carbamazepine maintenance treatment in outpatient schizophrenies. Arch Gen Psychiatry 48: 69-72, 1991.
6) Casey DE, Daniel DG, Wassef AA, et al: Effect of divalproex combined with olanzapine or risperidone in patients with an acute exacerbation of schizophrenia. Neuropsychopharmacology 28: 182-192, 2003.
7) Chong SA, Tan CH, Lee EL, et al: Augmentation of risperidone with valproic acid. J Clin Psychiatry 1998; 59: 430, 1998.
8) Dose M, Hellweg R, Yassouridis A, et al: Combined treatment of schizophrenic psychoses with haloperidol and valproate. Pharmacopsychiatry 1998; 31: 122-125, 1998.
9) Dube S: Emcacy of lithium in schizophrenia. Indian J Psych 23: 193-195, 1981.
10) Garver DL, Hirschowitz J, Fleishmann R, et al: Lithium response and psychoses: a double-blind, placebo-controlled study. Psychiatry Res 12: 57-68, 1984.
11) Gundurewa V, Beckmann H, Zimmer R, Ruther E: Effect of valproic acid on schizophrenic syndromes. Arzneimittelforschung Drug Res 30: 1212-1213, 1980.
12) Hesslinger B, Norrnann C, Langosch JM, et al: Effects of carbamazepine and valproate on haloperidol plasma levels and on psychopathological outcome in schizophrenic patients. J Clin Psychopharmacology 19: 310-315, 1999.
13) Hogarty GE, McEvoy JP, Ulrich RF, et al: Pharmacotherapy of impaired affect in recovering schizophrenic patients. Arch Gen Psychiatry 52: 2941, 1995.

14) Johnson G, Gershon S, Burdock EI, et al: Comparative effects of lithium and chlorpromazine in the treatment of acute manic states. Br J Psychiatry 19:267-276, 1971.
15) Johnstone EC, Crow TJ, Frith CD, et al: The Northwick park "functional" psychosis study: diagnosis and treatment response, Lancet 2:119-125, 1988.
16) Kidron R, Averbuch I, Klein E, et al: Carbamazepine induced reduction of blood levels of haloperidol in chronic schizophrenia. Biol Psychiatry 20:199-228, 1985.
17) Ko GN, Korpi ER, Freed WJ, et al: Effect of valproic acid on behavior and Plasma amino acid concentrations in chronic schizophrenia patients. Biol J Psychiatry 20:209-215, 1985.
18) Leucht S, Kissling W, McGrath J: Lithium for schizophrenia revisited: a systematic review and meta-analysis of randomized controlled trials. J Clin Psychiatry 65:177-186, 2004.
19) Leucht S, McGrath J, White P et al: Carbamazepine for schizophrenia and schizoaffective psychoses (review), The Cochrane Collaboration, Wiley, 2006 Issue 4.
20) Linnolia M, Viukari M, Hietala O: Effect of sodium valproate on tardive dyskinesia. Br J Psychiatry 129:114-119, 1976.
21) Mattes JA, Nayak D: Lithium versus fluphenazine for prophylaxis in mainly schizophrenic schizo-affectives. Biol Psychiatry 19:445-449, 1984.
22) Nagao T, Ohshimo T, Mitsunobu K, et al: Cerebrospinal fluid monoamine metabolites and cyclic nucleotides in chronic schizophrenic patients with tardive dyskinesia or drug-induced tremor. Biol Psychiatry 14:509-523, 1979.
23) Okuma T, Yamashita I, Takahashi R et al: A double-blind study of adjunctive carbamazepine versus placebo on excited states of schizophrenic and schizoaffective disorders. Acta Psychiatr Scand 80:250-259, 1989.
24) Okuma T, Yamashita I, Takahashi R et al: Clinical efficacy of carbamazepine in affective, schizoaffective and schizophrenic disorders. Pharmacopsychiatry 22:47-53, 1989.
25) Prien RF, Point R, Caffey EM, et al: A comparison of lithium carbonate and chlorpromazine in the treatment of excited schizo-affectives. Arch Gen Psychiatry 27:182-189, 1972.
26) Shopsin B, Kim SS: A controlled study of lithium versus chlorpromazine in acute schizophrenics. Br J Psychiatry 19:435-440, 1971.
27) Simhandl C, Meszaros K, Denk E, et al: Adjunctive carbamazepine or lithium carbonate in therapy-resistant chronic schizophrenia [letter]. Can J Psychiatry 41:317, 1996.
28) Simpson GM, Branchey MH, Lee JH, et al: Lithium in tardive dyskinesia. Pharmakopsychiatr Neuropsychopharmakol 9:76-80, 1976.
29) Small JG, Kellams JJ: A placebo-controlled study of lithium combined with neuroleptics in chronic schizophrenic patients. Am J Psychiatry 132:1315-1317, 1975.
30) Wassef AA, Hafiz NG, Hampton D, et al: Divalproex sodium augmentation of haloperidol in hospitalized patients with schizophrenia: clinical and economic implications. J Clin Psychopharmacol 21:21-26, 2001.

e) 抗不安薬

現在，精神科の臨床で抗不安薬として用いられている薬物はbenzodiazepine系薬物と5-HT$_{1A}$作動性のazapirone系化合物buspironeやtandospironeなどである．しかし，後者については統合失調症での使用経験はまだ乏しい．ここではbenzodiazepine系抗不安薬を中心に述べる．なお，1999年に日本に登場した選択的セロトニン再取り込み阻害薬（SSRI）は，抗うつ薬に分類されているが，多くの不安障害にも有効性が認められており，広い意味で抗不安薬と考えることができる．統合失調症においても陰性症状をはじめとして，いくつかの状態に試みられている[9]．

日本では，統合失調症の治療にbenzodiazepine系抗不安薬はあまり使用されず，また用いられたとしてもその効果は疑問視されることが多いだけでなく，逆に統合失調症症状を顕在化させ，行動化させる危険性があり，一部の人には禁忌であるとまで考えられていたとの指摘がある[4]．しかし，最近の日常の精神科臨床では，かなり広くbenzodiazepineは処方されているのが実情である．カナダでも，外来患者の41%にbenzodiazepineが抗精神病薬と併用されていたという[5]．

統合失調症の治療において，clonazepam, lorazepam, alprazolamなどの高力価のbenzodiazepineが急性の精神病性興奮，カタトニア，慢性統合失調症の陰性症状，あるいは抗精神病薬の副作用であるアカシジアに対して有用なことをBodkin[1]は指摘している．Wolkowitz[13]は統合失調症治療におけるbenzodiazepineの役割を表II-5のようにまとめている．

i) 急性の精神病性興奮 近年，統合失調症の治療というと，陰性症状に焦点が当てられがちであるが，発症時や急性増悪期の精神運動興奮は，依然とし

表 II-5 統合失調症における benzodiazepine の使用[13]

1. 急性の精神病性興奮の迅速なコントロール
2. 一部の患者における不安，敵意，いらいら感，不眠，および抑うつ症状の軽減
3. 一部の患者において，陽性および陰性症状の軽減
4. 運動障害（例，カタトニア）の速やかな軽減
5. 抗精神病薬の副作用（例，アカシジア，振戦，錐体外路症状）の減少
6. ストレスによって惹起される統合失調症増悪の予防

て精神科医にとって重要な課題である．破壊的行動を伴う興奮状態に対して，抗精神病薬と併用されたbenzodiazepine は有力な治療手段を提供してくれる．抗精神病薬単独の場合に比べて，有意に速やかに鎮静がえられ，しかも必要とする抗精神病薬の量が少なくて済む．そのために抗精神病薬による副作用も少ないというメリットもある．特に，精神運動興奮状態を呈する場合，鎮静作用の少ない新規抗精神病薬を用いる際には，早急な鎮静効果を目的として benzodiazepine 系薬物の併用が推奨されることが多くなった[12]．

ii) **不安，敵意，いらいら感，不眠および抑うつ症状**　Benzodiazepine は，統合失調症に直接には関連していない不安，いらいら感，敵意，抑うつ感などの非特異的な症状にも有効性が示唆されている．強い不安の代表であるパニック発作に対する有効性も例数は少ないが報告され，パニック発作のコントロールに伴い統合失調症症状も軽快したという[7]．不眠については，benzodiazepine は抗不安薬としてではなく，睡眠薬として使用されている．カナダの調査で，外来統合失調症患者 144 人のうち 41% で，抗精神病薬とbenzodiazepine が併用されていたが，そのうちの64%は睡眠薬として処方されていた[5]．ただ benzodiazepine は睡眠の深度からみると，浅い睡眠のステージ II を増加させ，深睡眠のステージ III，IV はむしろ減少させる．統合失調症患者には良質の十分な睡眠が治療的であると考えると benzodiazepine の使用には注意が必要であろう．

iii) **陽性および陰性症状**　幻覚・妄想，思考障害などの陽性症状，あるいは自発性減退，情緒的引きこもり，感情鈍麻，拒絶症などの陰性症状にも，benzodiazepine は単独使用でなく，抗精神病薬と併用することで，効果を示す患者が一部にある[13]．

iv) **運動障害**（例，カタトニア）　精神運動異常，無言症，引きこもりあるいは興奮，および奇妙な行動を特徴とするカタトニアに対して lorazepam などの高力価 benzodiazepine の筋注や静注の有効性が知られている．しかし，報告されている例は，むしろ統合失調症以外の疾患が多く，特に気分障害で劇的な効果が報告されている[6]．

v) **抗精神病薬の副作用**（例，アカシジア，振戦，錐体外路症状）　アカシジアは抗精神病薬の代表的な副作用の一つで，服用患者の 20% にみられるといわれる[1]．治療には β ブロッカー，抗コリン薬ならびに diazepam, lorazepam, clonazepam などの benzodiazepine が効果を上げている．

vi) **ストレスによって惹起される統合失調症増悪の予防**　ストレスは統合失調症の再発，増悪の代表的な危険因子である．特に家族内の情緒的緊張が再発に及ぼす影響は広く研究されている．Benzodiazepine で統合失調症患者のストレス反応を効果的に解消することが，統合失調症の再燃，再発防止につながる可能性が示唆されている[3]．

vii) **awakenings 現象の治療**　症状が持続している統合失調症患者において，従来型抗精神病薬から新規抗精神病薬に切り替えたとき，awakenings 現象として高度な不安が生じることがある．この場合の治療に benzodiazepine が対処的な治療として用いられている[8]．

viii) **SSRI の統合失調症の陰性症状に対する効果**　従来の抗精神病薬は陰性症状に対する効果が不十分であった．いろいろな薬物による増強療法が試みられてきているが，抗精神病薬に fluvoxamine[9]，fluoxetine[10]，sertraline[11]，paroxetine[2] などの SSRI を付加することで，うつ症状の変化とは関連なしに，陰性症状が改善することが示唆されている[9]．

（越野好文）

文　献

1) Bodkin JA: Emerging uses of high-potency benzodiazepines in psychiatric disorders. J Clin Psychiat 51[5, suppl]: 41-46, 1990.

2) Jackers-Scherubl MC, Bauer A, Godemann F, et al: Negative symptoms of schizophrenia are improved by the addition of paroxetine to neuroleptics: a double-blind placebo-controlled study. Int Clin Psychopharmacol 20:27-31, 2005.
3) Kirkpatrick B, Buchanan RW, Waltrip RW Jr, et al: Diazepam treatment of early symptoms of schizophrenic relapse. J Nerv Ment Dis 177:52-53, 1989.
4) 本村 博, 五十嵐良雄, 豊島良一ほか: Benzodiazepines による精神分裂病治療―その臨床評価―. 臨床精神医学 14:1855-1863, 1985.
5) Pecknold JC: Survey of the adjuvant use of benzodiazepines for treating outpatients with schizophrenia. J Psychiat Neurosci 18:82-84, 1993.
6) Rosebush PI, Hildebrand AM, Furlong BG et al: Catatonic syndrome in a general psychiatric inpatient population: frequency, clinical presentation, and response to lorazepam. J Clin Psychiat 51:357-362, 1990.
7) Sandberg L, Siris SG: "Panic disorder" in schizophrenia. J Nerv Ment Dis 175:627-628, 1987.
8) 嶋田博之: 精神分裂病患者の awakenings と不安. 臨床精神薬理 5:313-317, 2002.
9) Silver H: Fluvoxamine as an adjunctive agent in schizophrenia. CNS Drug Reviews 7:283-304, 2001.
10) Spina E, De Domenico P, Ruello C, et al: Adjunctive fluoxetine in the treatment of negative symptoms in chronic schizophrenic patients. Int Clin Psychopharmacol 9:281-285, 1994.
11) Thakore JH, Berti C, Dinan TG: An open trial of adjunctive sertraline in the treatment of chronic schizophrenia. Acta Psychiat Sacnd 94:194-197, 1996.
12) 堤祐一郎: 統合失調症急性期重症例における新たな治療技法. 臨床精神薬理 8:1515-1527, 2005.
13) Wolkowitz OM: Benzodiazepines. In Breier A (ed): The New Pharmacotherapy of Schizophrenia. pp. 153-177, American Psychiatric Press, Washington DC, 1996.

f) 電気けいれん療法
1) 定　義
電気けいれん療法 (Electroconvulsive Therapy, 以下 ECT) とは, 全般性けいれん発作を誘発するような電気的刺激を脳に与え, これによる神経生物学的効果を通して臨床症状の改善を得ようとする治療法である. 精神疾患の急性エピソードの寛解を目的に実施される場合は急性期 ECT, 急性エピソードが寛解してからエピソードの再燃予防を目的に 6 ヶ月以内の範囲で実施される場合は継続 ECT, 再発予防を目的に 6 ヶ月以上にわたって実施される場合は維持 ECT と呼ばれている[1]. また, 有効性や安全性を高めることを目的にさまざまな改良を加えた ECT は, 原法に対して修正型 ECT と呼ばれることがある.

2) 歴　史
統合失調症に対するけいれん療法を最初に報告したのはハンガリーの Ladislas von Meduna といわれている. 1934 年に Meduna は comphor (樟脳) の筋注による誘発けいれんによって, 昏迷状態が 4 年間持続していた緊張型統合失調症の治療に成功した. その年に 26 例の統合失調症の治療例を報告し, 10 例が回復, 3 例が良好に反応, 13 例は不変と報告している. その後, comphor を pentylenetetrazol の静注に置き換えてけいれん誘発までの時間を短縮させているが, これらの一連の報告は当時の世界中の臨床家を活気づけたという.

しかし, 薬物によるけいれん誘発には発作出現前の不快感がつきものであった. 1938 年にイタリアの Cerletti と Bini は, より確実にけいれんを誘発し, しかも手順が簡単で患者の苦痛も軽減できる方法として, 頭皮上より電気刺激を与えてけいれんを誘発する方法を開発した. これが ECT のはじまりである. その後の半世紀の間に, 筋弛緩薬と静脈麻酔薬の使用, 酸素化, 片側性電極配置, 生理学的モニタリング, 短パルス矩形波型治療器, 刺激変数の調整など, ECT の改良が重ねられ, 1970 年代以降には英国や米国で修正型 ECT を標準とする治療ガイドラインが刊行されるようになった[1,2].

わが国では, 三宅が, 1938 年 12 月に統合失調症の患者に ECT を試行して著明改善を得たという記録がある[3]. また, 同時期に, 安河内と向笠も頭蓋骨に穴をあけて注射針を刺して通電する方法を検討しており, Cerleti と Bini の報告を知って頭皮上より通電する方法に変えたという記録がある[4]. その後 ECT はわが国でも広く普及し, 20 年後の 1958 年には島薗ら[5] によってサクシニルコリンを使用した修正型 ECT の臨床研究が報告されている. しかし, それ以降 ECT の改良研究は続かず, 修正型 ECT は普及しなかった.

しかし, 1980 年代になって, 高齢者人口の増加とリエゾン精神医学の進展の中で, 修正型 ECT が次第

に見直されるようになった．1990年代末には，治療ガイドライン策定の動きがあらわれ，2002年には短パルス矩形波治療器が薬事認可を受けている．こうして，わが国においても漸く，修正型ECTが一般化する流れが出てきている．

3）統合失調症の治療におけるECTの位置づけ

表II-6は，日本精神神経学会精神疾患ガイドライン委員会が，米国精神医学会のガイドラインとわが国の臨床状況を勘案して作成した急性期ECTの適応基準である[6]．ここでは，「適応となる診断」と「適応となる状況」の組み合わせでECTの適応が決定される．統合失調症及び関連する精神病性障害は「適応となる主要な診断」とされ，迅速かつ確実な臨床症状の改善が必要とされる場合（一次治療の適応となる状況）や，薬物治療抵抗性または不耐性が認められる場合（二次治療の適応となる状況）に，ECTが推奨されている．しかし，近年は，非定型抗精神病薬の普及によって，薬物治療抵抗性統合失調症に対するECTの位置づけも新たな局面を迎えている．また，緊張病に対しては，疾病分類学的な再考とともに，ECTがより積極的に推奨される方向にある．

i）薬物治療抵抗性統合失調症 近年のメタアナリシス[7]では，ECTは，偽薬や模擬ECTよりも有効性が高く，再燃が少なく，退院の可能性を高めるが，抗精神病薬との比較ではECTの有益性はそれほど支持されていない．しかし，ECTと抗精神病薬の併用療法は，抗精神病薬単独療法よりも症状の改善幅が大きいとされている．

しかし，非定型抗精神病薬が導入されてから，ECTと従来型抗精神病薬の併用療法への関心は急速に失われている．また，薬物治療アルゴリズムにおいても，2系統の適切な抗精神病薬療法に対して治療抵抗性を示す統合失調症に対してはclozapineの使用が推奨される場合が多い．こうした流れの中で，ECTと非定型抗精神病薬の併用療法，特にECTとclozapineの併用療法に新たな関心が向けられてきている．

近年の系統的文献レビュー[8]では，ECTとclozapineの併用療法が，従来型抗精神病薬，非定型抗精神病薬，ECTそれぞれの単独治療に抵抗性を示す症例に適応があり，68％の患者に有効で，16.6％に有害反応が見られるが（ECT後の遷延発作，上室性頻拍，洞性頻脈，血圧上昇），ほとんどの患者において安全であり，治療抵抗性精神障害に対する治療選択肢となり得るとされている．しかし，英国精神医学会のガイドライン[2]では，「clozapine抵抗性または不耐性の統合失調症に対してECTは推奨できるかもしれない」という控えめな表現をとっている．薬物治療抵抗性統合失調症に対するECTと非定型抗精神病薬の併用療法の有用性については，大規模な比較介入試験による検証が必要である．

ii）緊張病 緊張病は，1896年にKraepelinがそれを早発性痴呆の下位型に位置づけて以来，疾病分類学的には統合失調症と関連づけられる傾向があった．しかし，今日では，緊張病は多様な病因をもつ非特異的症候群として理解される方向にある[2]．

ECTは，統合失調症，気分障害，器質性精神障害，悪性症候群など，多様な診断カテゴリーにおいて認められる緊張像に際立った治療反応性を示す．Hawkinsら[9]は，1985年〜1994年の10年間に報告されている178人の緊張病例の治療を展望し，ロラゼパム単独治療群の70％，ECT単独治療群の85％が完全寛解に至っていると報告している．一方，抗精神病薬治療群で完全に反応した例は7.5％に過ぎず，4例で悪性症候群を発症している．著者らは，緊張病の治療には，ベンゾジアゼピンを第一次選択治療として推奨しており，それによって48〜72時間以内に改善が得られない場合，患者の病状が悪化する場合，悪性緊張病が疑われる場合には，ECTを推奨している．

緊張病は，その病因とは無関係に，昏迷，多動，カタレプシー，拒絶症，自発運動の障害，筋緊張異常などのために，脱水，低栄養，発熱などの身体合併症を併発しやすく，重篤化すれば生命にも危険が及ぶ．このような悪性の臨床像を示す緊張病は悪性緊張病と呼ばれているが，Finkらは，こうした症例では，ECTを治療初期から考慮すべきであると主張している[10]．英国精神医学会のガイドライン[2]においても，悪性緊張病では，病因とは無関係に抗精神病薬は禁忌とされており，ECTを第一次選択治療として推奨している．

（粟田主一）

表 II-6　急性期 ECT の適応

1. 一般的事項
   - □ ECT の適応は，診断，症状の型，重症度，治療歴，ECT と他の治療法で予測される危険と利益の検討，患者の希望などの組み合わせに基づいて決定される．
   - □ ECT の適応が自動的に決定される診断はない．
   - □ 第一次選択治療として ECT の使用が考慮される状況には特定の基準があるが，多くの場合，ECT は向精神薬治療の失敗の後に使用される．

2. 適応となる診断

   ECT が適応となる診断には，1）主要な診断と 2）その他の診断がある．前者は，有用性を支持する実証レベルの高いエビデンスがあるか，使用を支持する強力なコンセンサスがあるものである．後者は，有用性を支持するデータが示唆的なものに過ぎないか，使用を支持するコンセンサスが部分的なものに過ぎないものである．後者の場合には，他の標準的な治療法を初期介入の方法として考慮した上で，ECT の選択を慎重に検討する必要があり，個々の症例毎に納得のいく説明を診療録に記載すべきである．

   〈適応となる主要な診断〉
   - □ 大うつ病：単極性大うつ病，双極性大うつ病
   - □ 躁病：双極性障害（躁病性，混合性）
   - □ 統合失調症（特に急性発症，緊張病症状，感情症状を伴うもの）及び関連する精神病性障害（統合失調症様障害，統合失調感情障害，特定不能の精神病性障害など）

   〈適応となるその他の診断〉
   - □ その他の精神疾患
     - ● 主要な診断以外の精神疾患：難治性強迫性障害など
   - □ 身体疾患に起因する精神障害
     - ● 身体疾患に起因する続発性の重症緊張病性障害，精神病性障害，感情障害など
   - □ 身体疾患
     - ● 悪性症候群：薬物治療が無効な場合，精神症状の増悪が見られる場合
     - ● パーキンソン病：薬物治療に限界を生じた場合（例：on-off 現象），精神症状を伴う場合
     - ● 難治性発作性疾患[注1]
     - ● 慢性疼痛[注2]

3. 適応となる状況

   ECT が適応となる状況には，薬物治療に先立つ第 1 の治療として ECT の使用が考慮される状況と，薬物治療など他の標準的治療が実施された後の第 2 の治療として ECT の使用が考慮される状況がある．

   〈1 次治療として適応となる状況〉
   - □ 迅速で確実な臨床症状の改善が必要とされる場合（自殺の危険，拒食・低栄養・脱水などによる身体衰弱，昏迷，錯乱，興奮，焦燥を伴う重症精神病など）
   - □ 他の治療法の危険性が ECT の危険性よりも高いと判断される場合（高齢者，妊娠，身体合併症など）
   - □ 以前の 1 回以上のエピソードで，薬物治療の反応が不良であったか，ECT の反応が良好であった場合
   - □ 患者本人の希望

   〈2 次治療として適応となる状況〉
   - □ 薬物の選択，用量，投与期間，コンプライアンスの問題を考慮した上で，薬物治療に対する抵抗性が認められる場合
   - □ 薬物治療に対する忍容性が低いか副作用が認められ ECT の方が副作用が少ないと考えられる場合
   - □ 薬物治療中に患者の精神状態または身体状態の悪化が認められ，迅速かつ確実な治療反応が必要とされる場合などがある．

注 1）難治性発作性疾患は，APA ガイドラインには適応となる診断にあげられているが，我が国の近年の臨床研究には有用性を支持するエビデンスがない．注 2）慢性疼痛は，APA ガイドラインでは適応となる診断にあげられていないが，我が国においては有用性を支持する症例報告が蓄積されてきている．

文　献

1) American Psychiatric Association Committee on Electroconvulsive Therapy: A Task Force Report of the American Psychiatric Association. The Practice of Electroconvulsive Therapy. Recommendations for Treatment, Training, and Privileging. 2nd edition. American Psychiatric Association, Washington, DC, 2001.（日本精神神経学会電気けいれん療法の手技と適応

2) Royal College of Psychiatrists: The ECT Handbook: The Second Report of the Royal College of Psychiatrists' Special Committee on ECT. Royal College of Psychiatrists, London, 2005.
3) 三宅安二郎：電気痙攣療法に就いて．日本医事新報 921, 1623-1624, 1940.
4) 安河内五郎，向笠広次：精神分離症の電気痙攣療法について．福岡医大誌 32:1437-1440, 1939.
5) 島薗安雄，森温理，徳田良仁：電撃療法時におけるSuccinylcholine Chloride (S. C. C) の使用経験．脳と神経 10:183-193, 1958.
6) 粟田主一：電気けいれん療法治療ガイドライン策定作業の今後の方向性と課題．精神神経誌 109:348-353, 2007.
7) Tharyan P, Adams C E: Electroconvulsive therapy for schizophrenia. Cochrane Library; Issue 2, 2003.
8) Kupchik M, Spivak B, Mester R, et al: Combined electroconvulsive-clozapine therapy. Clin Neuropharmacol 23:14-16, 2000.
9) Hawkins JM, Archer KJ, Strakowski SM, et al: Somatic treatment of catatonia. Int J Psychiatr Med 25:345-369, 1995.
10) Fink M, Sackeim HA: Convulsive therapy in schizophrenia? Schizophrenia Bulletin 22:27-39, 1996.

3.2 心理社会的療法

a) 個人精神療法

1) 統合失調症の治療の中での個人精神療法の位置づけ

生物学的精神医学的視点からの脆弱性—ストレスモデルの浸透と患者の人権—患者の主体性の尊重が治療の前提になるにともない，統合失調症の治療には薬物療法とともに心理社会的治療法との包括的あるいは統合的治療が求められるようになった．

筆者[5]は統合失調症の治療には次の4条件が合わせ提供されることが必要であるとかねてから考えている．

(1) 精神症状に対する適切な薬物療法

統合失調症の精神症状を幻覚・妄想などの陽性症状，あるいは自閉や感情障害などの陰性症状と云った従来からの精神病理のみに限定せず，認知機能障害やその他の精神機能の病理性をも含めて理解した方が生物学的精神医学の新しい知見に合致し，新しい型の抗精神病薬はそれらの症状にも効果が期待されるのを裏づける．

(2) 社会生活の障害に対する生活技能訓練

(3) 発病による自己喪失の挫折感から救出するための精神療法．それがすすむと発病に至る過程での心的外傷や心的葛藤もまた精神療法の対象となってくる．

(4) 家族機能・社会的支持の回復による社会的不利益の改善

それらを図示すると図II-1のようになると考えられる．すなわち，統合失調症の治療は平たく云えば，「治すこと」「癒すこと」「生きる技能の強化」「支える環境の準備」の4条件が必要と云えるのである．脆弱性・ストレスモデルでいう脳の機能障害のために生じた精神症状はそれらが生じた脳機能に作用する薬物などの医学的治療によって改善をはかるべきであることは云うまでもない．他方，発病にともなう，あるいは，発病に至る過程での人格反応は，孤立感，自己喪失感，絶望，否認，甘え，子どもがえり，うらみ，侮辱，傲慢，見下しなどとしてあらわれるが，これらは精神症状と関連はしているが，脳の機能障害の直接的

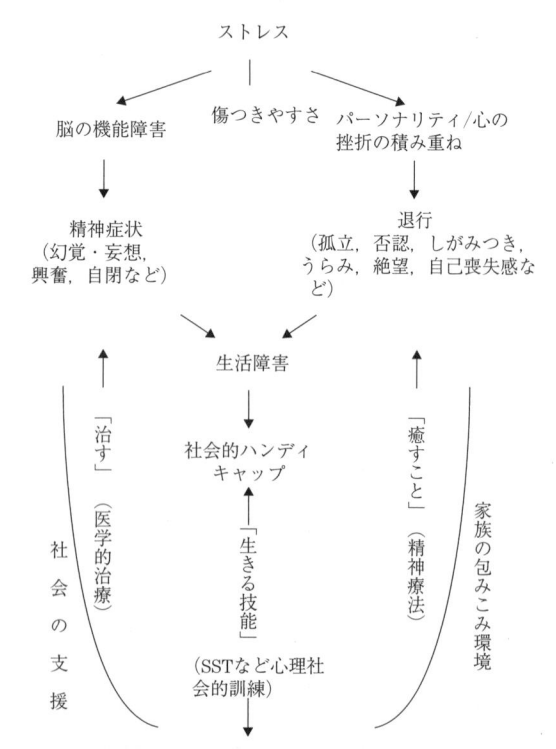

図II-1 精神障害と「治すこと」「癒すこと」そして「よりよく生きること」

表出と云いきれない．むしろ，人格反応としての退行現象と理解すべきと考えられる．こうした反応を示しながらも心の奥深くでは，発病したことを悲しみ本来の自分を取り戻そうとする心が隠されている．統合失調症の治療に個人精神療法ないしはそのような視点での治療者・患者関係が必要な理由である．

しかし，実際の治療の現場ではこうした精神療法や社会生活技能訓練を含めた心理社会的治療が一般化しているとは云えない．薬物治療で1回きりの急性シューブでおさえられるのは統合失調症全体の10%にすぎないと云われる．(McGlashanら, 1976, 1989)[4]．おそらく，それは多くの臨床家の共通した認識であろう．

2) 統合失調症の精神療法に関するボストン研究の影響とそれを乗りこえる努力[6]

統合失調症の精神療法の研究の歴史は古い．Freudは統合失調症の精神療法に彼個人としては否定的であったが，それでも彼の門弟のFedernはチャレンジしたし，Federnの共同研究者であるSchwingの「母なるもの」，さらに，Sechehayeの「象徴的実現」などの先駆的体験を経て，Sullivan, Fromm-Reichmann, Pao, Searlesなどの体系的理解へと発展をみた．しかし，今日では，薬物療法と比較して効果が目立たないこと，コスト，治療者の訓練などの点で不利で，統合失調症の精神療法は全くと云ってよいほどかえりみられなくなってしまった．そのような現在の風潮につよい影響を与えたのは，Gunderson (1984)ら[2]のボストン研究と云われるものである．その内容は，急性例と極端な慢性例を除いて，統合失調症患者に対して薬物療法を行いながら，無作為に2群にわかち，一方には週2〜3回の精神分析的（探索・洞察指向的）な精神療法を，他方には週1回の現実的・支持的精神療法が行われた．治療観察期間は2年間であった．その結果，前者では自己理解，陰性症状など自我機能の改善がより多く見られたのに対し，後者では日常生活，自分の役割，急性症状の改善がより多くみられたと云う．総合的には，2群の差異はそれほど大きいものでなかったとGundersonらは述べている．ただ，この研究には精神療法を受けなかった対照群がなかったことと2年の実験の間に，はじめ95名の対象者が半分ちかくの47名になり多くが脱落したことなどから結論をだすことへの疑問もその後だされている．しかし，精神療法練達の士が参加した治療研究で，しかも，費用の嵩む精神分析的治療でこの程度しか効果があがらなかったことから，統合失調症の精神分析的精神療法は不適当で支持的精神療法こそ有用であるという判断が支配的になってしまった．筆者の見解では，患者の障害に応じて治療技法は選択すべきで無作為に2分すると云う方法に無理があったと考えられる．

ところで，McGlashan (1984)[3]はチェスナット・ロッジ病院に入院して精神分析的精神療法を受けた163名の統合失調症患者を対象にした退院後15年間の追跡調査の結果から，約3分の1は良好な経過をとっていて，それには2種類あって，精神病体験を自分の人生体験と結びつけ精神病体験から重要なことを学んだと理解しているグループともう1つ，症状を覆いかくすことで安定した回復を得ているグループがあったという研究結果を報告している．このMcGlashanの報告を紹介したGabbard (1994)[1]は「精神病の体験を人生の中で統合できる患者に対しては，精神療法における内面的探索的な作業が有益でありうると示唆している．一方，精神病のエピソードを覆い隠すことで安定した患者にとっては探索的な試みを続けることはおそらく効果が得られないかあるいは有害なこともあるだろう．何らかの洞察をうる精神療法であればこそ，なおさら治療者による支持的働きかけが重要になる．」と述べている．このGabbardの意見はボストン研究について筆者がいわゆる科学的証拠を明らかにするために，患者群を無作為に2分した方法は，精神療法の本質から問題であると考えていることと共通する見解と考えられる．

3) 包括的治療の中での個人精神療法―癒しの精神療法

今日の統合失調症の個人精神療法は，包括的治療の中で，あるいはそれをなりたたせる努力としてなされるべきものであり，単独でなされるものではない．それも，統合失調症という精神の病を患ったこと，必ずしも本意でない治療をうけるに至った屈辱感と自己喪失感に対する共感と癒しからはじまるべきである．そ

の上で，発病に至る心の内面を患者が統合する過程も可能になる．そのことについては，「IV.8.1 個人精神療法の基礎」の中で述べることにする．（西園昌久）

文　献

1) Gabbard GD（1994）：大野裕（監訳）精神力動的精神医学―その臨床実践（DSM-IV版）臨床編　I 軸障害,岩崎学術出版,1997（なお，原本の改訂第4版が2005年に出版された）．
2) Gunderson JG, Frank AG, Katz HM, et al: Effects of psychotherapy in schizophrenia, II: Comparative outcome of two forms of treatment, Schizophrenia Bulletin 10:564-598, 1984.
3) McGlashan TH: The Chestnut Lodge follow-up study II; long term outcome of schizophrenia and affective disorders, Arc gen Psychiat 41:580-601, 1984.
4) McGlashan TH, Keats CJ: Schizophrenia Treatment Process and Outcome, Am Psychiat Press, Washington DC, 1989.
5) 西園昌久：精神分析技法の要諦，金剛出版，1999．
6) 西園昌久：個人精神療法，佐藤光源，井上新平（編），統合失調症の治療ガイドライン，187-202, 医学書院，2004．

b）集団精神療法

集団精神療法がどのようにして統合失調症の前に登場し，どのように変化したかを最初に述べてみたい．1905年の結核患者に対する集団的アプローチ以来集団精神療法というものが治療のなかに登場した．統合失調症に対しては，White, W. A. の下で Lazell, E. W. が早発性痴呆の集団的治療（1921）を発表している．これは，患者を集めて講義をしたのであるから，心理教育に近いものだといえよう．同じく1920年代後半に Sullivan, H. S. がメリーランドの病院で治療共同体的病棟の最初の試みをしている．1930年代には Moreno, J. L. のサイコドラマ，Slavson, S. R. による活動的集団精神療法が登場する．アルコール依存のセルフヘルプグループである A. A. が1935年に結成される．Moreno が，自分がイエス・キリストであると信じている患者の妄想を実現するようなサイコドラマを精神病院で試みたのはこのころである．1939年には，Myerson, A., 1940年代になると Maine, T. F. や Jones, M. が病棟全体を対象とした大グループである治療共同体の試みをはじめる．1948年にはデイケアを Bierer, J. が英国で提唱し，アメリカでは，

AA に刺激されて精神病院のなかで組織されたセルフヘルプグループに参加していた当事者が，退院した後，1944年にセルフヘルプグループ WANA を組織し，やがてファウンテインハウスでの活動を始めるのである．

わが国にこれらのグループが導入されるのは1960年代で，治療共同体，サイコドラマ，セルフヘルプグループが一部の精神病院で取り組まれるようになる．この年代は，生活臨床により統合失調症とストレスの関係が注目を浴びだしたときである．しかし，日本集団精神療法学会が組織されたのは，1984年であり，1985年には統合失調症の集団精神療法を特集として組んでおり，そこには，小グループから大グループ，集団絵画療法などのさまざまな試みが報告されている．そして，学会は，外来だけでなく，入院患者に対する集団精神療法の点数化に取り組み，実現させることになるのである．

一方，当事者によるセルフヘルプグループ活動も発展してきており，当事者間のピアカウンセリングなども試みられるようになってきている．

1）集団精神療法の目的

集団という場が，統合失調症に対してどのような効果があるのだろうか．社会という集団の圧力に抗しきれず発病してきた人たちである．集団に対する対処機制を身につけることがどうしても必要になる．そこに集団精神療法の意義がある．

集団には，良くも悪くも構成メンバーに刺激を与える力がある．それによって治癒または成長といった良い方向に変革を与えるような構造を設定し，意図的に治療者が介入するのが集団精神療法である．集団を自由に任せれば，基底的想定（Basic Assumption）のグループに見られるように，さまざまな原始的メカニズムが働き，メンバーに影響を与える危険がある．ストレスに脆弱性を持つ統合失調症を対象とする場合には，とくに気をつけなければならないことである．そのような事態が生じることを防ぎながら，個々人の成長に役立つようにリードしていくことが集団精神療法家の役割となる．

集団精神療法が目的とするところは，個人精神療法と同じように，他者に受け入れられることによる安心

感の獲得，その中での自己表現と感情表現ができること，それを通しての洞察，あるいは認知の歪みの修正，そして，より適切な形式への行動変容を獲得するということになる．これらは，個人療法と異なり，専門家ではなく同じ仲間の集団のなかで行なわれることにより，より効果的になる．さらに，集団精神療法独自の作用としては，コミュニケーション機能の助長，他者への感受性や配慮の養成といったものが加わることになる．統合失調症の陽性症状の出現が，集団のもたらす不安や圧力のなかで出現することが多いことを考えると，集団精神療法が持っているこの作用は大きな意味がある．

ただ，同じものが危険をはらんでいる．不適切な構造と介入の下では，悪化や再発の原因となることも考えられる．そこで，治療構造というものが重要になってくる．

2） 集団精神療法の構造

集団というストレスに対する脆弱性を考えると，深いレベルに働き掛ける小集団精神療法よりも，社会性の改善といった浅いレベルでの効果を期待する構造が求められる．言語的なものよりも，集団作業療法，集団レクリエーション療法，集団芸術療法といった，集団の効果を2次的に期待した働き掛けがなされてきた．集団精神療法としても，行動に重点をおいたサイコドラマとかSSTということになるし，言語によるものとしては，治療共同体のような大グループが，集団の圧力を減弱し，ストレスから身を隠すことを可能にするのである．サイコドラマにしても問題と直面化させる古典的サイコドラマではなく，役割体験の広がりとコミュニケーションに重点をおいたスケッチ風のオムニバスサイコドラマが適してくる．とくに，リラクゼーションと相互の親密性を深めるためにサイコドラマの前段階で行なわれるウォーミングアップが，サイコドラマ以外のグループにおいても効果的である．時間構造も，負担がかからないように，1時間ぐらいの枠が望ましい．

軽症で治療意欲のあるもの，回復期で社会復帰活動に取り組もうとしているものには，神経症レベルの，治療期間とメンバーを限定したクローズドの小グループも可能となる．また，準拠集団としてのサポートを提供するセルフヘルプグループも意義がある．

3） 治療者の注意すべきこと

ストレスに脆弱性を持つ統合失調症の人たちにとって，グループのなかで安心していられるという体験が何よりも優先するし，重要であるといえる．したがって，治療者は受容的，支持的な態度を保つことが求められるし，メンバーの刺激的発言や集団が陥るパニックに対しても安定していられる技術が求められる．一人一人の話を良く聴き，表現したいことを理解し，防衛的にならず適切な自己開示ができることなどが必要になる．スタッフの構成も，主治療者（リーダー）の他に補助者，記録などが協力する．ウォーミングアップに重点をおき，良いグループのカルチャーを作ることに成功すれば，後はグループが問題を解決できるようになってくる．

統合失調症のグループでとくに気をつけることは，自己を守ることができず，不適切に自己開示をし，表現しすぎて悪化することがあることである．発言の順序や時間を決め，パスも認めるといったやり方が行なわれることが多いのもそのような理由による．他の人の発言で傷ついても，それを表現できなかったり，自分でも意識できないことがある．言葉以外の身体表現への感受性を養うと共に，グループの最後にシェアリングの時間を持つことが勧められる．シェアリングはサイコドラマにおいて，主役が自己開示をした後に，他のメンバーが自分のことを話すのであるが，批判，忠告，分析が禁じられる．他のグループにおいても，最後にこのような時間をとり，批判，忠告，分析を禁じて，自分の気持ちを語るようにすると良い終結となるし，その過程で，セッション終了後に個別面接が必要な人をチェックすることができる．

日本本集団精神療法学会，心理劇学会，日本SST普及協会等が，それぞれ研修会を開催しているので，そこで訓練を受けることができる．　　　（増野　肇）

文　献

1) Kellermann PF（増野　肇，増野信子訳）：精神療法としてのサイコドラマ，金剛出版，東京，1998．
2) 近藤喬一，鈴木純一編：集団精神療法ハンドブック，金剛出版，東京，1999．
3) 前田ケイ：SSTウォーミングアップ活動集，金剛出版，

4) 増野 肇：サイコドラマのすすめ方, 金剛出版, 東京, 1990.
5) Roberts J, Pines M（浅田 護, 衣笠隆幸監訳）：分析的グループセラピー, 金剛出版, 東京, 1999.
6) Vinogradov S, Yalom I（川室 優訳）：グループサイコセラピー, 金剛出版, 東京, 1991.

c) レクリエーション療法

1) レクリエーションとは

レクリエーションとは, 鈴木[1]によれば,「単なる遊びから創造的活動を含む一連の広がりの中にあって, 余暇になされ, 自由で選択され, 楽しむことを主たる目的としてなされる活動, 経験の総称なのである.」レクリエーションに含まれる活動は, 非常に幅広く, それぞれの活動が独自に発展を遂げており, またいくつかの活動が連結し, 新しい活動が日々工夫され創造されている.

2) レクリエーション療法の歴史

現在レクリエーションと呼ばれている活動は, 既に戦前から精神医療に採り入れられていた. しかし, 慰安, 娯楽を提供するという極めて受動的に与えられるものであった. 戦後, 精神医療も次第に開放的になり, 薬物療法の発展にも助けられ, 治療的と考えられる活動が拡がりをもたせるようになった. 特に, 生活療法という上位概念のもとに, 生活指導, レクリエーション療法, 作業療法と一連の治療体系としてまとめたのは, 国立武蔵療養所（現精神・神経センター武蔵病院）の小林, 岡庭[2]らである. この概念は全国に拡がった.

1965年, 理学療法士, 作業療法士法案が国会を通過し, 作業療法士が誕生してからは, それまで, 看護者の手によって行われていたレクリエーション活動は, 次第に作業療法士にゆだねられるようになった.

一方, アメリカでは, レクリエーション関連の科学が発展し, 1966年には, 全米セラピューティックレクリエーション協会が誕生した[3]. これは, レクリエーションの持っている生理学的, 心理学的, 社会学的特性を効果的に治療に役立てようとするいわば, 医学とレクリエーション学のドッキングである.

わが国では, 1993年に, 日本レクリエーション協会が福祉レクリエーションワーカーという資格制度を発足させたが[4], 精神医療の世界では未だ未発達である.

最近数10年の間に起こった変化としてあげられることは, 初期が慰安, 娯楽の提供という受動的な形から, 戦後能動的なレクリエーション活動に変化し, 支持的精神療法の一つ, あるいは, リハビリテーションプログラムの一環として発展し, 最近になって, 障害者の権利という観点が強調されるようになり, 障害者の健康で文化的生活を営む権利の一つとしてのレクリエーション活動を保証するという形が精神医療の世界にも及んできた. 今一つの変化は, レクリエーションとして一括されていた様々な活動がそれぞれ独自に発達し, 絵画療法, 音楽療法, 演劇療法, 運動療法等に分化して発展したということである.

3) レクリエーション療法の種類

①対人関係発展を目標にした活動の提供
②非言語的精神療法の一つとしての表現活動
③自我機能の訓練としてのレクリエーション活動
④感情発散を目的にした活動の提供
⑤自由に選択できる多彩な活動場面の提供
⑥地域レクリエーションへの参加援助

上記①〜④は, より治療的意味が強く, 治療者の意図が明白な活動であり, ⑤, ⑥は患者主体のレクリエーション参加への支援である. 統合失調症を中心に考えると, 疾病特有の特性と個人のパーソナリティーに合わせた活動が必要になる. すなわち, 多彩な活動場面の設定と情報提供等が必要になるということである. それ故に, レクリエーションを専門とする者が精神医療チームの中にいることが望ましく, 片手間でできるものではない.

レクリエーションという名のお仕着せのようなことがあってはならないし, 病院や施設が豊かな文化的な環境であることと, 地域社会に開かれていること, また地域資源の活用が誰にでも開かれていることが望まれる.

（松井紀和）

文 献

1) 鈴木秀雄：セラピューティックレクリエーション. p. 14, 不昧堂出版, 1995.

2) 小林八郎他：レクリエーション療法. 日本医事新報, 第1662号, 1956.
3) 鈴木秀雄：前掲載, p.48, 不昧堂出版, 1966.
4) 坪内壽雄：福祉レクリエーションの援助. 日本レクリエーション協会（編）, 中央法規, 1994.

d) 社会生活技能訓練（SST）
1) SSTとは

SST は "Social Skills Training" の略で，「社会生活技能訓練」または「生活技能訓練」と訳される．精神障害をもつ人は，精神症状や認知機能障害などから生じる様々な生活障害のために対人関係を良好に維持することやストレスに適切に対処することが困難となり，その結果，生活の破綻から再発に至ることもある．SSTは認知行動療法の技法と理論を用いて日常生活をよりよく送るために必要な生活技能（スキル）の習得を支援する治療・援助技法である．

SSTがわが国の精神科医療に広く導入されつつある背景には2つの大きな精神医療のパラダイムシフトが考えられる．ひとつは入院医療中心から地域生活支援中心への精神科医療の転換であり，これによって自立した社会生活を営むスキルの必要性が認識されるようになった．もうひとつは精神疾患を生物-心理-社会の各次元における要因の相互関連の中でとらえる，すなわち包括的・統合的モデルによる認識への転換である．Zubin の「脆弱性-ストレス」モデル[11]と Liberman の「ストレス-脆弱性-対処-力動モデル」[5]がその代表である．この理論では，生活上のストレスがその人固有の閾値を越えると精神病状態になると仮定し，その閾値を「脆弱性（vulnerability）」という概念でまとめ，脆弱性とストレッサーというマイナス要因を軽減させる調節変数としてストレスに対する対処技能（coping ability）・対処能力（competence）を想定している．この理論に後押しされる形で，生物-心理-社会的側面からの多元的治療アプローチの重要性が認識されるようになり，その中でSSTは社会生活上の障害に対する治療として位置づけられるようになった．

2) SSTの歴史と発展

SSTの起源をさかのぼると，Salter の条件反射療法（conditional reflex therapy, 1949）にまで到ると言われる．その後 Wolpe らによる自己主張訓練（assertive training），さらに Lazarus, Bandura らの行動療法へと治療理論が発展し，これらを統合して今日のSSTの基礎が形作られた．特に Bandura の社会的学習理論[1]により，SSTにモデリングの方法が意識的に取り入れられるようになった．

1970年代の Liberman らによる SST の実践方法は，疾患にはこだわらず，それらの結果として生じている不適応行動や生活技能の不足に焦点を当て，行動療法と社会的学習理論を適用するものであった．それらの成果をまとめたSSTのテキストは副題が「対人的効果訓練（personal effectiveness）」[6]とされていた．対人的効果訓練では対人状況での本人の行動が「相手に効果を及ぼす」ものになること，つまり送信技能が強調され，社会的モデリングとともに，促し，教示，リハーサル，強化，弁別，行動形成等の行動療法の技法が用いられた．

Liberman ら[8]は，SSTは1980年前後に転換点があったことを述べている．すなわち，以前には明確に意識されていなかった統合失調症の情報処理・認知障害への対応がSSTに取り入れられるようになり，受信-処理-送信の3つの技能が分けられ，SSTの目標が「対人的効果」から「自立生活技能」の獲得に拡張された．こうした変化の背景には，当時の米国における深刻な脱施設化の弊害があった．多くの精神障害を持つ人は退院して地域に出たが，その生活の質は貧しかった．住む家を提供する「福祉的支援」だけでなく，自立のための生活技能が獲得できる「リハビリテーション・モデル」の必要性が認識された．そこで統合失調症などの重い精神障害を持つ人も地域で自立して生活する能力の獲得を目指して，課題領域別の学習パッケージ（モジュール）が開発されたわけである．これは自立生活技能（social and independent living skills: SILS）プログラム[4]と呼ばれるもので，服薬自己管理・症状自己管理・基本会話・余暇の過ごし方・地域生活への再参加などを課題とするモジュールが開発された．その後アメリカ各地で追試され効果確認がなされ，基本訓練モデルとともに，モジュールを用いる方法（SILSプログラム）がSSTと呼ばれるようになった．

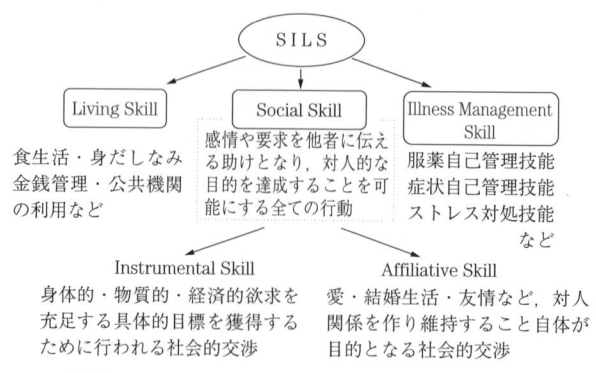

図II-2 Social and Independent Living Skill (SILS)

日本でSSTが本格的に普及し始めたのは1988年1月にLibermanが来日しSSTのデモンストレーションやセミナーを行い，東京大学病院デイ・ホスピタルで同年4月に導入されてからである．その後もLibermanは数回来日し，各地でSSTのデモンストレーションを精力的に行い，わが国での普及の原動力となった．

3）ソーシャルスキルとは

SSTはソーシャルスキルをターゲットとした心理社会的治療のひとつである．それでは，ソーシャルスキルとは何なのか？精神障害を持つ人が自立した生活を営むために必要なスキルは大きく3つに分けられる[2]．1つは日常生活技能（living skill）と呼ばれるスキルで，これは食生活や身だしなみ，金銭管理などを行うスキルを指している（これは手段的日常生活動作（instrumental activities of daily living: IADL）とも呼ばれる）．2つめは疾病自己管理技能（illness self-management skill）で，これには向精神薬を正しく服用し，現れる副作用に適切に対処したり，再発の注意サインをモニタリングして，それが現れたときに適切に対処するスキルなどが含まれる．3つめのスキルが社会生活技能（social skill）である．これは「感情や要求を他者に伝える助けとなり，対人的な目的を達成することを可能にする全ての行動」と定義される，つまりソーシャルスキルとは社会生活で必要な対人的コミュニケーションのスキル，対人的場面で自分が取るべき行動を判断するスキル，そして生活上のストレッサーに対処しストレス過剰状態を回避する問題解決能力などを含むスキルの総称と理解することが可能である．さらにソーシャルスキルは身体的・物質的・経済的欲求を充足する具体的目標を獲得するために行われる社会的交渉としての「道具的技能」と愛・結婚生活・友情など，その対人関係を作り維持すること自体が目的となる社会的交渉としての「対人的情緒的技能（親和的技能）」に分類することができる[7]（図II-2）．

4）SSTの治療構造

SSTには基本訓練モデル，問題解決技能訓練，注意焦点付け訓練，モジュール，行動療法的家族指導などが包まれる．これらはソーシャルスキルのどの部分に効果的なのであろうか？

Wallace[10]は日常生活での行動決定や対人的コミュニケーションを分析し，3過程に分けられることを述べた．第1過程は受信技能（他者からの情報を正確に受け取り，関連する状況を理解すること），第2過程は処理技能（受け取った情報を意味づけ，その状況で選びうる行動と他の行動を比較照合しながら，最良の反応行動を決定すること），第3過程は送信技能（選択した反応行動を適切な言語や非言語的行動を用いて他者に送ること）である．SSTの治療技法はこれらの過程に対応させると理解しやすく，受信技能障害に対して「注意焦点付け訓練」，処理技能障害に対して「問題解決技能訓練」が対応する，「基本訓練モデル」は，これらの3つの過程を総合的に取り上げる（図II-3）．

一般に統合失調症などの重い精神障害を持つ人では対人的コミュニケーションの問題が認められることが多いので，臨床現場では基本訓練モデルを中心に据

3. 治療手段

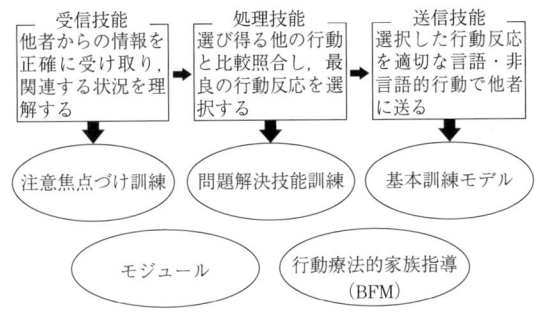

図II-3 SSTの様々な治療技法

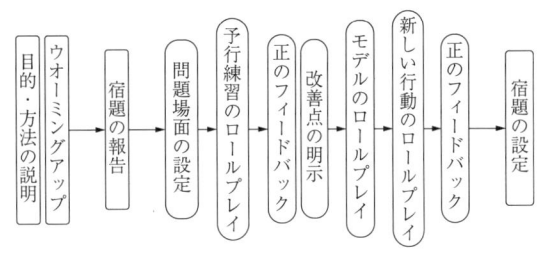

図II-4 基本訓練モデルの流れ

え，課題内容や対象者の能力に応じて問題解決技能訓練などを適宜組み込んでセッションを進めていることが多い．さらに心理教育的内容を含み，課題領域別に学習内容がパッケージとなった「モジュール」や，家族内コミュニケーションの改善と問題解決能力の向上を目的とした「行動療法的家族指導（BFM）」がある．

わが国では通常SSTは1回約60分，週1回程度の頻度で，5〜8人程度の集団を対象に，1人の治療者（リーダー）と共同治療者（コ・リーダー）からなる構成でセッションが進められている．しかし個人面接にSSTの技法を取り入れたり，より密な頻度でセッションを行うなど，対象者の特性にあわせて実施方法が工夫されることが望ましい．

5）基本訓練モデル

基本訓練モデルはSSTの中心的技法である．基本訓練モデルでは，まずSSTの目的や方法の確認をし，ウォーミングアップでグループの緊張をほぐし和やかな雰囲気を作る．その後，参加者ごとにその日の練習内容を話し合って決める．前回の練習で宿題が設定されていれば，宿題の結果を聞く．宿題が達成されていればそれを評価して（ほめて）次の課題に進めることを提案する．宿題が達成されていなければ，次回には達成できるようになるための練習を提案する．この相談は参加者本人の希望を尊重しつつ，目標の実現に役立ち，実現可能なものを提案する．これらはテンポよく，スピーディーに進めるのがコツである．

ロールプレイの実施に当たっては練習する課題の実施場面に近い状況を練習場面で再現するよう場面設定を行い，まず参加者本人が普段行っている方法でやってもらう．例えば「友人を食事に誘う」という課題ならば，友人役を決め，普段の方法で友人を食事に誘うことを演じてみる．これを「ドライラン」と呼ぶ．ドライランの終了後，直ちに良かった点をほめる．リーダーだけでなく他の参加者からも正のフィードバックを求める．その上で，「もっと良くする点」はないか，本人や他の参加者に聞く．必要があればリーダーやコ・リーダーからも提案する．

その「もっと良くするための提案」を受けて2度目のロールプレイ（これを「再演」と呼ぶ）を行う．必要ならばその改善点を取り入れたロールプレイを誰かに演じてもらう（これを「モデリング」と呼ぶ）．それをお手本にして2度目のロールプレイを行い，改善したスキルに対して再度正のフィードバックを与える．このようにして新しい行動レパートリーの修得を促し，実際の生活の中で実行する「宿題」を設定する．練習課題がある参加者（可能な限り参加者全員）についてこれらが終了すれば，その日の練習を終了する，という流れで進められる（図II-4）．

練習課題は参加者のニーズに応じて，具体的で日常

表II-7 SSTの8要素（Mueser, 1990）

①	対人状況における技能の不足な点と過剰な点を評価すること
②	ある特定の技能についての学習方法を提供すること
③	社会的場面を模したなかでの治療者らによる技能のモデリングが行われること
④	練習しているある技能に焦点をあてた教示が行われること
⑤	ある技能について本人による実技リハーサルが行われること
⑥	治療者やグループメンバーから本人に対して正のフィードバックと矯正的なフィードバックが与えられること
⑦	リハーサルとフィードバックを繰り返すこと
⑧	般化を促すための宿題が与えられること

生活上遭遇する頻度の高いものを選定するが，継続的で段階的な練習を促すために3～6ヵ月後に達成できそうな課題を「長期目標」，それに至る小さなステップを「短期目標」として定める．Mueserら[9]はSSTの技法上のエッセンスを8つにまとめているが（表II-7），これと照らし合わせると基本訓練モデルには様々な技術が取り入れられていることが分る．すなわちスキルを身につけるための構造的学習場面においての教示，実技リハーサル，正のフィードバック，モデリング，行動形成などである．これらの諸技法を取り入れてセッションを実行することが治療上重要なポイントとなる．

6）問題解決技能訓練・モジュール

SSTでは基本訓練モデル以外に「問題解決技能訓練」と「モジュール」がよく用いられる．

問題解決技能訓練は処理技能の向上を目的とするもので，生活場面において最も有効な行動決定が合理的に出来るように支援する方法である．まず治療者は対象者の問題点を明確化し，次にその問題を解決するためのあらゆる解決方法のアイデアを参加者全員から自由に出してもらって考える．そしてそれぞれの解決法の長所・短所を検討し，さらに各解決法の有用性や実行可能性を考慮し，最終的に自分に最適な問題解決策を決定する．

モジュールはLibermanらによって開発された自立生活技能プログラム（SILSプログラム）を構成する課題領域別学習パッケージである．高度に構造化された学習課程にそって，全般的な自立生活技能が課題別にまとめられている[4]．モジュールでは多くの精神障害者にとって日常生活上で必要性の高い課題が取り上げられ，治療者は指導者用のマニュアルを読み上げながらビデオ教材に沿ってセッションを進めていけるように工夫されている．進め方は各モジュールとも共通しており，導入・ビデオを用いた質疑応答・ロールプレイ・社会資源管理・派生する問題・実地練習・宿題という7つの学習過程から構成されている．現在わが国で利用可能なものには「服薬自己管理モジュール」「症状自己管理モジュール」「基本会話モジュール」「余暇の過ごし方モジュール」「地域生活への再参加プログラム」，および「退院準備プログラム」[3]の6つがある．地域生活への再参加プログラムでは，①退院のための問題解決，②服薬自己管理，③症状自己管理，④日中の活動と余暇の過ごし方，⑤社会資源管理などの内容を全16セッションで学習できるような構成になっている．地域生活への再参加プログラムのビデオ教材は米国で作成されたものの日本語吹き替え版であったが，それを日本の実情に合わせてシナリオやマニュアル等を改訂し，日本人の役者により作成したものが「退院準備プログラム」である．これは地域生活への再参加プログラムのエッセンスを引き継ぎつつ，地域で実地練習する「実践編」を加えるなど，Libermanの許可を得て日本の現状に合わせてプログラムを追加・改編したものである．

まとめ 精神科リハビリテーションの治療技法は，技術の進歩により次第に教育・訓練的色彩が強くなってきている．SSTは本人の希望と目標に沿って，主に対人関係技能や社会的役割行動の改善とスキルの再獲得に焦点を当てた治療方法である．今後わが国の精神医療・精神保健福祉サービスが個別性を重視し，一人ひとりの生活の質の改善を目指す方向に展開していくための基本的な援助技術として，さらに普及していくことが期待される． （岩田和彦，安西信雄）

文　献

1) Bandura A（原野広太郎，福島おさ美訳）：モデリングの心理学―観察学習の理論と方法―．金子書房，東京，1975．

2) 池淵恵美，安西信雄：社会生活技能訓練（SST）と精神科リハビリテーション―認知的介入とエンパワーメントへの展開．臨床精神医学講座15，pp.381-404，中山書店，東京，1999．

3) 井上新平，池淵恵美，安西信雄（編），佐藤さやか，森田慎一（執筆）：精神障害を持つ人の退院準備プログラム．丸善，東京，2006．

4) Liberman RP（編）（安西信雄，池淵恵美　日本語版総監修）：自立生活技能（SILS）プログラム．丸善，東京，1995．

5) Liberman RP（編）（安西信雄・池淵恵美監訳）：リバーマン実践的精神科リハビリテーション．創造出版，東京，2005．

6) Liberman RP, DeRisi WJ, et al: Personal Effectiveness: Guiding People to Assert Themselves and Improve Their Social Skills. Research Press, Illinois. （安西信雄（監訳）：生活技能訓練基礎マニュアル―対人的効果訓練．創造出版，東京，1990．）

7) Liberman RP, Neuchterlein KH: Social skills training

and the nature of schizophrenia. Social Skills Training; A Practical Handbook for Assessment and Treatment, Curran JP, Monti PM(ed), Guilford Press, New York, 1982.
8) Liberman RP, Corrigan PW: Designing new psychosocial treatments for schizophrenia. Psychiatry 56(3): 238-253, 1993.
9) Mueser KT, Liberman RP: Psychosocial interventions in schizophrenia. Recent Advances in Schizophrenia, Kales A, Stenfanis CN, Talbott JA(ed), pp.213-235, Springer-Verlag, New York, 1990.
10) Wallace CJ, Nelson CJ: A review and critique of social skills training with schizophrenic patients. Schizophr Bull 6(1): 42-63, 1980.
11) Zubin J, Spring B: Vulnerability—A new view of schizophrenia. Abnorm Psychol 86: 103-110, 1977.

e） 家族心理教育

統合失調症の治療においては特定の領域の療法に偏ることのない，生物学的—心理的—社会的アプローチ（bio-psycho-social）が必要とされている．しかしながら現実の統合失調症の治療においては，しばしば生物学的アプローチが重視されがちである．こうした状況を突破する糸口が心理教育的家族療法の確立とその展開である．その理由の第1は，心理教育的家族療法は心理社会的アプローチの中で薬物療法と比較して，その効果が「根拠に基づく医学医療（evidence based medicine, EBM）」の基本的考え方の中で確かめられていることである．第2には，それが家族自身と患者のニーズに合致したものとして発展してきた歴史を持っている点である．

本稿においては，まず心理教育的家族療法の基礎となる家族感情表出（expressed emotion, EE）研究について概説し，心理教育的アプローチの効果判定に関わるエビデンス（根拠）を紹介する．さらにこれからの心理教育の課題について述べたい．

1） EE研究の発展

高EEの家族と生活する場合には，患者が再発しやすくなることが明らかになっている．国際的にはこれまでに英国をはじめとするヨーロッパ各国，米国，インドなどで，家族のEEと統合失調症の経過との関連が確かめられた[2,10]．

わが国におけるEE研究の結果は見事に，英国などでの研究結果を支持するものであった．この家族のEEと再発との関連は薬物療法のコンプライアンス，罹病期間，性，年齢をコントロールしても認められた[15,25]．また，わが国の研究で統合失調症者の社会的機能（social function）や抑うつ症状にもEEが影響を与えることや[8,16]，EE判定の基準を若干調整すると再発予測妥当性も向上することが示された[13]．これらにより心理教育的家族療法によって統合失調症の再発予防，社会的機能の改善，抑うつ症状や陰性症状の改善が期待されることとなった．

2） 心理教育的家族療法による再発予防

これらのEE研究をもとにして，心理教育的家族療法によって統合失調症の再発を予防しようとする試みがなされていった[11]．Leffらの「ファミリーワーク」[9]，AndersonやHogartyらの「心理教育」[1]，Falloonらの「行動主義的家族療法」[5,6]などの名称で呼ばれているが，それらの内容には大きな差違はない．表にこれまでの家族への心理教育的アプローチによる統合失調症の予後の改善を無作為化対照試験（Randomized controlled trial, RCT）を用いて評価した研究をまとめた（表中の文献についてはいくつかの総説[3,12,19]を参照）．これらの研究を総合的に評価するためのメタアナリシスの結果においても，家族介入が再発割合を減少させることが明らかとなった（1年間の再発のオッズ比0.57，95%信頼区間0.4-0.8）[21]．また，陽性症状の再発だけでなく，陰性症状への効果も明らかにされた[4]．Pharoahら[22]はさらに最近の研究までフォローし，システマティックレビューを行った．その結果，最近の16のRCTにおいても家族心理教育によって再発リスクは減少し，その比較危険度（その95%信頼区間）は0.71（0.6-0.8）となっていた．

その後の展開として注目したいのは，より簡便な家族への心理社会的介入による予後改善の試みである（表II-8）．たとえばShimoderaらの研究[24]においては，再発のハイリスクグループである高EE家族を持つ統合失調症者を対象にして，教育とその後のサポートのみを行った群とそれに加えて強力な単家族セッションを行った群の再発をRCTによって比較検討した．その結果，教育のみでは9カ月再発割合が35%(6/17)，教育+単家族セッション群では23%

表 II-8 無作為化対照試験（Randomized Controlled Trial，RCT）を用いた統合失調症家族介入の臨床評価

研究：著者（年）	対象	介入方法	対照（コントロール）	結果
Leffら（1982, 1985）英国	高EEの家族を持つ24名の統合失調症者	ファミリーワーク（家族教育，グループ，家族セッション）	通常の治療	9カ月，2年の追跡で再発割合の減少
Falloonら（1982, 1985）英国	高EEの家族を持つ36名の統合失調症者	行動主義的家族療法	個人療法	1年，2年の追跡で再発割合の減少
Hogartyら（1986, 1991）米国	高EEの家族を持つ103名の統合失調症者	家族療法とSSTの組合わせ	通常の外来治療	1年，2年の追跡で再発割合の減少，かつ家族療法とSSTの組み合わせの相互効果あり
Tarrierら（1988, 1989）英国	83名の統合失調症者	行動主義的家族療法2群	通常の治療	9カ月，2年の追跡で再発割合の減少，行動療法2群の間には差なし
Vaughanら（1992）オーストラリア	高EEの家族を持つ36名の統合失調症者	家族カウンセリング	標準外来治療	9カ月で再発割合の減少（有意差なし）
Mingyuanら（1993）中国	3,092名の統合失調症者	集団心理教育	プライマリケアでの通常サービス	再発割合の減少，機能の向上
Randolphら（1994）米国	41名の統合失調症者	行動主義的家族マネジメント	伝統的治療	9カ月で再発割合の減少
Xiongら（1994）中国	63名の統合失調症者	家族教育，家族グループ，訪問など	プライマリケアでの通常サービス	1年，1年半での再発割合の減少，より多くの雇用
Xiangら（1994）中国	63名の統合失調症者8名の気分障害者	ワークショップ，訪問，家族グループ，家族セッション	薬物療法	4カ月で精神症状と職業機能の改善，家族による患者の無視や虐待の減少
Zhangら（1994）中国	78名の男性統合失調症者	家族グループと家族カウンセリング	プライマリケアでの通常サービス	1年半で再入院の減少
Tarrierら（1994）英国	40名の統合失調症者	9カ月の行動主義的家族介入	通常サービス	5年及び8年の追跡で，介入群で再発割合の減少
Tellesら（1995）米国	42名の統合失調症者移民	行動主義的家族マネジメント（教育，コミュニケーション改善，問題解決）	通常ケースマネジメント	再発割合に差なし
Linszenら（1996）オランダ	76名の統合失調症者新規発病	行動主義的家族介入（教育，ミーティング，個別マネジメント）	教育，ミーティングなど	12カ月再発割合に差なし
Nugterら（1997）オランダ	52名の統合失調症者新規発病	行動主義的家族療法	教育，通常の外来ケア	家族のEEおよび再発に差なし
Merinderら（1999）デンマーク	46名の統合失調症者	8回の心理教育プログラム	通常治療	1年で知識や満足は増加したが，再発や社会的機能に効果なし

Barrowclough ら (1999) 英国	77名の統合失調症者	24週のニーズに合わせた家族介入サービス	家族サポート	6カ月の追跡で介入群の再発割合の減少
Dyck ら (2000) 米国	63名の統合失調症者	多家族心理教育	標準ケア	陰性症状の減少
Herz ら (2000) 米国	82名の統合失調症，および統合失調感情障害者	心理教育，早期介入，グループ療法，家族グループなどの再発予防プログラム	個人支持療法など	18カ月で，再発，再入院リスクの減少
Barrowclough ら (2001) 英国	36名の統合失調症および薬物乱用の重複診断された者	認知行動療法，家族心理教育	標準的ケア	12カ月で，陽性症状の減少，再発予防，乱用薬物やアルコールの減少
Ran ら (2003) 中国	357名の統合失調症者	家族心理教育	薬物療法	9カ月で再発リスクの減少
Cien ら (2006) 中国香港	96名の統合失調症者	相互サポートグループ，心理教育グループ	標準治療	18カ月で相互サポートグループで患者，家族機能の改善，家族の負担の軽減
[家族心理教育と個人療法の比較] Hogarty ら (1997) 米国	151名の統合失調症者	1．個人再発予防 2．家族心理教育 3．1+2	標準的支持療法	3年間で1，3と比較して家族心理教育のさらなる効果なし
[より短期間で経済的な家族教育の評価] Leff ら (1988, 1990) 英国	高EEの家族を持つ24名の統合失調症者	教育+家族療法 教育+家族グループ	通常の治療	9カ月で両群とも対照と比較して再発割合は減少．経済学的に教育+家族療法群がベター
Schooler ら (1997) 米国	313名の統合失調症者および統合失調感情障害者	1．家族グループ，心理教育 2．1+家庭訪問での問題解決セッションなど	薬物療法	両グループとも再発割合の減少
Szmukler ら (1996) オーストラリア	63名の統合失調症者	6回の家庭での家族カウンセリング	統合失調症についての教育	家族関係の改善，負担の軽減には影響なし
Solomon ら (1996, 1998) 米国	183名の統合失調症者	1．3カ月のコンサルテーション 2．毎週の多家族心理教育	通常サービス	両群に差なし
McFarlane ら (1996) 米国	68名の統合失調症者	多家族心理教育+ACT	危機のみの家族介入+ACT	差なし，介入群でより良好な雇用
McFarlane ら (1999) 米国	69名の精神障害者 無雇用状態 ACT	多家族心理教育を含むFACT	従来の職業リハビリテーション	介入群でより多くの雇用と収入
Shimodera ら (2000) 日本	30名の統合失調症者	1．教育+単家族セッション 2．教育とサポート	通常の外来治療	1，2とも9カ月の再発割合の減少．1と2では有意差なし
Leavey ら (2004) 英国	106名の統合失調症者などの家族	簡便な教育とサポート	通常の治療	家族の満足度は向上せず

ACT: Assertive community treatment, FACT: Family-aided assertive community treatment.

(3/13) であり，これらはこうした介入を行わなかった群の58%（14/24）に比べて有意に低くなっていた．とりわけ注目すべきは，批判のために高EEとされた家族と生活する統合失調症者での再発は両介入群で認められなかった点である．すなわち，高EEの80%を占める批判による高EE家族[13]においては，数回の教育セッションとその後の簡便なサポートによって再発予防が可能と判断されるのである．

心理教育的家族療法において，最低限必要なことは数回の教育セッションとその後のサポートである．統合失調症に関する教育では，とりわけ陽性症状に関する教育は不可欠である．それはわが国では欧米と比較して，批判が陽性症状に向きやすい現状があるからである[21]．教育セッション後のサポートであるが，どんな家族も統合失調症者との生活の中での何らかのニーズを持っていることを認識しておく必要がある．そして，援助が必要な場合に気兼ねなく連絡できるよう，教育セッション後に担当スタッフを決め，連絡先の電話，ファックス番号やEメールアドレスを渡しておく．それだけでも家族にとって大きな安心となるであろう．全く連絡がない場合には，1カ月に1度は様子を尋ねるために電話等をかけて，接触を継続しておけばよいだろう．そうした経過の観察の中で，より集中的な家族セッションが必要と判断される場合に，定期的な家族セッションを設定すればよい．ここまでのサービスで統合失調症家族の90%の再発を防げる可能性がある．

3） 家族への心理社会的介入の今後の課題

なによりも重要なことは，これまでに述べた家族への心理教育，心理社会的介入をすべての家族に提供できるような体制を一日も早く構築することである．これまでに展開してきたとおり，家族への援助と介入の効果は明白であり，その効果の大きさも薬物療法の効果に匹敵する可能性がある．しかしながら現状では医療機関の一部，保健所の7割程度しか家族教室を実施していない[14,26]．家族のニーズを考えたならばすべての医療機関，保健所などで家族教室を行う必要があるが，いまだ実現されていない．とりわけ医療機関での実施を考えた場合には，心理社会的家族療法，家族教室の医療保険点数化は不可欠である．最近，われわれは家族心理教育を行った群と行わなかった群の医療コストの比較を行い，家族心理教育によって医療コストを軽減できることを明らかにした[20]．これは，家族心理教育に一定の保険診療点数をつけるべきであることを示している．

第2には家族心理教育の方法論の確立である．EE研究の知見から，わが国での感情表出が欧米に比べて抑制されたものであること[13]，批判の多くは陽性症状に向いていること[23]などが分かっていることから，セッションでの治療者のより積極的な関与，教育における陽性症状の重視などを述べてきた．今後，異なった家族心理介入による効果をRCTによって評価し，最善の介入技法を確立する必要がある．またうつ病への介入[17,18]も同様である．

第3には，これまでのEE研究や家族への心理社会的介入や心理教育の目的は再発予防であった．したがって臨床疫学研究の予後の評価は再発の有無を科学的，客観的に測定することであった．しかしながら，これからは陽性症状以外の症状，社会的機能，生活の質や満足度を用いた評価方法が不可欠であろう．

まとめ　統合失調症分野での心理社会的アプローチの代表としての心理教育的家族療法の重要性を強調した．心理教育的家族療法がEBMの流れの中で重視されるべき根拠を示し，これからの課題を述べた．

心理教育的家族療法は必ずや，統合失調症リハビリテーションのひとつの中核として発展するであろう．そのためにこの分野には，医師以外の精神保健従事者，すなわち看護師，保健師，精神保健福祉士，臨床心理士の積極的な参加が不可欠である．また家族心理教育はすべての統合失調症とともにある家族に提供されるべきであり，そのためには家族心理教育の保険診療点数化が必要である．これは医療経済学的に考えても妥当なものである．

（三野善央）

文　献

1) Anderson CM, Reiss DJ, Hogarty GE: Schizophrenia and the Family: A Practitioners' Guide to Psychoeducation and Management, Guilford Press, 1986.（鈴木浩二・鈴木和子（監訳）：分裂病と家族．心理教育とその実践の手引　上下，金剛出版，東京，1990.）

2) Bebbington P, Kuipers L: The predictive utility of expressed emotion in schizophrenia: an aggregate analysis. Psychol Med 24:707-718, 1994.
3) Dixon L, Adams C, Lucksted A: Update on family psychoeducation for schizophrenia. Schizophrenia Bull 26:5-20, 2000.
4) Dyck DG, Short RA, Hendryx MS, et al: Management of negative symptoms among patients with schizophrenia attending multiple-family groups. Psychiat Serv 51:513-519, 2000.
5) Falloon IRH, Boyd JL, McGill CW, et al: Family management in the prevention of exacerbations of schizophrenia: A controlled study. New Engl J Med 306:1437-1440, 1982.
6) Falloon IRH, Boyd JL, McGill CW: Family Care for Schizophrenia. A Problem-Solving Approach to Mental Illness, Guilford Press, 1984.
7) 後藤雅博：家族教室のすすめ方．心理教育的アプローチによる家族援助の実際，金剛出版，東京，1998．
8) Inoue S, Tanaka S, Shimodera S, et al: Expressed emotion and social function. Psychiat Res 72:33-39, 1997.
9) Kuipers L, Lam D, Leff J: Family Work for Schizophrenia. Gaskell, 1993. (三野善央・井上新平（訳）：分裂病のファミリーワーク．星和書店，1995．)
10) Leff J, Vaughn C: Expressed Emotion in Families. Its significance in Mental Illness, Guilford Press, 1985. (三野善央・牛島定信（訳）：分裂病と家族の感情表出．金剛出版，東京，1991．)
11) 三野善央：家族感情表出（Expressed Emotion）に関する介入研究とライフイベント．臨床精神医学 19:543-549, 1990．
12) 三野善央，津田敏秀，茂見 潤 他：感情表出にもとづく分裂病の家族介入研究の効果判定：その技術と評価．日公衛誌 42:301-312, 1995．
13) Mino Y, Tanaka S, Inoue S, et al: Expressed Emotion components in families of schizophrenic patients in Japan. Int J Mental Health 24:38-49, 1995.
14) 三野善央，大島 巌，後藤雅博 他：保健所における精神障害者家族教室．日公衛誌 44:364-371, 1997．
15) Mino Y, Inoue S, Tanaka S, et al: Expressed emotion among families and course of schizophrenia in Japan: a 2-year cohort study. Schizophrenia Res 24:333-339, 1997.
16) Mino Y, Inoue S, Shimodera S, et al: Expressed emotion of families and negative/depressive symptoms in schizophrenia: a cohort study in Japan. Schizophrenia Res 34:159-168, 1998.
17) Mino Y, Inoue S, Shimodera S, et al: Evaluation of expressed emotion (EE) status in mood disorders in Japan: Inter-rater reliability and characteristics of EE. Psychiat Res 94:221-227, 2000.
18) Mino Y, Shimodera S, Inoue S, et al: Expressed emotion of families and the course of mood disorders: a cohort study in Japan. J Affective Disorders 63:43-49, 2001.
19) 三野善央：精神分裂病と心理教育．臨床精神医学 30:459-465, 2001．
20) Mino Y, Shimodera S, Inoue S, Fujita H, Fukuzawa K: Medical cost analysis of family psychoeducation for schizophrenia. Psychiat Clin Neurosci 61:18-22, 2007.
21) Pharoah FM, Mari JJ, Streiner D: Family intervention for schizophrenia. Cochrane Database Systematic Review 2:88, 2000.
22) Pharoah FM, Mari JJ, Rothbone J, Wong W: Family intervention for schizophrenia. Cochrane Database Systematic Review, 4:88, 2006.
23) Shimodera S, Inoue S, Tanaka S, et al: Critical comments made to schizophrenic patients by their families in Japan. Comprehensive Psychiatry 39:85-90, 1998.
24) Shimodera S, Inoue S, Mino Y, et al: Expressed emotion and psychoeducational intervention for relatives of patients with schizophrenia: a randomized controlled study in Japan. Psychiat Res 96:141-148, 2000.
25) Tanaka S, Mino Y, Inoue S: Expressed emotion and the course of schizophrenia in Japan. Brit J Psychiat 167:794-798, 1995.
26) 全家連保健福祉研究所：医療機関における家族支援プログラム―実態把握とモデル事業の試み―．精神障害者社会復帰促進センター，東京，1999．

f） 職業リハビリテーション
1） 職業リハビリテーションの定義と雇用の実際

統合失調症への系統的な職業リハビリテーションプログラムという概念は日本では比較的新しい．しかし，近年，身体障害，知的障害に実績のある労働関係の職業リハビリテーション技術，機関，制度が精神障害者に向けて整備されてきたことにより，職業リハビリテーションの統合的プログラムが検討されつつある．また平成18年4月からは精神障害者が雇用率算定の対象に加わったことも重要な変化である．

職業リハビリテーションの定義はILO（世界労働機構）第159号条約（1983年）では「すべての障害をもつ人々が適当な雇用に就き，それを継続し，かつ，向上することができるようにすること，ならびに，それにより障害をもつ人々の社会への統合または再統合を促進すること」とされている．障害を持つ人も一般の人と同じ職場で同等に働くことを目指すことが職業リハビリテーションの目的であることが示されている．しかし現実には，厚生労働省が平成15年に実施した障害者雇用実態調査によると，5人以上の企

業における常用雇用の精神障害者は13,000人で，在宅精神障害者の約0.5%となっており，他障害と一律に比較するわけにはいかないが，雇用希望者に比して低い率となっている[1]．

2）職業リハビリテーションのすすめ方

職業リハビリテーションは，①本人の準備性 readiness の向上と職業訓練，②雇用する側（社会，環境）の条件に介入してのマッチング，という両側面のアプローチから構成される．準備性は，社会生活準備性（疾病障害管理と日常生活管理）と職業準備性（職業生活管理；決められた時間に行く，指示や忠告に従える，職場で対人関係が結べるなど）に分けられ前職業訓練でその向上を図る．②のマッチングは，本人の能力と社会のニーズとの適合性により職業適性が構成されるという考えに基づいており，障害を固定したものとして，それに合う職場に「お願いする」という従来の就労支援とはかなり様相を異にしている[2]．以下はそのプロセスである．

i）疾病管理と病状評価： 疾病管理は職業リハビリテーションにとっては前提となる．そのために病気についての知識と症状悪化のサインを理解するために行われる本人への心理教育と，職業リハビリテーションが適切かどうかの病状と適切な時期の評価は必須である．また対象者が病気と障害の特性を理解した上で，それを支援者（専門家，家族）や事業所と共有して進めていくことが理想である．

ii）認知行動療法的アプローチ： 準備性の向上には現在作業療法，認知行動療法，作業所や授産施設を利用した前職業訓練がある．病院内での作業療法を前職業訓練プログラムとして実施するには，目標設定を明確に次の段階の職業訓練に置き，生活リズムの管理，対人関係の学習，基本的な体力向上も含む耐久性・持久性の向上，作業遂行能力の向上などを図ることが必要である[3]．しかし統合失調症を抱えた人の就労およびその維持が困難な要因の主要なものは，職場や生活場面で適切な対人関係を形成すること，適切に援助を受けることの失敗によることを考えると，対人的なコミュニケーションや面接などに焦点を当てた認知行動療法的アプローチ（代表的なものは社会生活技能訓練：Social Skills Training：SST）は職業生活の準備性獲得にとって有効であり，現在では職業リハビリテーションには必須といってもよい[4,5]．

iii）職業リハビリテーションにおける連携；職業訓練から就労支援： 小規模作業所や，授産施設，福祉工場など，さらに旧労働省管轄の障害者職業センターなどの諸機関やさまざまな職業訓練と就労援助制度の整備が進んでいる．これらの詳細は本書の該当個所に譲るが，それらをどう適切に使用していくのかが医療に求められている．つまり，病院においてはこれら地域の社会資源や事業主等と常日頃から連携がとれるシステムをつくることが必要とされる．職業リハビリテーションではこれら医療・保健・福祉・労働・事業所などの効果的なネットワークが必要とされ，そのためにはケースマネジメントが重要である．また医療には医療以外の関係者に対して，病状や障害特性，対応の仕方などの説明責任がある．全てを医療主導で行う必要はないが，これら職業リハビリテーション関連の情報を医療者側は把握している必要がある．

3）最近の動向

職業リハビリテーションの方法論としては，欧米においては，援助つき雇用（supported employment：SE）の有効性がほぼ実証されている．つまり，長期の職業訓練をしてから就職をするのではなく，一般雇用の現場において同行支援する方法である．従来型の職業リハビリテーションは先に述べたように，前職業訓練から技能訓練，福祉的就労，試行的就労へと進む，いわば段階的アプローチで，「トレイン―プレイス train then place」モデルと呼ばれる．これに対して援助付き雇用は「プレイス―トレイン place then train」モデルである．すでに1980年代には，精神医学的症状，診断，知能，人格傾向は職業リハビリテーションの成果を予測せず，また社会的技能とは相関しないこと，最上の臨床的予測因子としては作業場面の適応と過去の就労体験であること，などが明確にされていた[6]．職業訓練の場面では意欲を示さない人でも，自分の選んだ仕事に就くと，そこに適応し継続していけることはよく経験することである．重い障害をもつ人たちでも一般雇用に紹介し，その仕事に明確に焦点を定めた職業訓練と援助を提供する「プレイス―トレイン」方式が段階的な「トレイン―プレイス」

アプローチより，雇用とその維持において有効であることが実証されている[7]．日本的援助つき雇用としては，障害者職業センターにおけるジョブ・コーチ制度があり，最近利用が進められている．さらに最近ではIPS (Individual Placement and Support) といわれる，より重い精神障害をもつ人たちに対しても，職業準備訓練を受けることなしに，直接的に本人の希望に沿った職業を紹介し長期間にわたって援助つき雇用を地域の中で提供するための標準化されたアプローチが注目されている[8]．

SEにしてもIPSにしても，また現在の段階的アプローチにしても，本人の希望に焦点を当てること，総合的，包括的地域生活支援[9]の中で行われること，就労自体が目標ではなく，あくまで就労を通して地域生活を維持しQOLが向上することを目的することが重要である． （後藤雅博）

文献

1) 厚生労働省：平成15年厚生労働省雇用実態調査報告書．厚生労働省ホームページ http://www.mhlw.go.jp/houdou/2004/10/h 1019-1.html
2) 野中 猛，松為信雄（編）：精神障害者のための就労ガイドブック．金剛出版，1998．
3) 精神医学講座担当者会議監修，佐藤光源，井上新平（編）：統合失調症治療ガイドライン．医学書院，2004．
4) Liberman RP (ed): Psychiatric Rehabilitation of Chronic Mental Patient（実践的精神科リハビリテーション：安西信雄，池淵恵美監訳）．創造出版，1993．
5) SST普及協会（編）：SSTの進歩．創造出版，1998．
6) Anthony WA, Jansen MA: Predicting the vocational capacity of the chronically mentally ill: Research and policy implications. Am Psychologist 39:537-544, 1984.
7) Crowther R, Marshall M, Bond G, et al: Helping people with severe mental illness to obtain works. Systemic review. BMJ 322:204-208, 2001.
8) Becker DR, Drake RE: A Working Life for People with Severe Mental Illness（精神障害をもつ人たちのワーキングライフ—IPS：チームアプローチに基づく援助付き雇用ガイド：大島 厳，松為信雄，伊藤順一郎監訳）．金剛出版，2004．
9) 西尾雅明：ACT入門—精神障害者のための包括型地域生活支援プログラム．金剛出版，2004．

g) ケアマネジメント
1) 治療としてのケアマネジメント

ケースマネジメント（イギリスに渡ってケアマネジメントと呼ばれた）は，そもそも1970年代のアメリカ合衆国において精神障害者の再入院防止策として始められた．その後，長期入院を避けて地域生活を維持発展させるという大きなうねりは，一方で社会福祉を巻き込んで地域生活支援の活動を展開させ，他方で精神科治療の目標や技術にも多大な影響を与えている．

地域生活支援の主要な体制と技術としてのケアマネジメントは，本書IV編9-2を参照していただくとして，ここでは治療を統合する技術としてのケアマネジメントに注目する．患者にとっては心理社会的療法のひとつとなり[1]，治療チームにとっては連携の方法に位置づけられる[4]．医療場面にケアマネジメントを導入する意義は次の通りであろう．

①多職種のかかわる医療活動を統合するチームワークにとって共通言語となる．②社会環境との関係性において患者をとらえるため，患者の能力に注目しやすい．③患者本人のニーズを中心に治療方針を組み立てるため，患者の協力をえやすい．④心理社会的な側面も含めて，患者をめぐる多様な要因を整理しやすい．⑤家族親族を始めとするインフォーマルな支援を有効に活用しやすい．⑥医療以外の援助機関を意識するため，多機関との連携を行いやすい．

2) ケアマネジメントの歴史と概念

1960年代に始まるアメリカ合衆国の脱施設化政策の中で，NIMHは全米19州において，地域支援体制（CSS）の一部としてケースマネジメントを試行し，1978年にTurner & TenHoorがその成果を発表している．マネッジドケアという医療保険体制下に入った現在のアメリカ合衆国においても，ケースマネジメントはさまざまに工夫が加えられて，もはや欠くことのできない治療および支援活動になっている．

イギリスにおいても，1976年よりケント州では保健と福祉を統合した独自のサービスを展開していた．Griffithsレポートを経て，1990年の通称コミュニティケア法より，保健と福祉は統合され，サービス提供の方法としてケアマネジメントが採用された．

初期のケースマネジメントは，利用者のニーズと社会資源を適切に結びつける機能に焦点があたり，現在では仲介型（あるいは伝統型）ケースマネジメントと呼ばれる．積極的地域処遇（ACT）など，対象者の

数を抑えて24時間対応し入院に代行する活動は，総合型（あるいは完全支援型）と呼ばれ，最初は1980年にStein & Testによって報告された．固定した担当者が責任をもって援助を継続する臨床型では利用者と援助者の対人関係を重視している．利用者および環境の能力に注目して本来の力を回復しようとする立場はストレングス型である．環境との関係と本来の力に注目して支援することはリハビリテーション活動と多分に重なっており，こうした場合はリハビリテーション型ケースマネジメントと呼ばれる．

こうしてケアマネジメントは，国や文化，対象や場面に応じて，さまざまな形式と強調点を異にしている．すべてを包括する定義はまだないが，当面総合的な視点から次のような定義を紹介する．Moxly[2]は，「多様なニーズをもった人々が，自分の機能を最大限に発揮して健康にすごすことを目的として，フォーマルおよびインフォーマルな支援と活動のネットワークを組織し，調整し，維持することを計画する人（もしくはチーム）の活動」と定義した．

具体的な内容や手順は，受理（intake），査定（assessment），計画策定（planning），介入（intervention），追跡（monitoring），評価（evaluation），終結（closed）の各段階を踏み，必要であれば再査定へと進むサイクルを形成する．

わが国では，2000年度から高齢者に対する介護保険制度，2006年度から障害者に対する自立支援法の相談支援事業でそれぞれ導入されている他，特別支援教育，児童虐待，医療観察法などでもケアマネジメントが想定されている．いずれにせよ，対人サービスのほとんどが，地域生活を前提に，各領域各職種の支援を総合するものである限り，ケアマネジメントを避けては通れない．障害者支援のケアマネジメントについて，一時は精神障害だけが別個にガイドライン[6]を設定したが，現在はすべての障害で共通のガイドラインとなっている．しかし，障害特性や社会資源整備の程度などから，精神障害の特徴に合わせた工夫も求められる．制度の整備は現在も進行中で完成形になっておらず，逐次現場からの意見を重ねる必要がある．一方で，技術としてのケアマネジメントは全世界的に普遍性があり，制度の不備を越えて有効性をもっている

点，制度が完成しても現場に実践の技術が蓄積していないと，利用者への効果は実現しない点を心得ておくべきであろう[5]．

3）ケアマネジメントの効果

効果研究のメタ分析を行ったMuserら[3]によると，他の地域ケア方法と比較してACTによるケースマネジメント群は，在宅生活安定75％，入院期間減少61％，症状軽減50％，社会適応向上21％の効果があり，満足度やQOLにも良好な影響を与え，刑務所収監期間，服薬遵守性，薬物乱用，職業能力などについては限定的であった．そのため，チームに生活技能訓練や就労支援の専門家を加えることを勧めている．また，仲介型は重症例の場合に効果が不十分で，ストレングス型やリハビリテーション型は社会機能向上に有利であった．一般的なケアマネジメントの効果については，制度の整合性がすでにある国と未統合の場合とで異なるし，支援の目標が個別的で構成主義的であるため，メタ分析によるエビデンスはいまだ得られていない．

つまりケアマネジメントとは，直接的な治療法ではなく，関係者がチームを構成し目標を目指して活動するための技術ととらえるべきであろう．その際に，何を目標とするのかという治療の思想が問われるのである．

〈野中　猛〉

文　献

1) Eisenberg MG: Key words in psychosocial rehabilitation; A guide to contemporary usage. Springer, NY, 1994.（野中　猛，池淵恵美監訳：心理社会的リハビリテーションのキーワード，岩崎学術出版，1997.）
2) Moxley DP: The practice of case management. Sage, USA, 1989.（野中　猛，加瀬裕子監訳：ケースマネジメント入門，中央法規出版，1994.）
3) Mueser KT, Bond GR, Drake RE, et al: Models of community care for severe mental illness; A review of research on case management. Schizophrenia Bulletin 24(1):37-74, 1998.
4) 野中　猛：チーム医療とケースマネジメント，精神治療学 10(10):1101-1107, 1995.
5) 野中　猛：精神障害領域のケアマネジメント導入をめぐる課題，こころの健康 15(2):4-9, 2000.
6) 高橋清久，大島　巌編：ケアガイドラインに基づく精神障害者ケアマネジメントの進め方，精神障害者社会復帰促進センター，2000.

4. 社 会 資 源

a) 病　　　院

統合失調症治療とリハビリテーションの場としての病院，診療所そしてデイケアといった社会資源について概観する．

厚生労働省の統計によると，2003年6月30日現在，精神科病床に入院している患者329,095人中，統合失調症患者は200,934人（61.1％）である．一方，外来患者数933,381人中，統合失調症患者は24.9％である．1日当たりの受療患者数は，ICD-10の精神及び行動の障害52.9万人のうち統合失調症は26万人（入院20.3万人，外来5.7万人）となっている[15]（図II-5）．

現在の精神科医療の世界的な流れは，病院への入院中心の治療体制から，地域精神医療・ケア体制に移行し，更に利用者および家族参加への展開が進められて来ている．

アメリカでは1960年代から，イギリス，フランス，イタリア，北欧などのヨーロッパでは1970年代から，国家施策として精神科病床の急速な減少を進め，一部の精神病院の閉鎖という脱施設化が行われて来た．しかし，"脱施設化に見合った地域支援サービスを整備していない"などの批判もあり，各国でコミュニティケアを充実させる対応を進めている．特に部分入院機能を持ったデイ・ホスピタル（昼間病院）は十分なマンパワー配置のもとで，24時間入院に替わるものとして，その役割を果たして来ている[2,6,9]．

一方，日本では，精神科病床数の減少は非常にゆっくりしたペースで進められて来た．厚生労働省は「障害者プラン」（1995～2002年），「障害者基本計画」（2003～2012年），「重点施策実施5か年計画」（2003～2007年）で社会復帰施設整備の数値目標を掲げた．さらに，2004年，精神障害者の社会的入院約7万2,000人を今後10年間で解消するといった精神保健医療福祉改革ビジョンをまとめ，精神病床の機能分化などを進め，精神保健医療福祉体系を10年間で再編・強化する方針を打ち出している（図II-6）．

北米・欧州先進諸国では脱施設化により多様な居住施設などに移し替えられて来た慢性精神障害者が，日

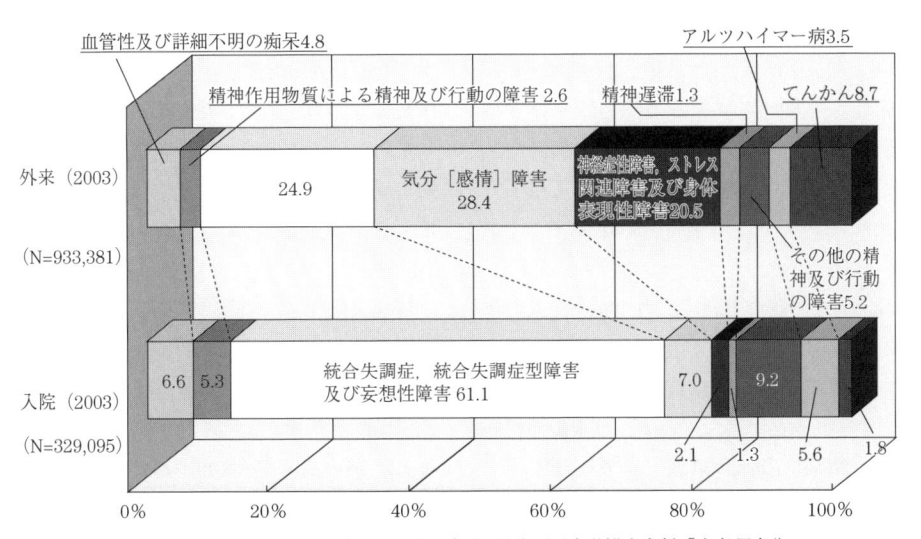

図II-5　入院・外来別受療者の疾病別割合（％）（厚生労働省資料「患者調査」）

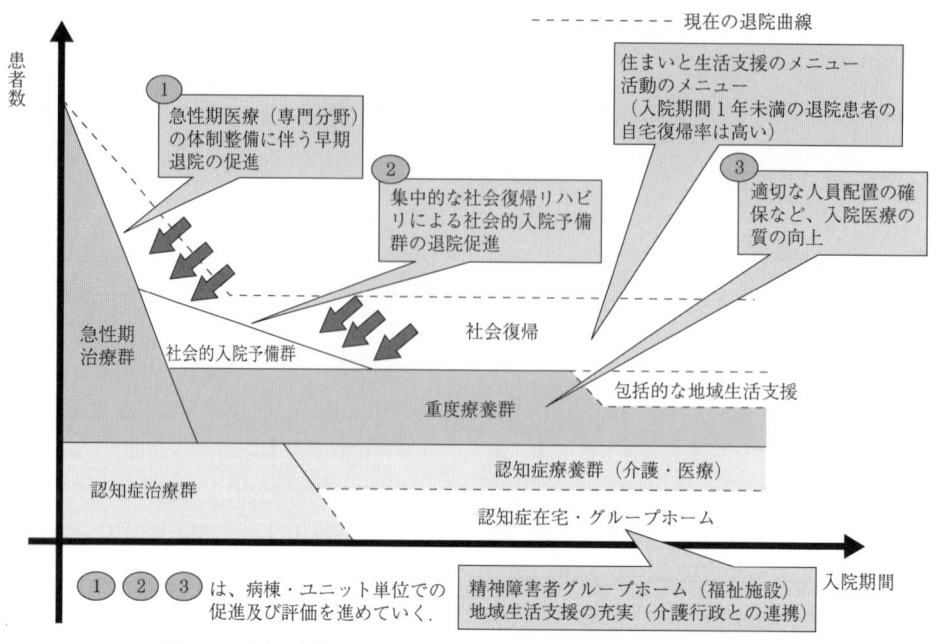

図 II-6 病床の機能分化のイメージ（厚生労働省　障害保健福祉部資料）

本ではまだ精神病院の中で，長期間にわたり治療を受けながら生活をしているという状況が続いているという特徴がある[3,4,5,10,12]。

1）病院精神医療

厚生労働省の患者調査（2003年）によると，精神科病床を有する病院は，1,667病院で355,269床，その内訳は国立が93病院（9,059床），都道府県立が87病院（16,747床），市町村立76病院（7,503床），公的医療機関48病院（4,753床），医療法人および個人が1,363病院（317,207床）であり，民間病院が81.8％（病床数では89.3％）を占めているという特徴があり，欧米諸国とは公民の比率が逆の割合である．なお現在人口1万対病床数は27.9床，人口1万対入院患者数は25.9人で，病床利用率は92.9％である[15]。

ところで，入院中の統合失調症患者200,934人の年齢構成をみると，20歳未満が0.4％，20〜39歳が12.3％，40〜64歳が60.1％，65歳以上は27.1％を占めているが，年々高齢化が進んでいる．日本精神科病院協会（以下日精協）の総合調査データ（2004年6月30日）によると，在院患者全体についての入院期間は，1年未満が27.8％（3ヶ月未満14.2％，3〜6ヶ月6.1％，6ヶ月〜1年未満7.5％），1〜3年未満17.8％，3〜5年未満10.7％，5〜10年未満14.5％，10〜20年未満13.8％，20年以上15.4％で，5年以上の長期入院者は44％を占めている[13]（図II-7）．5年以上入院のうち統合失調症患者は76％を占めている．2003年の厚生労働省の患者調査のデータ（全国）でも5年以上41.8％であり，長期入院者は減っていない．長期入院患者の社会復帰対策の中心は，高齢化しつつある慢性統合失調症患者にどのような対策を立てて行くかであり，今後，精神療養病床及び介護力を強化した病床の利用群，社会復帰リハビリ対象群，重度療養群，包括的な地域生活支援，認知症療養群（介護・医療），認知症在宅・グループホームに機能分化していくものと考えられる（図II-6）．

新規入院患者の残留率を浅井病院の2006年のデータでみると，統合失調症患者では，入院後1ヶ月で66.7％，3ヶ月で34.1％，6ヶ月で19.6％，1年で12.5％，3年で0％と，精神科全体のデータと比較すると，やや残留率が高くなっている．毎年データをとっているが，残留率はほぼ同率である[16]（図II-8）．

4. 社 会 資 源

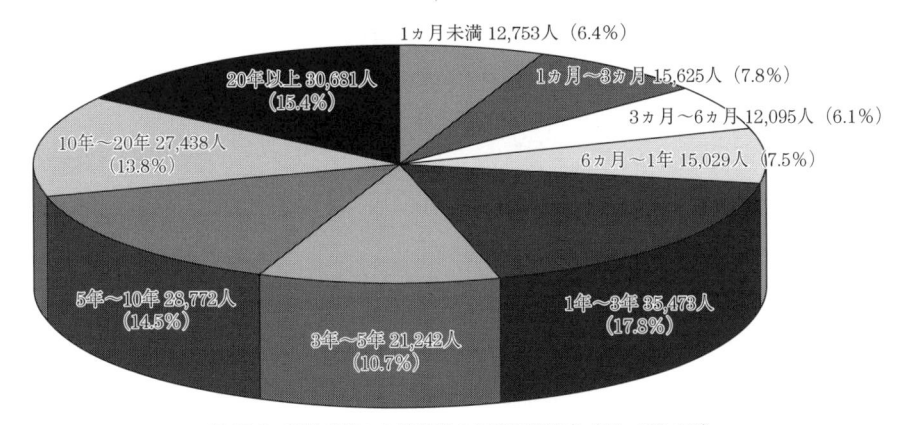

図 II-7 精神病院の入院患者の在院期間構成（$N=199,108$）
（日本精神科病院協会総合調査（2004年6月30日現在）による）

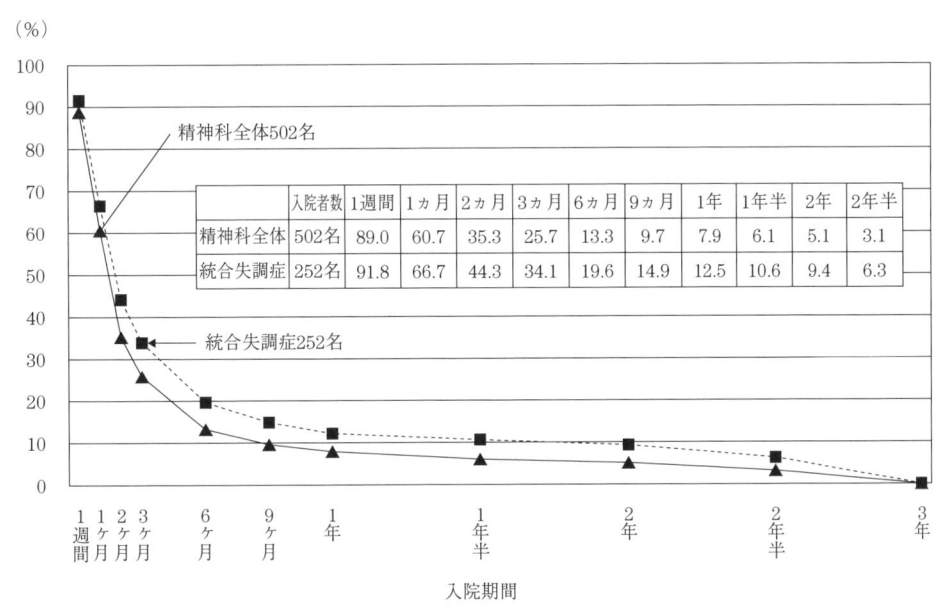

	入院者数	1週間	1ヵ月	2ヵ月	3ヵ月	6ヵ月	9ヵ月	1年	1年半	2年	2年半
精神科全体	502名	89.0	60.7	35.3	25.7	13.3	9.7	7.9	6.1	5.1	3.1
統合失調症	252名	91.8	66.7	44.3	34.1	19.6	14.9	12.5	10.6	9.4	6.3

図 II-8 医療法人静和会浅井病院における2004年の入院者残留率（2004.1.1～2004.12.31入院者，2006.12.31調査）

なお，1998年，日精協102病院（役員および委員会等）の新規入院患者の平均残留率は1ヶ月で76.7%，3ヶ月で49.8%，6ヶ月で32.9%，1年で22.68%，2年で16.2%，3年で13.3%であった（統合失調症のデータはない）．

このように，日本の精神科病院での入院患者―特に統合失調症患者は，短期入院グループと長期入院グループに二極分化している．

今後の精神病院の機能は，より急性期入院治療にウェイトを置くべきであり，病棟の機能分化は，今，最も必要な精神医療施策である[8]．

2）診療所

精神科外来は，精神科診療所および病院の精神科外来で行われている．外来受診をする精神科患者数は年々増加しているが，指標の一つとして通院医療公費負担患者数でみると，1992年338,918人から，1996年472,268人，1999年642,323人，2003年933,381人と急増している．このうち統合失調症患者は232,412人（24.9%）である（図II-5）．

一方，精神科診療所数は1970年657ヶ所，1981年1,159ヶ所，1990年2,159ヶ所，1993年2,644ヶ所，1996年3,198ヶ所，1999年3,682ヶ所，2002年

4,352ヶ所（厚労省・病院報告）と急増しているが，このほか神経科，神経内科，心療内科を標榜する診療所などにも，統合失調症をはじめとする精神疾患を有する患者は受診している．ところで，1995年3月に結成された日本精神神経科診療所協会（日精診）は，2006年には会員数1,380と成長して来ている．

今後，精神科診療所（またはクリニック）の果たす役割は益々大きくなる．最近の傾向としては，単科精神病院がサテライト・クリニックをアクセスのよい市街地に開設するケースが増えている．

3）デイケア

日本ではデイケア，デイ・ナイトケア，ナイトケアと呼ばれているが，欧米諸国では，デイホスピタルおよびデイトリートメントとして，入院治療の代替策として，地域精神医療体制の中心的プログラムに位置づけられている．デイホスピタルは，昼間病院または部分入院（パーシャル・ホスピタリゼーション）として24時間入院に代わる施策として脱施設化をすすめる重要な役割を果たして来ている[14]．

米国などでは，デイホスピタルは統合失調症を中心とした急性期精神病患者や短期入院後の安定化を持続させるために有効な治療手段であるとされている．また，デイホスピタルが有効に機能するには，急性期入院治療における日中の体制と同様の人員配置をすべきであると，米国精神医学会（APA）分裂病治療ガイドライン[1]で述べている．

一方，デイトリートメントプログラムは，スタッフ―患者比は，デイホスピタルより低く（医療スタッフと看護スタッフが少ない），目標は再発防止と社会的機能の維持やレクリエーションと就労準備活動などに重点を置いている．急性期治療を終了して退院した統合失調症患者に継続的な支持療法を行うために用いられると同時に，慢性の統合失調症患者に上記目標のプログラムを時には比較的長期間にわたって継続している．

日本のデイケアのマンパワー配置基準は，諸外国と比べて低く，大規模デイケアは定員50名に対し専門スタッフは4名［OTRあるいは経験を有する看護師より1名，CPあるいはPSWより1名，看護師1名，精神科医（非専従）1名］，小規模デイケアは25名に対し3名［OTR，CPあるいはPSWより1名，看護師1名，精神科医（非専従）1名］と少ない[7]．しかし，2001年まで1,077ヶ所のデイケアが厚労省の認可を受けているが，マンパワー配置規準の2倍近い人員配置をしているところが多い．精神科デイケアの設置状況（2001年6月30日現在）をみると，単科精神病院が557ヶ所（51.7％），一般病院精神科が210ヶ所（19.5％），診療所252ヶ所（23.4％），精神保健福祉センター26ヶ所（2.4％），その他32ヶ所（3.0％）である[11]（図II-9）．

当院（浅井病院）のデイケアは，1979年より開始し28年になるが，大規模デイケア2単位100名，デイ・ナイトケア1単位30名の認可を受けている．デイケアの専従スタッフは11名，デイ・ナイトケアは

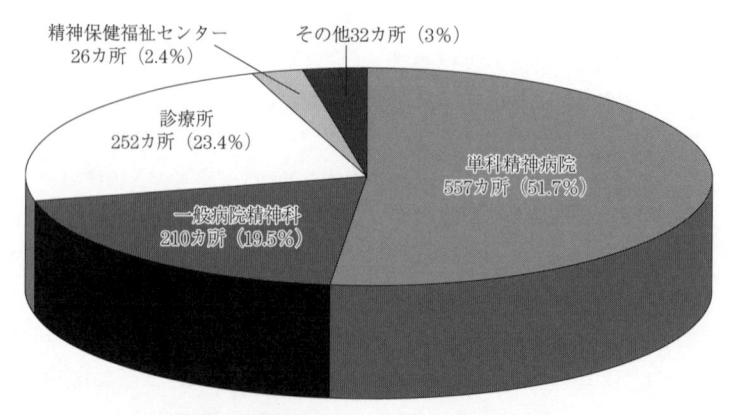

図II-9 精神科デイケア設置状況（$N=1,077$）
我が国の精神保健福祉（2001年6月30日現在）による．

3名であり，2006年のデイケア1日平均通所メンバーは82.1名（登録219名），デイ・ナイトケアは41.4名で，デイケア登録者の71.7%が統合失調症である．一方，外来受診中の統合失調症患者の12%（30名）がデイケアを利用しているにすぎず，1年間の新規のデイケア入所者数は44名で，このうち統合失調症は39人（88.6%）である．しかし，デイケア利用中の統合失調症患者のうち1年間（2000年）に入院したのは3名（1.6%）にすぎず，再入院阻止機能は十分に果たしている．

さらに，2004年8月より軽度認知障害の高齢者を対象にSTEP（Soft Training and Educational Program for aged）：高齢者能力維持・予防プログラムを開始．2006年末現在，登録53名（平均年齢77.3歳）で，週5日，学習・創作・運動・集団療法の4つのプログラムを実施している．精神科デイケアの新しいカテゴリーとしてのSTEPの意義は大きい[16]．

おわりに　脱施設化政策をこの30年余りで急速に進めて来た欧米諸国と比較して，わが国の精神科医療は，病院から地域へとゆっくりとシフトして来ている．とりわけ21世紀に入り，第五次医療法改正によって示された"機能分化と病床削減"の方向は，精神科医療においても，これからの10年で7万2,000床削減は確実に進められて行きつつある．

病院は，より急性期治療の機能を求められ，早期に退院した人達の一部をサポートするデイケアの役割は重要となり，地域医療を中心的に担うのは精神科外来であり，特に診療所の果たす役割は重要となる．小論で，現在の問題点と将来の方向について展望してみた．

（浅井邦彦）

文献

1) APA: Practice Guideline for the Treatment of Patient with Schizophrenia. 1997. 日本精神神経学会（監修：佐藤光源）医学書院，東京，1999.
2) 浅井邦彦：日本の精神科医療の過去・現在・未来―諸外国と比較して―．精神医学レビューNo.29「日本の精神科医療―国際的視点から―」浅井邦彦編集企画．ライフサイエンス，東京，1998.
3) 浅井邦彦：病院精神医療―歴史と現況そして将来―．最新精神医学 3(5):411-423，1998.
4) 浅井邦彦：I病院治療　地域精神医療との関連．臨床精神医学講座20「精神科リハビリテーション・地域精神医療」，99-114，中山書店，東京，1999.
5) 浅井邦彦：福祉の時代における精神科病院―社会精神医学的視点から―．日本社会精神医学会雑誌 8(1):31-37，1999.
6) 浅井邦彦：諸外国の分裂病治療．臨床精神医学 29(8)，2000.
7) 浅井邦彦：私立精神病院における多職種チームアプローチの実際．臨床精神医学講座S5―精神医療におけるチームアプローチ：16-30，中山書店，東京，2000.
8) 浅井邦彦：精神科における急性期・慢性期医療とリハビリテーション．日本精神神経学雑誌 103(3):228-240，2001.
9) 浅井邦彦：世界からみた日本の精神保健医療の特徴．世界の精神保健医療～現状理解と今後の展望～編集：新福尚隆・浅井邦彦，pp. 161-175，へるす出版，東京，2001.
10) 浅井邦彦：わが国の精神保健福祉．臨床精神医学講座 別巻1 精神科データブック：539-689，中山書店，東京，2001.
11) 浅井邦彦：脱施設化と地域ケアはいかにすすめるか？．浅井邦彦企画．特集：脱施設化と地域ケア，最新精神医学 10(2):125-133，2005.
12) 江畑敬介・浅井邦彦編集：分裂病の病院リハビリテーション．医学書院，東京，1995.
13) 平成16年日本精神科病院協会総合調査報告．日本精神病院協会，2005.
14) 村田信男・浅井邦彦編集：精神科デイケア．医学書院，東京，1996.
15) 我が国の精神保健福祉（精神保健福祉ハンドブック）平成16年度版．精神保健福祉研究会監修，太陽美術，東京，2005.
16) 年報2007（平成18年資料），医療法人静和会 浅井病院・老人ケアセンター浅井・社会福祉法人　ゆりの木会，2007.

b) 精神保健福祉制度の変化と精神保健福祉センター，保健所，市町村行政サービス

わが国は，少子高齢化の進展，国際競争の激化と経済・産業構造の変化などを背景に，社会構造の改革が求められ，医療，年金，社会福祉などの社会保障制度も改革を求められており，精神保健福祉制度も例外ではない．

社会保障審議会障害者部会精神障害分会報告書「今後の精神保健医療福祉施策について」を契機に，厚生労働大臣を本部長とする精神保健福祉対策本部が発足し，2004年9月には「精神保健医療福祉の改革ビジョン」（以下，改革ビジョンという）が示された．改革ビジョンには，精神保健福祉施策について「入院

医療中心から地域生活中心へ」改革を進めるため，①国民の理解の深化，②精神医療の改革，③地域生活支援の強化を今後10年間で進め，必要な精神病床数の約7万床の減少を促すこととして，精神保健医療福祉体系の再編の達成目標が示されている．また，前年の2003（平成15）年には，「心神喪失等の状態で重大な他害行為を行った者の医療及び観察等に関する法律」（心神喪失者等医療観察法）が成立した．この法律は，わが国に未整備であった司法精神医学サービス体系の整備を目的としたものであるが，国会において附則として「精神医療全般の水準の向上」と「精神保健福祉全般の水準の向上」を図ることが決議されている．

このように我が国の精神保健福祉制度は「入院医療中心から地域生活中心へ」と大きく転換する途上にあり，精神保健福祉センター，保健所に期待される役割も大きく変わり，地域住民に身近な市町村行政サービスの役割が大きくなりつつある．本稿では，基本的な社会資源である，精神保健福祉センター，保健所，市町村行政サービスの役割の変化と課題について述べる[1,2,3,4,7]．

1）精神保健福祉センター

精神保健福祉センターは，精神衛生法改正（1965）において，保健所が精神衛生行政の第一線と位置づけられたとき，各都道府県における精神衛生に関する技術的中核機関として設置されることとなり，精神衛生行政は，精神衛生センターと保健所の連携によって推進されることとなった．

精神衛生センターは，精神保健法（1987）への改正により「精神保健センター」に名称変更され，「地域住民の精神的健康の保持増進」が新たに業務として加わった．さらに，障害者基本法の成立（1993）にともなう精神保健福祉法への改正（1995）において，「精神保健福祉センター」に名称変更され，「精神保健及び精神障害者の福祉に関し，知識の普及を図り，調査研究を行い，並びに相談及び指導のうち複雑又は困難なものを行う」施設となった．そして精神保健福祉法改正（1999）において，これまでの任意設置から必置に改められ，「通院医療費の公費負担や精神障害者保健福祉手帳の申請に係る判定及び精神医療審査会の事務を一元的に行わせること等により，その機能を拡充する」こととなり，地方自治推進の観点から施設名称と組織のあり方は，設置する都道府県・指定都市の方針に委ねることとなった．

精神保健福祉センター運営要領（平成14年改正）によると，精神保健福祉センターの業務は，①企画立案，②技術指導及び技術援助，③教育研修，④普及啓発，⑤調査研究，⑥精神保健福祉相談，⑦組織育成，⑧精神医療審査会の審査に関する事務，⑨精神障害者通院医療費公費負担及び精神障害者保健福祉手帳の判定，⑩その他必要な機能，となっている．精神保健福祉センターの特徴は，都道府県・指定都市全域の情報を得て，行政と地域精神保健福祉活動の専門的・技術的調整に当たることができる点にある．精神保健福祉制度が「入院医療中心から地域生活中心へ」と大きく変わり，また，自殺対策等，新たな課題が生じる中，精神保健福祉センターには社会全体を視野に入れた企画立案力が求められている．

2）保健所

保健所は，保健所法（1937）に基づき，公衆衛生全般にわたって相談指導とその予防対策を実施する機関として設置され，第2次世界大戦中は保健衛生国策の最前線の機構として全国770か所まで整備が進んだ．戦後，新保健所法（1947）によって，「保健指導業務，予防対策とその管内地域の保健衛生に関する行政事務と合わせて実施する機関」として再発足し，整備拡充が進められた．保健所に求められる役割は，昭和30年頃からの環境汚染問題の深刻化，社会経済情勢の変化によって変わっていった．そして，人口の高齢化と出生率の低下，疾病構造の変化，地域住民のニーズの多様化などに対応して，地域保健の総合的な見直しが行われ，保健所法は1993年3月をもって廃止となり，地域保健法（1994）が施行となった．これによって，対人保健サービスは基本的に地域住民に最も身近な市町村レベルで展開されることとなり，保健所の役割は，専門的・広域的役割，地域保健医療計画の作成・推進，保健医療情報サービス等の充実に移り，保健所数は571箇所（平成16年4月1日現在）に減少している．保健所は，広域的・専門的・技術的拠点として設置箇所数が見直されていることから，設置状況はさらに変化するものと予想される．

保健所が，法に基づく業務として精神衛生を取り扱うようになったのは，精神衛生法改正（1965）において，在宅精神障害者に関する訪問指導体制の充実等のため，保健所にもっぱら精神衛生に関する相談，指導等に当たる職員を配属したことに始まる．1965年の法改正当初は，保健所で精神衛生業務を取り扱うことは，精神障害者の地域管理につながるという批判があった[5]．しかし保健所は，1975年の「保健所における社会復帰相談指導事業」（保健所デイ・ケア）の実施を契機に，地域福祉的な視点から，地域家族会の結成，共同作業所の設立等に取り組み，地域資源育成の核になっていった[6]．一方，精神科医療においても，精神衛生法改正（1965）において通院医療費公費負担制度が新設された後，社会保険診療報酬において，精神科デイ・ケア（1974），精神科訪問看護指導料（1985）が点数化される等，通院精神医療の充実が図られていった．また，通院患者リハビリテーション事業（1982），精神障害者社会復帰施設の法定化（1987），精神障害者小規模作業所運営助成事業の実施（1987），地域生活援助事業（グループホーム）の法定化（1993）等を背景に，地域における社会資源は充実していった．

保健所の役割については，「保健所及び市町村の精神保健福祉業務運営要領」（1996）では，「保健医療施策と福祉施策の総合的推進の観点から，これまで精神保健施策を担ってきた保健所が，精神障害者福祉施策についても一体的に担っていく」という考え方であった．しかし，障害者基本法（1993）に基づく市町村における障害行政の一元化，地域保健法（1994）の示す方向は，保健所の役割を大きく変え，精神保健福祉法改正（1999）によって市町村に精神障害者福祉サービスが位置づけられるに至った．

「保健所及び市町村における精神保健福祉業務について」（2002）には，保健所の業務として，①企画調整，②普及啓発，③研修，④組織育成，⑤相談，⑥訪問指導，⑦社会復帰及び自立と社会参加の支援，⑧入院医療及び通院医療関係事務，⑨ケース記録の整理及び秘密の保持，⑩市町村への協力及び連携の10項目があげられている．また，精神保健福祉法改正（1999）では「⑧入院医療及び通院医療関係事務」のなかに，「移送に関する手続きへの参画」が示された．これは，地域における危機介入において保健所の担っていく役割を示すものと考えられる．

保健所は保健所デイ・ケア等の事業を実施することで，地域福祉の推進に関わってきたが，地域資源が充実する中で，広域的な連絡調整，市町村支援，措置診察や移送制度等による危機介入，新たな相談ニーズへの対応等，業務の再構築が求められている．

3）市　町　村

地域保健法に基づく基本指針（1994）において，精神障害者の社会復帰対策のうち，身近で利用頻度の高いサービスは，保健所の協力を得て，市町村で実施することが望ましいという考え方が示された．精神保健福祉法改正（1999）によって，「より住民に身近な地域で在宅福祉サービスが利用できるよう，精神障害者居宅支援事業の実施主体を市町村とするとともに，福祉施策の相談，助言等についても，保健所による技術的支援の下で，市町村において実施する」こととなり，2002年度から「精神障害者社会復帰施設および精神障害者居宅支援事業（ホームヘルプ，ショートステイ，グループホーム）の利用の調整等」や「精神障害者保健福祉手帳や通院医療費公費負担の申請等に係る経由事務」等は市町村が行うこととなった．

そして，「精神保健医療福祉の改革ビジョン」の示された翌月には，厚生労働省障害保健福祉部から「今後の障害保健福祉施策について（改革のグランドデザイン案）」が示され，翌年には障害者自立支援法が成立するに至った．この法律は，これまで身体障害，知的障害，精神障害といった障害種別などによって福祉サービスや公費負担医療の利用の仕組みや内容等が異なっていたものを一元化し，福祉サービスの提供も市町村に一元化すること，その利用者の増加に対応できるよう，制度をより安定的かつ効率的なものとすることを目的としている．障害者自立支援法では，精神障害者通院医療費公費負担制度は，更生医療，育成医療とともに，自立支援医療として規定された．また，精神保健法への改正（1987）により精神保健福祉法に規定された精神障害者社会復帰施設に関する事項，精神障害者居宅生活支援事業に関する事項は，障害者自立支援法に規定されることとなった．障害者自立支援法

表 II-9　精神保健福祉法の改正経緯

1900　精神病者監護法
- 精神病者を私宅，病院に監置する場合の手続きを規定

1919　精神病院法
- 国公立の精神病院の設置を目的

1950　精神衛生法
- 都道府県に精神病院設置の義務付け，私宅監置の廃止，精神衛生鑑定医制度，精神衛生相談所などを規定

1965　精神衛生法改正
- 保健所を精神衛生行政の第一線機関として位置付け，精神衛生センターの設置，通院医療公費負担制度などを規定

1987　精神保健法
- 国民の精神保健の保持増進，適正な医療と保護（任意入院制度，精神保健指定医制度，精神医療審査会制度，応急入院制度の創設，通信・面会の権利の確保の規定など），精神障害者社会復帰施設の設置などを規定．法施行後5年ごとの見直し規定

1993　平成5年改正
- 地域生活援助事業（グループホーム）の法定化，精神障害者社会復帰促進センターの創設，精神障害者の定義の見直し，資格制度の緩和（相対的欠格事由への改正），大都市特例の創設などを規定

←——1993年12月　障害者基本法の成立
- 精神障害者を障害者福祉の対象として明定

1995　精神保健福祉法
- 自立と社会参加のため，精神障害者保健福祉手帳制度，精神障害者社会復帰施設4類型の法的な位置づけ，通院患者リハビリテーション事業の法定化，市町村の役割の明示，通院医療費公費負担の保険優先化などを規定

←——1995年　障害者プランが閣議決定
- 「障害者基本法」にもとづく障害者基本計画．障害者施策の分野ではじめて数値による施策の達成目標を掲げる

←——1997年　精神保健福祉士法の成立
- 精神保健福祉士の国家資格化

1999　平成11年改正
- 精神医療審査会の審査機能の強化，移送制度の創設，保護者の自傷他害防止監督義務の廃止，地域生活支援センターの精神障害者社会復帰施設としての位置づけ，市町村を実施主体とする在宅福祉サービスなどを規定

←——2002年12月　社会保障審議会障害者部会精神障害者分会報告書「今後の精神保健医療福祉施策について」

4. 社 会 資 源

←──2002年12月 「新障害者プラン」が閣議決定

←──2003年5月 精神保健福祉対策本部中間報告「精神保健福祉の改革に向けた今後の対策の方向」
　・厚生労働省として取り組むべき重点施策を，普及啓発，精神医療改革，地域生活の支援，「受け入れ条件が整えば退院可能」な7万2千人の対策として，普及啓発，精神病床等，地域ケア等の3つの検討会開催を決める

←──2003年7月 心神喪失者等医療観察法の成立
　・心神喪失等の状態で重大な他害行為を行った者に対し，その適切な処遇を決定するための手続き等を定めることにより，継続的かつ適切な医療並びにその確保のために必要な観察及び指導を行うことによって，その病状の改善及びこれに伴う同様の行為の再発の防止を図り，もってその社会復帰を促進する（法第1条1）

←──2004年9月 厚生労働省精神保健福祉対策本部報告「精神保健医療福祉の改革ビジョン」
　・「入院中心から地域生活中心へ」という基本的な方策を推し進めていくため，国民各層の意識の変革や，立ち後れた精神保健医療福祉体系の再編と基盤強化を今後10年で進めるとして達成目標を示した．「受入れ条件が整えば退院可能な者（約7万人）」についても併せて10年後の解消を図ることとした．

←──2004年10月 厚生労働省障害保健福祉部「今後の障害保健福祉施策について」（改革のグランドデザイン案）

←──2005年6月 障害者雇用促進法改正
　・精神障害者に対する雇用対策の強化（障害者雇用率制度の適用，障害者雇用納付金制度の適用）
　・在宅就業障害者に対する支援
　・障害者福祉施策との有機的連携等

←──2005年 障害者自立支援法の成立

| 2005 平成17年改正 |

の成立は，保健，医療，福祉におよぶ法制度として発展してきた精神保健福祉制度の福祉部分を，身体障害，知的障害と一元化することにより，精神保健福祉法を，保健医療を中心とした制度に再編するものであった．

わが国の精神保健福祉制度は，精神医療と，障害福祉サービスの体系の再編という大きな改革に突入している．参考として，最近の精神保健福祉制度の改正経緯を表II-9に示した．社会資源としての，精神保健福祉センター，保健所，市町村行政サービスの役割は刻々と変わりつつある．自殺対策基本法の成立（2006），うつ病受療者数の増加，虐待や児童青年期の精神保健問題の顕在化等の変化を捉えるならば，これまでの統合失調症を主な対象として設計されてきた施策体系も，見直しとそれぞれに応じた分化が必要と思われる．そのことは統合失調症にも益することが多い．

（竹島　正）

文　献

1) 精神保健福祉協会：我が国の精神保健福祉（精神保健福

祉ハンドブック).平成18年度版.
2) 厚生統計協会編:国民衛生の動向.第51巻第9号.2004.
3) 精神保健福祉行政のあゆみ編集委員会編:精神保健福祉行政のあゆみ.中央法規出版.2000.
4) 日本公衆衛生協会:衛生行政大要.改訂第20版.2004.
5) 広田伊蘇夫:立法百年史.批評社.2004.
6) 公衆衛生精神保健福祉研究会:ケアマネジメントと地域生活支援.中央法規出版.1998.
7) 精神保健福祉研究会:改訂第二版精神保健福祉法詳解.中央法規出版.2002.

c) 居住に関連した社会資源

「居住に関連した社会資源」と一概に言っても,その目的や意味は広範にわたる.「居住」すなわち「住まい」に関連した社会資源を考えた場合,一般的には戸建の住宅やマンションなどの集合住宅が想定されるであろう.また,入院患者の立場で考えれば,病室もまた「仮住まい」ということになる.つまり,広く意味をとらえようとするならば,際限がなくなる.したがって,本項では,「地域生活を営むための住まいの確保が困難な統合失調症者」,もしくは,「社会的な援助なしに地域で生活することが困難な統合失調症者」に対象を定めた上で,「住まいの確保を援助する社会資源」,「援助付き(ケア付き)の住まいを提供する社会資源」,「自立した地域での居住を支える社会資源」の3点について解説する.

1) 住まいの確保を援助する社会資源

「住まいを確保する」ということは,誰にとっても容易いことではない.とくに,統合失調症者の場合,障害の特性や雇用支援の不備などの社会的な理由により,継続的な就労が困難であり,経済的な不安を抱える人は少なくない.また,住まいを確保する過程では,社会生活機能や対処技能などの問題により,様々な困難やストレスが生じることが想定される.さらに,家族や近親者との関係性の問題から,連帯保証人を立てられない人も多い.

統合失調症者が「住まいの確保」を実現するためには,必要に応じて社会的な援助を受けながら,先述のような問題を解決していく必要がある.その際に活用できる社会資源として,所得保障,障害福祉サービス,公営住宅などの制度,サービスが挙げられる.以下より,それぞれの社会資源について簡潔に解説する.なお,所得保障については,本書II-5b.の「生活保障のための法規」に解説を委ねることとする.

i) 地域生活支援事業 ここでは,生活の基盤を整える上で活用できるサービスとして「地域生活支援事業」について紹介する.この事業は,障害者自立支援法第77条に規定される「市町村地域生活支援事業」と同法第78条に規定される「都道府県地域生活支援事業」から成る.

「市町村地域生活支援事業」は,市町村による実施が法律で義務付けられて事業(相談支援事業,地域活動支援センター等)と市町村の裁量で実施できる事業により構成されている.このうち,生活の基盤整備に活用できるものとして,以下の事業が挙げられる.

① **相談支援事業**: 精神障害者および家族からの生活にかかわる様々な相談に対して,精神保健福祉士や保健師などの専門家が指導や援助,情報提供を行なう事業である.また,必要に応じて,ケアマネジメント(II.3-2.g.参照)の手法を用いて,当事者のニーズとそれに見合った社会資源を結びつける事業でもある.この事業の実施主体は市町村であるが,地域活動支援センターI型などを実施する法的な基準を満たした「指定相談支援事業者」に委託することが認められている.そのため実施機関は市町村によって異なる.

② **住宅入居等支援事業(居宅サポート事業)**: 一般の賃貸住宅への入居を希望している精神障害者のうち,保証人がいないなどの理由によりその実現が困難な人に対して,市町村が不動産業者への住宅のあっせん依頼,契約において保証人が必要となる場合の調整,入居後の緊急時における対応などを行なうものである.

③ **精神障害者退院促進支援事業**: 精神科に入院中であり,「受入条件が整えば退院可能である者」を対象とする事業である.その内容は,指定相談事業者に配置された自立支援員(精神保健福祉士など)が,退院に向けた個別の支援計画を作成し,入院先の医療機関,障害福祉サービスを提供する事業者,保健所などの関係機関との連携を図りながら,対象者の生活技能の習得や住まいの確保など,地域生活への移行に必要な条件の整備を支援するものである.この事業は,高い専門性や広域的な対応が求められる事業につい

て，都道府県が自らの裁量によって実施する，「都道府県地域生活支援事業」に位置づくものである．

ⅱ） **公営住宅**　公営住宅法に基づき，低額所得者に対して低額な家賃で住宅を供給する事業である．原則として入居には親族との同居が条件となるが，精神障害者保健福祉手帳を所持する精神障害者については，単身での入居が認められている．また，都道府県によっては，障害者や高齢者など，より必要性が高い対象者の優先入居を実施する自治体もある．さらに，社会福祉法人などによる，グループホーム実施のための公営住宅の利用が認められている．

2） 援助(ケア)付きの住まいを提供する社会資源

精神科病院に入院している統合失調症者のなかには，障害や社会生活機能の特性に応じたケアや支援を日常的，継続的に利用することで，地域生活への移行を実現できる人が多く存在する．ここでは，そうした人びとが利用できる援助（ケア）付きの住まいについて，以下より簡潔に解説する．

① **共同生活介護（ケアホーム）**：　生活上，介護が必要な精神障害者，知的障害者に対して，その人が有する能力に応じ，自立した生活を営むことができるよう，共同生活の場において日常生活上の世話や介護サービスなどを提供する事業である．障害者自立支援法における介護給付（介護型サービスの利用に係る費用の給付）の事業に位置づくもので，制度上，利用の期限はない．

② **共同生活援助（グループホーム）**：　就労又は就労や自立のための訓練をしており，介護の必要はないものの生活機能上，単身での生活が困難な精神障害者，知的障害者に対して，共同生活の場において，相談支援や日常生活上の世話などを行なう事業である．障害者自立支援法における訓練等給付（訓練型サービスの利用に係る費用の給付）の事業に位置づくもので，サービスの利用について制度上，利用期限はない．ただし，訓練等給付には，期限が定められていることから，給付期限後もサービスを利用する場合には，再度，給付を受けるための手続きが必要となる．

③ **宿泊型自立訓練**：　日中，就労及び就労や自立のための訓練をしている精神障害者，知的障害者に対して，夜間において共同生活の場と生活能力などの維持，向上のための支援や訓練を提供する事業である．障害者自立支援法における訓練等給付の事業に位置づくもので，利用期限は原則1年間である．また利用開始から3ヶ月ごとに利用契約の更新が必要である．

④ **福祉ホーム**：　住居を必要としている障害者に対して，低額な料金で居室を提供し，あわせて，生活に必要な支援を提供するサービスである．先述した「市町村地域生活支援事業」の一事業で，最低定員数，設備，職員配置以外の事項については，市町村が定めることとなっている．

以上の制度，サービスのうち，①から③を利用する場合には，障害者自立支援法に基づく，サービス利用のための手続きが必要となる．具体的には，市町村もしくは指定相談支援事業者にサービス利用のための相談および利用申請を行ない，市町村より障害程度区分（障害の状態に応じて6段階に区分）と自立支援給付の決定を受ける．その上で，相談支援専門員がサービス利用計画書を申請者と共に作成し，それに基づいてサービスが開始される．

なお，2005（平成17）年の障害者自立支援法の制定および精神保健福祉法の改正により，それまで精神障害者の居宅支援などを担ってきた精神障害者社会復帰施設については，一部の事業を除き，2011（平成23）年度末までに障害者自立支援法に基づく事業に移行することとされ，それまでは改正前の精神保健福祉法の規定によって事業が運営できるとされている．

3） 自立した地域での居住を支える社会資源

前述した「援助（ケア）付きの住まいを提供する社会資源」は，地域での整備の立ち遅れから，それを必要とする全ての統合失調症者にサービスを供給できる状況にはない．そのため，地域において住まいを確保する上で，民間の賃貸住宅への入居が有力な選択肢となる．しかし，先述のとおり，統合失調症者の場合，地域での生活を営む上で，住居の設定や生活基盤の整備に加え，継続的な援助とケアを必要とする人は多い．ここでは，そうした統合失調症者の居住を支える制度について，以下より簡潔に解説する．

① **居宅介護（ホームヘルプ）**：　障害者に対して居宅において入浴，食事の調理，洗濯，掃除などの家事を援助し，あわせて，生活にかかわる相談，助言な

ど生活全般にわたる援助を提供するサービスである．

② 短期入所（ショートステイ）： 居宅において，家族などから日常的な援助を受けている障害者を対象とした事業である．障害者への援助を行なう家族などが，疾病，出産，冠婚葬祭等の社会的理由によって，援助できなくなったときに，障害者本人を障害者支援施設などに短期間入所させ，生活に必要な援助を提供するサービスである．

以上のサービスは，先述の共同生活介護と同様に，障害者自立支援法における介護給付の事業に位置づくものである．したがって，利用に際しては，障害者自立支援法に基づくサービス利用のための手続きが必要となる．

これまでに紹介した制度や事業は，利用の仕組みが複雑なものが多い．また，障害者自立支援法が施行されて間もないことから，現時点では多くの地域において，紹介したサービスが整備の途上にあり，活用できる資源は限られている．こうした理由から，精神科医が，統合失調症者の地域生活への移行を進めていく際には，対象者の社会生活機能の問題を専門的に扱う精神科ソーシャルワーカー（PSW）との連携，協働が必須となる． 　　　　　　　　　　　（鈴木孝典）

d） 就業・雇用等に関する社会資源

就業・雇用等に関する社会資源は，福祉的就労と雇用の二つの領域に分けるのが一般的である．これは，旧厚生省が所管した精神障害者福祉施策と旧労働省が所管した障害者雇用促進施策の歴史的経緯があるからである．

福祉的就労とは，授産施設，小規模作業所などで指導を受けながら軽作業をすることをさすが，福祉工場および社会適応訓練制度も近縁の社会資源として含めている．また，障害者雇用促進のための制度等を「職業リハビリテーション」と総称するが，公共職業安定所（ハローワーク）が行うものと，独立行政法人高齢・障害者雇用支援機構が行うものに大別される．

1） 福祉的就労

平成17年障害者自立支援法が成立し，制度体系の大幅な変更が行われた．精神障害者の福祉サービスはこれまで施設単位に補助金で運営されてきたが，新制度では自立支援給付（介護給付と訓練等給付）という個別給付，及び市区町村が行う地域生活支援事業に大別される．福祉的就労に相当するのは，就労移行支援，就労継続支援A型，就労継続支援B型（いずれも訓練等給付），及び地域活動支援センター（地域生活支援事業）という4類型である．

利用に当たってはまず市区町村に申請を行い，障害程度区分の認定を受けることになるが，訓練等給付の場合は暫定支給決定によってサービス利用が開始され，その後手続きを経て正式な支給決定が行われる．

新制度体系には5年間で段階的に移行するので，現在のところは新旧施設が混在している．そこで，旧制度の施設を簡単に説明した後に新体系の各サービス及びそれらの対応関係を記述することにする．

i） 旧制度における社会復帰施設

① 精神障害者授産施設（入所，通所，小規模通所）：「雇用されることが困難な精神障害者が自活することができるように，低額な料金で，必要な訓練を行い，及び職業を与えることにより，その者の社会復帰の促進を図ることを目的とする施設．」（旧精神保健福祉法第50条の2第2項）

② 精神障害者福祉工場：「通常の事業所に雇用されることが困難な精神障害者を雇用し，及び社会生活への適応のために必要な指導を行うことにより，その者の社会復帰の促進及び社会経済活動への参加の促進を図ることを目的とする施設．」（旧精神保健福祉法第50条の2第4項）

「雇用」であるので，最低賃金法など労働関係法規の適用を受けるが，通常の競争的な雇用とも異なるので，福祉的就労と雇用の中間的な形態と考えられる．

ii） 精神障害者社会適応訓練事業　「通常の事業所に雇用されることが困難な精神障害者を精神障害者の社会経済活動への参加の促進に熱意のある者に委託して，職業を与えるとともに，社会生活への適応のために必要な訓練を行う事業．」（精神保健福祉法第50条の4）

都道府県知事が適当な事業主に委託して行う訓練で，市区町村が窓口となって，精神保健福祉センターと共に，訓練開始から終了までの支援を行う．利用申し込みは，市区町村を通して都道府県知事に対して行

4. 社 会 資 源

表 II-10 新旧制度の対応

旧制度の施設	新制度体系のサービス
授産施設	就労移行支援，就労継続支援B型
福祉工場	就労継続支援A型
小規模作業所	地域活動支援センター，就労移行支援，就労継続支援B型
精神障害者社会適応訓練	精神障害者社会適応訓練（精神保健福祉法のまま）

い，運営協議会の承認を得て，制度の適用を受ける．6ヶ月単位で6回，通算3年まで利用できる．また，協力事業所に関して，市区町村及び精神保健福祉センターの調査に基づき，運営協議会が作業の危険性や指導体制，経営状況など適格性を審査する．この制度は就労のための訓練という位置づけであり，自立支援法施行後も精神保健福祉法に残されている．

iii) 小規模作業所 1970年代から地域の家族会等の努力によって設置が進められた．授産施設・福祉工場と異なり，法定施設ではなかったが，新制度下では何らかの法内サービスに移行すると見られる．身軽で小回りのきくところが取り柄で，それぞれの地域事情に応じた様々な活動が行われていた．

iv) 障害者自立支援法におけるサービス

① 就労移行支援（訓練等給付）： 65歳未満で一般企業への就労や，技術を習得し，在宅で就労等を希望し，それが見込まれる者に対するサービス．一般企業への就職に向けて，事業所内や企業における作業や実習，適性に合った職場探し，就労後の職場定着のための支援等を行う．利用期間は標準期間2年以内で利用者ごとに決める．

旧制度における授産施設，一部の小規模作業所が移行すると見られる．

② 就労継続支援A型（訓練等給付）： 65歳未満の就労移行支援によって一般企業の雇用に結びつかなかった者や，盲・聾・養護学校を卒業して雇用に結びつかなかった者，一般企業を離職した者に対するサービス．雇用契約による就労の機会を提供し，一般企業の雇用に向けた支援を行う．利用期限はない．

旧制度の福祉工場がこれに相当する．

③ 就労継続支援B型（訓練等給付）： 就労移行支援事業により，一般企業の雇用に結びつかなかった者や，一般企業等での就労経験のある者で，年齢や体力の面から雇用されることが困難な者，あるいは一定の年齢に達している者に対して，雇用契約を結ばずに就労の機会を提供するサービス．利用期限はない．

旧制度の授産施設と小規模作業所の一部が移行すると見られる．

④ 地域活動支援センター（市区町村の地域生活支援事業）： 創作的活動又は生産活動の機会の提供，社会との交流の促進等地域の実情に応じ，市区町村がその創意工夫により柔軟に行う事業．

旧制度の地域生活支援センターと一部の小規模作業所が移行すると見られる．

表II-10にこれらの対応を表示した．

2) 雇用（職業リハビリテーション）

職業リハビリテーションは，第1次大戦後の欧米で，戦傷軍人の職業復帰を目的に制度化されてきたもので，元来は身体障害者が主たる対象であった．その後，知的障害者・精神障害者へと対象範囲を広げ，現在ではすべての障害を持つ者にサービスを提供することになっている．

このサービスは，障害を告知する（自らが障害者であることを明らかにする）ことが前提であるので，障害を伏せて求職しようとするときには適用されない．障害告知をすることの利益・不利益は，それぞれのケースに応じて検討する必要がある．

現在の我が国の制度体系はILO（国際労働機関）の体系に準拠し，相談，訓練，雇用主への助成，雇用義務などで構成されている．

i) 公共職業安定所（ハローワーク）の事業

① 求職登録と職業相談： ハローワークには障害者の相談窓口（専門援助部門）が設けられており，まず，そこで求職登録を行う必要がある．また，非常勤の精神障害者担当の職業相談員を配置しているところが増えているので，継続的に相談に乗ってもらうこと

も可能である．しかし，精神障害者を特定した求人はほとんどないという現状を知っておく必要もある．

② 障害者トライアル雇用事業： 障害者を雇用するに当たって，短期間（原則3ヶ月間）試行的に雇用する制度．トライアル期間終了後は正式に雇用されることが期待されている．事業主に対して，雇用障害者一人あたり月額50,000円が試行雇用奨励金として支払われる．

③ 委託訓練・職場適応訓練： 委託訓練とは，企業や社会福祉法人，NPO法人などに委託して職業訓練を行う制度．知識・技能習得訓練コースは原則3ヶ月間，実践能力習得訓練コースは原則1～3ヶ月である．受託した企業・団体には，委託料として，受講生一人あたり月額60,000円が支払われる．

職場適応訓練とは，都道府県知事が事業主に委託し，6ヶ月間の訓練を行う制度で，終了後は引き続き雇用されることが期待されている．期間が2週間以内という短期職場適応訓練（職場実習）もある．事業主には委託費（月額24,000円，短期は日額960円），訓練生には訓練手当が支給される．

ii） 障害者職業センターの事業　独立行政法人高齢・障害者雇用支援機構の出先機関で，各都道府県に設置されている．ここには専門職員（職業カウンセラー）が配置され，ハローワークと連携しながら，職業カウンセリング，職業評価などのほか，以下のサービスを行っている．

① 職業準備支援： 所内の模擬職場で実際の作業を通じて基本的な労働習慣を獲得してもらう訓練や，職業準備講習，精神障害者自立支援カリキュラムなどを行う．

② 職場適応援助者（ジョブコーチ）による支援事業： ジョブコーチが1～7ヶ月間職場に出向いて個別に指導援助するとともに，事業主や従業員にも必要な助言を行う制度．

iii） 障害者雇用事業主への助成　雇用のための援助として，障害者に対する各種サービスに加えて，障害者を雇用する事業主への助成が行われている．

① 特定求職者雇用開発助成金： 障害者に限らないが，いろいろな事情で雇用されることの困難な求職者を雇用した場合に支給される助成金（事業主体はハローワーク）．

② 雇用納付金制度に基づく助成金： 障害者を雇用した事業主に対して，施設・設備の改善や雇用管理等に対して支給される助成金（事業主体は独立行政法人高齢・障害者雇用支援機構）．

iv） 雇用率制度　我が国では，障害者の雇用促進対策として，いわゆる保護雇用という方法を採らず，一般の事業所において非障害者と統合するという考え方をとっている．そのための仕組みの柱が障害者雇用率制度である．民間企業では全被雇用者の1.8%（官公庁では2.1%）に相当する障害者を雇用する義務が課されており，雇用率に達していない企業から納付金を徴収している．平成18年の障害者雇用促進法改正によって，精神障害者も雇用率に算入されることになったので，今後精神障害者の雇用がより進むことが期待される．

また，障害者を多数雇用することを目的に，施設・設備などを整備した「特例子会社」制度（これにより親会社や関係子会社を通算して雇用率を達成できる）も，徐々に普及しつつあり，精神障害者の雇用促進に資する可能性がある．

おわりに　障害者自立支援法では，特に就労支援に力を入れるということが強調されている．職業リハビリテーション領域でも，雇用率制度の改正など精神障害者雇用促進に向けて徐々に改革が進められている．しかし，実際には福祉的就労領域にとどまり，なかなか雇用にまでは手が届かないという精神障害者が多数存在する．福祉的就労から職業リハビリテーションを経て雇用に至るという道筋には，制度間ギャップが大きいと言われ続けてきたが，両領域の連携を深め，関係する人的資源やノウハウの交流を盛んにすることで，これまで以上の収穫を得ることができるよう努力したいものである．　　　　　（野津　眞）

e） 自助グループ

ここで取り上げるのは，本人とその家族それぞれで構成される患者会と家族会のなかで，主に相互支援を行っているグループについてである．本人や家族のなかには，同じ体験をもつ人たちの話を聞いてはじめて身の回りに起きていることがよくわかったという人が

少なくない．もちろんそこでは専門家が取り上げにくい話題も取り上げることができる．会に加わることで，悩んでいるのが自分だけでないことが実感でき，状況の理解がすすみ，勇気が出るなどが一般的な効果で，現状改善の糸口を見いだせることもある．これらが医師の世界や治療の場とは一線を画する自助グループの存在理由である．ただし，本稿の立場とは別に，圧力団体・態度集団（attitude groups）[1]として論ずることもできるし，関連領域として集団療法の中に含めて鳥瞰することもできる[2]．

1）患者会

① 流れ：わが国では1960年代以降，さまざまな患者会が登場する[3,4]．契機は多様であるが，現在あるこの領域の患者会の多くは，保健所あるいは市町村の保健福祉活動と結びついている．また，それらの活動のなかで生まれた地域家族会がしばしば患者会誕生の土壌の1つとなった[5]．それらの会で，別の施設の患者・回復者と出合うことによって，情報との断絶状況を打ち破る契機が生まれた．出発点では，AA・断酒会とは違い海外の影響は少なかったが，近年になって，国際交流がすすみ，アドボカシーに力点をおくグループが生まれるなど海外思潮の影響も強まっている．正確なグループ数は不明だが，全国精神障害者家族会連合会（全家連）社会資源名簿（2002）[6]には593の会が掲載されている．そのなかには，仲間同士という以上に専門家の関わりが強いものも含まれる．これは海外でも類似で[7]，理念[8]は別として実情では専門職の関与には定式はないともいえる[9,10]．

② 相互支援の機能（良循環の獲得）：患者会に基本的に期待されているものは，スティグマからの解放，安心感，自己肯定感，役割意識の再獲得などである．患者会の活動が，当事者個々の社会に対する構えによい影響を与えていることは，全家連の本人ニーズの反復調査結果からも推測できる[11]．AAにならってアメリカで行われているSA（Schizophrenics Anonymous）方式の，気持ちの解放・回復のためのステップ（6ステップが多い）を活用する[12]ところもある由であるが，匿名の会としての性格を備えるものは少ないように思われる．

③ ケアへの共同，オルタナティブ，施策への参画：医療側からは，家族や医療スタッフと組んで「治療あるいはリハビリテーションのための同盟」の一極となることが期待されることもあるが，先述全家連の調査でみると病院出自の患者会はごく一部（67/593）にとどまるので，全体的な流れにはなりにくいように思われる．オルタナティブの活動としては，一部の患者会では相談を担ったり，小規模作業所を運営している．選択の時代となって，疾病や療養に関する知識をもつことを重要と考え，自家製テキストや学習プログラムをつくっているところもある．国や自治体の関連審議会・研究会や協議会への参加は今ではふつうにみられることである．

④ 存立基盤補足：患者会は個人々々の疾病経過を越えてしばしば大きな影響をもっている．次の文はその一例である．「精神障害者は他の障害を持つ人たちの自己主張運動から学ぶことが多くある．こうした発展は奨励されるべきである．」[13] ここで重要視される自己主張は，疾病の推移と必ずしも重なるものではないが，自立への方向性を促す重要な要素と考えられる．その一環として近年，スピークアウト，カミングアウトなどが広がりつつある．それらの近年の動きについては，文献4)に詳しい．

2）家族会

① 流れ：わが国の家族会は患者会と同じく萌芽は1960年代初頭である．その結節点は，1965年の㈶全家連の誕生である．イギリス（NSF, National Schizophrenia Fellowship. 1972），カナダ（CFOS, Canadian Friends of Schizophrenics. 1978）より古く，アメリカのNAMI（the National Alliance for Mentally Ill, 1979）の誕生より10年以上古い．全家連はその後，基礎固めの時期を経て，1981年にはじまる国際障害者年の10年で，認知度を高め，知識の普及活動，調査とその結果の集積がすすんだ．1990年代半ば以降は，上述NAMIの活動の影響を受け，会員に対する教育活動も充実させるようになった．日常活動の主体はもちろん地域々々の家族会である．

② 相互支援の機能（社会的重荷からの解放）：この間，各地で定例的に家族会が開かれることによって，参加する家族の間で自然に相互支援の機能が働き，慰め合いや知恵の出し合いがすすみ，気兼ね，失

望，自己犠牲感や疲労感から解放されるなど心理的な重圧感からの解放がなされてきた．このような評価は引き続き海外でも同様である[14,15]．併せて悪循環の軽減によって，当事者本人との関係の改善も期待されてきた．

③ 研修活動： 近来は，家族の過度の感情表出を減らすことによって患者のストレス軽減を図る，薬について意見を交換し適切な服薬をめざすなど，焦点化された課題についての取り組みも家族会・家族教室を通じて行われるようになった．"Mental llnesses are Brain Disorders"という考え方に立ったNAMIでは，家族による，家族のためのテキスト（Burland J；Family to Family Education Program, California NAMI, 1997）その他を使った研修・広報が盛んに行われている．わが国でも，会員自身による研修も行われるようになり，リーダー用の研修会テキストも家族自身の手でつくられるようになった[16]．APAのガイドラインには，急性期に必要な対処を身につけるためにマニュアル，ワークブック，ビデオの活用による教育等を実施できるNAMI地方支部への紹介があげられている[17]．

④ ケアへの共同，オルタナティブ，施策への参画： 家族教室などである程度の知識をもつようになった家族が，連合会や地域々々の拠点で家族や当事者本人の相談に応ずることは広く行われている．オルタナティブの活動として家族会は，これまで地域小規模作業所の設置・運営に大きく関わってきた．授産施設，グループホームに関わってきた家族会もある．とはいえ，インターネット時代にはいり状況は変化しつつあるにしても，まだまだ家族会独自では組織拡大を図りにくい面がある．とくに発病から時間を経ていないより若い患者，より若い家族を動員しにくい．日常の臨床とは別の軸の活動であるが，専門家の意図的な支援が期待される．国や自治体における関連審議会や協議会への代表の参加はふつうにみられることである．

⑤ 存立基盤補足： わが国の家族会が，ここ20年，わが国における地域精神保健福祉のキーのひとつであった小規模作業所の設置の最大の推進者であった．とはいえ，家族会がオルタナティブの活動を続けることについては賛否両論がある．これには，わが国の家族会が，既述のNAMIやRethink，あるいは，EUFAMI（European Federation of Association of Families of People with Mental Illness），NAMI india, WSF（World Fellowship for Schizophrenia and Allied Disorders）などと異なり，ほぼ家族のみで構成されているという事情も関係している．

（岡上和雄）

文　献

1) ノーマン・ジョンソン著，田端光美監訳：イギリスの民間福祉活動 75-104，全国社会福祉協議会，1989．(Johnson N: Voluntary Social Services, Martin Robertson & Company & Basil Blackwell, 1981.)

2) Scheidlinger S: Group Psychotherapy and Related Helping Groups Today: An Overview, Am J Psychotherapy 58, 3; 265-280, 2004.

3) 岡上和雄：自助グループ活動，全国精神科講座担当者会議治療ガイドライン，精神分裂病 284-288，医学書院，2004．

4) 田中英樹：精神障害者の地域生活支援，第6章，第7章，中央法規，2001．

5) 岡上和雄：支援組織，臨床精神医学講座 20 巻・精神科リハビリテーション・地域精神医療 319-329，中山書店，1999．

6) 精神障害者社会復帰促進センター：全国社会資源名簿 1999 → 2001，全家連，1999．

7) Shepherd MD, Schoenberg M, et al: Continuum of professional involvement in self-help groups, J Community Psychol 27(1): 39-53, 1999.

8) Segal SP, Silverman C, Temkin T: Empowerment and Self-Help Agency, Practice for People with Mental Disabilities, Social Work, 38(6), 1993.

9) 岡上和雄：当事者（家族会と患者会）の活動，精神医学レビュ，No. 15（精神分裂病のリハビリテーション），1995．

10) 久保紘章（監訳）：セルフヘルプ・グループ，岩崎学術出版，1997．(Katz AH: Self-Help in America: A Social Movement Perspective, Twayne Publishers, 1993.)

11) ぜんかれん保健福祉研究所モノグラフ No. 6，第2回地域生活本人調査，1994，同モノグラフ No. 27，第3回地域生活本人調査，2000．

12) 岩田泰夫：精神分裂病者のセルフヘルプグループの設立と運営に関する調査研究報告書，第1-3，平成6-9文部省科学研究補助金研究，1997，1998．ほかに同氏の援助によるセルフヘルプシリーズ No. 1～10，全家連刊，1995～1998．

13) 総理府（編）：障害者白書，平成11年版，19-31，国連総会諸決議（障害者に関する世界行動計画 World Programme of Action concerning Disabled Persons，第37回国連総会決議，1982.12.3）．

14) Lenroot R, Bustillo JL, Lauriello J, et al: Integration of Care: Integrated Treatment of Schizophrenia, Psychiatr Serv 54:1499-1507, 2003.
15) Hazel NA, McDonell MS, Short RA, et al: Impact of Multiple-Family Groups for Outpatients With Schizophrenia on Caregiver's Distress and Resources, Psychiatr Serv 55:35-41, 2004.
16) 全家連相談室：家族会リーダーハンドブック 2001，全家連・精神障害者社会復帰促進センター，2001．
17) 日本精神神経学会（監訳）：APA 分裂病に関するワーキンググループ：統合失調症患者の治療のための実践ガイドライン．(APA Work Group on Schizophrenia: Practice Guideline for the Treatment of patients with Schizophrenia, Am J Psychiatr 154(4):55-56, 62-63, 1997.)

f） 治療ネットワーク

わが国の精神保健福祉制度が「入院医療中心から地域生活中心へ」と転換しつつある．本稿では，「精神保健医療福祉の改革ビジョン」（以下，改革ビジョンという）というわが国の直面する課題に向けて，精神科デイケア・訪問看護を実施している精神科病院の特徴，精神障害者退院促進支援事業（以下，退院促進支援事業という）の実績報告の分析，精神障害者の住居確保の取り組みの調査をもとに，治療ネットワークのあり方について考察する．

1） 精神科医療の現状

竹島[1]によると，在院患者総数は減少傾向にあり，一方，65 歳以上の在院患者数およびその割合は増加傾向にある．在院期間別でみると，全在院患者のうち 1 年未満の在院は約 3 割で，5 年以上の在院は 4 割以上であって，在院患者数の減少は 5 年以上の在院患者数の減少によるところが大きい．また，平成 16 年度精神保健福祉資料[2]によると，平成 15 年 6 月 1 ヶ月間に新たに入院した患者は 29,644 人であるが，入院後約 1 年後の状況は 86.3％がすでに退院し，13.7％が約 1 年後も入院したままである．改革ビジョンの達成目標の指標のひとつである平均残存率の目標値（10 年後）は 24％以下であるが，その全国値は，平成 12 年度〜15 年度の各年度において，31.6％，30.9％，31.2％，31.1％であって，16 年度は 30.1％とやや低下している．また，平成 16 年 6 月 1 ヶ月間の退院患者数は 29,972 人であり，在院期間別では，在院期間が 1 年未満は 86.9％，1 年以上は 13.1％である．もうひとつの達成目標の指標である各都道府県の退院率の目標値（10 年後）は 29％以上であるが，平成 12 年度〜15 年度の各年度において，その全国値は 22.3％，21.0％，20.6％，21.6％であって，平成 16 年度の 20.9％はこれまでとほとんど変化がない．

平均残存率を引き下げることは，新規入院患者の早期退院の促進を意味しているが，これには診療報酬の改訂や，精神科病院の退院促進の影響が反映されやすい．このため，10 年後の各都道府県の平均残存率を 24％以下にすることは実現可能性が高いと考えられる．これに対して，退院率は 1 年以上の在院患者の退院促進を図るものであり，それを引き上げるには，地域サポート体制の充実が必須となる．しかしながら，退院率の性質上，1 年以上の在院患者の流動性を高めることによっても，退院率は高くなる点に留意する必要がある．改革ビジョンの達成目標は，新たな入院患者の短期入院化と，1 年以上の在院患者の流動性を高めることに大きな意味があり[3]，治療ネットワークはそれを目的として構築される必要がある．

2） 精神科デイケア・訪問看護等の意義

退院率を高くすることは，1 年以上の在院患者の退院を促すことであるが，これらの患者には，精神科デイケアや訪問看護等によるフォローアップやケアマネジメントの必要な者の割合が高いことが推測される．長沼等[4]は，平成 15 年度精神保健福祉資料をもとにデイケアや訪問看護を実施している精神科病院の特徴を分析し，デイケアや訪問看護の実施が長期入院の改善や地域ケアの移行に与えた影響について考察している．対象は，大学病院や国公立病院を除くその他の法人・個人病院であり，急性期病棟はもたず，在院患者の 50％以上が ICD-10 における F 2（統合失調症，統合失調症型障害および妄想性障害）であり，精神科病床数が 100 床以上であった精神科病院 854 カ所である．これらの病院について，平成 14 年 6 月 1 カ月の外来患者のデイケア等利用者数および訪問看護実施件数がそれぞれ 1 以上あると報告した病院を「デイケア（訪問看護）実施あり」，それ以外を「デイケア（訪問看護）実施なし」として，これらを組み合わせて，「両方未実施」群（238 病院），「片方実施」群（291 病院），「両方実施」群（325 病院）に分類し，これら 3

群について，病院の特徴，在院患者の構成，平均残存率，新規入院後の退院率および社会復帰率を比較した．その結果，両方実施している病院では，法人格による指定病院が多く，統合失調症や気分障害を中心に相対的に年齢層の若い患者の割合が高く，平均残存率が低く，退院率が高くなっていたことを報告している．このことは，治療ネットワークが，急性期治療や早期介入，多様な精神疾患への入院治療の積極的導入と早期退院の促進へと向かう方向に形成されることの必要性を示唆している．

3） 退院促進支援事業の実施状況と課題

竹島等[5]は，厚生労働省精神保健福祉課の所有する退院促進支援事業の平成15年度と16年度の事業実績報告（16都道府県，個票247人分）を分析している．退院促進支援事業は，「精神科病院に入院している精神障害者のうち，症状が安定しており，受入条件が整えば退院可能である者に活動の場を与え，退院訓練を行うことにより，精神障害者の社会的自立を促進する」ことを目的として，平成15年に国の補助事業となった．退院促進支援事業は，平成12年に大阪府で始まった「社会的入院解消研究事業」に端を発するが，いわゆる社会的入院を解消するための地域からの取り組みとして社会の関心を集めた．事業実績報告の得られた都道府県の多くでは，いまだ試行的段階にあると考えられたが，平成17年に成立した障害者自立支援法においては，地域生活支援事業の中に位置づけられ，精神科病院と地域を結ぶ治療ネットワークとして一層の発展が期待されている．事業実績報告の分析の結果，対象者の年齢構成は50歳以上が約6割，60歳以上でも2割以上であって，入院期間は5年以上が約6割を占めていた．また，病名別割合は統合失調症圏が約9割であった．事業対象者247名のうち，その年度内に退院したと思われる者は89名（36.0%）であった．退院後の通院・通所内容の状況は，精神科デイケア等が最も多く，退院後の関係機関との連携状況は，精神障害者社会復帰施設等と精神科医療機関半数近くで最も多かった．長期在院患者の退院促進にあたっては，退院訓練における地域在住の当事者との交流を含め，地域と医療のネットワークがきわめて重要であることを示している．

4） 精神障害者の住居確保

竹島等[6,7]は，平成15年度に，一般賃貸住居の確保や，居住生活における生活の安定・安心に必要な環境基盤の整備等について，精神科病院，社会復帰施設，住宅会社，不動産業，行政機関等に聞き取り調査を行った．住居確保対策として実施されていたことは，精神科病院と不動産会社等の賃貸契約のもとに精神障害者が入居する方法（グループホーム，共同住居），病床を転換して住居として活用すること，病院敷地内外の職員寮を住居として活用すること，住居確保のための有限会社の設立等であった．住居管理，居住者の健康管理等については，精神病院の精神科ソーシャルワーカー等が蓄積してきたノウハウが随所にみられ，それを手引きとしてまとめることで，住居供給の動きを加速できる可能性があると考えられた．また，日常生活の質の確保のために，精神科デイケア，訪問看護等が利用されており，多くの訪問先で，週2回，本人の状況を確認することができると支援しやすいとの声が聞かれた．精神障害者が一般賃貸住宅を利用する場合，家賃の支払い能力，問題が発生した場合の対応，賃貸物件の確保，地域住民の理解等，さまざまな課題がある中で住居確保が行われていたが，賃貸物件の空室数は増加していく可能性があり，家賃がきちんと支払われ，問題が発生したときに誰かが駆けつける体制を整えることができれば，市場の原理にしたがって，一般賃貸住居の確保は十分可能と考えられた．これらの結果も，退院患者の地域生活を安定させるうえで，治療ネットワークの果たすべき役割に貴重な示唆を与えるものである．しかし，精神障害者社会復帰ニーズ等調査の分析結果からは，患者の年齢が上がるにつれて，日常生活能力等が低い患者の割合が増大する傾向が認められることには十分留意する必要がある[8]．

5） 治療ネットワークの課題

わが国の精神保健福祉制度は「入院医療中心から地域生活中心へ」と転換しつつある．改革ビジョンに示された精神病床の機能分化のイメージを図II-10に示したが，治療ネットワークは，改革ビジョンの達成目標に向けて，新たな入院患者の短期入院化と，1年以上の在院患者の流動性を高めることに大きな意味があり，システムとして，それを支持する方向に構築され

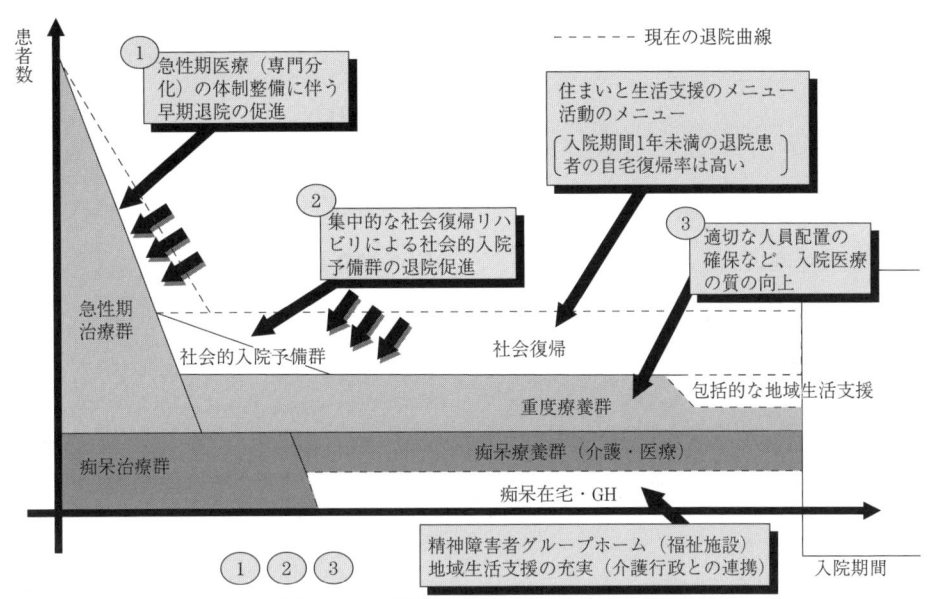

図II-10 病床の機能分化のイメージ（厚生労働省精神障害保健課による）

る必要がある．また，病院内においては，急性期治療や早期介入，早期退院の促進へと向かう方向に医療サービスを構築する必要がある．地域への退院促進にあたっては，地域とのネットワークがきわめて重要であり，退院後の住居確保がしやすいよう，退院患者の地域生活を安定させるようなネットワークを構築するとともに，患者の年齢が上がるにつれて，日常生活能力等が低い患者の割合が増大する傾向が認められることを踏まえ，現実的な方向でシステムを構築する必要がある． （竹島　正，長沼洋一，立森久照）

文　献

1) 竹島　正：目で見る精神保健医療福祉—改革ビジョンの実現に向けて—．国立精神・神経センター精神保健研究所，2007．
2) 厚生労働省社会・援護局障害保健福祉部精神・障害保健課，国立精神・神経センター精神保健研究所：精神保健福祉資料—平成16年6月30日調査の概要—．
3) 竹島　正：自立支援と居住確保．日本精神科病院協会雑誌 26(3):15-19, 2007．
4) 長沼洋一，竹島　正，立森久照：デイケア・訪問看護を実施している精神科病院の特徴．日本精神科病院協会雑誌．26(4):70-76, 2007．
5) 竹島　正，立森久照，辻井誠人：精神障害者のライフステージの正しい理解と，社会復帰を支援できる地域の育成に関する研究—精神障害者退院促進支援事業の実績分析—，平成17年度厚生労働科学研究費補助金（障害保健福祉総合研究事業）「精神障害者の正しい理解に基づく，ライフステージに応じた生活支援と退院促進に関する研究」分担研究報告書．2006．
6) 竹島　正，簑輪裕子，橋本康男他：社会復帰施設機能の測定に関する研究—精神障害者の退院・社会復帰における住居確保のあり方について—，平成15年度厚生労働科学研究費補助金（障害保健福祉総合研究事業）「精神障害者の社会復帰に向けた地域体制整備に関する研究」分担研究報告書．2004．
7) 竹島　正，橋本康男：退院・社会復帰に向けて多様な住居群の確保を．公衆衛生情報 34(9):30-33, 2004．
8) 山内慶太：精神障害者のライフステージに応じた住居，施設のあり方に関する研究，平成16年度厚生労働科学研究費補助金（障害保健福祉総合研究事業）「精神障害者の正しい理解に基づく，ライフステージに応じた生活支援と退院促進に関する研究」分担研究報告書．2005．

5. 関連法規

a） 精神保健福祉法による入院・外来制度
1） 入院形態と手続きの概要
i） **任意入院**（法22条の3）　1987年，精神衛生法から精神保健法に改正されたときに新設された，本人の同意に基づく入院である．条文は「精神科病院の管理者は，精神障害者を入院させる場合においては，本人の同意に基づいて入院が行われるように努めなければならない」と規定し，本人への説明と説得を通じて，他の入院形態に優先して任意入院を行うべきこと，かつ医療保護入院等で入院した場合でもできるだけ任意入院への移行が行われるよう配慮すべきことを定めている．この入院形態は最も多く，2003年現在，全入院患者の63.8％を占めている．

入院の同意が得られたら，「任意入院に際してのお知らせ」（告知文）を説明し，同意書に本人の署名が必要となる．開放的な処遇環境での治療が原則であり，本人の希望によらず閉鎖病棟への入院となった場合には，個別的に開放的な処遇が行われなければならない．これらの診察や告知は精神保健指定医に限定されず，入退院にあたっての行政への届出も必要としない．

入院中に病状悪化等により退院の申し出があった場合，指定医が必要と認めた時に72時間を限度に退院の制限を行うことが可能で，「入院継続に際してのお知らせ」を説明し，診療録に記載しなければならない．72時間とは医療保護入院への切り替えに要する時間を考慮したものとされている．

問題点としては，本人の同意能力についての解釈があいまいであり，医療保護入院との区別が明確でないことである．精神保健福祉法詳解によると，「民法上の法律行為としての同意と必ずしも一致するものでなく，患者が自らの入院について拒むことができるにもかかわらず，積極的に拒んでいない状態を含む」とされているが，一部，現実検討能力の低下した慢性期の統合失調症や認知症患者が，任意入院のまま漫然と閉鎖処遇に置かれているという問題が指摘されている．なお，2006年10月改正の精神保健福祉法では，改善命令を受けた精神科病院の管理者に対して，任意入院患者の定期病状報告を求めることができるとする規定が追加された．

ii） **医療保護入院**（法33条）　精神保健指定医による診察の結果，精神障害者であり，かつ医療及び保護のため入院が必要であり，任意入院ができないと判断された場合に，保護者の同意に基づいて入院させる形態である．1987年の法改正以前は「同意入院」と呼称されていたが，患者本人の同意は不要であり誤解を招く恐れもあったため，名称が改められ諸手続が規定された．2003年の医療保護入院は全体の34.7％を占めている．

法20条で規定された保護者がいる場合は，「医療保護入院に際してのお知らせ」（告知文）を本人に説明して渡し，保護者から「入院同意書」を得る．病状により告知は4週間に限って延期できるが，その旨診療録に記載しなければならない．管理者は，入院後10日以内に入院届を都道府県知事に提出する．未成年者の場合は両親の同意を必要とする．

家庭裁判所で保護者の選任手続きが行われておらず，かつ扶養義務者の同意が得られる場合には，4週間に限って医療保護入院2項（法33条2項）の入院となり，この間，家庭裁判所で保護者の選任を行い，1項入院に切り替える必要がある．また，保護者となりうる扶養義務者がいない場合，あるいは保護義務を行うことができない場合は，法21条によって管轄する地域の市町村長が保護者となることが規定されている．市町村長が保護者となる場合の事務処理要領が保健医療局長通知で示されているが，行政は病院からの病状報告だけで入院同意を与えるにとどまらず，担当者が本人や主治医と面談する等，実質的な保護義務を

果たすことが望まれる．

　入院が1年以上に及ぶときには，1年ごとに指定医は診療録に記載し，「定期病状報告」を行政に提出する必要があり，この報告書は精神医療審査会の審査の対象とされる．

　iii）**応急入院**（法33条の4）　　急速を要し，保護者や扶養義務者の同意を得ることができない場合，精神保健指定医の診察により本人の同意がなくとも，72時間に限って応急入院指定病院に入院させることができるという規定であり，1987年の改正で新設された．意識障害や昏迷状態，在留外国人等で身元不明あるいは家族との連絡がつかない場合等に利用されることが多いが，市町村長同意による医療保護入院との区別は必ずしも明確ではなく，また精神科救急システムの整備状況によっても運用に地域差がでていることは否めない．

　iv）**措置入院**（法29条）　　都道府県知事は，一般人の申請，警察官・検察官・保護観察所長・矯正施設長の通報，精神科病院管理者の届出があり調査の上必要があると認めるとき及びその他必要な場合，指定する2人以上の精神保健指定医に診察させ，精神障害のため入院させなければ自傷他害のおそれが強いと診察結果が一致した場合，国もしくは都道府県の設置する精神科病院または指定病院に入院させることができるとする規定である．診察した指定医は診断書を作成し，本人への告知は行政吏員によって行われる．2003年の措置入院は全入院患者の0.8%となっている．

　自傷他害のおそれがなくなったときには，指定医の診察により「措置入院者の症状消退届」を提出し，都道府県知事が措置解除を決定する．引き続いて入院治療が必要な場合は，任意入院や医療保護入院の手続きが必要になる．措置入院が6か月を超える場合には，6か月ごとに指定医による定期病状報告書の提出が必要であるが，措置入院患者の入院期間の短縮化を踏まえ，2006年10月の改正により入院3か月目の報告が新たに追加された．

　措置入院は，本人や保護者の意思に関係なく下される行政処分であるだけに，その判定基準は厚生労働省告示により細かく明示されているが，都道府県によって措置率，措置入院期間，人口万対新規措置入院数に大きな較差があることが大きな課題とされている．

　v）**緊急措置入院**（法29条の2）　　急速を要し，通常の措置入院手続きによることができない場合の規定であり，1名の精神保健指定医の診察により，自傷他害のおそれの程度が著しいときに72時間に限って入院させることができる．措置入院より簡略な手続きで措置権限を行使する制度であるため，自傷他害のおそれが「著しい」ことが要件となる．72時間以内に29条規定による通常の措置入院手続きを完了しなければならない．

2）入院中の処遇と行動制限

　法36条は，「精神科病院の管理者は，入院中の者につき，その医療又は保護に欠くことができない限度において，その行動について必要な制限を行うことができる」として，行動制限の具体的な基準を告示で示している．

　いかなる場合でも行うことができない行動制限としては，信書の発受の制限（異物が同封されていると思われるとき，本人に開封させ，異物を取り出したうえで信書を渡すことは含まれない），人権擁護に関する行政機関の職員並びに患者の代理人である弁護士との電話と面会の制限，本人又は保護者の依頼により代理人になろうとする弁護士との面会がある．その他の者について通信・面会を制限した場合は，本人と保護者に告知・説明し，診療録にその内容と理由を記載しなければならない．

　症状により隔離を行う場合は，告知文に基づいて患者に説明を行い，その症状と隔離を開始した時刻を診療録に記載しなければならない．12時間を超える隔離の場合は精神保健指定医による診察を必要とする．いずれの場合も「少なくとも毎日1回」の診察が義務づけられている．なお，本人の希望によって隔離室を使用した場合は隔離にはあたらないが，本人の意思である旨の書面を得なければならない．

　身体拘束は，時間にかかわらず指定医の診察が必要であり，その手続きは隔離の場合と同様である．ただし，身体拘束は制限の程度が強く，二次的な障害を引き起こす可能性もあるため，「頻回に診察を行うもの」と規定されている．

　これらの行動制限は入院形態にかかわらず可能とさ

れているが，任意入院の場合は72時間の退院制限時を除いては避けるべきであり，どうしても必要な場合は医療保護入院などに切り替えて行うべきであろう．

3) 外来制度

精神障害の通院医療については，一般科医療と比較して特別な法制度があるわけではない．ただ，在宅精神障害者の医療の確保を容易にするため，精神衛生法の1965年改正時に「精神障害者通院医療費公費負担制度」が新設された．この制度は，半年ごとに申請し承認を得た後，通院医療に要する費用の2分の1を公費で負担し，残りの部分について医療保険制度を適用するというものであった．同制度は，1995年の「精神保健及び精神障害者福祉に関する法律」の公布により，認定期間が2年に延長されると同時に，公費優先の制度から保険優先の制度に改められることにより，最終的な自己負担は，医療保険の種別にかかわらず5％に統一された．その結果，承認患者数は年々増加し，2004年には58万8,394件に達している．

本制度は，2006年4月1日に施行された障害者自立支援法により，三障害に共通した自立支援医療費として統合され精神保健福祉法から切り離された．内容も大きく改正され，患者負担を1割とし，認定期間は1年間，所得による制限が設けられ指定医療機関制度が導入された．所得に応じた自己負担上限額が設定されたものの，就労の機会が少なく所得保障が不十分な精神障害者，頻回の医療的デイケアを必要としている精神障害者にとって負担は大きく，障害重症度の認定と並んで大きな課題とされている．　　　（猪俣好正）

b) 生活保障のための法規

統合失調症者を対象とする生活保障に関する主な法規は，障害者自立支援法，精神保健福祉法，年金保険関係法規や医療保険関係法規，生活保護法，社会福祉法，障害者基本法，障害者雇用促進法である．それぞれの法について簡潔に解説する．

2006年度から本格的に施行された障害者自立支援法は，精神障害者保健福祉施策を根本から変化させた．この法の特徴は，次の5点である．

①三障害（身体・知的・精神）ばらばらであった制度体系を一元化し，市町村がその実施主体としたこと

②障害種別毎に分かれていた施設体系を再編したこと

③障害者が「働ける社会」を目指すための施策を重視したこと

④全国共通ルールがなかった支援決定の手続きや基準を明確化，透明化したこと

⑤利用者の利用料負担と国の財政負担を義務化し，皆で支え合う仕組みを創設したこと

これらの特徴のうち，①でいえば，従来障害別に異なっていたサービスの内容・量・質が，市町村という身近なところで一元化・提供されるということは特筆される．③でいえば，就労支援を重視することで生活保障の可能性をひらくものとして評価できる．

しかし，利用料1割負担と食費などの諸経費が別途負担となったことで，これまでよりも自己負担が増えることになる．また，障害程度によってはサービス利用の制限につながる可能性もある．もちろん低所得者に対する減免措置があるとはいえ，サービス利用を少なくした（止めた）という障害者もいる．精神障害者の生活保障になるかどうかについては，今後の推移を見守りつつ，必要に応じた改正が検討課題になるかもしれない．

精神保健福祉法については，別途で取り上げることになるのでここでは省略する．

i) 年金・医療保険関係法規（国民年金法・厚生年金保険法，国民健康保険・健康保険法など）　所得や医療を保障するもので生活保障の重要な柱となる．これらは前述した障害者自立支援法の問題点と結びついてくる．それは障害年金などによる所得保障が低額に抑えられていることと利用者の自己負担増との関連である．「無い袖は振れぬ」のは確かである．生活保障を考える上でこのことは避けて通れない．なお，これらの法規に関する詳細は紙面の都合で省略するが，特に障害年金の請求などについては成書（全家連年金問題研究会編集『精神障害者の障害年金の請求の仕方と解説』中央法規）を参考にされたい．

ii) 生活保護法　「日本国憲法第25条に規定する理念に基き，国が生活に困窮するすべての国民に対し，その困窮の程度に応じ，必要な保護を行い，その最低限度の生活を保障するとともに，その自立を助長

することを目的」としている．生活保護には8つの扶助があるが，日常生活を保障する生活扶助や住宅扶助に加え，医療扶助も精神障害者にとって生活保障の重要な役割を担っている．入院患者の約2人に1人の割合を精神障害が占めているという事実はそのことを如実に示している．なお，被保護世帯の状況や自立阻害要因の類型化を図り，類型ごとに自立支援や就労支援の具体的内容や実施手順などを定めて組織的に行う自立支援プログラムが2005年度から実施されている．精神障害者に対するものとしては，地域障害者職業センターでの職業準備訓練や公共職業安定所との連携で試行雇用（トライアル雇用）を活用する具体例もみられる．また，公共職業安定所との連携によって就労支援を実施する「生活保護受給者等就労支援事業」が2005年度から開始されている．これは，公共職業安定所に配置される就労支援コーディネーターと福祉事務所担当者で構成される就労支援メニュー選択チームが，個別面接などによって適切な就職支援メニューを選定し，公共職業安定所などできめ細やかな就職支援をおこなうものである．就労支援は精神障害者の生活を保障する意味で，生活の質を高める方策の一つである．生活保護を打ち切るためのものだけでなく，働きたいという希望をかなえることで被保護者の自立した生活を実現するプログラムの内容や方法を構築していくことは重要な課題である．

iii）社会福祉法　社会福祉に関する共通的基本事項を定め，福祉サービス利用者の利益の保護及び地域福祉の推進，社会福祉事業の公明かつ適正な実施の確保などを図ると記されている．本法で障害者自立支援法に規定する障害福祉サービス事業や精神障害者も対象とする福祉サービス利用援助事業（地域福祉権利擁護事業），今後新しい事業体系に移行する精神障害者社会復帰施設も第二種社会福祉事業と定めている．また市町村地域福祉計画や都道府県地域福祉支援計画も本法で規定している．これらの計画策定にあたっては，精神障害者も福祉サービス利用者かつ地域住民の一員であることが重要なポイントとなる．このことが精神障害者の地域生活を支える礎石となる．

iv）障害者基本法　障害者のための施策に関する基本的理念や障害者の定義などを定めている．また国に障害者基本計画策定を，都道府県に都道府県障害者福祉計画を，市町村に市町村障害者福祉計画策定を義務づけている．国によるものが「障害者プラン—ノーマライゼーション7か年戦略—」（1996〜2002年度），「新障害者基本計画」（2003〜2012年度の10年間）とその前期5年間において重点的に実施する施策や達成目標などを記した「重点施策実施5か年計画（新障害者プラン）」（2003〜2007年度）である．これらの計画には，条件が整えば退院可能とされる約72,000人の入院精神障害者について，施設サービスや在宅サービスを充実することで，退院を促進し，地域で生活できるようにすると記されている．これらの条件整備は，精神障害者の生活を保障する重要な施策といえる．

v）障害者雇用促進法　精神障害者を対象とした職業リハビリテーション措置として次のような雇用施策を行っている．公共職業安定所では，精神障害者相談員や精神障害者ジョブカウンセラーを配置し，職業指導などを行っている．地域障害者職業センターでは，精神障害者支援の専任障害者職業カウンセラーを配置し，職場適応援助者（ジョブコーチ）などとともに職業評価や職業指導などを行っている．2005年改正では，特例ではあるが，精神障害者保健福祉手帳を所持する精神障害者を障害者雇用率制度に算定することになった．この改正と共に，地域障害者職業センターでは，精神障害者と事業主を対象に，雇用促進・雇用継続・職場復帰の各段階に応じた体系的・専門的支援をおこなう「精神障害者総合雇用支援」を実施し，働きたいと願う精神障害者の雇用を支援している．障害者自立支援法の施行と相俟って，このことの実現が精神障害者の生活保障につながるものと期待されている．精神医療や精神保健福祉との連携が十分でないことが指摘されているので，これらの連携による雇用支援活動の充実を図っていくことが今後の課題である．

なお，ここまでに解説した法による精神保健福祉施策や各種サービスの活用に最も手慣れているのは精神保健福祉士である．就労支援や雇用支援が重視される傾向があり，今後は精神保健福祉士がこのことに力を注いでいくことになるだろう．精神科医が治療を主た

る業務としているのと同様に，face-to-face での相談援助を基盤としながら，精神障害者本人のニーズとそれに対応するサービスとの結びつけ（そのための調整活動）を精神保健福祉士は職域にしている．「餅屋は餅屋」であるので，生活を保障するための各種サービス提供という点で精神保健福祉士が担うことになる．もちろん精神科医と精神保健福祉士との間には，職域・職種の相違を前提とした相互理解・連携・協働が不可欠であることは言うまでもない．（**住友雄資**）

6. 将来の治療のあり方

　近年統合失調症治療は大きな変化を見せている．第一は，病院ケアから地域ケアへの変化である．諸外国で30年～40年前にはじまった脱病院化が，1988年の精神保健法施行以降わが国でも徐々にはじまり，入院治療から外来・デイケアをベースとした治療へと少しずつ移行しつつある．実際，精神病床数は1994年以降徐々に減少し，病床利用率も同様の傾向である．もっとも医療費からみると，依然として入院治療に偏しているが．さらに病院に加えて社会復帰施設がネットワークに参加し，同時に市町村行政も関与を徐々に強めている．

　第二に，治療やケアに関わる人々の輪が広がっている．かつての医師と看護スタッフ中心から，臨床心理士・作業療法士・精神保健福祉士の専門家や，ボランティアなど一般市民がケアに関わってきている．新たに加わったケア提供者は，特に保健や福祉の領域での活躍が目立っている．

　第三に，インフォームドコンセントに基づく医療を追求する傾向が強まりつつある．任意入院を中心とした入院制度，治療法の選択への患者・家族の関与などに見られるが，最近の傾向としてQOL（quality of life）が重視されてきている．新型抗精神病薬使用によってQOL向上が求められるのもその一例である．精神症状がなくなればよいとしたかつての医療観から副作用軽減を重視する最近の医療観への変化である．

　第四に，当事者の関わりがますます重視されている．諸外国のように治療チームの一員として当事者が参加することもあり，セルフヘルプグループやピアカウンセリングなど重要な活動を展開している．

　以上のような全般的な変化の中で生まれてきたこととして，1）急性期に危機介入的なサービスが受けられる場合には必ずしも入院をしなくてすむようになった，2）退院先が確保されて入院がいたずらに長引くことが避けられるようになった，3）再発そのものが抑えられ入院機会が減った，ことが挙げられる．入院という患者・家族にとってもっとも負担になる事象が減らせたという点で大きな効果があったと言える．その結果，将来的には精神病床は着実に減少するだろう．

　一方，このような変化は必ずしも好ましいとは言えないという批判もある．患者は地域に移ったといっても，ただ生活の場が病院から地域に変わっただけで本質的な変化ではない，依然として患者中心の処遇ではないという見解である[1]．患者は社会復帰施設を中心とした限られた空間で限られた人々との接触の中での生活を強いられ，本人からみた生活満足度はそれ程高くないかもしれない．かつて病院で長期入院を強いられた人が，今は病院と社会復帰施設という枠が広がったところでの生活を続けているというわけである．脱病院化の批判の一つに病院から出たけれど結局別の施設に移しただけではないかという批判もある（trans-institutionalism）．

　結局，患者中心のケアが行われているかという点が，ますます重要になっていかざるを得ないだろう．その意味でインフォームドコンセントに基づく医療が展開できていくか，ケア決定に当事者をどこまで参画させていけるか，といった点がますます求められる．実際，カナダ政府が提唱している best practice には，当事者の関わりが項目として取り上げられている[2]．専門家は，当事者との対話，交渉，妥協の中から最善の治療を選択していくというタフな経験をしていくことになるだろう．そして，そのことが結局はパタナリスティックな医療のもっていた短所を克服し，長所を残していくことができる唯一の道かもしれない．

（井上新平）

文　献

1) Anthony WA, Cohen MR, Farkas MD: Psychiatric Rehabilitation. Boston University, Center for Psychiatric Rehabilitation, Boston, pp. 173-197, 1990. (高橋亨, 浅井邦彦, 高橋真美子訳:精神科リハビリテーション. MEIN, 秦野, 1993.)

2) 野田文隆:［カナダのブリティッシュ・コロンビア州における精神保健システムとモニタリング.］精神保健福祉のモニタリング―変革期をとらえる（吉川武彦, 竹島正), [pp. 46-62], 中央法規出版, 東京, 2001.

III. 治療計画策定に有用な各種の評価

1. 脳と身体機能の医学的評価

1.1 脳の形態学的評価

a) CT（コンピュータ断層）による脳室の評価

1970年代，CTが開発実用化されて数年後，Johnstoneら[15]は，統合失調症患者では正常対照と比較して側脳室が有意に拡大していることを報告した．CTはたちまち一般臨床へ普及し，統合失調症における脳室拡大は数多くのCT研究によって繰り返し確かめられることになった．Lewis[21]は15年間の41篇の統合失調症CT研究を総括し，初期の研究で報告されたほど大きな差ではないが，患者の中に，側脳室と第三脳室が拡大し脳溝の開大が認められる症例がいると結論した．

このようにCT研究は，「非器質性」あるいは「機能性」と呼ばれていた統合失調症においても，「器質性」の，すなわち生物学的な脳の病態生理があることを明らかにすることによって，当時の疾病概念に見直しをせまることになった．Crow[4]は，統合失調症の「二症候群仮説」，すなわち同疾患には生物学的にも異種な二つの症候群があり，TypeIは陽性症状を示し，抗精神病薬への反応が良好で，ドーパミンの異常が病態として想定され，TypeIIは陰性症状および認知障害を示し，治療への反応は不良で病態として脳の形態異常が関連しているという仮説を提唱した．

表III-1 統合失調症のMRI研究・陽性所見と陰性所見（Shenton et al[32]）

脳部位	%+	%-	N+	N-	総数
全脳	22	78	11	39	50
側脳室	80	20	44	11	55
第三脳室	73	27	24	9	33
第四脳室	20	80	1	4	5
全側頭葉	61	39	31	20	51
内側側頭葉	74	26	36	13	49
上側頭回灰白質	100	0	12	0	12
上側頭回（灰白質と白質）	67	33	10	5	15
側頭平面	60	40	6	4	10
前頭葉	60	40	30	20	50
頭頂葉	60	40	9	6	15
後頭葉	44	56	4	5	9
小脳	31	69	4	9	13
基底核	68	32	17	8	25
視床	42	58	5	7	12
頭梁	63	37	17	10	27
透明中隔嚢胞	92	8	11	1	12

N+，N-はそれぞれ陽性所見と陰性所見の報告数を，%+，%-はそれぞれ陽性所見と陰性所見の割合を示す．

b) MRIによる脳の形態学的評価

統合失調症のMRI（magnetic resonance imaging）研究は1980年代後半から始まり，それらの研究を総括した総説が発表されている．Shentonら[32]（表III-1）は過去193篇のMRI研究について異常所見の割合を調べた．その結果を表III-1にまとめたが，脳室系については側脳室の拡大が80%（44篇/55編），第三脳室の拡大が73%（24/33）と多くの研究で報告されている．これに対して，第四脳室の拡大を報告した研究は20%（1/5）と少なかった．また，大

表III-2 58研究における統合失調症と対照の脳体積の比較 (Wright et al[40])

脳構造	研究数	患者数	対照数	容積%(患者/対照) 平均	95%CI
〈脳室〉					
左側脳室	18	557	496	130	120-141
右側脳室	18	557	496	120	113-128
左前角	3	84	45	113	97-132
右前角	3	84	45	117	105-132
左脳室体部	3	79	50	147	124-174
右脳室体部	3	79	50	148	126-174
左後角	3	79	50	129	113-147
右後角	3	79	50	128	110-149
左側角	13	424	367	134	118-153
右側角	13	424	367	119	109-131
第三脳室	22	595	548	126	119-134
第四脳室	5	119	134	107	96-119
全脳室	30	984	912	126	120-132
〈皮質辺縁系〉					
左半球	15	463	434	97	96-99
右半球	15	463	434	97	96-99
左前頭	13	395	367	95	92-98
右前頭	13	395	367	95	93-97
左側頭葉	25	693	669	98	96-99
右側頭葉	25	693	669	97	96-98
左扁桃体	7	146	137	91	87-94
右扁桃体	7	146	137	91	87-95
左海馬-扁桃体	15	407	324	95	92-99
右海馬-扁桃体	15	407	324	94	92-97
左海馬	24	677	621	93	90-97
右海馬	24	677	621	94	91-96
左海馬傍回	8	185	168	89	83-95
右海馬傍回	8	185	168	92	86-98
左上側頭回	10	314	271	97	95-100
右上側頭回	10	314	271	97	95-100
左前上側頭回	8	194	183	93	88-99
右前上側頭回	7	179	168	95	91-98
左後上側頭回	5	94	128	93	87-99
右後上側頭回	4	79	113	103	98-108
全脳	31	946	921	98	97-99
〈皮質下〉					
左尾状核	10	308	257	101	97-106
右尾状核	10	308	257	99	95-103
左被殻	7	169	151	104	99-110
右被殻	7	169	151	104	97-110
左淡蒼球	2	36	48	118	110-126
右淡蒼球	2	36	48	121	109-135
左視床	3	111	99	96	90-101
右視床	3	111	99	96	92-102
〈白質/灰白質〉					
灰白質	6	155	194	96	94-99
白質	5	126	155	98	95-100

脳皮質については，側頭葉61%（31/51），前頭葉60%（30/50），頭頂葉60%（9/15）で異常所見が多く，後頭葉では44%（4/9）と異常所見の割合が少なかった．さらに側頭葉内構造を測定した研究では，海馬，扁桃体，海馬傍回を含む内側側頭葉で74%（36/49），上側頭回67%（10/15）で異常所見を報告する研究が多く，特に上側頭回の灰白質のみを計測した研究では100%（12/12）の割合で異常所見が認められていたという．また，皮質下の脳構造については，基底核68%（17/25），視床42%（5/12），透明中隔嚢胞92%（11/12），小脳31%（4/13）の割合で異常が報告されていたという．

Wrightら[40]は過去の58篇のMRI研究の値を調べ対照群の値を100%とした時の統合失調症群の脳体積を求めている（表III-2）．それによると，統合失調症群の平均大脳体積は98%と小さく，平均脳室体積は126%と大きかった．また脳室の拡大は，全体というよりも側脳室体部116%で強かったという．また脳局所構造については，扁桃体94%，左扁桃体/海馬94%，右扁桃体/海馬95%，左海馬傍回93%，右海馬傍回95%と統合失調症群の平均値が小さかった．さらに性差についてはほとんどの部位で有意な差を認めなかった．

統合失調症のMRI研究の多くは，研究者が注目した特定の領域を照準として，その部位の体積を用手的に求める関心領域（region of interest：ROIあるいはvoxel of interest：VOI）法を用いている．この方法ではROIについては定量的に評価することができるが，それ以外の領域は評価の対象からはずれてしまうことになる．また，ROIの選び方に研究者の主観が含まれてしまうというという欠点がある．

これらの欠点を補うため，近年，画像解析には各被験者の画像を標準脳に変換して，画像を「機能的に独立した立方体（voxel）の集合体」とみなし，voxelごとに比較して統計的に有意なvoxelを強調表示する解析法が行われるようになっている．このような画像解析法で最も普及しているのがSPM法（Welcome Department Cognitive Neurology, London, UK）であり，同方法は，fMRI（functional MRI），PET（positron emission tomography）などの機能

画像に適用され，画像解析の標準的な手法として確立した感がある．そして，形態画像であるMRIについても，灰白質部分を抽出し対象としたMRI voxel に基づく形態解析法である voxel-based morphometry (VBM) を用いた研究が報告されている．Chua ら[3]は，統合失調症患者の精神活動の貧困さと左前頭眼窩面皮質の灰白質体積には負の相関があり，精神活動の亢進と両側の海馬を含む内側側頭葉の灰白質体積には正の相関があることを示した．また，Suzuki ら[34]は，統合失調症患者45例と健常対照42例の脳体積を比較して，左上側頭回，中前側頭回，両側下前側頭回，前部帯状回，内側側頭葉で有意な灰白質の減少を報告した．従来のROI解析は視察的な手作業に依存するため，評価者間の信頼性が低い，境界設定が不可能な部位は計測できない，多数の部位の測定が不能などの限界があり，仮説に基づいて少数の脳構造のみを測定することが大部分であった．VBMは，そうした仮説や主観によらない三次元的な形態評価を可能にした．最近では，Honea[12] らが過去15篇のVBM研究のメタ解析を報告している．それによると50の測定脳部位の中で最も一致した結果として，左中側頭葉が15篇中9篇で，左上側頭回が15篇中8篇で体積減少を示したという．

c） 脳形態異常と症候

CT研究では脳室拡大は陰性症状，認知障害，遅発性ジスキネジアと関連するという報告が多い[21]．著者[28] が以前にMRI研究における統合失調症の形態所見と症候との対応を検討したところ，陰性症状との関連を調べた研究が最も多く，陰性症状は，脳室体積と正の相関を認め，頭蓋，大脳，灰白質，前頭葉，尾状核，脳梁，側頭葉など多様な部位の面積または体積と負の相関を示していた．この結果からすると，形態学的な異常が側頭葉で最も強いとしても，その側頭葉の形態異常のみが陰性症状を引き起こすとは考えにくく，陰性症状の発現を，ひとつの脳部位の形態異常に特定するのは困難と思われた．他には，思考障害と，海馬，海馬扁桃体，左上側頭回，左後上側頭回，側頭平面の異常との関連が報告されており，認知障害については，海馬，海馬傍回，側頭葉の形態異常との関連

表III-3　統合失調症初回エピソードのMRI研究（Shenton et al[32]）

脳部位	%+	%−	N+	N−	総数
全脳	11	89	1	8	9
灰白質	100	0	5	0	5
脳室	78	22	14	4	18
側頭葉（全体）	45	55	5	6	11
側頭葉内側（扁桃体・海馬複合体）	83	17	5	1	6
上側頭回	100	0	3	0	3
側頭平面	80	20	4	1	5
海馬	80	20	8	2	10
扁桃体	20	80	1	4	5
海馬傍回	67	33	2	1	3
前頭葉（全体）	63	38	5	3	8
前運動野	50	50	1	1	2
前頭前野	100	0	1	0	1
帯状回	50	50	1	1	2
感覚運動野	0	100	0	1	1
感覚頭頂葉	0	100	0	1	1
後頭葉	0	100	0	1	1
後頭頂	100	0	1	0	1
脳梁	75	25	3	1	4
透明中隔嚢胞	100	0	3	0	3
基底核	67	33	6	3	9
視床	50	50	1	1	2
小脳	67	33	2	1	3

N+，N−はそれぞれ陽性所見と陰性所見の報告数を，%+，%−はそれぞれ陽性所見と陰性所見の割合を示す．

を認めた報告がある．

d） 初発エピソード時の脳形態異常

CT研究では，統合失調症患者では初発時にすでに脳室拡大を認めるという多くの報告がある．さらに，罹病期間と脳室の大きさには相関が確かめられないことから，統合失調症患者の脳形態異常は，後天的な変性というより神経発達過程における障害を反映するという考え方が広く支持されてきた[37]．Steen[33] らは52篇のMRI研究を解析し，初発統合失調症と健常群の脳体積を比較している．その結果，対照群を100％として初発統合失調症群の全脳体積が97.3％，海馬体積が91.7％と小さく，側脳室が125.3％と拡大していた．またVita[35] らも12篇のMRI研究を解析して同様の研究を行い，側脳室，第3脳室の拡大と全脳体積，海馬の縮小を認め，一方で慢性患者では報告が多い扁桃体や側頭葉の体積減少は目立たなかった．この

表4 統合失調症の縦断的MRI研究

著者	年	統合失調症	対照	病期	追跡期間	測定された脳構造	統合失調症群で認められた所見
Delisi et al.[10]	1995	20	5	初回エピソード	4	・大脳半球、側頭葉、上側頭回、側頭葉 小脳、脳梁 ・尾状核 ・側脳室	不変 不変 左側脳室で拡大率が大きい
Delisi et al.[9]	1997	20	20	初回エピソード	>=4	・大脳半球、側頭葉、上側頭回、側頭葉内側、 小脳、脳梁 ・尾状核 ・側脳室、シルビウス裂	左右半球、右小脳、脳梁で萎縮率が大きい 不変 左側脳室の拡大率が大きい
Nair et al.[27]	1997	18	5	慢性	2-3	・脳室	拡大率が大きい
Rapoport et al.[29]	1997	16	24	小児期発症	2	・大脳 ・視床、尾状核、被殻、淡蒼球 ・側脳室	不変 視床と尾状核の拡大率が大きい 拡大率が大きい
Gur et al.[11]	1998	40	17	初回エピソード 20 慢性 20	2-3	・脳全体、前頭葉、側頭葉 ・脳脊髄液	患者群でのみ前頭葉体積が減少 不変
Jacobson et al.[13]	1998	10	17	小児期発症	2	・側頭葉、上側頭回、側頭葉内側	右側頭葉、両側上側当回、後上側頭回、右前上側頭回、左海馬で萎縮率が大きい
Keshavan et al.[17]	1998	11	12	初回エピソード	1	・上側頭回	統合失調症群でのみ右側で増加
Rapoport et al.[30]	1999	34	15	小児期発症	4	・前頭葉、側頭葉、頭頂葉、後頭葉	前頭葉、側頭葉、頭頂葉灰白質で萎縮率が大きい
Lieberman et al.[22]	2001	107	20	初回エピソード	1.5	・皮質、海馬 ・尾状核 ・側脳室	不変 拡大率が大きい 転帰不良群で拡大率が大きい
Saijo et al.[31]	2001	15	12	慢性	10	・側脳室	拡大率が大きい
Cahn et al.[1]	2002	34	36	初回エピソード	2	・脳全体・大脳灰白質 ・側脳室	萎縮率が大きい 拡大率が大きい
Kasai et al.[16]	2003	13	14	初回エピソード	1.5	・上側頭回 ・海馬・扁桃体	萎縮率が大きい 不変
DeLisi et al.[8]	2004	26	10	初回エピソード	10	・側脳室	前半5年間は両群で拡大、後半5年間は患者群で拡大率が大きい
Whitworth et al.[38]	2005	38	20	初回エピソード 21 慢性 17	4	・側脳室 ・海馬・扁桃体	拡大率が大きい 萎縮率が大きい

ような初発エピソードのMRI所見は，統合失調症では，初発時あるいは病初期にすでに脳の形態異常が存在することを示している．

e) 脳形態異常の進行性について

病初期から形態異常が認められるということは，必ずしも統合失調症発症後の進行性の変化を否定することにはならない．さらに，罹病期間との相関についても，すでに数年にわたり罹患していた慢性期の患者の罹病期間と脳室の大きさの相関を否定しても，進行しないことの決定的証拠にはならない．脳室の拡大は症状の活発な時期のみに認められ，発病から数年たった慢性期には認められないのかもしれない．また症状増悪期に対応して散発的に生じているのかもしれない．さらに，脳室の拡大が統合失調症の亜型に対応して認められるように，特定の亜型でのみ進行性の変化が認められるのかもしれない．このように考えると，発病後の進行性の脳形態変化を特定するためには，縦断的研究が必要と思われる．

初期のCTを用いた統合失調症の縦断的研究では，継時的な脳室拡大を否定する報告が多く，統合失調症の発症後の進行性の脳形態変化を否定する証拠とされてきた．しかしながら，CT研究の欠点として指摘できるのは，スキャン上で計測された脳室のスライスレベルのコントロールが困難なことである．スライスレベルのずれからくる測定誤差は，脳室のわずかな変化の検出を難しくしている可能性が考えられる．また，初期のCT研究の多くは，比較対照群を用いずに患者群のみを調べていたという問題点が指摘できる．一方で，対照群を用いた研究[6]では，統合失調症群における進行性の脳室拡大を報告しており注目される．

MRI検査は，非侵襲的で繰り返し調べることが可能で，任意のスライスの得られることから撮影方法の標準化が容易で，かつより詳細な分解能をもつなどの利点があり，脳形態の継時的研究により適した検査法である．MRIを用いた統合失調症の脳形態研究が始まって10余年になるが，ここ数年，統合失調症患者において縦断的な脳の形態変化を調べた研究が報告されるようになった．表III-4にMRIによる縦断研究の結果をまとめた．これまでのところ，対照群の継時

変化と比較して，統合失調症群では，脳室がより拡大する[8,10,22,27,29,31,38]，大脳半球体積がより小さくなる[1,9]，前頭葉[11]，側頭葉[7,13,16]，あるいは前頭葉，側頭葉，頭頂葉[30]の変化がより強くなるなど，発病後の進行性の脳の形態変化が報告されている．さらに，Liebermanら[22]によると，統合失調症を転帰良好と不良に分けると転帰不良群でのみ進行性の脳室拡大が認められたという．

われわれは，統合失調症および正常対照に対して10年間の長期追跡MRI検査を実施した．その結果，10年間の脳室の拡大率は対照群と比較して統合失調症群で有意に大きかった[25]．さらに，統合失調症群においては，陰性症状得点と脳室拡大率に正の相関が認められた．このような結果からすると，統合失調症では発病後でもなお脳の形態異常が進行しており，その形態異常は陰性症状など難治症状と関連している可能性がある．

以上の報告は成人患者を対象としたROI計測によるものであるが，小児患者を対象としたVBM手法による研究報告として，Rapoport[29,30]らのものがある．彼らの報告によると，小児期発症の統合失調症患者では健常群と比較し，側脳室の拡大，皮質の灰白質の体積減少，視床の体積減少，脳梁の体積増加が認められた．さらに2年間の追跡検査では，側脳室の拡大，視床部位の体積減少が認められたという．また小児期発症患者に対しての抗精神病薬の影響も報告しており，定型抗精神病薬では基底核の拡大が認められ，同様の変化が非定型抗精神病薬では認められなかった．

このような縦断研究の結果は，統合失調症患者の脳の形態異常の成因を発病前の神経発達障害のみに求めることは困難で，発病前の神経発達障害（first hit）と発病後の進行性の変化（second hit）からなる二段階の病態モデル（two hitモデル）[25]を想定する必要性を示している．

f) 脳の形態学評価と診断および治療計画の策定：―今後の展望―

最後に，統合失調症の治療計画策定に際して，診断と治療効果予測における脳形態学的評価法の意義につ

いて述べる．

1）診　断

　CT および MRI 研究は統合失調症の脳形態異常を繰り返し報告しているものの，その異常の程度は軽微であり，個々の症例の CT や MRI の視察的な所見のみによって統合失調症の診断を下すことは不可能である．また CT や MRI から得られた定量的な計測値についても，定量化して群比較を行って初めて統計的な有意差として確認できる程度の差であり，個々の症例の診断には用いられるまでには至っていない．個々の計測値では統合失調症を対照と区別できないことから，Leonard ら[20]は脳体積，第三脳室体積，脳の各構造の 3 次元座標の複数の指標を組み合わせ，統合失調症患者と対照者との判別を試みている．その結果，統合失調症患者のうち 77％が正しく判別されたという．今後，このように複数の形態学的計測値を総合的に評価する試みが期待される．Kurachi[18,19]は統合失調症と統合失調症型障害の患者の脳体積と健常群を比較し，統合失調症型障害患者では内側側頭葉構造の体積減少がみられたが，統合失調症患者では同様の変化に加え，前頭葉の内側部と背側部に体積減少がみられたことから，統合失調症の発症には側頭葉と前頭葉の二元的な病理が存在すると指摘している．

　さらに，統合失調症のサブタイプや症候の異種性に対応して脳の形態異常が異なる可能性があることにも留意する必要がある．一般的には症状の重篤度に対応して脳形態異常が強くなり，症候上の異種性が異なる病態に対応している可能性を示唆している．したがって，画像所見に基づき特定のサブタイプの抽出が期待される．しかし，Daniel ら[5]は，過去の CT 研究から 691 例の統合失調症の脳室径の値を調べ，その分布が二峰性を示さないことから，脳室径は非連続的な 2 つの亜型を特定する指標にならないと結論した．症候のみに基づいて特定の統合失調症サブタイプを明確に区別するのが難しいのと同様に，脳室の拡大という画像所見から統合失調症を明確に異なる亜型に分けることも困難と思われる．しかしながら，このような脳形態評価の限界は，生物学的には異なる病態のものを一つのカテゴリーにまとめているという統合失調症概念自体の限界を示しているとも考えられ，症候レベルと脳形態学的評価の対応の解析をさらに推し進める必要がある．

2）治療効果予測

　脳の形態学的評価は治療効果や予後予測に有用な情報を提供することができるのであろうか．脳室拡大の程度と治療効果の関連を調べた CT 研究では，脳室の拡大があると治療反応性が乏しいというものから，関連はないとするもの，あるいは逆に治療によく反応するというものまでさまざまな結果が報告されている．一方，MRI による研究では，初発あるいは病初期の脳形態と治療反応性や転帰との関連を調べた研究は未だ少ない．その中で，Zipursky ら[42]は，初発エピソードにおける haloperidol の治療効果は大脳灰白質体積と相関しており，1 日 2 mg で維持可能な例は，より高用量の維持量を要した症例よりも灰白質体積が大きいという報告をしている．また，病初期の MRI と平均 7 年間の症状転帰を調べた Wassink ら[36]によると，小脳体積と陰性症状，精神病症状，心理社会的障害の間に負の相関を認めたという．しかしながら，Delisi ら[7]によると，急性発症で完全回復を示した例で脳室がより小さかったものの，多くの例では予想とは逆に脳室が大きく大脳半球が小さいほど臨床的改善度は高かったという．

　統合失調症患者に認められる脳形態異常は初発時にすでに認められるが，発症後にも脳形態異常が進行することを先に述べた．初発 107 例と最多の対象患者を追跡調査した Lieberman ら[22]によると，初発時の脳室体積には転帰は関連なく，追跡 MRI 検査における進行性の脳室拡大が転帰不良と有意に関連していたという．われわれの 10 年間の縦断研究の結果[31]でも，進行性の脳室拡大は陰性症状の悪化と関連していた．したがって，統合失調症では発病後も進行性の変化が認められ，その変化自体が難治化や予後不良と関連している可能性がある．今後は，二段階の病態仮説（two hit モデル）が，初発時の脳形態異常（first hit）と進行性の形態異常（two hit）を分けたように，初発時の形態異常と進行性の脳形態変化とを分けて詳しく調べていく必要がある．さらに，Lieberman ら[23]は，このような進行性の形態変化が抗精神病薬のコンプライアンスの悪さと関連しているという結果[10,22,27]

から，抗精神病薬治療が進行性の変化を遅くする可能性を示唆している．抗精神病薬治療によって進行性の変化を阻止できるのなら，維持療法の重要性をさらに強調しなければいけない．

さて，定型抗精神病薬と非定型抗精神病薬では統合失調症の脳構造に対する作用に違いがあるのだろうか．Lieberman[24]らは，初発統合失調症患者に対し抗精神病薬を投与し，縦断的な体積変化を測定して報告している．その結果では，haloperidolを使用した患者群では灰白質の体積減少が認められ，同様の変化がolanzapineを使用した患者群ではみられなかった．またMolina[26]らは初発患者群と慢性患者群とにそれぞれrisperidoneとclozapineを投与して体積の縦断的変化をみており，両群ともに頭頂葉，後頭葉で灰白質の体積増加，白質の体積減少を認めた．これらは定型抗精神病薬と非定型抗精神病薬との違いを示唆している．

脳の進行性変化が，症状が顕在化せず医療機関を受診する以前の前駆期から始まっており，その進行を抗精神病薬治療が阻止するのなら，早期発見早期治療の予防的な治療計画の意義がますます重要になると考えられる．Pantelis[39,41]は，精神病症状を呈するハイリスク群について健常群と比較した脳形態変化を調べて注目されている．彼らの報告によると，ハイリスク群は健常群と比較し，左半球において帯状溝が中断と傍帯状溝の未発達がみられた．健常群ではみられた傍帯状溝の左右差がハイリスク群ではみられず，またハイリスク群の中で精神病状態への移行があった群となかった群の比較では有意差が認められなかった．そして，精神病疾患の家族歴のあるハイリスク群では変化を認めなかったが，家族歴を持たないハイリスク群では左海馬の体積減少がみられた．こうした報告からは，精神病症状として顕在化する以前より脳形態に変化が生じている可能性が考えられる．今後，予防的な抗精神病薬の投与が，前駆期の脳形態変化，そして統合失調症の発症を予防するか否かを明らかにする必要がある．

このような統合失調症における進行性の脳形態異常がKraepelinの早発性痴呆のように特定のサブタイプにあらかじめ決められた病的プロセスによって起こるものなのか，あるいは治療によって発現や進行を止めることが可能なのかという問題は，統合失調症の治療戦略を考える上で最も重要な課題の一つと思われる．

（福田　一，大久保善朗）

文　献

1) Cahn W, Hulshoff Pol HE, et al: Brain volume changes in first-episode schizophrenia: a 1-year follow-up study. Arch Gen Psychiat 59(11):1002-1010, 2002.

2) Chakos MH, Lieberman JA, et al: Increase in caudate nuclei volumes of first-episode schizophrenic patients taking antipsychotic drugs. Am J Psychiat 151(10): 1430-1436, 1994.

3) Chua SE, Wright IC, et al: Grey matter correlates of syndromes in schizophrenia. A semi-automated analysis of structural magnetic resonance images. Br J Psychiat 170:406-410, 1997.

4) Crow TJ: Molecular pathology of schizophrenia: more than one disease process? Br Med J 280(6207): 66-68, 1980.

5) Daniel DG, Goldberg TE, et al: Lack of a bimodal distribution of ventricular size in schizophrenia: a Gaussian mixture analysis of 1056 cases and controls. Biol Psychiat 30(9):887-903, 1991.

6) Davis KL, Buchsbaum MS, et al: Ventricular enlargement in poor-outcome schizophrenia. Biol Psychiat 43(11):783-793, 1998.

7) DeLisi LE, Sakuma M, et al: Association of brain structural change with the heterogeneous course of schizophrenia from early childhood through five years subsequent to a first hospitalization. Psychiat Res 84(2-3):75-88, 1998.

8) DeLisi LE, Sakuma M, et al: Cerebral ventricular change over the first 10 years after the onset of schizophrenia. Psychiat Res 130(1):57-70, 2004.

9) DeLisi LE, Sakuma M, et al: Schizophrenia as a chronic active brain process: a study of progressive brain structural change subsequent to the onset of schizophrenia. Psychiat Res 74(3):129-140, 1997.

10) DeLisi LE, Tew W, et al: A prospective follow-up study of brain morphology and cognition in first-episode schizophrenic patients: preliminary findings. Biol Psychiat 38(6):349-360, 1995.

11) Gur RE, Cowell P, et al: A follow-up magnetic resonance imaging study of schizophrenia. Relationship of neuroanatomical changes to clinical and neurobehavioral measures. Arch Gen Psychiat 55(2):145-152, 1998.

12) Honea R, Crow TJ, et al: Regional deficits in brain volume in schizophrenia: a meta-analysis of voxel-based morphometry studies. Am J Psychiat 162(12): 2233-2245, 2005.

13) Jacobsen LK, Giedd JN, et al: Progressive reduction of temporal lobe structures in childhood-onset schizophrenia. Am J Psychiat 155(5):678-685, 1998.
14) Jacobsen LK, Rapoport JL: Research update: childhood-onset schizophrenia: implications of clinical and neurobiological research. J Child Psychol Psychiat 39(1):101-113, 1998.
15) Johnstone EC, Crow TJ, et al: Cerebral ventricular size and cognitive impairment in chronic schizophrenia. Lancet 2(7992):924-926, 1976.
16) Kasai K, Shenton ME, et al: Progressive decrease of left superior temporal gyrus gray matter volume in patients with first-episode schizophrenia. Am J Psychiat 160(1):156-164, 2003.
17) Keshavan MS, Haas GL, et al: Superior temporal gyrus and the course of early schizophrenia: progressive, static, or reversible? J Psychiat Res 32(3-4): 161-167, 1998.
18) Kurachi M: Pathogenesis of schizophrenia: Part II. Temporo-frontal two-step hypothesis. Psychiat Clin Neurosci 57(1):9-15, 2003.
19) Kurachi M: Pathogenesis of schizophrenia: Part I. Symptomatology, cognitive characteristics and brain morphology. Psychiat Clin Neurosci 57(1):3-8, 2003.
20) Leonard CM, Kuldau JM, et al: Cumulative effect of anatomical risk factors for schizophrenia: an MRI study. Biol Psychiat 46(3):374-382, 1999.
21) Lewis SW: Computerised tomography in schizophrenia 15 years on. Br J Psychiat Suppl (9):16-24, 1990.
22) Lieberman J, Chakos M, et al: Longitudinal study of brain morphology in first episode schizophrenia. Biol Psychiat 49(6):487-499, 2001.
23) Lieberman JA, Perkins D, et al: The early stages of schizophrenia: speculations on pathogenesis, pathophysiology, and therapeutic approaches. Biol Psychiat 50(11):884-897, 2001.
24) Lieberman JA, Tollefson GD, et al: Antipsychotic drug effects on brain morphology in first-episode psychosis. Arch Gen Psychiat 62(4):361-370, 2005.
25) McCarley RW, Wible CG, et al: MRI anatomy of schizophrenia. Biol Psychiat 45(9):1099-1119, 1999.
26) Molina V, Reig S, et al: Increase in gray matter and decrease in white matter volumes in the cortex during treatment with atypical neuroleptics in schizophrenia. Schizophr Res 80(1):61-71, 2005.
27) Nair TR, Christensen JD, et al: Progression of cerebroventricular enlargement and the subtyping of schizophrenia. Psychiat Res 74(3):141-150, 1997.
28) 大久保善朗：画像解析からみた精神分裂病の異種性・症候と画像所見の対応．最新精神医学 2:71-78, 1997.
29) Rapoport JL, Giedd J, et al: Childhood-onset schizophrenia. Progressive ventricular change during adolescence. Arch Gen Psychiat 54(10):897-903, 1997.
30) Rapoport JL, Giedd JN, et al: Progressive cortical change during adolescence in childhood-onset schizophrenia. A longitudinal magnetic resonance imaging study. Arch Gen Psychiat 56(7):649-654, 1999.
31) Saijo T, Abe T, et al: Ten year progressive ventricular enlargement in schizophrenia: an MRI morphometrical study. Psychiat Clin Neurosci 55(1): 41-47, 2001.
32) Shenton ME, Dickey CC, et al: A review of MRI findings in schizophrenia. Schizophr Res 49(1-2):1-52, 2001.
33) Steen RG, Mull C, et al: Brain volume in first-episode schizophrenia: systematic review and meta-analysis of magnetic resonance imaging studies. Br J Psychiat 188:510-518, 2006.
34) Suzuki M, Nohara S, et al: Regional changes in brain gray and white matter in patients with schizophrenia demonstrated with voxel-based analysis of MRI. Schizophr Res 55(1-2):41-54, 2002.
35) Vita A, De Peri L, et al: Brain morphology in first-episode schizophrenia: a meta-analysis of quantitative magnetic resonance imaging studies. Schizophr Res 82(1):75-88, 2006.
36) Wassink TH, Andreasen NC, et al: Cerebellar morphology as a predictor of symptom and psychosocial outcome in schizophrenia. Biol Psychiat 45(1):41-48, 1999.
37) Weinberger DR: Implications of normal brain development for the pathogenesis of schizophrenia. Arch Gen Psychiat 44(7):660-669, 1987.
38) Whitworth AB, Kemmler G, et al: Longitudinal volumetric MRI study in first- and multiple-episode male schizophrenia patients. Psychiat Res 140(3): 225-237, 2005.
39) Wood SJ, Yucel M, et al: Hippocampal and anterior cingulate morphology in subjects at ultra-high-risk for psychosis: the role of family history of psychotic illness. Schizophr Res 75(2-3):295-301, 2005.
40) Wright IC, Rabe-Hesketh S, et al: Meta-analysis of regional brain volumes in schizophrenia. Am J Psychiat 157(1):16-25, 2000.
41) Yucel M, Wood SJ, et al: Morphology of the anterior cingulate cortex in young men at ultra-high risk of developing a psychotic illness. Br J Psychiat 182: 518-524, 2003.
42) Zipursky RB, Zhang-Wong J, et al: MRI correlates of treatment response in first episode psychosis. Schizophr Res 30(1):81-90, 1998.

1.2 脳の局所血流・代謝評価

脳血流（cerebral blood flow）やグルコース代謝（glucose metabolism）は脳局所における神経活動を反映すると考えられている．すなわち，これらを測定

することで統合失調症患者の脳機能を in vivo で巨視的に観察することができる．ただし，以下に述べるいずれの検査も現時点では統合失調症に関しては研究的側面が強く，治療計画策定に直接利用されることは少ない．しかしながら，統合失調症を含む精神疾患の脳血流や代謝を検討することは，それらの疾患や症状の生物学的因子・背景を探る上で有力な手掛かりとなりうると考えられる[1]．ここでは各種検査に関する基本的な知識を整理した上で，統合失調症に関するこれまでの主な報告について，いくつかの観点から概説する．

a) 測定機器

脳血流や代謝を評価できる主な脳機能画像診断機器は以下に示す通りである．それぞれに長所と短所があり，場合に応じて使い分けられる．初めの2つは放射性薬剤を生体内に投与し，その薬剤が脳に集積したところを検出するものであり，脳核医学検査に分類される．核医学検査は中枢の神経伝達機能の評価や抗精神病薬投与による受容体占有率の測定などにも応用されている．

1) PET (positron emission tomography；陽電子放出断層撮像)

ポジトロン放出核種は β 壊変を起こし，ポジトロンを1個放出する．ポジトロンは数 mm 飛んでから陰電子と結合し消滅するが，その際，消滅放射線をほぼ180度の方向に2本同時に放出する．これを対向する検出器で同時計測することにより粒子の位置を同定する．そのため PET は感度，空間解像度，定量性に優れるなどの利点がある．反面，ポジトロン放出核種は半減期が短いため，サイクロトロンなどの大規模な設備や多くの人手を必要とすることから所有施設は限定される．しかし，2002年にグルコース代謝を反映する ^{18}F-FDG (fluorodeoxyglucose) が一部のがんなどの診療において保険適応となり，商業ベースでの供給も始まって，国内に急速に普及しつつある．^{18}F-FDG は半減期が約110分であるため動的検査には向かないが，局所神経活動を最も忠実に反映すると考えられており，安静時の検査としてよく用いられる．その他の統合失調症の研究に用いられているトレーサーとしては脳血流を反映する $C^{15}O_2$，$H_2^{15}O$ などがある．$H_2^{15}O$ は半減期が約2分と短いため，減衰を待って短時間で繰り返し測定することが可能である．そのため課題を与えた前後で脳血流を測定する脳機能賦活試験 (activation study) にも用いられる．

2) SPECT (single photon emission computed tomography；単光子放出断層撮像)

SPECT では PET における消滅放射線とは異なり，単光子放出核種からの γ 線を検出する．γ 線は全方向に放出され，少なからず生体内での散乱や吸収の影響を受けるため，PET と比較すると解像度や定量性に難がある．しかし，SPECT は比較的簡便で安価であり，今日ではわが国でも1000台以上が普及している．主な脳血流トレーサーには ^{133}Xe，^{123}I-IMP (N-isopropyl-p-[^{123}I]iodoamphetamine)，^{99m}Tc-HMPAO (hexamethyl propylene amine oxime)，^{99m}Tc-ECD (ethyl cysteinate dimer) がある．^{133}Xe は拡散型トレーサーであり，定量性に優れるが，解像度が低いのが難点である．^{123}I-IMP，^{99m}Tc-HMPAO，^{99m}Tc-ECD は蓄積型トレーサーであり，静注後しばらくして脳組織放射能がほぼ一定になるため，連続2回の静注と撮像で賦活試験を行うことも可能である．さらに，SPECT ではかつては定量が困難であったが，比較的簡便に非侵襲的に定量する方法も開発されている[8]．

3) 機能的 MRI (functional magnetic resonance imaging；fMRI)

神経活動に伴って脳血流や脳酸素代謝率が変化するが，それを間接的に MR 信号の変化として捉えるものである．脳核医学検査に比較して圧倒的に時間分解能に優れ，秒単位の経時的検討が可能であり，かつ空間分解能にも優れる．被曝もなく比較的短時間で簡便に施行できることから，脳賦活試験としては PET を凌駕しつつある．ただし，体動によるアーチファクトに敏感である，あくまで脳血流の変化をみるものであって脳血流を定量することは出来ない，などの欠点がある．

4) 近赤外線トポグラフィー (near infrared spectroscopy；NIRS)

近赤外線を利用してヘモグロビン濃度を測定するこ

とにより，脳血流量の変化を見るものである[11]．空間分解能は劣るが，時間分解能は良く，簡便，安価であることが大きな利点である．さらに，自然な位置での測定が可能であり，装置がコンパクトで可搬性があるため，臨床場面に最も近いと考えられる．近年，わが国において精力的に研究が進められている．

b） 解析方法

脳機能画像は機器により脳血流や代謝を測定した後に，その局所情報を視覚的に表現するものである．しかし，特に統合失調症を初めとする機能性精神疾患においては特異的な所見が確立されていない上に，正常者との重なりも多く，変化が見られる場合でもわずかなものであることが少なくない．そのため近年ではより客観的で正確な評価を行うために種々の方法が試みられている．第一に，コンピューター画面上で関心領域を設定して計測する方法がある．しかし，特にPETやSPECTなどの核医学画像は解剖学的情報に乏しく，部位の同定が困難である．同一症例のMRIに重ね合わせてその上で計測することも行われているが，それでも精度や客観性が不十分なことがある．

一方，1990年代に入ってFristonらにより開発されたSPM (statistical parametric mapping)[5]はより客観的で精緻な手法である．SPMは被験者間で形態が異なる脳を標準脳に変換した上で，画素単位（voxel by voxel）で統計解析を行うコンピューター・プログラムであり，SPECT，PET，fMRIの解析において標準的な手法になっている．これにより従来の関心領域を設定して測定する方法に比較して，局在診断の精度が高まり，脳血流・代謝の微妙な変化を検出しやすくなっている．また，SPMは全脳のvoxelを統計対象とするため，関心領域としては見逃されがちである脳部位であっても検出される可能性がある．最近ではこのような標準脳座標系を用いて統計解析を行う手法が次々に開発されており[10,16]，個々の症例を正常者のデータベースと比較して血流・代謝異常部位を提示するように作成されている．

c） 統合失調症に関するこれまでの主な研究

安静時の脳血流については1974年にIngvarら[9]が慢性統合失調症患者を対象に^{133}Xe動注法を用いてhypofrontality（前方低活性）を示したことに端を発し，主に陰性症状との関連で多くの検討が行われてきた．その後否定的な報告も少なからずあるが，PETおよびSPECTを用いた研究の最近のメタ解析（Davidsonら[3]）によれば，統合失調症患者の正常対照群と比較した安静時の前頭葉の脳血流のeffect size (Cohen's d) は-0.65であり，すなわち，中等度に認められると報告されている．しかし，健常者との重なりも57%認められている．さらに，Hillら[7]のメタ解析によれば，罹病期間が長くなるほど，hypofrontalityが顕著になることも報告されている．

一方，遂行機能など前頭葉賦活課題に対するhypofrontalityに関しては，Davidsonら[3]のメタ解析では前頭葉の血流・代謝のeffect sizeは-0.81で，賦活試験に対するhypofrontalityは比較的強く認められるといえる．しかし，それでも健常者と52.6%の重なりがある．その他，記憶，情動，注意，表情認知など様々な認知課題に対する賦活研究は膨大な数に上るため，詳細は総説[2,17]を参照されたい．また，その簡便さから比較的臨床に近いと考えられるNIRSについても文献[6]を参照されたい．

様々な症状と脳血流との関連に関しては，Liddleら[12]の研究が先駆けである．彼らは慢性統合失調症の症状から因子分析に基づいて精神運動貧困，解体，現実歪曲の3因子を抽出し，PETで脳血流を測定して，精神運動貧困は尾状核の血流増加，左背外側前頭前野，左上頭頂連合野の血流減少，解体は右前部帯状回の血流増加，角回，右腹外側前頭前野の血流減少，現実歪曲は左海馬傍回，左腹側線条体の血流増加，右後部帯状回の血流減少と相関が見られたことを報告した．これらの結果はそれぞれの症状は特異な血流パターンを示すことを示唆し，しかも一部の脳部位ではなく，広く神経回路網の障害であることを示していると考えられる．

特定の症状との関連では，幻聴についてMcGuireら[14]は他人から話しかけられている場面を想像すると，言語性幻聴のある患者では，幻聴のない統合失調症患者や健常者とは異なって，内言語のモニタリングに必要な左中側頭回や補足運動野の血流上昇が見られ

なかったことを報告し，幻聴はこれらの脳部位が関与したモニタリングの障害なのではないかと考察している．一方，Dierksら[3]はfMRIを用いて，幻聴のあるときにボタンを押してもらう方法で，直接的に幻聴時に優位半球の一次聴覚野（Heschl回を含む）が賦活される様子を示した．

抗精神病薬が脳血流や代謝に与える影響については，一定の見解は得られていない．Liddleら[13]は初発統合失調症患者の治療前後でFDG-PETを用いて脳代謝を経時的に観察し，幻覚・妄想と関連する左海馬の過活動がrisperidoneの急性投与により抑制されるほどその後の治療反応が良いことを示している．Millerら[15]はrisperidoneとhaloperidolの3週間の治療前後で，脳血流の変化する領域が異なることを報告している．また，賦活試験の結果に関しても，定型抗精神病薬からrisperidoneに切り替えると，working memoryに対するfMRIの反応が異なることが報告されている[8]．このように服薬中の患者における脳血流・代謝の所見の解釈には，治療による症状の変化や薬物の種類，投与状況など様々な因子を考慮する必要がある．

図III-1，III-2に35歳女性の妄想型統合失調症の症例を提示する．1ヶ月前から急性幻覚妄想状態（幻聴，被害妄想）が出現し，未服薬で精神科初診．本人および家族の同意を得て^{99m}Tc-ECD SPECT定量法施行．その後haloperidol 3 mg/日前後で幻覚妄想は

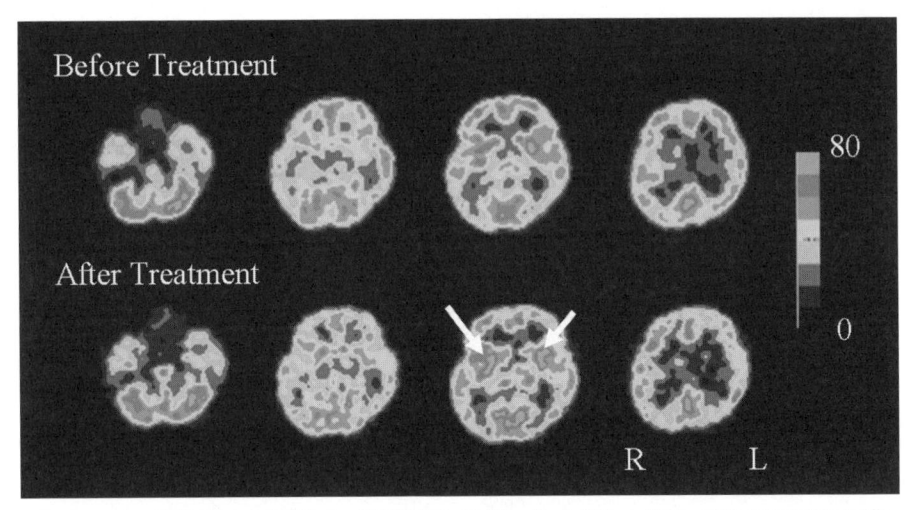

図III-1 ある妄想型統合失調症患者の治療開始前（上段）・後（下段）の^{99m}Tc-ECD SPECT定量画像
全脳血流量は治療前42.1 ml/100 g/min，治療後42.4 ml/100 g/minでほぼ不変であった．haloperidolによる治療後に両側大脳基底核での血流増加が目立つ（下段の白矢印）．R: Right, L: Left　　　（口絵参照）

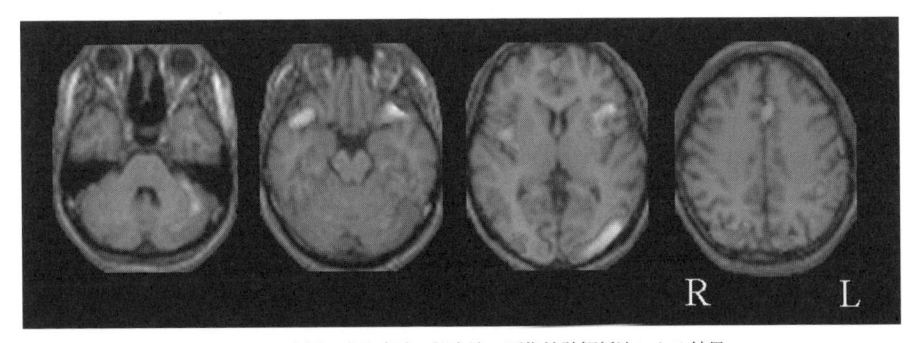

図III-2 症例の未治療時の脳血流の画像統計解析法による結果
20-39歳の正常者の脳血流データベースとの比較で相対的に増加している部位（赤〜黄），減少している部位（青〜緑）を表示している．両側上側頭回，島，前部帯状回，左小脳での増加，および左後頭葉，右頭頂葉での減少を示している．R: Right, L: Left　　　　　　　　　　（口絵参照）

軽減し、治療開始1ヶ月後にも再び撮像した。

まとめ 近年の画像診断・解析技術の急速な進歩とともに、統合失調症の脳血流・代謝に関する報告は爆発的に増えているが、現在までのところ診断や治療に直接供するような特異的な所見は見出されていない。その原因として報告により測定法・解析法が異なることも一因であるが、統合失調症自体の異種性と、精神状態の変化や種々の条件により脳血流・代謝は容易に変動するため、結果に不一致をもたらしていると考えられる。また、被験者が服薬している場合、得られた所見に対する薬物の影響の解釈は難しい。臨床現場で脳血流・代謝の評価を利用するためには、群間比較でなく、個々の症例のデータに対する判断が求められる。その際には、当該指標が統合失調症の素因、状態、あるいは発症などのどの因子を反映しているのかを常に考える必要がある[6]。（高野晴成、松田博史）

文献

1) Andreasen NC: Linking mind and brain in the study of mental illness: a project for a scientific psychopathology. Science 275:1586-1593, 1997.
2) Blakemore SJ, Frith CD: Functional neuroimaging studies of schizophrenia. Brain mapping - The Disorders (Mazziotta JC, Toga AW, Frackowiak RSJ), pp. 523-544, Academic Press, London, 2000.
3) Davidson LL, Heinrichs RW: Quantification of frontal and temporal lobe brain-imaging findings in schizophrenia: a meta-analysis. Psychiat Res: Neuroimaging 122:69-87, 2003.
4) Dierks T, Linden DEJ, Jandl M, et al: Activation of Heschl's gyrus during auditory hallucinations. Neuron 22:615-621, 1999.
5) Friston KJ: Statistical parametric mapping and other analyses of functional imaging data. Brain Mapping - The Methods, pp. 363-386, Academic Press, San Diego, 1996.
6) 福田正人、上原徹、井田逸朗、他：精神疾患における前頭葉機能の賦活反応性の特徴—近赤外線スペクトロスコピィの臨床応用．精神経誌 108:646-653, 2006.
7) Hill K, Mann L, Laws KR, et al: Hypofrontality in schizophrenia: a meta-analysis of functional imaging studies. Acta Psychiat Scand 110:243-256, 2004.
8) Honey GD, Bullmore ET, William S, et al: Differences in frontal cortical activation by a working memory task after substitution of risperidone for typical antipsychotic drugs in patients with schizophrenia. PNAS 96:13432-13437, 1999.
9) Ingvar DH, Franzen G: Abnormalities of cerebral blood flow distribution in patients with chronic schizophrenia. Acta Psychiat Scand 50:425-462, 1974.
10) Kanetaka H, Matsuda H, Asada T, et al: Effects of partial volume correction on discrimination between very early Alzheimer's dementia and controls using brain perfusion SPECT. Eur J Nucl Med Mol Imaging 31:975-980, 2004.
11) 小泉英明：光トポグラフィ（NIRS）．臨床精神医学講座、S10 精神科における画像診断, 126-134, 2000.
12) Liddle PF, Friston KJ, Frith CD, et al: Patterns of cerebral blood flow in schizophrenia. Br J Psychiat 160:179-186, 1992.
13) Liddle PF, Lane CJ, Ngan ET: Immediate effects of risperidone on cortico-striato-thalamic loops and the hippocampus. Br J Psychiat 177:402-407, 2000.
14) McGuire PK, Silberswig DA, Wright I, et al: Abnormal monitoring of speech: a physiological basis for auditiory hallucinations. Lancet 346:596-600, 1995.
15) Miller DD, Andreasen NC, O'leary DS, et al: Comparison of the effects of risperidone and haloperidol on regional cerebral blood flow in schizophrenia. Biol Psychiat 49:704-715, 2001.
16) Minoshima S, Frey KA, Koeppe RA, et al: A diagnostic approach in Alzheimers disease using three-dimensional stereotactic surface projections of fluorine-18-FDG PET. J Nucl Med 36:1238-1248, 1995.
17) 守口善也、大西隆：fMRI．臨床精神医学増刊号, 572-583, 2004.

1.3 脳の電気生理学的評価

統合失調症の脳病態は、主に大脳新皮質の担う認知機能や、辺縁系・内側前頭前野の担う情動・意欲機能に及ぶが、中でも認知機能は本症の基本障害であるとの言い方がなされる。認知機能の評価には、各種脳機能画像、電気生理学的手法、神経心理検査などが用いられる。本項では、統合失調症の認知機能障害に対する電気生理学的評価法としてよく用いられる事象関連脳電位（または磁場）を取り上げ、その中でも代表的なP300成分とミスマッチ成分（mismatch negativity (MMN)/magnetic mismatch field (MMF)）について述べる。なお、P300やMMNをはじめとする事象関連電位・磁場測定は、現時点では統合失調症患者に対する臨床検査として保険適応されていないが、補助診断や治療計画策定のための有用な検査として今後の臨床応用が期待され、その確立へ向けての努力についてもMMNを例に簡単に触れる。

a) 事象関連電位とは

被験者に種々の刺激を加えたり，精神作業を課したりすることによって脳に一過性の電位変動が発生する．このうち，刺激が末梢の感覚受容器から大脳皮質の一次受容野に到達するまでに発生する電位を誘発電位と呼び，刺激に対する直接的な反応と考えられているが，刺激に関する認知処理によって発生する電位を事象関連電位（event-related potentials；ERPs）と呼び，予期，注意，知覚，検索，識別，意志決定，記憶といった認知過程に対応する大脳活動を反映すると考えられている．ERPのうち聴覚刺激に対する課題によって生じるものを聴覚性事象関連電位と呼ぶ．

b) ERP測定上の一般的注意[1]

銀-塩化銀の不分極電極を使用するのが良く，電極を被験者の頭皮上に付着した状態で，電極間のインピーダンス（抵抗）が5kΩ以下となるようにする．記録部位は国際式10-20法によるのが望ましく，基準電極は左右の耳朶（あるいは，左右乳様突起部）電極を連結したものを基準電極として用いていることが多い．トポグラフィー，特に側頭部の左右差を調べる場合には，耳朶以外の部位に置いた基準電極（鼻尖など），平均電位基準（Average Potential Reference）を使用すると良い．眼球運動，および，まばたきによる電位はERPの波形を歪ませるので，EOGをモニターする必要がある．測定したいERPを歪みなく低ノイズで記録するため，アンプの帯域通過フィルターを設定する（通常，低域遮断周波数は0.1Hz以下，高域遮断周波数は30-60Hz）．得られたデータはA/D変換にて一定の割合（例えば2.5msecに1回）で数値化される．

ERPは背景脳波に比べて振幅が小さいため，刺激を繰り返し提示し，刺激前後の一定期間の脳波を加算平均して求める．この際には，一定以上（±80〜100μV程度）の振幅のEOGが出現した試行を除いて加算を行う．ERP成分の振幅を求める際には，基線とERP成分の頂点との間の振幅を計測するのが一般的である．通常，基線は，惹起刺激提示前の一定の期間の平均電位を0とするようにして求める．なお，ERP成分の振幅値として，連続する2成分の頂点間の振幅を計測する方法，ERP成分が出現しているある時間帯/期間の平均電位（面積）を計測する方法もある．

c) 事象関連脳磁場[2]

事象に関連して脳に発生する電気的活動を，脳磁図（magnetoencephalography；MEG）を用いて磁場として捉えたものが事象関連脳磁場（event-related magnetic field）である．MEGは，神経細胞が活動する際に流れる電流に伴って発生する磁場を，超伝導量子干渉素子（Superconducting Quantum Interference Device；SQUID）や特殊な検出コイルを用いることによって，神経活動を直接的に計測可能にした手法である．地磁気の1億分の1以下という微弱な脳磁場信号を，頭皮上から非侵襲的に計測するために，外部磁気ノイズ対策として一般的には磁気シールドルーム内で計測を行う技術が普及している．

MEGが検出できる脳磁場信号は，主に大脳皮質から生じる頭皮と平行（接線）方向の成分である．これは，垂直（半径）方向の成分も検出する脳波（Electroencephalogram：EEG）とは異なる点である．頭皮と平行方向の成分は，主要な脳機能が分布している脳溝近辺の活動を反映していることが多く，MEG計測の利点となっている．また，EEGが捉える電気信号は，頭部の脳脊髄液，硬膜，頭蓋骨や頭皮など異なる電気伝導度の組織を経て拡散され，弱められて頭皮上に到達するのに対し，MEGが捉える磁場信号は，各組織および空気の透磁率がほぼ等しいため，頭蓋骨や頭皮の影響を受けずにすむ．

こうした原理から，MEGは脳内での磁場発生源を高時間（ミリ秒単位）・空間（ミリメートル単位）解像度で推定できる検査法として，精神疾患への臨床応用が期待される．

d) P300

1) P300とは[3]

P300は1965年にSuttonらによって発見されたERP成分である（図Ⅲ-3）．P300の測定には，一般にoddball課題が用いられる．oddball課題とは，被験者に識別可能な2種類の刺激をランダムに提示

し，一方の提示頻度を他方よりも少なくし，頻度の低い刺激が提示されたときに所定の反応を行わせる課題である．高頻度刺激に対するERPにはN100とP200，低頻度標的刺激に対するERPにはN100とP200とP300が認められる．P300振幅はPzで最大であり，P300潜時は250〜500 msecで，成人では加齢に伴い延長する．

P300振幅は認知文脈の更新や注意資源を，P300潜時は刺激分類速度を反映していると考えられており，共に認知機能の指標として用いることができる．

P300の脳内発生機構に関しては，頭蓋内電極記録やfMRIを用いた研究により，P300はmultiple generatorを持つと考えられており，発生部位として，前頭前野，前部帯状回，上側頭皮質，頭頂葉，海馬などが報告されている．

なお，後述のMMNに比べ，P300成分は発生源が複雑であるため，頭皮に並行な電流成分で単一双極子を形成する場合に計測が容易となるMEGでは計測が困難である．

2）統合失調症のP300所見[4,5,8]

統合失調症患者ではP300の振幅減衰や潜時延長がみられ，特にP300振幅減衰は繰り返し報告されている所見である．統合失調症におけるP300の異常は，服薬や臨床状態によって変化しないという報告と変化を認めるという報告とがあるが，変化を認める場合でも健常者と比較すると振幅や潜時に異常を認めるという点で一貫しており，trait markerの側面が強いと考えられている．遺伝の関与については，統合失調症の近親者にもP300振幅減衰および潜時延長が報告されている．また，片方のみが統合失調症を発症した一卵性双生児不一致例におけるP300研究では，罹患者も非罹患者も同様にP300振幅減衰が見られたことが報告されている．一方，P300潜時については，定型抗精神病薬からリスペリドンへの置換で潜時が有意に短縮する，統合失調症群においてP300潜時が年齢や罹病期間と正の相関を認める，など治療や臨床経過によって一部変化するという報告が多い．

P300異常の背景にあると考えられる脳解剖学的基盤について検討する1つの方法として，MRIによって得られた脳解剖学的指標とP300成分との相関研究

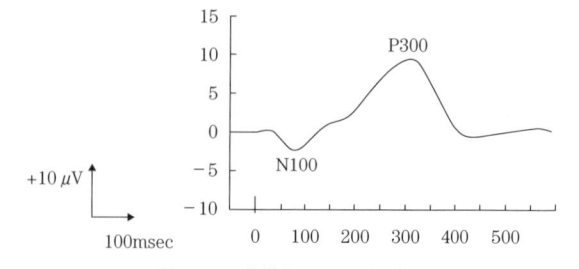

図III-3 聴覚性P300の模式図
聴覚オドボール課題の標的刺激に対するERP加算波形で，刺激開始後約300 msecの陽性変動がP300成分である．

がある．McCarleyら（1993）が慢性統合失調症患者を対象として，左側頭部におけるP300振幅と左上側頭回後部の灰白質体積とが有意に相関することを報告している．また，統合失調症患者におけるP300振幅は思考障害の重症度と負の相関を認めるとされる．社会機能との関連については，統合失調症におけるP300振幅と社会機能レベルが正の相関を認めるとの報告がある．

e）MMN[6,7,8]

1）MMNとは

MMNは刺激開始後約100-200 msecでピークを迎える，前側頭部優位の緩徐な陰性変動で，1978年にNäätänenらが最初に報告した成分である．MMNは主に聴覚において検討が進んでおり，他の感覚モダリティ（視覚，体性感覚）についての検討は少ないため，本稿では聴覚性MMNに限って述べる．通常，被験者が音刺激を無視している条件で，逸脱刺激に対するERPから標準刺激に対するERPを引いた差分波形から同定される（図III-4）．MMNを得るために変化させる刺激の物理的特性としては，周波数を逸脱させる場合（frequency MMN）や音の持続時間を逸脱させる場合（duration MMN）がよく用いられている．NäätänenらはMMNを，同一の連続刺激の物理的特性に対して形成されたneuronal memory traceと，逸脱刺激とのmismatchの自動的検出過程を反映するとした．なおMMNは，EEGだけでなくMEGを用いても計測可能であり，mismatch磁場（magnetic mismatch field；MMF）とよばれる．MMNの発生源には上側頭回や前頭前野が知られて

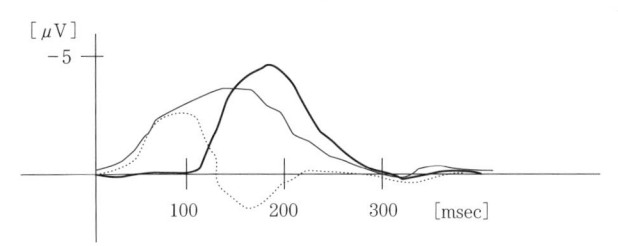

図 III-4 聴覚性 Mismatch negativity（MMN）の模式図
聴覚オドボール課題に対して注意を向けない条件で，低頻度刺激に対する ERP（細い実線）から高頻度刺激に対する ERP（細い点線）の差分から MMN が導出される（太い実線）．

いるが，脳磁図を用いた場合にはその性質から上側頭回由来の成分を主に検出する．

MMN の計測・解析条件上の留意点について，刺激間間隔（ISI）が 300-500 msec 程度が適切であり，P 300 計測のような 1 sec 程度以上の ISI だと健常者でも低振幅となり，精神疾患患者との比較が困難となる．MMN は，低頻度刺激の出現確率を 10-20% にすることで最大の振幅が得られる．MMN 測定の際，被験者が音刺激に注意を向けないようにするために，無視条件（読書，サイレントビデオの注視など）か，積極的な視覚課題を課すかのいずれかが用いられる．また，MMN は多少覚醒レベルが低くても誘発されるが，振幅の減衰は否めないため，測定中の覚醒レベル（眠気）の度合いを定量的に把握することが必要である．

2） 統合失調症の MMN 所見

ERP を用いた統合失調症の認知機能障害研究において，1980 年代までに P 300 成分，Nd 成分など能動的・制御的注意の障害が報告されてきたが，1990 年代に入ると MMN 成分の異常が報告され，統合失調症における認知機能障害は能動的・制御的側面だけでなく，より基本的な自動的側面にも存在することが明らかとなった．

統合失調症患者を対象として MMN を測定した研究は，1991 年の Shelley らにはじまり，現在まで数十の報告がある．このように MMN が統合失調症の病態研究に広く利用されている要因には，1）統合失調症における振幅減衰の再現性が高い，2）特別なタスクを被験者に課さずに測定でき，注意，動機付けなどの影響を受けにくい，3）発生源が聴覚皮質（および前頭前野）にほぼ限局しているため，異常の解剖学的意義づけがしやすい，4）発生機構に興奮性アミノ酸神経伝達の関与が明らかにされているため，統合失調症のグルタミン酸系異常仮説に合致し，異常の生化学的意義づけがしやすい，などが挙げられる．

これまでの報告のほとんどが統合失調症で MMN 振幅が減衰するとしており，だいたい健常群が 4-6 μV であるのに対し，統合失調症群では 2-3 μV となっている．例外的に Kathmann らは MMN 振幅には健常者と差がなく，潜時が延長するとしている．これらの報告はおおむね MMN の異常を統合失調症における聴覚皮質の感覚記憶機構の異常であると考察している．一方トポグラフィに関する検討結果はまちまちである．Javitt らや Hirayasu らは MMN の振幅低下が左半球で顕著であるとしたが，Javitt らや Kasai らの検討では左右半球とも同様に減衰していた．Shutara らは振幅の群間差は両側前頭部で顕著であり，潜時の群間差は右前頭部で顕著であるとしている．研究によって振幅の同定法が異なること以外に，聴覚性 MMN が右半球優位であるとされていることなどから，MMN に関しては，P 300 成分で指摘されたような統合失調症における左側頭葉障害仮説が再現されにくいようである．

MMN と臨床症状との関連については，MMN 振幅と BPRS 得点の間に相関を認めないとする報告が多い．Catts らは MMN が BPRS，SAPS 得点とは相関せず，SANS 得点と相関したとしている．一方，Oades らは幻覚妄想が活発な患者群と目立たない群に分けて検討したところ，振幅，頭皮上分布に差異を認め（幻覚妄想が目立たない群で振幅の低下，および

側頭部優位に分布），ドーパミン活性状態などの状態依存性に変動する可能性を指摘している．MMNに対する服薬の影響については，MMN振幅と抗精神病薬服用量に相関を認めないとする報告が多い．また，Cattsらは非服薬患者，服薬患者いずれも健常群より有意に振幅低下し，群×服薬の有無の交互作用はなかったとしている．

これまでの統合失調症におけるMMN研究はすべて純音刺激MMNを計測したものであったが，Kasaiらは，統合失調症の言語処理に関連する異常を検討するため，健常者の心理学的研究ではよく用いられる音素刺激MMNを用いた検討を行った．その結果，脳波計測において統合失調症群で有意な音素刺激MMN（母音「あ」が標準音，母音「お」が逸脱音）振幅減衰，脳磁図計測においてMMF強度の減少を認めた．解剖学的異常との関連についてYamasueらは，統合失調症患者においてMEGで測定した音素性MMF強度と左側頭平面灰白質体積の有意な正の相関を示した．一方Salisburyらは，初発統合失調症患者において，純音刺激MMN（frequency MMN）振幅がヘシェル回灰白質体積と有意な正の相関を示し，しかも1.5年間の縦断的経過において，MMN振幅の進行性減衰度とヘシェル回灰白質体積の進行性減少度が有意な正の相関を示すことを見出している．これらの結果は，統合失調症において，純音刺激MMN，音素刺激MMNがそれぞれ一次聴覚領（ヘシェル回），聴覚連合野（側頭平面）異常の機能プローブとなりうることを示唆している．

MMNの発生における神経伝達物質系の役割について，興奮性グルタミン酸系NMDA受容体の関与が明らかにされている．したがって，統合失調症においてMMNと上側頭回灰白質体積が並行して進行性の変化を示す可能性が示唆されたことを考え合わせると，統合失調症において聴覚皮質を取り巻くグルタミン酸系に進行性の異常が起こっていることが示唆され，MMNが統合失調症におけるグルタミン酸系異常の簡便なプローブとなる可能性がある．

3） MMNの臨床応用

統合失調症をはじめとする精神疾患には，内科疾患のような客観的で信頼性の高い生物学的指標が確立されていない．このことが医療関係者にとってだけでなく，患者・家族が主体的に治療に参加していく上での妨げになっている．これまで研究者はERPを用いて統合失調症の脳異常を明らかにすることに専心してきたが，今後はERPを統合失調症の診断・治療に役立つ臨床検査として確立するための検討を進める必要がある．こうした臨床検査はより簡便・多施設にて施行可能で，繰り返し測定ができることが条件であるから，安価で非侵襲的なERPは有望な候補であるといえる．診断指標に関しては，判別率・再現性・疾患特異性の高い指標の確立が望まれるとともに，服薬の影響・性差・異種性を考慮に入れた検討が必要である．治療指標に関しては，神経心理学的機能や社会機能レベルとの関連を明確にしたうえで，治療反応性・リハビリテーション可能性・予後予測などを反映し，治療計画策定に役立つ指標として確立する必要がある．

判別率に関しては，統合失調症患者を群として健常者と比較するとMMN振幅の減衰が認められるが，MMNの異常を示す患者がどの程度の割合で存在するかを知ることは，MMN振幅減衰の意義を考える上でも，MMN成分測定を統合失調症の診断に利用しようとする場合にも重要である．Javittらは判別のためのカットオフ振幅を$-5.0\mu V$とすれば，統合失調症の30名中29名と健常者の10名中5名を同定できたとしている．

MMNの再現性に関しては，複数計測時点間の一致度は十分高いことが知られており，個人において繰り返し測定する臨床指標として信頼できることを示唆している．

Kasaiらは，統合失調症患者のMMN振幅・潜時・トポグラフィに服薬中の抗精神病薬・抗不安薬・抗パーキンソン薬の影響があるかどうかを検討した．その結果，ERP・MEG測定いずれにおいても抗精神病薬・抗不安薬・抗パーキンソン薬服用量とMMN（MMF）振幅（強度）・潜時，刺激の種類（純音・音素）や左右半球優位性との関連はなかった．以上の結果から，統合失調症患者におけるMMN（MMF）に対する抗精神病薬・抗不安薬・抗パーキンソン薬の影響は大きくはないことが示唆された．

さらにKasaiらは，純音性・音素性MMNの男女

による違いを検討した．その結果，健常者の純音性・音素性 MMN は性差による振幅・潜時・トポグラフィの違いを認めず，また，統合失調症群におけるMMN 振幅の減衰の程度は，男性・女性とも同等であった．これらの結果は，MMN を統合失調症診断指標として開発していくにあたって，性差の影響はあまり大きくないことを示唆している．

統合失調症における MMN 計測の臨床的意義を明確にするには，神経心理・行動レベルの異常との関連，社会機能障害との関連を検討する必要がある．神経心理学的指標との関連では，Baldweg らが統合失調症患者 28 名において MMN の記憶痕跡効果指標がリバーミード行動記憶検査得点と有意に相関することを見出したが，MMN 振幅自体とは有意な相関は得られなかった．一方，川久保らは，統合失調症患者における音素刺激 MMN 振幅と言語性記憶成績の有意な正の相関を見出している．社会機能障害との関連では，Light らや川久保らが GAF との正の相関を報告している．

〈笠井清登〉

文　献

1) 投石保弘, 下河内稔：誘発電位測定指針案〈4〉事象関連電位. 脳波と筋電図 25:11-16, 1997.
2) 原　宏, 栗城真也共編：脳磁気科学―SQUID 計測と医学応用. オーム社, 1997.
3) 切原賢治, 荒木　剛, 笠井清登：聴覚性事象関連電位. 「神経内科」特別増刊号／臨床神経生理学的検査マニュアル, 8. 事象関連電位, A. 事象関連電位検査の基本的知識, 神経内科 65 Suppl. 4:351-355, 2006.
4) 笠井清登, 荒木　剛, 山末英典, 管　心, 工藤紀子, 植月美希, 岩波　明：統合失調症の P300 と脳形態学・神経心理学的所見との関連. 臨床脳波 46:127-132, 2004.
5) 荒木　剛, 山末英典, 切原賢治, 笠井清登：精神疾患における事象関連電位 P300 成分異常と脳解剖学的基盤. 臨床脳波 48:313-320, 2006.
6) 笠井清登, 管　心, 川久保友紀：ミスマッチネガティビティ. Schizophr Front 6:89-95, 2005.
7) 矢部博興：Mismatch negativity の反映する感覚記憶の研究とその臨床的意義. 精神経誌 106:1-16, 2004.
8) 福田正人, 山末英典, 笠井清登, 三國雅彦：脳画像・神経生理指標における統合失調症の認知機能障害の評価. Schizophr Front 7:22-30, 2006.

1.4　脳の生化学的評価

統合失調症の治療において薬物療法は不可欠である．薬物療法は脳における生化学的作用を通じて治療効果を発揮するので，薬物療法の実施や評価にあたって脳の生化学的評価を利用できることが理想である．しかし現状では，脳の生化学的評価は統合失調症の病因・病態研究としておもに行われており，診療場面における検査として実用化されるまでには至っていない．

脳の生化学的評価指標を「精神疾患について，簡便で，反復して測定可能で，疾患の本質を反映する生物学的な臨床指標」として確立することは，医療関係者にとってだけでなく，患者・家族からも切望される．現状のように，薬物療法やそのために必要な病状判断を臨床症状と経過にもとづいておこなっている限りは，治療計画策定に参加を求められても患者・家族には判断の材料が乏しく，主体的に治療を選択していくことが困難である．生物学的な臨床指標の確立が，患者・家族の治療計画策定への参加を促進することになる．近い将来に，治療の計画策定と効果評価において脳の生化学的評価が日常的に行なわれることを期待したい．

ここでは，診療における実用化という観点を重視して，手法が簡便な順に脳の生化学的評価について述べる：①血中物質濃度（1990 年代），②チャレンジ・テスト（1980 年代），③磁気共鳴スペクトロスコピー magnetic resonance spectroscopy (MRS)（1990 年代後半以降），④PET・SPECT（1990 年代後半以降）．

a）　血中物質濃度による脳の生化学的評価

脳の生化学的評価を臨床診療場面で行なおうとする時，最も簡便なのは血液を利用する方法である（福田ら 1989）．脳の神経伝達物質やその代謝物の一部は，血液脳関門を越えて血液に流入するので，その濃度を測定することで脳の生化学的評価を行なうことができる．こうした研究は 1990 年代を中心に活発に行われた．

髄液を利用すればより直接に脳の生化学的な状態を反映すると期待できるが，髄液採取が採血と比較して侵襲性が高いこと，髄液中の物質濃度が必ずしも血中物質濃度より脳の生化学的状態をより直接に反映するとは限らないこと（例えば，中枢ドーパミン神経細胞で生成されるホモバニリン酸 homovanillic acid (HVA) のうち髄液へ移行するのは数％以下で，95％以上は直接血中に入る（Amin ら 1992））が，実際の臨床応用を進めるうえでの障害となる．

1) ドーパミン系の評価－ホモバニリン酸

統合失調症の病態や抗精神病薬の作用機序において，脳内ドーパミン系が大きな役割を果たしている．この脳内ドーパミンの代謝を反映するのが，ヒトにおけるドーパミンの最終代謝産物であるホモバニリン酸 (homovanillic acid; HVA) の血中濃度である．血中（血漿中）HVA 濃度 (pHVA) は，中枢ドーパミン系の前シナプス細胞活性の臨床指標となる可能性がある．

i) 血中濃度測定の意義　血中 HVA の 70～75％は末梢の交感神経系のノルアドレナリン細胞に由来し（ノルアドレナリン合成の前駆物質であるドーパミンが漏出して代謝される），残り 25～30％が中枢のドーパミン神経細胞に由来するとされる．中枢ドーパミン神経細胞で生成される HVA のうち髄液へ移行するのは数％以下で，95％以上は直接血中に入る．

これらのことから，末梢交感神経系に由来する HVA の分画を一定に保つことができれば，血中 HVA 濃度はドーパミン神経系活性の良い指標となりうる (Davis ら 1991，Amin ら 1992)．個人間比較ではこの末梢由来の分画の割合についての個人差が問題となるので，その影響が小さくなる縦断的な個人内比較が特に有用である．実際，同一個人の連続 5 日測定において測定値の再現性が確認されている (Amin ら 1998)．また，末梢作用型のモノアミン酸化酵素阻害薬を投与することで，中枢ドーパミン神経系活性をより選択的に測定する試みがある (central dopamine index；Amin ら 1995)．

血中 HVA 濃度は髄液中 HVA 濃度と負の相関を示すことが多く，これはそれぞれの反映するドーパミン系が異なることによるとする考え方がある（血液は皮質下のドーパミン系，髄液は皮質のドーパミン系；Pickar ら 1990)．SPECT を併用した検討では，血中 HVA 濃度はドーパミン取込を担う dopamine transporter 活性と相関を示すとされている (Bowers ら 1998)．

ii) 精神病状態における脳内ドーパミン系の過活性　幻覚妄想状態にある統合失調症患者について，脳内ドーパミン系が過活性状態にあることが血中 HVA 濃度の高値として示される．

未服薬の急性精神病状態の統合失調症患者において血中 HVA 濃度が高値で（健常者の 1.5～2 倍程度），その濃度と臨床症状が正の相関を示す（$r=0.4$～0.6 程度）という結果が，再現性良く報告されている（福田ら 1990，1996)．この所見は，幻覚・妄想についての古典的なドーパミン仮説と合致する所見である．血中 HVA 濃度の高値は，精神病状態の前駆症状の段階の統合失調症患者 (Sumiyoshi ら 2000)，健常親族 (Amin ら 1999)，統合失調症の発症について不一致の双生児 (Walker ら 2002) においても認められる．

この血中 HVA 濃度の増加は，幻覚妄想状態のみでなく緊張病状態の患者についても認められる (Northoff ら 1996)．いっぽう陰性症状との関連については，nondeficit な患者と比較して deficit な患者では血中 HVA 値が低いとされ (Thiabaut ら 1998)，deficit 症状がドーパミン系の活性低下によると想定されていることと合致するが，陰性症状との正の相関 (Zhang ら 2001) や臨床症状との複雑な関係を指摘する報告もある (Oades ら 2002)．未服薬時点での血中 HVA 値が高い患者では，clozapine 治療による言語性記憶の改善が乏しいという (Sumiyoshi ら 2004)．

iii) ストレス刺激への反応性の異常　統合失調症における脳内ドーパミン系の特徴としてもう一つ指摘されている点は，生体へのストレス刺激に対する反応性の異常である．2-deoxyglucose 負荷による脳の糖枯渇状態に対する血中 HVA 濃度上昇が健常者よりも大きいという所見 (Breier ら 1993)，常同的な生活を送っている統合失調症患者においても血中 HVA 濃度の変動性が健常者よりも大きいという所見(Fukuda ら 1996 a) は，反応性が過大であることを示している．この 2-deoxyglucose 負荷による血中 HVA

濃度上昇は MRI による脳体積が小さい患者で顕著に認め（Marcelis ら 2006），健常親族では認めないことから（Marcelis ら 2004），素因よりは発症と関連する所見であるとされる．いっぽう，心理的ストレスとしてクレペリン検査を課すと，健常者では血中 HVA 濃度が低下するのに対して（Sumiyoshi ら 1998），統合失調症患者ではそうした低下を認めず（Sumiyoshi ら 1999），反応性の欠如という形での異常も認められる．

iv）抗精神病薬治療による脳内ドーパミン系の変化

血中 HVA 濃度は，抗精神病薬による治療経過に平行して変化することが知られており，抗精神病薬治療による脳内ドーパミン系の変化を反映するとされる（福田ら 1990, 1996）．

抗精神病薬治療への反応が良好な患者では，未服薬時の濃度が高く（健常者の 1.5～2 倍程度），治療経過に伴って初期に一時的な増加を示した後に減少を示す（未服薬時の HVA 濃度と症状改善の相関は r＝0.5～0.8 程度）．いっぽう，抗精神病薬治療により病状の安定している患者の治療を中止すると，精神症状の悪化に伴って濃度増加が認められ，治療開始の場合とは反対の変化を示す．こうした関係は血中 MHPG 値については認めない（Kelley ら 1999）．

v）抗精神病薬治療への反応性と脳内ドーパミン系

上記のデータは，血中 HVA 濃度を利用した抗精神病薬治療への反応性の予測として見ることができる．これまでの知見は，2 点にまとめられる：①未服薬時や治療初期の血中 HVA 濃度，あるいは治療開始直後の血中 HVA 濃度増加が大きい患者では抗精神病薬治療への反応が良い；②抗精神病薬治療への反応が不良な患者は未服薬時の濃度が健常者と同程度と低く，治療経過に伴う変化が乏しい．これらの結果は，対象を初発の患者に限った場合や（Nagaoka ら 1997，Yoshimura ら 2003），治療薬として非定型抗精神病薬を用いた場合についても認められている（Kaneda ら 2005，Kakihara ら 2005）．血中 HVA 濃度以外のいくつかの検査結果を含めた検討でも，血中 HVA 濃度の高値が治療反応性を予測することが確認されている（van Kammen ら 1996）．

ただしこの結果は，統合失調症患者を群として検討して得られるもので，個別の患者のデータについてこのことがあてはまるわけではない．例えば，95 例の統合失調症患者について未服薬時の血中 HVA 濃度と抗精神病薬治療による BPRS 得点改善の間に r＝0.41 の有意な相関を認めた Chang ら（1990）のデータは，直線的な関係を示してはいない．血中 HVA 濃度が 15 ng/ml 以上の場合には多くの患者で臨床症状の改善が著明であるが，15 ng/ml 以下の場合には臨床症状の改善が大きい場合も小さい場合もある．

vi）血中 HVA 濃度による統合失調症の脳内ドーパミン系機能評価

以上のことから，抗精神病薬治療と関連した脳内ドーパミン系機能として以下のことが示唆される（丹羽ら 1994）：①精神病症状を示す統合失調症患者は，脳内ドーパミン代謝亢進が明らかな患者とさほど顕著ではない患者とに分かれると想定される；②脳内ドーパミン代謝亢進が明らかな患者は，未服薬時の血中 HVA 濃度が高く，抗精神病薬治療による精神病症状の改善と並行して脳内ドーパミン代謝亢進が正常化する；③脳内ドーパミン代謝亢進が明らかでない患者は，未服薬時の血中 HVA 濃度が高値を示さず，抗精神病薬によるドーパミン受容体遮断が生じてもドーパミン代謝には変化が乏しく，それに対応して臨床的にも精神病症状の改善を認めにくい．

2）ストレス反応性の評価−コルチゾール

視床下部-下垂体-副腎皮質系 hypothalamus-pituitary-adrenal axis（HPA axis）はストレス内分泌系として知られており，この系について検査を行うと，脳のストレス反応性について評価ができる（大嶋ら 2007）．

Dexamethasone suppression test（DST）は，この系のフィードバック機構の機能状態を検討する検査であり，非抑制がフィードバック機構の機能不全を示す．メタ解析によると，統合失調症における非抑制患者の割合は 20～30％で，うつ病の 50％前後よりは低値であるものの，一部の患者ではフィードバック機構が機能不全状態にあることを示している（Sharma ら 1988；Yeragani 1990）．

より直接的に，ストレスに対する cortisol 分泌についても検討が行われている．統合失調症では，運動ストレスに対する cortisol 分泌には健常者と差を認めな

いのに対して，心理的ストレスに対する cortisol 分泌は健常者より低下しており，統合失調症におけるストレス適応機構の異常を反映する所見と考えられている（Jansen ら 2000；Gispen-de Wied 2000）。またコルチゾール濃度は，入院前の生活上のストレスと相関を示すとの報告もある（Mazure ら 1997）。

b) 体験・行動反応性による脳の生化学的評価－チャレンジ・テスト

中枢刺激薬を投与し，その体験反応や行動反応あるいはホルモン分泌を検討することをチャレンジ・テストと呼び，methylphenidate や amphetamine などを用いることが多い（Angrist ら 1984）。抗精神病薬の投与中止による再発可能性を検討する目的で開発された検査であるが，体験・行動・ホルモン分泌反応を指標として脳の生化学的評価を行なっていると理解できる。1980 年代を中心に行われた研究である。

1) 再発予測

チャレンジ・テストにより試みられたのは，抗精神病薬の投与中止による再発可能性の予測である。これは，抗精神病薬による維持療法が必ずしも全ての統合失調症患者に必要なわけではなく，抗精神病薬の長期投与には遅発性ジスキネジアなどの可能性を伴うことから，チャレンジ・テストという脳の生化学的評価により断薬後の再発危険性を事前に予測しようとするものであった。

d-amphetamine 20 mg を用いた検討では，その投与により精神症状が悪化した 6 例は全て断薬後に再発したのに対して，精神症状が変化を示さなかった 7 例のうちでは断薬後に再発したのは 1 例のみであった（van Kammen ら 1982）。また，methylphenidate 0.5 mg/kg を用いた検討では，その投与により BPRS で評価した精神症状の悪化を認めた positive responder 3 例はすべて再発したのに対して，BPRS の悪化を認めなかった negative responder 7 例のうちで再発を認めたのは 1 例のみであったという（Lieberman ら 1984）。このように，ドーパミン放出作用をもつ中枢刺激薬投与に対する精神症状の反応は再発予測に有用であり，体験症状を介して間接的に脳の生化学的評価を行なっていることになる。

2) 病態の判定と薬効の予測

チャレンジ・テストの方法により，検査時点において再発状態にあるかどうかの判定が試みられた。ドーパミン・アゴニストであるアポモルフィン投与に対する成長ホルモン分泌反応が，指標として利用できるという（Cleghorn ら 1983）。13 例の統合失調症患者を縦断的に 3～17 回検討すると（総計 109 回），アポモルフィン 0.75 mg 投与に対する成長ホルモンが健常対照者より増大していたのは，寛解期には 99 回のうち 39 回であったのに対して再発期には 10 回のうち 8 回と有意に多かったという。

こうした四半世紀も以前の所見が，2000 年にはいってから別の形で注目されている。統合失調症の臨床症状は，50%以上の患者において抗精神病薬治療の開始後 2 週間で改善を示す（Emsley ら 2006），その 2 週間の改善が 4～6 週間後の改善を十分に予測できる（Chang ら 2006），初期の 1 週間（Correll ら 2003）あるいは 2 週間（Leucht ら 2007）で改善が明らかでない場合には 4 週間後にも改善が期待できない，という結果である。抗精神病薬に対する短期的な反応が，中長期的な効果と対応するという所見という点で，チャレンジ・テストと共通する考え方である。

c) PET・SPECT を用いた脳の生化学的評価

神経伝達物質に関連するリガンドの発展により，PET・SPECT を用いた脳の生化学的評価が可能となってきている。1990 年代後半から活発になったまだ研究段階の手法ではあるが，いずれ臨床治療に応用可能となる時代が到来すると期待される。

これまでのところ，精神疾患や神経疾患についてはドーパミン系についての研究が最も進んでいる（高橋ら 2005，大久保 2005，Takahashi ら 2006）。統合失調症についての検討は，ドーパミンの合成・放出・受容体結合・受容体密度について行なわれている。

1) ドーパミンの合成

^{11}C-DOPA や ^{18}F-DOPA をトレーサとした PET 検査により，脳内のドーパミン合成が検討できる。統合失調症においては，線条体でのドーパミン合成の増加や（Hietala ら 1995，Lindström ら 1999，McGowan

ら 2004），その分散の増大の報告がある（Dao-Castellana ら 1997）．合成増加の背景をなすドーパミントランスポータについては，線条体において不変・増加・減少のいずれの報告もあり，結果が一致しない（高橋ら 2005）．

2） ドーパミンの放出

Amphetamine 投与前後でのドーパミン D_2，D_3 受容体の占有率変化を，それらのアゴニストである [^{123}I]iodobenzamide（IBZM）をトレーサとして利用した SPECT 測定で検討すると，内在性ドーパミンの放出が測定できる．そうした研究を総説した結果は，次のようにまとめられている（Laruelle ら 1999 a，b）．[^{11}C]raclopride をトレーサとして利用した PET 検査でも，同じ結果が得られている（Breier ら 1997）．

①統合失調症のドーパミン放出は健常者より増加しており，その effect size は 0.95 と大きい；②ドーパミン放出増加の所見は服薬歴のない患者でも認められ，抗精神病薬服用によるものではない；③ドーパミン放出増加は陽性症状の変化と関連する；④ドーパミン放出増加の所見は初発時から認められ，その後の経過によっても変化しない；⑤ドーパミン放出増加の所見は寛解時よりも急性増悪時に顕著である．

このようなドーパミン放出の増加は，内因性の感作過程を引起すものと想定することができ，その感作過程が統合失調症の病態生理として注目されている（Laruelle 2000）．

グルタミン酸の N-methyl-D-aspartate (NMDA)受容体アンタゴニストである ketamine を投与しても，amphetamine を投与した場合と同程度のドーパミン放出が生じることが SPECT 研究で確認されている（Kegeles ら 2000）．ドーパミン放出増加がグルタミン酸系の異常により生じている可能性を支持する所見と解釈できる．

3） ドーパミンと受容体の結合

ドーパミン合成の律速段階の酵素である tyrosine hydroxylase の阻害薬である α-methyl-p-tyrosine （α-MPT）を投与することでシナプスにおけるドーパミンを枯渇させると，内因性ドーパミンがドーパミン受容体にどの程度結合していたかが推測できる．この方法を用いて検討すると，統合失調症患者では内因性ドーパミンの結合が健常者より増加しており，その結合の程度が抗精神病薬による陽性症状の改善とよく相関するという（Abi-Dargham ら 2000）．

4） ドーパミン D_2 受容体

i） 線条体 PET・SPECT を用いたドーパミン系活性についての検討として最初に行われたのは，ドーパミン受容体についての検討であった．服薬歴のない患者で尾状核における D_2 受容体結合の上昇を認めた初期の報告が注目されたが（Wong ら 1986），その後の報告はこの結果を再現できないものが多かった．

そのように所見が食違うひとつの理由は，利用したリガンド（[^{3}H]-spiperone, [^{3}H]-raclopride など）の D_2 受容体結合選択性に差があることによるとされている．そうした問題をとりあえず保留して，その後の 13 研究・173 症例についてメタ解析すると，統合失調症患者の D_2 受容体結合は健常者より軽度に増加しているが（12％），effect size は大きくても 1 未満であり，統合失調症患者ではデータのばらつきが大きく，全体としては尾状核における D_2 受容体結合増加は明らかには結論できなかった（Laruelle 1998）．

こうした線条体の D_2 受容体のうち，抗精神病薬により 65％以上が占拠されると治療効果が，72％以上で高プロラクチン血症が，78％以上で錐体外路症状を出現するとされる（Kapur ら 2000）．

ii） 線条体以外の脳部位 これまでの検討では，D_2 受容体へのリガンド結合能が十分でないために，D_2 受容体密度が高い尾状核についてしか検討できなかった．その後，結合能の高いリガンド（[^{11}C]-FLB 457）が開発されたことで，D_2 受容体密度が線条体の 2～8％と低い他の脳構造についての検討が可能となった（Suhara ら 1999）．

服薬歴のない統合失調症患者において前部帯状回の D_2 受容体結合が約 12％低下しており，結合能と陽性症状が負の相関を示す（Suhara ら 2002），視床の中央内側部と後部領域で D_2 受容体結合が低下しており，陽性症状と負の相関を示す（Talvik ら 2003，Yasuno ら 2004），という報告がある．

こうした線条体以外の D_2 受容体と線条体における

D_2 受容体のいずれへの抗精神病薬の結合が臨床症状の改善と関連するかを検討すると，線条体における結合が PANSS の陽性症状と相関したのに対して，前頭葉・側頭葉・視床における結合は臨床症状との相関を認めなかったという（Agid ら 2007）．

5）ドーパミン D_1 受容体

抗精神病薬の作用が D_2 受容体遮断によるものとされていることから，PET・SPECT を用いた検討も D_2 受容体についてのものが多いが，統合失調症の病態において重要と考えられる前頭葉においては D_1 受容体がより主要な役割を演じていると考えられている．統合失調症における D_1 受容体を PET で検討した報告によると，線条体では健常者と差がなかったが，前頭葉においては減少を示した（Okubo ら 1997）．この減少が，陰性症状や Wisconsin Card Sorting Test と相関を示したことから，この D_1 受容体減少が前頭葉機能障害と関連し，陰性症状の背景となっている可能性が示唆されている．作業記憶の N-back 課題の成績と関連するとの報告もある（Abi-Dargham ら 2002）．

d）磁気共鳴スペクトロスコピーを用いた脳の生化学的評価

磁気共鳴スペクトロスコピー magnetic resonance spectroscopy（MRS）は，水素 ^{1}H やリン ^{31}P の核磁気共鳴を利用して，脳の生化学的分析を in vivo で可能とする方法である．空間分解能は数 cm と低いが，脳の生化学的な評価を直接にしかも非侵襲的に行える点が利点である．^{1}H を用いて測定できるのは N-acetylaspartate（NAA），choline，creatine（Cr），glutamine，glutamate など，^{31}P を用いて測定できるのは phosphomonoester（PME），phosphodiester（PDE）などである．1990 年代後半から活発になった方法論である．

1）^{1}H-MRS

^{1}H による MRS について統合失調症で最も一貫して認められるのは，海馬における NAA 濃度の低下であるが（Deicken ら 2000），視床（Ende ら 2001），前部帯状回（Ende ら 2000），前頭前野（Callicott ら 2000）についても同様とされる．前頭前野における NAA/Cr は 1 年半後の機能レベルと相関するという（Wood ら 2006）．

64 論文についてのメタ解析によると，NAA 濃度の低下は脳のさまざまな部位について認められ，とくに海馬と前頭葉の灰白質と白質では 5％以上の減少をみとめる（Steen ら 2005）．NAA は神経細胞の活性を反映するとされているので，NAA 濃度の低下は神経細胞の減少や活性低下を示す所見と考えられる．この NAA 濃度低下は抗精神病薬治療によりある程度は改善を認める（Bertolino ら 2001）．

こうしたさまざまな脳部位の NAA 濃度と，PET で検討した線条体におけるドーパミン放出の相関は，前頭葉背外側部においてのみ認められる（Bertolino ら 2000）．この所見は，線条体におけるドーパミン放出過剰が前頭葉の異常と関連していることを示すものと解釈できる．

より強い磁場強度を用いるとグルタミン酸濃度が検討でき，前頭前野や海馬における濃度上昇を捉えることができる（van Elst ら 2005）．

2）^{31}P-MRS

^{31}P による MRS について統合失調症で最も一貫して認められているのは，前頭前野における PME の低下と PDE の増加であり，細胞膜のリン脂質代謝の異常を反映する所見と考えられている（Pettegrew ら 1991，Fukuzako 2001）．この PME 低下と PDE 増加の所見については，治療歴のない患者でも認める（Fukuzako ら 1999），陰性症状の強い患者で認める（Shioiri ら 1994），CT での脳室拡大と相関する（Shioiri ら 2000），前頭葉機能検査である Wisconsin Card Sorting Test の検査成績と相関する（Deicken ら 1995）などの指摘がある．ただし，PME 増加と PDE 減少という反対の結果を認め（Volz ら 1998 a），前頭葉機能との相関も認めない（Volz ら 1998 b）との指摘もある．また，PME 低下と PDE 増加という所見は第一度親族でも認められる（Klemm ら 2001）．より強い磁場を用いると，MRS を部位ごとに測定して画像 chemical shift imaging（CSI）として検討することができ，前頭葉（Volz ら 2000）や前部帯状回（Jensen ら 2004）の所見が確認できる．

〔福田正人〕

文　献

1) Abi-Dargham A, Rodenhiser J, Printz D, et al: Increased baseline occupancy of D_2 receptors by dopamine in schizophrenia. Proc Natl Acad Sci 97: 8104-8109, 2000.
2) Abi-Dargham A, Mawlawi O, Lombardo I, et al: Prefrontal dopamine D1 receptors and working memory in schizophrenia. J Neurosci 22:3708-3719, 2002.
3) Agid O, Mamo D, Ginovart N, et al: Striatal vs extrastriatal dopamine D2 receptors in antipsychotic response: a double-blind PET study in schizophrenia. Neuropsychopharmacology 32: 1209-1215, 2007.
4) Amin F, Davidson M, Davis KL: Homovanillic acid measurement in clinical research: a review of methodology. Schizophr Bull 18:123-148, 1992.
5) Amin F, Davidson M, Kahn RS, et al: Assessment of the central dopaminergic index of plasma HVA in schizophrenia. Schizophr Bull 21:53-66, 1995.
6) Amin F, Hashimi A, Stroe AE, et al : Reproducibility of plasma catecholamine metabolites in normal subjects. Biol Psychiat 43:233-235, 1998.
7) Amin F, Silverman JM, Siever LJ, et al: Genetic antecedents of dopamine dysfunction in schizophrenia. Biol Psychiat 45:1143-1150, 1999.
8) Angrist B, van Kammen DP: CNS stimulants as tools in the study of schizophrenia. Trends in Neurosci 7: 388-390, 1984.
9) Bertolino A, Breier A, Callicott JH, et al: The relationship between dorsolateral prefrontal neuronal N-acetylaspartate and evoked release of striatal dopamine in schizophrenia. Neuropsychopharmacology 22:125-132, 2000.
10) Bertolino A, Callicott JH, Mattay VS, et al: The effect of treatment with antipsychotic drugs on brain N-acetylaspartate measures in patients with schizophrenia. Biol Psychiat 49:39-46, 2001.
11) Bowers MB, Malison RT, Seibyl JP, et al: Plasma homovanillic acid and the dopamine transporter during cocaine withdrawal. Biol Psychiat 43:278-281, 1998.
12) Breier A, Davis OR, Buchanan RW, et al: Effects of metabolic perturbation on plasma homovanillic acid in schizophrenia. Arch Gen Psychiat 50:541-550, 1993.
13) Breier A, Su TP, Saunders R, et al: Schizophrenia is associated with elevated amphetamine-induced synaptic dopamine concentrations: evidence from a novel positron emission tomography method. Proc Natl Acad Sci 94:2569-2574, 1997.
14) Callicott JH, Bertolino A, Mattay VS, et al : Physiological dysfunction of the dorsolateral prefrontal cortex in schizophrenia revisited. Cereb Cortex 10: 1078-1092, 2000.
15) Chang WH, Hwu HG, Chen TY, et al: Plasma homovanillic acid and treatment response in a large sample of schizophrenic patients. Schizophr Res 10: 259-265, 1990.
16) Chang YC, Lane HY, Yang KH, et al: Optimizing early prediction for antipsychotic response in schizophrenia. J Clin Psychopharmacol 26:554-559, 2006.
17) Cleghorn JM, Brown GM, Brown PJ, et al: Longitudinal instability of hormone responses in schizophrenia. Prog Neuro-Psychopharmacol Biol Psychiat 7: 545-549, 1983.
18) Correll CU, Malhotra AK, Kaushik S, et al: Early prediction of antipsychotic response in schizophrenia. Am J Psychiat 160:2063-2065, 2003.
19) Dao-Castellana M-H, Paillère-Martinot M-L, Hantraye P, et al: Presynaptic dopaminergic function in the striatum of schizophrenic patients. Schizophr Res 23:167-174, 1997.
20) Davis KL, Kahn RS, Ko G, et al: Dopamine and schizophrenia: a review and reconceptualization. Am J Psychiat 148:1474-1486, 1991.
21) Deicken RF, Merrin EL, Floyd TC, et al: Correlation between left frontal phospholipids and Wisconsin Card Sorting Test performance in schizophrenia. Schizophr Res 14:177-181, 1995.
22) Deicken RF, Johnson C, Pegues M: Proton magnetic resonance spectroscopy of the human brain in schizophrenia. Rev Neurosci 11:147-158, 2000.
23) Emsley R, Rabinowitz J, Medori R: Time course for antipsychotic treatment response in first-episode schizophrenia. Am J Psychiat 163:743-745, 2006.
24) Ende G, Braus DF, Walter S, et al: Effects of age, medication, and illness duration on the N-acetyl aspartate signal of the anterior cingulated region in schizophrenia. Schizophr Res 14:389-395, 2000.
25) Ende G, Braus DF, Walter S, et al: Lower concentration of thalamic N-acetylaspartate in patients with schizophrenia: a replication study. Am J Psychiat 158: 1314-1316, 2001.
26) 福田正人, 丹羽真一, 平松謙一, 斎藤　治：脳の生理・生化学的機能評価. 臨床精神医学 18:157-165, 1989.
27) 福田正人, 丹羽真一, 平松謙一, 斎藤　治：精神分裂病における脳内ドパミン系機能レベルの指標としての血漿ホモバニリン酸 (pHVA) 濃度の利用可能性の検討. 脳と精神の医学 1:153-165, 1990.
28) 福田正人, 本田教一, 五十嵐禎人, 畑　哲信：血中アミン, アミン代謝産物など. 臨床精神医学 25:S 263-S 270, 1996.
29) Fukuda M, Niwa S-I, Hiramatsu K-I, Hata A, et al: Exaggerated responsivity of brain dopaminergic system activity in schizophrenia: a preliminary finding of increased variance of plasma homovanillic acid level in a chronic patient. Schizophr Res 20:241-244, 1996.
30) Fukuzako H: Neurochemical investigation of the schizophrenic brain by in vivo phosphorus magnetic resonance spectroscopy. World J Biol Psychiat 2:

70-82, 2001.
31) Gispen-de Wied CC: Stress in schizophrenia: an integrative view. Eur J Pharmacol 29:375-384, 2000.
32) Hietala J, Syvälahti E, Vuorio K, et al: Presynaptic dopamine function in striatum of neuroleptic-naive schizophrenic patients. Lancet 346:1130-1131, 1995.
33) Jansen LM, Gispen-de Wied CC, Kahn RS: Selective impairment in the stress response in schizophrenic patients. Psychopharmacology 149:319-325, 2000.
34) Jensen JE, Miller J, Williamson PC, et al: Focal changes in brain energy and phospholipid metabolism in first-episode schizophrenia: 31 P-MRS chemical shift imaging at 4 Tesla. Br J Psychiat 184:409-415, 2004.
35) Kakihira S, Yoshimura R, Shinkai K, et al: Prediction of response to risperidone treatment with respect to plasma concentrations of risperidone, catecholamine metabolites, and polymorphism of cytochrome P 450 2 D 6. Int Clin Psychopharmacol 20:71-78, 2005.
36) Kaneda Y, Kawamura I, Ohmori T: Correlation between plasma homovanillic acid levels and the response to atypical antipsychotics in male patients with schizophrenia. Clin Neuropharmacol 28:262-264, 2005.
37) Kapur S, Zipursky R, Jones C, et al: Relationship between dopamine D 2 occupancy, clinical response, and side effects: a double-blind PET study of first-episode schizophrenia. Am J Psychiat 157:514-520, 2000.
38) Kegeles LS, Abi-Dargham A, Zea-Ponce Y, et al: Modulation of amphetamine-induced striatal dopamine release by ketamine in humans: implications for schizophrenia. Biol Psychiat 48:627-640, 2000.
39) Kelley ME, Yao JK, van Kammen DP: Plasma catecholamine metabolites as markers for psychosis and antipsychotic response in schizophrenia. Neuropsychopharmacology 20:603-611, 1999.
40) Klemm S, Rzanny R, Riehemann S, et al: Cerebral phosphate metabolism in first-degree relatives of patients with schizophrenia. Am J Psychiat 158:958-960, 2001.
41) Laruelle M: Imaging dopamine transmission in schizophrenia: a review and meta-analysis. Q J Nucl Med 42:211-221, 1998.
42) Laruelle M, Abi-Dargham A: Dopamine as the wind of the psychotic fire: new evidence from brain imaging studies. J Psychopharmacol 13:358-371, 1999.
43) Laruelle M, Abi-Dargham A, Gil R, et al : Increased dopamine transmission in schizophrenia: relationship to illness phases. Biol Psychiat 46:56-72, 1999.
44) Laruelle M: The role of endogenous sensitization in the pathophysiology of schizophrenia: implications from recent brain imaging studies. Brain Res Rev 31:371-384, 2000.
45) Leucht S, Busch R, Kissling W, et al: Early prediction of antipsychotic nonresponse among patients with schizophrenia. J Clin Psychiat 68:352-360, 2007.
46) Lieberman JA, Kane JM, Gadaleta D, et al: Methylphenidate challenge as a predictor of relapse in schizophrenia. Am J Psychiat 141:633-638, 1984.
47) Lindström LH, Gefvert O, Hagberg G, et al : Increased dopamine synthesis rate in medial prefrontal cortex and striatum in schizophrenia indicated by L-(β-^{11}C) DOPA and PET. Biol Psychiat 46:681-688, 1999.
48) Marcelis M, Cavalier E, Gielen J, et al: Abnormal response to metabolic stress in schizophrenia: marker of vulnerability or acquired sensitization? Psychol Med 34:1103-1111, 2004.
49) Marcelis M, Suckling J, Hofman P, et al: Evidence that brain tissue volumes are associated with HVA reactivity to metabolic stress in schizophrenia. Schizophr Res 86:45-53, 2006.
50) Mazure CM, Quinlan DM, Bowers MB: Recent life stressors and biological markers in newly admitted psychotic patients. Biol Psychiat 41:865-870, 1997.
51) McGowan S, Lawrence AD, Sales T, et al: Presynaptic dopaminergic dysfunction in schizophrenia: a positron emission tomographic [^{18}F] fluorodopa study. Arch Gen Psychiat 61:134-142, 2004.
52) Nagaoka S, Iwamoto N, Arai H: First-episode neuroleptic-free schizophrenics: concentrations of monoamines and their metabolites in plasma and their correlations with clinical responses to haloperidol treatment. Biol Psychiat 41:857-864, 1997.
53) 丹羽真一,本田教一,鈴木裕樹,福田正人：受容体遮断の臨床指標.脳と精神の医学 5:21-34，1994.
54) Northoff G, Demisch L, Wenke J, et al: Plasma homovanillic acid concentrations in catatonia. Biol Psychiat 39:436-443, 1996.
55) Oades RD, Klimke A, Henning U, et al: Relations of clinical features, subgroups and medication to serum monoamines in schizophrenia. Hum Psychopharmcol Clin Exp 17:15-27, 2002.
56) Okubo Y, Suhara T, Suzuki K, et al: Decreased prefrontal dopamine D 1 receptors in schizophrenia revealed by PET. Nature 385:634-636, 1997.
57) 大久保善朗：統合失調症の PET 所見.Schizophrenia Frontier 6:262-266, 2005.
58) 大嶋明彦,福田正人,三國雅彦：精神疾患と HPA 系：最新の展開.脳と精神の医学,印刷中，2007.
59) Pettegrew JW, Keshavan MS, Panchalingam K, et al: Alterations in brain high-energy phosphate and membrane phospholipid metabolism in first-episode, drug-naive schizophrenics: a pilot study of the dorsal prefrontal cortex by in vivo phosphorus 31 nuclear magnetic resonance spectroscopy. Arch Gen Psychiat 48:563-568, 1991.
60) Pickar D, Breier A, Hsiao JK, et al: Cerebrospinal fluid and plasma monoamine metabolites and their relation to psychosis: implications for regional brain

function in schizophrenia. Arch Gen Psychiat 47: 641-648, 1990.
61) Sharma RP, Pandey GN, Janicak PG, et al: The effect of diagnosis and age on the DST: a metaanalytic approach. Biol Psychiat 24:555-568, 1988.
62) Shioiri T, Kato T, Inubushi T, et al : Correlations of phosphomonoesters measured by phosphorus-31 magnetic resonance spectroscopy in the frontal lobes and negative symptoms in schizophrenia. Psychiatry Res 55:223-235, 1994.
63) Shioiri T, Hamakawa H, Kato T, et al : Frontal lobe membrane phospholipid metabolism and ventricle to brain ratio in schizophrenia: preliminary ^{31}P-MRS and CT studies. Eur Arch Psychiatry Clin Neurosci 250: 169-174, 2000.
64) Steen RG, Hamer RM, Lieberman JA: Measurement of brain metabolites by 1 H magnetic resonance spectroscopy in patients with schizophrenia: a systematic review and meta-analysis. Neuropsychopharmacology 30:1949-1962, 2005.
65) Suhara T, Sudo Y, Okauchi T, et al: Extrastriatal dopamine D_2 receptor density and affinity in the human brain measured by 3 D PET. Int J Neuropsychopharmacol 2:73-82, 1999.
66) Suhara T, Okubo Y, Yasuno F, et al: Decreased dopamine D 2 receptor binding in the anterior cingulated cortex in schizophrenia. Arch Gen Psychiat 59:25-30, 2002.
67) Sumiyoshi T, Yotsutsuji T, Kurachi M, et al : Effect of mental stress on plasma homovanillic acid in healthy human subjects. Neuropsychopharmacology 19:70-73, 1998.
68) Sumiyoshi T, Saitoh O, Yotsutsuji T, et al: Differential effects of mental stress on plasma homovanillic acid in schizophrenia and normal controls. Neuropsychopharmacology 20:365-369, 1999.
69) Sumiyoshi T, Kurachi M, Kurokawa K, et al: Plasma homovanillic acid in the prodromal phase of schizophrenia. Biol Psychiat 47:428-433, 2000.
70) Sumiyoshi T, Roy A, Kim CH, et al: Prediction of changes in memory performance by plasma homovanillic acid levels in clozapine-treated patients with schizophrenia. Psychopharmacology 177:79-83, 2004.
71) 高橋英彦，須原哲也：分子イメージングでみた精神疾患の病態と治療．神経研究の進歩 49:949-957, 2005.
72) Takahashi H, Higuchi M, Suhara T: The role of extrastriatal dopamine D 2 receptors in schizophrenia. Biol Psychiat 59:919-928, 2006.
73) Talvik M, Nordstrom AL, Olsson H, et al: Decreased thalamic D_2/D_3 receptor binding in drug-naive patients with schizophrenia: a PET study with [^{11}C] FLB 457. Int J Neuropsychopharmacol 6:361-370, 2003.
74) Thibaut F, Ribeyre J-M, Dourmap N, et al : Plasma 3-methoxy-4-hydroxyphenylglycol and homovanillic acid measurements in deficit and nondeficit forms of schizophrenia. Biol Psychiat 43:24-30, 1998.
75) van Elst LT, Valerius G, Büchert M, et al: Increased prefrontal and hippocampal glutamate concentration in schizophrenia: evidence from a magnetic resonance spectroscopy study. Biol Psychiat 58:724-730, 2005.
76) van Kammen DP, Docherty JP, Bunney WE Jr: Prediction of early relapse after pimozide discontinuation by response to d-amphetamine during pimozide treatment. Biol Psychiat 17:233-242, 1982.
77) van Kammen DP, Kelly ME, Yao JK, et al: Predicting haloperidol treatment response in chronic schizophrenia. Psychiat Res 64:47-58, 1996.
78) Volz HP, Rzanny R, Rossger G, et al: 31 phosphorus magnetic resonance spectroscopy of the dorsolateral prefrontal region in schizophrenics: a study including 50 patients and 36 controls. Biol Psychiat 44:399-404, 1998.
79) Volz HP, Hubner G, Rzanny R, et al: High-energy phosphates in the frontal lobe correlate with Wisconsin Card Sort Test performance in controls, not in schizophrenics: a 31 phosphorus magnetic resonance spectroscopic and neuropsychological investigation. Schizophr Res 31:37-47, 1998.
80) Volz HR, Riehemann S, Maurer L, et al: Reduced phosphodiesters and high-energy phosphates in the frontal lobe of schizophrenic patients: a [31] P chemical shift spectroscopic-imaging study. Biol Psychiatry 47: 954-961, 2000.
81) Walker EF, Bonsall R, Walder DJ: Plasma hormones and catecholamine metabolites in monozygotic twins discordant for psychosis. Neuropsychiat Neuropsychol Behav Neurol 15:10-17, 2002.
82) Wong DF, Wagner HN Jr, Tune LE, et al: Positron emission tomography reveals elevated D 2 dopamine receptors in drug-naive schizophrenics. Science 234: 1558-1563, 1987.
83) Wood SJ, Berger GE, Lambert M, et al: Prediction of functional outcome 18 months after a first psychotic episode: a proton magnetic resonance spectroscopy study. Arch Gen Psychiat 63:969-976, 2006.
84) Yasuno F, Suhara T, Okubo Y, et al : Low dopamine D_2 receptor binding in subregions of the thalamus in schizophrenia. Am J Psychiat 161:1016-1022, 2004.
85) Yeragani VK: The incidence of abnormal dexamethasone suppression in schizophrenia: a review and a meta-analytic comparison with the incidence in normal controls. Can J Psychiat 35:128-132, 1990.
86) Yoshimura R, Ueda N, Shinkai K, et al: Plasma levels of homovanillic acid and the response to risperidone in first episode untreated acute schizophrenia. Int Clin Psychopharmacol 18:107-111, 2003.
87) Zhang ZJ, Peet M, Ramchand CN, et al: Plasma homovanillic acid in untreated schizophrenia: relationship with symptomatology and sex. J Psychiatr Res

35:23-28, 2001.

1.5 身体機能の評価

統合失調症患者の診療において精神症状や行動異常の評価と並んで，身体所見や身体機能を評価することは，診断や治療を進める上で欠くことの出来ない重要なことである．身体所見として，顔の表情，態度や立ち居振る舞い，体重などの診察がある．身体機能の評価として，まず統合失調症様症状を引き起こす可能性のある身体疾患の除外診断を目的として，神経学的診察と一般血液諸検査，血液生化学検査あるいは内分泌検査を行なう．一方，統合失調症患者において肥満，心血管系疾患，呼吸器系疾患，糖尿病，物質常用障害などの併存症が高率であると云われている[1]．そしてこれらの併存症は，精神障害の治療に悪影響を与えるだけでなく，患者のQOLを著しく損なったり，死亡率を高めたりする．したがって，これらの疾患のスクリーニングを行ない，発見されれば内科医と連携してこれらの身体疾患の継続的な管理と治療を行なう必要がある．

さらに抗精神病薬による治療計画を策定するために，患者が何らかの身体的機能異常や身体疾患を有していないかどうかを知るための基本的な臨床諸検査が，必要である．そして薬物療法を開始してからは，抗精神病薬の副作用を早期に発見し，これを防止するために，定期的に身体機能を評価する必要がある．

そこでここでは，統合失調症患者が受診した際に行なう身体診察のポイント，基本的な臨床諸検査，次いで治療開始後において抗精神病薬により生じる可能性のある特定の副作用をモニターするための検査について，米国精神医学会治療ガイドラインコンペンディアム[2]を参考にして説明する．

1) 初診時の身体診察のポイント

診察時において，表情で「無表情」「固い」「冷たい」「しかめ面」「ひそめ眉」「とがり口」「空笑」などが，態度で「単調」「無関心」「わざとらしい（衒奇症）」「ひねくれ（奇矯）」「常同的」「拒絶的」な面が観察されれば，さらに言語で独語を呈すれば統合失調症を疑うとDSMの診断基準が導入されるまでは強調されてきた．しかし現代では，あまりこういった所見は重視されていない．しかし，このような身体所見は，急性期および慢性期においても診療に役立つことは今も変わらないように思われる．体重について，統合失調症患者は急性期において食思不振や拒食により，摂食量が低下して急激に体重が減少することや，回復期に体重が増加することはよく知られている．

neurological soft signs とは微細な神経学的異常を指し，原始反射の持続，精密および粗大な協調運動の拙劣，靴ひも結びやボタンの掛け外しなどの複雑な行為や行動の拙劣（不器用），感覚統合の軽度異常を呈することを云う．統合失調症患者において，薬物療法以前からこれらの徴候を呈することが多く，これらの徴候は陰性症状や思考障害と関連していることが指摘されている．そしてこれらの徴候は脳画像的研究により感覚運動皮質，補足運動野，小脳，さらに大脳基底核や視床と関連する皮質下の活動性の変化と関連し，統合失調症の遺伝的脆弱性，経過中の病勢，転帰と関連していることが示唆されている[3]．

2) 初診時の身体機能の評価

初診時に身体機能を評価するための身体的および臨床諸検査を表III-5に示した．

まずバイタルサインとして脈拍，体温，血圧などを測定する．そして身長や体重の測定を行い，BMIを算出する．肥満していれば，抗精神病薬の選択においても，肥満を引き起こしにくい薬物が選択されることが推奨される．臨床検査として血液検査（完全血球算定），電解質，肝機能検査，腎機能検査，甲状腺機能検査などを行なう．この中で甲状腺機能検査は，甲状

表III-5 初診時の身体的および臨床的検査

バイタルサイン	脈拍，血圧，体温
身長と体重	BMI
血液	末梢血液検査
電解質	Na，K，Cl など
肝臓	肝機能検査
腎臓	腎機能検査
甲状腺	甲状腺機能検査
中枢神経系	髄液検査，脳波，CT または MRI
感染性疾患	梅毒，C型肝炎，HIV 検査
薬物中毒	スクリーニング検査
妊娠	妊娠検査

腺機能異常で不安や焦燥などの不安症状，意欲や欲動の低下，無関心，集中困難などうつ症状，まれには幻覚妄想などと多彩な精神症状を生じるので必須であると云われている．その他まれには，臨床症状や徴候から副甲状腺機能検査や血中コルチゾールを測定する必要性を生じる場合もある．

意識障害の存在が疑われる場合には脳波検査，脳腫瘍など中枢神経系の疾患が疑われる場合には，CT や MRI 検査も必要となる．さらに統合失調症様の精神症状や異常行動を認め，ウイルス性脳炎の可能性のある場合には，これに対する血液検査や髄液検査が必要となる．さらに梅毒，C 型肝炎や HIV の検査が必要な場合もある．また薬物中毒を疑える場合には，薬物中毒のスクリーニングが必要となる．また若い女性で妊娠が疑われる場合には，これに対する検査を行なう．

急性期に幻覚妄想や興奮状態で十分な評価が出来ない場合においても，病状が改善して検査が可能な状態になれば，速やかに必要な検査を行なう．もし肝・腎機能に障害があれば，薬物投与も慎重にならざるを得ない．また心機能に影響するような薬物を投与する場合には，心電図検査を行なう必要がある．

3）治療経過中の身体機能の評価

統合失調症患者は，治療経過の中で，特に慢性期において，食欲亢進，摂食量の増加，精神障害に伴う代謝の変化，活動性の低下などに加えて，抗精神病薬の副作用により肥満を生じやすい．そして，高脂血症，高血圧，心疾患などのメタボリックシンドロームを生じやすいことが報告されている[4]．これらを併存すると患者のQOLや生命予後を著しく損なう．したがって肥満に傾きやすい患者には，体重をモニターして肥満を防止するために抗精神病薬の選択，日常生活や食生活での指導が必要となる．肥満患者には内臓肥満を評価するために，腹部 CT 検査も必要となる．

その他，表III-6 には抗精神病薬により生じる可能性のある特定の副作用に対する主な検査を示した．これらを定期的にモニターすることが推奨されているが，その頻度に関しては一定の見解に達していない．したがって患者の臨床症状や状況により適宜行なう必要がある．一般的には治療開始時，抗精神病薬の変更

表 III-6　治療経過中の身体機能検査

副作用	検査
糖尿病	空腹時血糖または HbA$_{1c}$
高脂血症	コレステロール，中性脂肪
QTc 延長	心電図
高プロラクチン血症	血中プロラクチン
アカシジアやパーキンソニズム	錐体外路系副作用の臨床評価
遅発性ジスキネジア	不随意運動の臨床評価
白内障	細隙灯検査

時や他の薬剤を併用する時，その他副作用に関連する症状が生じた時に適宜行なう．以下表 III-6 にしたがって個々の項目について詳しく説明する．

i）糖尿病　統合失調症患者において糖代謝異常を生じやすいことが分かっているが，その機序は複雑で未だ明らかにされていない．さらに非定型抗精神病薬は，糖代謝異常と関連していて，服用患者において糖尿病の発生率が高くなることが知られている．そのために糖尿病スクリーニングのため空腹時血糖や HbA$_{1c}$ の測定が薬物療法開始前，投与量を増加する時，治療後 4 ヶ月，その後は 1 年に 1 回の定期的検査をしてモニターすることが推奨されている．そして経過中に糖代謝異常を生じれば，可能な限り他剤への変更となる．しかし糖尿病に罹患している患者において，これらの抗精神病薬の投与は絶対的禁忌になっておらず，あくまでも精神症状の改善と副作用の利害得失を考慮して判断することになる．

ii）高脂血症　抗精神病薬の投与により肥満を生じることはよく知られているが，第 2 世代抗精神病薬の出現により，より注目されるようになった．そして第 2 世代抗精神病薬を服用中の統合失調症患者において高脂血症の発現が多く，これが肥満や糖尿病の結果として二次的に生じるだけでなく，第 2 世代抗精神病薬の脂質代謝に対する直接的な影響により生じる可能性も指摘されている．そして第 2 世代抗精神病薬のうち quetiapine，olanzapine，clozapine は risperidone，aripiprazole，ziprasidone などより高脂血症をきたしやすいとされている．したがってこれらの薬剤を投与する時，血中のコレステロールや中性脂肪を定期的にモニターする必要がある[5]．

iii）QT 時間延長　QTc 間隔を延長させるよう

な薬物は，QT延長症候群，徐脈，血清カリウム値の低下，心不全，心筋梗塞の患者に投与すべきでないとされている．このような薬物として thioridazine, droperidol, pimozide, ziprasidone などがある．このような薬物を投与する前には，心電図でQTc間隔の延長の有無，血清カリウム値を確認する必要がある．でないと薬物によりさらにQTc間隔が延長して致死性頻拍性心室性不整脈（Torsade de Pointes）を生じて，突然死に至る可能性を生じる．

iv) **高プロラクチン血症**　高プロラクチン血症は，ドパミンD_2遮断により生じ，女性では性欲の変化，月経の変化，乳汁分泌，男性では性欲変化，勃起や射精機能の障害を引き起こす．これが長期間持続するとエストロゲンやテストステロンの低下を招き，骨粗鬆症を引き起こしたり，心血管系にも影響を及ぼすとされている．血中プロラクチンの測定について，病歴からその測定が必要とされる時，そして血中プロラクチンが安定するまで受診ごとに前述した高プロラクチン血症により生じる症状のスクリーニングを行なう．その後はプロラクチンを上昇させるような抗精神病薬を投与する場合は，年1回の測定が推奨されている．また骨粗鬆症や骨塩量が低下している患者には，プロラクチン上昇の少ない薬物を選択する必要があるので，血中プロラクチンを測定する必要がある．さらに生理や受精の問題を有する患者には，プロラクチン分泌の異常を評価し，プロラクチン上昇の少ない薬物の選択が必要で，プロラクチンの測定が必要となる．乳癌を有している患者には，プロラクチンを上昇させる薬物の投与を行なわないか，癌治療の医師と相談のうえで投与する．この際血中プロラクチン測定の必要性を生じる．

v) **錐体外路系の副作用**　振戦，固縮，無動などのパーキンソン病と同様の症状，じっと座っていることも立っていることも出来ないアカシジア（静座不能症），筋の不随意収縮により頸部痙性捻転や四肢体幹の捻転などの急性ジストニアなどが，抗精神病薬を使用して比較的短期間で生じる可能性がある．したがって抗精神病薬の投与量が安定するまで受診ごとに，これらの臨床評価を行なう．抗精神病薬の長期使用の副作用として遅発性ジスキネシアを生じる．これは口周辺や顔面・頸部を中心とする不随意運動で，第1世代抗精神病薬を使用している場合は6ヶ月ごと，第2世代抗精神病薬の場合は12ヶ月ごとにこれらの臨床評価を，危険性の高い場合はそれぞれ3ヶ月ごと，6ヶ月ごとに行なうことが推奨されている．

vi) **白内障**　遠方視力の変化や霧視に関する既往歴を有する場合や，白内障の危険性を高める抗精神病薬で治療されている患者では，細隙灯検査を含む検査を，40歳以下の患者では2年に1回，40歳以上の患者では年1回の眼科的検査が推奨されている．

〈切池信夫〉

文　献

1) Muir-Cochrane E: Medical co-morbidity risk factors and barriers to care for people with schizophrenia, J Psychiatric Mental Health Nursing 13:447-452, 2006.
2) 米国精神医学会：治療ガイドラインコンペンディアム，監訳，佐藤光源，樋口輝彦，井上新平，治療計画の立案と実施，249-285, Practice Guidelines for the Treatment of Psychiatric Disorders Compendium, American Psychiatric Association, 医学書院，東京，2006.
3) Bachmann S, Bottmer C, Schröder J: Neurological soft signs in first-episode schizophrenia: a follow up study, Am J Psychiatry 162:2337-2343, 2005.
4) Van Gaal LF: Long-term health consideration in schizophrenia: Metabolic effects and the role of abdominal adiposity, Eur Neuropsychopharmacol 16: 5142-5148, 2006.
5) Meyer JM, Koro CE: The effects of antipsychotic therapy on serum lipids: a comprehensive review, Schizophr Res 70:1-17, 2004.

2. 精神症状の評価

　本章のタイトルは「精神症状の評価」であるが，関連事項のうち診断分類，症候学（初期，陽性／陰性），経過，予後，異種性等についての一般的事項は，すでに第Ⅰ編で述べられている．そこで本稿では，実際に患者を目の前にしたときに何をどうすればいいのかという，評価の実際的なことを述べる．ただし，急性期，回復期，安定期などの各段階で必要な具体的事項は第Ⅴ編の該当箇所に譲ることとして，ここではそれらの段階を通じて共通に必要と思われることに限定する．

a）総論的事項

　一般に精神医学における症状評価は，患者の示す身体的，心理的，社会的特徴を観察し，記述する過程であるが，その観察はあくまでも医学的知識を背景としている．すなわち，いわば精神医学という色眼鏡を通して対象の特徴を観察する．そして，病者の示している特徴を医学的診断や治療計画に翻訳し，橋渡しする．

　昨今，国際的分類体系や診断基準の台頭とともに，診断の信頼性が向上していると言われる．しかし，実際に診療に携わっていると，同じ症例に対してベテラン医師と若手医師の間で，また異なる施設で教育を受けた医師の間で，診断に関する見解が異なるような事態にしばしば遭遇する．その一つの理由は，分類体系や診断基準が「得られた情報を処理する」過程に過ぎず，その前の「対象を観察し知覚する」過程を含んでいないことにある．そして，その知覚過程こそが，症候学すなわち症状評価である．分類学や診断基準が整備されて来ている現在，それに平行して，症候学の重要性もますます高まって来ていると言えよう．しかし，筆者の経験では，昨今，症候学的技能は，分類体系や診断基準の普及に見合うだけのレベルには達しておらず，むしろ退化しつつあるように思えてならない．

　このような観点から，診断について重要と思われることを，筆者自身の経験や若手医師の教育経験などを踏まえて，少し述べてみたい．

　第1は対象志向性の問題である．症状評価が一種の知覚である以上，我々の視線は対象に注がれるべきである．症状評価の後に来るのは上述のように，まず疾患診断である．診断はその後の治療計画策定の基礎をなす重要なものであるし，昨今診断基準もしっかりしているので，とかく我々の目はそちらに向きやすい．すなわち，眼前にある対象（症例）でなく，背後にある分類体系や診断基準に目が向きやすい．このような場合，まず診断基準を想起し，症例をそこに当てはめようとする傾向が強くなりがちである．それが極端になった例が，診断を先に印象で決めてしまい，その診断に合致する症状を数え上げて記述するようなやり方である．例えば，これはどう考えても統合失調症だという印象を先に持ってしまう．そして，「声が聴こえる？」という質問にハイと答えたから「幻聴あり」とし，「考えが伝わる感じ？」と質問しただけで「考想伝播あり」と書きつらねる，といった類である．これは本末転倒であると言わざるを得ない．

　このようなある種の思考停止は，診断過程を「分類問題」の枠組みでとらえることに原因の一端があると考えられる．分類問題と考えるのであれば，分類に必要な症状しか注目しなくなったり，分類が一通り完了した段階でそれ以上症状を見なくなったりする傾向が出て来るのは当然だろう．未成熟な発達段階にある精神医学において，診断過程を「分類問題」でなく「不完全情報下の意思決定問題」の枠組みで考えることの重要性について，太田[10]が論じているので参照されたい．

　第2は用語の問題である．精神症状の評価は，正確な精神医学用語による記述と柔軟な日常言語的表現の

両方が必要である．精神所見をとることは，前述のように，精神医学という色眼鏡で現象を見ることであるから，十分な精神医学の知識とそれに裏付けられた精神医学用語が重要であることは言を待たない．しかし，対象を十分に把握するには，そのような限られた精神医学用語というモザイク記述では不十分である．どうしても日常言語をも加えて，病像全体をいわば絵として総合的に記述することも必要になる．実際，経験のある精神科医は，たくさんのケースの病像がいわば絵あるいは動画として頭にはいっているものである．そして，新しい症例をそれらと照合し，経過予測や治療の判断の助けとする．このようないわばアナログ的やり方は，患者の心を扱う精神医学ではある程度は採用せざるを得ない．

第3は面接技術のことである．精神症状を正しく評価するために面接技術や診察態度が重要であることは，特に論じるまでもなかろう．また，表立ってあまり議論されないことではあるが，診察者側の「人当たりがいい」「怖い感じ」「相槌が少ない」などといった個人的・人格的特徴も，統合失調症患者の表出や陳述内容に対して無視できない影響を与える．そうした面接技術を身につけ，また自身の特徴を実感を持って理解することは，たいへん重要である．ただし，これは実際には案外難しいものである．ここでは，先輩によるスーパービジョンや仲間うちでの心を開いた議論など，他人の関与が必須であることを指摘するにとどめたい．なお，ビデオ録画，テープ録音などを使った自身へのフィードバックも有用である[12]．

第4は情報の信頼性の問題である．このことに常に注意を払うことは，客観的指標の少ない精神医学において，たいへん重要である．医師が自分の目と耳でとらえる表情，姿態・振舞，話し方などのいわゆる表出症状は，評価の妥当性はともかくとして，信頼性という意味では，自分自身が証人なので一応問題はないと言える．しかしそれ以外の言語的報告で得られた情報は，別の経路からの情報と照合して裏を取る作業をするべきである．ここで言う別の経路とは広い意味であって，第3者からの陳述，本人の言動，そして改善後の本人の陳述などを含む．裏が取れていない場合，その情報はまだ半人前であることを認識し，情報源を特定しておく．

b) 診断のプロセスと症状評価

一般に診断はどのような思考過程で行われるのであろうか．福井[5]は思考様式としてパターン認識法，多分岐法，仮説・演繹法，そして徹底的検討法の4つを挙げ，基本的には仮説・演繹法が最も普通に用いられる思考過程であるとしている．仮説・演繹法とは，「新しい病歴やその他のデータを得るごとに，頭の中にリストアップされている診断名の確率が変化したり，診断名自体が除外，または新しく組み入れられたりしてリストが順次変化していく方法」である．

この仮説・演繹法を症状評価という面からもう少し詳しく見ると，我々は診断を進めるとき，二重のリスト作成をしている．まず，主訴や主症状から可能性のある疾患を複数思い浮かべる（第1のリスト＝疾患リスト）．次に，それぞれの疾患ごとに症状を思い浮かべる（第2のリスト＝症状リスト）．そして，こうして思い浮かべた縦横の平面上の多くの症状を頭の中で参照しながら，また診療過程で得た情報で逆にそのリストを作り変えながら，ダイナミックに診察や検査を進めて行くのである．

しかし，上記の二重のリストだけで症状評価の枠組みは十分かというと，そういうわけには行かない．仮説・演繹法を用いる場合でも最初の疾患リストはパターン認識的なやり方で得ていることが多く[5]，その際，稀ではあるが重要な疾患やその関連症状が抜け落ちる可能性が否定できない．また，これまで繰り返し指摘したように，現在の精神疾患体系はそもそも不完全なものであるから，一応基準に則って診断に到達したとしても，他に重要な病態が残されている可能性がある．したがって，対象志向的で体系的・網羅的な精神症状の評価はどうしても必要である．

結局，上述の二重のリストで焦点を絞りながらも，一通り体系的・網羅的に症状を評価する必要があるということになる．

ここで必要となる知識のうち，「疾患→症状」に関しては，多くの成書がある（本書では統合失調症について第I編に述べられている）．しかし，「症状→疾患」のリストの資料は，内科等の一般医学分野では診

断学の本に必ず載っているのであるが，精神医学分野ではほとんど見当たらない．今後，このような文献の出現が期待される．

本稿では，体系的・網羅的症状評価の実際的方法について検討してみたい．

c） 体系的症状評価の2種類

体系的・網羅的症状評価の参照枠となるような症状リストとしては，診療場面での使い方という観点から見て2種類が必要であるように思われる．第1は，詳細で厳密なもの，第2は，簡便なものである．

まず，第1の，厳密で徹底的な症状評価のためのリストや参照枠としては，これまでに膨大な著作や論文が発表されている．広義には，ヤスパースの著作[6]もこれに含めることができよう．精神症状記述をきわめて厳密に，体系的に突き詰めたヤスパースの著作は我が国のほとんどの教科書に多かれ少なかれ影響を与えている．また，近年，より実証的・経験的立場からの体系的記述システムが数多く発表されている．これらはそれぞれに優れた特徴を持っており，使い方によっては，十分臨床にも役立つと思われる．特に，経験の浅い医師が入院症例を担当しているような場合，これらを利用して徹底的に症状を観察・記述する訓練は有用である．これについては，本章の後半で簡単に紹介する．

しかし，一般的診察の面接時に症状を体系的に観察・聴取する参照枠として使うには，診察者が容易に記憶できて使いこなせるようなより簡略化・図式化されたものの方がよい．精神医学的面接は基本的に患者のペースで進めるべきであり，そのためには面接者側に十分なゆとりと柔軟性がなければならないからである．特に統合失調症患者の場合，感情的に不安定になっているし，思路障害も存在するので，「患者のペースで進める」のにかなりの集中力が必要とされる．紙上のリストを見ながらの診察は到底不可能である．

このような簡便なリストは，必ずしも唯一無二のものはなく，結果的に全体をカバーできさえすれば，各自が工夫してもよい．「精神科面接マニュアル」[4]でCarlat DJ が紹介しているさまざまな実際的工夫はその実例として興味深いので参照されたい．ここでは，筆者が行っているやり方[11]について紹介しながら，一般的診察の実際について説明する．

d） 診察の流れの中での体系的症状評価

筆者は，所見をとるべき項目を，情報源の種別に基づいていくつかの分野に区分し，眼前での観察から病前性格，家族歴に至るまで，時間的に現在から順次古い方にチェックして行くようにしている（表Ⅲ-7参照）[11]．分野と言っても，表から明らかなように，特に目新しいものではなくきわめて常識的な分類である．このやり方の利点は，時間的に順に遡ることで記述項目の網羅的想起がしやすくなることと情報源が意識化しやすくなることである．言うまでもないが，これは「舞台裏の参照表」であって，この順番に面接を進めるためのものではない．こうしたチェック項目をしっかりと頭に入れておけば，安心して柔軟に患者のペースで面接を進めることができるものである．このようなやり方の有効性については，上述のMayer-Gross[8]も教科書の中で言及している．

表Ⅲ-7に基づく所見の実例を挙げておく．

【症例A】

笑顔が少なく，やや表情に乏しい印象を受けるが，特に硬くはなく，稀ではあるが話題によっては自然な笑顔も見せる．面接後半は涙．反応はやや遅く，的確さも不十分という印象を受けるが，自分に関心のある話題になるとほぼ安定した会話が可能．落ちつきはある．身なりや挨拶などは特に問題なし．

現在前景にあるのは，被害関係妄想（病感はある）．「出版社が私を潰そうとしていろいろやっている」というもの．範囲は当初は特定の対象だったが，その後広がっている．体系化傾向あり．不安，抑鬱気分，悲観的気分などあり．それほど重くはないが，若干の感情不安定傾向はある．幻聴なし．

生活行動上，特に奇異な行動はなく，精神運動興奮や感情暴発なども，反応性の一時的で軽度なものを除けば，特になし．意識障害を思わせるようなエピソードも，特に気付かれていない．

1992年春頃に発症し，現在まで症状が持続，徐々

表 III-7 主な症状分野・項目とカバーする時間

〈症状の分野と主な項目〉	〈カバーする時間〉【主な情報経路】
1. 診察時点での観察による 　　表出の特徴 　　他覚的身体症状	〈現在：眼前〉 【医師の直接の観察による】
2. 患者の言語的報告に基いた 　　精神症状（知・情・意・全体） 　　自覚的身体症状 　　病識・病感（受診の経緯も）	〈現在：時間幅は多少広い〉 【本人の言語的報告による】
3. 生活場面に現れた 　　精神症状・行動異常 　　身体症状	〈現在：時間幅は通常さらに広い〉 【本人および周囲への問診による】
4. 発症時期および経過の特徴	〈現在から遡り発症時点まで〉 【本人および周囲への問診による】
5. 心因・誘発因子等	〈発症直前〉 【本人および周囲への問診による】
6. 病前の性格および特記事項	〈発症前から遡り出生まで〉 【本人および周囲への問診による】
7. 遺伝負因	〈出生以前の要因〉 【本人および周囲への問診による】

表 III-8

項目	コメント	日常言語的表現を用いた表現の実例
表情	表情の特徴を記述する．各関連疾患の像を念頭におき，鑑別を考えながら観察するとよい．	【急性期】硬い，緊張している，ひそめ眉，視線を逸らしがち，不安げ，ピクピクしている，視線が落ち着かない，空笑，変化が激しい，イライラ，警戒的 【慢性期】不自然，奇異，表面的，深刻味に欠ける，平板，単調，細やかさがない，動きが遅い，動きが乏しい，ボーッとした
姿態・振舞	姿勢，体動，移動を伴う動きなどを観察する．	【急性期】落ち着きがない，まとまりに欠ける，ソワソワ，キョロキョロ，細かい体動が多い，突発的に不明なことを叫ぶ，何かを振り払うような動作 【慢性期】少し前かがみ，体動が少なめ，常同的傾向，ゆっくりめ，ぎこちない，状況のわりに落ち着き過ぎている
話し方	声の大きさ，トーン，イントネーション等の物理的な特徴や会話の量・質などの中身の特徴を観察する．	【思路障害】話題が微妙にずれる，まとまりが悪い，噛み合わない傾向はあるが会話はなんとか成立する，会話が成立しない 【会話量の特徴】口数が少なく強く問い掛けるとやっと答える，返答が1〜2語，寡黙，まったく無応答（以上，量的低下）；多弁で訴えが多い，まくしたてる（増加） 【その他の諸特徴】声が小さい，トーンが単調，独白のよう，自問自答，一方的，話題選択が自己中心的，ときどき大声で意味不明な発語，口数のわりに内容に乏しい，話が細かくて要点が伝わらない，面接者の発言の音韻に反応する
身だしなみ・個人衛生	髪，化粧，衣服，皮膚，口腔などの手入れ，適切さ，清潔度を観察する．	髪がボサボサ，身なり不整，不潔，子供っぽい，下着が見えたりしていて不注意，眼鏡に汚れあり，化粧がまだらで奇異
全体的態度・反応性	全体から受ける総合的印象や社会性，状況への反応性を記述する．	挨拶や礼儀に欠ける，高慢な傾向，過度にうちとけた態度，非協力的，投げやり，反応が悪い，共感性に乏しい，接触性が不良，表面的，拒絶的

2. 精神症状の評価

表 III-9

項目	コメント
〈知〉	
知覚	知覚変容，錯覚，幻覚など．
記憶	短期，長期，各種心因性健忘などを含む．
思考形式	自覚的な思考障害感などもあり得るので，観察と合わせて評価する．
思考内容	各種真正妄想のほか，取り越し苦労，強迫観念，優格観念，妄想様観念も含む．
了解・判断	呑み込みのよさ，ものわかりのよさ，状況判断，などを評価する．
〈情〉	
情動	観察所見と合わせて早い感情の動きを判断する．
気分	動きの緩徐な基底をなす感情状態を判断する．
高等感情	羞恥心や配慮性など社会性に関連するような感情を判断する．
〈意〉	
欲動	身体的な基礎を持つようなレベルの欲求．
衝動	瞬間的・突発的に内から湧き出るようなもの．
意志	もくろんだ行為を最終的に遂行する力．
（発動性）	（ほかに，発動性，意欲，等の言葉もあり，用法に多少の不一致が見られるが，少なくとも上記3つは意識して区別しておくべき．）
〈全〉	
自我意識	物事を体験する主体である自我の意識体験の異常で，能動性，単一性，同一性，そして限界性の4つの側面があるとされる．（思考内容の異常に含められることもあるが，厳密には知，情，意にまたがるものであり，「体験」である．）
意識	くもりの程度と内容の異常をみる．せん妄，もうろう状態，アメンチアなどに注意．
知能	単なる知能テストの結果だけでなく，問題解決能力，対処能力などに特に注目する．

に悪化している．

発症および悪化のきっかけあり（依頼原稿のこと，その後ラジオにリクエストを出したこと）．膠原病にて治療中であるが，発症当時，病状は特に悪くはなく，ステロイド服用もなし．

もともと内向的，非社交的．雑誌に原稿執筆．

精神疾患の家族歴なし．

i) **診察時に直接観察されるもの＝表出**　直接観察によるいわゆる表出所見は，きわめて重要な所見である．見ただけで精神状態がわかるのかという疑問もあろうが，経験を積み重ねれば，得られる情報はかなりの量になり得る．直接自分の目で見た確実な情報であるという点が重要である．

表出の着眼点として，表III-8に，伝統的な5項目を挙げ，簡単な説明と統合失調症の場合の日常言語的表現を用いた記載例を示しておく．記載例は，筆者自身が担当した患者のカルテの記載を集め，整理したものである．

表出症状評価のしかたやその意義については，大家による優れた記述[8,16,17,18]があるので，参照されたい．ただし，筆者の経験では，どんな診断でどのような特徴があるかということを言葉だけで記述し尽くすことは難しい．基本的には，各自が症例で経験的にひとつひとつ身に着けて行くしか方法はない．筆者の大学病院での経験では，医師によって多少個人差はあるが，診療の実年数が数年を超えた頃から表出所見把握についての共通な感覚がかなり出来てくるようである．

ii) **言語的に語られるもの**　精神的所見の主役であり，内容的にも豊富な情報を提供する．各種精神疾患の多くはこの分野の症状を主な構成要素としている．

伝統的に多くの教科書等が症候の説明で用いている分類は，知覚，思考，感情，意欲・行動，自我，記憶，意識，見当識，知能，人格といった項目建てである．一方で近年，認知心理学の台頭が著しく，入力，短期記憶，長期記憶，文脈，出力などといった一連の認知過程の流れの中でさまざまな心理現象が説明される傾向がある．しかし，現状ではその影響は研究レベルにとどまっており，一般臨床をカバーするには至っ

ていない．患者とのコミュニケーションをとりながら心の状態を観察・記述する作業にとって，やはり「感情」「意欲」などの従来の概念の方が適しているからであろう．

ここでは，伝統的，教科書的な項目建てを採用し，それを記憶しやすいように「知」（知的な範疇のもの），「情」（感情に関連したもの），「意」（意欲，意志，行動などに関連したもの），「全」（知・情・意に分け難く全体的に体験されるもの）の4つに区分したものを表III-9に示しておく．各区分の中の項目数や並べ方も，記憶しやすいようにしてある．これくらいであれば，「舞台裏の参照表」として頭に入れて使うことは十分に可能である．

この分野の症状は，評価者が直接的に五感で存在を確認することはできない．情報は患者の語る言語的報告に依存している．したがって，先に述べた「信頼性」については，とりわけ注意を要する．

また，これらの症状を聞き出すときは，できるだけ閉鎖的質問（はい／いいえで答える質問）は避け，開放的質問を用いるべきである．症状の説明はしなければならないが，「例えば…ということを仰る患者さんがいらっしゃいますが，あなたの場合はどうですか．」というふうに，一般論として説明するようにする．そして，「ある」との答えだった場合には，「たとえば？」と質問し，粘り強く返事を待って，必ず本人の言葉で実例を挙げてもらう．特に幻聴は実例にこだわった方がよい．聴覚性の妄想知覚を幻聴ととってしまう誤解がしばしば起こるからである．

iii）生活場面に現れるもの　生活行動のうち，生活病理のようなことがらについては，本編第4章を参照されたい．本章では，精神症状との関連で必要な生活行動についてのみ述べる．

まず，病的体験（陽性症状）が生活行動として表現されることがある．例えば，「幻聴の存在を推測させる独語，空笑，奇異な行動」などである．これらは単独では意味づけは難しいが，陳述を裏付ける（あるいは時には予告する）情報として非常に重要である．

そのほか，それほど奇異ではない，精神運動性や感情面の異常に関連した生活行動がある．例えば，興奮・不穏関連では，「眠ろうとしない，物事にまった

く集中できなくなった，ソワソワと朝から晩まで落ち着かない」などがあり，逆に発動性低下や抑鬱に関連したものとして「口数が減った，自閉的，生活が内容に乏しく単調，個人衛生不良」などがある．これらも単独で，あるいは主観的精神症状を裏付ける情報として重要である．また，再発の前駆症状としても注目すべき所見が含まれているが，これについては第V編で述べる．

iv）発症時期および経過の特徴　主な症状の出現時期について，基本的な節目を把握しておく．例えば，「平成3年頃から人格水準の低下が目立つようになり，2回目の入院直前から精神病症状が顕在化」といった具合である．また，症状の変動にどのような特徴があるか，例えば，「次第に悪化」「普段も多少症状あり，ときどき挿間的に悪化」などと記載する．

発症や再発・再燃の時期については，「だいぶ前」「10年くらい前」「…歳頃」などの曖昧な表現は避け，できるだけ具体的に暦日を特定するように努める．既往歴や生活歴を先にとってそれらを具体的に聞くことにより，いわば病歴の座標を作っておいたうえで，それとの前後関係をたずねるようにするとよい．こちら側の努力しだいで案外具体的把握は可能なものである．記載のしかたは，「2001年6月（21歳）」などのような，暦日と年齢の併記に統一すると便利である．

v）心因・誘発因子　心因の有無とその内容を確認する．本人や家族の判断だけにとらわれず，生活歴を聞いて作った「病歴の座標」の流れをよく見て，それとの関連で診察者側が積極的に仮説を立てたり探ったりして把握に努めることが重要である．

vi）家族歴　家族については，最低でも第1度親族 first-degree relatives，すなわち親子同胞まで，通常は祖父母くらいまでは把握する．これらを含め，近親者に精神疾患で受診した人がいるかどうか，確認する．診断がわからない場合でも，どんな症状があった（と聞いている）か，訊ねておく．

e）補助資料を用いた網羅的・体系的症状評価

網羅的，徹底的に症状を評価しておきたいのであれば，いくつかの選択肢がある．これらの内容を詳細に

紹介するのは本章の役割ではないが，一応主なものを挙げ，ごく簡単に説明を加える．

広義の症状評価尺度は，大別すると，診断のために使うものと，すでに診断の下された症例で何らかの症状（群）の程度を評価するものとがある．ここで必要なのは前者である．後者［例えばBPRS[7,13]］を今回のような用途で使うのは危険である．前者の範疇のもので特に有名なものは，PSE-9[19]，その後継者とも言うべきSCAN[20]，SADS[14]，その流れを汲むSCID[15]，ヨーロッパで生まれたAMDP[3]などであろう．AndreasenによるCASH[2]もここに含めてよいと思われる．

PSE-9[19]は，すでにかなり古いものではあるが，邦訳されていること，ドイツなどのヨーロッパ的な体系と英米式のやり方の両方がほどよく反映されていること，用語集や具体的な質問のしかた（面接基準）もついていること，項目数が140とほどよい数であることなどから，今回のような用途には現在でも十分な有用性を有している．

SCAN[20]は，WHOの該当部門で作成しているもので，同じWHOが作成しているCIDI（Composite International Diagnostic Interview）が非専門家用に厳密に構造化されているのに対し［文献7参照］，医師などの専門家が使用するために作成されており，「準」構成的面接用に作られている．PSE-10がその一部を構成しているが，これはPSE-9の改訂版というよりも，そのもとになった詳細版を復活させて徹底的に改訂したものと見てよい．よく検討されたものではあるが，あまりに詳細で複雑なため，日常臨床に使うには適さないかもしれない．残念ながら，邦訳の出版はされていない．

AMDP[3]は邦訳・出版されている．他の多くが英米主体で開発されているのに対し，ヨーロッパ，特にドイツの精神医学が強く反映されている．したがって，我が国の精神科医にはなじみやすいと思われる．

SCID[15]は臨床研究にしばしば使われている．現在，英語版はSCID-CV（Clinical Version）も開発されている．

SADS[14]とCASH[2]はいずれも邦訳・出版されている．統合失調症圏および感情病圏の患者の評価用である．

統合失調症の診断がついていることを前提にして，思路障害，病識の程度，陽性・陰性症状など，特定の症状（群）の程度を評価したい場合には，それ用のものがある[7]．これらも，正規の用途に使う場合はもちろん，通常の診察の参考資料としても十分役立つ．

本項のおわりに，これらの道具を診療場面でどのように使えばよいかを述べておく．一言で言えば，「患者主体のペースを壊さない範囲で挿入的に使う」べきである．著者らは，陰性症状評価尺度（SANS）の邦訳[1]の信頼性検討[9]を行った経験がある．その際，必要性に迫られて，半構成的面接を工夫した．その後，統合失調症の病態研究でこれに準拠して多数例の陰性症状評価を行った．このときの経験によれば，この種の半構成的面接は，熟練すればかなり柔軟に施行することができ，実際上多くの患者に対して施行可能だという感触を持った．しかしながら，これを自然に，効果的に行うには，普通の面接を行うつもりで診察を開始し，「これから…という目的で，ちょっとここに書いてあることを一通りお聞きします．よろしいですか？」といったふうに，言わばその診察の一部を割いて，挿間的にひとしきりだけその作業を行う，という形をとるのが有効であった．同様なことは，Mayer-Grossも強調している[8]．構成的面接を施行する際にwarming upの必要性が強調されることもあるが，同様なことを意味していると思われる．

おわりに　最後に，統合失調症患者の診察を行う際の心構えとして特に注意すべきことをひとつ挙げて結びとしたい．それは，統合失調症患者を真に理解し，症状を正確に評価するためには，メッセージをただ待っていたのでは不十分であり，こちら側から「わかりに行く」努力が不可欠だということである．ここは，神経症圏患者を診察する場合とかなり異なる点である．統合失調症患者は，他人とのコミュニケーションがある意味で障害されているのであるが，のみならず，いわば，「自分自身とのコミュニケーション」も障害されていると考えるべきである．我々精神科医は，そこを十分に理解し，集中力，柔軟な追随，積極的推測，確認，等の努力をし，その障害を補わなけれ

ばならない．例えば「元気ですか？」と問いかけたときに患者が「ええ元気です」と答えたとしても，多少とも不安げで落ち着かない表情であったならば，上述のような努力を行い，本人自身が気付いていないかもしれない悪化徴候やその原因を，あらゆる方向から探り出すべきである．技術論だけでなく，「姿勢」が重要であることを強調しておきたい． （太田敏男）

文　献

1) Andreasen, NC: The Scale for the Assessment of Negative Symptoms (SANS), The University of Iowa, Iowa City, 1983. (岡崎祐士，安西信雄ほか訳：陰性症状評価尺度（SANS）．臨床精神医学 13:999-1018, 1984.)
2) Andreasen NC: Comprehensive Assessment of Symptoms and History (CASH), The University of Iowa, Iowa City, 1994. (岡崎祐士，安西信雄ほか訳：CASH―精神病性・感情病性精神疾患の現在症と病歴の包括的面接と評価基準，星和書店，東京，2001.)
3) Arbeitsgemeinschaft fur Metodik und Dokumentation in der Psychiatrie: Das AMDP-System—Manual zur Dokumentation psychiatrischer Befunde, 5., korrigierte und erweiterte Auflage, Stand Herbst 1985, Springer, Berlin, 1986. (伊藤　斉，浅井昌弘訳：精神医学における症状評価と記録の手引―AMDP System，国際医書出版，東京，1990.)
4) Carlat DJ (張　賢徳，池田　健，近藤伸介訳)：精神科面接マニュアル，第2版，メディカル・サイエンス・インターナショナル，東京，2001.
5) 福井次矢：臨床医の決断と心理，医学書院，東京，1995.
6) ヤスペルス（内村祐之，西村四方ほか訳）：精神病理学総論（上，中，下巻），岩波書店，東京，1960.
7) 北村俊則：精神症状測定の理論と実際，第2版，海鳴社，東京，1995.
8) Mayer-Gross W (Revised by Slater E and Roth M): Clinical Psychiatry, 3 rd edition, Chapter II, Psychiatric examination of the patient. Bailliere, Tindall and Cassell, London, 1969.
9) 太田敏男，岡崎祐士，安西信雄：陰性症状評価尺度（SANS）日本語版の信頼性の検討．臨床精神医学 13:1123-1131, 1992.
10) 太田敏男：精神科における「意思決定問題の枠組み」の重要性について．精神経誌 102:1015-1029, 2000.
11) 太田敏男：精神的所見．吉松和哉，松下正明編：精神医学―その基盤と進歩，朝倉書店，東京，2002.
12) 太田敏男：ビデオを用いた精神科臨床面接学習の残存効果に関するアンケート調査．精神医学 48:839-847, 2006.
13) Overall JE, Gorham DR: The Brief Psychiatric Rating Scale. Psychol Rep 10:799-812, 1962.
14) Spitzer RL, Endicott J (保崎秀夫監訳，北村俊則，加藤元一郎ほか訳)：感情病および精神分裂病用面接基準（SADS），星和書店，東京，1991.
15) Spitzer RL, Williams JBW, et al (高橋三郎監訳，花田耕一，大野　裕訳)：SCID; DSM-III-R 面接法，使用の手引き，テスト用紙，医学書院，東京，2000.
16) 諏訪　望：最新精神医学（新改訂版），南江堂，東京，1985.
17) 立津政順：表情，行動の観察．新福尚武，島薗安雄編集：精神医学書，上巻，pp. 431-463, 医学書院，東京，1981.
18) Trzepacz PT, Baker RW: Psychiatric mental status examination, Oxford University Press, New York, 1994.
19) Wing JK, Cooper JE, et al (高橋　良，中根允文訳)：精神症状の測定と分類，医学書院，東京，1989.
20) World Health Organization: SCAN; Schedule for Clinical Assessment in Neuropsychiatry, Set: Manual and Glossary, World Health Organization Division of Mental Health, Geneva, 2002.

3. 心理機能の評価

統合失調症の治療にあたって，心理機能の評価で重要な観点は，知的能力，人格傾向，認知機能，自我機能，病態水準，内外資源および適応状態などである。そのための情報源を客観的に見定めるために，種々の臨床心理学的検査や神経心理学的検査を組み合わせたテスト・バッテリーによりアセスメントを行なうことが好ましい。その際，留意すべきことは，個々の検査の成り立ちや意味を熟知し，検査法の訓練を受け，十分に信頼ある検査を施行することができる専門家によってこれらの検査は行なわれるべきである。なぜなら，心理検査の結果は，検査者-患者関係といういわば構造化された面接過程で織り成された結果であり，微妙なことが，検査結果に影響されうる。たとえば，患者の最大限の能力を引き出すことが目的である知能検査に代表される能力検査において，それを成し得ない検査施行によって出された結果であれば信頼おける評価とはいえない。したがって，誰によってなされた結果であるかは重要な点である。また，患者の意識状態，動機付け，協力性，疲労および情動状態なども検査結果に影響する可能性があるので，検査前および検査中の患者のそれらの状態を十分チェックし，把握しておくことは重要なことである。

ここでは，統合失調症の評価にあたって有用と思われる代表的な検査についてとりあげ，その特徴について紹介する。

a) 知的機能検査

統合失調症は古くは「早発性痴呆」と名付けられていたことからもわかるように，発症後，知的機能に減退があるのか否かということは，しばしば着目されてきたことである。また，治療計画に当たっては，知能水準は患者の理解力や病態の認識とも関連してくるので，治療者側が把握しておくことは重要なことと考えられる。ウェクスラー成人知能検査（Wechsler Adult Intelligence Scale: WAIS, WAIS-R, WAIS-III）は知能を総合的・診断的に測定する目的で作成され，これまで臨床場面でも世界中で頻繁に用いられてきた検査である。統合失調症に関するWAIS研究も蓄積されてきており，その特徴が示されてきた。Wechsler（1958）以来，統合失調症では言語性検査の成績が動作性検査より，言語性検査では一般的知識と単語問題が高く，絵画完成が低いことが指摘されてきた（Kay, 1979; Kolb & Wishaw, 1983; 松井ら，1991）。統合失調症の知能について，ひとつの重要な焦点は，発症後に知能低下があるのか否かである。このことを推測するひとつの方法は，WAISの下位検査から減退率を算出することである。これは，健常加齢によって，保持されやすい機能とされにくい機能の差の率を算定するもので，これが健常な知的減退率以上に大きいと，疾患による影響が推測されることになる。他方，よりよい方法は病前の知能を測定することであろう。このための検査として，英語圏では，Nelsonら（1978, 1982）によるNational Adult Reading Test（NART）やJastakら（1984）によるWide Range Achievement Test（WRAT）がある。日本語版NART（Japanese Adult Reading Test: JART）が最近，松岡ら（2002）によって開発され，統合失調症患者への適用も可能となってきた。植月ら（2006）は統合失調症患者28名と健常者54名にJARTとWAIS-R短縮版を施行し，推定IQを比較検討した。その結果は，図III-5のごとくであり，健常者では両検査によるIQに有意な差異を認めてないが，統合失調症患者では，JARTによるIQよりWAIS-RによるIQの方が低いという結果であった。このことは，患者では現在のIQが病前IQより減退していることを示唆しており，重要な所見と考えられる。JARTは10分ほどで施行可能な検査であり，日常臨床での病前の知的機能の評価のための実用性が高

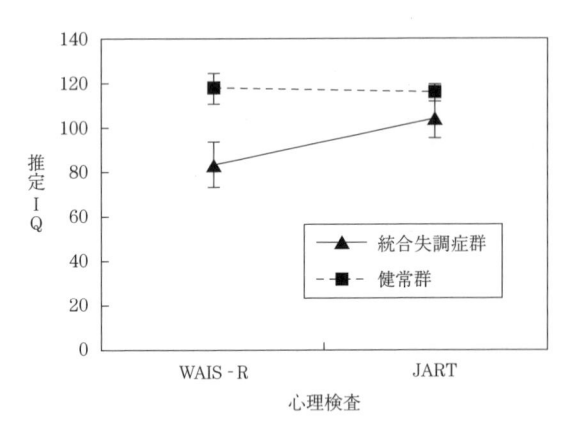

図III-5 統合失調症群と健常群の推定IQの比較．植月（2006）より引用．
　WAIS-RはWechsler Adult Intelligence Scale Revisedの略，JARTはJapanese Adult Reading Testの略である．WAIS-Rにより推定したIQとJART推定IQの2種類の推定IQが示されている．縦軸は推定IQ，横軸は推定IQを算出するのに使用した心理検査．統合失調症群28名（平均年齢37.1±11.6歳）と健常群54名（平均年齢26.7±4.8歳）の平均値が示されている．

いと考えられる．
　知能の質的な機能面の検討においては，WAIS全検査を行なうことが好ましいと考えられる．実際のWAIS下位尺度パターンを分析すると，さまざまなプロフィールが認められるが，松井ら（1991）はクラスター分析によって見出されたWAISプロフィールの4類型を報告した（図III-6）．クラスター1は全IQが平均66.1と最も低いタイプであり，数唱問題だけが高く，類似・単語問題が低い．臨床症状も顕著で，幻覚体験，および抽象的思考の困難さが強い．クラスター2とクラスター3はそれぞれ全IQが82.9, 83.1と近似しているが，クラスター2は言語性IQ＞動作性IQであり，とくに一般的知識が高い．クラスター3は逆に動作性IQが高く，とくに積木問題と絵画配列が高い．クラスター2は罹病期間が長く陰性症状が主体の群であった．一方，クラスター3は，年齢が若く罹病期間も短く，クラスター1と変わらない陽性症状の強さを示していた．クラスター4は全IQが平均106.0と高いタイプであると同時に，症状も軽く，抗精神病薬投与量も他のクラスターのものよりも有意に少ない群である．多様なプロフィールを実証的かつ神経心理学的に分類されたこの結果は，状態像や病期がさまざまな患者の機能を知る参考になるように思われる．
　臨床症状とWAIS遂行との関連に関して，Andreasenら（1982, 1990）は陰性と陽性の2亜型の立場から，陰性症状を主体とする患者ではWAIS言語性IQ, 動作性IQ, および全IQが低いと報告している．松井ら（1991）は，Positive and Negative Syndrome Scale（PANSS）によって評価された臨床症状とWAIS下位項目の成績との関連を調べた．結果，絵画完成が低いほど陽性症状と陰性症状双方の程度が

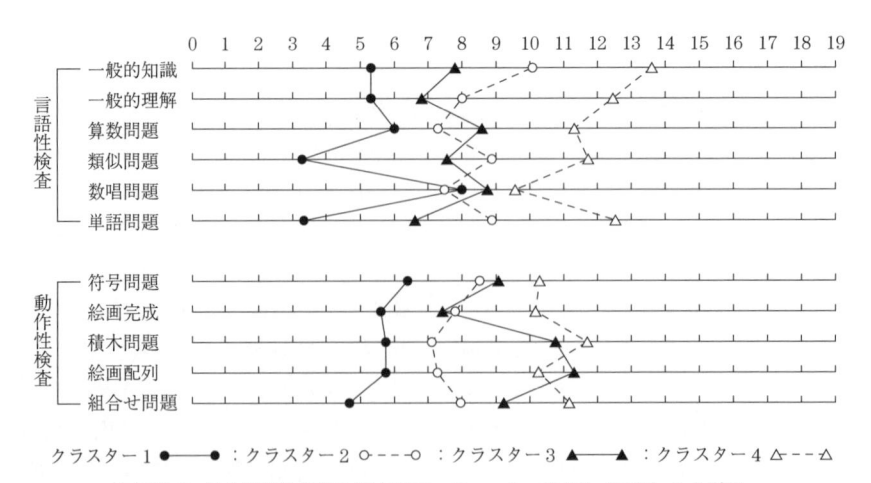

図III-6 統合失調症患者のWAISプロフィール．松井ら（1991）より引用．
　クラスター分析により4つのプロフィール類型（クラスター）が抽出され，各々のプロフィールが示されている．

強いことを見出した．絵画完成には注意の集中や視覚的探索，および現実的な関係づけ思考が必要であり，この尺度は統合失調症患者の認知障害の基本的特徴をよくとらえていると考察した．さらに，陽性症状よりも陰性症状の重篤さが，知的機能の低さ，とくに動作性IQの低さと関連していた．

最近，日本版WAIS-Rが改定され，日本版WAIS-IIIが公刊された（日本版WAIS-III刊行委員会, 2006）．標準化の年齢は16歳から89歳までに広げられ高齢者にも適用することが可能となった．この新しいWAIS-IIIでは，言語性IQと動作性IQのほか，言語理解，知覚統合，作動記憶および処理速度の4つの群指数を算出することが可能となった．今後，この改定された検査による統合失調症の知見を積み重ねてゆくことも必要であろう．

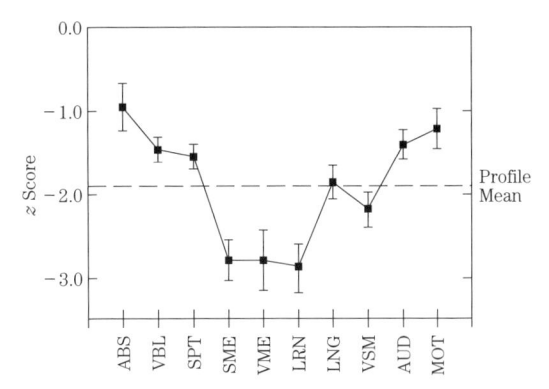

図III-7 統合失調症患者の神経心理学的プロフィール．Saykinら（1991）より引用．
健常者の成績の平均が0±1（SD）として示され，比較されている．ABS: 抽象；VBL: 言語認知；SPT: 空間統合；SME: 意味記憶；VME: 視覚記憶；LRN: 言語学習；LNG: 言語；VSM: 言語処理と注意；AUD: 聴覚処理と注意；MOT: 運動スピード．

b）神経心理学的機能（認知機能）検査

統合失調症においては，臨床症状とは別に認知機能障害があることがよく知られており，治療のためのひとつのターゲットにもなるので，これを適切に評価することは重要である．これまでの多くの研究から統合失調症では様々な認知機能領域の障害が示されてきた．たとえば，米国のSaykinら（1991）の報告は，神経心理学的検査の包括的バッテリーを用いた最初の研究である．この研究で含められた神経心理機能の領域は，抽象・柔軟性，言語性知能，空間的体制，意味記憶，視覚性記憶，言語学習，言語，視覚運動処理と注意，聴覚処理と注意，および運動であり，各々の領域をカバーする検査が取り入れられている．結果，統合失調症患者の遂行成績は全ての領域で少なくとも健常者サンプルより1標準偏差下回っていた．しかし，プロフィール分析では，記憶機能でより強い障害が示された．したがって，広範な認知機能障害を背景に学習・記憶が特に障害されているということがはじめて明らかにされた（図III-7）．HeinrichsとZakzanis（1998）は1980年から1997年までに報告された統合失調症における204の神経心理学的研究のメタアナリシスを行なった．このレビューから種々の神経心理学的機能のなかで，適切な研究数があって効果のサイズの大きいテストないしは機能は，全般性言語記憶，動作性IQ，注意持続（Continuous Performance），ついで語流暢性などが導き出され，これらが統合失調症患者で障害されることが多いことが明らかとなった．逆に，効果のサイズの小さいテストおよび機能は積木模様（WAIS-R），単語（WAIS-R）およびIQ（WAIS-R以外で測定された）などであり，これらは統合失調症患者では比較的保たれていると考えられる．これらのことから，統合失調症に特徴的な認知障害がかなり明らかになってきたといえる．

我が国では，これまで，このような包括的な神経心理学的検査バッテリーを導入した全般的な認知機能のプロフィールパタンを明らかにすることがあまり多くなされてこなかった．その理由の大きな原因のひとつとして，日本語版の標準化された神経心理学的検査が欧米に比し多くなかったことがあげられる．しかしながら，最近，我が国においても，非定型抗精神病薬の使用が多くなることにともなって，認知機能に着目する臨床家が多くなってきたように思われる．Matsuiら（2007）は，表III-10に示したように実行機能，作動記憶，処理スピード，言語，記憶，および空間統合の認知領域に対する日本語版神経心理検査をくみ，まず日本人の健常者99名に施行して標準値を算出した．それに基づいて，日本人の統合失調症患者と統合失調型障害患者にこの検査バッテリーを施行し，プロ

表 III-10 包括的神経心理学的機能検査バッテリー

認知領域	神経心理検査
実行機能	ウィスコンシンカード分類検査
作動記憶	数唱（順唱，逆唱）
	トレイル・メーキング・テスト B
処理スピード	トレイル・メーキング・テスト A
	符号問題
言語	語流暢性テスト（か，た，動物，果物）
	単語問題
記憶	論理的記憶（即時再生，遅延再生）
	日本語版単語記憶学習検査（JVLT）
空間統合	絵画完成
	積木問題

Matsuiら（2007）から引用．

フィール特徴を明らかにした．なお，ICD-10の診断に基づくと，統合失調型障害は「統合失調症にみられるものに類似した奇異な行動と，思考，感情の異常を特徴とする障害であるが，いずれの段階においても明瞭で特有な統合失調症性の異常を認めないものである」．したがって，この統合失調型障害には，統合失調症に発展せず人格障害にとどまるもの（統合失調型人格障害）と統合失調症に発展するもの（前駆期統合失調症）が含まれる．統合失調型障害という診断の時点では，統合失調症に発展するか否かは定かではないが，これを対象にすることにより，統合失調症の病前の認知障害の有無を知る大いなる参考資料が得られることになる．統合失調型障害と統合失調症患者の神経心理学的プロフィールを新しい日本語版検査バッテリーで比較検討した結果，統合失調型障害と統合失調症，双方，共通して記憶機能および処理スピードの低下を認めた．一方，実行機能や作動記憶では，統合失調型障害より統合失調症でその障害が著しかった．この検討は，統合失調症に対する包括的神経心理機能検査バッテリーを用いた欧米の報告に匹敵した結果であり，我が国の今後の検討の参考になるものと思われる．

c）人格検査

1) ミネソタ多面人格目録（Minnesota Multiphasic Personality Inventory：MMPI）

MMPIは，ミネソタ大学の心理学者HathawayとMcKinley（1943）が精神医学的診断に客観的な手段を提供する目的で作成した，550項目からなる質問紙法人格検査である．以来，45カ国で翻訳・公刊され（Butcher, 1990），多くの臨床的エビデンスおよび研究成果を生み出した．米国においては，MMPIの使用頻度は人格検査の第1位を示しており，世界的にみると使用頻度の高い検査である．項目は表III-11に示した様々な内容を含んだ短い自己叙述文からなる．基礎尺度として，被検者の受検態度を査定する妥当性尺度と精神病理を査定する臨床尺度がある（表III-11）．MMPIは数多くの検討が積み重ねられてきており，現在では，精神医学的鑑別診断から人格特徴を査定する尺度と考えられている．また，MMPIは豊富な項目を要していることから，Es（自我強度）尺度を初めとする特殊な追加尺度は約450種類に達しており，様々な検討を行なうことが可能である．実施に要する時間は45分から90分程度といわれているが，精神疾患の場合，もう少し時間を要する場合もあり，短縮版を施行して基礎尺度得点のみを出すことも可能である．

統合失調症に特徴的なMMPIプロフィールは，典型的には妥当性尺度ではFが高くなり，L, Kが平均より低くなる（Walters, 1983）．臨床尺度ではPaとScがT得点で70以上と高く，Ptが低くなる，"パラノイドV"または"精神病V"と呼ばれるパターンの6-8/8-6コードを示すことが多い（Walters, 1983）．我が国の報告（Matsuiら，2002）において，新

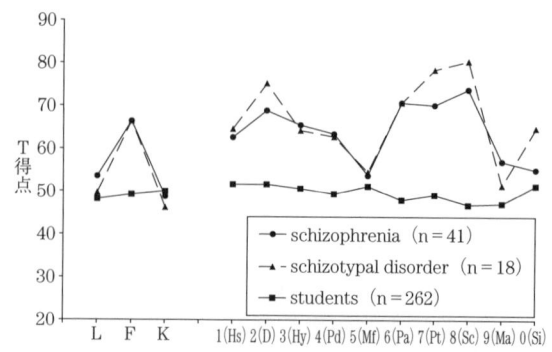

図 III-8 統合失調症と統合失調型障害患者および健常者のMMPIプロフィール．Matsuiら（2002）より引用．
T得点30から70の範囲内にあると正常範囲内にあるとみなされる．L, F, Kは妥当性尺度を示す．1～0尺度は臨床尺度を示す．

3. 心理機能の評価

表 III-11 MMPIの項目内容と基礎尺度

1 項目内容による分類

内容分類	項目数
1 一般的健康	9
2 一般的神経症状	19
3 脳神経	11
4 運動と協応動作	6
5 感受性	5
6 血管運動,栄養,言語,分泌	10
7 循環・呼吸器系	5
8 消化器系	11
9 生殖・泌尿器系	5

内容分類	項目数
10 習慣	19
11 家族と婚姻	26
12 職業	18
13 教育	12
14 性に関する態度	16
15 宗教―法と秩序―に関する態度	19
16 政治に関する態度	46
17 対人態度	72
18 抑うつ感情	32

内容分類	項目数
19 躁感情	24
20 強迫状態	15
21 妄想,幻覚,錯覚,関係念慮	31
22 恐怖症	29
23 サディズム・マゾヒズム傾向	7
24 志気	33
25 男女の性度	55
26 自分を良く見せようとする態度	15

2 MMPIの基礎尺度

妥当性尺度	項目数	臨床尺度		項目数
疑問尺度（?）	―	第1尺度 (Hs)	心気症	33 (25)
L尺度（L）	15 (6)	第2尺度 (D)	抑うつ	60 (48)
F尺度（F）	64 (29)	第3尺度 (Hy)	ヒステリー	60 (50)
K尺度（K）	30 (25)	第4尺度 (Pd)	精神病質的偏倚	50 (40)
		第5尺度 (Mf)	男子性・女子性	60 (25)
		第6尺度 (Pa)	パラノイア	40 (33)
		第7尺度 (Pt)	精神衰弱	48 (39)
		第8尺度 (Sc)	統合失調症	78 (62)
		第9尺度 (Ma)	軽躁病	46 (31)
		第0尺度 (Si)	社会的内向性	70 (44)

項目数の（ ）内の数字は，他尺度と重複して採点される項目の数

表 III-12 統合失調症患者におけるMMPIコードタイプの頻度

著者	N	年齢	2-4/4-2	2-8/8-2	4-6/6-4	4-8/8-4	6-8/8-6	7-8/8-7	8-9/9-8	計
Dahlstrom & Prange (1960)	50	36	8.0	5.0	10.6	4.0	13.6	6.0	3.0	50.2
Davies et al. (1985)	99	30	2.0	12.1	8.1	10.1	21.2	4.0	0.0	57.5
Edell (1987)	30	22	3.3	6.7	0.0	6.7	16.7	6.7	6.7	46.8
Gilberstadt (1975)	20	―	15.0	5.0	0.0	0.0	5.0	15.0	5.0	45.0
Hathaway & Meehl (1951)	161	―	8.7	4.3		4.0	12.2			20.5
Holland et al. (1981)	150	42	2.5	12.0		6.7	4.0	6.7	4.0	42.1
Walters (1984)	40	24	2.8	7.5	2.5	12.5	27.5	7.5	15.0	75.0
Walters (1986)	34	36		5.8	2.9	20.6	20.6	5.8	5.8	61.5
Winters et al. (1981)	35	42		5.2	8.6	2.9	14.3		5.7	36.7
Winters et al. (1985)	34	28		2.9	8.8	26.5	29.4	5.9	14.7	88.2
Matsui et al. (2002)	41	29	0.0	2.4	2.4	3.6	15.5	9.5	3.6	37.0

注) Green (1988) The MMPI: Use with specific populations. Allyn and Bacon, Boston. より引用し，一部修正を加えた．

日本版MMPIを用いた統合失調症と統合失調症型人格障害の平均プロフィールを図III-8に示した．この結果は，諸外国で報告された典型例とほぼ匹敵しているといえる．統合失調症型人格障害でも類似のプロフィールを示していることは特記すべきことといえる．但し，臨床経験的には，個別に統合失調症患者のプロフィールを検討すると必ずしも，このような特徴を示さない場合もあるといわれている（木場，1999）．

たとえば，陽性症状を伴わないタイプや長い罹病期間を経た陰性症状のみの患者は，プロフィール上異常値を示さないこともあるとの記述がある（木場，1999）．MMPIの様々な分析法の中で，とくに高い2点コードでタイプわけし，その特徴も調べられてきている．統合失調症におけるこれまでの2点コードタイプの頻度を調べた研究を表III-12に示した．これらの研究では，大体共通して，6-8/8-6コードの頻度が最も高く，ついで，2-8/8-2，7-8/8-7，4-8/8-4，8-9/9-8，および4-6/6-4コードが高いと考えられる．これらの検討からも詳細にみると，患者にもいくつかのプロフィールパタンがあり，このことはMMPIが病態像のみならず，個々の人格特徴を反映していると考えられる．Graham（1977）はMMPIから推測できることは，症状，主要な欲求，環境の認知，ストレスに対する反応，自己概念，性的同一性，情緒の統制，対人関係，心理的資質，精神力動と病因，診断印象および治療に対する示唆をあげており，専門家が使いこなすことによって臨床的に大変有用な検査になり得るといえる．

2）ロールシャッハ・テスト

ロールシャッハ・テストは患者のパーソナリティを調べる投映法人格検査のひとつである．投映法でいう「投映projection」とは，非構造的刺激状況におかれた被検者が，みずからの欲求，感情，態度等を反応の中に表し出す過程であり，必ずしも無意識の欲求や受け入れがたい感情だけがあらわにされているという含みはなく，われわれが通常行なっている認知活動，表出運動などに含まれる過程である（田中，2004）．結果の解釈には，精神分析理論が用いられることもあるが，投映法では反応性が多様で情報量が多いため，包括的にさまざまな側面を検討することもできる．KlopferとDavidson（1962）は，ロールシャッハ・テストの反応から，①認知的および知的側面，②感情および情緒の側面，③自我機能の側面の各々の人格側面を解釈する方法を示している．①については，知的状態とその機能，把握の仕方，観察力，思考の独創性，生産性，および興味の範囲が含まれ，②には，一般的な情緒の傾向，自己に関する感情，他人に対する反応性，情緒的緊張に対する反応，および情緒的衝動の統制が，③には，自我の強さ，葛藤領域，および防衛について含まれている．ロールシャッハ・テストの分析に当たっては，さまざまなシステムが開発されてきた（片口法，Klopfer法，Beck法，Exnerの包括システムなど）．

統合失調症のロールシャッハ・テスト反応の一般的な特徴は古くからいくつかの研究によって示されてきた．代表的なものは，Rapaportの逸脱言語表現（Deviant Verbalization）であり，患者の言語表現の中から思考障害をみようとするものである．ブロットとマッチしない奇妙な反応やグロテスクな内容，一般の標準から逸脱し理解しがたい論理や現実に即さない反応様式などがある．従来の統合失調症の反応スコアの特徴には，次のようなものがあげられる．①「把握型」の混乱，②「全体反応」は増えるが質的には低下，③「作話的全体反応」の出現，④「人間運動反応」の質の低下，⑤「形態水準」の低下，⑥「形態質」の変動の激しさ，⑦形態の崩れた「色彩反応」，⑧「平凡反応」の減少，⑨質の低い「独創反応」，⑩未分化な「濃淡反応」，⑪固執反応，⑫エッジング（カードを斜めに透かして見るような奇妙な見方）．また，病型に関して，妄想型は他の病型に比して高い「形態水準」を示すこと，「平凡反応」が減少するとは限らないこと，「人間運動反応」が比較的多いこと，「特殊部分反応」の中の「内部反応」を用いた"目"反応が多いことが知られている．表III-13に石垣（2004）から引用した研究者による統合失調症の特徴の違いについての分類表を示した．Exnerの統合失調症指標（SCZI: The Schizophrenic Index）や片口の統合失調症得点（RSS: Rorschach Schizophrenic Score）は，これまで明らかにされてきた種々のロールシャッハ・テスト反応特徴を得点化して組み合わせたものである．これらは，サイン・アプローチといわれ，ある程度，診断の参考になると思われる．その他，Weiner（1966）は統合失調症を自我機能の障害という観点から，「思考過程」「現実との関係」「対象関係」「防衛操作」「自律機能」「総合機能」の6つに分けて特徴をあげている．

ロールシャッハ・テストは以上のようにさまざまな側面を調べることができ，現実検討能力や自我機能と

表 III-13　各研究者の統合失調症のロールシャッハ・テストの特徴

Watkins & Stauffacher 逸脱言語表現の数量化	片口安史 ロールシャッハ統合失調症得点	Weiner, I. B. 統合失調症鑑別診断の要点
Rapaport, D. の逸脱言語表現から15項目を選び Δ% を算出することで,言語分析の数量化を試みている.精神病患者は他に比べ有意に Δ% が高いことを示し,ロールシャッハ検査による統合失調症の研究において逸脱言語表現が有効かつ不可欠な指標であることを見出している.	RSS(統合失調症得点) 以下の5因子に加重点を乗じ,その総和を求める. 1. P(平凡反応の数) 2. F+% 3. W-% 4. Δ% 5. 修正 RSS 従来の諸研究を広範囲に検討し統合失調症のロールシャッハ特徴をとらえるのに有効な諸項目を抽出し,それらを統合して診断基準の設定を試みている.	ロールシャッハ反応を得点化するのではなく,統合失調症を自我機能の障害とみなし,以下の6つの視点から特徴づけている. 1. 思考過程 　認知の焦点づけ,理由づけの障害,概念形成 2. 現実との関係 　現実検討,現実感覚 3. 対象関係 4. 防衛操作 5. 自律的機能 6. 総合得点 　Z 得点(Beck, S.J.) 　基礎ロールシャッハ(Buhler, C.) 　発達水準指標(Friedman, H.)

石垣(2004)精神病の認知の査定.下仲編,臨床心理査定技法 I, 誠信書房より引用,一部改変.

いった観点からみると,病態水準を知る参考になると思われる.また,患者特有の知覚,認知および思考パタンなどは疾患に共通しているものもあれば,個別的なものもあると思われ,特徴を詳細に調べることによって,個々の治療計画を立てる上でのひとつの目安を提供すると思われる.他方,ロールシャッハ・テストで留意すべき点は,このテストを使いこなせるには他の検査に比し,ことさら熟練を要すことにある.また,結果の処理や解釈などレポート作成までに時間を要すため,多忙な臨床の現場では,この検査を選択し,実施するためには,覚悟して行なうことが必要であるといえる.また,この検査の特質上,きわめて内面的なものが表出しやすかったり,患者の人格の深層に働きかけ,揺さぶりをかける可能性がある.また,この検査場面は,患者にとっては枠組みがなく,あいまいな刺激への対面といえ,きわめて困難な状況にさらされる検査状況ともいえる.したがって,統合失調症への適用に当たっては,これらの特徴を鑑みる必要がある.

(松井三枝)

文　献

1) Graham JR: The MMPI: A practice guide, Oxford University Press, Oxford, 1977.(田中富士夫訳:MMPI 臨床解釈の実際,三京房,京都,1985)
2) Heinrichs RW, Zakzanis KK: Neurocognitive deficit in schizophrenia; A quantitative review of the evidence. Neuropsychology 12: 426-445, 1998.
3) 下仲順子編・石垣琢磨:臨床心理査定技法 I. pp.238-280,誠信書房,東京,2004.
4) 中根允文,小山　司,丹羽真一,中安信夫編;木場清子:精神分裂病 I. pp.425-440,中山書店,東京,1999.
5) 松井三枝,倉知正佳,葛野洋一,他:精神分裂病患者の臨床症状と WAIS 所見との関連について.精神医学 33: 705-712, 1991.
6) Matsui M, Sumiyoshi T, Niu L, et al: MMPI profile characteristics of schizotypal personality disorder. Psychiat Clin Neurosci 56: 443-452, 2002.
7) Matsui M, Yuuki H, Kato K, et al: Schizotypal disorder and schizophrenia: A profile analysis of neuropsychological functioning in Japanese patients. J Int Neuropsychol Soc 13: 672-682, 2007.
8) 松岡恵子,金　吉晴,廣　尚典,他:日本語版 National Adult Reading Test (JART) の作成.精神医学 44: 503-511, 2002.
9) Saykin AJ, Gur RC, Gur RE, et al: Neuropsychological function in schizophrenia; selective impairment in memory and learning. Arch Gen Psychiat 48: 618-624, 1991.
10) 植月美希,松岡恵子,笠井清登,他:統合失調症患者の発病前知能推定に関する日本語版 National Adult Reading Test (JART) 短縮版妥当性の検討.精神医学 49: 17-23, 2007.

4. 生活機能，作業・労働能力の評価

　統合失調症の治療目標は，精神症状を改善させることはもちろんであるが，最終的にはどこまで良好な社会的転帰に導けるかという点が治療上非常に重要であることは言うまでもない．社会的転帰の良否は，統合失調症をもつ人がどの程度の自立生活を営めているか，自分自身の生活に満足しているか等の側面から評価することが可能である．

　生活機能とは，そのような満足のいく自立生活を営むために必要な全ての能力を指しているが，それはきわめて広い概念である．社会機能，社会適応能力，自立生活技能，社会的役割能力などと呼ばれているものは生活機能とほぼ同じ意味か，もしくは生活機能の一部を示す概念として用いられている用語であると考えられる．

　本章では生活機能の概念と内容を整理し，統合失調症の治療計画策定や治療効果評価の上で有用な具体的評価方法について述べる．

a） 生活機能とは

　冒頭でも述べたように生活機能は非常に広い概念である．生活機能に統一された定義があるわけではない．自立した社会生活を送るため必要な能力は多岐にわたり，それらを網羅する作業は非常に困難である．生活機能とは統合失調症をもつ人の生活に必要な全ての機能をさすが，それは①心身機能，②活動機能，③参加機能に分類できると言われている[19]．ここでは日常生活動作（ADL）と手段的日常生活動作（IADL），国際障害分類（ICF），自立生活技能の3つの観点から生活機能の概念について検討してみる．

1） 日常生活動作（ADL）・手段的日常生活動作（IADL）

　生活上の機能を示す概念として日常生活動作（activities of daily living: ADL）が知られている．これは生活上の基本的な身辺処理に関わる行為をさしており，摂食，排泄，睡眠，身だしなみ，更衣，入浴などに関する行動を含んでいる．これらはいずれも生活を維持していく上で必要不可欠な行動であり，生活行為の基礎である．

　一方，手段的日常生活動作（instrumental ADL: IADL）は，基本的な日常生活動作を実際の様々な生活場面に取り入れ生活を管理していく能力をさす．具体的にはバスに乗って買い物に行く，電話をかける，食事の仕度をする，家計を管理する，掃除をする，布団の上げ下ろしをするなどの行動がIADLである．さらには自分の金銭を管理し生活費を計画的にやりくりする行動や，自分の安全や健康を管理する能力もこれに含まれると考えられる．このような複合的な生活行動がスムースに実行できることが自立生活においては必要であるが，統合失調症では実行機能の障害が高度に認められるために，個々の生活行動を合理的かつ能率的に行うことが困難な場合が多い．よってIADLの観点から生活機能を評価することは重要である．

2） 国際障害分類にみる生活機能―ICIDHからICFへ

　WHOによって策定されたICIDH（International Classification of Impairment, Disability, and Handicap）は社会機能障害に対しての初めての国際障害分類であった．1980年に初版が完成し，機能障害→能力障害→社会的不利という障害の3層構造の障害分類の概念はわが国にも広く浸透した．

　しかし，精神障害においてはICIDHの障害概念を適応することの難しさも指摘された．それは機能障害と能力障害の関連が不明確であることや，精神障害の主観的側面の評価が組み入れられていないことなどがその理由である．

　その後長期間に及ぶ国際的な議論を経て完成したのが国際障害分類改定版（ICF）である[17]．ICFはInternational Classification of Functioning, Disabil-

```
                    健康状態
                 （変調または病気）
                  Health Condition
                 (disorder or disease)
                         │
         ┌───────────────┼───────────────┐
    心身機能・身体構造  ←→   活 動   ←→      参 加
     Body Functions       Activities      Participation
      & Structures
         │               │               │
         └───────┬───────┴───────┬───────┘
              環境因子          個人因子
         Environmental Factors  Personal Factors
```

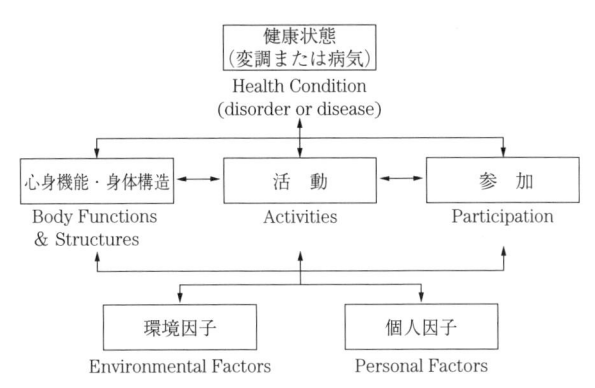

図 III-9 改訂版国際障害分類 (International Classification Functioning, Disability, and Health: ICF)

ity, and Health の略で「心身機能・身体構造 Body Functions and Structures」「活動 Activities」「参加 Participation」の3層構造を基本に据えて，疾病はそれらの生活機能とは相互に関連しているものの直線的な因果関係にあるわけではないとしている（図III-9）．これまでのICIDHが障害のマイナス面を分類するという考え方であったのに対し，ICFは，障害を生活機能というプラス面からみるように視点を転換し，さらに疾病のみならず背景にある環境要因と個人要因の生活機能への関与についても観点に含めている点が大きな特徴である．ICFは生活機能を要素的なものから複雑な機能まで広範囲にわたり分類し，さらに国際的な文化の差の問題も考慮されており，国際的な実証研究の中での実用が期待される

3) 自立生活技能

精神障害者が自立した生活を営むために必要なスキルを自立生活技能（Independent Living Skill）と呼ぶことがあるが，この自立生活技能は大きく3つのスキルから構成されていると考えられている．

ひとつは食生活や身だしなみ，金銭管理などを行うための技能で日常生活技能（Living Skill）と呼ばれるものである．次が疾病自己管理技能（Illness Self-Management Skill）である．向精神薬を自ら管理し，正しく服用したり，現れた副作用について報告したり，注意すべき症状を把握したりする技能などがこれに含まれる．そしてもうひとつの技能が社会生活技能（Social Skill）である．社会生活技能とは「感情や要求を他者に伝える助けとなり，対人的目的を達成することを可能にする全ての行動」と定義されている．Libermanはこの社会生活技能をさらに「道具的技能」と「対人的情緒的技能（親和的技能）」に分けて定義している．前者は「身体的・物質的・経済的欲求を充足する具体的目標を獲得する為に行われる社会的交渉」とし，後者は「愛・結婚生活・友情などその対人関係を作り維持すること自体が目的となる社会的交渉」としている[12]．

b) 生活機能の評価方法

1) 何のために評価するのか？

生活機能は何のために評価するのか？評価することはその対象となる統合失調症をもつ人にどんなメリットをもたらすのであろうか？

「評価すること」は相手を知り，その援助の目的と方法を組み立てていくプロセスそのものであると言われる[7]．つまり，評価とは対象者の心身の状態，生活歴，現在の生活状況，将来の希望や本人の持っているニーズなどを丁寧に聴取し，その情報を整理することから始まり，これからの達成可能で具体的な生活目標をお互いの努力で紡ぎだしていく過程である．その経過の中で本人の機能を多面的，客観的に把握するために評価尺度やチェックリストを利用することは有益であり，その利用価値は高い．

評価を行うことの目的をまとめると，①治療・援助を行う前のアセスメント，②治療・援助の進捗のモニタリング，③治療・援助効果の判定，の3つに集約することができる．評価尺度を利用することで，機能の

改善や治療目標をどこに定めるか？について，援助を行う者と受ける者の双方が共通の認識の上で設定でき，その後の治療・援助方針の調整もより容易になると考えられる．さらに「その後の治療・援助によってどのような変化が現れているか？」をモニタリングしつつ，最終的に「どの機能水準にまで到達し得たか？」という効果判定を行う上でも評価尺度は有用である．

2）どのように評価するのか？

生活機能の評価尺度は，精神障害者のリハビリテーション技法の発展に伴い様々な種類が開発されてきた．評価の方法は主に，①面接による評価法，②自己評価法，③行動評価法，の3つの方法で行われる．生活機能のどの面を評価するのかによってより適切な評価方法が異なってくる．例えば全般的な機能障害の程度を評価したり，家庭内での生活状況などについて評価するには面接による評価法が適しているし，統合失調症をもつ人の生活満足度や主観的QOLの評価をする際には自己評価法が欠かせない．そして，自立生活に障害を生じさせている技能の過不足を評価したり，社会生活の中で生じた問題を解決する能力を把握するためには行動観察法が最も優れている．

評価結果の客観性の観点から考えると行動観察法が最も客観的なデータを得られる方法であるが，評価時間が長くなり，対象者への心理的負担はより大きくなるというデメリットもある．評価の目的や対象者の精神状態・背景などに合わせて評価方法を検討することが重要である．

c）生活機能，作業・労働能力の評価尺度
1）全般的な機能に関する評価尺度

i）全般的機能評価（Global Assessment of Functioning: GAF）[1] DSM-III-R以降DSMにおける多軸診断での第5軸として，GAFを用いて精神疾患をもつ人の全般的機能評価が行われている．GAFはGAS（Global Assessment Scale：全般的評価尺度）をもとに作成されたものである．GASはある時期における全般的な精神状態を精神的な障害の状態から健康な状態までの連続体の中に位置づけて評価することを目的に作成された尺度である．1（最も重症）から100（最も健康）までの間で評価するが，10点毎にその特徴が記述されている．評価の際は，まず特徴が記述された区間の中から該当するものを選び，次にその前後の区間の記述のどちらに近いかを検討して，最終的に得点を決定する．

GAFも1〜100までの得点によって全般的な機能の評価を行う尺度であるが，GASとの違いは心理的，社会的，職業的機能に限って評価を行い，身体的（または環境的）制約による機能の障害は含めないという点にある．

2）社会生活の行動面に関する評価尺度

i）精神障害者社会生活評価尺度（LASMI）[11] LASMIは障害者労働医療研究会精神障害部会によって開発された統合失調症をもつ人の社会生活能力を客観的・包括的に評価するための評価尺度である．

LASMIでは，臺の「生活のしづらさ」[16]をもとに，以下のように5つのサブスケールを設定している．

1）日常生活／D（Daily living） 12項目
2）対人関係／I（Interpersonal relationship） 13項目
3）労働または課題の遂行／W（Work） 10項目
4）持続性・安定性／E（Endurance and activity） 2項目
5）自己認識／R（self-Recognition） 3項目

評価は5段階で行われ，アンカーポイントは，(0)問題なし，(1)若干問題があるが，助言や援助を受けるほどではない，(2)時々問題がでる．助言（言葉による促しや情報の提供）を必要とする，(3)たびたび問題がでる．強い助言（説得・指示）や援助（一緒に行うなど）を必要とする，(4)大変問題がある．助言や援助を受け付けず，改善が困難である，のように基準が設定されている．

評価者は精神科リハビリテーションに携わる専門スタッフとしており，特別な資格やトレーニングの必要はない．評価スタッフが実際の生活場面を観察したり，または生活場面を普段観察している人から情報を得られる立場にあることが重要になる．

この評価尺度によって，入院生活から社会的自立までの幅広い場面での統合失調症をもつ人の社会生活能力を評価することが期待されている．

ii) **Rehabilitation Evaluation of Hall and Baker (REHAB)**[2,4,20] 統合失調症をもつ人の行動面に焦点をあてた評価尺度である．行動上の評価を行うことで統合失調症をもつ人が病院から地域（例えば社会復帰施設への退院）が可能かどうかを判定するような場合に有用であると言われている．よって主な評価対象者は病院に入院中の統合失調症をもつ人である．

評価項目は逸脱行動（7項目），社会的活動（6項目），言葉の分かりにくさ（2項目），セルフケア（5項目），社会生活の技能（2項目），の5領域・全23項目から構成されている．評価はスタッフによる過去1週間の行動評定によって行われる．

iii) **Social Functioning Scale (SFS)**[3] これは地域で生活する統合失調症をもつ人の家族介入プログラムの効果を評価するためにBirchwoodらによって開発された評価尺度である．

評価項目は，①周囲との関わり方・自閉の水準，②対人行動，③スポーツなどの家庭外での活動，④個人で行う余暇活動，⑤自立生活を行い得る能力，⑥実際に行っている自立生活のためのスキル，⑦職業活動の全7領域から構成されている．

評価方法は，主に当事者家族との面接（20-30分）を行い評価項目の行動の有無に関して情報を得て採点する．場合によっては当事者本人との面接を行うこともある．

iv) **Social Adjustment Scale（社会適応尺度，SAS-II)**[14,18] Yale大学のWeissmanによって開発されたうつ病の治療効果判定に用いるための社会適応尺度（SAS）を統合失調症用に改変したものがSAS-IIである．地域で暮らす統合失調症をもつ人を主な評価対象としている．

評価項目は，仕事，家族関係，親族との交流，社会活動と余暇活動，健康状態など5つの下位尺度に関して全52項目を評価する．

評価方法はスタッフによる半構造化面接によって過去2ヶ月間の生活状況に関する情報を聴取する．そしてそれを1点（障害がない）～5点（ひどい障害がある）の5段階で採点して下位尺度ごとの合計点を算出する．

v) **The Social Adaptive Functioning Assessment Scale（社会適応機能尺度，SAFE）**[5] 社会的役割機能の構造化された評価尺度のひとつである．もともとは高齢の精神障害者の機能評価を目的に開発された．精神障害と高齢化の双方が社会生活機能の低下に及ぼす影響は重大であり大きな問題であったことが開発の背景にある．

SAFEでは，入浴と清潔，着衣の管理，金銭管理，会話技能などの社会的役割機能全般を19項目にわたり評価する．スタッフは対象者の過去1ヶ月の諸機能を行動観察と面接によって評価する．評価は0点（障害なし）～4点（極度の障害）までの5段階で採点し，全19項目の合計点を算出する．

vi) **Life Skills Profile (LSP)**[6] LSPは1989年にオーストラリアのRosen, Parkerらによって開発された統合失調症をもつ人の生活に現れた障害を評価するための尺度である．日本語版は1997年に長谷川らによって作成されその信頼性，妥当性が検討されている．

LSPは全39項目の質問で5つの下位尺度から構成されている．具体的には身辺整理（Self-care）10項目，規則順守（Non-turbulence）12項目，交際（Socialization）6項目，会話（Communication）6項目，責任（Responsibility）5項目となっている．

評価は自己評価ではなく，スタッフの行動観察による客観的評価で，過去3ヶ月にわたる対象者の全般的な生活行動に基づいて行い，再発や悪化時の状態は評価から除外される．各設問は1点（最重度）～4点（正常）の4段階で評価される．

vii) **ロールプレイテスト**[8,9,15] 対人的な場面における理解や処理，問題解決能力などを含む社会生活技能（ソーシャルスキル）の評価方法としてロールプレイテストは有用である．わが国では1994年に池淵と宮内によりビデオ版ロールプレイテストが作成され，その後テスト場面をより日常的な場面に近づけたり，状況認知や対処技能も評価項目に追加するなどの改訂が加えられた．

テスト場面は6場面あり，「相手に話しかけて無難な会話を続ける」（1場面），「相手を慰める（共感能力）」（1場面），「謝罪した上で自分の努力を理解して

もらう」（1場面），「相手の感情を損なわないようにして断る（否定的感情表現）」（1場面），「相手の言い分も聞きつつ，自己主張して相手の協力を取りつける」（2場面）からなっており，後半ほど高いソーシャルスキルが要求されるように工夫されている．

評価方法はテープによる方法の教示が対象者に行われた後，まず対人場面を所定のイラストで呈示する．そして場面状況に関する質問を行い，状況認知と対処法の起案を評価する．次にその場面での行動を対象者自身が再現したロールプレイをテープに録画し，視線・表情・声の変化・流暢さなどの送信技能を評価する．ロールプレイ終了後に対処法の修正技能に関する質問を行う．

3) Quality of Life に関する評価尺度

i) The MOS 36-Item Short-Form Health Survey (SF-36)[10]　米国で実施された主要慢性疾患を対象とした医療評価研究の Medical Outcome Study (MOS) の中で作成された QOL 評価尺度である．MOS は医療保険システムや専門的ケアなどが患者のアウトカムに及ぼす影響を評価するための大規模研究である．その中でアウトカムを主観的な健康度やそれに伴う日常生活機能の障害の程度を定量的に評価する必要性から健康関連 QOL 尺度が開発された．SF-36 は一般の健康人にも共通する要素によって構成された包括的尺度であり，患者から健康人まで連続的に QOL を測定して示すことができる．

SF-36 は主観的 QOL を評価することを目的としているため，評価対象者本人が設問に対して自己回答する方法をとっている．SF-36 の因子構造は身体的健康度と精神的健康度に分けられる．身体的健康度には身体機能，身体の日常役割機能，身体の痛み，全体的健康感が含まれる．精神的健康度にはメンタルヘルス，精神の日常役割機能，社会生活機能，活力が含まれる（図III-10）．

SF-36 ではサブスケール毎に国民標準値が算出されており，調査対象と国民標準値とを比較検討することが可能である．

ii) The Quality of Life Scale (QLS)[13]　QLS は統合失調症をもつ人の Quality of Life を評価するための代表的なスケールのひとつである．Maryland Psychiatric Research Center で 1980 年に開発された Quality of Life Schedule を基にした尺度で，統合失調症の欠損症状の評価と，欠損症状による対人関係や生活の様々な場面での機能低下の評価を組み込んだ内容になっている．

評価対象となるのは地域で生活する統合失調症をもつ人である，よって外来通院中の人，デイケアや作業所を利用している人，職業リハビリテーションや居住サービスプログラムを受けている人は QLS のよい対象であると考えられる．

一定のトレーニングを受けた臨床家によって評価が行われ，半構造化面接によってスコアリングをしていく．評価時間はおおよそ 45 分程度である．

評価内容は，①対人関係と社会的ネットワーク（8項目），②仕事・学校・家事などの役割遂行（4項目），③精神内界の基礎（6項目），④一般的所持品と活動（2項目），の4因子全21項目によって構成されている．各項目を0点（最も障害が重い）〜6点（正常または障害がない）の7段階で評価し，最終的に因子毎に合計した因子得点と，全項目を合計した総得点を算出する．

4) 労働能力に関する評価尺度

i) 厚生労働省編一般職業適性検査（General Aptitude Test Battery: GATB）　現在わが国で最も信頼性・妥当性の高い職業適性検査と言われているのが，厚生労働省編一般職業適性検査（GATB）である．これは米国労働省が開発した General Aptitude Test Battery をもとにして，1952 年わが国の労働省（現在の厚生労働省）が作成した職業能力を多面的に測定する検査である．現在までに数回の改訂が加えられ，現在の評価内容に至っている．

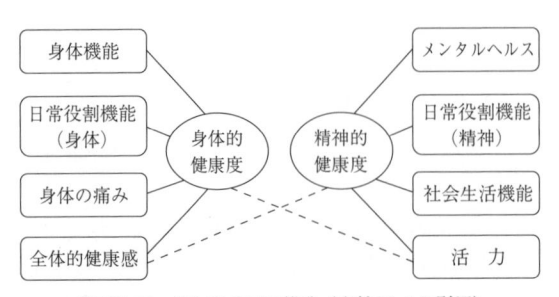

図 III-10　SF-36 の因子構造（文献 10 より引用）

GATBで測定される9つの適性能は，①知的能力，②言語能力，③数理能力，④書記的知覚，⑤空間判断力，⑥形態知覚，⑦運動能力，⑧指先の器用さ，⑨手腕の器用さ，である．紙筆検査（45-50分）と器具検査（12-15分）からなり，前者では円打点検査（円の中に点を打つ検査），形態照合検査（形と大きさの同じ図形を探し出す検査），語意検査（同意語または反対語を見つけ出す検査）など全11種類の検査を行い，後者はさし込み検査（ペグを差し込む検査），組み合わせ検査（丸びょうと座金を組み合わせる検査）など全4種類の検査を実施する．

各地の障害者職業センターでは，身体障害・知的障害はもちろん精神障害をもつ人の援助を行う上でもその評価としてGATBを利用することが多い．

まとめ　本章では統合失調症をもつ人の生活機能について概説し，具体的な機能面，行動面，QOLなどに焦点をあてた評価尺度について解説を行った．

統合失調症をもつ人の自立生活の可能性を包括的に評価するためには，これらの他に環境面からの影響を考慮することが必要になる．家族環境の評価や地域・環境の評価については本書では，次章（家族の評価），次々章（地域・環境の評価）で詳述されているので参照されたい．

いずれにせよ，ある対象者を包括的に評価するためには，その治療・援助方針によって複数の評価方法を統合的に用いることが必要であることは言うまでもない．
　　　　　　　　　　　　　　　　　（岩田和彦，安西信雄）

文　献

1) American Psychiatric Association: Diagnostic and statistical manual of mental disorders, 4th ed, APA, Washington DC, 1994.（高橋三郎，大野　裕，染谷俊幸訳: DSM-IV精神疾患の分類と診断の手引. 医学書院，東京，1996.）
2) Baker R, Hall JN: REHAB A new assessment instrument for chronic psychiatric patients. Schizophr Bull 14 : 97-111, 1988.
3) Birchwood M, Smith J, Cochrane R, et al: The Social Functioning Scale. The development and validation of a new scale of social adjustment for use in family intervention programmes with schizophrenic patients. Br J Psychiatry 157 : 853-859, 1990.
4) 藤　信子，田原明夫，山下俊幸: デイケアとその評価. 精神科診断学 5 : 162-172, 1994.
5) Harvey PD, Davidson M, Mueser KT, et al: Social-Adaptive Functioning Evaluation (SAFE): a rating scale for geriatric psychiatric patients. Schizophr Bull 23 : 131-145, 1997.
6) 長谷川憲一，小川一夫，近藤智恵子ら: Life Skills Profile (LSP) 日本語版の作成とその信頼性・妥当性の検討. 精神医学 39 : 547-555, 1997.
7) 池淵恵美: 社会機能のアセスメントツール. 臨床精神医学 18 : 1005-1013, 2003.
8) 池淵恵美，宮内　勝: ロールプレイテストによる慢性精神障害者の評価. 精神神経学雑誌 96 : 157-173, 1994.
9) 池淵恵美: 社会生活能力 (Independent living skills) の評価. 臨床精神医学, 増刊号, 358-368, 1999.
10) 池上直己，福原俊一，下妻晃二郎，池田俊也編: QOL評価ハンドブック. 医学書院，東京，2001.
11) 岩崎晋也，宮内　勝，大島　巌ら: 精神障害者社会生活評価尺度の開発とその意義. 精神科診断学 5 : 221-231, 1994.
12) Liberman RP, Neuchterlein KH: Social skills training and the nature of schizophrenia. Social Skills Training; A Practical Handbook for Assessment and Treatment, Curran JP, Monti PM(ed), Guilford Press, New York, 1982.
13) 宮田量治，藤井康男訳: クオリティ・オブ・ライフ評価尺度. 星和書店，東京，1995.
14) 仲尾唯治，北村俊則: 社会適応尺度（SAS）. 精神衛生研究 33 : 67-119, 1986.
15) 佐々木隆: 改訂版ロールプレイテストの信頼性および妥当性の検討. 精神医学 48 : 1191-1198, 2006.
16) 臺　弘: 生活療法の復権. 精神医学 26 : 803-814, 1984.
17) World Health Organization: International Classification of Functioning, Disability and Health, WHO, Geneva, 2001.
18) Weissman MM, Klerman GL, Paykel ES, et al: Treatment effects on the social adjustment of depressed patients. Arch Gen Psychiat 30 : 771-778, 1974.
19) 山根　寛: 社会機能のいくつかのアスペクト. 臨床精神医学 18 : 1015-1021, 2003.
20) 山下俊幸，藤　信子，田原明夫: 精神科リハビリテーションにおける行動評定尺度『REHAB』の有用性. 精神医学 37 : 199-205, 1995.

5. 家族の評価

　現在の統合失調症の臨床場面においては患者の精神症状と臨床検査を行い，正しく診断し，患者への適切な薬物療法を含む治療計画を立てる必要がある．その中で家族の状況を把握することは不可欠である．なぜなら家族を含む社会環境が患者の予後を大きく左右することが明らかになっているからである．本稿では，そうした統合失調症者の家族をいかに評価するのかを述べていきたい．

　その代表的な研究は，家族の感情表出（expressed emotion，EE）研究である．ここではEE評価のための方法を面接法と質問紙法に分けて解説したい．またEE以外の家族の評価方法に関しても述べたい．

a) カンバウェル家族面接—基本的なEE評価方法

1) 面接方法

　当初のカンバウェル家族面接（Camberwell Family Interview，CFI）は詳細にわたる面接を基にして開発され[6,24]，統合失調症の経過研究に適用された[5]．これによるEE評価がいわゆるEE研究の基本的な評価方法である．このCFIオリジナル版は施行に4—6時間かかるものであった．そこでVaughnとLeff[27]はその短縮版を作製し，短縮版でも必要な情報を十分得ることができることを確かめ，それ以後はこの短縮版が広く使用されることとなった．

　通常，EE評価は次のような手順で行われる[13]．統合失調症患者の入院2週間以内に，訓練された面接者が家族に対してCFI（短縮版）を行う．CFIは半構造化された面接であり，患者の入院前3ヵ月間に焦点を当て，「精神科病歴」，「直接接触時間と一日の生活」，「イライラや口論」，「臨床症状」，「家事と経済問題」，「患者との関係」，「薬物療法」などに関して質問するものである．家族の反応に合わせて，質問の順番を変えたり，質問の仕方を工夫したりすることが許されており，柔軟な面接者の対応が重要である．家族が自然な形で感情を表出できることに重視すべきであり，家族の感情を絞り出すような形での面接は厳に慎まなければならない．家族の感情を問う質問としては，ほとんど感情の表出のない家族に対して，「それについて，どう感じられましたか？」という質問が1面接中に数回認められているだけである．

2) EE評価の方法[13]

　評価の下位尺度と測定方法，およびその根拠を表III-14に示した．EE評価の方法は大きく2つに分けられる．1つは頻度の測定であり，もう1つは全般的評価である．頻度の測定を行う下位尺度は，「批判的コメント（critical comment，CC）」と「肯定的言辞（positive remarks，PR）」であり，全般的評価を行う項目は，「敵意（hostility，H）」，「情緒的巻き込まれ過ぎ（emotional overinvolvement，EOI）」，「暖かみ（warmth，W）」である．以下，EE評価に用いられるCC，H，EOIについて具体的に解説して行こう．

　i) 批判的コメント（CC）　CCは，「患者の行動や性格に対して，好ましくないとコメントする陳述とそうした表現の仕方である」と定義されている．そして，それはコメントの，1）内容，および2）話すときの声の調子から評価される．批判的内容とは，家族が患者の行動やその他の特性を，嫌い，認めようとせず，恨んでいるという明確で一貫した陳述で，「怒った」，「腹がたった」などの表現がなければならない．また，拒否的な陳述が認められた場合もCCと見なされる．こうした内容がある場合には，その評価に批判的調子がなくてもCCと評価できる．声の調子は，その声の大きさ，早さ，ピッチなどから評価するが，わたしたちは個人的なやり方で表現するので，すべての人に当てはまるような特定の声の調子というものはない．そこで，面接の最初から声の調子の変化に

表 III-14 EE 評価の下位尺度と判定方法およびその根拠

1. 批判的コメント（critical comment）
   方法：頻度測定
   根拠：コメントの批判的内容と批判的な声の調子
2. 敵意（hostility）
   方法：全般評価（0 から 3 点）
   根拠：批判の全般化，拒否
3. 情緒的巻き込まれ過ぎ（emotional overinvolvement）
   方法：全般評価（0 から 5 点）
   根拠：
   報告された行動（大げさな情緒反応，自己犠牲と献身的行動，極端な過保護行動）
   面接中の行動（態度表明，情緒表出，ドラマ化）
4. 暖かみ（warmth）
   方法：全般評価（0 から 5 点）
   根拠：声の調子，自発性，思いやり，気遣い，共感，当人への関心
5. 肯定的言辞（positive remark）
   方法：頻度測定
   根拠：コメントの肯定的内容

注意を払い，声の調子とコメント内容との関係を見るようにするのである．神経質な笑いや奇妙な抑揚といった特有の表現法を用いる家族もいるので注意が必要である．内容と声の調子がともに批判的な場合には，判断は容易である．

しばしば，発言のどこからどこまでを1つのCCとするかということが問題になるが，面接者の新たな質問，もしくは話題の明らかな転換によって，新たなコメントが始まるとされる．

ⅱ）敵意（H）　Hは4段階の全般評価により測定され，0点＝Hなし，1点＝批判の全般化（generalization）のみ存在，2点＝拒否（rejection）のみ存在，3点＝全般化と拒否の両者が存在，で評価される．

批判の全般化とは，1つ特定のことに対する批判が患者全体に対する批判に広がる場合であり，患者の人格，性格に対する批判となっている場合である．例えば，「本当に朝起きるのが遅くて（批判的調子で），もともと怠け者なんだよね．あいつは」と発言するような場合である．稀な例であるが，批判的コメントが存在しないのに批判の全般化が認められる場合がある．しかし，その場合には全体的な批判的態度が認められなければならない．拒否は批判の全般化よりもより直接的な形態であり，率直な嫌悪の発言もこの中に含まれる．典型的には，患者が家から出て行くことを望み，離婚を考えているような場合である．

評価の場合には，まずCCを探し，そのうえでそれが批判の全般化や拒否に当たるかどうかを考えれば良い．しかし，Hの評価は全般評価によるということを念頭におき，疑いがあるというだけでHありと評価してはならない．そして，家族の発言の「真」の意味を解釈しようとしてはならない．いわゆる深読みをしてはならないのである．これは他のEE評価にも当てはまる．著者らの経験では，拒否（例えば，離婚）が話題になるような時に，推測や深読みをしたくなるものである．

ⅲ）情緒的巻き込まれ過ぎ（EOI）　EOIは，6段階の全般的評価尺度で測定される．0点＝なし，1点＝ほんの少し，2点＝いくらか，3点＝中等度に高い，4点＝高い，5点＝著明，である．一般的に巻き込まれ過ぎスコアの高い家族とは，患者に対して心配し過ぎ，そのために揺れ動き，かえって患者を不安定にしてしまうような家族である．EOIは，応答者によって報告された行動と面接中の応答者の行動の2つを基に評価される．報告された行動は「大げさな情緒的反応」，「自己犠牲と献身的行動」，「極端な過保護行動」の3つによって評価される．

「大げさな情緒的反応」とは患者に関する直接的な不安，患者に対する過剰な同一視の反映でもある．例えば，「いつもいつも，あの子のことを考えて泣いて

いたわ」とか「あの子が悪くなると私まで調子悪くなって，胃が痛いのよ」などと発言する場合である．「自己犠牲と献身的行動」とは，浪費することが分かっているのに患者にお金を与えたり，患者のために自分自身の生活を犠牲にしたりするような行動である．患者のニーズを過大視することはよい例であると言われている．極端な場合には，患者と家族は共生的に生活しているかのように見える．「極端な過保護行動」とは，患者の年齢に不相応な対応の仕方であり，大人である患者を心理的にも，身体的にもコントロールしようとする試みの表れである．この過保護行動は巻き込まれ過ぎのより高い得点（4点もしくは5点）をつける場合に重要な根拠となる．わが国での評価の経験では，極端に侵入的（intrusive）なケースは少ない．

面接中の行動は，「態度表明」，「情緒表出」，「ドラマ化」によって評価される．「態度表明」とは患者の病気による衝撃，患者が依存的になったことへの家族の態度，患者への没頭，患者とその病気に対する客観性の欠如などによって評価される．「情緒表出」は，家族が患者について話すときの，明らかな苦痛の表現，涙ぐんだり，泣いたりすることなどをさす．「ドラマ化」は，些細な出来事や問題の，さも目の前で展開したかのような詳細な表現，あるいは大げさとも言える表現である．

上記の項目にしたがってEOIの点数評価を行うが，患者の自立を願い，促進しようとする発言があった場合にはそれも考慮しなければならない．点数化に当たっては，テキストとされている本[13]の点数ごとの13症例を基準としている（日本語版p 71-85）．しかしながら，欧米の症例ではEOI 4点，もしくは5点と評価されるような家族は必ずと言って良いほど，侵入的とも言える極端な過保護行動を示している．わが国ではこうした行動が少ないことから，4点あるいは5点との評価は極めて稀となっている．わが国独自の評価基準が求められる由縁である．

1面接中に，CCが6個以上認められた場合，あるいはH（批判の全般化もしくは拒否，あるいは両者）が認められた場合，あるいはEOIスコア3点以上の場合に，その家族は高EEと判定される．一方，これら以外の下位尺度に関して，暖かみはEEの高低の判定には，現在のところ活用されていないが，家族の陽性の側面を表現するものとして注目されている[12]．したがって，訓練の際にも満足すべき信頼性を獲得するよう期待される．肯定的言辞はEE評価の下位尺度の中では最も重要性の低いものとされてきた．しかしながら，肯定的言辞の重要性を指摘する報告[15]も出てきており注意を要する．

3） EE評価の訓練

このような基準を基にして，各家族のEEを評価して行くわけであるが，当然のことながら，正確に評価を行うための訓練が必要になってくる．経験的に言えば，各評価尺度の意味するものを概念的に把握することは評価に関する文献を読めば十分であるが，実際の家族の面接やその評価に当たっては訓練を経ることなしには満足すべき信頼性を獲得することはできない．すなわち，理解した批判的コメントの判定を実際のケースの発言に適用するために訓練が必要であり，高い評価者間信頼性[11]を獲得することが要求される．

EE評価の正式認定を受けるためにはロンドン精神医学研究所社会精神医学部門のEE評価指導者の訓練コースを受講し，一定以上の評価の信頼性を獲得する必要がある．一方，そうした認定者が各国で評価訓練を行っている．Orhagenとd'Elia[20]はスウェーデン語版CFIを用いて，訓練を受けた評価者との間の評価者間信頼性の検討を行い，頻度尺度であるCCとPRの評価者間信頼性は高かったが，全般評価を行うH，EOI，Wの評価者間信頼性は低かったと報告している．わが国での評価訓練について述べると，新たに訓練される評価者は，テキストブック[13]およびその日本語版[13]を熟読し，さらに英文および邦文でのCFI面接のテープ，テープ起こし原稿，それぞれ5例文を用いて評価の練習を個人的に行った．その結果，EEの高低の判断，その根拠となるCC，H，EOIの相関係数，およびカッパ値は満足すべきものであった．したがって，WとPRに若干の問題は残るが，EEの判定とCC，H，EOIについてはわが国での新たな訓練が有用であると考えられた[16]．これらの結果は，EE評価を異なる文化圏，異なる言語圏へと広げることが可能であることを示している．

4） 高EEの家族の事例

さてここで，EE評価による事例を紹介しよう．ここでは典型的な高EEの二つのタイプを紹介したい．1例目は高CCで，なおかつHの認められた父親であり，2例目は高EOIの母親である．

［事例1］ 吾郎の父　56歳

吾郎は32歳の男性．高校卒業前後に発病し，その後，何回かの精神科への入退院を繰り返した後，現在では父親の農業を手伝っている．何とか，自分の後をついて一人前以上に農業をやってもらいたいと父親は期待している．下線部分は批判的トーンのあった部分（この場合，声が大きくなるという一般的な批判的トーン）である．

〈農業の手伝いをされているわけですね？〉（かっこ内は面接者の発言）

しかしねえ，苗木を植えるのに，そのずっと30センチ，40センチ間隔に植えるんですわ．その作業するのはええけど，<u>ポッコリポッコリ抜かすんや．ポッコポッコと．</u>

〈間隔が違うということですか？〉

いや，1本まるっきりぬけるわけや…．そんで戸を閉め忘れたり，とか平気でやる．それで「忘れ物ないか？」言うても，忘れとる．

それから，家の襖を開けっ放しにして…．「もう何回言うたら，できるんや！」と，怒ることがしょっちゅうやで．そいで，注意したらその時は閉める．しゃーけど，<u>また次の日には閉めてない．</u>1度ね，こんな事があったね．ここの襖を開けとる．そいで，あっちの部屋で一人テレビ見ながら，そこも開けとる．「この寒いのに襖をしめんかいな！ここで一人で見ちゃあかんで」言うて，閉めさした．それから「後ろもちゃんと閉めとかんかい」言うたら，「わかった．わかった」言うといて，<u>今度あっちから出て来る時にまた開けっぱなし．まいったわ．</u>

〈喧嘩みたいになるというのは，この3カ月間というのは〉

たまにあったわね．喧嘩と言えば，もうほんと言う事きかん．<u>叩いた事もあった．ウソをつくんです．ウソをついて，それで口答えする．</u>ねえ，分かりきったことを「ぼくはしてない」とか．

〈それはどんなふうに嘘をつかれるんですか〉

犬に石をほおってガラスを割ったんよ．それで子どもが「お兄ちゃんが石投げよったよ」と，言われとる．本人に言うたら「投げてない」と．そやけど目撃者が何人もおるわけや．それで，嘘をつくなと…．まあ例えばそんなあれで…．ガラス割った．いくつも石ころで．ほんで犬も怯えとるし，自分は犬に手をかまれて怪我をしとる．<u>証拠もあるのに嘘をつくなと…．</u>

〈ちょっとお話が重複するかもしれないですけど，息子さんに対してお小言を言われたりとかはありますか？〉

それは，もう，<u>しょっちゅうやな．する事なす事，全然ダメや！</u>細かいとこまではみてないけど，あかん．あれでは役にたたん．

このように批判的コメントが頻発し，一面接中に15個のCC，さらに批判の全般化が認められ，H 1点と評価された．

［事例2］ タクヤの母　52歳

無職のタクヤ（29歳）と母の二人暮らし．

タクヤの発病は高校卒業後，専門学校に通っていた頃であった．部屋に閉じこもり，人との接触を持たなくなり，通学もままならないことから帰省し，統合失調症と診断され精神科への通院が始まった．通院歴は7年になる．入院前にはデイケアにも通所していた．この母親のEOIは，次のような自己犠牲，献身と極端な過保護行動に現れていた．

幼少時代から過保護だったようで，しばしば近親者からそのことを指摘されていたが，4年ほど前からタクヤの再発が気になるようになってきた．再発させないためには，ストレスをかけてはいけないと考え，いろいろと気を遣うようになった．タクヤの外出を見張るようになり，時にはタクヤが通うパチンコ屋をのぞきにいき，そこで静かにパチンコをする姿をみて安心するのであった．タクヤはパチンコのためのお金を要求するようになり，それは月10万円をこえるようになった．見張りのためにスーパーのバイトをやめることになり，母親は，タクヤのパチンコ代のために，夫

が残した生命保険のお金を切り崩さざるをえなかった．「パチンコをしていると落ち着いているようだったので，安心できた．断ると機嫌が悪くなるので，再発につながるんじゃないかと心配でお金を渡していた」というのである．機嫌が悪くなると，再発が心配になり，腫れ物にさわるような接し方になっていたのである．

また，タクヤの手の怪我がきっかけに洗髪を母親がするようになったのである．癖になってしまったと言う．怪我が治ってからも洗髪をしてあげる理由は，タクヤは洗髪に時間がかかるので「（お風呂で）のぼせたらいかんので，早く洗ってあげました」と述べるのである．本人に対して「自分で洗いなさい」とは決して言わなかったという．

また，一方で，タクヤの日常生活への侵入的行動が多く見られた．タクヤの部屋を掃除すると言いながらタクヤの私信や書き置きなどを盗み見していたのである．過去の再発時に，高校時代の友人にいろいろと手紙を出していたからだと説明する．

そうした生活は，母親にとってどうであったかという問いに答えて，「しんどかったです．負担だったです．緊張の連続で…でも息子のためやからと思って…」と述べている．

このような並外れた自己犠牲，献身的行動，極端な過保護行動が報告された．さらに過去の大げさな情緒反応，さらには面接中に泣き出すという情緒表出，患者への没頭や客観性の欠如などの態度表明が認められたことから，EOI 4点と評価された．

b）FMSS（Five Minute Speech Sample）

簡便な EE 評価を目的に開発された方法として FMSS がある[14]．方法は非常に単純で，5分間自由に患者さんのこと，人柄や生活のことを話してもらい，その内容を評価するものである．その評価基準となるのは，1）初発陳述，2）関係性，3）批判，4）情緒的巻き込まれ過ぎの4つであり，EE 判定基準を図III-11 に示した．評価方法の詳細は他書を参考にしてもらいたい[14]．

FMSS の CFI と比較しての利点は，まず第1に施行，評価に要する時間と労力が少ない点である．第2には詳細なマニュアルが存在しており，評価手技の獲得が比較的容易である．

問題点は，まず第1に，その測定の妥当性である．この場合，2つのことを考えておく必要がある．ひとつはこれまで EE 研究で検討されてきた再発をはじめとする予後予測妥当性であり，もうひとつは CFI を基準としての妥当性（併存妥当性）である．再発をいかにうまく予測できるかに関しては，多くの研究がなされたにもかかわらず報告された論文は非常に少ない．その背景には，予後予測がうまくいかなかった場合には論文として報告しにくかったことがあげられる（publication bias）．Uehara ら[26] 論文は FMSS-EE と再発との関連を明らかにした数少ない研究である．著者らの研究では，FMSS-EE は再発との関連はあ

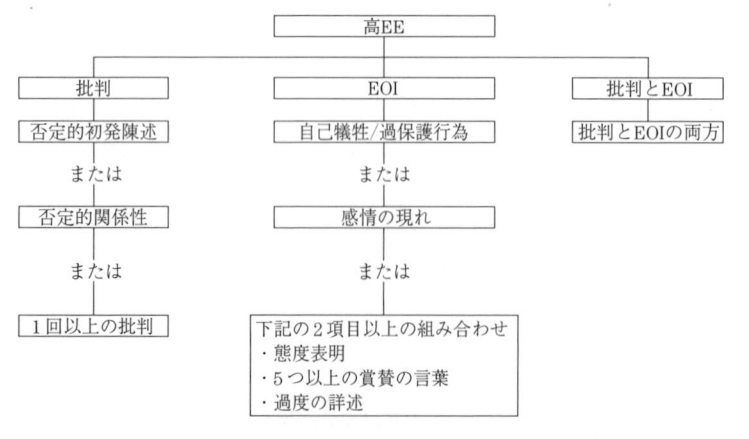

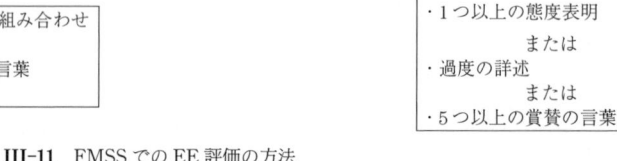

図III-11　FMSS での EE 評価の方法

るが，CFIに比べるとその再発予測妥当性は劣ると思われる．次の問題はCFIを基準とした妥当性の問題である．これに関しては全般評価においては感度54％，特異度65％と高い値は得られなかったが，境界線級高EEを高EEに組み入れると感度が高くなるとの報告がある[25]．第2の問題点は，CFIを行ってきた経験からすると，最初の15分から30分くらいは感情の表出を抑制しているような家族が少なくなく，ラポールがある程度形成された後に批判的コメント等が出現することが多いことである．したがって，FMSS開始までにいかにラポールを形成するかが問題となる．CFIでの面接は工夫によって，まるで自然な会話のような形にすることが可能であるが，FMSSは一方的に家族が患者に関して話すものであり，不慣れな家族にとっては不自然なスピーチになってしまう危険性がある．CFIでは思ったことを話せたという満足感を家族が得られるのに対して，FMSSでは単にデータを提供したという感想しか残らないかもしれない．

c） 質問票によるEEの測定

質問票によるEEの測定が可能となれば，それは最も簡便なEE測定法となり，臨床場面での施行が広く可能となる．

Family Attitude Scale（FAS）[10]は30項目からなる家族環境に関する質問票を開発した．基本的にはEEの批判あるいは敵意を測定する内容となっている．邦訳版をFujitaら[8]が作成し，CFIでの批判的コメントを外的基準としての妥当性を検討した．その結果，感度100％，特異度83％という良好な妥当性をえた．しかしながら，全般的EE評価では良好な結果は得られなかった．これはFASが批判あるいは敵意を測定する質問項目から構成されていることから妥当な結果といえる．したがって，特に批判のみを測定したい場合，（統合失調症に用いる場合には，これまでの臨床経過から高EOIを否定できる家族を対象とする）に非常に有益である．また質問票としてはLevel of expressed emotion（LEE）があるが[7]，これも批判はよく測定できるものの，EOIの測定に問題が残る．

d） その他の家族環境の測定方法

Parental Bonding Instrument（PBI）[21]は，幼少期の養育体験を調査するための質問票である．25項目の質問で構成されており，12項目がケアに関しての質問，13項目が過保護に関するものとなっている．統合失調症の経過との関連を検討した研究は少ないが，Parkerら[22]は統合失調症の再発とPBIとの関連を指摘している．EEとの関連で言えば，PBIの質問項目はEEの評価内容と関連するものである．特に過保護はEEのEOIの評価項目の一部である．ただ，PBIは16歳までの家庭環境を質問したもので，現在の関係を問題とするEEとは異なる．統合失調症の再発予測を問題とした場合に，PBIの再発予測がそれほど良くないとすれば，この点に一因があるのかもしれない．

大島は家族の困難度・協力度尺度を開発し，EEとの関連，予後との関連を検討している[18]．また家族の機能という観点から作成されたものとして，Moosら[17]のFamily Environment Scale（FES），Bloom[4]のFamily Functioning Scale（FFS），Olsonら[19]のFamily adaptability and Cohesion Evaluation Scale（FACES）などの質問票がある．

e） 家族自身のメンタルヘルスや生活の質

ここまでで，家族が患者に及ぼす影響を評価するための方法を解説してきた．しかしながら家族自身の状態を評価することも臨床的には不可欠である．たとえば家族教室を行う場合には家族に対して患者への援助を期待するが，家族が極端な抑うつ状態にある場合にはそうした援助を行うことは困難である．実際，統合失調症者の家族が多くの慢性身体疾患や抑うつ症状などの精神症状をかかえていることが明らかとなっている[29]．

現在の心理教育的家族療法においては，患者への効果と同様に家族自身にいかに良い影響を与えうるかが重視されている．これは家族自身のニーズを重視する立場からすれば当然のことである．したがって心理教育の評価の指標としてこうした内容を検討することがこれからの実践では不可欠である．

家族の精神症状や心理状態を把握するためには，多

くの場合，質問票が用いられている．頻用されているものをあげると，全般健康調査票（General Health Questionnaire, GHQ）は最も広く使用されているメンタルヘルスに関する質問票であり，60項目版，30項目版，28項目版などがある[9]．抑うつ症状，不安症状などを分けて評価できる利点がある．家族の抑うつ症状を特異的に把握したい場合には疫学研究センター質問票―うつ病用（Center for Epidemiologic Studies - Depression, CES-D）[23]，ツァンの自記式抑うつ尺度（Self-rating Depression Scale, SDS）[30]，ベックうつ病調査票（Beck Depression Inventory, BDI）[2]などがある．生活の質の評価も重要であり，これにはWHOの生活の質質問票（WHOQOL）がある[28]．

f）家族の知識の評価

心理教育的家族療法を行う場合には，しばしば家族が統合失調症をどの程度理解しているかを評価する必要がある．なぜなら心理教育の一つの柱が，家族が統合失調症を理解するための教育だからである．Berkowitzら[3]は知識インタビュー（Knowledge Interview, KI）によって統合失調症に関する教育効果の評価を行った．KIは診断，症状，病院，経過と予後，薬物療法，より多くの情報への希望などを評価するものである．さらに知識の機能的な価値を考慮した統合失調症知識インタビュー（Knowledge About Schizophrenia Interview, KASI）[1]などがある．

まとめ 統合失調症に関わる家族の評価に関してEEを中心に解説してきた．いまや統合失調症の臨床に携わるためには家族の評価は不可欠である．なぜなら家族は治療チームの一員と位置づけなければならないからである．家族を治療チームの中に位置づけられるか否か，そしてその好ましい役割を引き出せるかどうかが統合失調症者の予後を大きく左右するのである．

さらには家族自身のメンタルヘルスや生活の質を評価する重要性を指摘した．心理教育的家族療法や家族教室を行う場合，家族自身のニーズに応えることは非常に重要だからである．家族の評価は統合失調症者の予後の改善のために必要であるだけでなく，臨床チームが家族自身と手を携えて，曲がりくねった道を歩んでいくためにこそ必要であることを強調しておきたい．

（三野善央）

文　　献

1) Barrowclough C, Tarrier N, Watts S, et al: Assessing the functional value of relatives' knowledge about schizophrenia: a preliminary report. Brit J Psychiat 151:1-8, 1987.
2) Beck AT, Ward CH, Mendelson MI: An Inventory for measuring depression. Arch Gen Psychiat 4:561-571, 1961.
3) Berkowitz R, Eberlein-Fries R, Kuipers L, et al: Educating relatives about schizophrenia. Schizophrenia Belletin 10:418-429, 1984.
4) Bloom BA: A factor analysis of self-report measures of family functioning. Family Process 24:225-238, 1985.
5) Brown GW, Birley JLT, Wing JK: Influence of family life on the course of schizophrenic disorder: a replication. Brit J Psychiat 121:241-258, 1972.
6) Brown GW, Rutter M: The measurement of family activities and relationships: A methodological study. Human Relations 19:241-263, 1966.
7) Cole JD, Kazarian SS: The level of expressed emotion scale - a new measure of expressed emotion. J Clin Psychol 44:392-397, 1988.
8) Fujita H, Shimodera S, Izumoto Y, et al: The family attitude scale in measuring expressed emotion in the relatives of patients with schizophrenia in Japan. Psychiat Res 110:273-280, 2002.
9) Goldberg DP: The detection of psychiatric illness by questionnaire. A technique for the identification and assessment of non-psychotic psychiatric illness. (Maudsley Monographs No. 21) Oxford University Press, London, 1972.
10) Kavanagh DJ, O'Halloran P, Minicavasagar V, et al: The family attitude scale: reliability and validity of a new scale for measuring the emotional climate of families. Psychiat Res 70:185-195, 1997.
11) 北村俊則：精神症状測定の理論と実際，海鳴社，東京，1988.
12) Leff J: The scientific study of the patient's relationships to family, culture and society. J Bull Soc Psychiat 1:67-75, 1993.
13) Leff J, Vaughn C: Expressed Emotion in Families. Guilford Press, New York, 1985.（三野善央，牛島定信訳：分裂病と家族の感情表出，金剛出版，東京，1991．）
14) Magana AA, Goldstein MJ, Karno M, et al: A brief method for assessing Expressed Emotion in relatives of psychiatric patients. Psychiat Res 17:203-212, 1986.
15) Marks MN, Wiek A, Seymour A, et al: Women whose

mental illnesses recur after childbirth and partners' level of expressed emotion during late pregnancy. Brit J Psychiat 161:211-216, 1992.
16) Mino Y, Tanaka S, Inoue S, et al: Training of evaluation in Expressed Emotion: The Japanese version of Camberwell Family Interview. Acta Psychiat Scand 92:183-186, 1995.
17) Moos RH, Moos BS: A typology of family social environments. Family Process 15:357-371, 1976.
18) 大島 厳, 伊藤順一郎, 柳橋雅彦ほか: 精神分裂病者を支える家族の生活機能とEEとの関連. 精神神経学雑誌 96:493-512, 1994.
19) Olson DH, Sprenkle DH, Russel CS: Circumples model of marital and family systems: I. Cohesion and adaptability dimensions, family types, and clinical applications. Family Process 18:3-28, 1979.
20) Orhagen T, d'Elia G: Expressed emotion: a Swedish version of the Camberwell Family Interview. Acta Psychiat Scand 84:466-474, 1991.
21) Parker G, Tupling H, Brown LB: A parental bonding instrument. Brit J Med Psychol 52:1-10, 1979.
22) Parker G, Johnston P, Hayward L: Prediction of schizophrenic relapse using the parental bonding instrument. Australian New Zealand J Psychiat 22(3): 283-292, 1988.
23) Radloff LS: The CES-Dscale. A self-report depression scale for research in the general population. Appl Psychol Measurement 1:385-401, 1997.
24) Rutter M, Brown GW: The reliability and validity of measures of family life and relationships in families containing a psychiatric patients. Soc Psychiat 1: 38-53, 1966.
25) Shimodera S, Mino Y, Inoue S, et al: Validity of a Five-Minute Speech Sample in measuring expressed emotion in the families of patients with schizophrenia in Japan. Comprehensive Psychiat 40:372-376, 1999.
26) Uehara T, Kawashima Y, Goto M, et al: EE from the Five-Minute Speech Sample and relapse of outpatients with schizophrenia. Acta Psychiat Scand 95: 454-456, 1997.
27) Vaughn CE, Leff JP: The measurement of expressed emotion in the families of psychiatric patients. Brit J Soc Clin Psychol 15:157-165, 1976.
28) World Health Organization: WHOQOL measuring Quality of Life. WHO/MSA/MNH/PSF.94.4 WHO, Geneva, 1997.
29) ぜんかれん保健福祉研究所: 精神障害者家族の健康状況と福祉ニーズ. 全家連保健福祉研究所モノグラフ18. 全国精神障害者家族会連合会, 東京, 1997.
30) Zung WWK: A self-rating depression scale. Arch Gen Psychiat 12:63-70, 1965.

6. 地域・環境の評価

a) 地域・環境評価の意義

かつて江熊[6]は、病棟では安定している入院患者が外泊で村に帰ると悪くなって戻ってくることに注目し、その理由が村の人たちの患者に向ける態度にあったことを印象深く報告している。江熊は患者と共に患家を訪問した際の様子を次のように記している。「(村に入ると間もなく) 村の人は仕事の手を休めて患者を見たり、笑ったりひやかしのことばをかけたりする。それまで元気に話していた患者はとたんに硬くなり下を向いて歩くようになり、時々まじめに挨拶の言葉をかけてくる人に対しても全然口が利けなくなってしまった。患者はできるだけ人に会わない道を遠まわりして家についたが一歩も外に出ようとしない」。

ここには患者の生活環境、とりわけそこに関わる人たちの態度が、病状にいかに影響を与えるかが生き生きと示されており、治療者は患者の生活する地域・環境がどのようなものであるかを見極め、それを治療方針に反映させることが不可欠であることを実践的に示している。

統合失調症の予後に生活環境が影響を与えることは、転帰研究からも統計的・実証的に示されている。統合失調症の国際パイロット研究（IPSS：International Pilot Study of Schizophrenia）[28]による2年及び5年転帰調査は、統合失調症の転帰が「発展途上国」の方が「先進国」よりも良好であることを明確にしたが、この相違は統合失調症患者をとりまく環境の相違、とりわけ統合失調症に対する周囲の人たちの耐性や許容性の相違[14]、就業の機会やソーシャルサポートのネットワークの相違[5,15,26]などから説明がなされている。

また、McGlashan[16]は北米における統合失調症長期追跡研究のレビューから、同じ国内にあっても地域における社会文化的環境の相違によって、統合失調症の転帰は強い影響を受けることを指摘している。すなわち、仕事への動機を持ちやすく雇用の機会も多い小さな都市で生活する方が、雇用の機会が少なく仕事を続けるのが困難な大都市の中心部で生活するよりも、転帰は良いと述べている。

患者をとりまく環境は、再発や慢性の機能障害の要因となり、社会生活における障害の要因として関わる。言い換えれば、再発の予防を図り障害の改善を図る上で、環境要因の評価は不可欠なものといえる。

b) 評価の視点

地域・環境の評価が重要であるとしても、さまざまな環境因子の何をどのような視点で評価することが必要なのであろうか。

1) 再発と環境因子

Wing[27]は、急性症状の増悪因子として、少なくとも3種類の環境要因が重要だとしている。第1の要因は患者が個人的に傷ついたと思うような出来事、第2の要因は身近にいる人たちとの関係、なかでも批判的、支配的、干渉的な人間関係に由来するもの、第3の要因は医原性のものである。これらの要因は、いずれもストレッサーとしての環境因子に着目したものであり、それが個人の脆弱性に影響を与えて再発に結びつくという考え方は、Zubinら[31]の脆弱性—ストレスモデルの提唱以来よく知られているところである。

第1の要因に関連するものとして、Holmesら[11]は、生活上の出来事（life event）のストレッサーとしての数量化を初めて試みたことで知られている。これは、特定の出来事について、それを体験した後に社会的再適応を果たすために必要とする時間とエネルギーから、ストレッサーとしての重みづけをしたものである。「配偶者の死」、「解雇」、「転校」など43項目の出来事が選定され、ストレッサーとしての強度がつけられた（社会再適応評価尺度：SRRS）。

しかし、同じ出来事でもその受けとめ方は個人に

よって異なり，同じ個人でもそのときの状況によって異なることから，ストレッサーを独立して評価することには自ずと限界がある．この点を考慮して，Brownら[4]は出来事のストレッサーとしての強度を，それが起こった背景を含めて評価する方法を導入した．また，Lazarusら[13]は，一時的，急性的出来事よりも，騒音，過重な仕事，近所との不和など，持続的，慢性的な苦痛（daily hassles）を重視し，その病因性の大きさを強調している．

生活臨床[18,24]では，個人が拠って立つ価値意識に更に踏み込み，ストレッサーをより個人特異的なものとして位置づけこれを「生活特徴」として類型化した．具体的には，①異性・愛情に関わる出来事，②金銭・経済的なことに関わる出来事，③立つ瀬・名誉・プライドに関わる出来事である．臺[25]が指摘するように，「（再発の）誘因となる出来事は，一見些細な偶発的事象から緊張，焦燥のストレス状況までさまざまであるが，概して患者本人の価値意識と深く結びついている」ものといえよう．

第2の要因については，家族の高い感情表出（high EE）の研究が良く知られているが，家族以外の身近な人たちとの関係でも同様の意義が認められている．Goldsteinら[8]は，居住ケアに関わる人たちの態度がいかに支持的あるいは批判的であるかの程度によって，再発率が異なることを示している．意欲や活動性の低下など陰性症状に対する批判的態度や，対人関係での対応の悪さに起因する敵意の現れなどは，家族に限られるものではないことは容易に察せられるところである．こうしたことは，居住環境に限らず就労環境やソーシャルサポートに関わる人たちとの関係にもいえることであろう．

第3の要因で指摘されていることは，リハビリテーションの進行や退院が早すぎると逆にプレッシャーになるような状況であり，地域・環境因子ということに直接は結びつかないが，治療の進展と生活環境の準備との間に乖離を来さないよう治療を進める必要性の指摘でもある．

2） 障害と環境因子

再発と並んで，慢性の機能障害や社会参加の制約など，障害という側面に焦点を当てて環境因子を評価することが同時に必要である．

障害とは，上田[23]によれば「疾患等を原因とする生活・人生上の困難，不自由，不利益」と定義づけられる．障害はさまざまな側面を持ち複雑な様相を呈するが，国際障害分類（ICIDH：International Classification of Impairments, Disabilities, and Handicaps）[29]が示したように，疾患等から直接生じる器官レベルの障害（機能・形態障害），人間個人の能力のレベルの障害（能力障害），社会的存在としての人間のレベルの障害（社会的不利）というように構造的に捉えることができる．この障害分類はその後改訂され，国際生活機能分類（ICF：International Classification of Functioning, Disability and Health）[30]として発表されている．ICFでは，障害を各レベルから構造的に捉える基本的視点は変わっていないが，用語については中立的な名称が用いられ，それぞれ「心身構造」（これが障害された状態は機能・構造障害），「活動」（これが障害された状態は活動制限），「参加」（これが障害された状態は参加制約）に変更されている．また，各レベル間の相互作用を重視するとともに，背景因子（contextual factor）を導入した点が新しい特徴である．背景因子には環境因子と個人因子があるが，特に環境因子については非常に細かい分類が作られており，これが障害の各レベルとの間で相互作用することを示している．

環境因子についてICFは，「環境因子とは，人々が生活し，人生を送っている物的な環境や社会的環境，人々の社会的態度による環境を構成する因子のこと」と規定している．環境因子は大きく5つの領域（①生産品と用具，②自然環境と人間がもたらした環境変化，③支持と関係，④態度，⑤サービス・制度・政策）に分けられ，さらに第2レベル，第3レベルへと階層的に細分化されている．第2レベルでのカテゴリーは64，第3レベルでは103となる．これらの環境因子は，基本的には個人的レベルと社会的レベルという2つの異なるレベルに焦点を当てて整理されている．個人的レベルの環境因子とは，家庭や職場，学校などの場面を含む個人にとって身近な環境因子のことであり，人が直接接触するような物的・物質的な環境や，家族，知人，仲間，見慣れない人などの他者との

直接的な接触などが含まれる．一方，社会的レベルの環境因子は，コミュニティーや社会における公式または非公式な社会構造，サービス，全般的なアプローチ，または制度であり，個人に影響を与えるものである．これには就労環境，地域活動，政府機関，コミュニケーションと交通のサービス，非公式なネットワーク，さらに法律，規定，公式または非公式な規則，人々の態度，イデオロギーなどに関連する組織やサービスなどがある．分類項目として挙げられているこれらの環境因子は，それ自体は中立的な名称が用いられており，評価にあたってはそれらがどの程度促進的に（あるいは阻害的に）働いているか評価点をつけて示すことになる．

ところで，環境因子の中でも個人のニーズを充足し支援につながるものは，一般に社会資源として捉えられる．これには，施設やサービス，制度等として提供されるものと地域に自然に存在するものとがある．竹島[22]は精神障害者のリハビリテーション過程において利用される社会資源について，①精神障害者が利用する目的で整備された資源（入院や精神科デイケアなどの医療，社会復帰施設や作業所の活動など），②身体障害・知的障害を含め，障害者全体で利用できるよう整備された資源（障害年金，保健福祉に関する総合相談窓口など），③地域住民全体に開かれた資源（精神保健福祉相談や精神科外来診療，公共施設や交通機関の利用など）に区分して示している．社会資源として何をどのように活用できるかについては，既存の資源とともに地域に潜在する資源を見いだす創造的視点が求められる．

3）ソーシャルサポートのネットワーク

環境因子のうち，人々による支援に関するものはソーシャルサポートとして捉えられ，そのネットワークは精神の障害において特に重要視される．

一般に，ソーシャルサポートとは「個人を取り巻く重要な他者（家族，友人，専門家など）から得られるさまざまな援助」[7]のことであり，基本的には人との関係に関わるものである．Kahnら[12]はソーシャルサポートの内容について，好意，賞賛，尊敬といった陽性感情の表出，個人の信念や行動の是認，および具体的な情報と機会を与える助力から成り立つとしている．

Shepherd[21]は，「人々の間の相互作用が効果的で支えになれば，リハビリテーションはうまくいく．…リハビリテーションは，ただシステムや施設に関するものではない．財源に関するものでもない．基本的には，人間関係に関するものであり，人々がお互いにどうふるまうかであり，社会の彼らに対する姿勢に関するものである」と述べている．また，Bennett[2]は，「能力障害をもつ人が，適応や再適応をするには社会環境，特にソーシャルネットワークを変更できるかどうかが重要である」「物質的な保護があっても，他の形の社会的な援助が必要ないということにはならない」と指摘している．

さて，ソーシャルサポートのニーズは個人によってそれぞれ異なり，同じ個人でも時期によって変化するものである．Harrisら[9]は，地域で生活する患者のソーシャルサポートに対するニーズの相違という観点から，患者を3つの下位群すなわち「サービスシステムに依存する」群，「エネルギーも要求も高い」群，「生活能力が高い」群に分けて考察している．そして，それぞれに対応するソーシャルサポートとして，相互交流は少ない施設処遇によるネットワーク，非患者を含む同胞的交流関係を主とするネットワーク，精神科サービスの枠を越え地域の中で多様な結びつきを持つ統合的ネットワークがふさわしいと述べている．Breierら[3]は，ソーシャルサポートの時期による変化に関連して，回復過程の最初の時期における最も重要なサポートは，人格と生活能力の再統合を助けることであり，その後に続く再建期におけるサポートでは，動機づけや他者と相互に関係しあうこと，症状の監視が重要になってくるとの指摘をしている．

こうしたソーシャルサポート・ネットワークの評価にあたっては，その主観的側面と客観的側面との区別に留意すべきであろう．Hendersonら[10]によれば，主観的側面の方が精神状態を良くすることにより強い結びつきが見られるという．こうした報告に基づけば，客観的に多くの友人がいることより，支えられていると感じることの方が重要であるのかもしれない．また，Shepherd[21]が指摘するように「統合失調症患者がソーシャルネットワークを減らしてしまう傾向が

あるからといって，その対人関係の質によく注意を払わず，単に社会的接触の幅を広げるだけでは有益でない」といえよう．

ところで，こうした個人の主観的見方に関連して留意しておくべき概念に，Wing[27]のいう「好ましくない人格反応」や，上田[23]の「体験としての障害」がある．「体験としての障害」とは，疾患や客観的障害および不適切な環境のすべての主観への反映であり，個人の認知的・情動的・動機づけ的な反応として生じてくる．なかでも障害について本人が抱く否定的な価値観（社会一般にある偏見が本人に取り入れられ内面化したもの）の影響は大きいとされる．また，「好ましくない人格反応」とは，周囲の人の意見，態度の影響を受け，自信欠如や自尊心の貧困，それに動機づけの低下として現れるものとされており，これら双方の概念は重なる部分が多い．Wingは，この「好ましくない人格反応」により必要以上の活動の限定をすることが，二次性の能力障害の本質であり，その極端な例がインスティチューショナリズムであるとしている．

インスティチューショナリズムは，長期入院の弊害として指摘されたものであるが，これは実際のところ病院という環境だけに限られるものではなく，地域においても，例えばホステル，作業所，デイ・センター，さらには家族の中でさえも見出しうるとの報告がある[20]．こうしたインスティチューショナリズムを招きやすい環境としていくつかの特徴が挙げられているが，個人に関わるスタッフの態度が特に大きく影響することが指摘されている．

一方，これとは対照的に，個人の強さ（strength）すなわち熱望，能力，自信に依拠し，環境の利用可能性を最大限に引き出して地域への統合をめざすケースマネジメント・アプローチとして，ストレングスモデル[19]がある．このモデルで指向されるソーシャルサポートのネットワークは，精神保健サービスの枠内に依存するのではなく，自然な資源や人々の支援によるものを重視しており，これを創造的に拡大していこうとする．地域社会にはそうした資源や人材および機会がほとんど無限に存在していると見る見方がそこにはある．

c） 評価の方法

個人がおかれる環境の評価は，その個人と環境との相互作用を考慮して行われるものである．環境が個人にどのような影響を与えるかは，個人の客観的な行動や主観的な体験を通して把握される．環境の評価はまた，個人にとって望ましい環境の特徴を明確にすることを伴うであろう．

1） 情報の収集と観察

環境評価においても，その基礎となるのはまずは本人からの情報である．本人の面接を通じて，現在に至る生活歴と病歴からこれまでの生活環境の特徴を理解する有益な情報が得られる．特に本人の主観的な体験の情報には，どのような環境因子が本人に促進的に働くのか（あるいは阻害的に働くのか）を知る手がかりが含まれる．しかし，本人からの情報はしばしば曖昧であったり，客観性に欠ける場合が少なくない．従って，これを補い別の角度からの情報として，本人の身近で生活する人や職場の人，サービスを提供する人達からの情報が必要となる．これにより，それぞれの環境の特徴やそこでの本人の行動の特徴に関する客観的な情報が得られる．それにはまた，どのような援助がその環境下で重要なのかの情報も含まれる．

本人や身近な人たちからの情報だけでは，個人と環境との相互作用は必ずしも明らかにならない面がある．冒頭の江熊の事例の引用でも示したように，悪化の環境要因は，患者と村の人との関係を直接観察することによって，初めてリアルに捉えられている．ある環境下での行動から，別の環境下での行動を直ちに類推することは統合失調症の場合特に困難な面がある．このように環境特異的な行動は，おかれている環境での観察が最も有用な評価方法になるといえよう．

2） 評価尺度の援用

情報や観察からの評価に加え既存の評価尺度を用いることによって，評価は客観性を高めることができる．有用と思われる評価尺度を以下に挙げる．

i） DSM-IVによる環境の評価　　DSM-IV[1]では，第4軸の心理社会的および環境的問題で，「第1軸，第2軸の診断，治療，予後に影響することのあるものを記録する」こととされている．問題カテゴリーとして，①1次支持グループに関する問題，②社会的

環境に関連した問題，③教育上の問題，④職業上の問題，⑤住居の問題，⑥経済的問題，⑦保健機関利用上の問題，法律関係および犯罪に関連した問題，⑧その他の心理社会的環境的問題が挙げられており，どのカテゴリーかを同定すると共に，問題となる特定の要因を示すことが求められている．

この評価は，一般的に評価の前1年間に存在した心理社会的および環境的問題を記すものであり，また，基本的に精神疾患の発症または悪化に影響を与えるものという観点からの評価である．

ii）**ICFによる環境の評価**　ICFは生活機能と障害の分類であり，アルファベットと数字を組み合わせたコードを選択しこれに評価点を加えて表現する．分類の構成要素である心身機能，身体構造，活動と参加，および環境因子はそれぞれアルファベットのb，s，d，eで表され，これらの文字の後に各構成要素のカテゴリーが番号でつけられる．評価点は各分類コードに対して5段階で評価するようになっている．どのコードも最低1つの評価点を伴う必要があり，評価点がなければ，コード自体には何の意味もない．

環境因子の評価にあたっては，その因子がどれくらいの促進因子になるのか，あるいは阻害因子になるのかを示す．評価点は両方とも0〜4のスケールが用いられ，当該の環境因子のコードの後に小数点を付して（促進因子となる場合は＋を付して）評価される．例えば，「e425.1」は，「知人・仲間・同僚・隣人・コミュニティの成員の態度」が軽度の阻害因子となっていることを表している．また，「e5550＋2」は，「団体と組織によるサービス」が中等度の促進因子となっていることを示すものとなる．

環境の影響は，活動と参加の評価にも表れる．活動と参加の評価では，分類コードに「実行状況（performance）」と「能力（capacity）」の2つの観点から評価点を加えることとなっている．ここで言う「実行状況」とは，現在の環境において行っている事柄を表すものであり，「能力」とは標準的な環境で課題あるいは行為を遂行する能力のことである．従って，これら双方を評価することは，現在の環境と標準的な環境の影響の差を評価することともなる．このことはまた，実行状況を改善するために個人の環境に対して何をなすべきかについて有用な手引きを提供することになる．

iii）**ソーシャルサポート，ソーシャルネットワークの評価尺度**　「Norbeckソーシャルサポート質問紙」（NSSQ）[17]は，ソーシャルサポート提供者のネットワークとその援助内容を明らかにするもので，保健医療領域ではよく用いられている評価尺度の一つである．この評価尺度は自記式尺度で，Kahnら[12]によるソーシャルサポートの定義に基づいて，情感，是認，助力の3要素を測定するように作成されている．

iv）**ストレングスモデルにおける環境評価**　ストレングスモデルでは，個人と環境双方を強さの面から評価し，精神障害者が自らの目標を達成できるよう援助する．評価は6つの生活領域（①毎日の生活状況，②経済，③職業／教育，④社会的または宗教的援助，⑤健康，⑥レジャー／レクリエーション）から行うが，「現在の状態」を明らかにした上で，「将来の希望」，「過去の状態」を評価する．各生活領域における環境の評価にあたっては，その肯定的側面に焦点を当て，利用可能な社会的資源（resources），人々との関係（social relations），生活の拡大発展の機会（opportunities）という面に重点が置かれる．

おわりに　評価はある時点，状況での1回限りのものではなく，継続的に繰り返しなされるものである．個人の回復過程や回復の程度に応じて，個人がおかれる環境も再評価が必要であり，その時々で最もふさわしい環境条件を明確にすることが求められる．評価はそれに基づく治療的介入とのダイナミックな過程であり，その過程を通じてのみ意義あるものとなる．

（小川一夫，近藤智恵子）

文　献

1) American Psychiatric Association（高橋三郎，大野裕，染谷俊幸訳）: DSM-IV―精神疾患の診断・統計マニュアル．医学書院，東京，1996.
2) Bennett D: 援助とリハビリテーション．(Watts FN, Bennett DH編　福島裕監訳): 精神科リハビリテーションの実際②地域の実践編，pp. 22-48，岩崎学術出版，1991.
3) Breier A, Strauss JS: The role of social relationships in the recovery from psychotic disorders. Am J

Psychiat 141:949-955, 1984.
4) Brown GW, Sklair F, Harris TO, et al: Life events and psychiatric disorders. Part 1. Some methodological issues. Psychol Med 3:74-87, 1973.
5) Cooper J, Sartorius N: Cultural and temporal variations in schizophrenia: a speculation on the importance of industrialization. Br J Psychiat 130:50-55, 1977.
6) 江熊要一：精神分裂病寛解者の社会適応の破綻をいかに防止するか．精神経誌 64:921-927，1962．
7) 福井里江：ソーシャルサポート，ソーシャルネットワークの評価．精リハ誌 5:45-47，2001．
8) Goldstein JM, Caton CLM: The effects of the community environment on chronic psychiatric patients. Psychol Med 13:193-199, 1983.
9) Harris M, Bergman HC, Bachrach L: Individualised network planning for chronic psychiatric patients. Psychiat Quart 58:51-56, 1986.
10) Henderson S, Byrne DG, Duncan-Jones P: Neurosis and the Social Environment. Academic Press, Sydney, 1981.
11) Holmes TH, Rahe RH: The Social Readjustment Rating Scale. J Psychosom Re 11:213-218, 1967.
12) Kahn RL, Quinn RP: Mental Health, Social Support and Metropolitan Problems. Research Proposal. University of Michigan, 1977.
13) Lazarus RS, Folkman S: Stress, appraisal and coping. Springer, New York, 1984. (本明 寛，春木 豊，織田正美監訳：ストレスの心理学—認知的評価と対処の研究—．実務教育出版，1991．)
14) Leff J, Sartorius A, Jablensky A, et al: The international pilot study of schizophrenia: five-year follow-up findings. Psychol Med 22:131-145, 1992.
15) Lin K, Kleinman AM: Psychopathology and clinical course of schizophrenia: a cross-cultural perspective. Schizophr Bull 14:555-567, 1988. (井上新平，棚平一穂訳：精神分裂病の精神病理と臨床経過：比較文化的視点から．精神分裂病研究の進歩 1:28-32，1990．)
16) McGlashan TH: A selective review of recent North Amcrican long-term followup studies of schizophrenia. Schizophr Bull 14:515-542, 1988.
17) Norbeck JS: The development of an instrument to measure social support. Nurs Res 30:264-269, 1981.
18) 小川一夫，長谷川憲一，伊勢田堯：生活臨床．(井上新平，堀田直樹編) 臨床精神医学講座 20 巻　精神科リハビリテーション・地域精神医療．pp. 192-202, 中山書店，東京，1999．
19) Rapp CA (江畑敬介監訳)：精神障害者のためのケースマネージメント．金剛出版，1998．
20) Shepherd G, Richardson A: Organisation and interaction in psychiatric day centres. Psychol Med 8:573-579, 1979.
21) Shepherd G：1990 年代への精神科リハビリテーション．(Watts FN, Bennett DH 編　福島 裕監訳) 精神科リハビリテーションの実際①臨床編，pp. 1-39, 岩崎学術出版，1991．
22) 竹島 正：資源活用と現在の課題．(蜂矢英彦，岡上和雄監修) 精神障害リハビリテーション学，pp. 277-282, 金剛出版，2000．
23) 上田 敏，大川弥生：リハビリテーション医学における障害論の臨床的意義．障害者問題研究 26:4-15, 1998．
24) 臺 弘 (編)：分裂病の生活臨床．創造出版，東京，1978．
25) 臺 弘：分裂病の治療覚書．創造出版，東京，1991．
26) Warner R: Recovery from Schizophrenia. Routledge & Kegan Paul, London, 1985.
27) Wing J：精神分裂病．(Watts FN, Bennett DH 編　福島 裕監訳) 精神科リハビリテーションの実際①臨床編，pp. 95-116, 岩崎学術出版，1991．
28) World Health Organization: Schizophrenia: an international follow-up study. John Wiley & Sons, Chichester, 1979.
29) World Health Organization: International Classification of Impairments, Disabilities, and Handicaps. 1980.
30) World Health Organization (厚生労働省「国際障害分類の仮訳作成のための検討委員会」訳)：国際生活機能分類 (ICF)．2002．
31) Zubin J, Spring B: Vulnerability - a new view of schizophrenia. J Abnorm Psychol 86:103-126, 1977.

IV. 治療手段の基礎

1. 脳の発生と発達

　脳はヒト成人の場合で100億個以上の神経細胞が構成するネットワークとこれを様々な形でサポートするグリア細胞によって成り立つ臓器である．神経細胞同士はシナプスを介してネットワークを構築するが，一つの神経細胞上には10^3-10^4程度のシナプスが存在すると推定され，脳全体としての情報処理回路の複雑さは途方もない．この複雑な神経回路網の成立過程の基礎となる脳の発生とその生後発達の概略をまとめてみたい．

a）脳の発生

　ヒトの受精卵は60日までに形態形成を行って胎児の姿となり，以降はそれまでに形成された各器官を大きくし，これらに更なる整形を施しながら成熟させていく．従って，この60日までの間にサリドマイドなどで発生プログラムに異常が生じると，重篤な奇形を引き起こすことになる．脳の発生過程に着目すると，18日目に神経誘導の結果として脳の原器が出現してくる．19日目には神経板が認められ，神経提を経て22日目には神経管が出来上がる．神経管は湾曲し，25日頃までには脳胞が姿を現し始める．35日頃には将来の大脳である前脳胞，中脳になる中脳胞，延髄や小脳になる菱脳胞という各部分がはっきりしてくる．50日頃になると前脳胞にふくらみが生じて大脳半球が出現し，以降，この大脳半球が急速に大きくなっていく．7ヶ月目には大脳溝がはっきりし，9ヶ月目には外観上では正常な大人の脳とほぼ同じになる[1]．

　ヒトの脳を特徴付けているのは巨大化した大脳であり，大脳皮質は6層からなる層構造を持つが，この層構造は分裂し終わった神経細胞が表面へ移動していくことで形成されている．神経細胞は神経管の脳室壁近くで最終分裂を行った後に外表面へと移動し，その結果として神経管壁が肥厚化する．6週目には脳室層の外側に中間層の形成が認められるようになり，8週目になると中間層よりもさらに表層へ移動した細胞が皮質板を形成し，また，脳室層のすぐ表層側の脳室下層でも細胞分裂が起きるようになる．脳室下層で誕生した新しい神経細胞は皮質板のさらに表層へ移動することによって大脳皮質の肥厚化が進行していく[1]．従って，より遅く誕生した神経細胞ほど大脳皮質の表面に存在するようになる．サル第1次視覚野の場合，最も深い第6層の神経細胞が胎生43日目に誕生しているのに対して，最も浅い，表層付近の第2層の神経細胞は102日目に誕生している[2]．この神経細胞の移動には放射状グリア細胞と呼ばれる特殊なグリア細胞の突起がガイダンスとして機能している[3]．

　以上のように，脳は神経細胞の分裂とそれに続く秩序だった細胞移動によって発生するわけであるが，胎生期の多様な外部環境要因がヒトの出生後脳発達に与える影響については不明な点が依然として多い．統合失調症発症との関連について，妊婦のインフルエンザ感染や低栄養の影響に関して議論がなされており，これらに関しては詳しい成書を参照されたい[4]．

b）出生後の脳の変化

　脳の外観は前項でも述べたように出生時には既にほ

ぼ成人と同様であり，重量は生後半年で出生時の2倍，4－6歳で成人の約95%に達する．発達のスピードには部位差があることが知られており，脳幹部は早く，生後半年でほぼ成人レベルに達するのに対して，小脳は全体の平均よりも遅れる[5]．また，体重に対する脳重の比率は思春期が始まる年齢になると成人に近い値になり，男子では14歳前後，女子では12歳頃である[6]．この脳の重量増加はグリア細胞の増殖と神経細胞の樹状突起発達によるものであり，神経細胞の数が脳の発達に伴って増えるわけではない．細胞数の指標としてDNA量の変化を見ると胎生中期，18週頃と生後3ヶ月前後に2つのピークがあり，前者が神経細胞増殖のピークに相当し，後者がグリア細胞増殖のピークと一致する[7]．

神経細胞は樹状突起を文字とおり木々が枝を伸ばすように発達させ，神経細胞同士のネットワークを形成することで脳としての機能を発現させており，脳の生後発達はこの神経細胞ネットワークを充実させて行く過程であると言える．出生後すぐの神経細胞は高密度に存在し，樹状突起は貧弱である．ネコ大脳皮質では生後10-12日までに急速に神経細胞密度が減少し，一方，ちょうどその時期からシナプス密度が急激に増加することが知られている[8]．また，樹状突起上にシナプスを形成しているスパインを観察すると，出生直後のスパイン密度は低く，成熟した神経細胞と比べるとまばらな印象を受ける．しかしながら，もっとも高密度にスパインが観察されるのはサルの視覚野神経細胞の場合で生後2ヶ月頃であり，生後の一時期に過剰なスパインが生成していることがわかる[9]．さらに，神経細胞の投射パターンに関しても発達脳における変化が知られている．成熟した脳では神経細胞の投射パターンは厳密に決まっているが，出生直後の脳では本来とは異なる投射，すなわち異所性投射が過剰に存在し，この異所性投射も生後の一定時期までに神経細胞のアポトーシスと共に急激に減少していく[10]．

ヒトの神経細胞の軸索は長いもので1mを超えるものが存在するが，この長い軸索に沿って効率よく電気パルスを伝達するには絶縁体としてのミエリンが重要な役割を果たしている．ミエリンはオリゴデンドロサイトと呼ばれるグリア細胞によって形成される．グリア細胞の分裂・増殖のピーク時期は生後3ヶ月頃であり，オリゴデンドロサイトの発達もこの時期に急速に進行するが，ヒトの大脳において全てのミエリン化が完成するのは10歳前後と推定されている．ミエリンによって軸索が被覆されることで電気パルス伝達速度が高まり，生後間もないころでは0.3-2 m/sec程度であったものが120 m/secにまでなり，速くて正確な信号伝達を実現させることによって回路としての情報処理能力を飛躍的に向上させている[11]．

出生後の低栄養は脳重の低下となって現れるが，これは主として神経細胞樹状突起の発達不全とミエリン化の貧弱さ，すなわちオリゴデンドロサイトの発達不全の結果である．動物実験では栄養状態の改善によって脳重はある程度回復することが示されている[12]．しかしながら，生後低栄養で飼育され，その後に食事療法を行ったラットでは学習能力の低下が確認されており[13]，ヒトにおいても生後4ヶ月までに低栄養で育った場合にはその後の知能発達に悪影響が出ることが報告されている[14]．

c) 可塑性と感受性期

脳の器官としての特徴の一つは環境要因に依存した可塑的な変化であり，ネットワークを構成する神経細胞の機能の一部は環境要因の影響で変化し得る．この可塑性は記憶・学習といった高次脳機能の成熟脳における発現の基盤であると考えられるが，発達期の脳では特に可塑的なシナプスが豊富に存在し，外部環境からの入力に従って神経回路を成熟させている．視覚情報は外科的処置によってコントロールが比較的容易であるために，発達脳の可塑性に関する研究が精力的に行われてきた．

網膜で捉えられた視覚情報は電気信号に変換され，いくつかの中継細胞を経て網膜節細胞へ伝達される．ここで中間処理された情報は節細胞の軸索である視神経から外側膝状体を経由して大脳皮質第1次視覚野へ送られる．ここからさらに第2，3次視覚野を経て視覚連合野まで情報が伝達され，視覚情報として認知される．第1次視覚野では，生後発達の特定の時期（感受性期）に片目を遮蔽しておく事によって，本来両眼もしくは対側反応性であった神経細胞が同側もしくは

無反応性へと可塑的に変化することが知られている．これを1次視覚野眼優位可塑性と呼び，Hubel と Wiesel によってネコを用いた先駆的な研究がなされた[15]．この眼優位可塑性が成立するには生後のどの時期に片瞼遮蔽を行うかが重要であり，ネコの場合は生後2ヶ月前後がもっとも高頻度に眼優位可塑性が起こり，生後4ヶ月を過ぎると片瞼遮蔽を行っても神経細胞の反応性に変化が生じないことが示されている．つまり，眼優位可塑性には生後の一定期間，感受性期が存在する．ヒトにおいては1歳頃の感受性が最も高く，感受性期としては3-4歳までであることが推定されている[16]．

発達期の脳で特定の神経システムが特に可塑的である事実は，環境へ適応しながら機能的に成熟するためのプログラムとして発達脳の可塑性が重要な役割を果たしていることを示唆しており，そのメカニズムを解明することは脳の環境適応戦略を理解することに他ならない．視覚野眼優位可塑性は樹状突起退行などのニューロンの形態変化を伴う事が知られており，シナプスの構造変化を介して成立するものと推定されている．俣賀らは脳に最も豊富に存在するセリンプロテアーゼである tissue-type plasminogen activator (tPA) がこの1次視覚野におけるシナプス可塑性の成立に重要な役割を果たしていることを報告している[17]．tPA は long-term potentiation (LTP) や long-term depression (LTD) に影響を及ぼし，可塑性に伴うシナプス再構築へ関与する可能性が指摘される分子であり，そのプロテアーゼ活性によってシナプスとその周辺環境に微細な構造変化を引き起こすことが推定されている[18]．この tPA 遺伝子を破壊した tPA ノックアウトマウス（tPA KO）において，1次視覚野眼優位可塑性は有意に減少するが，組換え tPA を脳内に注入する事によってこの可塑性減少はレスキューできる事が示されている[17]．1次視覚野眼優位可塑性に影響を及ぼす分子としては他に GAD 65 が知られている．GAD 65 は GABA（γ-aminobutyric acid）合成酵素であり，GAD 65 KO における可塑性減少がジアゼパム投与でレスキューされる[19]のに対して，tPA KO ではジアゼパムによる改善効果が認められず，また，正常マウスにおいては感受性期に片瞼遮蔽を行うと脳内の tPA 活性上昇が確認されるが，GAD 65 KO ではこの片瞼遮蔽誘導性 tPA 活性上昇が観察されなかった[17]．こうした報告は，可塑性制御因子として tPA が GAD 65 の下流に位置していることを示しており，神経ネットワーク活性化に伴う興奮性入力と抑制性入力のバランス変化の結果として可塑性を実現する tPA 活性化が誘導されていると考えられる．実際，この1次視覚野眼優位可塑性における tPA 誘導によって神経樹状突起の形態変化が起きることが確認されている[20]．

d）行動感作成立の臨界期

統合失調症の発症が思春期以降に顕著になることは神経系の機能的成熟が統合失調症の病態に関与することを示唆している．しかしながら，具体的にどのネットワークシステムにおいて，どのような変化が生ずることが発症にとって重要であるのかは今のところまだ明らかになってはいない．一方で，Ciompi は統合失調症の発症が脳の脆弱性にあり，その脆弱性が心理社会的ストレスとの相互作用によって形成されるとしたストレス脆弱性仮説を示しており[21]，佐藤はこの発症脆弱性と共通した脳の機能変化が覚醒剤精神病における精神病エピソード逆耐性現象の基盤にある可能性を提示している[22]（本書第Ⅰ編第3-5章参照）．中枢刺激薬によるこのヒトでの逆耐性現象は，動物における行動感作として実験的に再現可能であるが，興味深いことに，実験動物で行動感作が成立するには生後一定の発達段階に達していることが必要であり，ラットにおいては生後3週前後が臨界期と考えられている[23,24]．すなわち，アンフェタミン類やコカインといった中枢刺激薬を臨界期以前に経験しても，その経験が行動感作という長期持続的な脳の機能変化に至らず，逆に，臨界期以降に中枢刺激薬を経験することによって，その後の薬物やストレスに対する行動感受性の亢進状態が長期に渡って維持されるのである．

ラット等の実験動物にコカイン，アンフェタミン，メタンフェタミンといった中枢刺激薬を投与すると自発運動量の増加，さらには常同行動の出現が用量依存的に認められる．この中枢刺激薬誘発行動は投与を繰り返すことによって日ごとに増強されていくのが観察

される．一旦このような薬物経験をした動物を10日から数週間程度休薬させた後，改めて薬物を再投与すると，薬物に対する行動上の感受性が亢進しており，薬物未経験の動物よりも行動の出現が容易に起きるようになっている[25]．この行動感作には交叉性が認められ，コカイン，アンフェタミン類などの間接的ドーパミンアゴニストの間だけではなく，ストレスとの間でも行動上の感受性亢進が相互に起きることが知られており[26]，神経可塑的変化がその基盤にあると推定されている．

前項に取り上げた1次視覚野眼優位可塑性の場合と異なり，行動感作が成立するには生後一定の発達段階を経た後に薬物やストレスを経験することが必要であり，ラットの場合はちょうど目が開き，離乳可能になる生後3週頃が臨界期であることは先に述べた．中枢刺激薬やストレスが誘発する行動には中脳辺縁ドーパミン神経系が特に重要であり，そのシナプス間隙におけるドーパミン過剰が行動変化の主たる要因である[25]．ラットにおいて，メタンフェタミン急性単回投与による運動量亢進は生後間もない動物でも認められることから，中脳辺縁ドーパミン神経系の中枢刺激薬に対する応答性は生後の早い段階で既に十分に確立されていると考えられる．一方，行動感作成立の臨界期が生後3週前後であるという事実は，中脳辺縁ドーパミン神経系に影響を及ぼし，なおかつ中枢刺激薬やストレスによって長期持続的な機能変化を起こすシステムがこの臨界期以前にはまだ機能していない可能性を示唆している．そのような late developing なシステムの実体は依然として不明であるが，行動感作成立に特に重要な神経システムが中脳辺縁ドーパミン神経系以外に存在することが実験的に示されており，とりわけ，大脳皮質前頭前野（prefrontal cortex, PFC）の役割が注目されている．

行動感作の成立および発現で中心的役割を果たしているA10ドーパミン神経は ventral tegmental area（VTA）から nucleus accumbens（NAc）へ投射しており，ドーパミンD1受容体を介した神経伝達をVTAにおいて局所的に阻害すると行動感作が成立しなくなる[25]．このVTAのD1受容体はVTAに入力する神経終末に存在し，somatodendritic に放出されるドーパミンが行動感作成立に重要な役割を果たしていると考えられる．実際，GABA 作動性ニューロンにおいては神経終末のD1受容体によって伝達物質放出が制御されていることが示されており[27]，VTAの神経終末D1受容体によるグルタミン酸神経伝達の調節に関しても議論されているがまだ結論は得られていない[25]．このVTAにおけるグルタミン酸神経伝達は行動感作の成立過程に必要であり，NMDA型受容体に特異的なアンタゴニストを局所的に投与すると行動感作が成立しなくなる[28]．VTAへ投射する主たるグルタミン酸作動性ニューロンは medial PFC（mPFC）と amygdala に起始核が存在するが，このうち，mPFCを破壊すると行動感作の成立が認められないことが報告されている[28]．また，成熟動物のmPFCから線条体内側部へ投射するニューロンの一部においては，前項に述べた tPA 遺伝子の発現がメタンフェタミンやコカインの急性単回投与によって一過性に誘導されることが見出されており，中枢刺激薬による可塑性誘導も示唆されている[29]．

こうしたデータは，行動感作の発現を直接的に制御する中脳辺縁ドーパミン系に加えて，mPFCから中脳へ投射する神経系が行動感作成立に重要な役割を果たしていることを示唆しているが，行動感作の発達段階依存性がこのようなシステムの機能的成熟による現象であるのかどうか，まだ結論は得られていない．興味深いデータとして，メタンフェタミン急性単回投与で誘導される c-Fos 蛋白質の発現パターンの生後発達に伴う変化をラット脳で解析すると，線条体や大脳皮質における発現パターンが幼弱期と成熟期で大きく異なり，ちょうど生後3週前後までに徐々に幼弱型から成熟型へと変化することが報告されている[30]．この報告において，c-Fosのメタンフェタミンによる誘導は mPFC において最も遅れ，行動感作成立の臨界期を過ぎると成熟脳と同様に認められるようになる点は特に注目すべきである．c-Fosはその発現誘導に新たな蛋白質を必要としない immediate early gene であり，細胞が外界から様々な刺激を受けると速やかに誘導される．脳内での c-Fos 発現誘導は神経細胞の活動の一側面を反映すると考えられることから brain activity mapping として広く利用されており[31]，メタ

ンフェタミンに応答する神経回路の機能の少なくとも一部がmPFCにおいては生後3週までは未成熟であることを上記のデータは示唆している．実際，mPFCにおけるドーパミン神経線維の生後発達をラットで解析すると，生後2週前後では疎らにしか確認されないが，生後3週頃から増加し始め，その発達が成熟初期まで続く[32]．このドーパミン神経線維はセロトニン神経線維と共にmPFCの錐体細胞およびGABA作動性介在ニューロン上に収束しており，幼弱期に縫線核を破壊すると成熟脳でのドーパミン神経投射が増加することから，mPFCへのドーパミン神経投射の遅い生後発達はセロトニン神経系の影響を強く受けていると考えられる[33]．

e）成人脳の神経幹細胞と神経新生

本節第2項に述べたように，神経細胞増殖のピークは胎生中期の18週頃であるが，神経細胞に分化し得る神経幹細胞は成人においてなお存在し，神経新生すら起きていると考えられる．げっ歯類を用いた研究では，成獣での神経新生は側脳室に隣接するsubventricular zone (SVZ)と海馬のsubgranular zone (SGZ)の2箇所で確認されている．成獣においてSVZで生まれた新生ニューロンは嗅球まで移動して実際に嗅覚情報処理に貢献することが確認されている[34]．一方，SGZにおける成獣での神経新生の生理的な意義についてはまだ不明な点が多いが，海馬神経ネットワーク機能に一定の貢献をしている可能性が指摘されている[35]．このSGZにおけるadult neurogenesisに影響する興味深い知見として，NMDA受容体関与の可能性と抗うつ薬の影響の2点について簡単に紹介しておきたい．

薬理学的なNMDA受容体遮断および海馬への興奮性入力の投射元であるentorhinal cortexの破壊は海馬SGZにおけるadult neurogenesisを促進することが報告されている[36]．一方，海馬から単離された神経前駆細胞にはNMDA受容体が発現しており，NMDA受容体を介したシグナルは神経細胞への分化に必要である[37]．従って，このnon-synapticなNMDA受容体シグナルは海馬歯状回神経前駆細胞の増殖と分化をコントロールする機能を担っていると考えられ，その生理的な意義の理解は統合失調症の治療戦略を考える上でも興味深く，今後の研究進展に期待したい．また，抗うつ薬による海馬SGZでのadult neurogenesis促進も報告されており，抗うつ薬の薬効発現との関連が議論されている．この抗うつ薬投与からadult neurogenesis促進に至るカスケードにおいては神経栄養因子であると同時に可塑性を制御する因子としても着目されているbrain-derived neurotrophic factor (BDNF)の関与が指摘されている[38]．

胎生期に見られる脳の発生はさながら進化の過程を早送りで見るかのような印象を受ける．また，我々は経験的に発達脳が大人のそれに比して「やわらかい」ことを知っているが，視覚野や本稿では取り上げなかった言語野が発達期中のある一時期に特に可塑的であることはそれを科学的に裏付ける知見である．一方，行動感作が成熟脳で特異的に成立する事実は，特定の神経回路がlate developingであることを示す一例である．さらに，成人脳における神経幹細胞の存在と神経新生の機能的な意義の理解は統合失調症を含む精神疾患の治療戦略の観点からも今後注目すべき事項である．このように，脳は胎生期における形態形成，出生直後から発達期における神経回路の拡張と調整，さらには発達期以降の機能的成熟と修復という具合に長い時間をかけ，多様なステップを経て巧みに完成され，かつ変化を続けている臓器であることを改めて強調しておきたい．

〔梶井　靖〕

文　献

1) Cowan WM: The development of the brain. Sci Am 241:113-133, 1979.
2) Rakic P: Prenatal development of the visual system in rhesus monkey. Philos Trans R Soc Lond B Biol Sci 278:245-260, 1977.
3) Rakic P: Early developmental events: cell lineages, acquisition of neuronal positions, and areal and laminar development. Neurosci Res Program Bull 20:439-451, 1982.
4) Prenatal exposures in schizophrenia (Susser ES et al), American Psychiatric Press, Washington D. C., 1999.（精神分裂病の胎生期障害仮説（大原浩市訳），新興医学出版社，東京，2001.）
5) Dobbing J, Sands J: Quantitative growth and development of human brain. Arch Dis Child 48:757-767, 1973.

6) Mann MD: The growth of the brain and skull in children. Brain Res 315:169-178, 1984.
7) Dobbing J: Undernutrition and the developing brain. The relevance of animal models to the human problem. Am J Dis Child 120:411-415, 1970.
8) Cragg BG: The development of synapses in the visual system of the cat. J Comp Neurol 160:147-166, 1975.
9) Lund JS et al: Development of neurons in the visual cortex (area 17) of the monkey (*Macaca nemestrina*): a Golgi study from fetal day 127 to postnatal maturity. J Comp Neurol 176:149-188, 1977.
10) 津本忠治：[細胞死とその意義.] 脳と発達, [pp46-65], 朝倉書店, 東京, 1986.
11) 津本忠治：[神経細胞の発生と神経回路の形成.] 脳と発達, [pp 26-45], 朝倉書店, 東京, 1986.
12) Dobbing J, Widdowson EM: The effect of undernutrition and subsequent rehabilitation on myelination of rat brain as measured by its composition. Brain 88: 357-366, 1965.
13) Barnes RH et al: Influence of nutritional deprivations in early life on learning behavior of rats as measured by performance in a water maze. J Nutr 89(4): 399-410, 1966.
14) Chase HP: The effects of intrauterine and postnatal undernutrition on normal brain development. Ann N Y Acad Sci 205:231-244, 1973.
15) Hubel DH, Wiesel TN: The period of susceptibility to the physiological effects of unilateral eye closure in kittens. J Physiol (London) 206:419-436, 1970.
16) Vaegon, Taylor D: Critical period for deprivation amblyopia in children. Trans Ophthal Soc UK 99: 432-439, 1979.
17) Mataga N et al: Permissive proteolytic activity for visual cortical plasticity. Proc Natl Acad Sci USA 99: 7717-7721, 2002.
18) Calabresi P et al: Tissue plasminogen activator controls multiple forms of synaptic plasticity and memory. Eur J Neurosci 12:1002-1012, 2000.
19) Fagiolini M, Hensch TK: Inhibitory threshold for critical-period activation in primary visual cortex. Nature 404:183-186, 2000.
20) Mataga N et al: Experience-dependent pruning of dendritic spines in visual cortex by tissue plasminogen activator. Neuron 44:1031-1041, 2004.
21) Ciompi L: The dynamics of complex biological-psychosocial systems: Four fundamental psycho-biological mediators in the long-term. Br J Psychiatry 155:15-21, 1989.
22) Sato M et al: Acute exacerbation of paranoid psychotic state after long-term abstinence in patients with previous methamphetamine psychosis. Biol Psychiatry 18:429-440, 1983.
23) Fujiwara Y et al: Behavioral sensitization to methamphetamine in the rat: an ontogenic study. Psychopharmacology 91:316-319, 1987.
24) Kolta MG et al: Ontogeny of the enhanced behavioral response to amphetamine in amphetamine-pretreated rats. Psychopharmacology 100:377-382, 1990.
25) Vanderscuren LJMJ, Kalivas PW: Alternations in dopaminergic and glutamatergic transmission in the induction and expression of behavioral sensitization; a critical review of preclinical studies. Psychopharmacology 151:99-120, 2000.
26) Piazza PV et al: Stress- and pharmacologically-induced behavioral sensitization increases vulnerability to acquisition of amphetamine self-administration. Brain Res 514:22-26, 1990.
27) Cameron DL, Williams JT: Dopamine D1 receptors facilitate transmitter release. Nature 366:344-347, 1993.
28) Cador M et al: D-amphetamine-induced behavioral sensitization: implication of a glutamatergic medial prefrontal cortex-ventral tegmental area innervation. Neuroscience 94:705-721, 1999.
29) Hashimoto T et al: Psychotomimetics-induction of tissue plasminogen activator mRNA in corticostriatal neurons in rat brain. Eur J Neurosci 10:3387-3399, 1998.
30) Nishikawa T et al: [Stimulant-induced behavioral sensitization and cerebral neurotransmission.] Neurotransmitters in neuronal plasticity and psychiatric disorders (Toru M), [pp 53-62], Excerpta Medica, Tokyo, 1993.
31) Harlan RE, Garcia MM: Drugs of abuse and immediate-early genes in the forebrain. Mol Neurobiol 16: 221-267, 1998.
32) Benes FM et al: Increased interaction of dopamine immunoreactive varicosities with GABA neurons of rat medial prefrontal cortex occurs during the postweaning period. Synapse 23:237-245, 1996.
33) Taylor JB et al: Neonatal raphe lesions increase dopamine fibers in prefrontal cortex of adult rats. Neuroreport 9:1811-1815, 1998.
34) Luskin MB: Restricted proliferation and migration of postnatally generated neurons derived from the forebrain subventricular zone. Neuron 11:173-189, 1993.
35) Ramirez-Amaya V et al: Integration of new neurons into functional neural networks. J Neurosci 26: 12237-12241, 2006.
36) Cameron HA et al: Regulation of adult neurogenesis by excitatory input and NMDA receptor activation in the dentate gyrus. J Neurosci 15:4687-4692, 1995.
37) Kitayama T et al: Regulation of neuronal differentiation by N-methyl-D-aspartate receptors expressed in neural progenitor cells isolated from adult mouse hippocampus. J Neurosci Res 76:599-612, 2004.
38) Duman RS, Monteggia LM: A neurotrophic model for stress-related mood disorders. Biol Psychiatry 59: 1116-1127, 2006.

2. 遺伝情報の発現と環境情報による調節

精神障害の大部分は，複数の遺伝要因や環境要因が発症に関与する多因子疾患であり，メンデルの法則に基づく遺伝形式に従う，一つの遺伝子（原因遺伝子）によって発症する単一遺伝子疾患ではない．旧来，精神障害と遺伝要因との関係を検討した遺伝疫学研究では，信頼性の低い診断に基づく場合や，家族性に発症したケースを一般化してその遺伝性に関する結論を導くなど，方法論的な問題点が多く認められた．しかし近年，診断基準の整備がなされて診断の精度が上がるとともに家族研究，双生児研究，養子研究を組み合わせ，互いの方法論的欠点を補いながらデータ集積がおこなわれた結果，精神障害の発症や人格形成，あるいは薬物治療に対する反応性に複数の遺伝要因と複数の環境要因が相互に関係を持ちながら関与していることがわかってきた．さらに，ヒトの環境要因に対する反応の個人差は，多くの遺伝子に存在する遺伝子多型によるものであることも明らかになってきている．

統合失調症の場合，その発症に遺伝要因が重要な働きをしていることは明白であるが，発症のリスクを高める環境要因として，胎生期・周産期をはじめとするいくつかの要因が想定されており，遺伝要因と環境要因の相互作用を把握することは統合失調症の病態メカニズム解明に向けての大きな足がかりとなるだろう．その様な観点から，本論では現時点で判明している，統合失調症の病態に関与する遺伝環境相互作用の知見を概観する．

a） 遺伝環境相互作用

遺伝要因と環境要因の相互作用を概念的に捉えた「遺伝環境相互作用」は，遺伝的に同じ要素を持っていても，異なる環境にさらされると異なった表現型をとることを意味している．遺伝環境相互作用が明確化された今日，かつて固定的なものとして捉えられがちであった，遺伝子と表現型の関係が大きく変わろうとしている．複数の遺伝要因と環境要因が関与していると考えられる多因子疾患においては，多数の発症脆弱性遺伝子の検討とともに，疾患の発症や経過に対する環境要因の影響を加味した研究が進められている．

[定義]

遺伝環境相互作用とは，疾患の発症を遺伝子型と環境暴露の組み合わせによって検討するために用いられる概念であり，遺伝子型別に計算されたリスク要因相対危険率（RR）の比として示される．すなわち，遺伝子型 W の人におけるリスク要因 α の RR が 2 で，遺伝子型 M の人におけるリスク要因 α の RR が 8 であった場合，相互作用の値は 4 となる．どの遺伝子型であっても RR が同じであれば相互作用の値は 1 で，相互作用がなく，その遺伝子はリスク要因 α による疾患発症リスクの増減に関与しないことを示す．

症例対照研究では，相互作用に関する変数を定義し，次のロジスティックモデルで解析できる．すなわち，疾患発症に関与すると思われる遺伝子型に関する変数を α（基準とする遺伝子型を0，比較する遺伝子型を1），要因暴露に関する変数を β（暴露なしを0，暴露ありを1），$\alpha \times \beta$ を変数 γ とし，α, β, γ をロジスティックモデルに入れれば，γ の係数が相互作用の強さを示すことになる．

従来の疫学研究では環境に対する反応の個人差がほとんど考慮されず，環境要因暴露による疾患発症への影響については全体の平均値でしか評価されてこなかった．しかし，ヒトゲノムシークエンスなどのデータと，genotype の方法論の進歩により，遺伝子型の同定が簡単迅速におこなえるようになった今日，遺伝子型ごとに環境要因への暴露を評価できることが可能となり，発症に関する遺伝環境相互作用の検証に道が開かれた．

b）養子研究および双生児研究

養子研究は遺伝環境相互作用を検証するのに適した方法である．統合失調症の養子研究には，統合失調症でない母親から生まれて早期に養子に出され，後に統合失調症を発症した場合の，育ての親と実の親の家系における精神疾患の有病率を比べる方法と，統合失調症の母親から生まれ早期に養子に出されて精神病でない親に育てられた場合に，その子が統合失調症や類縁疾患を発症する率が高いかどうかをみる方法がある．

フィンランドで行われた統合失調症の養子研究では，遺伝的リスクを持つ養子は健全な家庭環境なら遺伝的リスクを持たない養子と発病率に差はなかったが，親のコミュニケーションのとり方に異常な偏りがある家庭環境では遺伝的リスクを持った養子は遺伝的リスクのない養子より発症率が高かったとされている．このことは，健全な家庭環境は遺伝的リスクから養子を保護するが，親のコミュニケーションの偏奇という慢性ストレスにさらされる家庭環境では遺伝的リスクが顕在化することを示しており，統合失調症の遺伝要因が環境要因に対する感受性を変化させている可能性が示唆される．

一方，双生児研究も遺伝環境相互作用を実証するのに有効な方法である．同じ遺伝形質を持つ一卵性双生児は，遺伝的には同一であり，表現型が遺伝因子だけで決まるとすれば，二人の表現型は100％一致するはずである．統合失調症の場合，一卵双生児では一方が発病した場合，もう片方が発症する危険率はおよそ50％である．すなわち，統合失調症の発症には遺伝要因が大きな影響を与えてはいるが，それ以外の環境要因も発症に関連していることを示している．

c）少数移民の心理・社会的ストレス

ストレスは，脳の発達から老化にいたるまでの間，脆弱性（遺伝子）との相互作用によって精神疾患の発症に関わっており，統合失調症の発症や再発においても重要な役割を果たすと考えられる．Zubinらによって提唱された「ストレス脆弱性モデル」では，統合失調症は誰にでも等しく起こりうる事態ではなく，脆弱性の個人差により相応な強度のストレスが加わって発病するとされている．

心理・社会的ストレスと統合失調症との関連では，英国におけるアフリカ系カリブ人の移民二世に統合失調症発症リスクの高いことが知られている．この民族の家族歴をみると，第一世代の統合失調症患者では家族や同胞の罹病率は白人とそれほど変わらないが，第二世代では同胞の罹病率が白人の4～7倍であるといわれている．カリブ海沿岸地域のほとんどはこの民族で占められているが，この地域で特別に統合失調症の罹患率が高いわけでない．従って，彼らが元来遺伝的にハイリスクな民族という可能性は低く，この結果を遺伝要因だけで説明することは難しい．アフリカ系カリブ人が英国において生育する中で環境要因の影響を強く受けていることが示唆される．

d）胎生期・周産期における遺伝要因と環境要因の相互作用

統合失調症では胎生期をはじめとする早期の環境要因として産科合併症，出生季節，都市部での出生・生育などが関与している可能性が示唆されており，統合失調症の「神経発達障害仮説」の根拠となっている．

1）産科合併症

胎生期の環境が統合失調症の病因に重要な役割を果たしていることが多くの研究によって明らかにされている．特に低体重出生（2,500g以下）は，遺伝要因に加えてさまざまな環境要因の影響を受けやすく，二次的に周産期の合併症を生じる危険性も高まる．

産科合併症の大部分は低酸素状態と関連するものであり，海馬が特に低酸素の影響を受けやすいことから，産科合併症においては低酸素を介して海馬が障害され，統合失調症の発症リスクが高められることが想定される．このことは統合失調症のMRI画像における形態変化の一つとして軽微ながら海馬の萎縮が認められ，さらに死後脳でも海馬神経細胞の構築異常が認められることからも可能性が高いといえる．

一方，胎生期の脳の発達は頭囲の大小によって直接的に知ることができる．統合失調症の患者（特に家族歴をもつ者）では健常者にくらべて頭囲が小さいことが示唆されており，遺伝要因と胎生期の発達の遅れの相互作用が脳の発達を障害する可能性がある．

産科合併症ではこの他に妊娠中期のインフルエンザ

感染や母体と胎児の血液型（Rh）不適合，仮死，子癇前症，遷延分娩などが統合失調との関連で疑われる．

2）出生季節性

多くの疫学研究で統合失調症には冬生まれが多いとされ，その主な要因として妊娠中の感染症，日光不足などがあげられている．

妊娠中の感染症については，human leukocyte antigen（HLA）-DR1遺伝子と出生季節性との相互作用の可能性を検討した興味深い研究がある．この研究では出生季節ごとにその関連を調べた結果，HLA-DR1をもつ統合失調症の患者はこの遺伝子をもたない者と比較して2月生まれと3月生まれがおよそ2倍も多かったとしている．HLAは感染あるいは免疫反応において重要な役割を果たすことから，感染あるいは自己免疫などを規定する遺伝要因が冬生まれに関連する環境要因（ウイルスなど）と相互作用し，統合失調症の発症リスクを高めている可能性が示唆される．

一方，統合失調症の発症にビタミンDの欠乏が関与しているという見方もある．ビタミンDは中枢神経系で重要な働きをし，特に脳の発達中に強い活性をもつ．ビタミンDのシグナリングが変化すると神経発達の道筋が変えられ，脳の機能に長期の影響を与えると考えられている．妊娠後期から出生期に冬を迎えると日光が不足し，母体を通じてあるいは出生後にビタミンDの欠乏が生じて子供の脳の発達に影響を与える．このことが遺伝的脆弱性とあいまって遺伝環境相互作用が生じ，統合失調症を発症しやすくなる，というのがこの仮説の理論的根拠である．

その他，低栄養やホルモンの影響などが出生季節性の要因として考えられる．栄養障害は，古くから統合失調症に冬生まれの多いことへの解釈に用いられてきた．ビタミンやたんぱく質摂取の，季節による違いが妊娠中の女性や授乳中の母親の代謝を変化させると考えられたのであるが，栄養状態が改善されてもなお出生季節性の問題は解消されなかったことで，この仮説は現在ではやや説得力を欠いたものになっている．

季節性に与えるホルモンの影響に関しては，妊娠期間中における女性ホルモンの季節性変化が問題になる．哺乳類では日長周期の情報が松果体からメラトニンの分泌を介して神経内分泌系へと伝わり，神経内分泌系は制御系と神経伝達系によってエストロゲンに関与する．メラトニンは黄体ホルモン放出ホルモンや黄体ホルモン，性腺刺激ホルモンの分泌変化を誘導するので，神経内分泌系はメラトニン分泌の変化によって季節性の変化を受ける可能性がある．季節によって太陽光の量に明確な差のある地域では，暗い冬に下垂体前葉-卵巣系の活性が落ちる．そのため，妊娠中の母親の神経内分泌系の季節性変化が統合失調症の出生季節性に影響する可能性がある．また，エストロゲンレベルの変化によっても妊娠期間中にメチレーションが繰り返され（後述），DNAの活性に変化が生じる．エストロゲンは脳の発達に重要な役割を持っていて統合失調症の発症リスクから守る役目を果たしているとも考えられるので，エストロゲンレベルの変化が脳の発達に影響し，統合失調症の出生季節性に影響する可能性がある．

他に，統合失調症の女性においてtryptophan hydroxylase（TPH）のA218ないしA779C多型，セロトニントランスポーターの5-HTTLPR，ドパミン受容体D4（DRD4）との関連で出生季節による差がみられたという知見もある．

3）都市での出生／生育

都市環境は，田舎にくらべると太陽光が少なく，衛生環境の改善が予測される一方で人口が密集しウイルスや他の病原微生物も繁殖しやすい上，騒音も激しい．このような都市部での出生／生育および疾患発症期における居住環境が田舎とくらべて統合失調症の発症リスクを高める可能性があると考えられており，その差は2倍であるともいわれている．しかし，都市での出生地と居住地は同じ場合が多く，発症リスクが高まる時期やそのメカニズムを特定することはきわめて難しい．ただし，出生時と発症時のどちらに都市にいたかによってリスクの増強を検討したものでは，出生時のみがリスクを高めたという結果が示されている．もし，これが正しければ，都市環境は人生早期の脳の発達を阻害し，成人してから疾患発症への脆弱性を強める可能性を持つといえる．

さらに，都市部での出生／生育の影響は，統合失調症をはじめとする精神病の遺伝負因が強いものほど大

きいという結果が示されており，このことは遺伝要因と都市部での環境要因が相乗的に作用する可能性を示唆している．

e） 大麻の影響

若年者の大麻使用が，統合失調症の発症リスクを高めることは広く知られるところである．しかし，大麻を使用した人全てが統合失調症に罹患するわけではないので，大麻の有害な作用に対して遺伝的に脆弱な一群のあることが想定される．Caspi らはニュージーランドのコホートで，カテコールアミンの代謝酵素であるcatechol-O-methyltransferase（COMT）遺伝子の機能的多型（Val 158 Met）と青年期の大麻使用の影響について調べ，COMT の高活性型であるVal 158 対立遺伝子を持つ者は，大麻使用によって統合失調症の発症率が高まるが，Met 158 のホモ接合体を持つ者は大麻の影響を受けないことを示した．この結果から，COMT 遺伝子と大麻使用とが相互作用している可能性が示唆される．

f） その他の遺伝要因と環境要因による相互作用の可能性

統合失調症の家族歴のある人が何らかの事情で頭部に外傷を受けると，遺伝的脆弱性との相乗作用によって疾患の発症リスクが高まる可能性があるといわれている．もっともリスクの高い時期は十代半ばから二十代半ばで女性より男性に多いとされる．

また，セリアック病が統合失調症に関連しているとの知見もある．セリアック病は小麦グルテンやライ麦，大麦などへの免疫反応により小腸に炎症がおこるもので，絨毛が傷害される．この炎症反応による吸収障害は栄養不足を招くだけではなく，消化管の透過性にも変化がおきる．小児セリアック病の病歴を持つヒトは統合失調症の発症リスクが高く，成人のセリアック病では精神病症状がよくおこるといわれている．こうした現象の背景には栄養障害とは別の遺伝環境相互作用が生じている可能性が指摘されている．すなわち，ここでは腸の透過性バリヤーの形成に関与しているCLDN 5 遺伝子と，セリアック病に関連しているDQB 1 遺伝子が相互作用することによって腸の透過性に変化がおき，腸が内在性の精神病を引き起こす物質の侵入を阻止できなくなることによって，統合失調症への脆弱性が形成されるというものである．

g） エピジェネティックス

エピジェネティックスは要約すると「ゲノムシークエンスの変化を伴わない遺伝情報の発現」で，ゲノムインプリンティング（母親由来または父親由来のアレルのみが発現する現象）の分子基盤と考えられている．エピジェネティックス機構の実体はDNA のメチル化であり，ヒストン修飾やクロマチン構造の変換である．

この機構は環境の影響を受け，次世代に伝達されるということがラットの養育行動によって証明されている．すなわち，母親の愛情深い養育態度はDNA のメチル化を減少させ，子どもはストレスに強くなるが，一方，母子分離をおこなったラットではストレス脆弱性が生じてDNA のメチル化の変化を介した遺伝子発現がおこり，そのラットの子供にまで影響をあたえるというものである．遺伝子発現のプログラミングは子育てといった後天的要因によっても影響を受ける．この結果は，いままで「環境のはたらき」として一括して理解されていた現象の一つがはじめて生物学的に証明されたことになろう．

むろん，動物実験の結果をすぐにヒトに当てはめることはできないが，少なくともこの実験は精神障害の病態解明にはエピジェネティックス機構の理解も必要であることを示している．統合失調症との関連では，上述の産科合併症における低体重出生の低栄養が遺伝子のメチル化を変化させる可能性が想定される．また，発症後の多彩な精神症状についても環境要因に影響を受けるDNA のメチル化で説明できるのかもしれない．

おわりに これまで述べたように統合失調症においては遺伝要因に加えて環境要因が重要な役割を果たしていると思われ，両者が相互作用することによって疾患の発症リスクを高めている可能性が示唆される．しかし，統合失調症における遺伝環境相互作用を実証した研究は決して多くはない．今後，ヒトにおける胎

生期を中心とした早期の環境要因と遺伝要因との相互作用による神経発達障害や環境要因による DNA のメチル化誘導などのエピジェネティックスな遺伝子発現機構の詳しい実態がわかれば，統合失調症の病態生理の解明に拍車がかかり，今後の治療における方向性にも重要な示唆を与えることになるであろう．

(石原良子，尾崎紀夫)

文　献

1) Cannon TD, et al: Fetal hypoxia and structural brain abnormalities in schizophrenic patients, their siblings, and controls. Arch Gen Psychiatry 59(1):35-41, 2002.
2) Caspi: Moderation of the effect of adolescent-onset cannabis use on adult psychosis by a functional polymorphism in the catechol-O-methyltransferase gene: longitudinal evidence of a gene X environment interaction. Biol Psychiat 57:1117-1127, 2005.
3) Chotai J, et al: Gene-environment interaction in psychiatric disorders as indicated by season of birth variations in tryptophan hydroxylase (TPH), serotonin transporter (5-HTTLPR) and dopamine receptor (DRD4) gene polymorphisms. Psychiat Res 119(1-2):99-111, 2003.
4) Hutchinson: Morbid risk of schizophrenia in first-degree relatives of white and African-Caribbean patients with psychosis. Br J Psychiatry 169:776-780, 1996.
5) Malaspina D, et al: Traumatic brain injury and schizophrenia in members of schizophrenia and bipolar disorder pedigrees. Am J Psychiat 158(3):440-446, 2001.
6) Palmer CG, et al: RHD maternal-fetal genotype incompatibility increases schizophrenia susceptibility. Am J Hum Genet 71(6):1312-1319, 2002.
7) Tochigi M, et al: Human leukocyte antigen-A specificities and its relation with season of birth in Japanese patients with schizophrenia. Neurosci Lett 329(2):201-204, 2002.
8) van Os J, et al: Do urbanicity and familial liability coparticipate in causing psychosis? Am J Psychiat 160(3):477-482, 2003.
9) Wahlberg KE, et al: Gene-environment interaction in vulnerability to schizophrenia: findings from the Finnish Adoptive Family Study of Schizophrenia. Am J Psychiat 154(3):355-362, 1997.
10) Wei J, Hemmings GP: Gene, gut and schizophrenia: the meeting point for the gene-environment interaction in developing schizophrenia. Med Hypotheses 64(3):547-552, 2005.
11) 石原良子，尾崎紀夫：ストレス脆弱性モデルとうつ病―遺伝因と環境因の視点から―，カレントテラピー 23(1):64-67, 2005.

3. 神経細胞，シナプス，受容体の構造と機能

a) 神経細胞
1) 神経細胞（ニューロン）
i) ニューロンの構造と機能　神経系を構成する細胞には，情報処理用に特別に分化した細胞である神経細胞（neuron）とその支持組織である神経膠（グリア）細胞（glia）がある．一般に「神経細胞」という時は，「ニューロン（神経単位の意）」を指す．ニューロンはヒトの脳全体では約150億あるいは250億あるともいわれ，大脳皮質では整然と層状（6層）に規則正しく密に配列され，その中で膨大な神経回路網を形成して複雑な情報処理を行うことで知的活動を実現している．

ニューロンの大きさや形は多様であるが，基本的には，核を含む細胞体（cell body）と複数の樹状突起（dendrite）と一本の軸索（axon）からなる．細胞体の大きさは10～50μmで，核と細胞質に分かれる．細胞質内には多くの細胞内小器官があり，ニッスル小体はRNAを含む粗面小胞体である．そのほか滑面小胞体，ミトコンドリア，ゴルジ装置，リソゾームなどで構成されている．細胞骨格には中間径フィラメントの一種であるニューロフィラメントが高密度で分布する．樹状突起は他のニューロンから入力を受ける役割を持ち，主に細胞体部でそれら入力を統合している．軸索は細胞体からのびている突起状の構造で，信号の出力を担っている．軸索の一部には髄鞘（myelin）と呼ばれるグリア細胞が巻きついており（これを有髄線維という⇔無髄線維），信号伝達速度を上げる効果を持つ．末端は多数に枝分かれして（軸索側枝），他のニューロンの軸索の末端（神経終末）が次の神経細胞体や樹状突起に，非常に狭い間隙で接して情報の伝達を行っている．その接合部をシナプス（後述）と呼ぶ．シナプスは一つのニューロンにつき1,000から10,000以上ある．

ii) ニューロンの情報伝達の仕組み　ニューロンの情報伝達は電位の変化によって起こる．

細胞外液と細胞質内とではイオン構成が異なるため，細胞内は細胞外に比べ−60～−70mVほど負の電位を示し，これを静止電位という．他の多数のニューロンから入力刺激を受けた場合に，細胞体の電位が変化するが，そのひとつひとつは強くない．しかし，その入力による電位変化の総和（加重という）がある閾値を超えると選択的にイオンを通過させるイオンチャネルが開口して，さらに大きな電位変化がもたらされる．これを活動電位と呼ぶ．活動電位はごく短時間の電位変化であり，インパルス信号として，軸索を介して別のニューロンに出力される．この現象を発火という．

最近では樹状突起自体も入力の処理を行う機能を有することや，活動電位は樹状突起にも伝わることなどがわかっている．

2) 神経膠細胞（グリア細胞）
グリア細胞は神経系の維持に関与しており，その数はニューロンの50倍とも言われる．星状膠細胞，稀突起膠細胞，小膠細胞にわけられ，前者2つを併せて大膠細胞と呼ばれる．ニューロンとは異なり（後述の神経新生を参照），細胞分裂の機能を一定して有する．

なかでも星状膠細胞は血管に突起を出し，栄養の輸送や細胞の成長・保護因子としての役割が注目されている．また，損傷などの病的過程において瘢痕形成（グリオーシス）にも関与する．星状膠細胞（アストログリア）の特異タンパクであるglial fibrillary acidic protein（GFAP）は神経組織の変性のマーカーとして用いられている．

稀突起膠細胞は軸索周囲の髄鞘の形成に関連する．近年グリア細胞もシグナル伝達に関与している可能性も示唆されている．

3) 神経新生（neurogenesis）について
ニューロンは，グリア細胞とは異なり，生後は増殖

することはないと考えられていたが，近年ヒトでも成体脳でニューロンが新生されていることがわかった（神経新生（neurogenesis））．

これは成体脳に残存した神経幹細胞（neural stem cell）が，多くはグリア細胞に分化するものの，一部は主に海馬の歯状回などでニューロンへと分化することが確認されている．こうした新生ニューロンは介在ニューロン（ニューロンとニューロンをつなぐ）であることがわかり，これらのことから再生医療と関連して，神経幹細胞が脊髄損傷や認知症の治療に応用できることが期待されている．

また，統合失調症患者の死後脳やPhencyclidine（PCP）投与後のラット脳内において，神経幹細胞の増殖が減弱していることが報告されており，神経新生が統合失調症の病態の一部にも関与している可能性がある．また，一部の抗精神病薬や電気痙攣療法（ECT）が神経新生を促進する作用があることも示唆されており，今後の統合失調症治療にも応用が期待される．

b）シナプス

1）シナプスの概念

シナプス（synapse）はギリシャ語の「継ぎ目」に由来する言葉で，軸索終末部と他の細胞との接合部位とその構造であり，ここでニューロンのシグナル伝達が行われる．シグナルを伝える方の細胞をシナプス前細胞，伝えられる方をシナプス後細胞という．

シナプスは，その結合様式から，①軸索と他のニューロンの細胞体とが接合する軸索細胞体間シナプス（axo-somatic synapse），②軸索と樹状突起が接合する軸索樹状突起間シナプス（axo-dendritic synapse），③軸索と軸索が接合する軸索軸索間シナプス（axo-axonic synapse）がある．

シナプスには化学シナプスと電気シナプスがあるが（後述），通常哺乳動物の神経系の情報伝達は，主として化学的伝達によって行われている．

2）化学シナプス

化学シナプスは，シナプス前膜（presynaptic membrane）とシナプス間隙（synaptic cleft），シナプス後膜（postsynaptic membrane）によって構成されている．軸索はシナプス前終末として終わり，軸索末端（神経終末）は無数の小さな棍棒状の膨らみ，すなわち終末ボタンを形成する．シナプス前終末とシナプス後膜は20〜30 nmの狭い間隙で隔てられており，これをシナプス間隙と呼ぶ．シナプス後膜のうち，シナプス前終末と丁度相対して肥厚しているように見える部分をシナプス下膜（subsynaptic membrane）といい，このシナプス膜直下には電子密度の高い無構造で暗調な物質が蓄積され，これを濃密帯（synaptic membrane thickening）と呼ぶ．シナプス間隙の幅と濃密帯の性状によって，Grayは，Ⅰ型とⅡ型に区別した．Ⅰ型ではシナプス間隙は比較的広く，シナプス後膜の濃密帯が，接触している膜の全域にわたっている．これに対して，Ⅱ型では，間隙は狭く，前部と後部の非対称性は著明でない．

シナプス前終末には大量のシナプス小胞（synaptic vesicle）が含まれている．シナプス小胞の直径は約50 nmほどで，中に神経伝達物質（neurotransmitter）が貯蔵されている．

活動電位が軸索に沿ってシナプス終末に到達すると，電位依存性カルシウムチャネルが開口し，カルシウムがシナプス前細胞内に流入する．このカルシウムの濃度上昇が刺激となり，シナプス小胞がシナプス前膜に向かって移動する．シナプス小胞の被膜がシナプ

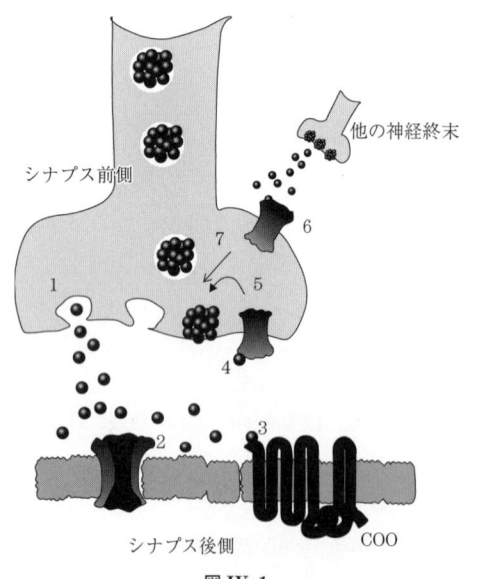

図Ⅳ-1

ス前膜と融合し，シナプス小胞内の神経伝達物質がシナプス間隙に遊離される（開口分泌）．

この神経伝達物質はシナプス間隙を拡散してシナプス後膜に達する．シナプス後膜において，神経伝達物質はそれに対して特異的な受容体タンパク（シナプス後受容体）と結合し，後膜のイオン透過性を変化させる．使われなかった神経伝達物質は再び前シナプスに再吸収される．この再取り込み機構にはそれぞれの神経伝達物質のトランスポーターが重要な役割を果たしている．

神経伝達物質の種類や受容体のタイプによって，シナプス後ニューロンの反応は興奮性になったり抑制性になったりする．すなわち，化学シナプスには，興奮性シナプスと抑制性シナプスがある．

例えばグルタミン酸は興奮性神経伝達物質であり，この神経伝達物質がシナプス後膜に到達するとナトリウムやカルシウムチャネルが開口することで陽イオンが細胞内に流入する．それにより，負の静止電位が正の方向に変化する，すなわち分極状態が崩れ（これを脱分極という），興奮性シナプス後電位（EPSP）が発生する．

また，GABA（γアミノ酪酸）は抑制性伝達物質である．この神経伝達物質がシナプス後膜に到達するとマイナスイオンである塩素イオンが流入し，分極状態が強化される方向に電位が変化して（これを過分極という），抑制性シナプス後電位（IPSP）が発生する．

大多数の興奮性シナプスは樹状突起上にみられ，多くの抑制性シナプスは核周部または軸索の起始部に局在している．

3） 電気シナプス

電気シナプスは，細胞間がイオンなどを通過させる分子で接着され，細胞間に直接イオン電流が流れることによって細胞間のシグナル伝達が行われる．心筋の筋線維間などで多く見られ，化学シナプスよりも伝達速度が高速で行われることにより，多くの細胞が協調して動作できる．

一般に，コネクソン（connexon）と呼ばれるタンパク質が2つの細胞の細胞膜を貫通し，ギャップ結合（gap junction）と呼ばれる細胞間結合を形成している．すなわち隣接する細胞膜間の通路を介して電気的伝達を行うのである．コネキシン（connexin）というタンパク質が6量体（6角形に配列）となって中央に小孔をもつコネクソンを形成し，2つの細胞表面膜上で向かい合って12量体の細胞間チャネルとなる．この小孔はカルシウムイオン濃度によってコネクソンが変形することで開閉し，分子量1,000程度以下の分子を通過させて，濃度勾配圧などによって拡散する．

近年，コネキシンが中枢神経系にも広く存在していることがわかってきた．ギャップ結合異常による疾患が明らかになり，中枢神経系の分化過程における細胞接着の異常が，統合失調症の発達異常仮説と関連して研究が進められている．

c） 受 容 体

1） 受容体とは

i） 受容体の概念　ここでいう受容体とは，シグナル伝達に関わる分子やその複合体であり，細胞膜，細胞質または核内にあるタンパク質で，それに特異的な物質（リガンドという）が結合することで細胞内の反応を開始させるものをいう．

化学シナプスにおいて，神経細胞間の信号伝達が化学物質（神経伝達物質）で行われるときに，信号を受け取る側，すなわちシナプス後膜には，その神経伝達物質を受け取り，これによって何らかの反応を開始する構造が必要になる．つまり細胞外のシグナルを細胞内シグナルに変換する装置である．この装置が受容体（レセプター）である．

受容体は，①特定の分子構造をもっており，②特定の神経伝達物質に特異的に結合し，③この結合によって何らかの反応が開始される，という共通の特性を持っている．受容体は，かつては神経伝達を説明するために提唱された仮想の概念であったが，最近は分子生物学的手技の進歩により，多くの受容体の構造が分子レベルで解明されている．しかし，今なお未知の部分も多く，同定された受容体の機能的な役割までは十分に説明されていないものも多い．

受容体はシナプス後膜に限らず，シナプス前にも存在する．この場合の多くは自己受容体であり，放出された神経伝達物質が結合することによって伝達物質の分泌が自己抑制される．また，シナプスにおける伝達

は，しばしば他の神経終末からの調整を受けている．この場合も，シナプス前に自己の伝達物質と異なる伝達物質に対する受容体が存在していて，他の神経終末から神経伝達を受けて，これにより分泌が抑制されるかあるいは促進されるなどの修飾を受けている．

ⅱ）アゴニストとアンタゴニスト　受容体に結合して，シナプス後の反応を開始させる物質をアゴニスト（agonist）という．逆アゴニスト（inverse agonist）とは，アゴニストが結合したときに起こる反応と逆の反応を惹起するものをいう．例えばアゴニストが結合すると流入するイオンが増加するイオンチャンネルであれば，逆アゴニストが結合するとイオンの流入が減少する．

アンタゴニスト（antagonist）はシナプスに結合しても何も反応が起こらないものをいい，逆の反応を起こしたり，停止させたりする作用は持っていない．アゴニストが結合する前に先に結合してしまって伝達をブロックするものを競合的アンタゴニスト（competitive antagonist）という．これに対して非競合的アンタゴニスト（non competitive antagonist）は，アゴニストの受容体への結合は阻害しないが，イオンチャネルに直接作用することでイオンの透過性の増大を阻害する．

部分的アゴニスト（partial agonist）とは，アゴニストによる受容体の活性を1とすれば部分的アゴニストは1未満のものといえる．例えば，抗精神病薬の一つであるaripiprazoleは，内因性ドパミンの約20〜30％の固有活性を持つことで，ドパミン機能亢進時にはその活性レベルまで機能的アンタゴニストとして抑制し，逆に機能低下時には機能的アゴニストとして回復させるという．

一つの受容体の中であっても，種類の異なる伝達物質の第2の結合部位が存在することがある．第2の結合部位にアゴニストが結合しても反応は開始されない．しかし，主たる結合部位にアゴニストが結合したときの反応は，第2の結合部位にアゴニストが結合することによって増幅されたり，減弱されたりする．このように主たるアゴニストの結合による反応を調節する第2の結合部位のアゴニストをアロステリックアゴニスト（allosteric agonist）という．これには例え

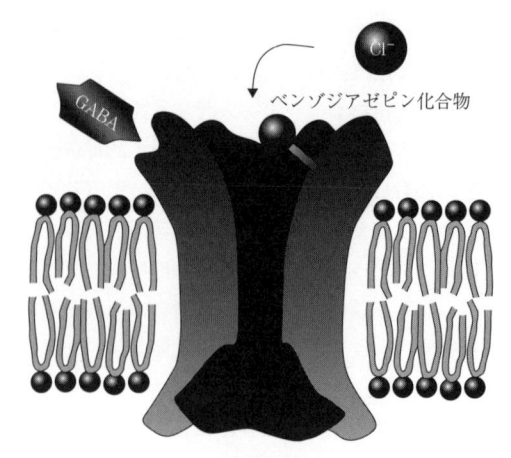

図IV-2

ば，GABA$_A$受容体に対するベンゾジアゼピン系化合物が挙げられる．GABA$_A$受容体に複合体として存在するベンゾジアゼピン受容体にアロステリックアゴニストであるベンゾジアゼピン系化合物が結合すると，GABA$_A$受容体の開口が促進されて塩素イオンが流入することで抑制性の作用を発揮する（後で詳述）．

2）受容体の分類

受容体は長鎖のアミノ酸により構成されており，一種のタンパクである．その分子構造の違いからイオンチャネル受容体（ionotropic receptor）とGタンパク質共役受容体（metabotropic receptor）の2種類に大別されている．

イオンチャネル受容体はGABA$_A$受容体に代表されるタイプで，アミノ酸鎖が細胞膜を4〜5回貫通する50〜60 KDのサブユニットが4〜5個で1組になるオリゴマーで，その内側でイオンチャンネルを形成するタイプである．細胞の外側から神経伝達物質が結合するとタンパク質の構造が変化しオリゴマー内にイオンを通す通路が開く．イオンチャネル受容体には他に，アセチルコリンのニコチン受容体，グルタミン酸のAMPA型受容体などがある．

Gタンパク質共役受容体は，アミノ酸鎖がN末端を細胞外に出して細胞膜を7回貫通していて，Gタンパク質に共役し，セカンドメッセンジャーを介して細胞内に情報を伝達する基本構造を持つものである（7回膜貫通型受容体とも呼ばれる）．Gタンパク質共役受容体には，アセチルコリンのムスカリン受容体，ド

パミン受容体，ノルアドレナリン受容体，セロトニン受容体の一部などがある．

3）各受容体について

以下に，統合失調症を含めた精神科臨床に関連する代表的な受容体について概説する．

ⅰ）カテコールアミン受容体　脳内にはドパミンDAとノルアドレナリンNAの2種類のカテコールアミンが存在する．量的にみると，DAは線条体や嗅結節に，大脳皮質や視床下部にはNAが多く投射されている．DA神経系は，メタンフェタミンやコカインがDAの放出促進および再取り込み阻害作用を有することから幻覚や妄想といった精神症状の発現に直接的に関与していることや，依存症と深く関係するとされる脳内の報酬系としてDAのA10神経系の直接的関与が推定されていることから精神科領域では最も注目されてきた．

ドパミン受容体（DA-R）は，従前はD_1-RとD_2-Rに大別されていたが，現在では，D_1-R～D_5-Rの5種類が単離されている．D_1-RからD_5-Rのすべてがシナプス後膜に存在する．従前のD_1-RとD_5-Rがアデニル酸シクラーゼ（AC）に促進的に共役し，従前のD_2-RとD_3-R，D_4-Rがアデニル酸シクラーゼ（AC）に抑制的に共役する．1970年代より，統合失調症患者の死後脳の線条体においてD_2-R密度が増加することが指摘されていた．また，抗精神病薬は共通してD_2-Rの阻害作用をもっていることから，先のメタンフェタミンやコカインの作用機序と併せてD_2-Rが統合失調症に最も深く関与していると考えられた．しかし，近年になって，PETによる研究から，統合失調症の線条体でD_4-R密度の増加が認められることや，前述の死後脳の研究において数多く用いられたスピペロンがD_4-Rにも親和性をもっていることなども指摘されて，D_4-Rも注目されている．またD_4-Rは統合失調症の再発と関連している可能性も推察されている．

ノルアドレナリン受容体（NA-R）は，$α_1$-Rと$α_2$-R，$β_1$-R～$β_3$-Rに大別される．このうち$α_2$-Rはシナプス前に神経終末自己受容体として存在し，抑制性に作用している．放出されたNAがシナプス前の$α_2$-Rに結合することによりNAの放出が抑制され，

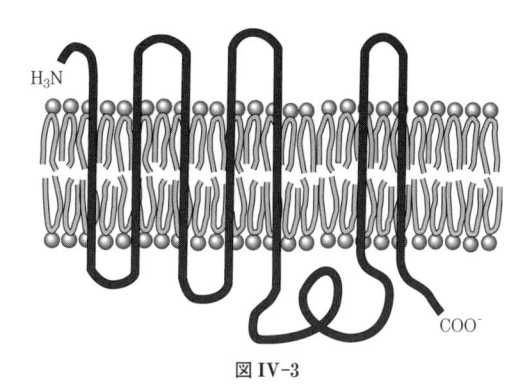

図 IV-3

NAが過剰にならないように自己抑制して調節しているものと考えられる．シナプス前の$α_2$-Rを拮抗する薬剤は，この自己抑制を解除し，シナプス間隙のNAの量を増加させる．

ⅱ）セロトニン受容体　セロトニン（5-HT）は，中枢神経系には全身の1～2％が局在するにすぎず，約90％が消化管に分布している．その一方で，セロトニンは，体温の調節や睡眠覚醒リズムの調節，不安や気分の障害，そして，統合失調症の治療にも重要な役割を演じていることが指摘され，近年急速に知見が増加している．中でも5-HT_{2A}-Rをブロックすることで統合失調症の難治症状である陰性症状の治療に有用である可能性が示唆されており，SDA（セロトニン—ドパミンアンタゴニスト）という新しい抗精神病薬の概念がもたらされることとなった．

現在は，7ファミリー（5-HT_1-R～5-HT_7-R），さらに14サブタイプのレセプター（5-HT_{1ABDEF}-R，5-HT_{2ABC}-R，5-HT_{5AB}-Rが存在することが解明されている．5-HT受容体は，5-HT_3-Rがリガンド作動性イオンチャンネルである以外は，すべてGタンパク質共役受容体である．

5-HT_{1A}-Rと5-HT_{1D}-Rは，主としてシナプス前に存在する．5-HTが神経細胞体や樹状突起で伝達されるときには，5-HT_{1A}-Rを介している．縫線核における5-HT_{1A}-Rが代表的で，5-HTと結合することでその神経細胞の軸索における興奮伝達を抑制する．

抗不安薬であるtandospironeやbuspironeは5-HT_{1A}-Rの部分アゴニストである（5-HT_{1A}自己受容体において完全アゴニストで，後シナプス性5-HT_{1A}受容体において部分アゴニスト）．また，非

定型抗精神病薬の一つであるperospironeや先述のaripiprazoleなどもその作用を持つとされる.

iii) GABA受容体とベンゾジアゼピン受容体
γアミノ酪酸（GABA）は代表的な抑制性のアミノ酸神経伝達物質であり，黒質や線状体に多く分布している．GABA受容体（GABA-R）は，イオンチャンネルを形成するGABA$_A$-Rと細胞内伝達系に共役するGABA$_B$-R受容体に大別される．GABA$_A$-Rは中枢神経系に広く分布しており，ベンゾジアゼピン（BDZ）の作用点であるベンゾジアゼピン受容体（BDZ-R）がGABA$_A$-Rと複合体を形成していることもあり，検索が進んでいる．GABA$_A$-RにGABAが結合すると，塩素イオンの透過性が増大して抑制性のシナプス後電位が生じる．GABA$_A$-Rは，α，β，γ_2またはγ_3のサブユニット5個から構成されている．いずれもアミノ酸鎖が細胞膜を4回貫通しており2番目の膜貫通領域が互いに向かい合って塩素イオンチャンネルの内壁になっている．

BDZ-Rは，GABA$_A$-Rの一部になっていることもあり，「GABA$_A$-RのBDZ結合部位」ともいわれる．これにBDZが結合することによりGABAによる塩素イオンの流入と過分極が増強することが知られている．このGABA$_A$-Rの機能を介した作用により，抗不安，抗けいれん，催眠作用などの薬理効果を発揮するものと考えられる．BDZ-Rは，中枢性のω_1とω_2そして末梢性のω_3に大別されている．ω_1はα_1サブユニットを含むGABA$_A$-Rに共役していて，脳全体に分布しているが，特に小脳と大脳皮質に多い．ω_2はα_2，α_3，α_5，のいずれかのサブユニットを含むGABA-Rに共役しており，海馬，大脳皮質や脊髄，線条体に多い．末梢性のω_3は，中枢性のBDZ-Rとは性質が全く異なっている．ミトコンドリア外膜に存在して，GABA-Rとは共役せずイソキノリン結合部位，膜電位依存性アニオンチャンネルを含む複合体である．ラットによる薬理学的検索では，ω_1が催眠・鎮静に関連し，ω_2が抗けいれん・筋弛緩作用に関連していると考えられている．

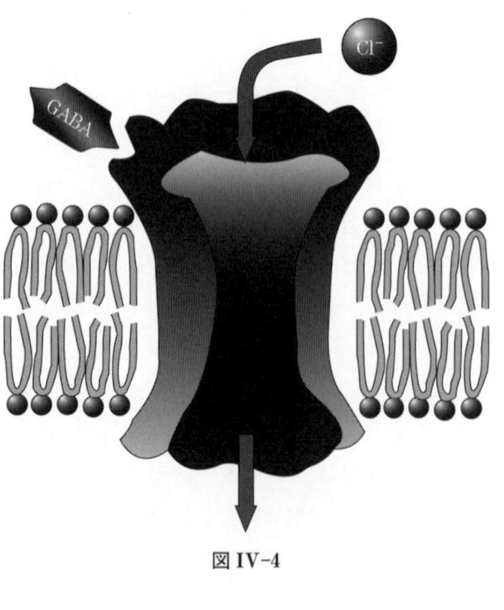

iv) グルタミン酸受容体 グルタミン酸は，興奮性のアミノ酸神経伝達物質であるが，過剰なグルタミン酸による異常興奮は，カルシウムイオンチャンネルが過度に開放されたままになり細胞破壊に至ってしまうことから，グルタミン酸は神経毒性をもつ代表的な内在物質でもある．

グルタミン酸受容体は，アゴニストによって，カイニン酸型，α-アミノ-3-ヒドロキシ-5-メチル-イソキサゾール-プロピオン酸（AMPA型），N-メチル-D-アスパラギン酸（NMDA型）の3つの型に大別されている．AMPA型受容体はイオンチャンネル型であるが，他はセカンドメッセンジャーと共役して長時間の電気信号の変化をきたす．これには主として記憶保持に関連していると推測されている．NMDA型受容体はカルシウムイオンチャンネルを形成している．また，アロステリックな調節を行う数種類の結合部位が受容体の外側とイオンチャンネル側の両方にある．

統合失調症の陽性・陰性両方の症状を発現することから，より包括的な統合失調症のモデルとされるPhencyclidine（PCP）と結合する部位もイオンチャンネル内にあり，カルシウムイオンの流入を抑制する．NMDA型受容体にあるグリシン結合部位には内因性のD-セリンも結合し，受容体のアロステリックに促進している．近年D-セリンそのもの，もしくはD-セリンの合成・代謝に関わる分子を統合失調症の新しい治療薬として応用する試みがさかんに行われている．

v) オピオイド受容体 ケシからモルヒネが単離され，鎮痛剤として臨床応用されるようになって久

図IV-4

しい．モルヒネは優れた鎮痛剤である一方，強い依存性を有し重要な乱用薬物でもある．モルヒネやエンケファリンなどの脳内の内因性モルヒネ様ペプチド（opioid peptide）が発見されて以来，オピエート（opiate；アヘン剤）とモルヒネ様ペプチドを包含する用語が必要となり，オピオイド（opioid）という言葉が生まれた．

オピオイド受容体は，大別してμ，δおよびκの3種類がクローニングされている．いずれも7回膜貫通型でG蛋白に共役してセカンドメッセンジャーに伝達するタイプである．モルヒネはμ受容体に対する代表的なアゴニストで，痛みの調節に重要な役割を果たしている．しかし，μ受容体は慢性的に刺激されることにより応答しなくなる．これが脱感作で，①特異的結合部位の親和性が低下する，②受容体が細胞膜内に埋没してしまう，③受容体そのものが減少するなどのメカニズムにより調節されている．また，条件づけ場所嗜好性試験ではμ受容体作動薬は強い報酬効果を認め，サブタイプではμ_2受容体が依存と最も関連が深いといわれている．モルヒネはδおよびκ受容体にも弱いながら親和性がある．μ受容体とともにδ受容体も報酬効果の発現に関与している．前述したように，脳内の報酬系には黒質—線条体と腹側被蓋野，側坐核に至るドパミン投射神経系の直接的関与が推定されているが，δ_2受容体はドパミンとは無関係に報酬効果を生ずる．一方，κ受容体は主に側坐核に分布していて，活性化によりドパミンの分泌を抑制して逆に報酬効果を減弱させる効果が認められている．

（土田英人，福居顯二）

4. 脳の機能的解剖学

本稿の目的は，統合失調症（Schizophrenia；S）の治療手段の基礎となる機能的解剖学について論述することである．本症に関する多くの脳MRI研究において，前頭葉皮質の容積の減少[1,2]，側頭葉（とくに海馬・扁桃核）の容積の減少[2,3]，および，視床の容積の減少[1,2]が指摘されている．本稿では，これらの脳解剖学的所見，および，従来より提唱されてきたいくつかの病態仮説を念頭に置きながら，「睡眠覚醒」，「情動と情報処理」，および，「遂行（実行）機能」にかかわる神経機構について述べる．

a）睡眠覚醒
1）Sと睡眠覚醒障害

不眠は，多くのS患者にみられる症状である[4,5]．たとえば，S患者では，床に就いてもなかなか入眠できず，睡眠時間が短く，しかも高用量の睡眠薬を用いないと催眠効果が現れない．こうした臨床的事実は，本症では覚醒レベルが異常に高い状態（過覚醒）が存在することを示している．このような過覚醒状態がある場合には，注意の配分バランスが乱れ，認知機能や情報処理が困難になると考えられる．一方，本症では睡眠覚醒スケジュールの障害（睡眠相の後退や昼夜逆転の生活など）もしばしば認められる．

このような睡眠障害は慢性期よりも急性期において著しく，時には急性期あるいは再燃時の精神症状に先行して現れることもある[4,6]．本症の睡眠障害は，陽性症状と密接に関連して出現したり[4,6]，自傷の要因になることもある[7]．

S患者の睡眠ポリグラフィ所見では，健常者群と比較して，以下のような異常所見がみられる[8,9]．
1）入眠潜時の延長
2）総睡眠時間の短縮
3）睡眠効率の低下
4）stage 2の減少
5）徐波睡眠（stage 3と4）の減少
6）REM睡眠の減少
7）REM睡眠潜時の短縮

これらの結果は，抗精神病薬の服薬の履歴にかかわらずみられることから，本症の病態の本質にかかわるものである．したがって，睡眠障害に対する治療は早期から積極的に行うべきである[10]．

2）覚醒系

睡眠と覚醒は表裏の関係にある．しかし，脳の機能は覚醒を基調としており，覚醒系が抑制されると睡眠系が出現すると考えられる[11,12]．

i）背側路と腹側路　中脳橋網様核には，橋外側被蓋核（LDT）・中脳脚橋被蓋核（PPT），青斑核（LC），および縫線核群があり，これらの核からそれぞれアセチルコリン（Ach），ノルアドレナリン（NA），およびセロトニン（5-HT）作動性ニューロン群が起始している．覚醒をもたらす神経機構（図IV-5）には，以下の2つの経路がある[11,12,13]．

① 背側路：中脳橋網様核-視床（髄板内核などの非特殊核）-大脳皮質（いわゆる上行性網様体賦活系[14]）である．視床非特殊核THAL（non-s）は，脳幹からの興奮性入力を受けながら，大脳皮質との間に興奮性または反響性の「視床-皮質回路」を形成している[11,12]．たとえば，脳幹からの興奮性入力によって，「視床-皮質回路」に脱同期化（または速波化）が起こるとこの回路の興奮性が高まって覚醒レベルが上昇する．この脱同期化には，「視床-皮質回路」に対して抑制性に作用する視床網様核THAL（ret）の興奮レベルや，視床非特殊核内の内在性抑制性ニューロンが複雑に関与している．一方，脳幹からの興奮性入力の低下と，視床網様核による「視床-皮質回路」への抑制が弱まると，「視床-皮質回路」は反響性の回路に変化し，脳波の同期化（すなわち，紡錘波や徐波の出現）を示しながら入眠する[13]．

4. 脳の機能的解剖学

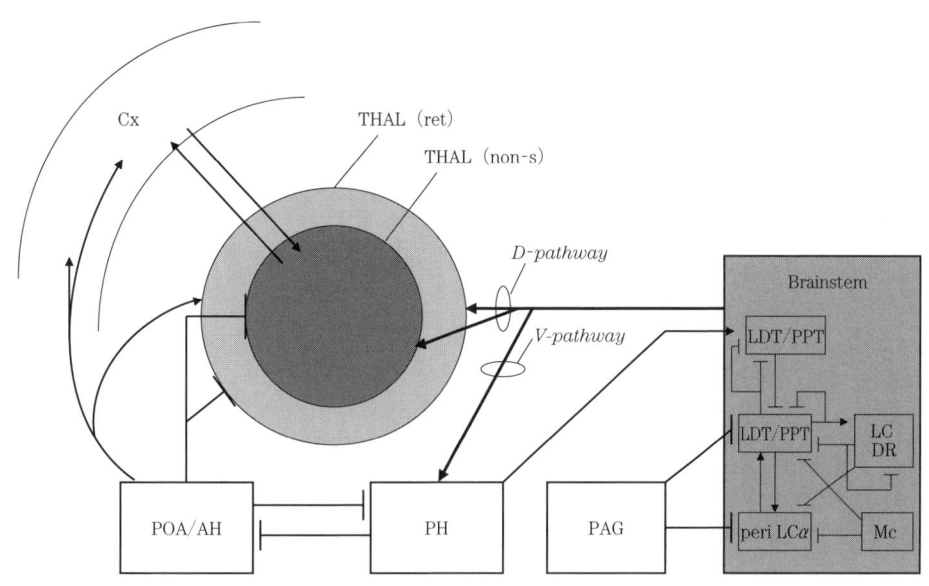

図 IV-5 睡眠覚醒にかかわる神経機構（ラット脳）（文献 13 を改変）

　覚醒系は，背側路（中脳橋網様核-視床（髄板内核などの非特殊核）-大脳皮質）（いわゆる上行性網様体賦活系[14]）と腹側路（中脳橋網様核-視床下部後部-前脳基底部-大脳皮質）からなる．視床（髄板内核などの非特殊核）と大脳皮質の間の回路における脱同期（脳波の速波化）が覚醒である．その際，背側路が視床網様核を活性化して視床ニューロンを適度に抑制することが大切である．一方，この視床網様核からの視床ニューロンへの抑制が減少し，視床-皮質が反響性回路に変化するのが入眠である．実験的に視床が破壊されると，腹側路が使われる[12]．

　視床下部前部は，視床レベルで覚醒を抑制すると同時に，視床下部後部への抑制を介して脳幹部覚醒系である Ach 系を抑制して睡眠をもたらす．さらに，脳幹には徐波睡眠および REM 睡眠の発現メカニズムが存在する．LDT/PPT（Ach 系 PS-on（I）neuron）と，peri LCα（すなわち LC の腹側網様体のグルタミン酸系 PS-on（II）neuron）とは，相互興奮性の関係を示しながら REM 睡眠の発現・維持にかかわる[13]．

　Cx：大脳皮質，THAL（ret）：視床網様核，THAL（non-s）：視床非特殊核，D-pathway：背側路，V-pathway：腹側路，LDT：橋外側被蓋核，PPT：中脳脚橋被蓋核，LC：青斑核，DR：背側縫線核，POA：視索前域，AH：視床下部前部，PH：視床下部後部，PAG：中脳中心灰白質，peri LCα：青斑核腹側網様体，Mc：延髄大細胞核．

② 腹側路： 中脳橋網様核-視床下部後部-前脳基底部-大脳皮質である．視床下部前部に存在する前脳基底部の Ach 作動性ニューロンは，大脳皮質に直接投射して覚醒や認知機能（記憶，学習など）に関係する．また，この Ach 作動性ニューロンは，視床非特殊核には興奮性の入力を，また，視床網様核には興奮性と抑制性の入力を与えながら，「視床-皮質回路」の興奮性を調節している[11,12]．

ii）視床　視床は，上行性網様体賦活系からの入力はもちろん，扁桃核や大脳皮質連合野からの入力も受ける重要な中継地点である．

　視床は，種々の感覚情報を濾過，処理し，大脳皮質に伝える役割を担っている．視床の情報濾過機能が障害されると，情報が氾濫する状態が生じて認知機能障害が生じ，その結果，幻覚・妄想が出現するようになると考えられる[15]．

　健常者では，大脳皮質に感覚情報が氾濫すると，大脳皮質が基底核ニューロンを興奮させることによって基底核ニューロンの視床への抑制が生じ，その結果，視床の感覚フィルターが閉じられて大脳皮質への過剰な感覚入力が抑制される．しかし，S 患者では，基底核を興奮させる大脳皮質からのグルタミン酸作動性神経終末と，基底核を抑制する脳幹網様体からのドパミン作動性神経終末との働きに不均衡が存在し，その結果，視床フィルターの機能不全状態が生じていると推定されている[16,17,18,19]．

　興味深いことに，S 患者の死後脳において，視床背内側核のニューロンとグリア細胞の数の減少[20]や，

視床とこれに隣接する白質の萎縮（右側でより顕著）[21]，視床室傍核におけるグリオーシス[22]などの病理学的変化が報告されており，Sにおける視床障害の可能性が示唆されている[15]．

なお，プリオン病の1つである致死性家族性不眠症では，視床前核・背内側核の領域に限局した海綿状病変が認められる[23]．

iii) オレキシン（orexin）

オレキシンニューロンは視床下部外側部に存在し，広範な脳部位に神経線維を投射している．とくに，脳幹のモノアミン・Achニューロン群を興奮させて覚醒を引き起こす[24,25]．一方，オレキシンの欠損したマウスでは，覚醒の維持が困難になる[26]．したがって，オレキシンは，脳幹のモノアミン・Achニューロンを介して，覚醒の維持機能に関与している．なお，睡眠から覚醒への移行に際しては，オレキシンニューロンの活動は覚醒した後から上昇するのに対して，NAおよびAchニューロン（覚醒とREMで持続発火するタイプ）は覚醒する前に活動が上昇することから，睡眠から覚醒への移行には，オレキシンよりもNAとAchニューロンが重要であると考えられる[13]．

3) 睡眠系

i) 視床下部

前脳下部調節系（視床下部後部）には覚醒系ニューロンのみが存在するが，前脳基底部を含む視床下部前部には覚醒系ニューロンだけでなく睡眠系ニューロンも存在する．したがって，視床下部後部は覚醒系であるが，視床下部前部は覚醒系と睡眠系の両方の機能をもつ．この視床下部前部と後部との間には相互に抑制する機構（前脳相互抑制機構）があり，睡眠・覚醒の発現に関与している[12,13]．

睡眠時に活性化する典型的S-onニューロンは視床下部前部には存在するが，脳幹下部睡眠系には存在しないことから，睡眠・覚醒には視床下部前部が重要な役割を果たしている[13]．視床下部前部は，後部への抑制を介して脳幹部覚醒系であるAch系を抑制して入眠をもたらす[13]．徐波睡眠は，視床下部前部が視床下部後部[ヒスタミン（HA）系]などを介して覚醒系（Ach系）を抑制することによって生ずる[13]．なお，視床下部前部は視床レベルでも覚醒を抑えることができる[13]．

興味深いことに，睡眠促進作用をもつプロスタグランジンD_2の作用部位は，吻側前脳基底部に限局していることがラットにおいて報告されている．プロスタグランジンD_2は，吻側前脳基底部の底にあるクモ膜下腔で合成され，クモ膜細胞に局在するDP受容体を介してアデノシンに変換されたのち，脳内に伝えられて徐波睡眠をもたらすと考えられる[27]．

一方，網膜の情報は，網膜視床下部路を通って直接に視床下部前部にある視交叉上核に入る．視交叉上核は，ラットと同様に，ヒトにおける睡眠覚醒を含めた内因性サーカディアンリズムを刻む生物時計とみなされている[28]．

ところで，視索前域と視床下部とは，1つの構造的・機能的単位とみなされており，視索前域視床下部連続体 preoptic-hypothalamic continuum と呼称される[29]．この連続体は，①体液の恒常性維持，かわき，摂水行動，②代謝調節と摂食行動，③体温調節，④心臓血管系の神経性調節，⑤呼吸機能の修飾，⑥闘争行動，⑦サーカディアンリズムの発生と調節，⑧生殖行動と母性行動，などの機能・行動を担う．また，視索前域視床下部連続体は，分界条，中隔核，対角回核，扁桃核などの辺縁系との間に，あるいは，内側前脳束を介して中脳中心灰白質，青斑核，縫線核群，迷走神経背側核，孤束核などの脳幹諸核との間に密接な線維連絡を有する[29]．

ii) 脳幹における睡眠覚醒およびREM睡眠の発現メカニズム

間脳以下の脳幹には，アミン[DA, NA, アドレナリン, 5-HT, HA]やAchを伝達物質とする神経細胞群が存在し，大部分の細胞群が大脳皮質に膨大な投射線維を送っている[29]．かつて徐波睡眠に5-HTが，逆説睡眠にNAが必要であるというモノアミン仮説が唱えられた．しかし現在では，すべてのアミンニューロンは，覚醒時に活動し，徐波睡眠で活動を減弱し，逆説睡眠で活動しなくなるPS-off neuronであることから，覚醒ニューロンと考えられる[13]．

覚醒系としては，NA系とAch系がとくに重要である．NA作動性ニューロンは，大きく青斑核（LC）系（大脳皮質，海馬，扁桃核，嗅球，線条体，視床，視床下部，黒質，延髄諸核，脊髄，小脳などに

分布) と外側被蓋系 (扁桃核や中隔核などに分布) に分類されるが, 両者は複雑に混じり合いながら脳内に分布している. NA作動性ニューロンは, 外界からの種々の感覚刺激 (視覚, 聴覚, 体性感覚など) に対してすべて相動性に興奮する[13,30].

NA作動性ニューロンは, 大脳皮質・視床に投射しながら覚醒の発現・維持に関与するとともにREM睡眠の抑制にも関与している[13]. 大脳皮質・海馬への投射は記憶・学習に, 線条体・黒質への投射は錐体外路運動に, 延髄・脊髄 (後角) への投射は鎮痛に, また, 視床下部・迷走神経核への投射は血圧・摂食・内分泌機能に関連している[31].

NA作動性ニューロンは, 情動面においても重要な役割を果たしている. たとえば, 不安の生物学的基盤には, 青斑核から視床下部や扁桃核に投射しているNA作動性ニューロンの過剰興奮があると考えられている[32,33,34]. ベンゾジアゼピン系薬物は, 抗不安作用のみならず催眠作用をも有していることはよく知られているが, ベンゾジアゼピン系薬物のこうした作用は, 大脳辺縁系に対する抑制によって大脳辺縁系から脳幹NA作動系への入力を遮断したり, あるいは脳幹NA作動系そのものを抑制することによって不安・覚醒を抑制していると考えられる[35].

Ach作動性ニューロンは, 脳幹のLDT, PPT, 前脳基底部, 視床下部後部に存在する. これらの働きは一様ではなく, 覚醒時とREM睡眠の両方で高頻度に発火するニューロン (WP neuron) や, 主にREM睡眠で発火するニューロン (PS-on (I) neuron) などがある. LDTやPPTに始まるAch作動性ニューロンはREM睡眠の発現と維持に関与している[13,36]. REM睡眠の周期的発現機構は脳幹に存在する. LDT/PPT (Ach系PS-on (I) neuron) と, peri LCα (すなわち, LCの腹側網様体にあるグルタミン酸系PS-on (II) neuron) とは, 相互興奮性の関係を示しながらREM睡眠の発現・維持にかかわる[13].

LDT/PPTのPS-on (I) neuronは主に視床に投射してREM睡眠中の脳波の速波化に, また, peri LCαのPS-on (II) neuronは延髄に投射してREM睡眠中の抗重力筋活動の抑制に関与していると思われる. 実際, ネコにおいてperi LCαを破壊するとREM睡眠期に抗重力筋活動の抑制が欠如し, 夢幻様行動が現れる. ヒトのREM睡眠行動障害も, これと同様のメカニズムが起きていると推定される[37,38].

一方, REM睡眠の発現と維持にかかわるLDT/PPTとperi LCαは, 中脳中心灰白質 (PAG) (PS-off neuron) やLC (PS-off neuron), 縫線核 (DR) (PS-off neuron), および延髄大細胞核 (Mc) (PS-off neuron) からの抑制を受けることによって, REM睡眠の発現が抑制される[13].

b) 情動と情報処理
1) 情動

情動とは, 怒り, 恐れ, 快感, 悲しみなどの一過性に経過する激しい感情であり, 強い自律神経・内分泌反応を伴う[39]. 情動回路は, 「入力系-脳幹情動系-出力系」からなる.

入力系: 視覚, 聴覚などの感覚器からの情報は, 後述するように, unimodal (一次感覚中枢), polymodal (二次連合野), supramodal (三次連合野) というプロセスで統合され, 大脳辺縁系, さらに扁桃核・海馬に流入し, ここで過去の情報などと比較・評価され, あるいは濾過される[40]. さらに, 扁桃核に入った感覚情報は, 分界条や視床下部に到達する. 海馬に入った感覚情報は, 脳弓を通って外側中隔に至り, ここでシナプスを介して視床下部に至る.

脳幹情動系: 視床下部と中脳との間には密な線維連絡が存在しており, これらは「脳幹情動系」と呼称される[39]. たとえば, ネコの視床下部や中脳を刺激すると, 攻撃行動 (怒り), 逃走行動 (恐れ), あるいは自己刺激行動 (快感) の情動行動が誘発される[41]. よく統合された攻撃行動や逃走行動は中脳中心灰白質の刺激によって, また, 自己刺激行動は中脳外側部の刺激によってしばしば引き起こされる. ヒトにおける情動のPET研究においても, 動物における入力系・脳幹情動系と合致する所見が報告されている[42].

出力系: 脳幹情動系の興奮が情動行動として出現するまでの情報を伝達・処理する系である. 情動行動についての情報伝達は, まず前頭前野で情動行動のプログラム形成が行われ, 前頭葉運動皮質から線条体, 淡蒼球, 黒質, 視床, 小脳などの神経回路網を経て,

骨格筋に至る[39]。

このように，情動にかかわる神経機構である「大脳辺縁系-視床下部-中脳」は，密接な解剖学的・機能的関連性を有している[29,39,43]。

2）情報処理

大脳辺縁系（海馬，扁桃核，海馬傍回・内嗅野，帯状回，中隔など）は，記憶，情動のみならず情報処理においても重要な役割を果たしている（図IV-6）[44]。

内側側頭葉（海馬および扁桃核）は，辺縁系の中でもとくに中心的役割を果たす。海馬および扁桃核は，大脳皮質連合野（association cortex）から投射を受ける一方，これらの部位にも投射している。また，海馬および扁桃核は，系統発生的に古い脳幹・中核野から投射を受けると同時に，これらの部位に対しても投射している[29]。このような密接な相互線維連絡が存在するため，辺縁系の障害でみられる精神症状が，辺縁系以外の脳障害によって生ずる可能性がある。

ここで，脳における各感覚器からの情報処理を考えてみる（図IV-6）[44]。まず，感覚刺激情報（視覚，聴覚，および体性感覚刺激）は，それぞれの感覚経路を通って視床に入り，対応する一次感覚皮質野（primary sensory cortical area）である視覚皮質野，聴覚皮質野，および体性感覚皮質野に至る。次に，これらの情報は，一次感覚皮質野に隣接するunimodal（単一感覚様式）の二次感覚連合野（secondary, unimodal sensory association areas）に入り，より高次のレベルで処理される。ここでは単純な感覚情報が空間や言葉として識別されるようになるなど，情報のパターン認知（pattern recognition）がなされる。さらに，これらの情報は，前頭葉，頭頂葉，および側頭葉に存在する，polymodal（多種感覚様式）の三次連合野（tertiary, polymodal cortical association areas）に入る。この三次連合野では，1つのニューロンは視覚や聴覚など複数の種類の感覚情報を受け取る。これは，種類の異なる複数の感覚情報が1つのまとまりをもった情報として認知されることを裏付ける興味深い事実である。さらに，この三次連合野の情報は，前頭前野や側頭葉に存在するより高次の皮質連合野（supramodal cortical association area）に伝わり，以前に獲得された情報と関連づけられながら統合される[44]。この際，海馬・扁桃核は，前頭前野とともに過去と現在の情報を情動面も含めて比較・評価し，関連性のない感覚情報を消去するというフィルター機能を発揮する[45,46]。

海馬・扁桃核は視床下部の活動にも影響を及ぼす。視床下部は，背側縦束（視床下部後部から延髄尾側部にわたって脳室周辺部を走行する下行性および上行性線維の束）を介して延髄にある自律神経中枢を調節しており，すべての末梢性の自律神経反応を調節している。なお，背側縦束は，高次脳機能によって生ずる自律神経反応を調節する経路であることから，「psychosomatic pathway」と呼称される[44]。

このように，それぞれの感覚器からの情報は，unimodal（一次知覚中枢），polymodal（二次連合

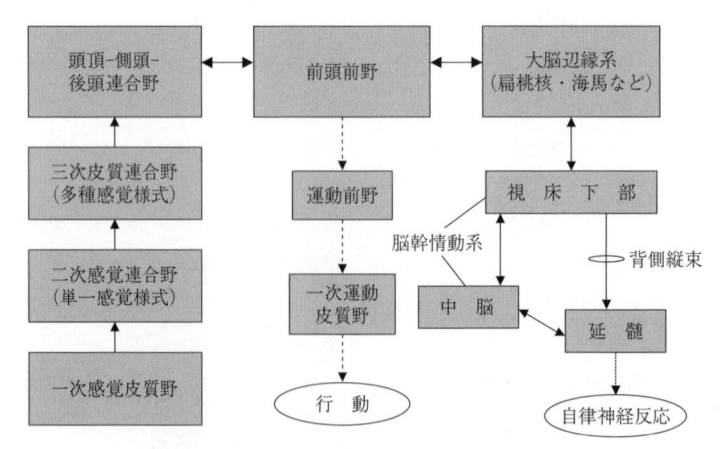

図IV-6 情動と情報処理にかかわる神経機構

野), supramodal (三次連合野) というプロセスで統合され, 次に大脳辺縁系で比較, 評価, 濾過され, 最終的には視床下部の調節を受けながら末梢性の交感または副交感神経の反応をもたらす[44].

一方, 前頭前野に存在する supramodal な皮質連合野は, 二次または三次連合野の感覚情報を受けながら, 目標となる遂行のための計画の立案と行動を担う. 前頭前野からの指令は, 運動前野, 次いで一次運動野に伝わり, 実際の行動となって現れる[44].

以上述べてきたように, 大脳辺縁系は情動・情報処理の機能において重要な脳部位であり, また, Sにおいても大脳辺縁系は病態生理仮説の中心に位置してきた. Sにおける辺縁系仮説は, 側頭葉てんかんにおいてS様症状がみられ, しかも左側焦点を有する症例に多くみられる[47]ことが報告されたことに端を発する. 以後, 多くの報告によってこの辺縁系仮説が支持されてきた[44,48,49,50,51,52,53,54,55]. Sの死後脳研究では, 側頭葉, 海馬, 扁桃核などの体積の減少, 海馬や内嗅領皮質におけるニューロンの配列の乱れなども報告されている. なお, これらの形態学的変化はグリオーシスを伴わないことから, こうした辺縁系の構造異常は, 神経細胞の層構造が完成する胎生期5〜6カ月の時期にすでに出現していると推定されている[48]. 中脳被蓋の神経核A10からは辺縁系に投射するDA作動性の中脳辺縁系がある. 統合失調症に対する抗精神病薬は, この系に対する抗DA作用によって治療効果を発揮すると考えられる.

c) 遂行機能—ワーキングメモリを中心として

1) 遂行機能とは何か

臨床的に重要な認知障害 (高次脳機能障害) としては, ①失語, 失行, 失認などの比較的局在が明確な巣症状, ②記憶障害, および③遂行機能障害 (実行機能障害), が知られている[56]. 近年, Sを含む種々の精神障害における遂行機能障害が注目されている[57].

遂行機能 (executive function) とは目的をもった一連の活動を有効に行うのに必要な機能である[58]. 遂行機能の経時的流れは, 目標の設定 (goal formation)→計画の立案 (planning)→計画の実行 (carrying out activities)→効果的な行動 (effective performance) である[58]. 多くのS患者では, この流れが円滑に進まずに日常生活のさまざまな場面で問題や支障が生じていると考えられる.

2) 遂行機能と前頭前野

前頭葉が, 認知機能に密接にかかわっていることは以前からよく知られていたが, そのメカニズムや責任部位については十分に解明されていなかった.

しかし近年, 遂行機能が前頭前野と密接に関連することが明らかになってきた. 前頭前野は, 大きく3つの領域, すなわち, 背外側部 (Dorsolateral Frontal Cortex; DLFC), 眼窩部 (Orbitofrontal Cortex; OFC), および前内側部 (Anterior Medial Frontal Cortex; aMFC) に分けられる[59]. 遂行の目標を達成するにはこれらのいずれの領域も関与するものの, 遂行機能の中心的役割 (ワーキングメモリ) と密接に関連しているのはDLFCと考えられている[60,61]. なお, aMFCは長期的な最終目標のための計画の立案や推論に[62], また, OFCは遂行機能の動機づけや情動面に関連していると思われる[57].

3) ワーキングメモリ

ワーキングメモリ (working memory;作動記憶)[63,64]とは, 短期記憶に類似する"脳のメモ帳"のようなものである[65].

しかし, ワーキングメモリは単なる短期記憶ではない[65]. ワーキングメモリは, ある目的のために, 現時点で認知された情報だけでなく短期記憶および長期記憶の情報を操作したり統合したりすることによって, 最適な行動計画を立案し, 遂行 (実行) しようとする, まさに「作動する記憶」である. すなわち, ワーキングメモリは, 目的志向的性質をもつと同時に, 学習された知識や経験の長期記憶を検索・参照しながら, 認知と行動を最適のプランで結びつける記憶システムである[65]. この意味で, 種々の認知機能の中心的かつ頂点に位置する機能とみなすことができる. ただし, ワーキングメモリには容量の制約があるため, この制約下で遂行機能がどのように発揮されるかという点で個人差がみられることが多い.

ワーキングメモリは, 3つのコンポーネント (視覚性意味, 言語, および両者のインターフェイスとなるエ

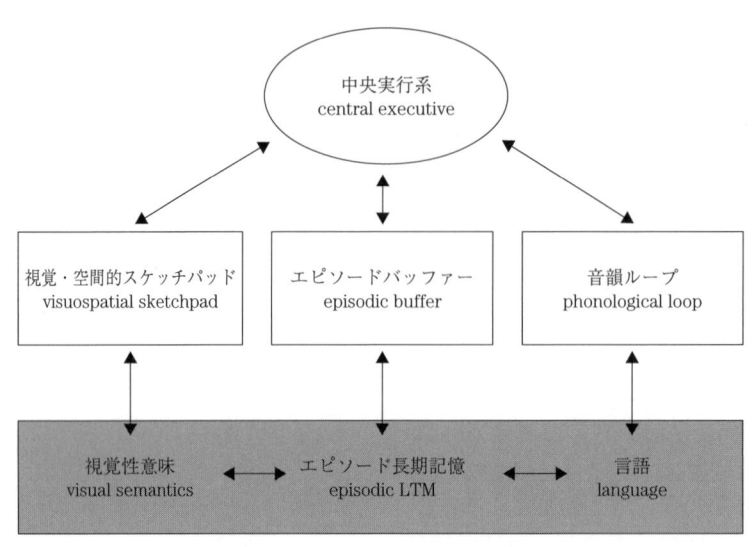

図IV-7 ワーキングメモリのモデル[66]

ピソード長期記憶）を統合するシステムであると考えられる（図IV-7）[66]．脳部位との関連では，中央実行系とエピソードバッファーには前頭前野が，視覚・空間的スケッチパッドには後頭葉，頭頂葉，側頭葉，前頭前野が，そして音韻ループには側頭葉と頭頂葉が主として関連していると考えられる．しかし，ワーキングメモリにおいては，前頭前野を中心としながらも，与えられた課題ごとに関連する脳部位を変えながら分散協力的に作動していると推定される[65]．

例えば，言語性ワーキングメモリ課題の場合，fMRIで活性化がみられる脳部位は，左側頭言語野や前頭前野DLFCを含む広範な領域にわたることが報告されている[67]．また，リーディングスパンテストの場合，fMRI所見から，前部帯状回皮質と前頭前野とが協調的にはたらくことが示唆されている[68]．帯状回は，海馬・扁桃核などの側頭辺縁系や前頭前野などの領域と広範な線維連絡があり，また，機能的には前方から順に，情動（扁桃核との連絡を基盤として，情動情報処理，自律神経反応，本能行動），認知（視床からの痛覚情報，注意，運動の選択・モニタリング），記憶（海馬との連絡），及び空間認知（頭頂葉・前頭前野背外側部との連絡）にかかわっている[69]．Sでは，MRI画像所見における前部帯状回体積の有意な減少やMRSにおけるNAA/Choの有意な低下が報告されており，Sでは帯状回の解剖学的，生化学的異常が存在することも指摘されている[70]．

Sと前頭前野との関連性については，前頭葉低活性hypofrontality[71]，中脳皮質DA系からの前頭前野背外側野への入力低下とこれに続く中脳辺縁系DA機能の亢進（皮質機能低下・皮質下機能亢進仮説）[72]，前頭前野におけるグルタミン酸神経系障害と陰性症状との関連性[73]，前頭前野D1受容体結合能の有意な低下と陰性症状との関連性[74]，前頭前野DLFC・下頭頂葉・上側頭葉の萎縮[75,76,77,78]，などが報告されている．さらにS患者では，DAの代謝酵素であるcatechol-O-methyltransferaseの高い活性が前頭前野DLFCにおけるDA濃度の低下をまねき，この部位の情報伝達効率を悪化させる可能性が示唆されている[79]．この知見は従来のDA仮説とも合致している．

なお，Sでは，前頭前野の機能の少なくとも一部は海馬によってコントロールされていると考えられており[44,80]，前頭前野と辺縁系との複雑な関連性が推定される．Sでは，前頭前野と側頭葉などの他の皮質領域や皮質下領域との線維連絡が障害されている可能性もある[81]．

おわりに　本稿では，Sの治療手段の基礎となる脳の機能的解剖学について，とくに「睡眠覚醒」，「情動と情報処理」，および「遂行機能」の観点から概説した．近年の神経科学の進歩によって正常脳の機能的

解剖学の理解が飛躍的に進んだ現在，これらの知識を踏まえながらSの臨床症状と病態生理を見つめなおすことが重要であろう．このことによって，本症に対する新たな治療手段が生まれることに期待したい．

（千葉　茂）

文　献

1) Schmitt A, Weber-Fahr W, Jatzko A, et al: Current overview of structural magnetic resonance imaging in schizophrenia. Fortschr Neurol Psychiatr 69:105-115, 2001.
2) 浅見　剛，成田博之，平安良雄：統合失調症における大脳の進行性形態変化．精神経誌 106:987-996, 2004.
3) McCarley RW, Wible CG, Frumin M, et al: MRI anatomy of schizophrenia. Biol Psychiat 45:1099-1119, 1999.
4) Signh MM, Smith JM: Sleeplessness in acute and chronic schizophrenia—response to haloperidol and anti-Parkinsonism agents. Psychopharmacologia 29:21-32, 1973.
5) Walsh JK, Sugerman JK: Disorders of initiating and maintaining sleep in adult psychiatric disorders. In Kryger MH, Roth T, Dement WC (eds): Principals and Practice of Sleep Medicine. pp. 448-455, WB Saunders, Philadelphia, London, Tokyo, 1989.
6) American Academy of Sleep Medicine: International classification of sleep disorders, 2nd ed.: Diagnostic and coding manual. American Academy of Sleep Medicine, Weschester, Illinois, 2005.
7) American Sleep Disorders Association: Internatinal classification of sleep disorders, revised.: diagnostic and coding manual. American Sleep Disorders Association, Rochester, MN, 1997.
8) Chouinard S, Poulin J, Stip E, Godbout R: Sleep in untreated patients with schizophrenia: A meta-analysis. Schizophr Bull 30:957-967, 2004.
9) Monti JM, Monti D: Sleep in schizophrenia patients and the effects of antipsychotic drugs. Sleep Med Rev 8:133-148, 2004.
10) 千葉　茂：第11章　精神疾患・行動障害による睡眠障害．統合失調症．日本睡眠学会編，睡眠学，朝倉書店，2007（印刷中）．
11) 前田敏博：睡眠調節の神経回路．神経進歩 39:7-15, 1995.
12) 前田敏博：睡眠の神経機構．Clin Neurosci 17:22-25, 1999.
13) 小山純正：睡眠の脳内機構．Clin Neurosci 22:29-32, 2004.
14) Morruzzi G, Magoun HW: Brain stem reticular formation and activation of the EEG. Electroencephalogr Clin Neurophysiol 1:455-473, 1949.
15) 融　道男：II．精神分裂病の仮説．こころの臨床 a・la・carte, 17（増刊号):7-9, 1998.
16) Carlsson M, Carlsson A: Schizophrenia: a subcortical neurotransmitter imbalance syndrome? Schizophr Bull 16:425-432, 1990.
17) Carlsson A, Carlsson L: Hjarnans budbarare. Allmanna Forlaget, Stockholm, 1988.（楢林博太郎，飯塚禮二訳：脳のメッセンジャー．医学書院，東京，1993.）
18) Carlsson A, Waters N, Carlsson ML: Neurotransmitters interactions in schizophrenia—Therapeutic implications. Biol Psychiat 46:1388-1395, 1999.
19) Carlsson A: The neurochemical circuitry of schizophrenia. Pharmacopsychiatry 39 (Suppl. 1):S10-14, 2006.
20) Pakkenberg B: Pronounced reduction of total neuron number in mediodorsal thalamic nucleus and nucleus accumbens in Schizophrenics. Arch Gen Psychiat 47:1023, 1990.
21) Andreasen NC, Arndt S, Swayze IV, et al: Thalamic abnormalities in schizophrenia visualized through magnetic resonance image averaging. Science 266:294, 1994.
22) Stevens JR: Neuropathology of schizophrenia. Arch Gen Psychiat 39:1131, 1982.
23) Lugaresi E, Medari R, Montagna P, et al: Fatal familial insomnia and dysautonomia with selective degeneration of thalamic nuclei. N Eng J Med 315:997-1003, 1986.
24) Hagan JJ, Laslie RA, Patel S, et al: Orexin A activates locus coeruleus cell firing and increases arousal in the rat. Proc Natl Acad Sci USA 96:10911-10916, 1999.
25) Xi MC, Morales FR, Chase MH: Effects on sleep and wakefulness of the injection of hypocretin-1 (orexin-A) into the laterodorsal tegmental nucleus of the cat. Brain Res 901:259-264, 2001.
26) Chemelli RM, Willie JT, Sinton CM, et al: Narcolepsy in orexin knockout mice: molecular genetics of sleep regulation. Cell 98:437-451, 1999.
27) 裏出良博，江口直美，黄　志力，曲　衛敏：睡眠の分子機構．Clin Neurosci 22:37-40, 2004.
28) 千葉　茂：サーカディアンリズム睡眠障害の研究の歩みと進歩．千葉　茂，本間研一（編著）：サーカディアンリズム睡眠障害の臨床．pp.22-26, 新興医学出版，東京，2003.
29) Nieuwenhuys R, Voogd J, van Huijzen C: The human Central Nervous System. A Synopsis and Atlas., Springer Verlag, Berlin, 1988.
30) 小山純正，香山雪彦：睡眠・覚醒の調節に関わるニューロンの特性．神経進歩 39:16-28, 1995.
31) 野村隆英，石黒啓司，萩野泰道，ほか：ノルアドレナリン，アドレナリン．神経精神薬理，19（2月増刊号):94-113, 1997.
32) Gorman JM, Liebowitz MR, Fyer AJ, et al: A neuroanatomical hypothesis for panic disorder. Am J Psychiat 146:148-161, 1989.

33) 粥川裕平：パニック障害の統合モデル．脳と精神の医学 12:83-90, 2001.
34) Gorman JM, Kent JM, Sullivan GM, et al: Neuroanatomical hypothesis of panic disorder, revised. Am J Psychiat 157:493-505, 2000.
35) 田中正敏，吉田真美，横尾秀康，ほか：不安と脳内ノルアドレナリン神経系．臨床精神医学 21:585-603, 1992.
36) 三枝理博，芳賀達也：アセチルコリン．神経精神薬理, 19（2月増刊号）:79-93, 1997.
37) 千葉 茂：せん妄の神経生理学的側面．老精医誌 9:1294-1303, 1998.
38) 千葉 茂：せん妄をめぐって．精神経誌 107:383-388, 2005.
39) 前田久雄：情動の中枢機構と統合失調症にみられるその病態．臨床脳波 48:517-522, 2006.
40) Mishkin M: Cerebral memory circuits. In Exploring brain functions: models in neuroscience, Poggio TA, Glaser DA (ed), pp. 114-125, John Wiley & Sons, New York, 1993.
41) 前田久雄：脳と行動―大脳辺縁系の機能．石井威望，岡博，岸本忠三ほか（編）新医科学体系．10 脳と行動. pp. 21-37, 中山書店，東京，1994.
42) Reiman EM, Lane RD, Ahern GI, et al: Neuroanatomical correlates of externally and internally generated human emotion. Am J Psychiat 154:918-925, 1997.
43) 田代信維：精神医学を理解するための認知行動科学．4．感情・情動．精神医学講座担当者会議（監修）専門医をめざす人のための精神医学（第2版），pp. 47-51, 医学書院，東京，2004.
44) Bogerts B, Falkai P: Part 1. Chapter 10. Scientific basis of psychiatry. In: Henn F, Sartorius N, Helmchen, Lauter H (eds). Neuroanatomical and neuropathological basis of mental illness. Henn F, Sartorius N, Helmchen, Lauter H (eds). Contemporary Psychiatry (vol. 1). Foundations of Psychiatry. pp. 159-178, Springer Verlag, Berlin, Heidelberg, 2001.
45) Millner R: Cortico-hippocampal interplay and the representation of contexts in the brain. Springer Verlag, Berlin, Heidelberg, New York, 1992.
46) van Hoesen GW: The parahippocampal gyrus. New observations regarding its cortical connections in the monkey. Trends Neurosci 5:345-350, 1982.
47) Flor-Henry P: Psychosis and temporal lobe epilepsy: a controlled investigation. Epilepsia 10:363-395, 1969.
48) Bogerts B: The temporolimbic system theory of positive schizophrenic symptoms. Schizophr Bull 23:423-435, 1997.
49) Lipska BK, Jaskiw GE, Weinberger DR: Postpubertal emergence of hyperresponsiveness to stress and to amphetamine after neonatal excitotoxic hippocampal damage: A potential animal model of schizophrenia. Neuropsychopharmacology 9:67-75, 1993.
50) Nelson MD, Saykin AJ, Flashman LA, et al: Hippocampal volume reduction in schizophrenia as assessed by magnetic resonance imaging. Arch Gen Psychiat 55:433-440, 1998.
51) Perez MM, Trimble MR, Reider I, et al: Epileptic psychosis, a further evaluation of PSE profiles. Br J Psychiatry 146:155-163, 1985.
52) Sato M: Long-lasting hypersensitivity to methamphetamine following amygdaloid kindling in cats: The relationship between limbic epilepsy and the psychotic state. Biol Psychiat 18:525-536, 1983.
53) Sato M, Hisaka N, Otsuki S: Experimental epilepsy, psychosis and dopamine receptor supersensitivity. Biol Psychiat 14:537-540, 1979.
54) Greenwood R, Bhalla A, Gordon A, et al: Behavior disturbances during recovery from herpes simplex encephalitis. J Neurol Neurosurg Psychiat 46:809-817, 1983.
55) Davison K, Bagley CR: Schizophrenia-like psychosis associated with organic disorders of the central nervous system. A review of the literature. In: Hertington RN (ed) Current problems in neuropsychiatry. Br J Psychiat (special publication) 4:113-187, 1969.
56) 吉野文浩，鹿島晴雄：臨床における認知障害の診かた, Clin Neurosci 21:745-748, 2003.
57) 三村 将：遂行機能とは．臨床精神医学 35:1511-1515, 2006.
58) Lezak MD: The problem of assessing executive functions. Int J Psychol 17:281-297, 1982.
59) Ramnani N, Owen AM: Anterior prefrontal cortex: insights into function from anatomy and neuroimaging. Nat Rev Neurosci 5:184-194, 2004.
60) Burgess PW, Alderman N, Evans J, et al: The ecological validity of tests of executive functions. J Internat Neuropsychol Soc 4:547-558, 1998.
61) Callicott JH, Mattay VS, Bertolino A, et al: Physiological characteristics of capacity constraints in working memory as revealed by functional MRI. Cereb Cortex 9:20-26, 1999.
62) Koechlin E, Basso G, Pietrini P, et al: The role of the anterior prefrontal cortex in human cognition. Mature 399:148-151, 1999.
63) Baddeley A: Working Memory. Oxford University Press, Oxford, 1986.
64) Baddeley A: Working Memory. Science 255:556-559, 1992.
65) 苧阪直行：ワーキングメモリと前頭葉機能―実行系機能の個人差―．認知神経科学 7:250-255, 2005.
66) Baddeley A: The episodic buffer: a new component of working memory? Trends Cognit Sci 4:417-423, 2000.
67) 苧阪直行：脳と意識のサイエンスの時代に向けて．脳と精神の医学 12:17-22, 2001.
68) Osaka M, Osaka N, Kondo H, et al: Neural basis of individual differences in working memory: An fMRI study. NeuroImage 18:789-797, 2003.
69) 小林 靖：霊長類における帯状回の機能解剖学．Clin Neurosci 23:1226-1230, 2005.

70) 山末英典, 笠井清登: 統合失調症と帯状回. Clin Neurosci 23:1301-1303, 2005.
71) Ingvar DH: Abnormalities of cerebral blood flow distribution in patients with chronic schizophrenia. Acta Psychiat Scand 50:425-462, 1974.
72) Weinberger DR: Implications of normal brain development for the pathogenesis of schizophrenia. Arch Gen Psychiat 44:660-669, 1987.
73) Kishimoto H: Three types of chronic schizophrenia identified using ^{14}C-glucose positron emission tomography. Psychiat Res 21:285-292, 1987.
74) Okubo Y, Suhara T, Suzuki K, et al: Decreased prefrontal dopamine D1 receptors in schizophrenia revealed by PET. Nature 385:634-636, 1997.
75) Harvey I, Ron MA, Du Boulay G, et al: Reduction of cortical volume in schizophrenia on magnetic resonance imaging. Psychol Med 23:591-604, 1993.
76) Raz S: Structural cerebral pathology in schizophrenia: regional or diffuse? J Abnorm Psychol 102:445-452, 1993.
77) Ross CA, Pearlson G: Schizophrenia, the heteromodal association neocortex and development: potential for a neurogenetic approach. Trends Neurosci 19:171-176, 1996.
78) Schlaepfer TE, Harris GL, Tien AY, et al: Decreased regional cortical gray matter volume in schizophrenia. Am J Psychiat 151:842-848, 1994.
79) Egan MF, Goldberg TE, Kolachana BS, et al: Effect of COMT Val 108/158 Met genotype on frontal lobe function and risk for schizophrenia. Proc Natl Acad Sci USA 98:6917-6922, 2001.
80) Weinberger DR, Aloia MS, Goldberg TE, et al: The frontal lobes and schizophrenia. J Psychiat Clin Neurosci 6:419-427, 1994.
81) Buchsbaum MS, Tang CY, Peled S, et al: MRI white matter diffusion anisotropy and PET metabolic rate in schizophrenia. Neuroreport pp. 425-430, 1998.

5. 統合失調症の治療で関係する神経伝達

統合失調症の治療で用いられる主な薬物は抗精神病薬であり、それらは脳内ドパミン神経系に作用する[1]。このことは覚せい剤などのドパミン作動薬が幻覚妄想などの陽性症状を引き起こすことと併せて統合失調症のドパミン過剰説を支持するものである。また、フェンサイクリジン（PCP）は陽性症状のみならず、陰性症状や認知機能障害という統合失調症に生ずる様々な症状に類似した症状を呈し、このPCPはグルタミン酸神経の受容体であるNMDA受容体に作用することから、統合失調症のグルタミン酸機能低下説が提唱されている。しかしながら、グルタミン酸機能低下説に従った治療薬で確立したものは未だないのが現状である。ここではドパミン神経系とグルタミン酸神経系を中心に述べる。また、抗精神病薬により錐体外路系副作用が高頻度で生じ、それには一般的に抗コリン薬が用いられ、線条体におけるドパミン神経とアセチルコリン神経についても述べる。

a） ドパミン神経系

ドパミン神経はドパミンを神経伝達物質として利用する神経であるが、ドパミンはドパミン神経内でチロシンからドーパを経て合成され、それは前シナプスにシナプス小胞内に蓄積されている。シナプス間隙に放出されたドパミンは後シナプス膜上のドパミン受容体に結合し、また一部は前シナプス膜上のドパミントランスポーターを介して再取り込みされて再利用される。また、ドパミンの代謝は、ひとつの経路としてはモノアミン酸化酵素（MAO）によりDOPAC（dihydroxyphenylacetic酸）となり、それがカテコールO-メチル基転移酵素（COMT）によりホモバリニン酸（HVA）へと代謝する。もうひとつの経路はドパミンをCOMTにより3MT（3-methoxytyramine）に分解し、それをMAOでホモバリニンとしホモバリニン酸に代謝するものである。またドパミンはドパミン-β-水酸化酵素によりノルアドレナインとなる。とこでドパミンは酸化されてドパミンキノンなどの酸化ストレスへと変化して蛋白質のSH基と結合して神経毒性を生ずるが、これは生体内に存在する抗酸化物質であるグルタチオンなどにより解毒される。

ドパミン受容体は現在、D1からD5の5つに分類されている。これらはいずれも細胞膜を7回貫通しており、またG蛋白共役型でアデニル酸シクラーゼ（AC）の活性に関与している。D1、D5受容体はD1型と呼ばれACに促進的であり、D2、D3、D4受容体はD2型と呼ばれACに対しては抑制的である。抗精神病薬の多くはこのD2型受容体に結合しているため、ドパミンのD2（型）受容体を介したAC抑制作用を遮断することにより作用を発現していると考えられる。

脳内の主要なドパミン神経系は4つあり、中脳辺縁系、中脳皮質系、黒質線条体系、視床下部下垂体系（または漏斗下垂体系）である（図IV-8）。中脳辺縁系ドパミン神経（A10）は中脳被蓋野から側坐核に延びる神経で、その過活動が幻覚妄想に関与している。中脳皮質系ドパミン神経（A10）も中脳被蓋野に起始核があり前頭前野に終末がある。この神経系の活動低下が陰性症状に関与していると考えられている。ま

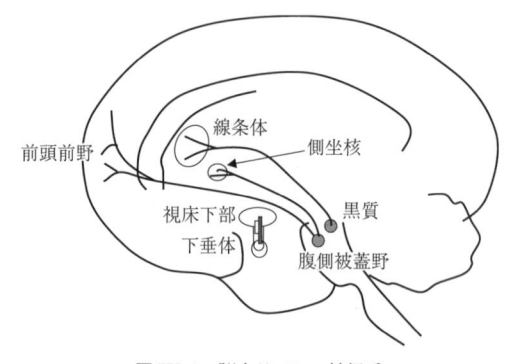

図IV-8 脳内ドパミン神経系

た黒質線条体系ドパミン神経（A9）は運動機能に関係しており，この神経の活動低下はパーキンソン症候群を引き起こす．視床下部下垂体系ドパミン神経（A12）は視床下部から下垂体に伸びる神経で下垂体からのプロラクチン放出を制御しており，ドパミン神経活動の低下は血中プロラクチン濃度を上昇させる．

ところで，抗精神病薬は中脳辺縁系のドパミン神経終末の後シナプス上にあるドパミンＤ２受容体を遮断して抗精神病作用を発現していると考えられている．従って，統合失調症の治療では中脳辺縁系のドパミンＤ２受容体遮断のために抗精神病薬を投与するが，当然全身投与であるため他の３つのドパミン神経系にも作用する．前頭前野のＤ２受容体遮断は思考貧困，感情鈍麻，引きこもりなどの陰性症状の悪化を，線条体のＤ２受容体遮断はパーキンソン症候群などの錐体外路系副作用を起こし，下垂体のＤ２受容体遮断は血中プロラクチン濃度の上昇とそれに伴う無月経や乳汁分泌，女性化乳房などを引き起こす．

b）ドパミン神経系とセロトニン神経系

近年新規非定型抗精神病薬が登場してきているが，これらは錐体外路系の副作用が少なく，また陰性症状を改善させるか少なくとも悪化はさせないという特徴がある．これには新規非定型抗精神病薬がもつセロトニンＳ２Ａ受容体遮断作用とこれらの薬物の低いドパミンＤ２受容体への親和性が関係していると考えられている[2]．

すなわち，黒質線条体系ドパミン神経と中脳皮質系ドパミン神経のドパミン放出はセロトニンＳ２Ａ受容体を介してセロトニンにより制御されている（図IV-9）．新規抗精神病薬はセロトニンＳ２Ａ受容体を遮断するためにこれらの神経系ではドパミン放出が起こり，シナプス間隙では増加したドパミンと新規抗精神病薬がドパミンＤ２受容体結合において競合する．一方，新規抗精神病薬は比較的ドパミンＤ２受容体への親和性が低いため，増加したドパミンにドパミンＤ２受容体結合を譲り，錐体外路症状および陰性症状が軽減する．ところが中脳辺縁系ではこのようなドパミン神経とセロトニン神経との相互作用がないため，新規抗精神病薬の有するセロトニンＳ２Ａ受容体遮断

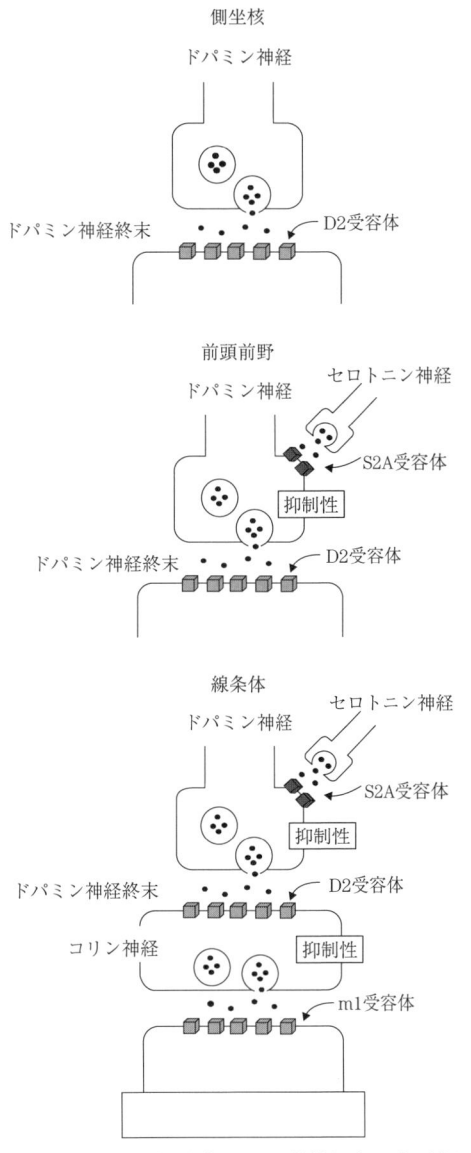

図IV-9 ドパミン神経終末における他神経系との相互作用

作用は抗精神病作用に影響しない．

c）線条体アセチルコリン神経とドパミン神経

線条体には介在性アセチルコリン神経がある．線条体のドパミン神経はこのコリン神経細胞上のドパミンＤ２受容体を介してコリン神経活動に対して抑制的に作用する（図IV-9）．従って抗精神病薬はこのアセチルコリン神経活動の抑制を解除し，アセチルコリンの

過剰放出を促す．その結果パーキンソン症候群などの錐体外路症状が出現する．抗精神病薬の副作用であるパーキンソン症候群の治療でドパミン作動薬を用いない理由としては，ドパミン神経作動薬が結果的に中脳辺縁系ドパミン神経の活動を活性化して精神病症状を悪化させてしまう可能性があることと，そもそも抗精神病薬が既にドパミンD2受容体を遮断してしまっているので，あまり効果が期待されないことであろう．その一方で抗コリン薬は，抗精神病薬によるドパミンD2受容体遮断によって過剰放出されるアセチルコリンの結合部位であるムスカリン受容体を遮断することによってパーキンソン症候群を治療しようというものであり，抗精神病薬による錐体外路系副作用の治療には抗コリン薬が使用される．

d） グルタミン酸神経

グルタミン酸は中枢神経系において主要な興奮性神経伝達物質であり，記憶・学習などの脳高次機能に重要な役割を果たしている．しかし，その機能的な重要性の反面，過剰なグルタミン酸は神経細胞障害作用を持ち，様々な神経疾患に伴う神経細胞死などの原因と考えられている．また，統合失調症の病態にはグルタミン酸神経機能低下やグルタミン酸-グルタミンのサイクル異常が関係していると考えられている[3]．

必須アミノ酸であるグルタミン酸とアスパラギン酸は，血液-脳関門を透過せず循環系から供給されることはない．また，アスパラギン酸からトランスアミナーゼによって，アミノ酸転移を受けて，グルタミン酸が合成される．合成されたグルタミン酸はMg^{2+}-ATP依存的にシナプス小胞に貯留される．Ca^{2+}濃度の上昇によりグルタミン酸は神経終末からシナプス間隙に放出され，シナプス後ニューロンを興奮させる．また，放出されたグルタミン酸はアストロサイトのグルタミン酸トランスポーターにより取り込まれ，グルタミンシンターゼにより，グルタミンに変換される．このグルタミンは，システムN-1によってアストロサイトから遊離してグルタミン酸神経終末に取り込まれ，ミトコンドリア内で，グルタミナーゼによって，加水分解されてグルタミン酸となり，再び神経伝達物質として利用される（図IV-10）．

さて，グルタミン酸の作用は，グルタミン酸の受容体を介して発現される．グルタミン酸受容体は，イオ

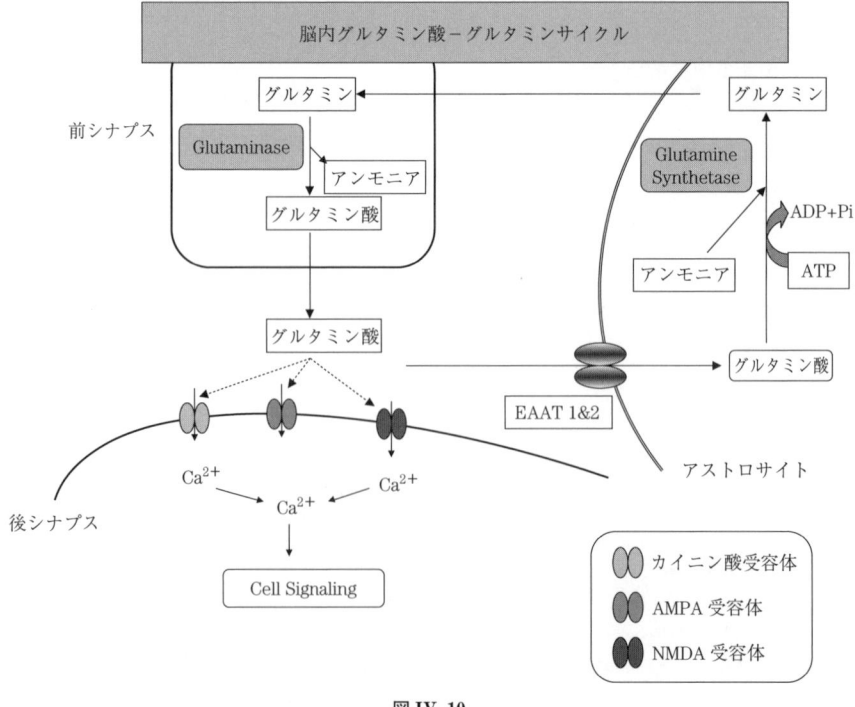

図IV-10

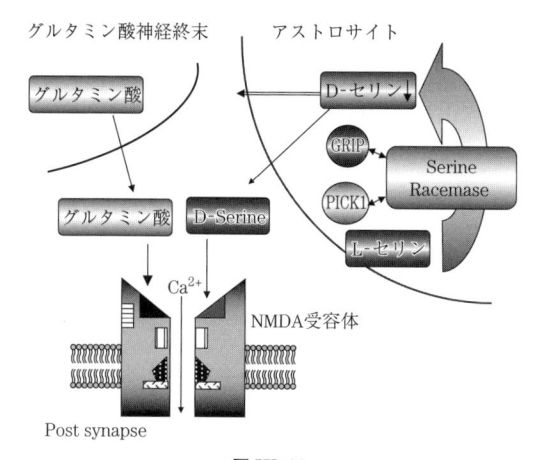

図 IV-11

表 IV-1 各種レセプター遮断に伴う臨床的薬理作用

受容体	臨床的薬理作用
D2	抗精神病作用，EPS，高PRL血症，類陰性症状
5-HT2A（S2A）	EPS保護作用，睡眠改善，陰性症状改善
α1	鎮静（眠気），起立性低血圧，めまい，射精障害
m1	EPS保護，口渇，複視，便秘，尿閉
H1	鎮静（眠気），体重増加

ンチャネル型と代謝型に分類される．イオンチャネル型はさらにNMDA型と非NMDA型に分類される．非NMDA型受容体は，さらにAMPA受容体（キスカル酸受容体）とカイニン酸受容体にわけられるが，これらは，Na^+，K^+を通過させ，中枢における速い興奮性シナプス伝達の大部分を占めると考えられている．また，NMDA受容体チャネルはNa^+，K^+，Ca^{2+}を透過させることにより神経伝達を行うが，このチャネルの開口には，グルタミン酸の他にグリシンやD型セリンの結合，Mg^+による閉塞阻害の解除が必要である．統合失調症ではD型セリン濃度・L型セリン濃度比が低下しておりNMDA受容体機能低下が起きている可能性もある[4]．NMDA受容体を介してグルタミン酸はシナプスの長期増強など記憶・学習，また脳の可塑性に関与していると考えられている．代謝型受容体は，視覚や嗅覚などの感覚伝達やシナプスの可塑性に関与していると考えられてきている．

e） グルタミン酸神経によるドパミン神経制御

線条体ではNMDA受容体を介するグルタミン酸はドパミン神経系に二つの相反する機能を有している[5]．ひとつはドパミン神経終末の前シナプスにありドパミン放出を促進するものである．もうひとつはGABA神経上にありGABA放出を介してドパミン放出を抑制するものである．また前頭前野のグルタミン酸神経はNMDA受容体を介して側坐核のドパミン神経活動を抑制していることも示唆され，前頭前野のグルタミン酸神経活動の低下が側坐核のドパミン神経活動を活性化し統合失調症の症状を引き起こしているという仮説が導かれている[6]．

f） その他の神経伝達系

統合失調症の治療薬の作用部位は先に述べたD2，S2A受容体に加え，ノルアドレナリンα1受容体，ヒスタミンH1受容体を遮断するものも多い．これらは主に鎮静や眠気に作用し，α1受容体遮断は他に起立性低血圧やめまい，射精障害を起こし，H1受容体遮断は体重増加に関与していることが示唆されている（表 IV-1）．また最近，統合失調症の認知機能障害，特に事象関連電位P50抑制障害とアセチルコリン神経のニコチンα7受容体との関係が注目されている[7]．

（伊豫雅臣，橋本謙二）

文　献

1) Seeman P: Anti-schizophrenic drugs--membrane receptor sites of action. Biochem Pharmacol 26(19): 1741-1748, 1977.
2) Kapur S, Remington G: Serotonin-dopamine interaction and its relevance to schizophrenia. Am J Psychiat 153(4): 466-476, 1996.
3) Hashimoto K, Engberg G, Shimizu E, Nordin C, Lindstrom LH, Iyo M: Elevated glutamine/glutamate ratio in cerebrospinal fluid of first episode and drug naive schizophrenic patients. BMC Psychiat 5:6, 2005.
4) Hashimoto K, Fukushima T, Shimizu E, Komatsu N, Watanabe H, Shinoda N, Nakazato M, Kumakiri C, Okada S, Hasegawa H, Imai K, Iyo M: Decreased serum levels of D-serine in patients with schizophrenia: evidence in support of the N-methyl-D-aspartate receptor hypofunction hypothesis of schizophrenia.

Arch Gen Psychiat 60(6):572-576, 2003.
5) Javitt DC, Sershen H, Hashim A, Lajtha A: Inhibition of striatal dopamine release by glycine and glycyldodecylamide. Brain Res Bull 52(3):213-216, 2000.
6) Deutch AY: The regulation of subcortical dopamine systems by the prefrontal cortex: interactions of central dopamine systems and the pathogenesis of schizophrenia. J Neural Transm (Suppl.)36:61-89, 1992.
7) Koike K, Hashimoto K, Takai N, Shimizu E, Komatsu N, Watanabe H, Nakazato M, Okamura N, Stevens KE, Freedman R, Iyo M: Tropisetron improves deficits in auditory P 50 suppression in schizophrenia. Schizophr Res 76(1):67-72, 2005.

6. 精神薬理学

6.1 抗精神病薬の脳内受容体占拠率と薬効

抗精神病薬はchlorpromazine, haloperidolの登場以来, 統合失調症を始めとした精神疾患に長く使われている. これら抗精神病薬は, その後, radioreceptor assay法により, ドーパミンD_2受容体に親和性が高く, また, 臨床用量と受容体結合能との関係から, これらの作用部位は主にドーパミンD_2受容体であることが明らかとなってきた[1]. しかしその臨床用量の決定は経験によることが多く, また血中濃度と臨床効果との相関は低く, 用量設定に科学的根拠は乏しい. 適切な用量を決定するにはそれら薬剤の脳内の作用部位への占拠率などをモニターする必要がある.

また, これらの薬物に反応しない統合失調症患者の存在が明らかとなってきた[2]. 更にドーパミンD_2受容体への親和性の高い抗精神病薬は急性作用としてパーキンソン症候群などの副作用を引き起こしやすく, 長期投与により遅発性ジスキネジアという不可逆的となることの多い副作用を引き起こすことも知られている. このような錐体外路症状のために充分量の抗精神病薬を投与できずに, 精神病の治療が困難となっている症例も認められている. これらはドパミンD_2受容体の選択的遮断を目的とした抗精神病薬開発の方向を変えるものである. 実際に近年では新しいタイプの抗精神病薬が複数でてきている. しかし新しい抗精神病薬の臨床用量の決定においても, それらの脳内濃度や作用部位への占拠率などが情報としてあることが, 根拠のある薬物療法を行うには重要であろう. 特に複数の神経受容体に作用することを意図した薬物では複数の受容体に異なる親和性で結合することによりその効果を発現するので, 適正用量の決定には微妙な調整が要求される. 従って, それら薬物の脳内受容体占拠率を測定できれば, その調整に合理的な根拠を持たせることができ, 臨床的に極めて有用である.

近年のポジトロンCT (PET) やSPECTなどインビボ受容体イメージング技術の進歩により, 生きた人を対象として脳内受容体占拠率を測定することが可能となってきている. 本稿では, PETやSPECTの報告をもとに抗精神病薬の受容体占拠率について述べる.

a) インビボ受容体イメージングによる占拠率測定

PETでは短寿命の陽電子放出核種で標識した放射性リガンドを静脈注射により体内へ投与し, 脳内からの放射能を検出する. 検出した放射能の脳内分布や経時的変化を解析することにより脳局所の受容体数を反映する定量値を求める. ところで図IV-12に概念図を示したが, 薬物が既に受容体を占拠していれば, 非占拠時に比べて放射性リガンドの結合量は減少し, 結果としてPETカメラで測定される放射能は減少する. 図IV-13は^{11}C-N-methylspiperoneをトレーサとし

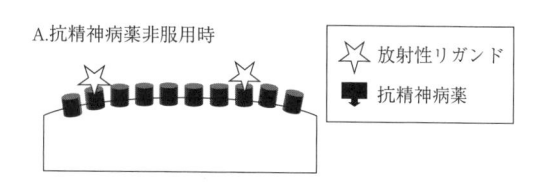

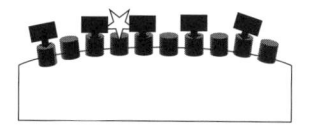

図IV-12 PETによる受容体数および占拠率測定の概念図

放射性薬剤 (トレーサ) がある濃度では受容体10個に対して2個の割合で結合する関係にあるとする. もし抗精神病薬により受容体の半数が占拠されていれば, 放射性薬剤は1個だけ結合する. すなわち, PETで測定される放射能は受容体が占拠されていれば減少するのである.

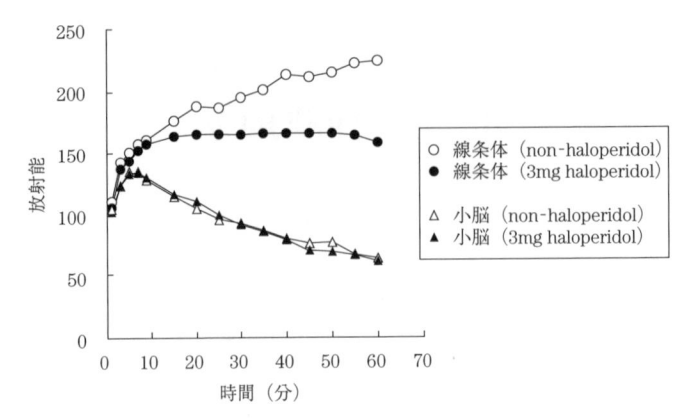

図 IV-13 健康ボランティアを対象に，^{11}C-N-methylspiperone をトレーサとした PET 検査の時間放射能曲線

同一者で haloperidol 3 mg 内服時と非内服時に検査を行なったもので，ドーパミン D_2 受容体が多い線条体では haloperidol 内服により放射能の蓄積が減少している．一方，D_2 受容体が存在しない小脳では両者に差はない．

た PET 検査で，D_2 受容体を遮断する haloperidol 3 mg を投与すると線条体での放射能集積が減少しているのが理解できる．このような検査で，受容体占拠率が測定でき，その受容体占拠率と，臨床効果や副作用，生理学的効果[3]の関係を低い侵襲性で調べることができる．抗精神病薬については Smith ら[4]や Farde ら[5]による治療中の統合失調症患者を対象とした，PET によるドーパミン D_2 受容体の占拠率測定以来，抗精神病薬の治療用量における脳内受容体占拠率が明らかとなってきた．

この方法では，放射性リガンドや薬物と受容体の結合関係は定常状態で一定の関係を保っていると仮説され，その法則に従って抗精神病薬の受容体占拠率は算出される．簡略化した算出方法を示す[6]．PET で放射性リガンドを用いて受容体を測定した場合，薬物を投与されていない状況では，スキャッチャードの式により下記のように $Bmax/Kd^*$ が求められる．

$$B_0^*/F_0^* = -1/Kd^*(B_0^* - Bmax)$$

放射性リガンド量はきわめて少量で B_0^* が $Bmax$ と比較して無視できれば上記は

$$B_0^*/F_0^* = Bmax/Kd^*$$

ここで，B_0^*，F_0^*，Kd^* はそれぞれこの状況における放射性リガンドの受容体に結合している量，非結合の放射性リガンド濃度，放射性リガンドの解離定数である．また，抗精神病薬を投与されている状況では

$$B_1^*/F_1^* = B'max/Kd^*$$

となる．ここで B_1^*，F_1^* はそれぞれこの状況における放射性リガンドの受容体に結合している量，非結合の放射性リガンド濃度であり，$B'max$ は $Bmax-B$ とも表され，B は受容体に結合している抗精神病薬の量である．この2つの状況における PET を施行し，以下の式により受容体占拠率が求まる．

$$B/Bmax \times 100 = \{1-(B_1^*/F_1^*)/(B_0^*/F_0^*)\} \times 100$$
($=$ 占拠率（%）)

一方，占拠率はミカエリス・メンテンの式より

$$B/Bmax \times 100 = 1/(1+Kd/F) \times 100 \quad \cdots\cdots\cdots ①$$

と表される．ここで Kd，F は対象となる抗精神病薬の解離定数と非結合濃度である．ここでおわかりのように，受容体占拠率を決定するものは，薬物の解離定数 Kd と非結合薬物濃度 F である．濃度が脳内で一定であれば，受容体数の多少に関わらず，脳内各部位で受容体占拠率は一定となる．

近年，複数の受容体に結合する新規抗精神病薬が登場してきているが，現在ドーパミン D_1，D_2 受容体，セロトニン 5-HT_{2A} 受容体，ムスカリン受容体などの測定が PET で可能となってきており，上記のような式を用いて，それぞれの受容体占拠率を測定することが可能となってきている．

b）抗精神病薬の用量と受容体占拠率の関係

定型的な抗精神病薬はドーパミン D_2 受容体をブロックすることにより抗精神病作用を発現している．PET や SPECT を用いて，抗精神病薬の用量または血液中濃度と脳内の占拠率との間に関係や，治療量の抗精神病薬のドーパミン D_2 受容体占拠率，また，パーキンソン症状などの錐体外路症状の出現する際の受容体占拠率が明らかとなってきている．

まず，haloperidol の血漿中濃度と脳内の D_2 受容体占拠率との関係であるが，①式のような双曲線で表され，非結合濃度を血漿中濃度としその濃度をもとにした Kd をインビボ Kd[6]とすると図IV-14のようなグラフになる．すなわち，血漿中濃度が上昇すると徐々に占拠率は増加する．しかし約80%の占拠に達する血漿中濃度 10 ng/ml を超えるとそれ以上濃度が上昇しても占拠率はほとんど変化せず，ほぼ飽和してしまう状況となる．また，我々は式①におけるインビボ Kd がおよそ 2.7 ng/ml であることを推定した．この式を用いて，haloperidol の血漿中濃度からおよその脳内 D_2 受容体占拠率が推定できる．Fitzgerald ら[7]によってもこのような関係は報告されている．そして重要なことは，血漿中抗精神病薬濃度から脳内受容体占拠率が推定できることと，D_2 受容体占拠率という観点からすれば多剤大量投与は全く無意味であり，むしろその症例にとっては D_2 受容体遮断による治療が必ずしも有効でないことを示していることが示唆されることであろう．

c）受容体占拠率と臨床効果
1）定型抗精神病薬

急性精神分裂病を対象に少量の haloperidol（2 mg/day）を2週間内服させたところ，平均 D_2 受容体占拠率は約70%であり，haloperidol 反応群ではこの投与量で治療効果があったと報告されている[8]．また，抗精神病薬への非反応群では高い D_2 受容体占拠にも関らず治療効果はあがらない[9]．少量の haloperidol decanoate（30-50 mg/4 w）を投与した際の D_2 受容体占拠率とその臨床効果についても報告されている[10]．注射一週間後に占拠率は73%（60-82%）であり，4週間後には占拠率は52%（20-74%）であった．そして，この量で統合失調症の再燃は予防できるとしている．Farde ら[5]は種々の抗精神病薬の臨床量における D_2 受容体占拠率について報告しているが，定型抗精神病薬はおよそ70%以上の D_2 受容体占拠率となっている[11]．これらから，精神分裂病で定型的抗精神病薬への反応群では D_2 受容体の約70%以上の占拠でその効果を発現することが示唆される．

ところが，精神薬では，70%以上の高い D_2 受容体占拠率で錐体外路系の副作用が出現しやすくなる．これはパーキンソン病においてその症状が発現するのが，ドーパミン神経が50-80%脱落したときであるという報告とよく一致している[12]．

以上のような D_2 受容体占拠率と治療効果及び錐体外路系の副作用を考え合わせると，定型的抗精神病薬では D_2 受容体占拠率が70%位を目処に投与されるのが適切であり，それで効果が認められない時には，D_2 受容体占拠率という観点からは増量しても効果はあまり期待できず，副作用のみの増強ということが推測される．

これに対して定型抗精神病薬である haloperidol は 5-HT_{2A} 受容体占拠はほとんどなく，chlorpromazine で69%以下[13]，thioridazine は50%以上[11]と報告されている．

2）非定型抗精神病薬の受容体占拠率

非定型抗精神病薬である clozapine は，難治例に効果があり，また，錐体外路症状の発現が少ないとされ

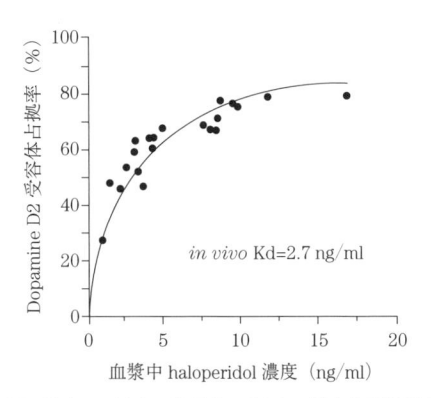

図IV-14 Haloperidol で治療中の21人の統合失調症患者を対象に行なった PET 検査により，haloperidol の血漿中濃度と D_2 受容体占拠率が双曲線関係にあり，大量では D_2 受容体をほぼ飽和していることがわかる．（文献4), 6)より）

ている．この薬剤においては臨床用量で D_2 受容体を最大60から70％占拠している[13,14]．定型的といわれる抗精神病薬に比べて低い D_2 受容体占拠率によってその臨床効果をあげていることが伺える．clozapine の D_1, D_2, 5-HT_{2A} 受容体占拠率は治療量でそれぞれ，36-59％，20-67％，70-90％と報告されている[13]．これらから，clozapine は中等度の D_1 受容体占拠と D_2 受容体占拠，及び高い 5-HT_{2A} 受容体占拠によりその作用を発現していることがわかる．しかし，これら以外の受容体に作用することにより clozapine はその特異な薬理効果を発現している可能性もあり，今後更に検討を重ねる必要があろう．

一方，risperidone は 6 mg/day で 5-HT_{2A} 受容体を78％から88％占拠し，D_2 受容体は75％から80％占拠する[15]．また，Kapur ら[15]によれば，risperidone は 2 mg/day で D_2 受容体を59％から71％占拠し，6 mg/day で74％から83％占拠しており，この範囲内で用量依存性に増加する（図IV-15）．副作用の面からは受容体占拠率が高いと抗パーキンソン病薬を必要としない軽度の錐体外路症状が出現する[16]．risperidone は 5-HT_{2A} 受容体への親和性が D_2 受容体へのそれよりも大きく，5-HT_{2A} 受容体を少量のときから高率に占拠している．また，定型的抗精神病薬の D_2 受容体占拠率を参考にすると risperidone は 6 mg/day 以上では錐体外路症状を発現する可能性が高い．しかしこの錐体外路症状は軽度である．このことは，risperidone は 5-HT_{2A} 受容体をブロックすることにより，線条体におけるドーパミン放出を促すことが示唆されているため[17]，錐体外路症状が少ないことによるのかも知れない．risperidone の抗精神病作用が D_2 受容体をブロックすることにより発現するのか，それとも 5-HT_{2A} 受容体をブロックすることにより発現するのか興味の持たれるところである．しかし，risperidone は 2 mg/day で D_2 受容体占拠率は59％から71％占拠しており，これは少量の haloperidol 治療時における D_2 占拠率と類似していることから，この D_2 占拠率でも抗精神病作用が発現してもおかしくない．従って，5-HT_{2A} 受容体占拠による抗精神病作用については不明である．一方，陰性症状の改善に関しては，やはり haloperidol などと異なり高い 5-HT_{2A} 受容体占拠があり，この占拠率は clozapine に匹敵することから，risperidone はこの 5-HT_{2A} 受容体ブロックを介して陰性症状改善に寄与しているのかも知れない．

Olanzapine 5-60 mg/day 服用で D_2 受容体占拠率は 43-89％であり[18]，risperidone または低用量

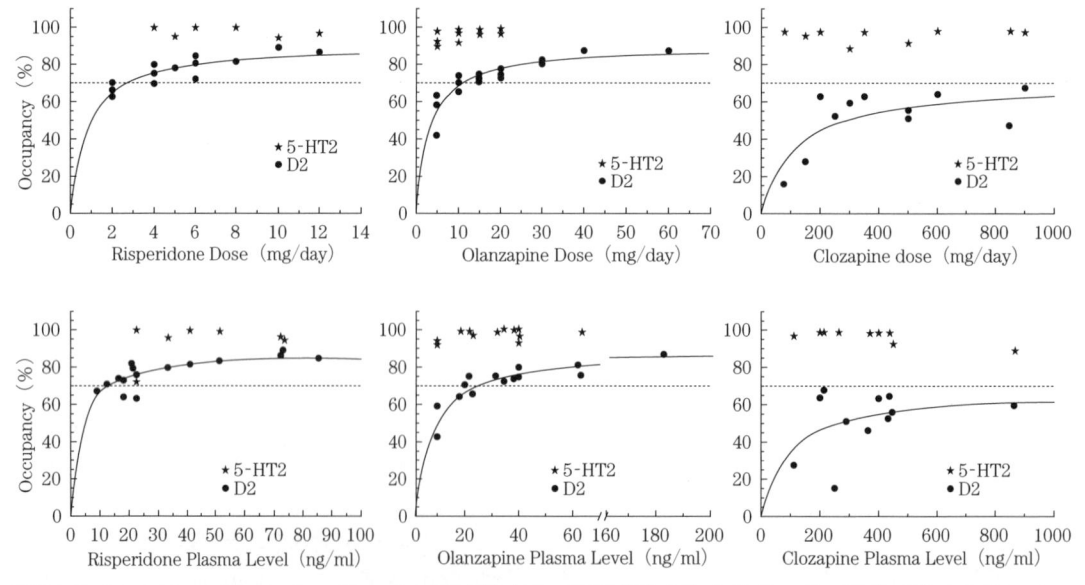

図 IV-15　Risperidone, Olanzapine, Clozapine の投与量（上），血漿中濃度（下）とドパミン D_2 受容体（●）およびセロトニン S(5-HT)$_{2A}$ 受容体（★）占拠率の関係を示した図である．（文献 18）より）

haloperidol と同程度の占拠率である（図IV-15）．Olanzapine は錐体外路症状や高プロラクチン血症という副作用発現が少ないといわれている．抗精神病薬による錐体外路症状は線条体 D_2 受容体の遮断，高プロラクチン血症は下垂体 D_2 受容体の遮断により惹起されると考えられているが，olanzapine における比較的高い D_2 受容体占拠率から，一元的にそれら副作用が D_2 受容体遮断に起因するものと考えることはできないのかもしれない[19]．一方 5-HT_{2A} 受容体遮断は risperidone や clozapine と同様に D_2 受容体遮断よりも強い[18]．

Quetiapine[20] も錐体外路症状や高プロラクチン血症という副作用発現が少ない新規の抗精神病薬である．臨床用量である 450-750 mg/day で D_2 受容体は 30-41％，5-HT_{2A} 受容体は 57-74％という占拠率が報告されている（図IV-16.A）．D_2 受容体占拠率は risperidone よりは clozapine に近く，低占拠率である．また血漿中濃度と D_2 受容体占拠率との関係は図IV-16.B に示されるように 100 ng/ml 以上で線形の相関が 50％占拠率までみられる．受容体占拠率と薬物血漿中濃度は前記したように双曲線関係にあり，50％前後では線形に近似することを考えると，この結果は理解できる．また，20％以上の D_2 受容体占拠率で精神病症状が改善していることから，少なくともそれ以上の占拠率が精神病症状改善には必要なのであろう．5-HT_{2A} 受容体占拠率は他の非定型抗精神病薬に比べて，その立ちあがりは鈍い．しかし，D_2 受容体占拠が臨床効果を発現するレベルに達したときには 70％以上の占拠を示している（図IV-16.A）．

さて，わが国では 2006 年に上市された Aripiprazole はドパミン部分アゴニストという従来にない抗精神病薬である．しかし，この薬剤もその基本的な薬

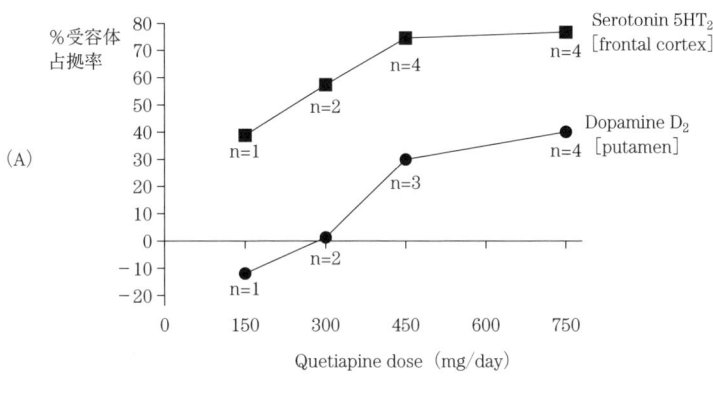

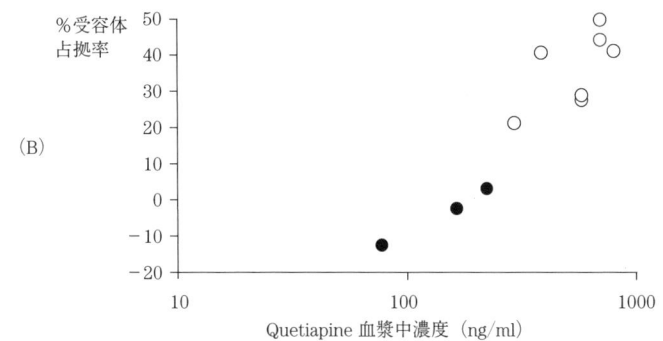

図IV-16 Quetiapine の臨床用量（A）および血漿中濃度（B）とドパミン D_2 受容体（●）とセロトニン S(5-HT)$_{2A}$ 受容体（■）占拠率の関係を示した図である．血漿中濃度と D_2 受容体占拠率との関係は 100 ng/ml 以上で線形の相関が 50％占拠率までみられる（B）．B において（●）非改善群，（○）改善群．（文献 20）より）

理作用はドパミンD_2受容体に結合することにより発現する．Aripiprazoleの脳内D_2受容体占拠率はYokoiら[21]によって報告されており，この用量・占拠率曲線は他の抗精神病薬と同様に，非線形の関係となっており[11]，15 mg以上で占拠率はほぼ頭打ちとなり，用量が増えてもおよそ90％以上の高い占拠率で安定する．もしアンタゴニストであれば錐体外路系の副作用や高プロラクチン血症は必発であろう．しかしながら，部分アゴニストであるため，一定のアゴニスト効果があり，Grunderらは20％程度であろうと推定している[22]．従って実際のD_2受容体遮断効果は，PETにより測定される占拠率から約20％を差し引いたものと等しいと考えてよいかもしれない．その結果，15 mg以上では90％以上のD_2受容体占拠率にも関わらず，錐体外路系副作用なく抗精神病効果が発揮されることが推測される．

現在までのPET，SPECT研究をまとめると，定型抗精神病薬ではD_2受容体占拠率が治療域と副作用域が重なり合い，非定型抗精神病薬ではそれらが分離している（図IV-17）．ただし，ドパミン部分アゴニストであるaripiprazoleはアゴニスト作用を有することから臨床用量で高いD_2受容体占拠率となっている．

d） インビボ占拠率測定の問題点

PETやSPECTを用いたインビボ占拠率測定においての問題点について述べたい．まず，これらで測定できる受容体の種類は限られており，今回ここで挙げたD_1，D_2，5-HT_{2A}受容体以外の受容体占拠率についてはほとんど知られていない．受容体測定ではPETなどで得られる局所の時間放射能曲線をもとに数学的モデル解析により受容体数を反映する値を求めているが，この解析法については未だ検証が充分でない．薬物が受容体に結合した状態でのPET，SPECT測定では受容体に結合している放射能が少ないため，SN比が悪くなり測定精度が下がる．また，PET施設は少ないため，この方法を一般の臨床に応用するのは困難であることなどが挙げられよう．

最後に　PETやSPECTによる薬物の脳内受容体占拠率測定により，薬物の血中濃度と脳内受容体占拠率の関係が明らかになれば，血中濃度から占拠率を推定できるようになる．また，統合失調症における治療で最も重要な受容体を検出できることは症状の発現機序の解明につながるであろうし，治療への反応性と受容体占拠率の関係からは統合失調症の薬理学的にみた亜型分類なども可能となろう．そして，この受容体占拠率についての研究は合理的な治療戦略の確立には極めて重要であると考えられる．

（伊豫雅臣，橋本謙二）

文　献

1) Seeman P: Brain dopamine receptors. Pharmacol Rev 32:229-313, 1980.
2) Garver DL, Zemlan F, Hirschowitz J, et al: Dopamine and non-dopamine psychoses. Psychopharmacology 84:138-140, 1984.
3) Shinotoh H, Iyo M, Yamada T, et al: Detection of benzodiazepine receptor occupancy in the human brain by positron emission tomography. Psychopharmacology 99:202-207, 1989.
4) Smith M, Wolf AP, Brodie JD, et al: Serial [18 F]N

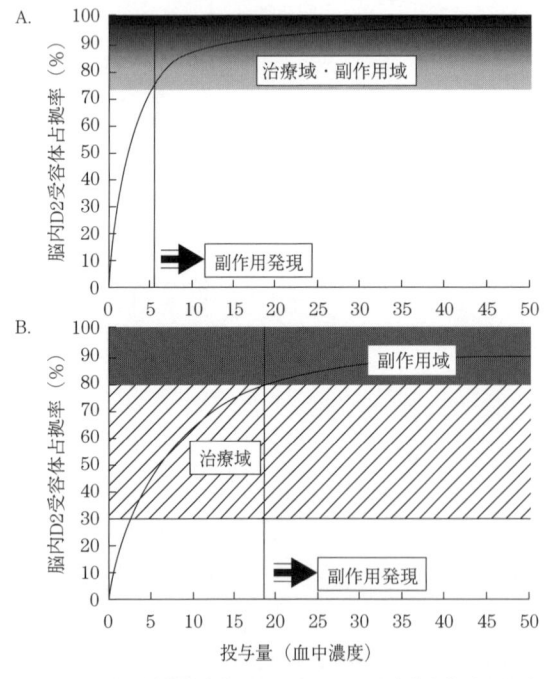

図IV-17　定型抗精神病薬ではドパミンD_2受容体占拠率が治療域と副作用域が重なり合い（A），非定型抗精神病薬ではそれらが分離している（B）．

-methylspiroperidol PET studies to measure changes in antipsychotic drug D-2 receptor occupancy in schizophrenic patients. Biol Psychiatry 23:653-663, 1988.
5) Farde L, Wiesel FA, Halldin C, et al: Central D2-dopamine receptor occupancy in schizophrenic patients treated with antipsychotic drugs. Arch Gen Psychiat 45:71-76, 1988.
6) Iyo M, Itoh T, Yamasaki T, et al: D2 receptor occupancy and plasma concentration of antipsychotics. Biol Psychiat 28:1067-1068, 1990.
7) Fitzgerald PB, Kapur S, Remington G, Roy P, Zipursky RB: Predicting haloperidol occupancy of central dopamine D2 receptors from plasma levels. Psychopharmacology 149:1-5, 2000.
8) Kapur S, Remington G, Jones C, et al: High levels of dopamine D2 receptor occupancy with low-dose haloperidol treatment: a PET study. Am J Psychiatry 153:948-950, 1996.
9) Wolkin A, Brodie JD, Barouche F, et al: Dopamine receptor occupancy and plasma haloperidol levels. Arch Gen Psychiatry 46:482-483, 1989.
10) Nyberg S, Farde L, Halldin C, et al: D2 dopamine receptor occupancy during low-dose treatment with haloperidol decanoate. Am J Psychiatry 152:173-178, 1995.
11) Nyberg S, Nakashima Y, Nordstrom AL, et al: Positron emission tomography of in-vivo binding characteristics of atypical antipsychotic drugs. Br J Psychiat 168:40S-44S, 1996.
12) Jellinger K: The pathology of Parkinson's disease. In: Movement Disorders. 2nd ed (eds, Marsden CD, Fahn S) pp. 124-164, Butterworths, London, England, 1987.
13) Nordstrom AL, Farde L, Nyberg S, et al: D1, D2, and 5-HT2 receptor occupancy in relation to clozapine serum concentration: a PET study of schizophrenic patients. Am J Psychiat 152:1444-1449, 1995.
14) Pickar D, Su TP, Weinberger DR, et al: Individual variation in D2 dopamine receptor occupancy in clozapine-treated patients. Am J Psychiat 153:1571-1578, 1996.
15) Farde L, Nyberg S, Oxenstierna G, et al: Positron emission tomography studies on D2 and 5-HT2 receptor binding in risperidone-treated schizophrenic patients. J Clin Psychopharmacol 15:19S-23S, 1995.
16) Kapur S, Remington G, Zipursky RB, et al: The D2 dopamine receptor occupancy of risperidone and its relationship to extrapyramidal symptoms: a PET study. Life Sci 57:PL 103-107, 1995.
17) Kapur S, Remington G: Serotonin-dopamine interaction and its relevance to schizophrenia. Am J Psychiat 153:466-476, 1996.
18) Kapur S, Zipursky RB, Remington G: Clinical and theoretical implications of 5-HT2 and D2 receptor occupancy of clozapine, risperidone, and olanzapine in schizophrenia. Am J Psychiat 156:286-293, 1999.
19) Lavalaye J, Linszen DH, Booij J, Reneman L, Gersons BP, van Royen EA: Dopamine D2 receptor occupancy by olanzapine or risperidone in young patients with schizophrenia. Psychiat Res 92:33-44, 1999.
20) Gefvert O, Lundberg T, Wieselgren IM, Bergstrom M, Langstrom B, Wiesel F, Lindstrom L: D(2) and 5HT (2A) receptor occupancy of different doses of quetiapine in schizophrenia: a PET study. Eur Neuropsychopharmacol 11:105-110, 2001.
21) Yokoi F, Grunder G, Biziere K, et al: Dopamine D2 and D3 receptor occupancy in normal humans treated with the antipsychotic drug aripiprazole (OPC 14597): a study using positron emission tomography and [11C] raclopride. Neuropsychopharmacology 27(2):248-259, 2002.
22) Grunder G, Carlsson A, Wong DF: Mechanism of new antipsychotic medications: occupancy is not just antagonism. Arch Gen Psychiat 60(10):974-977, 2003.

6.2　抗精神病薬の薬理作用と臨床成績
　　　―第二世代以降の抗精神病薬を中心に

　クロールプロマジン，ハロペリドールを中心とする抗精神病薬（従来型抗精神病薬または第一世代抗精神病薬）はその優れた抗幻覚妄想作用により統合失調症の薬物療法の歴史のなかで大きな足跡を残した．その薬理作用の探求から，抗精神病作用にはドパミンD2受容体の遮断が欠かせないということ，しかしそれだけでは治療効果と副作用を切り離せないということも明らかにされた．ハロペリドールの開発から間もなくして1961年にdibenzodiazepine系のクロザピンが合成された．1970年代に，クロザピンは無顆粒球症を引き起こすために各国で開発を中止された経緯があるが，アメリカでは治療抵抗性の症例を対象にしたクロールプロマジンとの二重盲検比較試験[45]に於いて卓越した効果を持つことが明らかになり，米国をはじめ各国で厳重な血液モニタリングの条件のもとで承認されている．この間に新しい抗精神病薬の開発の主流を担ったのがドパミンD2受容体・セロトニン5HT2A受容体に拮抗作用をもつ薬物（serotonin dopamine antagonist, SDA）である．ベルギーのヤンセン社が最終的に合成したSDAがリスペリドンであり，わが国では1996年に上市された．これに続きわが国では2001年にクエチアピン，ペロスピロン，

オランザピンが一斉に上市された．この4剤を第二世代抗精神病薬という．第二世代抗精神病薬の最大の利点は錐体外路症状が大幅に軽減されたことであるが，症状の改善の面でも優れていることがいくつかのメタ解析[23,72,73]で明らかにされている．例えば，急性期の統合失調症患者に第二世代抗精神病薬と第一世代抗精神病薬とを無作為に4〜6週投与し比較した試験124編の論文をメタ解析した結果，クロザピン，オランザピン，リスペリドンは第一世代抗精神病薬よりも優位に勝っていたという報告[23]，リスペリドン，オランザピン，クエチアピンがいずれもプラセボよりも，またリスペリドン，オランザピンがハロペリドールよりも陰性症状に対して優れた効果があるというメタ解析の報告[73]がそれである．再発予防効果に関するメタ解析[72]でも，第二世代抗精神病薬は従来型抗精神病薬よりも再発予防率が有意に高かったと報告されている．しかしその後，オランザピンを中心に体重増加，耐糖能異常，脂質代謝異常の誘発が大きな問題となってきている[30,65,70,87]．このような状況のなかでドパミンD2受容体の部分作動薬としてアリピプラゾールが新たに開発され，わが国でも2006年に上市された．アリピプラゾールは第二世代抗精神病薬でみられた体重増加，耐糖能異常，脂質代謝異常を殆ど欠き[81]，第二世代抗精神病薬に対して優位に立った第三世代抗精神病薬として位置づけられている．本稿では第二世代以降の抗精神病薬の一長一短が理解できるように，薬理作用，臨床成績，副作用について概説した．

a) 第二世代以降の抗精神病薬の薬理作用
1) D2受容体と5HT2A受容体，その他の受容体への親和性と占有率

ハロペリドールを中心とする第一世代抗精神病薬の開発は抗D2作用に基づいて行われてきた．この薬理作用自体は少なくとも上市されている全ての抗精神病薬にも備わっており，抗精神病作用に必須の条件と考えられる[106,107]．若干の例外はあるものの，D2受容体遮断力価と抗精神病薬の臨床用量が直線的に相関することが証明されている[106,107]．しかし抗D2作用が錐体外路症状・高プロラクチン血症の原因であるため，その後の抗精神病薬開発の戦略はこれらの副作用を回避する薬物の開発に向かったのである．

ハロペリドールと第二世代以降の抗精神病薬の主な神経伝達物質の受容体への親和性すなわちKi値を表IV-2に示す．低い値のKi値(nM)は高い親和性で受容体に結合することを示しており，0.1桁ないし1桁は非常に高い親和性，2桁はそれに次ぐ高い親和性，3桁は中等度の親和性であることを示す．一般に抗精神病作用はD2受容体の60-70%占有，錐体外路症状は75-80%占有で起こるとされている[47,88]．第一世代抗精神病薬は狭い範囲の用量で線条体のD2受容体の70-90%を速やかに占有するため，抗精神病効果と錐体外路症状出現に対応する用量は近接している[47]．一方，第二世代抗精神病薬はD2受容体の占有に要する用量の幅が広いため，錐体外路症状が出現する手前で抗精神病効果を期待できる用量を設定することが可能である[49,50,88]．この優れた特徴は第1にD2

表IV-2 in vitroにおける各抗精神病薬の受容体に対するKi値(nM)

抗精神病薬の各種受容体へのin vitroでの親和性をKi値(nM)で表す．略号：D2, ドパミンD2受容体；5HT2A, セロトニン5HT2A受容体；5HT1A, セロトニン5HT1A受容体；α1, α1ノルアドレナリン受容体；α2, α2ノルアドレナリン受容体；H1, ヒスタミンH1受容体；M1, M1ムスカリンアセチルコリン受容体；Ki D2/Ki 5HT2Aは各抗精神病薬のD2受容体に対するKi値と5HT2A受容体に対するKi値の比を表す．この比が大きいほどserotonin dopamine antagonist (SDA)の特徴が強くなると考えられる．

	D_2	$5HT_{2A}$	$5HT_{1A}$	$α_1$	$α_2$	H_1	M_1	Ki D_2/Ki $5HT_{2A}$	引用文献
Haloperidol	1.2	27	1,500	19	>10,000	4,400	4,400	0.044	74,105)
Risperidone	3.1	0.16	420	2.4	7.5	2.1	>10,000	19	74,105)
Perospirone	1.4	0.61	2.9	17	408	1.8	>1,000	2.3	36,54)
Olanzapine	11	4	>1,000	19	230	7	1.9	2.8	14)
Quetiapine	329	148	720	90	270	30	>10,000	2.2	37)
Clozapine	152	3.3	145	24	159	0.78	33	46	74,105)
Aripiprazol	3.3	8.7	5.6	26	74	25	6,780	0.38	110)

受容体への親和性に対して5HT2A受容体への親和性が優位であることで説明されている。第二世代抗精神病薬を低用量から高用量へ展開すると、5HT2A受容体の占有がD2受容体の占有よりも先行する[49,74,105]。セロトニンは黒質線条体ドパミンニューロンを抑制的に神経支配しているため、ドパミンニューロンに対するセロトニンによる抑制がSDAの抗5HT2A作用によって解除されることにより線条体の細胞外ドパミン濃度が上昇し、抗D2作用から生じる錐体外路作用が緩和されると考えられている[105]。実際に初発未投薬の患者を対象にハロペリドール、リスペリドン、オランザピンをそれぞれ投与してポジトロンエミッショントモグラフィー（PET）によってD2受容体の占有の程度と錐体外路症状の発現を検討した研究[47,50,88]によってこのことが裏付けられている。第2にクロザピン、クエチアピンは内在性ドパミンよりも線条体のD2受容体への親和性が低くかつ占有率が60％に達するのは投与から2-3時間後までに限られるため錐体外路症状は引き起こされないという説明もなされている[48,114]。第三世代抗精神病薬とみなされD2受容体の部分作動薬であるアリピプラゾールのD2受容体に対する親和性はハロペリドールとほぼ同等である[110]。しかもアリピプラゾールは第一世代抗精神病薬に類似して狭い用量の範囲で線条体のD2受容体を80-90％まで占有することが報告されている[129]。にもかかわらずアリピプラゾールが錐体外路症状をほとんど引き起こさないのはD2受容体への部分作動薬であるからである[13]。

全ての抗精神病薬が共通してドパミンD2受容体遮断作用をもつことを主な根拠にして、実際の臨床効果も勘案して抗精神病薬同士の等価換算関係についていくつかの案が提案されている。表IV-3に稲垣ら[40]が提案した等価換算を改変したものを示す。この表にあるように基準となる抗精神病薬の量によって換算関係は微妙に変化してくる。

2） Fosの免疫組織化学

抗精神病薬の標的脳部位は最初期遺伝子産物Fosの免疫組織化学でマッピングすることができる。抗精神病薬の急性単回投与後に脳部位を細かく分けてFosの免疫組織化学が調べるものである。第1にすべての抗精神病薬は線条体内側部と側坐核、外側中隔でFosを誘導する[100,102]。第2は錐体外路症状の発現の予測で、ハロペリドール、クロルプロマジンなど錐体外路症状を引き起こしやすい第一世代抗精神病薬は線条体背外側部にFosを誘導するが、クロザピン、クエチアピンなどの第二世代抗精神病薬は同部位でFosをほとんどまたはごくわずかしか誘導しない[100,102]。そのため錐体外路症状の発現を予測する指標として側坐核と線条体背外側部でのFos発現陽性細胞数の差がatypical indexとして提唱された[102]。正のatypical indexを示す第二世代抗精神病薬は側坐核優位に、負のatypical indexを示す第一世代抗精神病薬は線条体背外側部優位に、それぞれFosを誘導するとされた[102]。ところで側坐核はcoreとshellに分かれ、後者は扁桃核中心核、分界条床核、無名領とともに認知・感情などの精神機能に関与するextended amygdalaと呼ばれる領域の一部とされ、クロザピンによってFos誘導が起こることが報告されてい

表 IV-3 抗精神病薬の等価換算

値は投与量（mg/day）を示す。稲垣ら[40]を基に、ペロスピロンとハロペリドールの等価換算が4：1であることから作成した。

Chlorpromazine	60	80	175	250	350	500	550	800	900	1,300
Fluphenazine	1	1	5	5	7.5	10	12.5	15	20	30
Perphenazine	4	6	12	16	24	32	40	54	64	88
Haloperidol	1	1.5	3.5	5	7.5	10	11.5	17	20	30
Risperidone	1	1	2	3	4	5.5	6	10	10.5	15
Perospirone	4	6	14	20	30	40	46	68	80	120
Quetiapine	100	100	225	325	450	600	600	825	900	1,200
Olanzapine	2.5	5	7.5	10	15	20	20	30	30	45
Aripiprazole	4	5	10	10	15	20	25	30	30	35
Clozapine	75	75	175	250	350	425	500	700	675	900

る[94]．初期のRobertsonらの研究[100,101,102]では側坐核のcoreとshellの区別がなされていなかったが，側坐核shellと線条体背外側部を比較して24種類の抗精神病薬のatypical indexを算出した報告[90]がある．それによると，クロザピン，オランザピン，クエチアピン，リスペリドン，ペロスピロンそれに第一世代抗精神病薬と考えられるネモナプリド，ピモジド，ゾテピンが正のatypical index，ハロペリドール，フルフェナジン，ブロムペリドール，チミペロン，クロールプロマジンが負のatypical indexを取るとされている[90]．第三世代抗精神病薬のアリピプラゾールは側坐核shellにFosを誘導するが，側坐核coreと線条体背外側部では殆ど誘導しないことが報告されている[86]．第3点は，クロザピン，オランザピン，クエチアピンによって前頭皮質でFosが誘導される点である[89,100,101,102]．これらが前頭前野に強く作用していることはその標的部位が辺縁系，前頭皮質を含む神経回路にあることを示している．クロザピン，オランザピンによって内側前頭皮質でノルアドレナリンが放出されることが知られており，これが統合失調症の陰性症状の改善に関係しているとみられている[75]．Ohashiらはクロザピン，オランザピンがノルアドレナリンニューロンの細胞体が存在する青斑核でFosを誘導し，クロザピン，オランザピンによる内側前頭皮質でのFos誘導がプロプラノロールによって阻止されることを報告しており[89]，このことよりクロザピン，オランザピンによる前頭皮質でのFos誘導はノルアドレナリンの放出によって生じているものと推察される．

3）Prepulse inhibitionの減弱

弱い聴覚刺激が先行することによって本来ならそれよりも強い聴覚刺激によって誘発される驚愕反応が減弱することをprepulse inhibition（PPI）という．PPIは知覚情報の濾過（sensory gating）に関する仕組みで大脳皮質-基底核-淡蒼球-視床からなる神経回路によって維持されていると考えられている．統合失調症では広い範囲の強さのprepulseによってPPIの抑制が起こること，音刺激に対する驚愕反応に慣れが生じにくいことなどの特徴がある[10]．統合失調症の陽性症状・陰性症状に酷似した症状を引き起こすことが知られているフェンシクリジン（PCP）はN-methyl-D-Aspartate（NMDA）型グルタミン酸受容体の非競合性拮抗薬として知られている．PCPや同様の薬理作用を持つケタミンを実験動物に投与すると広い音強度の範囲のprepulseによってPPIの抑制が起こること，慣れが生じにくいことなど統合失調症と同様な状態が認められる[1]．クロザピンはPCPによって抑制されたPPIを回復させる[7]．オランザピン[6]，クエチアピン[113]，リスペリドン[123]でも同様の回復作用が報告されている．一方，PCPによって抑制されたPPIはハロペリドールによって影響されない．このことから，NMDA受容体機能不全によって引き起こされる知覚情報の障害の治療には第二世代抗精神病薬が有効であることが示唆される．Kumariらのグループは眼輪筋の収縮を指標にして統合失調症患者でPPIの抑制を評価している[66,67,68,69]．85 dBのprepulseを115 dBのpulseに30-60 msec先行させる刺激方法で統合失調症群（従来型抗精神病薬服用群またはクロザピン服用群）及び健常対照群を比較すると従来型抗精神病薬服用群は健常対照群に比べPPIが有意に抑制されていたが，クロザピン投与群と健常対照群との間には有意差がなかった[69]．彼らは同様の方法によって健常対照群との間に差を認めないという成績を第二世代抗精神病薬服用群（リスペリドン，オランザピン，クロザピン，クエチアピン）[67]，リスペリドン[68]に関して報告している．健常者を対象にPPIを実施中にfunctional MRIを行うと線条体，視床，島，海馬，側頭葉皮質の血流増加が起こり，オランザピン，リスペリドン服用中の統合失調症の患者でも同様の血流増加が起こるが，従来型抗精神病薬服用中の患者では起こらないことが報告されている[66]．これは第二世代抗精神病薬がPPIの抑制を回復させるために上記の神経回路を賦活させることを示す成績として注目される．ただし統合失調症患者をオランザピン服用中，ハロペリドール服用中，抗精神病薬を服用してない者の3群でKumariらのグループとほぼ同じ方法でPPIを測定したところ，差が認められなかったという報告もある[26]．

6. 精神薬理学

表IV-4 第二世代、第三世代抗精神病薬の二重盲検比較試験成績のまとめ

症状の評価には簡易精神症状評価尺度 (Brief Psychiatric rating Scale, BPRS)、陽性・陰性症状評価尺度 (Positive and Negative Symptom Scale, PANSS)、陰性症状評価尺度 (Scale for the Assessment of Negative Symptoms, SANS)、Montgomery-Asberg うつ病評価尺度 (Montgomery-Asberg Depression Rating Scale, MADRS) などを用い、薬原性錐体外路症状全般の評価 (Chouinard Extrapyramidal Symptom Rating Scale, ESRS)、薬原性パーキンソニズム症状の評価 (Simpson Angus Scale, SAS)、Barnes アカシジアスケール (Barnes Akathisia Rating Scale (BAS)) が用いられた。RIS>HPD はリスペリドンがハロペリドールに勝っていることを示す。以下同様である。

比較薬剤	評価方法	総合	陽性症状尺度	陰性症状尺度	総合精神病理尺度	不安抑うつ	錐体外路症状全般	パーキンソニズム	アカシジア	プロラクチン値	体重増加	非中断率	引用文献
Risperidone (RIS) vs Haloperidol (HPD)	PANSS	RIS>HPD	RIS>HPD	RIS>HPD		RIS>HPD							77)
	ESRS						RIS>HPD	RIS>HPD	RIS>HPD				111)
	PANSS, ESRS	RIS=HPD	RIS=HPD	RIS=HPD	RIS=HPD		RIS>HPD	RIS>HPD	RIS>HPD				28)
	PANSS, ESRS	RIS>HPD	RIS>HPD	RIS>HPD		RIS>HPD	RIS>HPD	RIS>HPD	RIS>HPD		RIS<HPD	RIS>HPD	21)
	PANSS, ESRS	RIS=HPD	RIS=HPD	RIS=HPD				RIS<HPD			RIS=HPD	RIS>HPD	104)
	BPRS, SAS, BAS	RIS>HPD	RIS>HPD	RIS=HPD									127)
Quetiapine (QUE) vs Haloperidol (HPD)	BPRS, SANS, SAS	QUE=HPD	QUE=HPD	QUE=HPD						QUE>HPD			4)
	PANSS	QUE=HPD								QUE>HPD			18)
	PANSS, ESRS	QUE>HPD					QUE>HPD			QUE>HPD			27)
Quetiapine (QUE) vs Risperidone (RIS)	PANSS, SANS	QUE=RIS	QUE=RIS	QUE=RIS	QUE=RIS					QUE>RIS			99)
	PANSS, SAS, BAS	QUE<RIS	QUE<RIS	QUE<RIS				QUE=RIS		QUE>RIS			95)
	PANSS, SAS, BAS	QUE=RIS	QUE=RIS	QUE=RIS	QUE=RIS			QUE>RIS		QUE>RIS			130)
Quetiapine (QUE) vs Olanzapine (OLZ)	PANSS, SANS	QUE=OLZ	QUE<OLZ	QUE=OLZ	QUE=OLZ								61)
Olanzapine (OLZ) vs Haloperidol (HPD)	BPRS, SANS, SAS, BAS	OLZ=HPD	OLZ>HPD	OLZ>HPD (SANS)				OLZ>HPD	OLZ>HPD	OLZ>HPD			8)
	BPRS, PANSS, MADRS	OLZ>HPD	OLZ>HPD	OLZ>HPD		OLZ>HPD (MADRS)		OLZ>HPD	OLZ>HPD	OLZ>HPD			116)
	BPRS, PANSS, MADRS	OLZ>HPD	OLZ>HPD	OLZ>HPD		OLZ=HPD		OLZ>HPD	OLZ>HPD	OLZ>HPD			103)
	BPRS, PANSS, MADRS	OLZ>HPD	OLZ>HPD	OLZ>HPD		OLZ>HPD (MADRS)		OLZ>HPD	OLZ>HPD	OLZ>HPD			11)
Olanzapine (OLZ) vs Risperidone (RIS)	BPRS, PANSS	OLZ=RIS	OLZ=RIS	OLZ>RIS		OLZ>RIS		OLZ>RIS	OLZ>RIS	OLZ>RIS	OLZ<RIS	OLZ>RIS	122)
	PANSS, SAS	OLZ=RIS	OLZ=RIS	OLZ>RIS		OLZ>RIS	OLZ=RIS		OLZ>RIS	OLZ>RIS	OLZ<RIS	OLZ>RIS	16) 121)
Aripiprazole (ARI) vs Haloperidol (HPD)	PANSS, SAS, BAS	ARI=HPD	ARI=HPD	ARI=HPD				ARI>HPD	ARI>HPD	ARI>HPD	ARI>HPD		44)
	SAS, BAS							ARI>HPD	ARI>HPD	ARI>HPD	ARI=HPD		79)
Aripiprazole (ARI) vs Risperidone (RIS)	PANSS	ARI=RIS	ARI=RIS	ARI=RIS				ARI=RIS	ARI=RIS	ARI>RIS	ARI=RIS		96)
Aripiprazole (ARI) vs Olanzapine (OLZ)	PANSS										ARI>OLZ	ARI=OLZ	81)

b) 第二世代以降の抗精神病薬の薬理作用と臨床成績

1) 臨床試験の概要

欧米での臨床試験は国際的な多施設共同研究として二重盲検比較試験として行われた．試験の対象は慢性の統合失調症患者で，対照として効果が匹敵する薬物を採用し，しばしばプラセボとともに無作為で4-8週間投与される場合が殆どである．症状の評価にはClinical Global Impression（CGI），簡易精神症状評価尺度（Brief Psychiatric Rating Scale, BPRS），陽性・陰性症状評価尺度（Positive and Negative Symptom Scale, PANSS），陰性症状評価尺度（Scale for the Assessment of Negative Symptoms, SANS），Montgomery-Asbergうつ病評価尺度（Montgomery-Asberg Depression Rating Scale, MADRS）などを用い，薬原性錐体外路症状全般の評価としてChouinardの錐体外路症状評価尺度（Chouinard Extrapyramidal Symptom Rating Scale, ESRS），薬原性パーキンソニズム症状の評価としてSimpson-Angusのパーキンソニズム評価尺度（Simpson Angus Scale, SAS），Barnesアカシジアスケール（Barnes Akathisia Rating Scale, BAS），プロラクチン値の測定も行われている．試験のデータを別な角度から再解析して報告されていることも多い．上市された後は，初回エピソードの症例，陰性症状が優性な症例，治療抵抗性の症例などの対象に絞って対照薬との二重盲検比較試験も行われたり，認知機能改善に焦点を当てた研究もみられる．表IV-4に代表的な二重盲検比較試験の結果をまとめた．2005年以降になると，National Institute of Mental Health（NIMH）主導で行われたClinical Antipsychotic Trials of Intervention Effectiveness（CATIE）[76]に代表されるように，1年程度の予定で投与した時の非中断率をKaplan-Meierの生存曲線から求めて抗精神病薬の総合的な評価に用いようとする傾向が出てきた．副作用に関する研究は錐体外路症状，プロラクチン値上昇の問題から体重増加，糖脂質代謝異常の問題へと拡がっている．

2) リスペリドン

リスペリドンはベルギーのヤンセン社で開発されたbenzisoxazole系の世界初のSDAである．国内では錠剤が1996年に，液剤が2002年に上市された．特にセロトニン5HT2A受容体への親和性は抗精神病薬の中では最も強力である[74,105]．抗α1作用，抗H1作用も強い[74,105]．Fos誘導に於いて正のatypical indexを示すが，前頭皮質ではFosは誘導されない[90,102]．

統合失調症に対して1日1回または2回に分けて投与する[85]．リスペリドンは2003年版エクスパートコンセンサスガイドラインでは統合失調症の初回エピソードで陽性症状主体，陰性症状主体，およびその両方がある症例のいずれに対してもアリピプラゾールと並んで一次選択薬に位置づけられている[46]．初回エピソードで未投薬の統合失調症患者8名を対象にリスペリドン6 mg/dayを4週間，3 mg/dayを2週間投与して4週目と6週目に研究を終了した7名に行ったPET研究によると，4週目では被殻のD2受容体占有率は82%，前頭葉皮質の5HT2A受容体占有率は95%で6名が錐体外路症状を呈していたが，6週目では被殻のD2受容体占有率は72%，前頭葉皮質の5HT2A受容体占有率は83%に減少し，錐体外路症状を呈した者も3名に減少した[88]．つまりリスペリドンでは6 mg/dayを境に被殻のD2受容体占有率が80%を越え錐体外路症状が出現しやすくなる．リスペリドンによるプロラクチン値の上昇はハロペリドール投与と比較してほぼ同程度であるという報告[80]もあるが，等価換算のハロペリドールを上回るという報告[125]もある．

リスペリドンとハロペリドールとの比較試験はヨーロッパを中心に行われた国際多施設共同研究もある[92]が，両剤の等価換算からみて妥当な用量設定をしているのは北米試験である．これはアメリカとカナダで個別に行われた試験であったが，Marderら[77]によって両者を合体させた報告が行われた．対象は入院中の慢性統合失調症患者523名で7日間のwashout期間を経て4通りの投与量のリスペリドン（2，6，10，16 mg/day）のいずれか，ハロペリドール20 mg/dayまたはプラセボが割り当てられ，8週間の投与後にPANSSで評価された．試験に最終的に残ったのは253名で，6 mg/day以上のリスペリドンはPANSSの総合，陽性症状，陰性症状，概念の統合，敵意，不

安抑うつの症状項目に於いて有意にハロペリドールを上回った改善効果をもたらし，リスペリドン 2 mg/day も陰性症状の改善に於いてハロペリドールを上回っていた[77]．Simpson ら[111] はこの北米試験に関して錐体外路症状について ESRS を用いて解析した．投与量にかかわらずリスペリドン群の ESRS 全スコア（パーキンソニズム，ジストニア，ジスキネジアを含む），パーキンソニズム全スコアはハロペリドール群よりも有意に低く，リスペリドン 6 mg/day 群の ESRS スコアの変化はプラセボ群と有意差がなかった[111]．ESRS の 12 項目中 4 項目のスコアはリスペリドンの投与量が増加するにつれて増加したが，リスペリドン 16 mg/day 群でもハロペリドール群を下回っていた[111]．またリスペリドンの用量増加に伴って抗パーキンソン薬の併用頻度も増加した[111]．この北米試験でハロペリドールに対するリスペリドンの優位性は確立されたといってよい．その後，初回エピソード患者を対象にリスペリドンとハロペリドールを二重盲検で比較した南アフリカを中心とする国際多施設共同研究が行われた[28]．この研究では救急で初期治療を受けていた患者が対象とされ，両剤とも最低量 2 mg/day，最高量 8 mg/day の範囲で担当医の裁量で投与量を変更できるという条件で 6 週間投与された．平均投与量はリスペリドンで 6.1 mg/day，ハロペリドールで 5.6 mg/day であった[28]．結果的に両剤の等価換算からみてリスペリドンの投与量が多かったが，それでも錐体外路症状の出現はハロペリドールよりもリスペリドンで有意に少なかった[28]．

承認のために行われた二重盲検比較試験[77,92]の対象は慢性患者であったが，その後に実際の臨床場面に即した投与法を模索するための試験が行われた．22 名の初回未投薬患者に最初は 2 mg 2 分服で開始し，2 週間かけて漸増し，平均 4.7 mg/day を平均 7.1 週間にわたって投与した結果，PANSS の各項目だけでなく，認知面でも有意に改善がみられたという報告[63]，17 名の初回エピソードの患者に最初の 3 週間は週に 1 mg/day ずつ増量して平均 2.7 mg/day で PANSS score の改善をみた報告[62]がある．62 名の初回エピソード患者を対象としてリスペリドンを 1 mg/day で開始し，3 日後に 2 mg/day にして，その後は 8 mg/day を限度に投与量を調節し，12 週間投与したイギリスの多施設共同研究では 55 名が平均 3.8 mg/day を投与され，CGI，PANSS で有意な改善を認めた[39]．以上のことから，初回エピソードに対するリスペリドンの用量は投与開始時点で 1-2 mg/day で，これを漸増し，4 mg/day 前後を設定することが標準的であると考えられる．これに対し，急性再発を含む様々な臨床場面を扱った大規模な市販後試験が米国で行われた[43]．945 名の患者が登録され，558 名が 10 週間にわたる試験を終了した．リスペリドンの投与量は実際の臨床場面に即して決められたが，終了時の平均投与量は 5.9 mg/day であった[43]．投与前に比べ，精神症状の細項目，全般的機能評価（global assessment of functioning, GAF），錐体外路症状の全てに於いて有意な改善がみられた[43]．症例数は少ないが，急性増悪した 21 名の患者に対して最初の 3 日間に 6 mg/day まで増量し，錐体外路症状がなければそのままの用量で維持し，錐体外路症状があれば適宜減量して 7 週間経過をみたところ，6 mg/day 群と減量（平均 3.6 mg/day）群とで PANSS によって評価した症状改善度に有意差はなかったという報告もある[71]．新たにリスペリドンの液剤が上市され，急性期の治療導入や，不穏・興奮を示す症例に対してハロペリドールの筋注と同等の速効性を示すことが報告された[22]．リスペリドン液剤はわが国でも急速な鎮静を要する臨床現場で使用されている．

さて初回エピソードまたは再発を乗り切った患者には再発予防のための維持療法が必要である．この場合のリスペリドンの投与量も 3.5～5.5 mg/day 程度が妥当と考えられている[46]．症状の安定した統合失調症，統合失調感情障害の患者を対象にした多施設共同の二重盲検比較試験ではリスペリドン（平均投与量 4.9 mg/day），ハロペリドール（平均投与量 11.7 mg/day）を約 1 年間投与された患者の再発率はそれぞれ 34%，60% で，リスペリドンの再発予防効果は有意に高かったと報告されている[21]．外来で加療されている症状の安定した統合失調症患者 63 名を対象にして二重盲検でリスペリドンまたはハロペリドー

ルを 6 mg/day の投与量で 2 年間投与して生活技能訓練も行った比較試験では，試験からの脱落や再発に至った割合は両剤間で有意差はなかったもののリスペリドンを投与され高い程度の生活技能訓練を受けた群で試験を完了した者が多かった[78]．Schooler ら[104] は初回エピソード患者555名を対象にしてリスペリドン（平均投与量3.3 mg/day）またはハロペリドール（平均投与量2.9 mg/day）を無作為に割り当てて最高1,514日，平均206日間まで投与した二重盲検比較試験を報告した[104]．全体で4分の3の患者にPANSS総スコアで20%以上の改善がみられ，両剤間に CGI や PANSS の改善に差はなかったが，症状が改善した後で再発した率がリスペリドン群で42%，ハロペリドール群で55%あり，再発までの期間の長さはリスペリドン群で466日，ハロペリドール群で205日であり有意差がみられた[104]．

治療抵抗性統合失調症の患者は 2-3 種類の化学構造の異なる抗精神病薬を 4-6 週間にわたってクロールプロマジン換算で600-1000 mg/day以上投与されたにもかかわらず，過去 1-5 年間に精神症状が改善しない患者として定義され，クロザピンが卓越した効果を持つことが Kane らによって報告された[45]．Kane らによる定義[45] またはこれに準ずる定義によって対象とされた治療抵抗性統合失調症の患者に対して二重盲検比較試験によってリスペリドンの効果を検討したいくつかの報告がある．Wirshing ら[127] は Kane らによる定義[45] と同様の対象にリスペリドン（6 mg/day）またはハロペリドール（15 mg/day）を二重盲検で割り当てて 4 週間投与し，さらに4週間はそれぞれの投与量を変動（平均投与量：リスペリドン7.5 mg/day；ハロペリドール19.4 mg/day）させて比較した．ハロペリドール群に比べてリスペリドン群は4週目のBPRS総得点が有意に低く，試験期間全体を通して抗コリン薬の併用が少なく，アカシジア，遅発性ジスキネジアの発症が少なかった．Bondolfi ら[9] は第一世代抗精神病薬に対して治療抵抗性または治療不耐性を示す慢性統合失調症患者67名を対象にしてリスペリドン（平均6.4 mg/day）またはクロザピン（平均291 mg/day）を二重盲検で割り当てて8週間投与し比較したが，両剤ともほぼ同等の改善効果を示したと報告している．Breier ら[12] は慢性統合失調症患者29名を対象にして 2 週間のフルフェナジン投与を経てからリスペリドン（平均5.9 mg/day）またはクロザピン（平均404 mg/day）を二重盲検で割り当て6週間投与し，クロザピン群が陽性症状の改善とプロラクチン値の減少に於いて優れていたと報告している．Azorin ら[5] はそれまでの治療に反応が乏しかった統合失調症患者273名を対象にしてリスペリドンまたはクロザピンを二重盲検で割り当て 4 週間かけてリスペリドン 6 mg/day，クロザピン 600 mg/day まで漸増し，さらに 8 週間は二重盲検にしたままリスペリドン 2-15 mg/day，クロザピン 200-900 mg/day の範囲内で投与量の変更を許し，12週目の改善度を比較している．結果はクロザピンがBPRSの改善と錐体外路症状の少なさで勝っているというものであった[5]．このようにリスペリドンとクロザピンの比較は 2 勝 1 引き分けであり，第二世代抗精神病薬が導入されてからもなお，クロザピンが必要とされる余地があることを示している．

陽性・陰性の精神症状と並んで注意，記憶，遂行能力といった認知の障害が統合失調症患者の quality of life（QOL）に影響を与える要因として注目されるようになっている．これに対してリスペリドンは前頭葉機能に密接に関係する言語性作働記憶[33]，反応時間・手先の器用さ[56] を改善すると報告されている．

3）クエチアピン

クエチアピンは米国のゼネカ社で開発された dibenzothiazepine 系の第二世代抗精神病薬である．国内では 2001 年に上市された．in vitro において 5 HT 2 A 受容体に対しD2受容体よりも若干高い親和性を示す．in vitro の受容体結合実験で Ki 値（表1）が 2 桁のものがヒスタミン H 1 受容体（30 nM），α1 受容体（90 nM），3 桁のものが D 2 受容体（329 nM），5 HT 2 A 受容体（148 nM），5 HT 1 A 受容体（720 nM），α2 受容体（270 nM）である[37]．クエチアピンの単回投与による Fos 誘導は正の atypical index を示し，前頭皮質でFosが誘導されること[102]，PPI抑制にみられるようなNMDA受容体機能不全を回復する作用[113] などクロザピンに類似したプロフィールを持つ．

クエチアピンの半減期は 7 時間と短いため，統合失調症に対して 1 日に 2 回または 3 回に分けて投与する[57]．2003 年版エキスパートコンセンサスガイドラインでは初発エピソードで陽性症状主体，陰性症状主体，およびその両方が前景にある症例のいずれに対しても二次選択薬に位置づけられている[46]．忍容性は良好で初回急性エピソードの統合失調症に対する 1 日用量は初回エピソードで 350-700 mg/day 前後と考えられる[46]．

Kapur ら[48]は PET を用いて，12 名の患者を 3 名ずつ 150，300，450，600 mg/day のクエチアピンを 3 週間投与し，その最終投与から 12-14 時間後の D2 受容体占有はわずか 0-27％に過ぎなかったが，別の 2 名の患者で最終投与から 2-3 時間後に撮像すると 58-64％にも達していたと報告している．同じ研究グループの Tauscher-Wisniewski ら[114]は 14 名の初回エピソードの統合失調症患者にクエチアピンを平均用量 427 mg/day で 12 週間投与して，D2 受容体占有を PET により調べ，最終投与から 2 時間後では 62％であったが 20 時間後では 14％に減少していたと報告している．彼ら[48,114]はこの 2 つの研究を通して殆どの患者で CGI，PANSS で評価された臨床症状は改善していたことから，D2 受容体の持続的な遮断は抗精神病作用に必ずしも必要ではないのではないかという疑問を提起した．またクエチアピンによる D2 受容体占有は線条体よりも辺縁系皮質で高いという報告[112]もある．PET 研究でトレーサーとして使われるラクロプライドや内在性のドパミンによってクエチアピンは容易に D2 受容体から解離しやすいことが in vitro の研究によっても報告されている[108]．クエチアピンはその薬理作用や PET 研究からも容易に推察されるように，錐体外路症状，口渇や便秘などの抗コリン作用，血漿プロラクチンの上昇をほとんど引き起こさない[57,91]．

クエチアピンとクロールプロマジンとの二重盲検比較試験は欧州で行われ，精神症状に対する効果はほぼ同等で，クエチアピン群は錐体外路症状の頻度が少なく，血漿プロラクチンの上昇を来さなかった[91]．クエチアピンとハロペリドールを無作為に割り当てる二重盲検比較試験は北米（米国とカナダ）[4]と欧州・豪州・南アフリカ[18]で行われた．北米の試験[4]では急性増悪した入院中の慢性患者 361 名を対象にして，1 週間の washout を経てから，クエチアピンの投与量を 5 種類（75，150，300，600，750 mg/day）にした 5 群，ハロペリドール（12 mg/day）群，プラセボ群に無作為に割り当てて 6 週間後に CGI，BPRS，SANS の変化で評価した．その結果，クエチアピンの 4 群（150，300，600，750 mg/day）ともハロペリドール群とほぼ同等の BPRS の総項目と陽性症状項目の改善を認めた[4]．またクエチアピン群では錐体外路症状とプロラクチン値はプラセボ群に比べ有意差がなかった[4]．欧州・豪州・南アフリカの試験[18]では急性増悪した入院中の慢性患者 448 名を対象にして，最低 2 日間の washout を経てから，クエチアピン投与群（目標 300-600 mg/day，最高限度 800 mg/day）とハロペリドール投与群（目標 6-12 mg/day，最高限度 16 mg/day）に無作為に割り当てて 6 週間後に PANSS，CGI の変化で評価した．その結果，クエチアピンとハロペリドールの平均投与量はそれぞれ 455 mg/day，8 mg/day で，PANSS 総スコアの評価で両剤は同等の効果を認め，クエチアピン群では前薬投与時と比べるとプロラクチン値が減少した[18]．上記の 2 つの報告ではハロペリドールとの比較で陰性症状の有意な改善は認められていないが，ハロペリドールデカノエイトの持続性抗精神病薬注射との比較では PANSS の陰性症状項目の改善が有意にクエチアピンで勝っていたというオープン試験の報告がある[31]．

44 名と少数であるが陰性症状が優性な外来入院患者を対象にクエチアピン（平均投与量 589.7 mg/day）とリスペリドン（平均投与量 4.9 mg/day）を無作為に割り当てて 12 週間投与した二重盲検比較試験では，PANSS の総スコア，陽性項目スコア，陰性症状項目スコア，SANS の各スコアのいずれに於いても両剤でほぼ同等な改善を示したが，錐体外路症状が出現した割合とプロラクチン上昇の頻度はリスペリドン群の方が有意に高かったと報告されている[99]．急性増悪のため入院治療が必要になった統合失調症または統合失調感情障害患者 382 名を対象にリスペリドン（目標投与量 4 または 6 mg/day），クエチアピン（目標投与量 400 または 600 mg/day だが 600 または

800 mg/day まで増量可能) またはプラセボを無作為に割り当て，2週間投与した米国・インド・ルーマニア合同の二重盲検比較試験では，PANSS の全スコア，陽性症状，陰性症状のスコアともクエチアピンがリスペリドンよりもやや劣っていたと報告されている[95]．米国内の66施設が参加して673名の統合失調症患者を対象にクエチアピン（平均投与量525 mg/day）とリスペリドン（平均投与量5.2 mg/day）を無作為に割り当てて8週間投与した二重盲検比較試験では，PANSS の総スコア，陰性症状項目，総合病理症状項目のいずれに於いても両剤はほぼ同等な改善を示したが，リスペリドン群は PANSS の陽性症状項目で，クエチアピン群は錐体外路症状の出現の少なさとプロラクチン値の減少で，それぞれ有意に優れていたと報告されている[130]．

維持療法に関する報告はいくつかあるが，Kasperら[52]は二重盲検比較試験を終了してからクエチアピンを平均472 mg/day の用量で継続投与された674名の患者で調べ，BPRS の総スコア，陽性症状，陰性症状，CGI重症度，SANS のスコアの改善が208週間にわたる投与期間で認められたと報告している．一方で，陰性症状が優勢な統合失調症患者346名をオランザピン（平均投与量15.6 mg/day）またはクエチアピン（平均投与量455.8 mg/day）に無作為に割り当てて6ヶ月間投与して行われた二重盲検比較試験では，SANS によって評価された陰性症状は両剤によってほぼ同等に改善したが，PANSS の陽性症状項目といくつかのスケールで評価した社会的機能の改善はオランザピンの方が有意に上回り，試験を終了できた患者の割合もオランザピン群の方が有意に多かったという報告もある[61]．

治療抵抗性統合失調症に対してクエチアピンが有効かどうかは知られていない．しかしフルフェナジン20 mg/day の4週間投与で完全に改善しなかった288症例を対象にクエチアピン600 mg/day あるいはハロペリドール20 mg/day を二重盲検で6週間投与したところ PANSS の総スコアの20%以上の減少を示した患者の割合がクエチアピン群で有意に多かったと報告されている[27]．

クエチアピンが認知機能を改善するという報告もいくつかみられる．25名と少数であるが，クエチアピンまたはハロペリドールに二重盲検で割り付けた比較試験では，推論，言語流暢性，直後再生の障害の改善がクエチアピン群で有意に上回っていたと報告されている[98]．安定した外来患者58名をクエチアピン300または600 mg/day またはハロペリドール12 mg/day に無作為に割り付け，24週間にわたって投与した試験では，ハロペリドール群よりもクエチアピン600 mg/day 群で有意に認知機能全般，実行機能，注意，言語性記憶にわたって認知機能の改善が認められたとも報告されている[124]．

既に遅発性ジスキネジアのある患者で第一世代抗精神病薬を washout してからハロペリドールまたはクエチアピンに切り換えると12ヶ月後にハロペリドール群に比べクエチアピン群では遅発性ジスキネジアが有意に軽減したという報告がある[29]．このこともD2受容体への親和性が低いため，過剰なD2受容体遮断作用が緩和されることが関係しているのかもしれない．このようにクエチアピンは陽性症状・陰性症状に対してハロペリドールとほぼ同等の効果を示し，錐体外路症状やプロラクチン値に関する安全性は優れている．リスペリドンやオランザピンとの比較で陽性症状の改善で劣っているとの成績[61,95,130]は反復投与後もD2受容体の占有が持続しないこと[48,114]に関係があるのかもしれない．しかし，2003年版エキスパートコンセンサスガイドライン[46]では再発例に対し400-750 mg/day の投与量が推奨されており，臨床試験では至適用量まで増量されていなかった可能性も残る．なおクエチアピンはオランザピンと同様にⅡ型糖尿病の発症の危険性が指摘されている[70]．わが国ではオランザピンと同様に「糖尿病または糖尿病の既往のある患者には禁忌」と患者には禁忌である．

4） ペロスピロン

ペロスピロンは住友製薬で開発された benzoisothiazole 構造を有する第二世代抗精神病薬である．2001年に上市されたが，国外では使われていない．in vitro の受容体結合実験で Ki 値は5HT2A 受容体で0.61 nM，D2受容体で1.4 nM，H1受容体で1.8 nM，5HT1A 受容体で2.9 nM である[36,54]．in vitro の抗D2力価はハロペリドールと同等の強さで

ある．5HT1A受容体に対して高い親和性を有し，同受容体へは恐らく作動薬として作用することから，ペロスピロンには抗不安作用が期待される．Fos誘導のatypical indexでみると側坐核に優位に作用する[41,90]．

ペロスピロンはcytochrome P 450 3A4によって抗D2作用の弱いID-15036に代謝される．ペロスピロンの血中半減期は2時間と短く，最大血中濃度もID-15036の3分の1にすぎないことから，生体内ではペロスピロンによるD2受容体遮断は間歇的に起こっているものと推定されている[128]．投与から1-2時間後にプロラクチン値は上昇するが，翌朝の服薬前には正常域に復していたと報告されている[128]．12-48 mg/dayの用量を1日に3分服させる．PETを用いて健常者にペロスピロン8 mgを服用させて1時間後のD2受容体，5HT2A受容体の占有をみた予備的報告では，D2受容体の占有に12%から67%のばらつきが認められた[109]．これはペロスピロンの血中濃度が短いことと関係しているものとみられる．ペロスピロンが錐体外路症状を引き起こしにくい反面，比較的軽症から中等症の症例に投与されているのはこのためかもしれないと考えられている．

慢性統合失調症患者を対象にしたハロペリドールとの二重盲検比較試験はペロスピロン12-48 mg/day；ハロペリドール3-12 mg/dayと4対1の用量比で設定されて行われた．従来型抗精神病薬からペロスピロンへ切り換えられた12名の慢性統合失調症患者で陰性症状と錐体外路症状が軽快し，言語性記憶も改善したと報告されている[3]．肥満や糖尿病の危険は特に指摘されていない．

5） オランザピン

オランザピンは米国のイーライリリー社で開発されたthienobenzodiazepine系の第二世代抗精神病薬である．国内では錠剤が2001年に，水なしでも容易に服用できる口腔内崩壊錠[58]が2005年に上市された．Ki値で5HT2A受容体に対する親和性は4 nM，D2受容体に対する親和性は11 nMである（表1）[14]．オランザピンの単回投与は前頭皮質でドパミン，ノルエピネフリンの放出を増加させる[75]．オランザピンはFos誘導に於いて正のatypical indexを示し，前頭皮質[101]，青斑核[89]でFosを誘導する．オランザピンはNMDA受容体機能不全によるPPI減弱を回復する[6]．

半減期が30時間前後と長いために投薬回数は1日1回で十分である．2003年版エクスパートコンセンサスガイドラインでは初発エピソードで陽性症状主体の症例に対してはリスペリドン，アリピプラゾールと並んで一次選択薬に，陰性症状主体，および陽性症状と陰性症状が前景にある症例に対しては二次選択薬に位置づけられている[46]．また同ガイドラインでは急性期の初回エピソード患者では10-20 mg/day，再発例では15-25 mg/dayが推奨されている[46]．安定期でも10 mg/day以上の用量が推奨されている．

受容体の占有からみると5HT2A受容体は5 mg/dayのオランザピン投与でほぼ完全に占有されるが，5，10，15，20，30，40 mg/dayと服用量を展開するとD2受容体は43%から88%まで占有される[50]．オランザピン7.5 mg/dayとハロペリドール2.5 mg/dayを二重盲検で投与し，投与開始から6週間後にD2受容体の占有率を検討した報告では，オランザピン群で51%，ハロペリドール群で65.5%であった[24]．これらのことから，抗精神病作用が発揮されるD2受容体の60%占有のためには10 mg/day以上のオランザピンの投与量が必要で，D2受容体占有から考えて10-20 mg/dayの範囲が錐体外路症状を引き起こさない至適用量と考えられる[51]．血漿プロラクチンの上昇は一過性で投与開始から6週目では正常値にまで下降すると報告されている[118]．

オランザピンとハロペリドールとの二重盲検比較試験は北米で行われたBeasleyらの研究[8]，及びより大規模に欧米で行われたTollefsonらの研究[116]がある．北米研究では急性増悪した335名の統合失調症患者を対象にして3つのオランザピン投与群（5±2.5 mg/day，10±2.5 mg/day，15±2.5 mg/day），ハロペリドール（15±5 mg/day）群，そしてプラセボ群に無作為に分けて6週間投与した[8]．評価はBPRSとSANSで行い，ハロペリドール群よりもオランザピン15±2.5 mg/day群でSANSの改善が有意に上回っていた[8]．大規模な欧米研究[116]では1,996名の統合失調症患者を対象にしてオランザピン群1,336

名，ハロペリドール群660名に分けて5-20 mg/dayの範囲で両剤の用量を設定し6週間投与した．平均用量はオランザピン群で13.2 mg/day，ハロペリドール群で11.8 mg/dayで，評価はBPRS，PANSSの全項目，陽性尺度項目，陰性尺度項目，CGI，MADRSで行った[116]．その結果，6週目に於いてハロペリドール群よりもオランザピン群でBPRS，PANSSの陰性尺度項目，CGI，MADRSの改善が有意に上回り，錐体外路症状（ジストニア，パーキンソニズム，アカシジア）の出現頻度が有意に少なかった[116]．陰性症状への効果は北米研究のデータで再解析され陽性症状や錐体外路症状を介した間接的なものではなくてオランザピンの直接作用であると結論づけられている[53,118]．抑うつ症状も北米研究で使われたBPRSの不安抑うつ項目[119]と大規模な欧米研究のデータの再解析[120]によってオランザピンの直接作用であると結論づけられている．ただし陰性症状に対する効果は錐体外路症状や抑うつの改善効果に伴う二次的なものであるという報告[64]もあり見解が分かれている．大規模な欧米研究の症例のなかで初回エピソード患者83名を対象にしたハロペリドールとの二重盲検比較試験（うちオランザピン群59名，ハロペリドール群24名）でもBPRSの総項目と陰性症状項目，PANSSの全項目，陽性尺度項目でオランザピンが有意に勝っていた[103]．

オランザピンとリスペリドンとの二重盲検比較試験[16,122]も行われたが，両剤の投与量の比の違いにより結果に食い違いが生じた．最初に発表されたTranによる試験[122]では，339名の統合失調症を対象にオランザピンを10-20 mg/day（平均17.2 mg/day），リスペリドンを4-12 mg/day（平均7.2 mg/day）を無作為に割り当て，28週間観察した．その結果，BPRSとPANSSによる精神症状の基準値からの変動に差はないが，オランザピンはSANSで評価した陰性症状とPANSSの抑うつ症状項目の改善に於いて有意に勝っていた[122]．この報告[122]はリスペリドンの投与量が相対的に多いためリスペリドン側に不利になるとの批判を受けた．D2受容体を70-75%占有するのに必要なオランザピン，リスペリドンの投与量の比は約3：1ないし4：1が適当と考えられるためで

ある（表IV-3）．オープン試験であるが，アイオワ大学で行われた比較試験では，精神症状への効果は同等だが，アカシジアの出現はリスペリドンよりもオランザピンの方が少ないとされている[38]．その後に発表されたConleyによる試験[16]では，377名の統合失調症を対象にオランザピンを5-20 mg/day（平均12.4 mg/day），リスペリドンを2-6 mg/day（平均4.8 mg/day）で割り当てて8週間観察した．その結果，PANSSの総スコアには差はなかったが，PANSSの陽性症状評価尺度と不安・抑うつ評価尺度に於いてリスペリドンがオランザピンに勝っていた．このようにオランザピンとリスペリドンの間に効果に於いて相反する成績がある．ちなみにオープン試験であるが，SANSの総スコアで10点以上の陰性症状を持つ患者にオランザピンを10 mg/day以上（平均12.2 mg/day），リスペリドンを3 mg/day以上（平均4.9 mg/day）で割り当て，1年間観察したところ，リスペリドンに比べてオランザピンはSANSの各スコアを有意に改善させたと報告されている[2]．

他の抗精神病薬と比べてオランザピンは再発予防率に於いて優れている．オランザピンとハロペリドールの3編の二重盲検比較試験（北米研究[8]と大規模な欧米研究[118]を含む）の対象患者でBPRSの40%以上低下した症例あるいはBPRSの最終評価時スコアが18以下の症例を対象にした46週までの維持療法の成績を[121]Tranらがまとめている．それによるとKaplan-Meierの生存曲線で推定した再発率はオランザピンで19.7%，ハロペリドールで28%で有意差が認められた[121]．Tollefsonら[115]はオランザピン，リスペリドンの投与量の比を是正して，抑うつ症状に焦点を当てた二重盲検比較試験を実施し，オランザピンはリスペリドンよりも有意に抑うつ症状を改善し，統合失調症の再発に気分の不安定性が関与しているとして，オランザピンが気分安定化作用を介して再発を予防していると考察している．米国ではNIMH主導でCATIEと呼ばれる多施設のプロジェクトが行われた[76]．これは1,493名の統合失調症の患者にパーフェナジン（8-32 mg/day，平均20.8 mg/day）を第一世代の対照薬として，オランザピン（7.5-30 mg/day，平均20.1 mg/day），クエチアピン（200-800

mg/day, 平均 543.4 mg/day), リスペリドン (1.5-3 mg/day, 平均 3.9 mg/day), ジプラシドン (40-160 mg/day, 平均 112.8 mg/day) を無作為に二重盲検で割り当て, 18ヶ月間追跡するもので, 一次評価項目を「全ての原因による治療中断」に置いている. この第I相試験を発表した Lieberman ら[76]は 18ヶ月の時点までに登録された 1,460 名の患者の 74% が理由に関係なく第I相試験での治療を中止したことと, そのなかで理由の如何を問わず治療中断に至った期間はオランザピン群 (9.2ヶ月) がリスペリドン群 (4.8ヶ月) とクエチアピン群 (4.6ヶ月) に比べ有意に長かったことを報告している. 中断の理由を不十分な効果とした場合でもオランザピン群はリスペリドン群, クエチアピン群, パーフェナジン群に比べ有意に長かったが, 中断の理由が忍容性の問題とした場合は治療中断までの期間は薬剤間で有意差はなかった[76]. 体重増加または糖脂質代謝上の問題のため中断した者の割合はオランザピン群で他群に比べ有意に高く, 錐体外路症状のため中断した者の割合はパーフェナジン群で有意に高かった. この Lieberman らの報告[76]は過去の二重盲検比較試験のデータを見直させるきっかけになった. Kinon ら[60]はオランザピンと他の第二世代抗精神病薬の 24-28 週間にわたる二重盲検比較試験 4 編の治療中断までの期間を再解析したところ, オランザピン群 (822 名) はリスペリドン, クエチアピンまたはジプラシドンをまとめた群 (805 名) に比べ, 不良な治療反応性または症状の悪化のために中断した者の割合が有意に低かったと報告している. さらに中南米を中心としてオランザピン (3,222 名, 平均投与量 10.8 mg/day), リスペリドン (1,116 名, 平均投与量 4.0 mg/day), クエチアピン (189 名, 平均投与量 334 mg/day), ハロペリドール (256 名, 平均投与量 11.8 mg/day) を非無作為に単剤で割り当てオープン試験で 1 年間追跡した試験 (Intercontinental Schizophrenia Outpatient Health Outcomes, IC-SOHO) があり, オランザピン群とリスペリドン群は治療反応性と再発回避の点でクエチアピン群とハロペリドール群に勝っていたと報告されている[25].

オランザピンがクロザピンに類似した化学構造をもつことから, いわゆる治療抵抗例への有効性が考えられ, いくつかの二重盲検比較試験が行われた. オランザピンとハロペリドールの大規模な二重盲検比較試験[118]の対象患者のなかで Kane ら[45]よりも緩やかな定義で治療抵抗例 526 例を選び出して解析し直したところ, BPRS, PANSS の全項目, 陽性尺度項目, 陰性尺度項目, MADRS でオランザピンの効果が有意に上回り, アカシジア, パーキンソニズムの出現もオランザピンが有意に少なかったと報告されている[11]. 興味がもたれるのはオランザピンとクロザピンとの比較である. Kane ら[45]と同様に厳格な定義を満たす治療抵抗例を対象にして, オランザピンに反応しなかった 42 症例のなかでクロザピンに切り換えて 41% の例で有効であったというオープン試験の報告[17]がある. Kane ら[45]よりも緩やかな定義を満たす治療抵抗例でオランザピンまたはクロザピンを二重盲検で投与して比較した試験では, オランザピンとクロザピンはほぼ同等の効果を示したと報告されている[117]. さらにこれまで従来型抗精神病薬に十分に反応しなかった入院中の統合失調症患者に, 二重盲検法でクロザピン, オランザピン, リスペリドン, ハロペリドールの 4 剤を割り付けて 14 週間の観察を行った試験[126]が報告されている. それによると, オランザピンとクロザピンは PANSS の全項目と陰性尺度に於いてハロペリドールに勝っており, 9 週目から 14 週目までは各薬物の投与量の増量が許された場合はオランザピンの治療効果が向上したと報告されている[126].

認知機能障害は統合失調症の発症初期から既に認められ, 病状が安定してからも持続し, QOL や社会復帰を妨げる大きな要因であるといわれている. 少なくとも第一世代抗精神病薬には認知機能障害を改善する作用は殆どなく, 第二世代以降の抗精神病薬に期待がもたれている. Purdon ら[97]は運動技能, 注視範囲, 言語流暢性・推論課題, 非言語流暢性・構成力課題, 実行機能, 直後再生についてオランザピン (5-20 mg/day), リスペリドン (4-10 mg/day), ハロペリドール (5-20 mg/day) の効果を二重盲検比較試験で調べている. それによると, オランザピンは運動技能ではリスペリドンとハロペリドールに, 非言語流暢性・構成課題と直後再生でハロペリドールに勝り有意

な改善効果を示した[97]．

オランザピンは第一世代抗精神病薬で大きな問題であった遅発性ジスキネジアを引き起こす危険性を減じているが，新たにその重大な副作用として糖・脂質代謝異常の問題が浮かび上がってきた．第二世代抗精神病薬の導入前の時代には，初発エピソードの患者では抗精神病薬の投与量を慎重に，または最小量に抑えることが遅発性ジスキネジアの予防に必要とされた．しかし抗精神病作用と錐体外路症状惹起作用にそれぞれ必要なドパミンD2受容体占有率が近接している第一世代抗精神病薬では，これは実質的には困難なことが多い．現在では第二世代以降の抗精神病薬を積極的に選択することが推奨されているが，その客観的根拠は新しく抗精神病薬を投与される成人を対象にした多数例の前方視的な予防的研究で示されている．予防的研究のメタ解析では，年間の遅発性ジスキネジアの出現率はハロペリドール投与群で5.9-7.4％，オランザピン投与群で0.5％であったと報告されている[19]．Costa e Silvaら[20]はハロペリドールをすでに少なくとも4週間服薬し，遅発性ジスキネジアを有していた100名の患者を対象にして，ハロペリドールを中断してオランザピンに切り換えて6週間継続し，錐体外路症状と精神症状の評価を行った．その結果，BASによるアカシジア，異常不随意運動評価尺度（AIMS）によるジスキネジア，PANSSによる精神症状の評価は全て改善したこと，抗コリン薬の投与量も減量できたこと，重大な退薬症候はなかったことを報告している．Kinonら[59]は開始時に遅発性ジスキネジアを有する95名の慢性の統合失調症患者に抗精神病薬（79％が従来型抗精神病薬またはリスペリドン）を減量・中止してから5～20 mg/dayのオランザピンに切り換えて32週間継続した成績を報告している．それによると，オランザピンの投与を開始してから1週間で遅発性ジスキネジアは有意に改善し，全投与期間中にわたって持続したこと，投与量を25％まで減量する期間を評価者には伏せて2～4週間設けたが，特に遅発性ジスキネジアの悪化は認められなかったこと，精神症状も有意に改善したことなどが報告されている[59]．

オランザピンの副作用として体重増加と耐糖能異常が大きな問題になっている．Goldsteinら[32]はオランザピン内服中に糖尿病を合併した7症例について報告しており，そのなかで糖尿病性ケトアシドーシスを認めたものが2名あったと報告している．Meyerら[82]は60歳以下でオランザピン内服群37名とリスペリドン内服群39名の1年間の経過を後方視的に比べ，体重は両群とも有意に増加したが，コレステロール値と血糖値の増加がオランザピン群で有意であったと報告している．Newcomerら[87]は3ヶ月以上外来で加療されている安定した統合失調症患者のなかで糖代謝異常に関係する様々な身体疾患をもつ患者やはじめから空腹値血糖値の高い者を除外してbody mass index（BMI）と年齢の配分がそろうように48名を選び，これらにクロザピン，オランザピン，リスペリドン，第一世代抗精神病薬を割り当て，健常対照者とともにグルコース負荷試験を行ったところ，オランザピン群では健常対照者または第一世代抗精神病薬に比べ有意な血糖値上昇が認められたと報告している．これ以降，大規模なデータベースを基にした報告がなされている．ヘルスプランに加入した250万人にも及ぶ個人情報を基に，既に糖尿病に罹患した者は除外したうえで，治療されていない統合失調症患者（非治療群）3,625名，少なくとも60日以上抗精神病薬を服用していた統合失調症患者4,308名を抽出し，それぞれの抗精神病薬を服用していた群と非服用群との間で観察期間中に新たに出現した糖尿病の割合が比較された[30]．オッズ比でみると，リスペリドン群は0.88，オランザピン群は3.10，高力価の第一世代抗精神病薬群は2.13，低力価の従来型抗精神病薬群は3.46，クロザピン群は7.44であった[30]．ほぼ同様の解析方法により英国のgeneral practiceの350万人分のデータベースからも統合失調症19,637名中に糖尿病が引き起こされる危険性について解析され，オランザピン服薬群と従来型抗精神病薬服薬群が糖尿病を発症するオッズ比は5.8と4.2で有意差があったと報告されている[65]．リスペリドンを服薬していた患者では非服薬群と従来型抗精神病薬を服薬していた患者群に比べ糖尿病が発症する危険は増加していたが有意ではなかったと報告されている[65]．さらに前方視的な研究がLambertら[70]によって行われた．彼ら[70]は全米の退役軍

人病院に於いて糖尿病の既往のない統合失調症の患者 15,767 名にオランザピン, リスペリドン, クエチアピンまたはハロペリドールを1年間投与し, II型糖尿病が新たに発症する割合を比較した. それによるとハロペリドールに比して3つの第二世代抗精神病薬の投与は 1.6-1.7 倍の危険率で II 型糖尿病を引き起こした[70]. Henderson ら[34] はクロザピン, オランザピン, またはリスペリドンで治療中の統合失調症患者で BMI が 30 以下で空腹時血糖値から糖尿病を否定できる者に静脈カテーテルを留置してから空腹時にグルコースを静注し, 経時的に血中のインスリンとグルコースを測定した. その結果, リスペリドン群に比べクロザピン群とオランザピン群ではインスリン感受性インデックスが有意に低く, homeostasis model assessment of insulin resistance (HOMA-IR) 値が有意に高く, glucose effectiveness 値が有意に低かった. 彼ら[35]はこの比較をオランザピン群, クエチアピン群, 健常対照群の間で行い, 上記の3つの指標でオランザピン群が有意な異常を示したと報告した. 彼らの報告はクロザピンとオランザピンがインスリン抵抗性をもたらす機序についてさらに多数例での検証が必要であると結んでいる. わが国では 2001 年の発売以来, 高血糖, 糖尿病性ケトアシドーシス, 糖尿病性昏睡などの重篤な症例が報告され, 2002 年 4 月より「糖尿病または糖尿病の既往のある患者には禁忌」という取り扱いになっている.

6) アリピプラゾール

アリピプラゾールはドパミンD2受容体の部分作動薬を主たる作用機序とし[13], セロトニン1A受容体部分作動薬とセロトニン2A受容体遮断作用を併せ持つ[110]. ドパミンD2受容体部分作動薬として, 中脳辺縁系で過剰なドパミンにより陽性症状が生じた場合はD2受容体に対して拮抗薬として作用するが, 完全には遮断しない. 前頭前野などでドパミン作動性神経伝達が低下している場合にはシナプス後D2受容体に対して作動薬として作用する. この特異な薬理作用により dopamine system stabilizer といわれ, また最初の第三世代抗精神病薬として位置づけられている. アリピプラゾールによる線条体のD2受容体占有は低用量で速やかに 80% 程度に達する[129]. しかし, 高い D2受容体占有の下でもリスペリドンなどでみられるような錐体外路症状は引き起こされない. アリピプラゾールは側坐核 shell に Fos を誘導することが報告されている[86].

陽性症状や陰性症状に対する改善効果に加えて錐体外路症状, 体重増加, 糖・脂質代謝異常などの有害事象がなく, プロラクチン値と QTc 間隔の上昇も認めない[44,79]. 体重増加, 糖・脂質代謝異常が起こりにくいのはヒスタミンH1受容体への親和性が低いためと考えられている.

1日1回投与が可能であり, 10～15 mg/day で開始する. 安全性と忍容性にも優れており, 2003 年版エクスパートコンセンサスガイドラインではリスペリドンと並んで陽性症状主体, 陰性症状主体, およびその両方が前景にある症例のいずれに対しても初期薬物治療の一次選択薬に位置づけられている[46]. 初回エピソード急性期では 10-20 mg/day, 複数エピソード急性期では 15-30 mg/day が推奨されている[46]. 維持療法では急性期とほぼ同じ用量が推奨されている.

急性増悪した統合失調症あるいは統合失調感情障害の患者 414 名を対象にアリピプラゾール (15 mg/day または 30 mg/day), ハロペリドール 10 mg/day またはプラセボを無作為に4週間投与された二重盲検比較試験で, アリピプラゾール群は PANSS の総スコア, 陽性症状スコア, 陰性症状スコアにおいてハロペリドール群と同等の改善効果を示し, ハロペリドール群と異なり錐体外路症状の出現もプロラクチン値の上昇もきたさなかった[44]. 急性増悪した統合失調症あるいは統合失調感情障害の患者を対象にした5編の二重盲検比較試験 (いずれも 4-6 週間にわたり, アリピプラゾール群 932 名, プラセボ群 416 名, ハロペリドール群 201 名) を有害事象発生からまとめた Marder らはアカシジア, 錐体外路症状, 傾眠, プロラクチン値の上昇などの有害作用がアリピプラゾール群で殆どなく, 体重増加は両剤で同程度であったと報告している[79]. わが国でもハロペリドール (120 名) を対照薬とした8週間の二重盲検比較試験が行われ, アリピプラゾール群 (120 名) では最終全般改善度で中等度以上改善した患者の割合が多く, BPRS の情動の平板化の改善に於いてはハロペリドール群に比べ有意に

勝っていたと報告されている[42]．

急性増悪して入院した統合失調症または統合失調感情障害患者404名を対象にアリピプラゾール（20 mg/day または 30 mg/day），リスペリドン 6 mg/day またはプラセボを無作為に投与され4週間経過を追った二重盲検比較試験で，アリピプラゾール群はPANSSの総スコア，陽性症状スコア，陰性症状スコアでリスペリドン群と同等の改善効果を示し，リスペリドン群と異なり錐体外路症状の出現もプロラクチン値の上昇もきたさなかったと報告されている[96]．

再発防止を検討するためにこれらよりも長い二重盲検比較試験が行われた．比較的安定した統合失調症患者310名を3日間のwashoutを経てからアリピプラゾール15 mg またはプラセボに割り当てて26週間経過を追った二重盲検比較試験では，アリピプラゾール群はプラセボ群に比べ再発までの期間が有意に長く，再発した患者の割合も有意に少なかった[93]．この二重盲検比較試験[93]の延長として，安定した患者も再発した患者も無作為にアリピプラゾール（15-30 mg/day）またはオランザピン（10-20 mg/day）に割り当てて52週間経過を追ったオープン試験が報告されている[15]．この試験ではPANSSの総得点の改善度はアリピプラゾール群とオランザピン群で殆ど同等であるが，オランザピン群では体重，総コレステロール，HDLコレステロールが投与開始前に比べて有意に増加し，一方アリピプラゾール群ではこれらの有害作用は起こらなかったとされている[15]．再発した慢性統合失調症患者1,294名を対象にアリピプラゾール30 mg/day またはハロペリドール10 mg/day を無作為に二重盲検で割り当てて52週間維持した試験では，アリピプラゾール群ではハロペリドール群よりもPANSSの陰性症状スコアが有意に改善し，有意に中断までの期間が有意に長く，錐体外路症状関連の有害事象は有意に少なかったと報告されている[53]．抗精神病薬の切り換えに伴って様々な要因により一過性の不安焦燥が起こることはよく経験されるが，アリピプラゾールへの切り換えと第二世代抗精神病薬への切り換えとの間には6ヶ月後の再燃率および再燃までの日数には差がなかったという報告[83]もある．

アリピプラゾールが統合失調症の認知障害にどのような影響を与えるかはよく調べられていないが，Kernら[55]は169名の統合失調症または統合失調感情障害患者を対象にアリピプラゾールまたはオランザピンをオープンで割り当てて，8週目と26週目に各種の認知機能検査を行い，言語学習の改善がオランザピン群に比べアリピプラゾール群で有意に上回っていたと報告している．

急性再発した統合失調症患者を対象に無作為にオランザピン（161名，投与量10-20 mg/kg）またはアリピプラゾール（156名，投与量15-30 mg/kg）を割り当てて26週間投与した二重盲検比較試験では，オランザピンは有意に体重増加と脂質代謝の悪化を引き起こしたが，アリピプラゾール群では投与期間中を通じて体重と脂質に有意な変化はなかった[81]．アリピプラゾールはその薬理作用から第二世代抗精神病薬と同様に遅発性ジスキネジアを誘発しない，また既にある遅発性ジスキネジアを改善することが予想されるが，データとしては報告されていない．なおアリピプラゾールの優れた作用が発揮されるためには是非とも単剤で投与することが望まれる．

c） わが国でのクロザピン再開発の流れ[84]

冒頭に述べたようにクロザピンは米国をはじめ世界の各国で厳重な血液モニタリングの条件のもとで承認されている．血液モニタリングの実施により無顆粒血症の発生率および死亡率はアメリカで0.38%，0.012%と著しく低下している．ノバルティスファーマ社は2000年にクロザピン開発再開を決定した．30例のオープン投与方式からなる後期第III相試験が行われ，同社は2004年に承認申請を提出した．また日本臨床精神神経薬理学会が「クロザピン使用のガイドライン」の策定と「クロザピン認定医制度」の設立を承認している．

d） 統合失調症の薬物療法の変革への期待

一連の第二世代抗精神病薬および第三世代抗精神病薬と目されるアリピプラゾールが出そろった．第一世代抗精神病薬にはない利点は明らかであり，今後これらを根づかせることによって我が国の精神医療の質の一層の向上に役立てることが必要である．第二世代抗

精神病薬への置き換えについては既にいくつかの有益な指針や症例報告が著されているが，紙面の関係上省略した．薬物療法に於いて我が国特有ともいえる弊習だった多剤併用を少しでも減らすとともに，新しい抗精神病薬の使用経験を蓄積していくことは個々の精神科医の努力にかかっているといえよう．

（秋山一文，斎藤　淳）

文　献

1) Al-Amin HA, Schwarzkopf SB: Effects of the PCP analog dizocilpine on sensory gating; potential relevance to clinical subtypes of schizophrenia. Biol Psychiat 40:744-754, 1996.
2) Álvarez E, Ciudad A, Olivares JM, et al: A randomized, 1-year follow-up study of olanzapine and risperidone in the treatment of negative symptoms in outpatients with schizophrenia. J Clin Psychopharm 26:238-249, 2006.
3) Araki T, Yamasue H, Sumiyoshi T, et al: Perospirone in the treatment of schizophrenia: effect on verbal memory organization. Prog Neuropsychoph Biol Psychiat 30:204-208, 2005.
4) Arvanitis LA, Miller BG, the seroquel trial 13 study group: Multiple fixed doses of "seroquel" (quetiapine) in patients with acute exacerbation of schizophrenia: a comparison with haloperidol and placebo. Biol Psychiat 42:233-246, 1997.
5) Azorin J-M, Spiegel R, Remington G, et al: A double-blind comparative study of clozapine and risperidone in the management of severe chronic schizophrenia. Am J Psychiat 158:1305-1313, 2001.
6) Bakshi VP, Geyer MA: Antagonism of phencyclidine-induced deficits in prepulse inhibition by the putative atypical antipsychotic olanzapine. Psychopharmacol 122:198-201, 1995.
7) Bakshi VP, Swerdlow NR, Geyer MA: Clozapine antagonizes phencyclidine-induced deficits in sensorimotor gating of the startle response. J Pharmacol Exp Ther 271:787-794, 1994.
8) Beasley CM, Tollefson G, Tran G, et al: Olanzapine versus placebo and haloperidol. acute phase results of the North American double-blind olanzapine trial. Neuropsychopharmacol 14:111-123, 1996.
9) Bondolfi G, Dufour H, Patris M, et al: Risperidone versus clozapine in treatment-resistant chronic schizophrenia: a randomized double-blind study. Am J Psychiat 155, 499-504, 1998.
10) Braff DL, Grillon C, Geyer MA: Gating and habituation of the startle reflex in schizophrenic patients. Arch Gen Psychiat 49:206-215, 1992.
11) Breier A, Hamilton SH: Comparative efficacy of olanzapine and haloperidol for patients with treatment-resistant schizophrenia. Biol Psychiat 45:403-411, 1999.
12) Breier AF, Malhotra AK, Su T-P, et al: Clozapine and risperidone in chronic schizophrenia: effects on symptoms, parkinsonian side effects, and neuroendocrine response. Am J Psychiat 156:294-298, 1999.
13) Burris KD, Molski TF, Xu C, et al: Aripiprazole, a novel antipsychotic, is a high-affinity partial agonist at human dopamine D 2 receptors. J Pharmacol Exp Ther 302:381-389, 2002.
14) Bymaster FP, Calligaro DO, Falcone JF, et al: Radioreceptor binding profile of the atypical antipsychotic olanzapine. Neuropsychopharmacol 14:87-96, 1996.
15) Chrzanowski WK, Marcus RN, Torbeyns A, et al: Effectiveness of long-term aripiprazole therapy in patients with acutely relapsing or chronic, stable schizophrenia: a 52-week, open-label comparison with olanzapine. Psychopharmacology 189:259-266, 2006.
16) Conley RR, Mahmoud R: A randomized double-blind study of risperidone and olanzapine in the treatment of schizophrenia or schizoaffective disorder. Am J Psychiat 158:765-774, 2001.
17) Conley RR, Tamminga CA, Kelly DL, et al: Treatment-resistant schizophrenic patients respond to clozapine after olanzapine non-response. Biol Psychiat 46:73-77, 1999.
18) Copolov DL, Link CGG, Kowalcyk B: A multicentre, double-blind, randomized comparison of quetiapine (ICI 204, 636, 'Seroquel') and haloperidol in schizophrenia. Psychol Med 30:95-105, 2000.
19) Correll CU, Leucht S, Kane JM: Lower risk for tardive dyskinesia associated with second-generation antipsychotics: a systematic review of 1-year studies. Am J Psychiat 161:414-425, 2004.
20) Costa e Silva, JA, Alvarez N, Mazzotti G, et al: Olanzapine as alternative therapy for patients with haloperidol-induced extrapyramidal symptoms: results of a multicenter, collaborative trial in Latin America. J Clin Psychopharmacol 21:375-381, 2001.
21) Csernansky JG, Mahmoud R, Brenner R: A comparison of risperidone and haloperidol for the prevention of relapse in patients with schizophrenia. N Engl J Med 346:16-23, 2002.
22) Currier GW, Simpson GM: Risperidone liquid concentrate and oral lorazepam versus intramuscular haloperidol and intramuscular lorazepam for treatment of psychotic agitation. J Clin Psychiat 62:153-157, 2001.
23) Davis JM, Chen N, Glick ID: A meta-analysis of the efficacy of second-generation antipsychotics. Arch Gen Psychiat 60:553-564, 2003.
24) De Haan L, van Bruggen M, Lavalaye J, et al: Subjective experience and D 2 receptor occupancy in

patients with recent-onset schizophrenia treated with low-dose olanzapine or haloperidol: a randomized, double-blind study. Am J Psychiatr 160:303-309, 2003.
25) Dossenbach M, Arango-Dávila C, Ibarra HS, et al: Response and relapse in patients with schizophrenia treated with olanzapine, risperidone, quetiapine, or haloperidol: 12-month follow-up of the intercontinental schizophrenia outpatient health outcomes (IC-SOHO) Study. J Clin Psychiat 66:1021-1030, 2005.
26) Duncan E, Szilagyi S, Schwartz M, et al: Prepulse inhibition of acoustic startle in subjects with schizophrenia treated with olanzapine or haloperidol. Psychiat Res 120:1-12, 2003.
27) Emsley RA, Raniwalla J, Bailey PJ, et al: A comparison of the effects of quetiapine ('seroquel') and haloperidol in schizophrenic patients with a history of and a demonstrated, partial response to conventional antipsychotic treatment. PRIZE Study Group. Int Clin Psychopharm 15:121-131, 2000.
28) Emsley RA, the Risperidone Working Group: Risperidone in the treatment of first-episode psychotic patients: a double-blind multicenter study. Schizophrenia Bull 25:721-729, 1999.
29) Emsley R, Turner HJ, Schronen J, et al: A single-blind randomized trial comparing quetiapine and haloperidol in the treatment of tardive dyskinesia. J Clin Psychiat 65: 696-701, 2004.
30) Gianfrancesco FD, Grogg AL, Mahmoud RA, et al: Differential effects of risperidone, olanzapine, clozapine, and conventional antipsychotics on type 2 diabetes: findings from a large health plan database. J Clin Psychiat 63:920-930, 2002.
31) Glick ID, Marder SR: Long-term maintenance therapy with quetiapine versus haloperidol decanoate in patients with schizophrenia or schizoaffective disorder. J Clin Psychiat 66:638-641, 2005.
32) Goldstein LE, Sporn J, Brown S, et al: New-onset diabetes mellitus and diabetic ketoacidosis associated with olanzapine treatment. Psychosomatics 40:438-443, 1999.
33) Green MF, Marshall BD, Wirshing WC, et al: Does risperidone improve verbal working memory in treatment-resistant schizophrenia? Am J Psychiat 154:799-804, 1997.
34) Henderson DC, Cagliero E, Copeland PM, et al: Glucose metabolism in patients with schizophrenia treated with atypical antipsychotic agents. A frequently sampled intravenous glucose tolerance test and minimal model analysis. Arch Gen Psychiat 62:19-28, 2005.
35) Henderson DC, Copeland PM, Borba CP, et al: Glucose metabolism in patients with schizophrenia treated with olanzapine or quetiapine: A frequently sampled intravenous glucose tolerance test and minimal model analysis. J Clin Psychiat 67:789-797, 2006.
36) Hirose A, Kato T, Ohno Y, et al: Pharmacological actions of SM-9018, a new neuroleptic drug with both potent 5-hydroxytryptamine 2 and dopamine 2 antagonistic actions. Jpn J Pharmacol 53:321-329, 1990.
37) Hirsch SR, Link CGG, Goldstein JM, et al: ICI 204, 636: a new atypical antipsychotic drug. Brit J Psychiat 168 (suppl 29):45-56, 1996.
38) Ho B-C, Miller D, Nopoulos P, et al: A comparative effectiveness study of risperidone and olanzapine in the treatment of schizophrenia. J Clin Psychiat 60:658-663, 1999.
39) Huq Z-U, on behalf of the RIS-GBR-32 Investigators: A trial of low doses of risperidone in the treatment of patients with first-episode schizophrenia, schizophreniform disorder, or schizoaffective disorder. J Clin Psychopharm 24:220-224, 2004.
40) 稲垣 中，稲田俊也：新規抗精神病薬の等価換算（その4）Aripiprazole. 臨床精神薬理 9:249-258, 2006.
41) Ishibashi T, Tagashira R, Nakamura M, et al: Effects of perospirone, a novel 5-HT 2 and D 2 receptor antagonist, on Fos protein expression in the rat forebrain. Pharmacol Biochem Be 63:535-541, 1999.
42) 石郷岡純，三浦貞則，小山　司ら：統合失調症に対するaripiprazoleの臨床評価―Haloperidolを対照薬とした第III相二重盲検比較試験―．臨床精神薬理 9:295-329, 2006.
43) Jeste D, Klausner M, Brecher M, et al: A clinical evaluation of risperidone in the treatment of schizophrenia: a 10-week, open-label, multicenter trial. Psychopharmacology 131:239-247, 1997.
44) Kane JM, Carson WH, Saha AR, et al: Efficacy and safety of aripiprazole and haloperidol versus placebo in patients with schizophrenia and schizoaffective disorder. J Clin Psychiat 63:763-771, 2002.
45) Kane J, Honigfeld G, Singer J, et al: Clozapine for the treatment-resistant schizophrenic: a double-blind comparison with chlorpromazine/benztropine. Arch Gen Psychiat 45:789-796, 1988.
46) Kane JM, Leucht S, Carpenter D, et al: Expert consensus guideline series: optimizing pharmacologic treatment of psychotic disorders. J Clin Psychiat 64 (suppl 12):1-100, 2003.
47) Kapur S, Zipursky R, Jones C, et al: Relationship between dopamine D 2 occupancy, clinical response, and side effects: a double-blind PET study of first-episode schizophrenia. Am J Psychiat 157:514-520, 2000.
48) Kapur S, Zipursky R, Jones C, et al: A positron emission tomography study of quetiapine in schizophrenia: a preliminary finding of an antipsychotic effect with only transiently high dopamine D 2 receptor occupancy. Arch Gen Psychiat 57:553-559, 2000.
49) Kapur S, Zipursky RB, Remington G: Clinical and theoretical implications of 5-HT 2 and D 2 receptor

occupancy of clozapine, risperidone, and olanzapine in schizophrenia. Am J Psychiat 156:286-293, 1999.
50) Kapur S, Zipursky RB, Remington G, et al: 5-HT 2 and D 2 receptor occupancy of olanzapine in schizophrenia: a PET investigation. Am J Psychiat 155: 921-928, 1998.
51) Kasper S: Risperidone and olanzapine: optimal dosing for efficacy and tolerability in patients with schizophrenia. Int Clin Psychopharm 13:253-262, 1998.
52) Kasper S, Brecher M, Fitton L, et al: Maintenance of long-term efficacy and safety of quetiapine in the open-label treatment of schizophrenia. Int Clin Psychopharm 19:281-289, 2004.
53) Kasper S, Lerman MN, McQuade RD, et al: Efficacy and safety of aripiprazole vs. haloperidol for long-term maintenance treatment following acute relapse of schizophrenia. Int J Neuropsychoph 6:325-337, 2003.
54) Kato T, Hirose A, Ohno Y, et al: Binding profile of SM-9018, a novel antipsychotic candidate. Jpn J Pharmacol 54:478-481, 1990.
55) Kern RS, Green MF, Cornblatt BA, et al: The neurocognitive effects of aripiprazole: an open-label comparison with olanzapine. Psychopharmacology 187:312-320, 2006.
56) Kern RS, Green MF, Marshall BD, et al: Risperidone vs. haloperidol on reaction time, manual dexterity, and motor learning in treatment-resistant schizophrenia patients. Biol Psychiat 44:726-732, 1998.
57) King DJ, Link CGG, Kowalcyk B: A comparison of bd and tid dose regimens of quetiapine (Seroquel) in the treatment of schizophrenia. Psychopharmacolgy 137:139-146, 1998.
58) Kinon BJ, Hill AL, Liu H, et al: Olanzapine orally disintegrating tablets in the treatment of acutely ill non-compliant patients with schizophrenia. Int J Neuropsychoph 6:97-102, 2003.
59) Kinon BJ, Jeste DV, Kollack-Walker S, et al: Olanzapine treatment for tardive dyskinesia in schizophrenia patients: a prospective clinical trial with patients randomized to blinded dose reduction periods. Prog Neuropsychoph Biol Psychiat 28: 985-996, 2004.
60) Kinon BJ, Liu-Seifert H, Adams DH, et al: Differential rates of treatment discontinuation in clinical trials as a measure of treatment effectiveness for olanzapine and comparator atypical antipsychotics for schizophrenia. J Clin Psychopharm 26:632-637, 2006.
61) Kinon BJ, Noordsy DL, Liu-Seifert H, et al: Randomized, double-blind 6-month comparison of olanzapine and quetiapine in patients with schizophrenia or schizoaffective disorder with prominent negative symptoms and poor functioning. J Clin Psychopharm 26:453-461, 2006.
62) Kontaxakis VP, Havaki-Kontaxaki BJ, Stamouli SS, et al: Optimal risperidone dose in drug-naïve, first episode schizophrenia. Am J Psychiat 157:1178-1179, 2000.
63) Kopala LC, Fredrickson D, Good KP, et al: Symptoms in neuroleptic-naïve, first-episode schizophrenia: response to risperidone. Biol Psychiat 39: 296-298, 1996.
64) Kopelowicz A, Zarate R, Tripodis K, et al: Differential efficacy of olanzapine for deficit and nondeficit negative symptoms in schizophrenia. Am J Psychiat 157:987-993, 2000.
65) Koro CE, Fedder DO, L'Italien GJ, et al: Assessment of independent effects of olanzapine and risperidone on risk of diabetes among patients with schizophrenia: population based nested case-control study. Brit Med J 325:243, 2002.
66) Kumari V, Antonova E, Geyer MA, et al: A fMRI investigation of startle gating deficits in schizophrenia patients treated with typical or atypical antipsychotics. Int J Neuropsychoph epub ahead of print 2006.
67) Kumari V, Soni W, Mathew VM, et al: Prepulse inhibition of the startle response in men with schizophrenia. effects of age of onset of illness, symptoms, and medication. Arch Gen Psychiat 57:609-614, 2000.
68) Kumari V, Soni W, Sharma T: Prepulse inhibition of the startle response in risperidone-treated patients: comparison with typical antipsychotics. Schizophr Res 55:139-146, 2002.
69) Kumari V, Soni W, Sharma T, et al: Normalization of information processing deficits in schizophrenia with clozapine. Am J Psychiat 156:1046-1051, 1999.
70) Lambert BL, Cunningham FE, Miler DR, et al: Diabetes risk associated with use of olanzapine, quetiapine, and risperidone in veterans health administration patients with schizophrenia. Am J Epidemiol 164:672-681, 2006.
71) Lane H-Y, Chiu W-C, Chou JC-Y, et al: Risperidone in acutely exacerbated schizophrenia: dosing strategies and plasma levels. J Clin Psychiat 61:209-214, 2000.
72) Leucht S, Barnes TRE, Kissling W, et al: Relapse prevention in schizophrenia with new-generation antipsychotics: a systematic review and exploratory meta-analysis of randomized, controlled trials. Am J Psychiat 160:1209-1222, 2003.
73) Leucht S, Pitschel-Walz G, Abraham D, et al: Efficacy and extrapyramidal side-effects of the new antipsychotics olanzapine, quetiapine, risperidone, and sertindole compared to conventional antipsychotics and placebo. a meta-analysis of randomized controlled trials. Schizophr Res 35:51-68, 1999.
74) Leysen JE, Janssen PMF, Schotte A, et al: Interac-

tion of antipsychotic drugs with neurotransmitter receptor sites in vitro and in vivo in relation to pharmacological and clinical effects: role of 5-HT 2 receptors. Psychopharmacology 112 (suppl): s 40-s 54, 1993.

75) Li X-M, Perry KW, Wong DT, et al: Olanzapine increases in vivo dopamine and norepinephrine release in rat prefrontal cortex, nucleus accumbens and striatum. Psychopharmacology 136:153-161, 1998.

76) Lieberman JA, Stroup TS, McEvoy JP, et al: Effectiveness of antipsychotic drugs in patients with chronic schizophrenia. New Engl J Med 353: 1209-1223, 2005.

77) Marder SR, Davis JM, Chouinard G: The effects of risperidone on the five dimensions of schizophrenia derived by factor analysis: combined results of the North America trials. J Clin Psychiat 58:538-546, 1997.

78) Marder SR, Glynn SM, Wirshing WC, et al: Maintenance treatment of schizophrenia with risperidone or haloperidol: 2 year outcome. Am J Psychiat 160: 1405-1412, 2003.

79) Marder SR, McQuade RD, Stock E, et al: Aripiprazole in the treatment of schizophrenia: safety and tolerability in short-term, placebo-controlled trials. Schizophr Res 61:123-136, 2003.

80) Markianos M, Hatzimanolis J, Lykouras L: Dopamine receptor responsivity in schizophrenic patients before and after switch from haloperidol to risperidone. Psychiat Res 89:115-122, 1999.

81) McQuade RD, Stock E, Marcus R, et al: A comparison of weight change during treatment with olanzapine or aripiprazole: results from a randomized, double-blind study. J Clin Psychiat 65 (suppl 18): 47-56, 2004.

82) Meyer JM: A retrospective comparison of weight, lipid, and glucose changes between risperidone- and olanzapine-treated inpatients: metabolic outcomes after 1 year. J Clin Psychiat 63:425-433, 2002.

83) Moeller KE, Shireman TI, Liskow BI: Relapse rates in patients with schizophrenia receiving aripiprazole in comparison with other atypical antipsychotics. J Clin Psychiat 67:1942-1947, 2006.

84) 村崎光邦:わが国における clozapine の開発の経緯. 臨床精神薬理 8:1968-1974, 2005.

85) Nair NVP, the risperidone study group: Therapeutic equivalence of risperidone given once daily and twice daily in patients with schizophrenia. J Clin Psychopharm 18:103-110, 1998.

86) Natesan S, Reckless GE, Nobrega JN, et al: Dissociation between in vivo occupancy and functional antagonism of dopamine D 2 receptors: comparing aripiprazole to other antipsychotics in animal models. Neuropsychopharmacol 31:1854-1863, 2006.

87) Newcomer JW, Haupt DW, Fucetola R, et al: Abnormalities in glucose regulation during antipsychotic treatment of schizophrenia. Arch Gen Psychiat 59: 337-345, 2002.

88) Nyberg S, Eriksson B, Oxenstierrna G, et al: Suggested minimal effective dose of risperidone based on PET-measured D 2 and 5 HT 2 A receptor occupancy in schizophrenic patients. Am J Psychiat 156:869-875, 1999.

89) Ohashi K, Hamamura T, Lee Y, et al: Clozapine- and olanzapine-induced Fos expression in the rat medial prefrontal cortex is mediated by β-adrenoceptors. Neuropsychopharmacol 23:162-169, 2000.

90) Oka T, Hamamura T, Lee Y, et al: Atypical properties of several classes of antipsychotic drugs on the basis of differential induction of Fos-like immunoreactivity in the rat brain. Life Sci 76:225-237, 2004.

91) Peuskens J, Link CGG: A comparison of quetiapine and chlorpromazine in the treatment of schizophrenia. Acta Psychiat Scand 96:265-273, 1997.

92) Peuskens J, on behalf of the Risperidone Study Group: Risperidone in the treatment of patients with chronic schizophrenia: a multi-national, multi-centre, double-blind, parallel-group study versus haloperidol. Brit J Psychiat 166:712-726, 1995.

93) Pigott TA, Carson WH, Saha AR, et al: Aripiprazole for the prevention of relapse in stabilized patients with chronic schizophrenia: a placebo-controlled 26-week study. J Clin Psychiat 64:1048-1056, 2003.

94) Pinna A, Morelli M: Differential induction of Fos-like-immunoreactivity in the extended amygdala after haloperidol and clozapine. Neuropsychopharmacol 21:93-100, 1999.

95) Potkin SG, Gharabawi GM, Greenspan AJ, et al: A double-blind comparison of risperidone, quetiapine and placebo in patients with schizophrenia experiencing an acute exacerbation requiring hospitalization. Schizophr Res 85:254-265, 2006.

96) Potkin SG, Saha AR, Kujawa MJ, et al: Aripiprazole, an antipsychotic with a novel mechanism of action, and risperidone vs placebo in patients with schizophrenia and schizoaffective disorder. Arch Gen Psychiat 60:681-690, 2003.

97) Purdon SE, Jones BDW, Stip E, et al: Neuropsychological change in early phase schizophrenia during 12 months of treatment with olanzapine, risperidone or haloperidol. Arch Gen Psychiat 57:249-258, 2000.

98) Purdon SE, Malla A, Labelle A, et al: Neuropsychological change in patients with schizophrenia after treatment with quetiapine or haloperidol. J Psychiat Neurosci 26:137-149, 2001.

99) Riedel M, Müller N, Strassnig M, et al: Quetiapine has equivalent efficacy and superior tolerability to rsiperidone in the treatment of schizophrenia with

predominantly negative symptoms. Eur Arch Psy Clin N 255:432-437, 2005.
100) Robertson GS, Fibiger HC: Neuroleptics increase c-fos expression in the forebrain: contrasting effects of haloperidol and clozapine. Neuroscience 46:315-328, 1992.
101) Robertson GS, Fibiger HC: Effects of olanzapine on regional c-fos expression in rat forebrain. Neuropsychopharmacol 14:105-110, 1996.
102) Robertson GS, Matsumura H, Fibiger HC: Induction patterns of Fos-like immunoreactivity in the forebrain as predictors of atypical antipsychotic activity. J Pharmacol Exp Ther 271:1058-1066, 1994.
103) Sanger TM, Lieberman JA, Tohen M, et al: Olanzapine versus haloperidol treatment in first-episode psychosis. Am J Psychiat 156:79-87, 1999.
104) Schooler N, Rabinowitz J, Davidson M, et al: Risperidone and haloperidol in first-episode psychosis: a long-term randomization trial. Am J Psychiat 162:947-953, 2005.
105) Schotte A, Janssen PFM, Gommeren W, et al: Risperidone compared with new and reference antipsychotic drugs: in vitro and in vivo receptor binding. Psychopharmacology 124:57-73, 1996.
106) Seeman P, Kapur S: The dopamine receptor basis of psychosis. In: Current issues in the psychopharmacology of schizophrenia (eds, Breier A, Tran PV, Herrea JM, Tollefson GD, Bymaster FP), pp 73-84, Lippincott Williams & Wilkins, Philadelphia, 2001.
107) Seeman P, Tallerico T: Antipsychotic drugs which elicit little or no parkinsonism bind more loosely than dopamine to brain D2 receptors, yet occupy high levels of these receptors. Mol Psychiat 3:123-134, 1998.
108) Seeman P, Tallerico T: Rapid release of antipsychotic drugs from dopamine D2 receptors: an explanation for low receptor occupancy and early clinical relapse upon withdrawal of clozapine or quetiapine. Am J Psychiat 156:876-884, 1999.
109) Sekine Y, Ouchi Y, Takei N, et al: Perospirone is a new generation antipsychotic: evidence from a positron emission tomography study of serotonin 2 and D2 receptor occupancy in the living human brain. J Clin Psychopharm 26:531-533, 2006.
110) Shapiro DA, Renock S, Arrington E, et al: Aripiprazole, a novel atypical antipsychotic drug with a unique and robust pharmacology. Neuropsychopharmacol 28:1400-1411, 2003.
111) Simpson GM, Lindenmayer J-P: Extrapyramidal symptoms in patients treated with risperidone. J Clin Psychopharm 17:194-201, 1997.
112) Stephenson CME, Bigliani V, Jones HM, et al: Striatal and extra-striatal D_2/D_3 dopamine receptor occupancy by quetiapine in vivo. [^{123}I]-epidepride single photon emission tomography (SPET) study. Br J Psychiat 177:408-415, 2000.
113) Swerdlow NR, Bakshi V, Geyer MA: Seroquel restores sensorimotor gating in phencyclidine-treated rats. J Pharmacol Exp Ther 279:1290-1299, 1996.
114) Tauscher-Wisniewski S, Kapur S, Tauscher J, et al: Quetiapine: an effective antipsychotic in first-episode schizophrenia despite only transiently high dopamine-2 receptor blockade. J Clin Psychiat 63:992-997, 2002.
115) Tollefson GD, Andersen SW, Tran PV: The course of depressive symptoms in predicting relapse in schizophrenia: a double-blind, randomized comparison of olanzapine and risperidone. Biol Psychiat 46:365-373, 1999.
116) Tollefson GD, Beasley CM, Tran PV, et al: Olanzapine versus haloperidol in the treatment of schizophrenia and schizoaffective and schizophreniform disorders: results of an international collaborative trial. Am J Psychiat 154:457-465, 1997.
117) Tollefson GD, Birkett MA, Kiesler GM, et al: Double-blind comparison of olanzapine versus clozapine in schizophrenic patients clinically eligible for treatment with clozapine. Biol Psychiat 49:52-63, 2001.
118) Tollefson GD, Sanger TM: Negative symptoms: a path analytic approach to a double-blind, placebo- and haloperidol-controlled clinical trial with olanzapine. Am J Psychiat 154:466-474, 1997.
119) Tollefson GD, Sanger TM, Beasley CM, et al: A double blind, controlled comparison of the novel antipsychotic olanzapine versus haloperidol or placebo on anxiety and depressive symptoms accompanying schizophrenia. Biol Psychiat 43:803-810, 1998.
120) Tollefson GD, Sanger TM, Lu Y, et al: Depressive signs and symptoms in schizophrenia: a prospective blinded trial of olanzapine and haloperidol. Arch Gen Psychiat 55:250-258, 1998.
121) Tran PV, Dellva MA, Tollefson GD, et al: Oral olanzapine verus oral haloperidol in the maintenance treatment of schizophrenia and related psychoses. Brit J Psychiat 172:499-505, 1998.
122) Tran PV, Hamilton SH, Kuntz AJ, et al: Double-blind comparison of olanzapine versus risperidone in the treatment of schizophrenia and other psychotic disorders. J Clin Psychopharm 17:407-418, 1997.
123) Varty GB, Higgins GA: Examination of drug-induced and isolation-induced disruptions of prepulse inhibition as models to screen antipsychotic drugs. Psychopharmacol 122:15-26, 1995.
124) Velligan DI, Newcomer J, Pultz J, et al: Does cognitive function improve with quetiapine in comparison to haloperidol? Schizophr Res 53:239-248, 2002.
125) Volavka J, Czobor P, Cooper TB, et al: Prolactine levels in schizophrenia and schizoaffective disorder

126) Volavka J, Czobor P, Sheitman B, et al: Clozapine, olanzapine, risperidone, and haloperidol in the treatment of patients with chronic schizophrenia and schizoaffective disorder. Am J Psychiat 159:255-262, 2002.
127) Wirshing DA, Marshall BD, Green MF, et al: Risperidone in treatment-refractory schizophrenia. Am J Psychiat 156:1374-1379, 1999.
128) Yasui-Furukori N, Furukori H, Nakagami T, et al: Steady-state pharmacokinetics of a new antipsychotic agent perospirone and its active metabolite, and its relationship with prolactin response. Ther Drug Monit 26:361-365, 2004.
129) Yokoi F, Gründer C, Biziere K, et al: Dopamine D2 and D3 receptor occupancy in normal humans treated with the antipsychotic drug aripiprazole (OPC 14597): a study using positron emission tomography and [^{11}C] raclopride. Neuropsychopharmacol 27:248-259, 2002.
130) Zhong KX, Sweitzer DE, Hamer RM, et al: Comparison of quetiapine and risperidone in the treatment of schizophrenia: a randomized, double-blind, flexible-dose, 8-week study. J Clin Psychiat 67:1093-1103, 2006.

patients treated with clozapine, olanzapine, risperidone, or haloperidol. J Clin Psychiat 65:57-61, 2004.

6.3 気分安定薬の薬理作用

ここでは，現在わが国で抗躁効果および躁うつ病病相予防効果が認められている炭酸リチウムおよびルバマゼピン，バルプロ酸について言及する．この他に外国ではクロナゼパム，非定型抗精神病薬等にも抗躁効果が認められ，臨床で用いられているが，わが国では今のところ認可されていないので，ここでは取り上げない．

a) リチウムの作用機序

リチウムの作用点は多数あるが，そのいずれがリチウムの臨床効果を説明できる作用機序であるかについては，まだ結論が出ていない．ここでは，多数ある作用点のうち，比較的作用機序の可能性が高いものについて解説する．

1) リチウムのモノアミン神経系に対する作用
（特にそのモノアミン合成，取り込み，放出などへの影響）

リチウムはモノアミンの代謝回転を高めることが知られており[7,8]，特にセロトニン神経では急性，慢性の投与において代謝回転が亢進する．リチウムはセロトニンの作用を増強させることが知られており，臨床的にも抗うつ薬との併用でaugmentation効果がある[3]ことから，少なくとも抗うつ効果の増強に関して，この機序が一部関与していることは十分考えられる．ノルアドレナリンの場合は急性投与では代謝回転が増加するが，慢性投与時には認められなくなる．ドパミン神経に対してはドパミン受容体の過感受性を抑制する作用があり，これが気分安定作用と関連するのではないかと期待された[14]．

2) リチウムのセカンドメッセンジャーに対する作用

最も有名かつ明白な作用点はフォスファチジル・イノシトール（PI）代謝回転に対するものである．いくつかの受容体（$5HT_{2A}$, α_1-アドレナリン，mAchなど）が刺激されるとPIはIP_3とDG（ジアシルグリセロール）に分解され，IP_3が細胞内のCa貯蔵からCa^{++}の遊離を引き起こし，情報伝達が促進されるが，IP_3は再びイノシトールを経てPIに再生され，IP_3とDGの基質になる．このような回路のうち，IPからI（イノシトール）になる段階で関与する酵素（イノシトール-1-リン酸化酵素）をリチウムは抑制し，脳内のイノシトールの量を減らすことが明らかにされている[1,6]．しかし，慢性的にリチウムを投与した場合にこの作用が維持されないとの報告もあり，リチウムの臨床効果のどの側面を説明できるかは，まだ明らかではない．

一方，リチウムはアデニル酸シクラーゼ系に対しても影響する．アデニル酸シクラーゼ系の受容体（α_2, β, $5HT_1$受容体など）が刺激されるとG蛋白を介してACが活性化され，cAMPが合成されるが，リチウムはG蛋白に直接作用するかACに作用するかして，cAMPの産生を抑制する[5]．この他，グアニル酸シクラーゼ系にも作用点を持つことが知られる．

また，比較的最近の研究ではリチウムやVPAには細胞死を防ぐたんぱく質であるbcl-2を前頭葉で増加させる作用や神経栄養因子のひとつであるBDNFを脳内で増加させるという報告[9,15]もあり，新たな薬理機序として注目されている．

以上のように，リチウムの作用点は極めて多様であり，いずれが気分安定効果と関連するかについては，更なる研究が必要と思われる．

b） カルバマゼピンの作用機序

カルバマゼピンはイミプラミンに構造的に類似した化合物であるが，側頭葉てんかんの治療薬として長く使用されてきた．カルバマゼピンの抗躁効果，気分安定化作用は日本の研究者によって発見されたことは周知のことである[13]．その抗躁効果あるいは気分安定作用の薬理機序は今のところ明らかではないが，その抗てんかん作用（Naチャンネルの阻害作用）とは異なる機序であることが推定される．リチウムと同様，CBZにはノルアドレナリンの遊離を減少させる作用やノルアドレナリンにより引き起こされるアデニル酸シクラーゼ活性を抑制する作用がある[2]．一方，リチウムと異なり，セロトニンにはほとんど影響を及ぼさない．ドパミンの代謝回転を低下させる作用やアセチルコリンの合成を促進する作用はリチウムと共通である．GABA系への作用があることが報告されており，その作用は主にGABAB受容体との相互作用であると考えられる[10]．

CBZには中枢型のベンゾジアゼピン受容体に対する作用は認められない．ただ末梢型のベンゾジアゼピン受容体に対する親和性が高いことが報告されている[4]．末梢型のベンゾジアゼピン受容体はCaチャンネルのコントロールに関係していることを考え合わせるとCBZの作用点として興味が持たれる．また，リチウム，VPAと共通する作用としてCBZにもイノシトールの取り込み阻害作用があることが報告されており[11]，気分安定作用との関係が注目されている．

c） バルプロ酸ナトリウムの作用機序

バルプロ酸ナトリウム（VPA）がGABAの脳内濃度を高めて神経細胞の過剰興奮を抑制することはよく知られているが，これは抗てんかん作用の機序としては明解であるものの，気分安定作用との関係は明確ではない．ただ，CBZにも同様の作用があるだけでなく，抗てんかん作用のないリチウムにも同様の作用があることを併せ考えると，あながち気分安定作用と無縁とは言い難い．

細胞内情報伝達系との関連でも研究は進展しており，リチウムと同様にPKCの特定のアイソザイムを減少させることが報告されている．また，これもリチウムと同様，Bcl-2の増加作用，細胞骨格の調節酵素GSK-3βへの抑制作用などが明らかにされ，神経保護作用の視点から注目されている[12]． （樋口輝彦）

文　献

1) Allison JH, Stewart MA: Reduced brain inositol in lithium-treated rats. Nature New Biol 233:267-268, 1971.
2) Chen G, Hasanat KA, Bebchuk JM, Moore GJ, Glitz D, Manji HK: Regulation of signal transduction pathways and gene expression by mood stabilizers and antidepressants. Psychosom Med 61:599-617, 1999.
3) De Montigniy C, Grunberg F, Mayer A et al: Lithium induces rapid relief of depression in tricyclic antidepressant drug non-receptors. Br J Psychiatry 138: 252-256, 1981.
4) Ferrarese C, Marzorati C, Perego M et al: Effect of anticonvulsant drugs on peripheral benzodiazepine receptors of human lymphocytes. Neuropharmacology 34:427-431, 1995.
5) Geisler A, Mork A, Klysler R: Influence of lithium and other metal ions on adenylate cyclase activity. In Drug Receptors and Dynamic Process in Cells. (eds, Schon JS, Geisler A, Norm S), pp. 302-318, Munksgaard, Copenhagen, 1986.
6) Hallcher LM, Sherman WR: The effects of lithium ion and other agents on the activity of myo-inositol-phosphatase from bovine brain. J Biol Chem 255: 10896-10910, 1980.
7) Knapp S, Mandell AJ: Cocaine and lithium; Neurobiological antagonism in the serotonin biosynthetic system in rat brain. Life Sci 18:679-683, 1976.
8) Kuriyama K, Speken R: Effect of lithium on content and uptake of norepinephrine and 5-hydroxytryptamine in mouse brain synaptosomes and mitochondria. Life Sci 9:1213-1220, 1970.
9) Manji HK, Moore GJ, Chen G: Clinical and preclinical evidence for the neurotrophic effects of mood stabilizers: implications for the pathophysiology and treatment of manic-depressive illness. Biol Psychiatry 48(8):740-754, 2000.
10) Motohashi N, et al: Mechanisms of action of anticonvulsants in affective disorders: comparison with lithium. Lithium 3:7-14, 1992.
11) 本橋伸高：気分安定薬の分類・適応・作用機序．臨床精神薬理 3:839-845, 2000．
12) 長田賢一，長谷川洋，御園生篤志他：気分安定薬の作用機序と蛋白リン酸化．脳の科学 22:1193-1202, 2000．

13) Okuma T: Therapeutic and prophylactic effects of carbamazepine in bipolar disorders. Psychiatr Clin North Am 6:157-174, 1983.
14) Pert A, Rosenblatt JE, Sivit C, et al: Long-term treatment with lithium prevents the development of dopamine receptor supersensitivity. Science 201: 171-173, 1978.
15) Watson S, Hunter YA: The place of lithium salts in psychiatric practice 50 years on. Current Opinion in Psychiatry 14(1):57-63, 2001.
16) 矢後知規, 久保田正春, 神庭重信：リチウム療法の展望―気分安定薬の特色と作用機序仮説―. Lithium up date 3(1):3-10, 2000.

6.4 抗うつ薬の薬理作用

抗うつ薬の原型は imipramine と MAO 阻害薬にあると言われる。両者は別々に，かつ偶然に発見された。MAO 阻害剤のひとつである iproniazid は抗結核薬として用いられていたが，iproniazid を服用中の患者の中に多幸的になるものがあることから，同薬に気分高揚作用があることが発見された。imipramine は chlorpromazine と構造が類似しており，当初は抗精神病薬として合成されたものであったが，抗精神病作用が認められず，ほとんど捨て去られようとしていた。臨床試験において抗うつ作用が偶然発見されたのである。このように抗うつ薬は偶然発見されたものであり，その薬理作用に関する研究は後からスタートすることになった。抗うつ薬には多くの薬理作用があ

り，そのいずれが抗うつ作用と関係するのか，あるいは副作用と関係するのかについては研究の進展と共に新知見が重ねられてきたが，未だすべてが解明されたわけではない。初期の研究はもっぱら急性投与と関連した薬理機序の研究が中心であったが，その多くは副作用の薬理機序を解明する上で有用であった。一方，抗うつ作用は抗うつ薬を慢性投与してはじめて得られるという臨床的事実から，その作用機序研究は次第に慢性投与に伴う薬理作用の研究へと移って行くことになった。

a) 急性の薬理作用
1) モノアミン再取り込み阻害作用（三環系抗うつ薬を中心に）

三環系抗うつ薬に抗うつ作用があることは全くの偶然に発見されたものである。従って，その薬理作用も後追で研究されたものであった。三環系抗うつ薬にモノアミンの再取り込み阻害作用があることが明らかにされたのは 1970 年前後であり，抗うつ薬の薬理作用としてははじめての発見であった[10,25]。これらのモノアミン再取り込み阻害作用はラットの脳から取り出した膜標品（取り込み部位を多く含む標品）に抗うつ薬を作用させて見い出したものである。しかし，ここで注意が必要なのは，in vitro の結果がそのまま in vivo の作用ではない点である。例えば imipramine の場合を例にとると，imipramine 自体はセロトニン再取り

表IV-5 主な抗うつ薬のモノアミン再取り込み阻害能の比較

再取り込み阻害能は阻害定数 (Ki 値) で示されており，値が小さいほど取り込み阻害能が強いことを示す。([24] を一部改変引用)

薬物名	ノルアドレナリン取り込み阻害能 (Ki値；nM)	セロトニン再取り込み阻害能 (Ki値；nM)
Amitriptyline	24	66
Imipramine	13	42
Clomipramine	28	5
Nortriptyline	4	260
Desipramine	1	340
Maprotilline	7	3,300
Mianserin	42	2,300
Amoxapine	4	470
Fluoxetine	280	12
Fluvoxamine	500	7
Iprindol	640	3,300
Trazodone	5,000	190

6. 精神薬理学

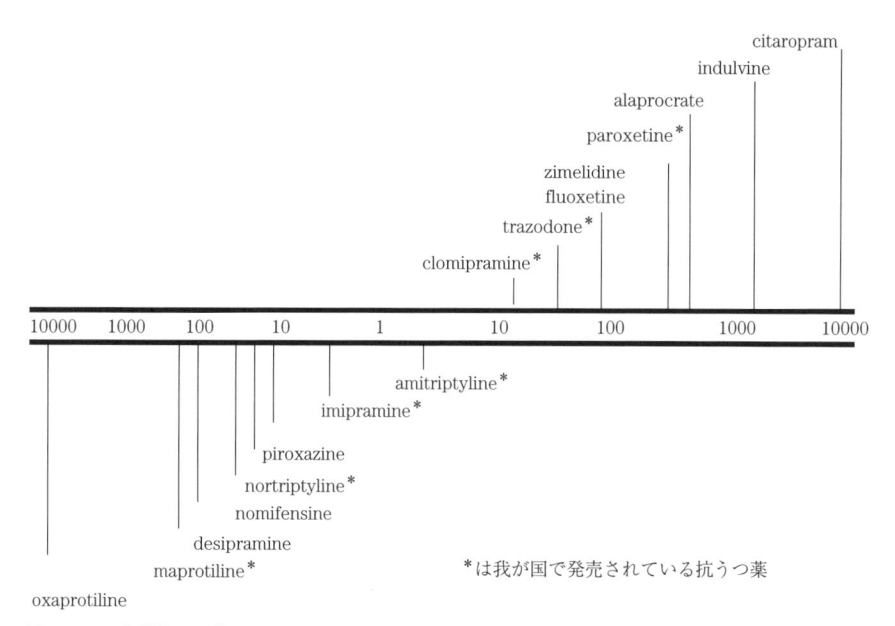

図IV-18 各種抗うつ薬のノルアドレナリン,セロトニン再取り込み阻害能の選択性(in vitro 実験結果をもとに)[14]

（図中ラベル：oxaprotiline, maprotiline*, desipramine, nomifensine, nortriptyline*, piroxazine, imipramine, amitriptyline*, clomipramine*, trazodone*, zimelidine, fluoxetine, paroxetine*, alaprocrate, indulvine, citaropram／*は我が国で発売されている抗うつ薬）

込み阻害能をある程度持っているので,in vitro で imipramine を作用させると,この作用が確認できる.しかし,in vivo では imipramine は脱メチル化されて desipramine になる.desipramine はノルアドレナリン再取り込み阻害能が強くセロトニン再取り込み能は弱い.したがって,in vitro と in vivo のデータが大きく食い違うことになるのである.この場合には in vivo のデータがより臨床的作用を表すことになるわけである.同じことは amitriptyline にもあてはまる.すなわち,二級アミンに代謝される三級アミンの場合は in vivo では二級アミンの薬理作用が中心に出現すると考えておけばよい.多くの薬理の成書にはin vitro のデータが掲載されている.確かに in vivo の報告が少ないこともあるが,この点を頭に置いて見る必要があろう.表IV-5 は抗うつ薬のモノアミン再取り込み阻害能をノルアドレナリン,セロトニンについて検討した Richelson の報告から引用した[22].この報告も in vitro の研究結果である.

図IV-18[14] は amitriptyline がノルアドレナリン,セロトニンに対してほぼ同等の再取り込み阻害能を有する(すなわち数値として1)と仮定した場合に他の抗うつ薬がどのように位置づけられるかを示したもの

である.後の項で触れるが,当然ながらSSRIはすべてセロトニン側に位置している.一方,三環系,四環系抗うつ薬のほとんどのものがノルアドレナリン側に寄っていることがわかる.先に述べたように imipramine, amitriptyline は in vivo では desipramine, nortriptyline に代謝されて作用することを考え合わせると,大半のものがかなりノルアドレナリンに対する再取り込み阻害作用中心であることになる.抗うつ作用の本質が明らかにされたわけではないが,抗うつ作用にノルアドレナリンとセロトニンのいずれが重要であるかは古くから議論され,検討されてきた.SSRIが登場するまでは,三環系抗うつ薬の中で,よりノルアドレナリン側であるものと,相対的にセロトニン側であるものを分けて,臨床効果の違いが検討されたりもした[32].しかし,結局のところは先に述べたように三環系抗うつ薬の大半がノルアドレナリン再取り込み阻害作用中心であることから,この議論は一時期,下火になっていた.しかし,SSRIが登場するに至って,再びこの議論は再燃しはじめている.この点についてはSSRIの項で述べる.

2) 新規抗うつ薬の薬理作用

ここで言う新規抗うつ薬とはSSRI以降に開発され

た抗うつ薬の意味である．SSRI，SNRI に加えて，現在わが国で開発中のものも含めて説明する．

i) 選択的セロトニン再取り込み阻害薬（selective serotonin reuptake inhibitors；SSRIs） SSRI はセロトニン・トランスポーターを選択的に阻害し，セロトニンのシナプス間隙の量を増やす作用を有している．うつ病においてはシナプス間隙のセロトニンが減少し，後シナプスのセロトニン受容体が up-regulation していることが仮定されている[1]．SSRI はこの減少しているセロトニンを増加させ，その結果，後シナプスのセロトニン受容体を down-regulation することで，抗うつ作用を発揮すると考えられる．しかし，セロトニン受容体の down-regulation は SSRI で生じるとする報告[4,29]と否定する報告[6,20]があり一致した結論は得られていない．最近ではむしろセロトニン受容体以後のセカンドメッセンジャーレベルの研究が進み，受容体が down-regulation されるか否かは別にして，受容体以後の情報伝達は SSRI により亢進することが報告[9]されるようになり，受容体の down-regulation の意味は問いなおされはじめている．この点については 3) で詳述する．ここまでは，SSRI に限らず抗うつ薬に共通する作用機序である．SSRI に関して研究されてきた 5 HT₁ₐ 自己受容体への作用は抗うつ薬の効果発現には 2 週間以上の期間を要することを説明する上で有用である．すなわち，SSRI の急性投与では縫線核のセロトニン細胞にある 5 HT₁ₐ 受容体が過分極を起こし（SSRI によるセロトニン再取り込み阻害作用により 5 HT₁ₐ 受容体周辺のセロトニン濃度が上昇するため），セロトニンの合成や放出は抑制される．慢性投与をすると，5 HT₁ₐ 受容体の脱感作が起こり，セロトニンの合成，放出が回復する．その一方でシナプス前部の再取り込み阻害は維持されているので，シナプス間隙のセロトニン濃度は高まってくる[26]．以上の経過を図 IV-19 に示した．

ii) セロトニン・ノルアドレナリン再取り込み阻害薬（SNRI） SNRI はセロトニンおよびノルアドレナリンの両方の再取り込み阻害能を持つという点では三環系抗うつ薬と同様の薬理作用と言えよう．しかし，先に述べたように三環系抗うつ薬の大半は in vivo においてノルアドレナリン再取り込み能がはるかに強い．これに対して SNRI の場合，特に milnacipran においてはセロトニンとノルアドレナリンの再取り込み能がほぼ等しい点が特徴である[16]．図 IV-20 には代表的抗うつ薬のセロトニンおよびノルアドレナリン再取り込み阻害能の比較を示した[18]．セロ

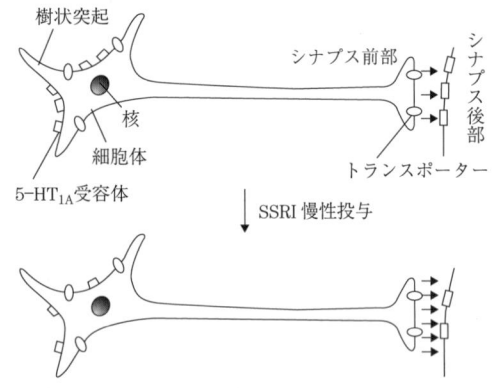

図 IV-19 SSRI の作用機序の図（Power point）

SSRI は急性効果としてセロトニントランスポーターを阻害し，シナプス間隙のセロトニンを増加させる．セロトニントランスポーターは細胞体にも存在するため，増加したセロトニンのために細胞体や樹状突起にある 5-HT 1 A 自己受容体数が減少し，結果として神経終末からのセロトニンの放出が増加することとなる．シナプス後部の受容体も減少する可能性があるが，これは適応現象で二次的な意義しかないとも考えられる

（本橋伸高，2003）

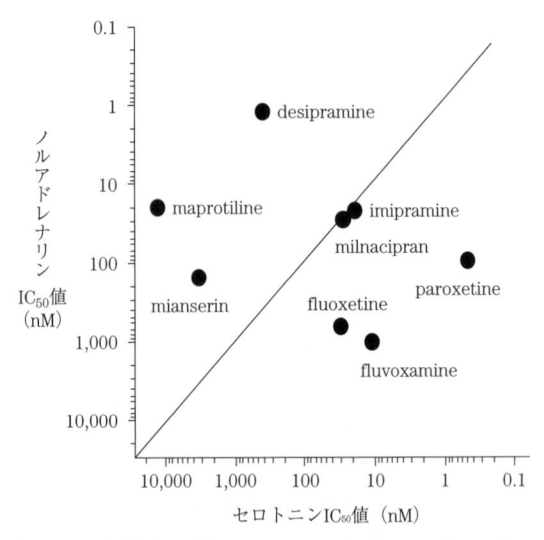

図 IV-20 各種抗うつ薬のセロトニンおよびノルアドレナリン再取り込み阻害能の比較

トニンとノルアドレナリンのいずれが重要か，いずれが抑制症状を改善するのに関係しているのか，気分の改善はセロトニンが関与するのか等の疑問に対する答えは今の段階では得られていない．SSRI も SNRI も三環系抗うつ薬と大きく異なる点は，そのモノアミン再取り込み阻害にあるのではなく，後述する各種受容体に対する親和性が極めて低い点にある．

iii) 現在開発中の新規抗うつ薬　三環系抗うつ薬の作用機序研究からセロトニンおよびノルアドレナリン再取り込み阻害作用が抗うつ作用に関係することが推察されたが，SSRI の登場でセロトニンの選択的再取り込み阻害のみで抗うつ作用は発揮されることが明らかになった．しかし，このことはノルアドレナリンの関与を否定するものではない．実際に選択的ノルアドレナリン再取り込み阻害薬である reboxetine の抗うつ作用が確認され[11]，諸外国では市販されている．SSRI には睡眠障害や性機能障害などの副作用が存在し，これが 5 HT₂ あるいは 5 HT₃ 受容体のセロトニンに対する刺激と関係がある[23]ことから，セロトニンのシナプス間隙での増加を起こしつつ，これらの受容体を遮断する薬剤の開発が進められている．そのひとつが SSRI の作用に 5 HT₂ 遮断作用の加わった nefazodone[7] であり（わが国での開発は中止），他のひとつは α₂ 受容体の遮断作用（これはノルアドレナリンの遊離を促進すると同時にセロトニンニューロンの自己受容体に存在してセロトニンの遊離も促進する）と 5 HT₂，5 HT₃ 受容体の遮断作用を併せ持つ mirtazapine[8] である（現在，わが国で開発中）．

MAOI は imipramine と共に抗うつ薬の原型をなす薬物であった．しかし，その副作用故に汎用されることなく，特にわが国ではほとんど用いられないまま経過した．最近，MAOA の選択的，かつ可逆的阻害薬である Reversible Inhibitors of Monoamine Oxidase A (RIMA)[31] が開発されている（わが国での開発は中止）．

3) 受容体遮断作用

三環系抗うつ薬の多くに神経伝達物質受容体を遮断する作用があることがわかっている．これら受容体遮

表 IV-6　Relative receptor-blocking effects of antidepressants

Antidepressant	Ach	α₁	H₁	5-HT₁	5-HT₂
amitriptyline	+++	+++	++	+/−	+/−
amoxapine	+	++	+	+/−	+++
bupropion	0	0	0	0	0
citalopram/escitalopram	0	0	0	0	
clomipramine	+	++	+	0	+
desipramine	+	+	+	0	+/−
doxepine	++	+++	+++	+/−	+/−
fluoxetine	0	0	0	0	;/−
fluvoxamine	0	0	0	0	0
imipramine	++	+	+	0	+/−
maprotiline	+	+	++	0	+/−
mirtazapine	0	0	+++	+	+
nefazodone	0	+	0	+	++
nortriptyline	+	+	+	+/−	+
paroxetine	+	0	0	0	0
sertraline	0	0	0	0	0
trazodone	0	++	+/−	+	++
trimipramine	++	++	+++	0	+/−
venlafaxine	0	0	0	0	0

Note: Data are approximations of relative activity from in vivo, in vitro, and clinical studies.
Ach=muscarinic acetylcholine receptor; α₁=alpha₁-adrenergic receptor; H₁=histamine 1 receptor; 5-HT₁=serotonin₁ receptor; 5-HT₂=serotonin₂ receptor. Strength of effect represented on scale from 0 (no effect) to +++ (marked effect). +/− indicates marginal effect.

断作用のほとんどは副作用と関連していると考えられる．表IV-6[27]には主な抗うつ薬のムスカリン様アセチルコリン受容体，α_1受容体，H_1受容体，$5HT_1$，$5HT_2$受容体に対する親和性（親和性が高ければ，即ち＋が多ければ，それだけ遮断作用が強いことを意味する）を示した．

i）ムスカリン様アセチルコリン受容体（Ach受容体）遮断作用 三環系抗うつ薬にはほぼ共通してAch受容体遮断作用があり，その結果，口渇，便秘，尿閉，視力調節障害，心拍数増加などの副作用が生じる．第一世代と呼ばれるimipramine, amitriptyline, clomipramineが最も強く，第二世代（amoxapine, lofepramine）は第一世代に比べると若干弱いものの，やはり副作用は出やすい．また，二級アミン（nortriptyline）の方が三級アミン（imipramine, amitriptylineなど）よりも遮断作用は弱く，副作用も出にくい．

ii）α受容体遮断作用 多くの三環系抗うつ薬にα_1受容体遮断作用があることが知られている．この作用もまた，副作用につながるものであり，具体的には起立性低血圧，反射性頻拍，ふらつき，立ちくらみと関連する．α_2受容体の遮断作用は抗うつ薬に共通するものではなく，限られた抗うつ薬に見られるものである．その代表は四環系抗うつ薬のmianserinであり，開発中の抗うつ薬ではmirtazapineが，この作用を持っている．trazodoneにも同様の作用があるが，mianserinに比べると一桁Kdが大きい（作用が弱い）．

iii）H_1受容体遮断作用 ヒスタミンは睡眠と密接な関係を持ち，H_1受容体の遮断は催眠，鎮静をもたらすことが知られる．H_1遮断作用の強い抗うつ薬としては三環系のamitriptyline, trimipramine, 四環系のmianserin, maprotilineが挙げられる．これらの抗うつ薬はその催眠作用が故に就寝前投与が推奨されることもある．

各種抗うつ薬の受容体遮断能について表IV-7[12]に一覧としてまとめた．

b）慢性投与の薬理作用

1）シナプス後部における受容体の変化

i）β受容体 大半の抗うつ薬の慢性投与により，ラット大脳皮質のβ受容体数が減少し，いわゆるβ downregulationが起こること[15]から，抗うつ薬の薬理作用の本質に関わる現象として注目された．このβ受容体数の減少はシナプス間隙のノルアドレナリン濃度が高まり，これを調節する，言わば二次的な変化と理解されるが，抗うつ薬の中にはノルアドレナリン再取り込み阻害作用を持たずにβ受容体の数を減らすもの（iprindolなど）もあり，単純ではない．その後の検討ではβ受容体の数自体は変化せずに受容体の機能を抑制する抗うつ薬（zimeldineやmianserinなど）が存在することから，受容体の数ではなく受容体機能が抑制されることが本質的であると考えられるようになり[30]，うつ病のβ受容体機能亢進仮説[17]が提唱された．しかし，βブロッカーに抗うつ作用がないこと，中枢のβ受容体の機能を反映するメラトニン分泌が抗うつ薬の慢性投与で低下するという点についても一致した結果が得られないことなどか

表IV-7 主な抗うつ薬のモノアミン受容体遮断能の比較

数値は受容体阻害定数（Kd値）を示しており，数値が小さいほど受容体遮断能が強いことを表す．

薬物名	H_1受容体	mAch受容体	α_1受容体	α_2受容体
Amitriptyline	1.1	18	27	940
Imipramine	11	90	90	3,200
Clomipramine	31	38	38	3,200
Nortriptyline	10	150	60	2,500
Desipramine	110	190	130	7,200
Maprotiline	2.0	570	90	9,400
Mianserin	0.4	820	34	73
Amoxapine	25	1,000	50	2,600
Trazodone	350	>10,000	36	490

ら，抗うつ薬の慢性投与により生ずるβ受容体の変化が抗うつ作用とどう関係するかについては未だ結論づけることはできない．さらに，SSRI はβ受容体を変化させない[3,18,19]ことから，β受容体の役割に対する関心は低下しているのが現状である．

ii) α受容体 α₁受容体は受容体結合実験の結果からは抗うつ薬の慢性投与で変化しないと報告されてきた[24]．

α₂受容体は受容体結合実験では一定の傾向を示していない[2,28]が，受容体の機能を検討する方法を用いると，抗うつ薬の慢性投与で感受性の低下が起こるとする報告が多い．例えばα₂アゴニストであるクロニジンの負荷による成長ホルモン分泌を見た Charney らの報告[5]などがその根拠とされる．

iii) 5-HT 受容体 多くの抗うつ薬の慢性投与により，5 HT₂ 受容体の downregulation が生じること[21]から抗うつ作用の機序として関心が持たれた．しかし，ECT では逆に受容体数が増加する[13]（この点については，最近 ECT の方法を変えることで 5 HT₂ の減少が起こることが報告されている（Neuroscience Meeting 2000））こと，SSRI のひとつである fluoxetine では受容体数の減少が生じない[6,21]ことなどから，抗うつ薬の作用機序と結び付けることは困難との見方もある．また，薬理生化学的手法による研究においては，むしろ抗うつ薬は 5 HT 受容体の機能を亢進させる方向に作用することが知られ[26]，受容体数と逆の動きをすることが明らかにされている．このような経過から，最近では 5 HT 受容体のみの変化で抗うつ薬の薬理作用を論ずることには無理があり，後述するような受容体以後の情報伝達系の変化を含めた総合的な検討が必要とされている．

2) 受容体以後の情報伝達系と抗うつ薬慢性投与

受容体以後の情報伝達系の解明が進むにつれて，抗うつ薬の薬理作用もこのレベルでの検討が盛んに行われるようになった．中でも cAMP 系と PI 系が特に重要とされる．表IV-8 には主な受容体とこれと共役する二次メッセンジャー系を整理した．

cAMP 系についてみると，例えばβ受容体が刺激されると，促進性の G 蛋白（Gs）を介してアデニル酸シクラーゼが活性化され，その結果 cAMP の産生が高まる．cAMP は PKA を活性化し，活性化された PKA は核内に移行する．核内で CREB（cAMP response element binding protein）をリン酸化し，遺伝子を介して新たな蛋白の合成につなげる．一方，PI 系は，例えば 5 HT₂ 受容体が刺激されると G 蛋白（Gq）を介して PLC（ホスホリパーゼ C）が活性化される．PLC は PIP₂ から IP₃ を産生し，この IP₃ が Ca イオンの細胞質への流入を引き起こし，以後の細胞応答が生じることにつながる（図IV-21）[20]．これらの複雑な細胞内情報伝達系に対して抗うつ薬がどのような作用をするかについては，現在盛んに研究が行われているが，まだ結論が出るには至っていない．ただ，これまでの抗うつ薬慢性投与による受容体の downregulation で留まっていた作用機序が視界を広げつつ

表 IV-8 抗うつ作用に関連した主な受容体と共役する二次メッセンジャー

受容体	G 蛋白	二次メッセンジャー
アドレナリン受容体		
α₁	Gq/11	IP₃/DG
α₂	Gi/o	cAMP ↓
β₁	GS	cAMP ↑
セロトニン受容体		
5 HT₁ₐ	Gi/o	cAMP ↓
5 HT₂ₐ	Gq/11	IP₃/DG
5 HT₂c	Gq/11	IP₃/DG
5 HT₃	イオンチャンネル	Na⁺/K⁺
5 HT₄,₆,₇	Gs	cAMP ↑
ドーパミン受容体		
D₁,₅	GS	cAMP ↑
D₂,₃,₄	Gi/o	cAMP ↓

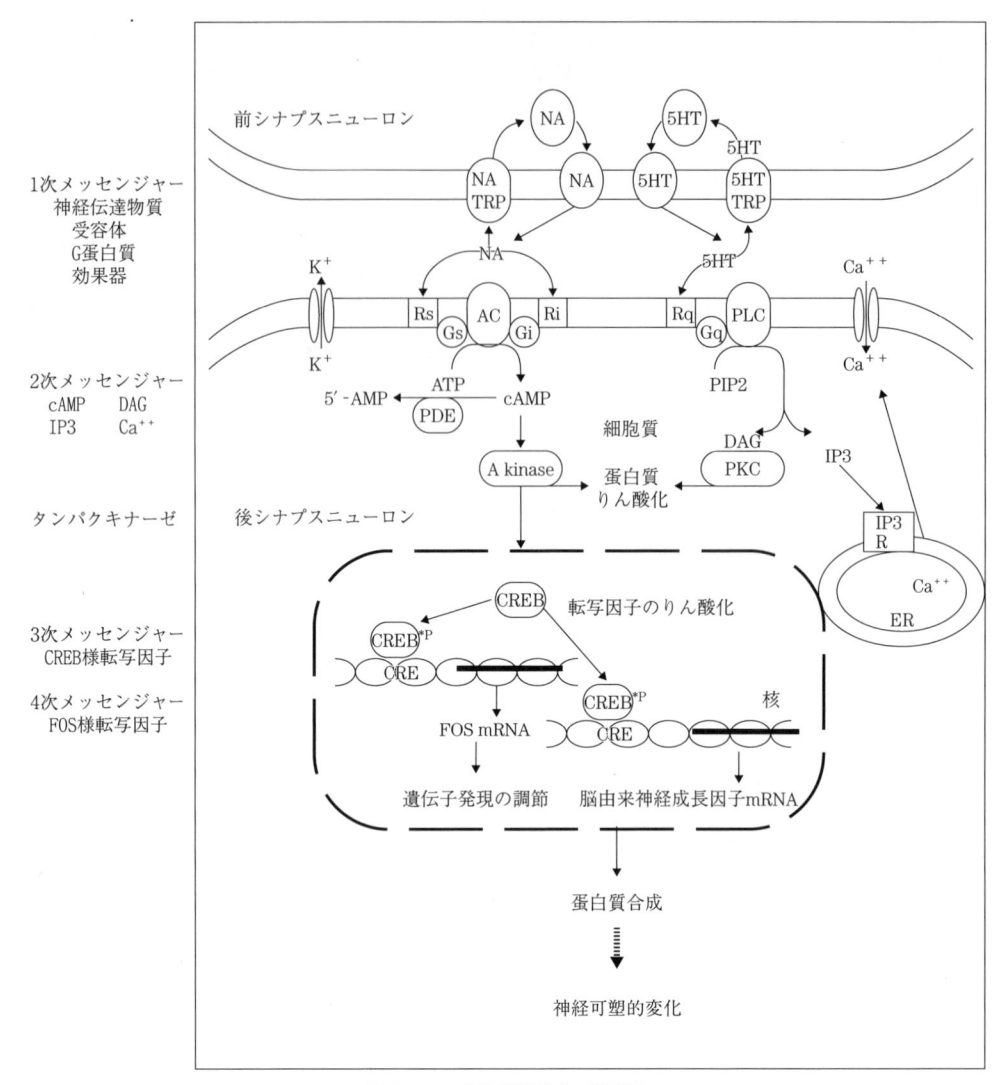

図IV-21 脳情報伝達系の概略図

あることは確かである．例えば，抗うつ薬の慢性投与により受容体は数を減らしていても，受容体以後の情報伝達系はどうやら亢進しており，cAMPの増加，PKAの核内移行の促進，CREBのリン酸化の促進が認められる．このような新たな知見は，これまでの仮説を塗り替えるかも知れない．すなわち，抗うつ薬の慢性投与は後シナプスの受容体のdownregulationを伴うにせよ伴わないにせよ，受容体以後の情報伝達系の亢進を引き起こし，核内の遺伝子転写機構の亢進を経て，新たな蛋白を産生して機能を高めるというものである．受容体が減る，減らないの議論はこの場合，意味をなさないのである．

ここでは，このような立場で新たな作用機序を提言しているDumanの仮説[9]の図IV-22を引用しておく．

(樋口輝彦)

文　献

1) Aprison MH, Takahashi R, Tachiki K: Hypersensitive serotonergic receptors involved in clinical depression; A theory. Neuropharmacology and Behavior, Haber B, Aprison MH (ed), pp. 23-53, Plenum Press, New York, 1978.
2) Asakura M, Tsukamoto T, Hasegawa K: Modulation

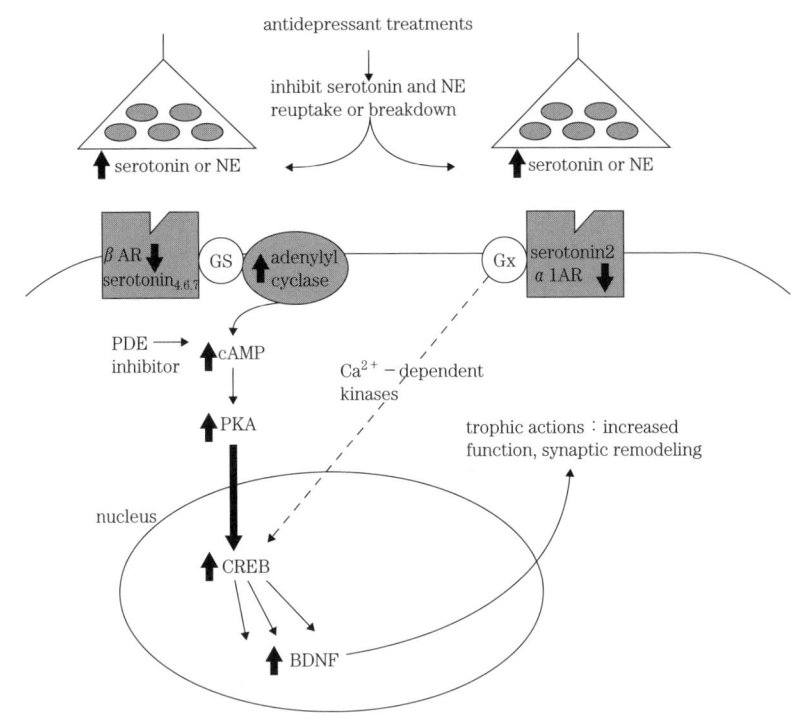

図 IV-22 Duman の仮説（抗うつ薬長期投与の分子作用機序のモデル）

(βAR: β-adrenergic receptor; cAMP: cyclic adenosine 3', 5'-monophosphate; NE: norepinephrine; PKA: cAMP-dependent protein kinase; CREB: cAMP response element -binding protein)

of rat brain α-2 and β-adrenergic receptor sensitivity following long-term treatment with antidepressants. Brain Res 235:192-197, 1982.
3) Benfield P, Ward A: Fluvoxamine. A review of its pharmacodynamic and pharmacokinetic properties and therapeutic efficacy in depressive illness. Drugs 32:313-334, 1986.
4) Bradford LD, Tulp M Th M, Schipper J: Biochemical effects in rats after long term treatment with fluvoxamine and clovoxamine: post-synaptic changes. Soc Neurosci Abstracts 11:774, 1985.
5) Charney DS, Heninger GR, Sternberg DE: Presynaptic adrenergic receptor sensitivity in depression. Arch Gen Psychiatry 38:1334-1340, 1981.
6) Claassen V: Review of the animal pharmacology and pharmakinetics of fluvoxamine. Br J Clin Pharmacol 15:349 S-355 S, 1983.
7) Davis R, Whittington X, Bryson HM: Nefazodone: a review of its pharmacology and clinical efficacy in the management of major depression. Drugs 53:608-636, 1997.
8) De Boer T: The pharmacologic profile of mirtazapine. J Clin Psychiatry 57:19-25, 1996.
9) Duman RS, Heninger GR, Nestler EJ: A Molecular and Cellular Theory of Depression. Arch Gen Psychiatry 54:597-606, 1997.
10) Glowinski J, Axelrod J: Inhibition of uptake of tritiated noradrenaline in the intact rat brain by imipramine and structurally related compounds. Nature 204: 1318-1319, 1964.
11) Holm KJ, Spencer CM: Reboxetine. A Review of its use in Depression. CNS Drugs 12(1):65:83, 1999.
12) Kanba S, Richelson E: Histamine H 1 receptors in human brain labeled with 3 H-Doxepin. Brain Res 304:1-7, 1984.
13) Kellar KJ, Cascio CS, Butter JA, et al: Differential effects of electroconvulsive shock and antidepressant drugs on serotonin-2 receptors in rat brain. Eur J Pharmacol 69:515-518, 1981.
14) Leonard BE: Fundamentals of Psychopharmacology. Wiley, Chichester, p. 120, 1997.
15) Maj J, Przegalinski E, Mogilnicka E: Hypothesis concerning the mechanism of action of antidepressants drugs. Rev Physiol Biochem Pharmacol 100:1-74, 1984.
16) 松原良次, 松原重廣, 小山 司: SNRI の薬効・薬理. 臨床精神薬理 3:325-330, 2000.
17) Mobley PL, Sulser F: Down-regulation of the central noradrenergic receptor system by antidepressant ther-

apies: Biochemical and clinical aspects. In: Antidepressants: Neurochemical, Behavioral and Clinical Perspectives (ed, Enna SJ et al). Raven Press, New York, 1981.
18) 森田行夫：セロトニン・ノルアドレナリン再取り込み阻害薬．薬のサイエンス 8:10-12, 2001.
19) Nelson DR, Palmer KJ, Johnson AM: Effect of prolonged 5-hydroxytryptamine uptake inhibition by paroxetine on cortical β_1- and β_2- adrenoceptors in rat brain. Life Sci 47:1683-1691, 1990.
20) 小澤寛樹：うつ病の病態．樋口輝彦編「うつ病の薬理―脳科学研究の成果―」新興医学出版社，東京，p.5, 2001.
21) Peroutka SJ, Snyder SH: Long-term antidepressant treatment decreases spiroperidol-labeled serotonin receptor binding. Science 210:88-90, 1980.
22) Richelson E, Pfenning M: Blockade by antidepressants and related compounds of biogenic amine uptake into rat brain synaptosomes: most antidepressants selectively block norepinephrine uptake. Eur J Pharmacol 104:277, 1984.
23) Rosen RC, Lane RM, Menza M: Effects of SSRIs on sexual function: a critical review. J Clin Psychopharmacol 19:67-85, 1999.
24) Rosenblatt JE, Pert CB, Tallman JF, et al: The effect of imipramine and lithium on α- and β-receptor binding in rat brain. Brain Res 160:186-191, 1979.
25) Ross SB, Renyi AL: Inhibition of the uptake of tritiated 5-hydroxytryptamine in brain tissue. Eur J Pharmacol 7(3): 270-277, 1969.
26) 笹 征史：SSRIの薬効・薬理．臨床精神薬理 2:721-727, 1999.
27) Shatsberg AF, Cole JO, DeBattista C: Quick reference to the manual of clinical Psychopharmacology. 3rd Edition. American Psychiatric Press, Washington DC, 2005.
28) Smith CB, Garcia-Sevilla JA, Hollingsworth PJ: α-2 Adrenoceptors in rat brain are decreased after long-term tricyclic antidepressant drug treatment. Brain Res 317:124-129, 1985.
29) Stolz JF, Marsden CA, Middlemiss DN: Effect of chronic antidepressant treatment and subsequent withdrawal on [^{3}H]-5-hydroxytryptamine and [^{3}H]-spiperone binding in rat frontal cortex and serotonin receptor mediated behaviour. Psychopharmacology 80:150-155, 1983.
30) Ventulani J, Sulser F: Action of various antidepressant treatments reduces reactivity of noradrenergic cyclic AMP-generating system in limbic forebrain. Nature 257:495-496, 1975.
31) Versiani M, Oggero U, Alterwain P, et al: A double-blind comparative trial of moclobemide vs. imipramine and placebo in major depressive episodes. Br J Psychiatry 155 (Suppl 6):72-77, 1989.
32) 渡辺昌祐，横山茂生：抗うつ薬の選び方と用い方．新興医学出版社，東京，pp. 122-124, 1993.

6.5 抗不安薬の薬理作用

a) 急性の精神病性興奮状態

統合失調症患者の破壊的行動を伴う急性の興奮状態に対処するために，向精神薬の登場以前は，患者ならびに関係者の保護のために身体的な拘束，あるいは電気けいれん療法（ECT）が用いられていた．20世紀の初頭，barbiturates の静注によって，患者を急速に鎮静させることが可能になった．しかし，barbiturates の大量使用には呼吸抑制，過量での致死性，身体的依存，薬物相互作用などの問題が伴っていた．抗精神病薬の登場後は，非経口的に大量の抗精神病薬を用いて鎮静化が図られるようになった．しかし，この方法も効果の発現が必ずしも速やかでなく，さらに時に致命的なことがあり，高度な錐体外路症状を生じやすいことや，後に遅発性ジスキネジアが発生するかもしれないという懸念など安全性の点でも問題があった[35]．

最近になって，統合失調症の急性増悪に対する対応が大量の抗精神病薬を用いて興奮をおさえる方法から，抗精神病薬と benzodiazepine を併用して，迅速に鎮静を図る方法に変化した[43]．すなわち，haloperidol 5 mg などの抗精神病薬を必要に応じて1時間毎に用いる急速 neuroleptization から，1日10～20 mg の haloperidol と benzodiazepine とを併用することが多くなった．統合失調症の治療において，benzodiazepine が最も役に立つ領域であろう．

抗精神病薬と benzodiazepine の併用の有用性を支持する根拠がいくつかある．Salzman ら[36]は，統合失調症の興奮に対し，それまで服用していた抗精神病薬に加えて，haloperidol 5 mg あるいは lorazepam 2 mg を筋注した場合の効果を二重盲検で比較した結果，両薬共に，攻撃性，興奮，暴力行為のコントロールに有効であったという．特に攻撃性の改善は lorazepam の方が優れていることをみいだしている．なお，lorazepam 群では錐体外路症状が少なかった．

統合失調症を中心とする精神疾患者の急性興奮に対して haloperidol 5 mg と lorazepam 4 mg の筋注

が，安全で速やかに鎮静をもたらしたというオープン試験の結果を踏まえ，Garza-Trevino[13]は，それぞれを単独で用いたときの効果と両者を併用したときの効果を比較し，併用した場合の方が効果は有意に優れているという結果を得ている．さらに haloperidol と lorazepam を併用したときの効果は，thiothixene と lorazepam，あるいは haloperidol と phenobarbital とを併用した場合の効果と同等であったという．すなわち，haloperidol 以外の抗精神病薬と benzodiazepine との併用でも良好な結果が期待できる．Phenobarbital の効果は，lorazepam と同等であるが，前者の有害作用を考えると，lorazepam の使用が勧められる[13]．

Lorazepam の他にも，alprazolam[4] や clonazepam[2] と抗精神病薬の併用の有効性が報告されている．Benzodiazepine の効果発現は迅速で[2,4]，併用により抗精神病薬の必要量が半減し[4,35]，錐体外路症状が少なく[2,4]，したがって抗コリン薬の使用も少量であった．

Lorazepam 以外の benzodiazepine にも精神運動興奮のコントロールに優れた効果がみられる．ただ，興奮状態では，患者は服薬を拒否することも多く，非経口投与できることが lorazepam の利点である．

抗精神病薬と benzodiazepine を併用して，激しい攻撃性，暴力行為を伴う精神運動興奮状態をコントロールするための具体的な技法を Salzman[34] を参考にしてまとめる．一般的には，非鎮静系の抗精神病薬と短半減期の benzodiazepine の筋注の併用が好まれる．患者が持続的に抗精神病薬を服用しており，興奮がエピソード的な場合は，併用療法を長く続ける必要はない．通常の服薬を続け，必要に応じて 1 mg か 2 mg の lorazepam を筋注すればよい．多くは 1〜2 回の注射で興奮をコントロールできる．抗精神病薬を服用していなかった患者では，haloperidol 5 mg と lorazepam 1〜2 mg の筋注が有効であろう．やはり 1〜2 回の注射で行動はコントロールされる．

新規抗精神病薬が登場し，統合失調症に対する単剤療法の有用性が強調されるようになった．Lambert[25] は退院時に新規抗精神病薬のみの低用量単剤治療を可能にするためには，不安，興奮，激越，不眠などの行動性症状を呈する患者に対しては，入院後速やかに benzodiazepine を投与してこれらの症状を抑制することがもっとも有効な手段であると強調している．豪州のガイドラインの第一選択薬は benzodiazepine の経口剤で，diazepam, oxazepam, lorazepam などが使用されている．患者が経口剤投与を拒否するときの，次の選択肢は benzodiazepine の筋肉内注射である．新規抗精神病薬は鎮静効果があまり強くないことも新規抗精神病薬に benzodiazepine を併用する理由であり，米国では risperidon と lorazepam の組み合わせが好まれている．豪州では clonazepam との併用が多いという[25]．

b） 精神病的症状の治療

ここでは，精神病的（psychotic）症状という言葉は，統合失調症本来の症状という意味で使用する．

抗精神病薬は apomorphine や amphetamine による常同行動を減少させるが，benzodiazepine は逆に増強させるなど，benzodiazepine 自体の抗精神病作用は薬理学的には否定的である[14]．しかし，一部の症例で効果があり，精神症状の改善がみられることも事実である[14]．精神病的症状は，ドーパミン神経伝達の活動亢進および／あるいは GABA 系神経伝達の活動低下を反映しているという考えがある[29,44]．この仮説に関連して，benzodiazepine の抗精神病効果について 2 つのメカニズムが示唆されている．

ドーパミン系に関しては，動物実験から，benzodiazepine は黒質線状体のドーパミン放出と回転を減少すること，ストレスが前前頭葉皮質のドーパミン回転を賦活する作用をブロックすること，急性の抗精神病薬によるドーパミン回転の増加を減弱し，慢性の抗精神病薬によるドーパミン回転の減少を増強すること，そして抗精神病薬のカタレプシー惹起作用を増強することが知られている．すなわち benzodiazepine のもたらすドーパミン放出の減少は，抗精神病薬による後シナプスのドーパミン受容体のブロックを増強し，全体としてはドーパミンの神経伝達の減少に至るのであろうとする仮説がある[34]．

一方，GABA 系については以下のように考えられている．Benzodiazepine の脳内の主要な作用は，

benzodiazepine-GABA受容体複合でのGABA神経伝達の促進を介して生じている．GABA系神経伝達の活動を高めると，ドーパミン神経伝達が減少する．BenzodiazepineはGABA系神経伝達を促進するから，基本的にはドーパミン受容体をブロックする抗精神病薬と同様に，benzodiazepineは統合失調症に有効な可能性が考えられる[29]．

統合失調症に対してbenzodiazepineを試みた研究をみてみる．1986年のAranaら[3]のまとめによると，一部に躁病を含むが大多数は統合失調症患者の精神病的症状に対してbenzodiazepineは，278人中98人（35.2％）に効果があったが，この数字はプラセボ反応として期待される頻度と同じであり，しかもこれらの患者の大部分は抗精神病薬を同時に服用していることを考えると，benzodiazepineの有効率はさらに低いであろうと推定されている．

1991年，WolkowitzとPickar[45]は，二重盲検法を用いた研究を展望し，benzodiazepine単剤での14の比較試験のうち，9試験はある程度の有効性を認めており，特に診断基準，統計処理などを厳密に処理してある1975年以降の研究では，軽度ながら一定の改善が報告されているという．Benzodiazepineはプラセボより優れているが，抗精神病薬よりは劣っているとの結果もある．精神病的症状を特に詳しく調べた10研究では，6研究で有効性を認めている．この展望より，benzodiazepineは一部の患者で軽度な抗精神病効果を示すと結論された．用いられた薬物は，diazepamが9研究，chlordiazepoxideが7研究であった（両剤が用いられた研究が2つある）．大量の薬物が試みられた研究が多く，多いものでは，diazepamで1日300～400 mg，chlorodiazepoxideが1日200～230 mgという例もある．抗精神病薬とbenzodiazepineを併用した16研究では，約半数の9研究で有効性が認められ，4研究では有効と無効が混在していたり，あるいは一過性に効果があった．1975年以降の研究では，2/3で有効性が認められている．抗精神病効果について特に検討した15研究のうちでは6研究で有効であった．Chlordiazepoxide（5研究），diazepam（4研究），alprazolam（4研究），clonazepam（2研究），lorazepam（2研究），estazolam（1研究），camazepam（1研究）と用いられた薬物はバラエティに富んでいる（複数の薬物を検討した研究がある）．

以上より，統合失調症に対するbenzodiazepineの効果の報告にはばらつきが大きいが，30～50％に有効性が認められると結論できる[45]．

慢性例に対するbenzodiazepineの効果はあまり優れたものとはいえない[19,26]が，大量を抗精神病薬と併用すると有効な例もある[15]．本村ら[28]は，幻覚・妄想を主症状とする慢性統合失調症患者において，体重1 kgあたり1 mgのdiazepam単剤，haloperidol単剤および両者の併用の効果をオープン試験で比較し，haloperidol単剤よりも両者の併用が効果的であり，一部にdiazepam単剤の方がhaloperidol単剤よりも効果的な例もあったという．

精神病的症状に対するbenzodiazepineの実際的な活用法をまとめる[22]．Benzodiazepineの単独療法は原則的にはあり得ない．おのずと抗精神病薬との併用投与に限られる．しかも最初から併用するのではなく，抗精神病薬に抵抗性であることが確認された場合の選択肢の一つとして考慮する[14]．

不安・焦燥以外の精神病的症状であっても慢性に持続する場合，benzodiazepineを追加投与することを考える[45]．投与量が多い方が臨床効果も大きいけれども，通常の使用量で効果はみられ，大量のbenzodiazepineが特に有効だともいえない[17]．通常不安障害に用いる量を用い，効果は数日以内に明らかになることから，長くても2～3週間で効果がなければ，中止する[8,22]．効果の発現は速やかであるが，長く続けると効果が減弱する傾向がある．さらに併用中は有害事象である攻撃性の発現がないかについてきめ細かな行動観察が必要である[8]．抗精神病薬に反応しない統合失調症に特定のbenzodiazepineが特別に効果的だということはなく[44]，退薬症状のことを考えると，低力価の薬物を選ぶ方が安全である．

c） 不安/焦燥—パニック発作を含む

不安症状が統合失調症の発病前や初期の段階に多いことが知られている．また，不安はきわめてつらく，耐え難い症状であり，精神病的症状を悪化させる．統

合失調症患者にみられる不安を統合失調症そのものの基本症状とみなす人もあるが，統合失調症における不安の意義は，現在のところ，まだ十分に解明されたとはいえない．抗不安薬の効果の面から不安の意義を解明しようとする研究がいくつかある．

Kellnerら[20]は，6人の不安症状を呈する統合失調症患者を対象に，既に服用している phenothiazine 系抗精神病薬に，プラセボあるいは chlordiazepoxide を12週間以上にわたって追加投与したときの効果を二重盲検法で比較している．1日150～300 mg の chlordiazepoxide の追加によって，2人で不安ならびに精神病的症状の著明な改善がみられた．他の1人では，統計的に有意な改善があったが，臨床的にはそれ程目立たない程度であった．他方，残り3人では不安に対する効果にはプラセボと差がなく，むしろ1人で抑うつ症状が強くなった．Kellnerらは，この結果から，統合失調症にみられる不安には少なくとも2種類のものがあると推測している．その一つは，いわゆる神経症患者や正常人にみられるのと同じ不安で，ストレスによって引き起こされ，統合失調症との直接的な関連性は少ない不安である．統合失調症患者も統合失調症でない人と同じストレスにさらされる．この場合の不安に benzodiazepine 系抗不安薬が有効なのであろう．もう一つの不安は，幻聴や妄想を生じるのと同じ統合失調症に特有な何らかの脳内の変化によって生じるものであり，抗不安薬でなく，抗精神病薬によって改善するのであろう．Benzodiazepine によって精神病的症状も改善したことについては，以下のように考えられる．すなわち，幻聴や妄想などの精神病的症状は患者を不安に陥れる．他方，不安は統合失調症患者の精神病的症状を増悪させる．この様な関係から，悪循環が始まる．Benzodiazepine 系抗不安薬はこの悪循環を断ち切ることによって，精神病的症状に効果を示すのであろうと考えられる[20]．

統合失調症の急性増悪に対して，clonazepam と haloperidol の併用で第1週目から不安，緊張の改善がみられたが，精神病的症状については，プラセボと haloperidol の併用の場合と差がなかったという報告[2]も，この様な2つの不安の存在を支持する結果といえよう．

不安の代表的な症状であるパニック発作は統合失調症患者にも起こりうるが，これまで注目されることは少なかった．その理由として，Sandberg と Siris[37] と Kahnら[18] は，それぞれ1987年と1988年の論文で，①パニック障害が最初にアメリカ精神医学に取り入れられた1980年の精神障害の診断・統計マニュアル第3版（DSM-Ⅲ）では，統合失調症であればパニック障害と診断しないとする除外基準が決められていたこと，②華々しい陽性症状や衰弱をもたらす陰性症状は，パニック様の症状を評価するのを難しくすること，③抗精神病薬で治療されている患者では，不安障害に関連した症状が，アカシジアなどの錐体外路症状と混同されやすいこと，そして④1980年代後半当時は，パニック障害が診断基準としてまだ十分に認識されていないことをあげている．

うつ病と不安との関係については従来からも研究は少なくなかったが，パニック障害が DSM-Ⅲ に登場した後，さらに一段と多くの研究が積み重ねられてきている．これに反し，不安と統合失調症との関係については，その後も研究の進展は乏しい．

Kahnら[18] は，統合失調症患者からパニックに関する病歴を得にくい理由として，①患者が混乱状態にあったり，疎通性がないこと，あるいは思考障害があること，②パニック症状を妄想の中に取り込んでおり，発作を外部からの影響によると考えていること，③パニック発作をありふれた，慢性の，重要ではなく，治療不可能の症状と考える患者も多いこと，④パニック発作について話すことが，パニック発作を誘発する，⑤幻聴が「パニック発作について話すな！」と命令する，⑥パニック発作について訴えて，入院生活が変えられるのを恐れる，および⑦焦燥，けいれん発作，喘息，狭心症，胃炎と診断されていることなどをあげている．

統合失調症患者のパニック発作についてはわずかな報告しかない．Sandberg と Siris[31] は，慢性統合失調症患者に認められた，パニック障害にみられる典型的なパニック発作とまったく同様で，強い懸念と自律神経覚醒症状を伴う発作に alprazolam が有効だった症例を報告している．この症例では，パニック発作の出現とともに幻覚・妄想が一過性に増悪したが，それ

まで服用していた抗精神病薬に alprazolam が追加されて、発作がコントロールされるとともに幻覚・妄想も軽快した。また、患者の精神症状の一部は、パニック発作に対する予期不安がもたらす恐怖症性の回避行動に関連しており、回避行動の改善が精神症状の改善につながった可能性があるとの指摘もなされている。Kahn ら[18]は、パニック発作を有する統合失調症患者 7 人で、alprazolam の追加投与により発作の軽減のみならず、幻覚や妄想の陽性症状および感情の平板化、意欲鈍麻、アンヘドニア、注意低下などの陰性症状の改善もみられたという。パニック発作は第 1 週で減少し、不安、猜疑心、悲哀、怒りなどの症状は 1 週以後に改善した。Alprazolam の中止により、陽性・陰性の精神病的症状は速やかに再出現し、alprazolam 併用前のレベルにまで戻った。

統合失調症患者のストレスによる不安に対処するのに、benzodiazepine 以外の抗不安薬も有効なことが報告されている[40]。すなわち、日常的なストレスにさらされると、きまって支離滅裂となり、幻聴が増悪する女性統合失調症患者で、それまで服用していた抗精神病薬に buspirone を追加することによって、ストレスに対する抵抗力が強まり、精神病的症状の増悪が防止できるようになった。しかも、この患者ではストレスによる精神病的症状の増悪は、維持療法として服用していた抗精神病薬では防げなかった。

統合失調症患者には強迫症状が共存することが多く、30～50％に症状が、そして 8～30％で強迫性障害と診断できたいう報告がある[38]。不安障害の一つである強迫性障害に対する fluvoxamine の有効性は既によく知られている[38]。統合失調症患者の強迫症状に対して抗精神病薬に fluvoxamine を付加することの有効性を示唆するオープン試験[32]があり、無作為化されたオープン試験[33]でも付加療法の有効性が示された。また clozapine と risperidone で治療されていた慢性統合失調症患者の強迫症状が paroxetine[31] を追加することで著明に改善した症例が報告されている。

統合失調症患者に強迫症状・強迫性障害が共存すると治療転帰が非常に悪い[38]。SSRI の有効性が予報的に示唆されることから今後の研究の発展が望まれる。

d） ストレス反応と再発予防

統合失調症の発症や増悪・再発にストレス的なライフイベントや人間関係からのストレスが密接に関連していることが指摘されている[44]。ストレス脆弱説に従えば、ストレスに対する患者の耐性を高めることで、統合失調症症状の発現を減らすことが期待できる。そして、適切な介入によるストレス反応の解消は、患者の症状を軽減し、統合失調症の再燃・再発防止につながり、ひいては転帰が向上するであろう。実際、統合失調症の長期転帰の研究から、抗精神病薬による維持療法に患者のストレスを軽減することをめざした行動療法を併用することの有効性が示されている。薬物によるストレス反応の軽減も、二次的に精神病性反応を減少させる。この目的で最もよく用いられている薬物は benzodiazepine 抗不安薬である[7]。

統合失調症の治療には長期の抗精神病薬の維持療法が必要であるが、抗精神病薬の長期にわたる使用には、鎮静作用や遅発性ジスキネジアをはじめとする有害作用の問題があり、また錐体外路症状の防止のために使用される抗コリン薬の有する有害作用も軽視できない。そのために、錐体外路症状惹起作用の弱い非定型抗精神病薬の登場以前に、抗精神病薬以外の薬物を用いた維持療法が試みられてきた。

Nishikawa ら[30] は、寛解状態の統合失調症 55 人を対象に、diazepam 15 mg、imipramine 50 mg、chlorpromazine 75 mg、halopridol 3 mg およびプラセボの再発予防効果を二重盲検法で比較している。抗精神病薬以外の薬物とプラセボでは、1 年以内に再発した。そして、50％の患者が再発するまでにかかった日数は、プラセボが 16 日、imipramine が 30 日と短かったが、diazepam では 88 日であり、haloperidol の 74 日より長かった。なお、chlorpromazine は 165 日と長く、寛解期間を有意に延長していた。このように diazepam に短期間ならば再発を防止する作用がみられたが、長期にわたって再発を防止する力は十分とはいえない。

統合失調症患者の維持療法時の抗精神病薬の量を減らす試みのひとつに、服薬を中止し、症状の再出現をみたら直ちに抗精神病薬を再開する targeted strategy が提案されたことがある。この戦略に関連し、再

発時に，抗精神病薬でなくbenzodiazepineで対応できないかを検討した結果をKirkpatrickら[21]が報告している．9人の服薬していない統合失調症患者で，11回の再発のうち7回でdiazepam 10～40 mgの経口投与により，再発の初期症状が改善し，再発前のレベルにまで回復した．この報告からは，再発の初期あるいは再発後間もないときは，diazepamが再発の防止に有用なことが示唆される．Benzodiazepineのもつストレス軽減作用が，その後の精神病的症状の悪化を防いだ可能性があるが，この報告はオープン試験であり，十分なデータとは言い難い．Benzodiazepineは再発防止に確かに有効なのか，有効とすればどのような状態に対して有効なのかなどの問題を含め，今後，二重盲検法での検討が必要である．

e）アカシジア

アカシジアは，抗精神病薬服用者の20%にみられる副作用で，内的不穏感が強く，じっと座っておれず，落ち着きなく歩き回るのが特徴である．患者にとってはきわめて苦しい体験である．苦しさのあまり，自殺を試みることもある．服薬のコンプライアンスが低下する大きな理由のひとつでもある．近年日本でも臨床に登場した非定型抗精神病薬あるいは新規抗精神病薬は，いずれも振戦や筋強剛などの錐体外路症状を引き起こすことは著しく減少した．しかし，アカシジアについては，出現頻度は幾分かは減少したが，なお5～10%の患者で認められるという報告があり，依然として抗精神病薬療法上の大きな問題として残っている．現在は，βブロッカー，抗コリン薬あるいはbenzodiazepineがアカシジアの治療に用いられることが多い．Benzodiazepineのなかでは，diazepam[9,10,12]，lorazepam[1,5]およびclonazepam[2,24,27]の有効性が症例報告や少数例のオープン試験で報告されている．Morishitaら[27]は，clonazepamが有効であった2例の妄想型統合失調症を報告している．第1例は36歳の女性で，1日量haloperidol 2.25 mgとbiperiden 3 mgの服用中に認められたアカシジアがclonazepam 3.5 mgを1週間服用することで，haloperidolを減量することなく消失した．第2例は，1日量risperidone 6 mg，chlorpromazine 12.5 mgおよびpromethazine 25 mgの服用でアカシジアが生じたが，clonazepam 1.5 mgでコントロールできた．

しかし，benzodiazepineの有効性を示唆する報告にはコントロールされた研究が少なく，エビデンスは十分とは言えない．数少ない二重盲検試験では，Gagratら[12]が，抗精神病薬によって生じたアカシジアに対して，抗コリン薬のdiphehydramine（11回）あるいはdiazepam（9回）を静注した場合の効果を二重盲検法で比較している．両薬ともに静注後5分で，アカシジアを有意に軽減させ，その効果は少なくとも観察を続けた2時間は持続した．効果については両薬物の間で差がなかった．Altamuraら[2]は，急性の興奮状態を呈した統合失調症患者24人に対して，haloperidolにclonazepamを併用した効果を，プラセボを併用した場合と二重盲検法で比較し，clonazepam群では，アカシジアを含めた錐体外路症状が有意に少なかったという．ただ，Braudeら[6]のみは，benzodiazepineはアカシジアのコントロールに十分な効果を認めなかったという．

アカシジアは抗精神病薬療法にとって，今なお大きな問題であるが，治療法に関するガイドラインは少ない．Fleischhackerら[11]の推奨するアカシジア治療手順を紹介する．最初になすべきことは，抗精神病薬が患者にとって本当に必要かどうかを詳しく検討し，可能ならば，減量あるいは低力価の抗精神病薬への切り換えを試みることである．薬物療法としては，propranololなどのβブロッカーの効果が最も安定しているようである．しかし，抗コリン薬が，急性の錐体外路症状に用いられることが多いから，アカシジアに対しても最初に用いるのがよい．特にパーキンソン症状が合併しているときは抗コリン薬が適している．次に抗コリン薬の効果が不満足なときは，propranololを少量から開始し，2，3日毎に最高量90～120 mg／日まで増量する．ただ，propranololが有効であるという報告の多くは抗コリン薬と併用していることから，両者を併用してもよい．Propranololが無効だったときどうするかのガイドラインは文献にはないけれども，lorazepam 1.5～3.0 mgあるいはclonazepam 0.5 mgなどのbenzodiazepineが次の手段として考えられる．以上のいずれもが功を奏さないなら

ば，amantadine あるいは clonidine を試みることができる．しかしこれらが他の薬物より優れているというエビデンスはない．

f) 統合失調症における SSRI による増強療法の試み

統合失調症患者の抑うつ症状ではなく，陰性症状を標的にして SSRI による増強療法が試みられている．Silver ら[39]は，彼らの fluvoxamine を用いた症例報告，オープン試験で従来型抗精神病薬あるいは新規抗精神病薬に SSRI を付加することで，陰性症状に有効性がみられたことから，プラセボ対照試験を行い情動の平板化，アロギア（発語の減少，会話内容の乏しさ）が有意に改善し，その改善はうつ症状，錐体外路症状，陽性症状の変化とは関連がなかったことから，慢性統合失調症患者の一次性陰性症状に fluvoxamine は効果があると結論している[39]．

SSRI の中では fluvoxamine[38]がもっともよく研究されているが，fluoxetine[41]，paroxetine[16]もプラセボ対照比較試験で，また sertraline[42]がオープン試験で，抗精神病薬に上乗せすることで統合失調症の陰性症状に効果的なことが報告されている．

まとめ Wolkowitz[44,45]は，統合失調症に対する二重盲検法を用いた benzodiazepine 治療の研究を展望した結果を以下のようにまとめている（表IV-9）．

① benzodiazepine に対する反応は患者毎に大きく異なるが，ほぼ 30〜50％の患者で改善がみられる．臨床効果の有無を予測できる因子は不明である．た

だ，急性の精神病的症状と興奮，不安，パニック症状を呈する患者，あるいは運動性障害のある患者は反応しやすい傾向がある．精神病的症状の乏しい外来患者や慢性で高度に治療抵抗性の入院患者は反応が悪い．

② benzodiazepine は単独で用いるよりも抗精神病薬に追加されて用いられたときの方が効果的であるが，一部の患者では単剤でも軽度な効果がみられる．

③ 治療効果の程度は，それ程目立ったものではないことが多いが，時には著明な効果を示す患者もある．

④ benzodiazepine の治療効果は，鎮静を生じない程度の通常の使用量で生じるが，高用量の方がよりよい反応が得られる傾向がある．

⑤ 治療効果の発現は迅速で，時間や日の単位あるいは 1〜2 週間以内に効果がみられる．したがって，効果のない場合は長くても 2 週間で中止するのが合理的である．そうすれば，有害な副作用や乱用の危険を最小限にすることができる．数週間の服用で一部の患者に治療効果への耐性が生じることがあるが，これとは反対に治療効果が長く保たれる例もある．

⑥ 抗精神病薬に benzodiazepine を追加することで，陽性・陰性の精神病的症状が減少する例がある．さらに benzodiazepine は統合失調症患者に対して，精神病的症状以外の面にも使用されている．鎮静作用，精神安定作用，不安・焦燥の軽減において最も著明な効果がみられる．精神病性興奮と破壊的行動を早急に処置するためには，benzodiazepine と抗精神病薬の併用が役に立つ．また運動障害が減る患者もある．Benzodiazepine には，抗精神病薬の維持療法中にストレスによって惹起される精神病的症状の悪化を最少に抑えることができる可能性が示唆されているが，未だ十分には立証されていない．

以上の結果を踏まえて Wolkowitz と Picker[45]は，臨床研究の手法と基礎的な科学技術が近年大きく進歩したので臨床精神薬理学の分野でも，統合失調症の治療において benzodiazepine が果たす役割を明らかにし，統合失調症患者への治療効果を支える準備が整ったとして，今後解明が急がれる課題として以下に述べる疑問点を指摘している（表IV-10）．① benzodiazepine への反応の有無を予測できる臨床的あるいは生

表IV-9 統合失調症治療における benzodiazepine 使用の現状

1. 30〜50％の統合失調症患者が benzodiazepine に反応する．
2. Benzodiazepine は単独で用いるよりも，抗精神病薬と併用した方が効果がある．
3. Benzodiazepine の治療効果はそれ程大きくはない．
4. 通常の不安に用いる量で効果がみられる．
5. Benzodiazepine の効果発現は迅速である．有効なときは遅くとも 2 週間以内に効果がみられる．
6. 不安・焦燥，精神運動興奮，ストレス反応，錐体外路症状（特にアカシジア）の治療に有用であり，陽性・陰性の精神病的症状にも効果がみられる．

Wolkowitz[44]，Wolkowitz と Pickar 1991[45]よりまとめた．

表 IV-10 Benzodiazepine による統合失調症治療において解明すべき課題

1. Benzodiazepine に対する反応性の予測因子
2. Benzodiazepine の作用メカニズム
3. Benzodiazepine に反応する精神病的症状
4. Benzodiazepine の使用期間
5. 抗不安効果への耐性の出現頻度とその対策
6. Benzodiazepine 併用時の抗精神病薬の適正量
7. Benzodiazepine の薬物動態と臨床効果との関連

Wolkowitz と Pickar 1991[45] よりまとめた.

物学的な特徴は何か,②統合失調症における benzodiazepine の治療効果はドーパミンに,あるいはその他の伝達物質に関連しているのか,③統合失調症に特有な症状のうちどれが benzodiazepine での治療にもっともよく反応するか,④統合失調症における benzodiazepine の使用は短期間に限定すべきか（例：精神運動興奮に対して用いる場合),あるいは効果がみられた患者では維持療法として長期に用いてよいか,⑤行動面における耐性の出現頻度とその強さにみられる個人差は何に由来するのか,そして臨床効果の耐性を避けるための戦略を創りだせるか,⑥ benzodiazepine が有効なとき,benzodiazepine を抗精神病薬に追加することは,臨床的な転帰を高めるだけでなく,抗精神病薬の必要量を少なくすることができるか,および⑦ benzodiazepine の化学構造,力価,半減期,用量,血漿濃度,服薬間隔は臨床効果にどのように関連しているのか.なお,benzodiazepine による陰性症状の治療から,陰性症状の病態生理についてどのようなことが明らかにされるかも関連した疑問点としてあげている.

統合失調症患者に広く benzodiazepine が使用されている現状にもかかわらず,Wolkowitz と Pickar[45] が指摘した疑問点は,いずれもまだ確実な回答の得られていない問題である.統合失調症の薬物療法のさらなる進歩のためにこれらの疑問点の解明が待たれる.

SSRI は不安障害に有効であり,広義の抗不安薬ということで統合失調症での研究状況をここで紹介した.これまでのところ統合失調症の不安についての研究は乏しい.ここに紹介した研究も強迫性障害を除けば不安そのものを対象にしたというより,陰性症状が対象である.しかし,不安は統合失調症患者にとっても非常に苦痛の多いものである.今後の研究の進展を期待したい[23].

(越野好文)

文　献

1) Adler L, Angrist B, Peselow E, et al: Efficacy of propranolol in neuroleptic-induced akathisia. J Clin Psychopharmacol 5:164-166, 1985.
2) Altamura AC, Mauri MC, Mantero M, et al: Clonazepam/ haloperidol combination therapy in schizophrenia: a double blind study. Acta Psychiatr Scand 76: 702-706, 1987.
3) Arana GW, Ornsteen ML, Kanter F, et al: The use of benzodiazepines for psychotic disorders: a literature review and preliminary clinical findings. Psychopharmacol Bull 22:77-87, 1986.
4) Barbee JG, Mancuso DM, Freed CR, et al: Alprazolam as a neuroleptic adjunct in the emergency treatment of schizophrenia. Am J Psychiat 149:6510, 1992.
5) Bartels M, Heide K, Mann K, et al: Treatment of akathisia with lorazepam: an open clinical trial. Pharmacopsychiatry 20:51-53, 1987.
6) Braude WM, Barnes TR, Gore SM: Clinical characteristics of akathisia: a systematic investigation of acute psychiatric inpatient admission. Br J Psychiat 143: 139-150, 1983.
7) Breier A, Wolkowitz OM, Pickar D: Stress and schizophrenia. Tamminga CA, Schulz SC (eds): Advances in Neuropsychiatry and Psychopharmacology, Vol 1: Schizophrenia Research, pp. 141-152, 1991.
8) Christison GW, Kirch DG, Wyatt RJ: When symptoms persist: choosing among alternative somatic treatments for schizophrenia. Schizophr Bull 17:217-245, 1991.
9) Director KL, Muniz CE: Diazepam in the treatment of extrapyramidal symptoms: a case report. J Clin Psychiat 43:160-161, 1982.
10) Donlon PT: The therapeutic use of diazepam for akathisia. Psychosomatics 14:222-225, 1973.
11) Fleischhacker WW, Roth SD, Kane JM: The pharmacologic treatment of neuroleptic-induced akathisia. J Clin Psychopharmacol 10:12-21, 1990.
12) Gagrat D, Hamilton J, Belmaker RH: Intravenous diazepam in the treatment of neuroleptic-induced acute dystonia and akathisia. Am J Psychiat 135: 1232-1233, 1978.
13) Garza-Trevino ES, Hollister LE, Overall JE, et al: Efficacy of combinations of intramuscular antipsychotics and sedative-hypnotics for control of psychotic agitation. Am J Psychiat 146:1598-1601, 1989.
14) 樋口輝彦：精神分裂病治療におけるベンゾジアゼピン併用療法. 精神科治療学 15 (増刊):192-194, 2000.
15) Holden JMC, Itil TM, Keskiner A, et al: Thioridazine and chlordiazepoxide, alone and combined, in the

treatment of chronic schizophrenia. Compr Psychiat 9:633-643, 1968.
16) Jackers-Scherubl MC, Bauer A, Godemann F, et al: Negative symptoms of schizophrenia are improved by the addition of paroxetine to neuroleptics: a double-blind placebo-controlled study. Int Clin Psychopharmacol 20:27-31, 2005.
17) Jalenques I: Drug-resistant schizophrenia. Treatment options. CNS Drugs 5:8-23, 1996.
18) Kahn JP, Puertollano MA, Schane MD, et al: Adjunctive alprazolam for schizophrenia with panic anxiety: clinical observation and pathogenetic implications. Am J Psychiat 145:742-744, 1988.
19) Karson CN, Weinberger DR, Bigelow L, et al: Clonazepam treatment of chronic schizophrenia: negative results in a double-blind, placebo-controlled trial. Am J Psychiat 139:1627-1628, 1982.
20) Kellner R, Wilson RM, Muldawer MD, et al: Anxiety in schizophrenia. The responses to chlordiazepoxide in an intensive design study. Arch Gen Psychiat 32: 1246-1254, 1975.
21) Kirkpatrick B, Buchanan RW, Waltrip RW Jr, et al: Diazepam treatment of early symptoms of schizophrenic relapse. J Nerv Ment Dis 177:52-53, 1989.
22) 越野好文：治療抵抗性精神病エピソードの薬物療法アルゴリズム．精神科薬物療法研究会編：精神分裂病と気分障害の治療手順—薬物療法のアルゴリズム．pp. 13-26, 星和書店, 東京, 1998.
23) 越野好文：精神分裂病の不安／抑うつの薬物療法．特集にあたって．臨床精神薬理 5:259-260, 2002.
24) Kutcher S, Williamson P, MacKenzie S, et al: Successful clonazepam treatment of neuroleptic-induced akathisia in older adolescents and young adults: a double-blind placebo-controlled study. J Clin Psychopharmacol 9:403-406, 1989.
25) Lambert T：急性期精神病の管理，臨床精神薬理 5: 1187-1198, 2002.
26) Lingjaerde O, Engstrand E, Ellingsen P, et al: Antipsychotic effect of diazepam when given in addition to neuroleptics in chronic psychotic patients: a double-blind clinical trial. Curr Therap Res 26:505-514, 1979.
27) Morishita S, Aoki S, Watanabe S: Clonazepam as a therapeutic adjunct to improve the management of psychiatric disorders. Psychiat Clin Neurosci 52: 75-78, 1998.
28) 本村　博，五十嵐良雄，豊島良一ほか：Benzodiazepinesによる精神分裂病治療—その臨床評価—．臨床精神医学 14:1855-1863, 1985.
29) Nestoros JN: Benzodiazepines in schizophrenia: a need for reassessment. Int Pharmacopsychiat 15: 171-179, 1980.
30) Nishikawa T, Tsuda A, Tanaka M, et al: Prophylactic effect of neuroleptics in symptom-free schizophrenics. Psychopharmacology 77:301-304, 1982.
31) Patel JK, Salzman C, Green AI, et al: Chronic schizophrenia: response to clozapine, risperidone, and paroxetine. Am J Psychiat 154:543-546, 1997.
32) Poyurovsky M, Isakov V, Hromnikov S, et al: Fluvoxamine treatment of obsessive-compulsive symptoms in schizophrenic patients: an add-on open study. Int Clin Psychopharmacol 14:95-100, 1999.
33) Reznik I, Sirota P: Obsessive and compulsive symptoms in schizophrenia: a randomized controlled trail with fluvoxamine and neuroleptics. Int Clin Psychopharmacol 20:410-416, 2000.
34) Salzman C: Use of benzodiazepines to control disruptive behavior in inpatients. J Clin Psychiat 49[12, suppl]:13-15, 1988.
35) Salzman C, Green AI, Rodriguez-Villa F, et al: Benzodiazepines combined with neuroleptics for management of severe disruptive behavior. Psychosomatics 27(1, suppl):17-21, 1986.
36) Salzman C, Solomon D, Miyawaki E, et al: Parenteral lorazepam versus parenteral haloperidol for the control of psychotic disruptive behavior. J Clin Psychiat 52:177-180, 1991.
37) Sandberg L, Siris SG: "Panic disorder" in schizophrenia. J Nerv Ment Dis 175:627-628, 1987.
38) Silver H: Fluvoxamie as an adjunctive agent in schizophrenia. CNS Drug Rev 7:283-304, 2001.
39) Silver H, Aharon N, Kaplan A: Add-on fluvoxamine improves primary negative symptoms: evidence for specificity from response analysis of individual symptoms. Schizophr Bull 29:541-546, 2003.
40) Sovner R, Parnell-Sovner N: Use of buspirone in the treatment of schizophrenia. J Clin Psychopharmacol 9:61-62, 1989.
41) Spina E, De Domenico O, Ruello C, et al: Adjunctive fluoxetine in the treatment of negative symptoms in chronic schizophrenic patients. Int Clin Psychopharmacol 9:281-285, 1994.
42) Thakore JH, Berti C, Dinan TG: An open trial of adjunctive sertraline in the treatment of chronic schizophrenia. Acta Psychiatr Scand 94:194-197, 1996.
43) Tueth MJ, DeVane CL, Evans DL: Treatment of psychiatric emergencies. In Schazberg AF, Nemeroff CB (eds): The American Psychiatric Press Textbook of Psychopharmacology. pp. 769-781, American Psychiatric Press, Washington DC, 1995.
44) Wolkowitz OM: Benzodiazepines. In Breier A (ed): The New Pharmacotherapy of Schizophrenia. pp. 153-177, American Psychiatric Press, Washington DC, 1996.
45) Wolkowitz OM, Pickar D: Benzodiazepines in the treatment of schizophrenia: a review and reappraisal. Am J Psychiat 148:714-726, 1991.

7. 電気けいれん療法の基礎

a）電気けいれん療法の本質

電気けいれん療法（ECT）の本質は，電気的刺激によって脳に全般性の発作を誘発し，これによってもたらされる神経生物学的効果を通して精神神経疾患を治療することにある．ところで，電気的刺激によって全般性の発作を誘発するには，電気的刺激の反復によって皮質の神経細胞膜を脱分極させ（時間的加重），この脱分極を十分な数の神経細胞に伝搬させて（空間的加重＝neuronal recruitment），最終的に脳幹に到達させる必要がある．これによって脳幹は，規則的かつ反復的な全脳の興奮を引き起こすペースメーカーの役割を果たすようになり，全脳の調和した発射（discharge）が生じるようになる[1]．このように中心脳性のてんかん性発射を生じさせることは，本治療の作用機序と深く関連している．

b）ECT治療器

わが国で使用されているECT治療器には，刺激波形の異なるサイン波型治療器と短パルス矩形波型治療器があるが，神経細胞の脱分極と発作の誘発には短パルス矩形波型治療器の方が効率的であるとされている．それは，サイン波刺激のように各相で緩徐に電流が増大して減衰する刺激波形を用いると，適応過程によって神経細胞の発火閾値が高まるとともに，再脱分極までの不応期に持続的な刺激を与えることになって，発作誘発の効率が悪くなるからである（図IV-23）．実際，短パルス矩形波刺激の方がサイン波刺激よりも少ない刺激用量（約1/3）で発作誘発が可能であり，認知面での副作用も少ないことが示されている[2,3]．

一方，発作誘発には神経組織を通過する単位面積あたりの電気量（電流密度）が重要であることが示唆されているので，刺激用量は電圧ではなく電気量によって設定する方が合理的である．定電圧治療器では，オームの法則によって，抵抗が2倍になると電流が1/2になるために，特定の電圧を設定しても電気量は一定にならない．一方，定電流治療器では抵抗が2倍になっても，電圧が自動的に調整されて電流が一定になるので，電気量を特定することが可能となる（図IV-24）．

電気量は電流×時間，すなわち電流波形の総面積で表されるので，パルス波では電気量＝電流×パルス幅×2×周波数×パルス列持続時間となる（図IV-25）．例えば，電流が0.9Aで固定され，パルス幅を0.5 msに設定すると，周波数が20 Hz，持続時間が7 sで電気量は次式より126 mCと算出される．
$0.9 A \times 0.5 s \times 10^{-3} \times 2 \times 20 Hz \times 7 s = 126 \times 10^{-3} As = 126 mC$

実際の治療器（SOMATICS社製 Thymatron System IV）では，ダイヤルでパルス幅，周波数，刺激用量（電気量）を設定すると，パルス列持続時間が自動的に決定され，設定された電気量が通電される．プリセット刺激プログラム"LOW 0.5"を使用し，エネルギーダイヤルで電気量を25％（126 mCに相当

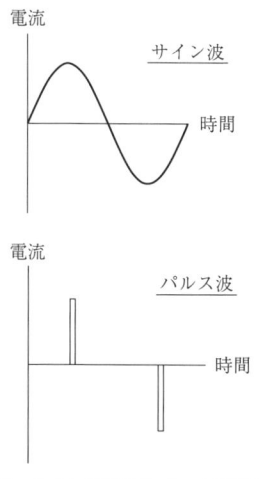

図IV-23 サイン波刺激とパルス波刺激の比較

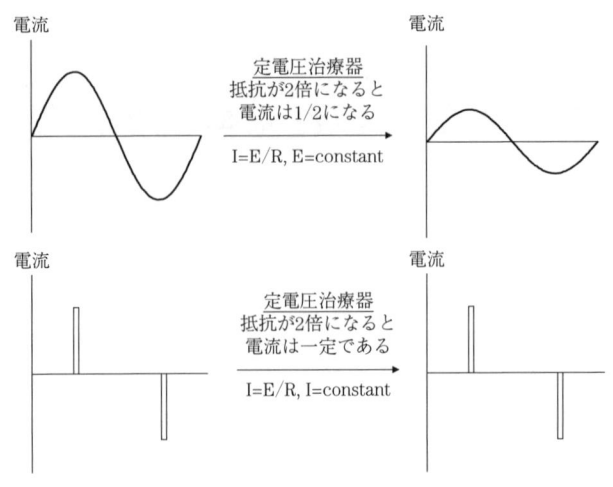

図 IV-24 サイン波定電圧治療器とパルス波定電流治療器の比較

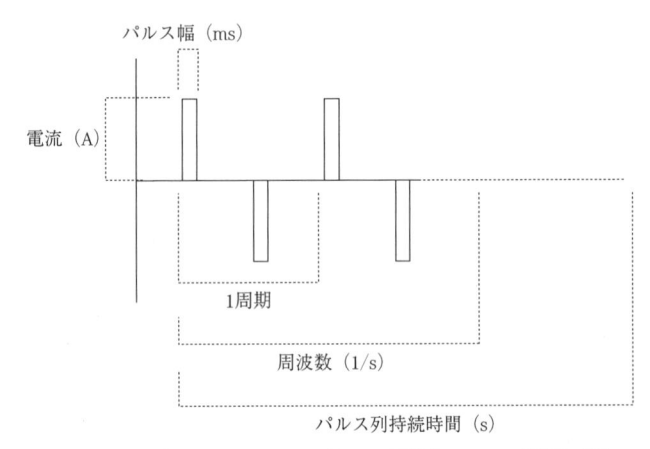

図 IV-25 電気量＝電流×パルス幅×2×周波数×パルス列持続時間

に設定すると，刺激変数が自動的に上記のように調整される．

c) 統合失調症に対するECTの奏効機序

ECTの奏効機序は今尚ほとんど解明されていない．解明が困難な理由の一つは，ECTが広範な病態をもつ多様な精神神経疾患に対して治療効果を発揮することと，ECTによってもたらされる神経生物学的効果が極めて広範かつ多様であることに関連している．ここでは，統合失調症に対するECTの奏効機序に関する今後の研究に資することを目的に，2つの観点から問題を整理しておく．

1) 緊張病モデルとの関連性から

Finkは，運動システム障害モデル，神経化学モデル，てんかんモデルを踏まえた，緊張病の統合的病態モデルを提案している（図IV-26）．運動システム障害モデルとは，これまでの神経病理学，神経心理学，および実験動物における知見から，脳内の運動システム，特に，前頭回路（前頭前野，基底核，視床）とその調整に関与する頭頂葉，小脳・橋，前部大脳辺縁系，脳幹網様体賦活系を含む神経システムの機能障害が緊張病の病態に関連するとしたものである．神経化学モデルとは，このシステムの駆動力となるドパミンとGABAに焦点をあてて，これらの神経伝達物質の機能的不均衡が緊張病の病態に関連するとしたものである．てんかんモデルとは，運動の統御に関わる戦略的脳領域における興奮性発射の局在化が緊張病症状の出現に関連するとしたものであり，特に視床の役割を

図IV-26 緊張病に関与する脳システム[4]

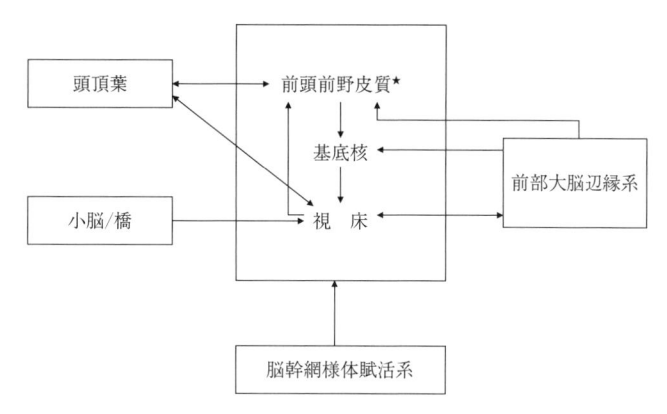

★運動野，補足運動野，前帯状回皮質

上記の神経回路のいずれかの部位の器質的損傷（前帯状回皮質，背外側前頭前野皮質，補足運動野皮質，基底核，視床），視床および視床周辺領域の興奮性病変，前部運動システムにおける神経化学的不均衡（例：薬物や疾病に起因するドパミン活性低下，GABAb受容体活性の増大，GABAa受容体活性の低下），頭頂葉における欠損性または興奮性病変（運動システムと感覚統合との離断，その結果，身体部位と空間内の位置およびその相互関係に対する注意が障害される），前頭回路の神経化学的不均衡または頭頂葉感覚統合プロセスの障害をもたらすような代謝疾患（例：低ナトリウム血症，ベンゾジアゼピン受容体の減少など）によって，緊張病が惹起される．

重視するものである[4]．

ECTは脳内のドパミンレベルを上昇させ，GABA作動性神経の活性を高めることが示唆されているが，それが緊張病に対するECTの奏効機序に関連しているのかもしれない[4]．一方，視床，前頭前野，側頭葉，大脳辺縁系，小脳を含む神経システムは，統合失調症の思考障害や幻覚妄想などの陽性症状にも深く関連することが示唆されている[5]．近年の神経画像研究では，統合失調症の脳の形態や神経回路の機能が縦断的に観察されるようになってきているが[5]，ECTがこれらの変化にどのような影響を及ぼし得るかを検討することは，今後のECT研究の重要な課題である．

2) ストレス脆弱性モデルとの関連性から

ECTが全般性発作を誘発するためには，電気的刺激を脳幹に伝播させて，中心脳性の発射を生じさせる必要があるが，これにはECTの視床下部への影響が深く関連しているという仮説がある[6,7]．視床下部の重要性は，多くの精神疾患において内分泌機能の異常が認められることによって支持されている．たとえば重篤なうつ病では，デキサメサゾン抑制試験によって視床下部のcorticotropine releasing hormone (CRH) の放出が抑制されず，副腎からのコルチゾール産生が過剰になるが，これはストレス惹起性高コルチゾール血症に対するフィードバック機構の障害と関連づけられている．同様にストレス脆弱性モデルが想定されている統合失調症の一部でもこのような所見が認められている[8]．一方，ECTは視床下部のホルモン放出を急性に増大させるが，反復するECTは視床下部―下垂体―副腎系の機能を正常化させる可能性が推測されている[7,8]．さらに，慢性ストレスは神経栄養因子（brain-derived neurotrophic factor, BDNF）を減少させるが，電気けいれん刺激（electroconvulsive stimulation）によってBDNFとその受容体trkBが増大することが確認されている[6]．BDNF減少と高コルチゾール血症は神経細胞死とそれによる海馬萎縮に関連しているが，近年の神経画像研究では，統合失調症においても前頭葉・側頭葉に進行性萎縮が認められることが示唆されている[5]．ECTがこうした変化の予防に寄与し得るか，今後の研究が待たれるところである．

〔粟田主一〕

文　献

1) Abrams R: Electroconvulsive Therapy, 4th ed, Oxford University Press, New York, 2002. 一瀬邦弘, 本橋伸高, 中村満監訳, 電気けいれん療法. pp. 82-105, へるす出版, 東京, 2005.
2) Weiner RD, Rogers HJ, Davidson JRT, et al: Effects of stimulus parameters on cognitive side effects. Ann NY Acad Sci 462:270-281, 1986.
3) 本橋伸高, 高野晴成, 寺田　倫ほか: パルス波ECTによるうつ病の治療. 日本神経精神薬理学雑誌 20:77-79, 2000.
4) Fink M, Taylor MA: Catatonia. pp. 177-192, Cambridge University Press, Cambridge, 2003.
5) 粟田主一: 統合失調症, 気分障害の脳画像研究. pp. 105-115, 福田寛編, 脳の形態と機能, 画像医学の進歩. 新興医学出版社, 東京, 2005.
6) 本橋伸高: ECTマニュアル, 科学的精神医学をめざして. pp. 34-39, 医学書院, 東京, 2000.
7) Fink M: Electroshock. Restoring the Mind. pp. 80-84, Oxford University Press, Oxford, 1999.
8) 三國雅彦: 電気けいれん療法. 佐藤光源, 井上新平編, 統合失調症の治療ガイドライン. pp. 180-186, 医学書院, 東京, 2004.

8. 心理療法の基礎

8.1 個人精神療法の基礎

a) 統合失調症の個人精神療法の有用性と妥当性

"Evidence-based Psychosocial Treatment for Schizophrenia"を特集したSchizophrenia Bulletinの中にFenton（2000）[1]は"統合失調症の個人精神療法の展望"と題する論文を寄せている．この中で，Fentonは，本書「II. 3-2 心理社会的療法，a）個人療法」で筆者が紹介したボストン研究にも触れている．そして，①薬を併用した強力探索的精神療法がそれほど強力探索的とは限らない．また料金の高くない他の精神療法と比較してとくに効果が高いという証拠がない．②いろいろ理論のちがう治療者の技法の収束度を考えると支持的治療と洞察指向的治療の間の差異を考えることはあまり意味がないのではなかろうか．③精神症状の重篤度と関係なく，患者のニーズに調子をあわせることによってつくられる治療同盟こそ重要である．その結果，薬に対するコンプライアンスもよくなり，その結果も合わさってよい転帰が得られる．患者が医師によってよく聴いてもらえるということと理解されているという感情を持つことは薬に対するコンプライアンスの指標であると述べている．つまり，ボストン研究の結果を踏まえてFentonは統合失調症の治療に有用性と妥当性のある信頼に根ざした治療者患者関係づくりが重要であり，それをいかにしてつくるかということが具体的に描かれねばならないと主張している．もっとも今日ではコンプライアンスよりも当事者の主体性を重んじるアドヘランスという言葉が使われている．

そしてFentonは，さらに，①統合失調症は生物学的に基礎づけられた障害であるが，対処法を学習することで部分的には統御できる．②脆弱性―ストレスモデルが症状―疾病コースの説明に有用である．③治療同盟はすべての治療活動の前提である．④患者の主観的体験を理解することと，対処メカニズムの強化に焦点をおくことが強調される．⑤治療は個々の患者のニーズと能力とにもとづいて柔軟であるべきである．⑥それぞれの（精神療法的）介入はその患者の他の治療とケア，つまり薬物療法，生活上のサービス，リハビリテーションをふくめて支持的ケア・管理を受け入れるものであらねばならないとも記載している．

その上で，具体的には彼とMcGlashanとが提唱した"柔軟な精神療法 flexible psychotherapy"が統合失調症の精神療法として有用で妥当であると説明している．その方法では，病相に照らして問題を評価し，可能性を実現する具体的な目標を立て実行することを強調している．要約すると，①発病の前駆期，急性期には医学的ならびに精神医学的診断アセスメントがとくに重要で，その結果にもとづいて，入院，外来，その他の治療の場を選択し，危機介入，薬物療法，制限設定などで精神の安定をはかる．ここで，彼らが云っているのは急性期患者に対する包括的治療そのものである．②急性状態を脱して安定が得られた時期；この時期には心理社会的アセスメント，すなわち，日常生活や対人適応度が評価されそれに応じて支援される．③適応が一段落した時期；この時期は支持的治療が課題になる．治療同盟をつくり，否認，疑惑，解体を改善し，自己評価をたかめることがはかられる．支持，配慮，再保証，治療者とのよい関係，つまり陽性転移を促進し，また，必要に応じて指示的，あるいは状況の問題解決に直接助力することで適応的防衛の強化をはかる．④その後；心理教育が課題になる時期であり，病気の理解と受容とが目標になり，個々の患者の特定のストレスの解明，個々の患者の前駆症状，急性症状の自覚・予防のための服薬持続の理解が焦点になるという．⑤リハビリテーション，あるいはハビリ

テーション期；社会生活，職業，自己ケア技能の改善が目標になって各技能の強化がはかられる．⑥探索的，洞察指向的課題；安定期の選択され動機の確かめられた患者に対して，葛藤の解明とその解消とが転移一逆転移関係を通じてはかられる．そして人生目標の発見が支援される．この治療過程で，精神病体験が自己のあり方の中に統合されることが期待される．すなわち，その人にとっての発病の意味が明らかにされることを奨めている．そのために，生活史のレヴュー，葛藤解決の徹底操作，さらには密接な関係，生産性の能力の改善がはかられるという．

つまり，彼らの「柔軟な精神療法」というのは統合失調症に対するよりよいふつうの治療と全く別個の性質のものではない．McGlashan ら (1989)[7] は，統合失調症の治療は病院治療と精神療法との統合こそ至適な治療と述べている．筆者の見解を述べるならば，統合失調症の個人精神療法は，薬物療法との併用，他の心理社会的治療との統合，そして力動的精神療法と認知療法との統合の中で有用性と妥当性とが真価を発揮されると期待されるものである．

b） 統合失調症の精神力動的理解と個人精神療法技法の原則

1） 統合失調症の精神力動的理解

一般精神医学の場合は，DSM-IVあるいはICD-10などの操作的診断を用いるにせよ，伝統的臨床診断を用いるにせよ，診断が決まれば，あるいは決まらない場合でも必要があれば，改善されるべき症状を標的にして薬物療法がなされる．しかし，よい治療関係を樹立するには，治療動機，治療理解にあらわれた患者のパーソナリティ上の特徴を理解せねばならない．さらに，精神療法的関与を行うとすれば，何故，発病したのか，何故その病気が選ばれたのか，そのような患者特性の理解の上でどのような治療的介入が適切かなどが診断されねばならない．これらの一連の診断アセスメントは精神力動的診断あるいは定式化といわれる．精神力動的診断では，(a)現在の障害，(b)生活史上の問題，(c)治療者患者関係の特徴の3領域からなされるが，治療のはじめからこれらすべてが明らかになるわけではない．しかし，(a)現在の障害を精神力動的視点から可能なかぎり明らかにすることは必要なことである．精神力動的に現在の障害を記載するとすると少なくとも次の4領域は含まれる．

① 現実検討能力の障害
② 思考過程の障害
③ 対人関係の障害
④ 現実適応の障害

Goldstein (2001)[4] は，統合失調症患者は一般に正常者や神経症患者と比較して，自我機能が貧困であるけれども，個々の統合失調症患者は多くの領域でよりよい自我機能を示すものであると指摘しているのは確かなことである．つまり，病的部分とともに，より健康な部分も存在するのである．それだけにこれら4領域についてただしい診断をして，適切な治療目標と方略を立案することが求められるのである．Goldsteinはさらに，統合失調症患者の特徴として，まず基本的障害は現実検討の能力の障害であることをあげている．そしてこの能力が薬の服用をしていない状態でストレスをよりつよく体験したときにとくに障害されることも指摘している．第2の思考過程の障害は精神分析でいう一次過程が優位になることを指す．しかし，この障害は個人差があることも事実である．あとの2領域についても精神病患者特有の障害であるがそれにも個人差のあることが指摘されている．

こうした統合失調症の障害は精神分析的には自我の障害として理解される．もっとも，それら自我の障害は，重篤な葛藤のためか（葛藤モデル），あるいはもともとの欠損のせいか（欠損モデル）かの理解のちがいが存在する．自我の障害は防衛機制の特徴としてあらわれる．Vaillant (1971)[17] は，自我心理学の立場から精神病性防衛を記載し，①妄想性投影，②精神病性否認，③歪曲などをその中にあげている．Klein派精神分析では，身体感覚とむすびついたプリミティブな攻撃性の防衛異常を想定し，パラノイド-スキゾイドポジションへの退行，分裂―投影同一化，投影，連結への攻撃，言葉では変化しにくいβ要素思考などで統合失調症心性を理解しようとしている．

こうした精神分析的な立場からの統合失調症理解は数少ない患者に対して長時間かけた治療経験を通じてなされたものであるが，治療者に治療経験がないか不

充分であると理解や想定に誤りが生じる．統合失調症患者では転移は起きないという Freud の見解はそのよい例であろう．逆に，「統合失調症患者の原因となる母親」という有名な言葉をつくった Fromm-Reichmann[2]の場合もまた患者の投影機制を過剰に取り入れて理論化した結果と考えられる．彼女の場合，統合失調症の精神療法開発のパイオニアとして精力的に取りくみ，患者への思い入れが強すぎたのであろう．もっとも Fromm-Reichmann の名誉のために触れておくと，彼女の "Principles of Intensive Psychotherapy" (1950)[2] (邦訳書名；積極的心理療法) の出版50年記念特集が Psychiatry 誌の中で組まれ，その中で Silver[5]は，統合失調症患者の母親に烙印を押す結果になった誤りがあったとしても，Fromm-Reichmann の業績の多くは今日でも妥当であるとしてその先見性をたかく再評価している．彼女が明らかにしたことを要約すると，精神病患者は，疾患として一括されるべきものでなく，それぞれに独自性を持っていること，精神療法状況での治療者が視線を患者から他に移すことは自分への関心の喪失と患者が感じとるほど，対人関係に敏感であること，それでいて治療関係ができると，過剰に依存して治療者に対してしがみつきがおきることがあること．その際治療者が社会的に困惑することを率直に述べるとそれを受け入れ態度を修正することができること，幻覚体験への治療的介入の技法，そして，統合失調症患者の心底にある孤独感への理解などである．Fromm-Reichmann の業績は統合失調症の力動的理解とそれに基づく治療技法が明らかにされたことである．

統合失調症についての精神分析ないしは力動精神療法の立場からの次の理解は成因に関してである．人格発達早期の困難に由来すると考え，その治療は長期の治療者と患者との関係の過程でなされると想定されたのである．Schwing (1940)[13], Sechehaye (1950)[14]らの先駆的努力のあとに，本格的な理論と技法とを備えてあらわれたのが Sullivan (1953)[16], Fromm-Reichmann ら対人関係学派と称される人たちであった．Sullivan は統合失調症性障害の成因は発達早期，彼のいうパラタキシック期の対人関係にあると考えた．そして，それは，Freud の精神分析が欲動の葛藤をめぐる不安を人格発達の力動の中心と理解するのと違って，対象との間で安心と安定が損なわれる不安を重要としたのである．この対人関係論の人びとの考えは，後に Fairbairn などに影響し精神分析対象関係論の発達を促したともいわれる．先に，Gabbard (1994)[3]が，Gunderson らのボストン研究と McGlashan らのチェスナット・ロッジ研究との結果をもとに，「精神病の体験を人生の中に統合できる患者に対しては内面探索的な精神療法が有益で，一方，精神病のエピソードを覆いかくしている患者にとっては探索的試みを続けることはおそらく効果が得られないかあるいは有害なこともあるだろう．」と述べていることを紹介したが（II. 3-2 a）個人精神療法)，そこで述べられている前者は，統合失調症の生活史的理解とふかくかかわっているのである．

2）個人精神療法技法の原則[12]

i）治療同盟をつくる　後に「癒しの過程」でも述べるが，患者との治療同盟をつくるには，精神病を患い，入院し，あるいは通院し，服薬をすすめられている患者への共感が前提になる．そのためにはプライバシーに配慮しながら，立ち話や短い時間の面接ではなく，予め合意した時間と適切な面接室，それが患者の状態によっては病室であることもあるかも知れないが，患者が治療者によって受け入れられているということを実感できるセッティングが重要である．患者の身体の状態への配慮もまた患者との疎通性をたかめるために有用である．傍に坐って傾聴ししみじみとした語らいの雰囲気をつくるのである．

ii）患者の考え・主張・態度に対する柔軟な対応　統合失調症患者に限ったことではないが，とくに統合失調症患者には柔軟に対応することが求められる．先に述べたように統合失調症患者は自我の適応力がよわく，治療者の質問や意見を被害的解釈したり，あるいは傲慢とでもいえる態度でかたくなになったりすることがある．これは患者がその状況に適応しきれず，自己破滅の不安にさらされて，連結されることに反撃しているものと理解される．かつて Whitehorn ら (1954, 1975)[18]は，統合失調症の改善度が精神科医の患者に対する接近の仕方によっていちじるしく差のあることを明らかにしている．すなわち，精神病理の

みならず，患者の行動の生活史的意味や動機を理解しようとする，いわば人格指向的な接近をしたグループに属する医師によって治療された統合失調症患者の場合，その75％は，精神症状の改善がみられたのに対し，精神症状に主な関心をむけ，誤解や間違いを指摘し，教訓的に接近することを好む傾向のある医師によって治療されたものでは27％しか改善しなかったという．統合失調症患者に対する治療的接近は，事の是非をきびしくただす態度よりも，患者の立場に立ち，可能なかぎり理解し支持していくことがとられるべきことをこの研究は示している．

統合失調症患者に接近する際の柔軟性というのは，"あいまいさ"あるいは"一貫性のなさ"をいうのではない．言葉にはあらわれない患者の心情をも察しそれにも応えようとする精神科医の積極的で一貫した態度なのである．それは精神科医の直観によってなされ力動的には健康な投影同一化といえるものである．これは，個々の精神科医の態度であるとともに精神科医の職業的特性にまでたかめられるものであろう．

iii) 最適の治療的距離の発見と維持 統合失調症患者はよくいわれるように治療者の不用意な接近によって動揺し，精神症状が悪化したり，「呑みこまれる」「吸いこまれる」不安を体験することがある．また，逆に，誇大的になって治療者が自らの意のままに動いてくれる従属物のように振舞うこともある．統合失調症患者の愛着行動である．これは統合失調症患者の自我がよわく，プリミティブな対象関係しかとれないことを意味している．処理しきれない攻撃性の始末に困って，治療者との現実的治療関係を拒否するか，逆に現実性を喪失して万能感追求にしがみつくか，いずれにしても処理困難な事態に遭遇しやすい．統合失調症患者が破滅の不安を起こしやすいからであろうが筆者は接近コンプレックスと呼んでいる．このような対人関係上の脆弱性に備えるには患者と治療者との治療的距離を適切なものにせねばならない．それには患者の個別性があるのであるが，同時に共通していえることも存在する．つまり，安定して一貫した治療構造をつくることと，その患者にとって現実的な治療目標を明らかにすることである．あまりにたかい理想でなく，到達可能な当面の目標について合意をうることに努めることである．さらに，患者の治療者に対する期待や欲求に治療者は抱える環境 holding environment あるいは患者の吐きだしたいものの受け皿 container として誠意を持って努めるが，治療者と治療とは社会的制約の中で存在するという現実をも気づかせる必要がある．

iv) 埋もれた，しかもそれを認めることに臆病な患者の自己意識への着目―治療者の直観 治療者は柔軟性を持って，治療同盟をつくり，関係が安定する治療的距離をとって患者の話に傾聴する．その際の患者の治療者の質問や応答にともなって生じる患者の話の内容とその変化に気を配る．さらに，患者の視線の動き，表情の変化，体動，呼吸，ため息などに注目する．そうした治療者の平明な中にも，患者の心理への意識の集中は患者のこれまで表出しなかった埋もれたしかも認めることに本人が臆病だった自己意識を浮きだたせることになる．この過程には治療者の直感が作働する．そして投影同一化によるコミュニケーションが患者と治療者との間になりたつ．

そうした状況の中で，研ぎすまされた異常なほどの正常性，あるいは健康的ともいえる人のあり方についてのきびしい判断をもっていることに気づかされることがしばしばである．統合失調症患者はそのように人のあり方，ことに関わってくる精神科医や看護者の態度につよい関心がかくされている．それには過去の治療の中でかかわった人との間の体験ももちこされている．しかも，患者はそれらの人びとに不当に扱われたというはげしい感情をともなって述べてくれることが多い．それは，現在の治療関係がある程度すすんでからはじめて明らかになることである．過度の敏感さの上に投影機制が加わって被害的判断がなされているが，現実との相互関係がうすいために患者の判断は訂正されないまま持ちこされている．

この患者の自己意識は発病によって日常生活や社会生活を阻害されていることに対する心的態度と結びついている．統合失調症患者にとって発病はある種の重篤な心的外傷体験と想定するとこの患者の自己意識は理解されやすい．筆者 (1999)[10] が統合失調症患者の治療には，「治すこと」「生きる技能の訓練」とともに「癒すこと」の重要性を指摘しているのはこのことと

v) 幻覚・妄想などへの治療的介入 幻覚や妄想など患者の誤った確信を治療者が直接，単純に否定することはよく知られているように，治療的でない．Fromm-Reichmann (1950) は，「そのあなたに話かけてくる声は私は聞くことができません．それで，私がもうその話は止めて下さいと話かけてくる人に云ってくれませんか」という介入の例をあげている．統合失調症疾患の幻聴は会話とか作業とか何かに集中しているときには一般には生じない．また，幻聴があるとき，患者はそれに圧倒されて一方的にきこえることに受身的になって聞きかえすことはしない．Fromm-Reichmann の幻聴に対する介入技法は患者の主体性と意識を賦活することで幻聴の軽減をはかろうとするもので幻覚そのものに直接働きかけるわけでない．Bion[5] は思考は α 要素と β 要素の2種類からなるとして α 要素思考は言葉によって訂正可能であるが β 要素思考は身体感覚と結びついたものなので人との会話によって訂正させられるものではないとしている．統合失調症患者の幻覚妄想はその意味から直接言葉で訂正することは不可能である．幻覚や妄想など異常体験そのものを精神療法の治療目標とするのではなく，異常体験そのものに対する患者の感情や態度を問題にするのである．つまり，治療同盟を強化して異常体験を孤立化させるのである．治療同盟ができると幻覚には動かされなくなり心理的距離が生じ，実際の出来事と区別しはじめる．症例によっては幻聴の内容が自己の心的体験に由来することを口にすることがある．幸い，幻覚や妄想の多くは抗精神病薬のもっともよい適応症である．

c) 病相に応じた精神療法

今日，統合失調症の治療は薬物―精神療法―社会的療法の包括的アプローチが適切であるとされるが，それらの治療内容は病相によって異なる．したがって，精神療法もまた病相によって目標と技法が異なってくる．Fenton らの「柔軟な精神療法」も病相特異性に基づく治療法であるが以下，先述した「統合失調症の個人精神療法」に加えて病相に応じた精神療法について述べる．

1) 急 性 期

初期の心理社会的治療的介入が統合失調症のその後の経過につよく影響することは今日では広く認められている．はじめての発病の時に出会って自己を喪失した心的状況から救出してくれた精神科医のことは患者にふかく印象づけられているものである．また，初期の統合失調症患者を外来で治療する場合，薬によって幻覚・妄想などの精神症状が改善するにつれ，それまでみられなかった，両親，ことに母親に対する愛着行動（attachment）がつよくみられることがある．ところが，そのような患者を入院させても治療スタッフにはそのような退行行動は決してみせない．この相違は統合失調症患者の対象認知には対象関係が影響していることを示すものであろう．

初期，あるいは急性期患者に対する適切な対応は，まず，ただしい診断アセスメントによって治療への導入，治療の場の決定，適切な薬物療法の選択が優先する．同時に，患者の不安を収納し治療者との関係づくりという精神療法的アプローチが必要になる．それには，①患者，ならびにその家族への共感，②やさしい視線の接触と挨拶，③身体状態への配慮ならびに衣類や持物にあらわれた生活内容や患者の精神内界の理解，④診断アセスメントや入院か通院かを選択する過程で精神科医と患者との相互関係を重視する．そのように精神科医に一人の人間として接されることは患者の自己破滅の不安を和らげるのに役立つ，⑤入院した場合，長い面接時間を少ない回数で面接を行うよりも，短い時間で頻回の方が不安を収納するのには役だつ，⑥急性期の患者の言葉に無意識領域から思考内容がむきだしになっていることがある．これは精神分析では一次思考過程というが，その際，無意識内容を直接に解釈することは避けるべきである．そのような解釈はますます自我を解体させるからである．この病相の面接の進め方について皆川 (1999)[8] は reality orientation という表現を使っているが，患者の精神内界を問題にすることを慎み，安心のゆく関係づくりのために現実指向的であらねばならないことを強調しているのである．⑦安心のゆく関係づくりが課題になるがそれは，精神科医だけでできるものではない．以前，統合失調症患者の個人精神療法が薬も使わずなさ

れたことがあった．その時期も，治療補助者がいて治療者と患者の緊張した関係を解きほぐすのに役立ち，かつ必要とされていた．現在の精神科医療の場合，薬が使用されるとともにチーム医療がなされている．それが有効に作働するよう治療チームの分裂の防止に留意せねばならない．そのためには，精神療法を担当する治療者も加わったチーム・ミーティングの中で必要と思われる情報の伝達や治療目標・治療方略の共有がなされねばならない．それは患者の情報を細大もらさず報告することではない．重要なのはチームスタッフ間の事実にもとづく信頼である．⑧この時期にまた重要なのは家族の精神安定と患者支援力の回復である．精神療法を担当する治療者が直接に家族に介入するか他のスタッフが関与するかいろいろであろうが，できるなら，定期的なスケジュールによる家族プログラムが準備されていることが望ましい．

2）回　復　期

急性症状がとれたのち，多くの患者は，心的虚脱あるいは精神病後うつ状態に陥っている．また陰性症状も目立ってくる．多くの患者で自己評価が低下している．同時に，自らの発病を悔いて自己喪失の挫折感が心をおおっている．孤立感，絶望，否認，特定な人への甘え，子供がえり，うらみ，侮辱，傲慢，見くだしなどがあらわれる．これらは精神症状と関連はしているが脳機能障害の直接的表出というより，むしろ，人格反応としての退行現象であり（II．3-2, a 個人精神療法参照）そしてこの退行現象は一時的であることもあるが長期化して慢性，あるいは超慢性化してしまうこともあるのである．

この退行現象に対する治療的方略を筆者は"癒し"の精神療法と呼んでいる．先に統合失調症患者の過度に敏感な自己意識，あるいは研ぎすまされたほどの異常なほどの正常性が治療者の傾聴と直観の中に見えてくると述べた．この時期は，薬はシンプルな処方でなるだけ低用量がすすめられる．最近では，非定型抗精神病薬が使われる傾向が増加している．ところで，これら新しい型の抗精神病薬は患者には"気づき"を賦活する作用があるといわれる．病識があらわれるとともに発病したことへの悔恨と将来への不安が増大する．それはまた，患者が現実性を回復する機会でもあ

る．この時期こそ，精神療法と他の心理社会的治療とが期待される．筆者（1999）[10]が"癒し"の精神療法と呼んでいるのは次のような内容のものである．それは，精神病発病を心的外傷体験と把らえるところから出発し，それに留まらず，病気をうけ入れ，主体的に自己の可能性を発見し，同一性をつくりだす方略と考えられる．

患者が語る古い記憶は，一般に，①くりかえしおきてくるパターン化した記憶，②それは被害的な感情と結びついている，③ほとんど新しい体験がとり入れられない，④現実的環境との相互関係がない，⑤妄想にもその特徴が取り入れられている．これを個人的精神療法で記憶の書きかえを起こそうとするのである．「癒しの過程」の具体的援助技法の要点は表IV-11 に示した．表中，2，「埋もれたそして臆病な自己意識に着目する」の途中まですでに「個人精神療法の技法の原則」の中で述べたが，そのような態度に支えられて，患者は過去を語りつづけるが，治療者は患者が患者なりに困難な状況でもベストをつくした自負心と挫折感の交錯を聞きとり，そのことを患者につげる．つまり，治療者の情緒的感受性にもとづいて患者に修正共感体験がなされる．

それによって古い記憶が修正される面接が進展する．それは患者への情緒的賦活とも呼べるものである．すなわち，①「ここで，今」の感情体験（here & now）②治療者がユーモラスに患者の話題を広げ，快的なものにする（comfortable）③患者にとってう

表IV-11　「癒しの過程」の具体的援助技法

1．治療的同盟関係をつくる
　　関心，プライバシーを尊重，場所，時間，人の関係
　　―構造を理解させる．傍に座って傾聴
2．埋もれたそして臆病な自己意識に着目する
　　とぎすまされた「異常な正常性」／健康な側面
　　困難な状況でもベストをつくした過去と挫折感の交錯
　　修正共感体験
　　―治療者の情緒的感受性
3．古い記憶を修正する面接―情緒的賦活
4．統合失調症者は自己をめぐる「正義」に敏感
　　―治療チームの対立や分裂に敏感
5．患者とその家族は「癒し」を求めている
6．自分と相手との混同（内的外的対象関係―投影性同一視）の様式の理解を通じて治療関係を調え，自分を感じさせる家族や仲間関係への関心の広がりを支持

け入れられうる（understandable, manageable）④患者にとって新しいイメージをつくる意味あるもの（productable, meaningful）なものにする工夫を織りこむ面接である．

　治療者との間の情緒的体験が重なると患者は，きまって，これまでの医療機関，治療者，家族，世間などに自分が不当に扱われたという自分をめぐる「正義」に敏感なところを示しはじめる．それは治療者が味方か敵かの試しであり，また，自分についての治療チームの対立や分裂に敏感になっていることを示すものでもある．しかし，そうした患者の主張や感情には自己と対象との混同がみられる．そのことを理解させて関心を家族へ仲間に広げていく支持的アプローチが必要になる．「癒しの過程」は治療者が試されてもいるが患者が治療者を信頼しその後の人生の支えにもなる作業である．また，この時期には，発病状況の解明，入院している場合は退院後の生活環境の把握，SST，集団プログラムへの参加，心理教育，家族の参加などがあわせ実施されるべきである．

3）　安定期，あるいは慢性期

　一般臨床的には慢性期にいると陽性症状を主とする精神症状は消退し安定し，日常生活も低い次元ではあるが適応的になる．また，症状の再燃の契機となるストレスなど生活環境やまた薬の中断などコンプライアンス，アドヘアランスの問題も患者ごとに一応明らかになる．社会復帰あるいは参加のためのプログラムが組まれる．つまり医学モデルからQOLモデルあるいはリカバリー（回復）モデルへと比重の移動がなされる．居住性，個人の好みの賦活，からだの健康，社会参加，活動の支援など社会との接触がはかられる．この時期，個人精神療法がとくに有用であるわけではない．ただ，先に述べた「癒しの精神療法」的態度で精神科医は患者との関係を継続していかねばならない．

　問題は，わが国に今も多い，長期入院している慢性患者，あるいは，新しく入院して仲々退院まで至らない患者たちへの治療介入に精神療法は無力であるかということである．筆者（2000）[11]は，ある慢性統合失調症患者に対する治療を介して「慢性統合失調症の治療への挑戦」（1988）[9]を著した際のアイデアを一歩進めて，「慢性統合失調症患者に対する精神療法的チームアプローチ」[4]と名づけた治療実験を行った．対象になったのは早急には退院可能とは思われず，また病棟内諸活動にも参加困難な慢性統合失調症患者である．具体的な治療方法を要約すると，

　①　担当医がこの治療チームを統括する．

　②　日頃，患者の生活を支援している担当看護師を中心に2～3名の看護師が勤務の都合で交代し患者の面接にあたる．まず，看護師が面接し，ある変化が生じた後に他の職種の担当する活動に患者を参加させるというプログラムである．

　①　初期第1段階；患者とその家族に説明し同意を得る．この治療のためにつくったマニュアルにそって担当看護師，あるいはきまった代理者がベッドサイドで毎日，20分間面接する．（Schwingモデル期）

　②　2～3週間で患者の話題や要求に変化があらわれ，次の初期第2段階に入る．（Fromm-Reichmannモデル期）

　③　新しい話題に対応しているとはじめはおそるおそるではあるが，患者は病棟の活動に関心を示しはじめ，つぎの中期に入る．そのような兆候を見て動機づけを行い作業療法，運動療法，SSTなどのいずれか患者の選択にもとづいて参加を促す．それに成功するのを見届けて看護師の面接回数を段階的に減らす．

　④　やがて，後期に入り，集団活動が増やされる．ここのチームは各担当医のもとで情報交換するほかに，筆者がスーパーバイザーになって毎週一回，レヴューミーティングが行われた．4年間に対象になった患者は18名，うち16名は退院できた．また，BPRS, SANS, GAFなどの評価尺度でも有意の改善をみた．

　この筆者らの試みは，慢性統合失調症患者に対して個人精神療法的面接からはじめて集団活動プログラムに参加可能にし，やがて大部分が退院可能になった成果をうることができたことを示すものである．

　まとめ　統合失調症の治療は生物―心理―社会的多次元モデルにもとづき，薬物療法，精神療法それに社会的療法が包括的，統合的になされるべきである．統合失調症の成因をめぐって身体因論者と心因論者が殆ど無関係に並立していた過去を引きずって，生物学

的精神医学全盛の時代を迎え，個人精神療法は殆どかえりみられない状況である．しかし，一人ひとりの臨床家には患者の心は一人ひとり生きているのを実感するにちがいない．人間は自己の心と向きあう主観的世界を持っているからである．統合失調症を患い自己喪失感を体験することはその人にとって最大の挫折であろう．それから救出するには薬や心理社会的治療とともに，治療者との精神療法関係が必要である．まずは，「癒しの精神療法」が求められると考える．しかし，それは，患者によっては，発病に至る過程の解明と古い記憶の書きかえを必要とする人，また可能な人もいるだろう．そのような精神療法にはこれまでのこの領域での先人たちの努力から学ぶものが多い．また，今日で，退院できず慢性の経過をとっている患者たちはその時期では必要で妥当だった治療は受けたのであろうが，薬物では治療抵抗性であるが故にさらに個人精神療法的視点での支援が必要だった人たちも含まれると思われる．　　　　　　　　（西園昌久）

文　献

1) Fenton W: Envolving perspectives on individual psychotherapy for schizophrenia, Schizophrenia Bulletin 26(1):47-66, 2000.
2) Fromm-Reichmann F (1950); 坂本健一訳：積極的心理療法，誠信書房，1964.
3) Gabbard GO (1994); 大野　裕（監訳）：精神力動的精神医学—その臨床実践〔DSM-IV版〕臨床編，I軸障害，岩崎学術出版，1997．（なお原書の改訂第4版が2005年に出版されている．）
4) Goldstein WN: A Primer for Beginning Psychotherapy, Brunner-Routledge, Philadelphia, 2001.
5) Grinberg L, Bianchedi ET (1977)：高橋哲郎訳：ビオン入門，岩崎学術出版，1982．
6) Gunderson JG, Frank AF, Katz HM, et al: Effects of psychotherapy in schizophrenia II; Comparative outcome of two forms of treatment, Schizophrenia Bulletin 10:564-598, 1984.
7) McGlashan T, Keats CJ: Schizophrenia Treatment Process and Outcome, Am Psychiat Press, Washington DC, 1989.
8) 皆川邦直：分裂病患者への精神分析・精神療法的アプローチ—幻覚を念頭において，保崎秀夫（編）幻覚，精神医学レビュー 31:31-37, 1999.
9) 西園昌久：慢性分裂病の治療への挑戦，精神科治療学，3(5):775-780, 1988.
10) 西園昌久：精神分析技法の要諦，金剛出版，1999.
11) 西園昌久：私の臨床研究 45 年，生物—心理—社会的統合モデルとチーム精神医療(5)，病棟のチーム医療と退院困難な慢性分裂病患者に対するチーム・アプローチ，精神医学 42(5):543-547, 2000.
12) 西園昌久：個人精神療法，佐藤光源，井上新平（編）統合失調症ガイドライン 187-202, 医学書院, 2003.
13) Schwing G (1940); 小川信男, 船渡川佐知子（訳）：精神病者の魂への道，みすず書房，1966.
14) Sechehaye, M-A (1950); 村上　仁, 平野　恵（訳）：分裂病少女の手記，みすず書房，1955.
15) Silver A-L: The current relevance of Fromm-Reichmann's Works, Psychiatry 63(4):308-321, 2000.
16) Sullivan HS (1953); 中井久夫ら（訳）：精神医学は対人関係論である，みすず書房，1990.
17) Vaillant G (ed): Emperical Studies of Ego Mechanisms of Defenses, Am Psychiat Press, Washington DC, 1986.
18) Whitehorn JC, Betz B: Effective Psyhotherapy with the Schizophrenic Patient, Aronson, New York, 1975.

8.2　集団療法の基礎

a）集団療法とは

治療と呼ぶ限り，すべての個人を対象にしたものであることは当然のことであるが，個人が，その属する集団に影響を与え，集団が，その成員としての個人に影響を与えるという相互関係が発生するので，なかなかこの関係は複雑なものになる．また，集団療法で用いられる集団というのは，単に複数の人が同じ空間を共有しているというものではなく，成員の間に何等かの関連があるか，関係が生じることを前提にした人の集まりのことを指している．集団は複数の個人から構成されるが，個人の人格の総和とは異なる性質を持っており Lewin, K. は，この性質を group dynamics（集団力動）と名付け，Bion, W. R. は，group mentality（集団心性）と呼んでいる．集団療法とは，ある特定小集団を意図的に形成し，そこに発生する集団力動を構成員の健康のために利用することである．ところで，集団力動は自然発生的に生じるわけであるが，必ずしも構成員に役立つものばかりとは限らない．そこで治療者は，その集団力動を調整し，構成員個々に役立つようにしていく努力をすることが求められる．個人心理療法の場合は構成員が2人だけなので，操作し易い構造があるが，集団療法の場合は，異質な数名の構成員が存在するので，予想し得ないよう

な集団力動が起こってくることもあり得る．しかし，逆に，治療者が強いリーダーシップを取らなくても，構成員が集団力動を好ましい方向に向けることもよくあることである．いずれにしても，集団療法を実施する場合には，小集団に発生する集団力動を把握し，集団力動に対する個人の反応を的確に捉えて，調整していく仕事が課されることになる．次に集団力動について少し触れて置く．

b) 集団力動

集団力動とは，Lewin, K. によって命名された概念であり，集団の力動的性質や構成員の行動の法則性を研究する科学である．同じ言葉で，集団の性質そのものを指す場合もあるが，学問としての集団力動を集団力学として区別することもある．岡堂は，「集団力学とは，集団の力動的性質および集団発生，展開，消滅を含む集団過程の法則を求め，個人の人間関係やほかの集団との関係，さらにもっと大きな制度的集団との相互関係についての知識を発展させることを目指し，理論と実践とを連結するユニークな方法論によって研究を進めていく学際的な科学である」と定義している．

1) 基本的仮定

集団は構成員個々の個人心理力動の総和以上の性質を持っており，更に集団には一定の構造があり，その構造は内外からの圧力によって変化し，一定の法則のもとに集団過程を生むということを基本的仮定として挙げることができる．

2) 集団構造

集団構造には目に見え易い成員の数，等質性，役割，目標，標準，価値，組織，役割等の顕在的構造の他に，見えにくい潜在的構造を仮定することが出来る．Bion, W. R. は集団心性の深層に三種の基底的想定を描いたが，筆者は集団の発展的観点を考慮した上で，集団心性を三層構造として提示した（1991）．すなわち，もっとも深層にあると仮定される原始集団心性―組織も役割も法律もなく，弱肉強食のみが唯一の法則である最も原始的な集団の性質，中層にあると仮定される集団防衛―集団が危機状況に直面した時に，より低次の水準での集団心性を用いて，時には個人を抹殺しても集団を守っていこうとする超個人的な集団心性，最も表層にあると思われる理性的集団心性―組織，制度，役割，法律，裁判等が合意のもとに作られ，生命，財産，人権が守られている集団心性の三層を仮定した．そして，この三層は固定的なものではなく，様々な状況の変化によって容易に各層が流通するものと考えた．したがって，理性的集団心性が保たれるためには，好ましいリーダーシップが常に働いていて，集団を理性的集団心性の方向に向かわせる力が働いている必要がある．

集団療法では，治療者が効果的なリーダーシップを発揮することによって，構造が揺れ動きながら，最終的には理性的集団心性の機能している集団に成熟していくことが求められることになる．何故なら成熟した集団は個人の成長を促す力を持つからである．

3) 集団過程

心理劇やソシオメトリーを開発した Moreno, J. L. とその流れ，Lewin, K. の流れを汲む集団力動論，Rogers, C の始めたエンカウンターグループの実践，Bion, W. R. とその流れを汲む研究者達が，それぞれ集団過程については理論化しており，また別な流れとしては統合失調症集団等を対象にした非言語的活動集団の研究，更に Jones, M. の唱えた治療共同体論等，様々な集団過程に関する実践研究や理論化の試みが見られるが，筆者は次のように仮定した．

集団過程は，逆方向を持つ2つの傾向の力動的関係として捉えられる．そしてそれを支えるのがホメオステーシスの法則である．逆方向の傾向とは，

成熟 ⟵⟶ 退行
凝集 ⟵⟶ 解体
統合 ⟵⟶ 分裂
変化 ⟵⟶ 安定化
組織化 ⟵⟶ 混沌化
リーダーシップの分散 ⟵⟶ 集中

といった6つの力動として現わされるとした．それぞれの両方向の左側が，理性的集団心性の方向であり，右側が，原始集団心性もしくは集団防衛の方向で流れによっては，左へ右へと揺れ動くことになるので，リーダーの調整が必要になってくるわけである．

以上の集団力動について若干解説的に触れたが，こ

れらの集団力動を構成員個々に効果的に役立てていくのが治療者の役割であり，役立つ集団力動は支え，促進し，個人に有害な動きをすると思われる集団力動は，これを調整して，役立つ形に変えていくような働きかけが必要になってくる．

c） 集団療法過程で見られる心理学的な問題

実際に，集団療法を実践している時に遭遇するいくつかの現象に焦点を当ててみる．

1） 日常の文化と集団療法の文化

日常生活において何気なく過ごしている習慣やコミュニケーションパターンを文化として捉えてみると，治療のために作られた小集団では，その日常の文化と今一つ異なる文化が存在することが多い．すなわち，普段しないことをするとか，普段言わないことを言うとか，当たり前と思っていたことが通用しないとかいったことが見られる．すなわち，集団療法場面の非日常性と言ってよいかもしれないが，このことは，集団療法を成り立たせる重要な非日常性であり，非日常性の故に自己表現が可能になるわけである．しかしこのことは，また構成員にとまどいを惹起することにもなる．とまどいは不安を起こし，場合によっては病理現象を惹起することもあり得る．特に初期の不安は，余り構造化されない集団療法では必発といって良い位生じ易い．そこで，健康な集団ではともかく，精神病集団等では，この不安を不自由にならない程度で，できるだけ少なくするという工夫が必要になってくる．そのさじ加減が実際には難しく，場合によっては，ただのお遊び集団になってしまうこともあり得る．具体的な方法としては，司会者を置くとか，テーマを決めるとか，ゲーム等のレクリエーションを取り入れるとか，日常に近い形にしていく等の方法が採られるわけである．

2） コミュニケーション

言語的なコミュニケーションの初期には，一方通行的になり易く，言葉のキャッチボールには，なかなかなっていかないことが多い．特に精神病の集団では，独語的な表現が多かったり，異常体験の話が長々と続いたり，他者の話をほとんど聞いていない等の現象が起こってくることがある．これらの現象は決して困ることではなく，むしろ重要な意味を持つわけであるが，集団成員が相互交流を行うようになることが大切であり，そのためには，治療者の色々な介入も必要になってくる．

3） There and Then と Here and Now

集団場面で語られている内容が，それぞれの成員の過去のことあるいは日常のことであれば，これを There and Then（あそこで，あの時）と言い，今その場で起こっていることに関する内容が語られるのを Here and Now（今，ここで）という慣習がある．この2つの関係は，過去のことは，多くは現在の人間関係に映し出されているということを意味し，たとえ過去のことであろうと，現在今ここでの体験とつながることによって生きた現実に生まれ変わる可能性があり，自己洞察あるいは行動変容につながることになるということを意味しており，集団療法においては，重要な鍵概念である．精神病集団においては，このような自己洞察的なことは余り望めないが，今ここでの許容的な雰囲気の中で，過去の家族や友人のことを話して，それが周りに共感され，受け入れられることによって，積極的な自己表現をするように変化していくことはよく見られることである．

4） 行動化と身体化

不安が強くなれば，人によっては，行動化や身体化が起こってくることがある．特に集団療法の場面でネガティブな気持ちを表現できない場合にはこのような現象が出やすい．すなわち，行動化としては，療法中に起こる攻撃的行動や，時間外に起こる攻撃的行動，過度な愛着行動，集団からの回避等が起こってくることがある．また身体化としては，あらゆる身体症状が現れてくる．いずれにしても，集団療法場面で言語化されるように配慮したり，むしろ軽い行動化を遊び的に行うことで言語化し易くする等の工夫が必要になってくる．

d） 集団防衛の諸相

集団療法中には様々な集団防衛が頻発する事が多い．特に成員の不安が強くなっている時等に起こってき易い．次にいくつかの集団防衛を挙げておく．

①ユニフォーム的取り入れと伝播： 成員にとまど

い，不安等が起こっている時に，誰かがやると右へならえしてしまうということはよく起こる．これは決してすべてマイナスではなく，場合によっては，これによってコミュニケーションが促進されることもある．いずれにしても，回を重ねていく内に，次第に個別性がはっきりとしてきて，明白な相互交流が起こってくることになる．

②過度の依存と攻撃： 成員の誰か一人に無条件に依存してしまうとか，合体してしまうとか，攻撃対象を見つけては，過度に攻撃を経過するようなことがある．もちろん，そのような場合は，治療者が介入してその現象を和らげる必要がある．

③いけにえ作り： 攻撃性が特定個人に向けられると，いけにえ作りになる．たまたま発言した人が槍玉に上がるとか，少し変わった反応をする人が攻撃される等の現象である．

④役割作り： 通常の課題集団で役割ができることは当然で，集団防衛とは言えないが，いわゆる弱者への押しつけのことを指しており，いけにえ作りと似た様な現象であるが，明白ないじめと言い難い所が特徴である．

⑤厳しいおきてと締め付け： 一般の社会集団では，カルト集団とか結束の強い少数集団で見られるが，集団療法の中では，沈黙している人に無理に話させようと強いるとか，同一歩調を取るように強いるという形で出てきやすい．

⑥集団行動化現象： 赤信号みんなで渡れば怖くない式の集団として行動化してしまうことを指しており，ブレーキがかからなくなってしまうこともある．その際は，治療者がブレイカーの役割を取ることもあるが，難しい所である．

⑦分団形成と分裂： 集団の中に分団が形成されて，その中で一体感が経験されたり，その中でしか交流が起こらなくなることがある．同じ所に居ながら，交流がなくなった状態を分裂と呼ぶ．集団療法が始まって，数回経過され，集団内交流が出てきた頃に起こりやすい．

⑧過度の一体感： 集団療法が進展してくると成員間に親しみの感情が起こってくるのは必然的で全く問題にされない．しかし個々の違いを無視して，一体感を共有しようとする傾向も起こり得る．そうなると，過度の一体感として取り扱われなければならない現象になる．冷水をさすということになり，治療者でもやりにくいことであるが，参加観察（Sullivan, H. S.）として集団に関わることが治療者の課題なので敢えてしなければならない時もある．特に，いけにえを締め出した形の一体感は調整しなければならない．

⑨アパシー： 集団所属感も薄くなり，交流をしようとする意志もなく，ただ居るだけという状態の成員が増えてきて，何とかしようとする動きが集団自体になくなってしまうとアパシー集団になる．集団療法でアパシーになることは滅多にないが，治療者が一人できりきりまいするような状況はないとは言えない．

こうした集団防衛は，通常の社会集団の中でもしばしば見られるものであるが，集団療法の際にも成員の不安が支配的な集団になってくると，しばしば見られるものである．もちろん治療者が集団力動を調整するので，破滅的な状況になることはほとんどないわけであるが，集団防衛が支配しそうになることはないとは言えない．したがって，そのような時には，コミュニケーションを増やすように働きかけたり，時にはある程度誘導するようなことも必要になることがある．レクリエーションや遊び集団では，集団防衛が頻発して集団が混乱に陥るようなことは，余り見られないので，そうした意味では安全な集団活動と言えるが，それだけに患者の抱えている問題も現れにくく，集団療法の中で個々の成員の問題が浮き彫りになって，それが集団の中で解決されていくという過程も少なくなる．安全を取るか，多少危険を冒しても個々の成員の問題解決を優先するのかというのは，難しい選択であり，二者択一的には考えられない．その時，その時の集団の課題解決力に応じて，安全を確認しつつ，問題に取り組んでいくような慎重な配慮が求められることになる．

e） 集団療法の背景

集団療法は通常，操作的に特定の治療集団を形成して行われるわけであるが，当然その集団はもっと大きな社会集団に属しており，その支配を陰に陽に受けることになる．このことは別な見方をすれば，現実と非

現実，役割取得と役割演技等の揺れ動きの中にあるとも言えるわけである．このことは，集団療法のみならず，心理療法全般を成立させる不可欠の性質であるが，病理の強い人達にとっては，混乱の源にもなるわけである．混乱することなく，現実と非現実の狭間にいて，安全な場で自己表現してみることを保証していくモラトリアム性の保証とも言えるような試みが集団療法とも言えるのである．したがって，それが可能になるような背景があることが重要なことになる．病院であろうと，地域社会であろうと，施設であろうと，「ここは自由な試みの場ですよ，ここでやる試みの故に制裁されるようなことは絶対にありません．しかし，一歩ここから出ると現実ですから，すべての責任を負わなければなりませんよ」とでも言うような保証ができるような組織と体制が欲しいものである．しかし，実際，治療環境で織り成される集団力動は実に複雑で，縦関係と横関係，ラインとスタッフの入り混じった集団力動があるのが現実であり，治療環境は，また国家や地域社会に支配され易いので，増々複雑な集団力動になるわけである．このような背景を含めた集団力動を考えていくことも決して無用なことではない．今一つ注意をして置きたいことは，成員の個人病理が，集団構造に反映されるということである．これはチーム医療の時に大きな問題になる．　（松井紀和）

文　　献

1) Berkowity L (ed): Group Process, Academic Press, 1978.
2) Bion WR（池田数好訳）：集団精神療法の基礎，現代精神分析双書 17，岩崎学術出版社，1973.
3) Cartwright D, Zanders A：グループ・ダイナミックス・1，2，誠信書房，1959.
4) Griesberg L, Sor D, Tabak de Bianchodi E（高橋哲郎訳）：ビオン入門，現代精神分析双書 II 8，岩崎学術出版社，1982.
5) 松井紀和：分裂病理解の到達点と精神療法的接近，医学評論 78，日本医師協会，1985.
6) 松井紀和：集団精神療法の背景―精神病院の集団力動―，集団精神療法 12(1)，星和書店，1996.
7) Moreno JL, Moreno ZT: Psychodrama Vol. 2, Bacon Homs, 1959.
8) Moreno JL, Moreno ZT: Psychodrama Vol. 3, Bacon Homs, 1969.
9) 岡堂哲雄：集団力学入門，医学書院，1974.
10) 松井紀和編著：小集団体験，牧野出版，1991.

8.3　認知行動療法の基礎

　認知行動療法とは一般的に，「個人の行動と認知の問題に焦点を当て，そこに含まれる行動上の問題，認知の問題，感情や情緒の問題，身体の問題，そして動機づけの問題を合理的に解決するために計画された構造化された治療法であり，自己理解に基づく問題解決と，セルフ・コントロールに向けた教授学習のプロセス」であると定義されている[23]．

　以下，認知行動療法の理論的背景をふまえ，統合失調症に対する認知行動療法の各技法を例に挙げながら，認知行動療法の基礎について述べる．

a）認知行動療法の理論的背景

　認知行動療法の起源の一つは行動理論（もしくは学習理論）とこれに基づいて行われる臨床的介入の総称である行動療法にあると考えられる．行動療法は，1950 年代初頭にあらわれ，一般的には Eysenck H (1960) による"Behaviour therapy and neuroses"で広く知られるようになった[23]．この間，イギリスでは Wolpe J や Eysenck H ら，アメリカでは Lindsley OR らをはじめとする研究者たちによってさまざまな検討が行われ，イギリスでは主に神経症圏，具体的には不安と抑うつを抱える患者に対して，またアメリカでは主に統合失調症をはじめとする慢性の精神障害をもつ患者に対して提供されるようになっていった[3]．高山（1999）は行動療法の基本的な考え方を「我々は（中略）成長するにつれて膨大な行動レパートリーを身につける．そうした行動のほとんどは経験や練習（意図的経験の繰返し）によっている．言い換えると学習によって身につけたものである．（中略）問題行動あるいは不適応行動の発生メカニズムやその行動修正法にしても当然，学習という視点から治療理論なり治療技法を構築すべきである」と説明している[25]．そしてこのような考え方に立脚していることから，行動療法は例えば精神分析療法のようなそれまでの心理療法とは異なり，「実験によって証明された現代学習理論あるいは行動理論の活用による行動変容法」[25]という基盤をもっており，これは現在の認知行動療法にも

通じるものと言える．行動療法の試みが始められてからしばらくは行動理論の基礎である条件づけを臨床に応用した治療技法として発展していくが，1970年代に入り行動療法に大きな変化が見られるようになる．すなわち，Bandura A の社会的学習理論など行動変容過程において認知的活動の果たす役割を重視する発想が生まれたのである[23]．また同時期に Ellis A の論理情動療法や Beck AT の認知療法が提唱され，体系化されていった．論理情動療法とは賦活事象（activating event：A）についての思考や信念（belief：B）から情動的または行動的結果（consequence：C）が生じるという一連の過程（ABC シェマ）を想定し，問題となるような C を引き起こす「非合理的な信念（irrational belief）」を治療者が徹底的に反駁することによってその人のもつ認知的構えを変更させるという治療技法であり[18]，認知療法とは，個人の認知（思考パターン）が行動異常と密接に関連しており，歪んだ認知の修正こそが行動異常の治療には必要であるとする治療技法である[23]．両者はその手段などに違いはあるものの，認知の変容が治療の目的となっている点で共通している．Ellis と Beck はともにキャリアの出発点は精神分析家であったが，よりよい治療法を求めてその治療体系の中に行動理論の要素を取り入れていった．坂野と根建（1988）は Ellis が論理情動療法の構成にあたっては，学習理論もしくは行動理論の研究者である Skinner BF，Lazarus AA，Wolpe J，Meichenbaum D らの研究に負うところが大きいと述べているのに対し，Beck の理論は特定の行動理論にこだわっているのではなく，むしろ多くの臨床的な事例で観察された事実に基づいている，という違いはあるものの，両者ともに行動理論に立脚している部分があることから行動療法に含まれると言えるかもしれない，と述べている[24]．このようにして，行動療法と精神分析の双方から認知の機能を重視し，その変容を試みる治療技法が発展することによって，次第に行動療法と認知療法は融合し，認知行動療法として現在に至っている．

以上のような経緯をへて，今日の認知行動療法ではクライアントが抱える問題に合わせて行動的技法と認知的技法が柔軟に組み合わされた形で提供されている．このため両者を厳密に区別することは難しいが，本稿では便宜的に主たる治療ターゲットがクライアントの行動である場合が多い技法を行動的技法，認知である場合が多い技法を認知的技法とし，それぞれに列挙していく．また，両者の組み合わせと考えられる技法や，認知行動療法の新たな展開として期待される技法についても触れる．

b） 行動的技法
1） トークンエコノミー

トークンエコノミー法とは，ターゲットとなる望ましい行動が示された場合に対して，代用貨幣であるトークンを与えることによって，その行動の生起頻度の増大をはかり，患者に望ましい行動を学習してもらうという技法である．トークンエコノミー法は，行動理論の中でもオペラント条件づけ理論に基づく治療技法である．オペラント条件づけの理論では，有機体が自発した行動（反応）に後続して起こる結果によって，当該の行動（反応）がその後生起するか，生起しないかが異なると考える．例えば，行動（反応）に続く結果として報酬が与えられると，その後同じ行動（反応）は生起しやすくなり，罰が与えられたり報酬が与えられなかったりすると生起確率は低下すると考えられている．これをオペラント条件づけ理論では「強化随伴性」と呼ぶ．そして強化の際に対象者に与えられるものを「強化子」と呼ぶ．オペラント条件づけ理論では，行動は行動の手がかりとしての機能を持つ刺激である弁別刺激-反応-強化という連鎖によって形成されていると考え，新しい行動（反応）の形成においては，強化のもつフィードバック機能（強化随伴性による行動の制御）が重視される[23]．このため，トークンエコノミーをはじめとするオペラント条件付けを成功させるためにはどのような強化を伴わせると良いか，その人にとって有効な強化子のレパートリーを治療者が把握することが必要である[23]．

統合失調症患者に対するトークンエコノミー法の適用例として，古くは Ayllon T（1963）において，病棟での盗食行動や過剰な着衣行動など不適切な行動の消去に用いられているほか[1]，近年でも服薬行動の形成を試みた例が報告されている[4]．病棟の生活指導の

2) セルフモニタリング法

セルフモニタリング法（自己監視法）は，患者自身が自己の行動や態度，感情，思考等を観察したり記録したりすることによって，これらに対する具体的で客観的な気づきをもたらし，評価可能なものとする手続きである[23]．統合失調症の患者へのアプローチとしては，Liberman RP が開発した自立生活技能（SILS）プログラムの一部である服薬自己管理モジュール[19]や症状自己管理モジュール[20]，また各モジュールのエッセンスをまとめた精神障害を持つ人のための退院準備プログラム[21]の中でセルフモニタリング法が用いられている．これらのプログラムの中では，「注意サイン」と呼ばれる再発の前兆と考えられる症状の悪化や，服薬後に患者が感じる薬剤の効果と副作用をセルフ・モニタリング用紙を用いて記録することで，患者自身が自らの状態を客観的に観察，評価することに加え，診察時など医療者との相談の際に記録を利用することによって，治療やリハビリテーションへの患者の主体的な参加を促進する機能も期待されている．

c) 認知的技法

認知療法

Beck の認知療法の主なターゲットはうつ病や抑うつ状態の改善にあったが，この考え方を援用し，統合失調症の幻覚や妄想といった精神症状の改善や治療抵抗性の症状への対処を目的とした認知療法的なアプローチが行われ，その効果が検討されている[2,5,17,22]．我が国においても原田[7,8,9]や石垣[14,15]によって検討がなされている．これらの研究のうち，海外の研究はメタ分析が行われているが[16]，研究によって効果が一貫しておらず，効果がみられたとする研究でも1年後には効果が見られなくなると報告されており，知見を集積した上でさらなる検討が必要と思われる．また国内では事例を中心とした検討が行われている段階である．今後対照群をおいた効果検討などの実施が望まれる．

d) 行動的技法および認知的技法の組合せ

Social Skills Training（SST）

Social Skills Training（以下，SST）は社会的スキル訓練，生活技能訓練と訳されるもので，坂野(1995)は，個人に欠けていると思われる社会的スキルを何らかのかたちで積極的に学習させたり，既に行動レパートリーとして備わっている社会的スキルの表出を効果的に学習する，あるいは，不適切な対人的，社会的行動を変容するためのさまざまなプログラムの総称であると定義している[23]．SST では，適切な社会的行動が必要とされる対人場面をとりあげ，ロールプレイによって適切な社会的行動を行う練習をくり返す．ロールプレイとは，ある人が日常生活の中で困難を感じている何らかの対人的，社会的場面について「シナリオ」を作り，そこでどのように振る舞うのかあらかじめ練習することである[23]．そしてロールプレイの過程で適切な対人行動が見られた時には，「よかった点を褒める」というポジティブなフィードバックがなされ，適切な対人行動が強化される．この際，治療者や他の参加者全員からほめ言葉という強化子によってポジティブフィードバックが与えられることを社会的強化という[23]．

また SST では，複雑な行動である対人行動の学習を目標とするため，スモールステップの原理を用いて学習を促す．スモールステップの原理とは，学習内容を小さな単位に分割し，易しい内容から出発して，少しずつ小刻みに難しくしていくべきであるとする考え方であり，例えば，話しをきくという行動を形成するためには，相手の方に体を向ける，相手の顔を見る，首を縦にふる，返事をするといったステップを設定し，容易なものから順に学習を促していく．このスモールステップの原理を用いた学習方法はシェイピングと呼ばれ，複雑で新しい行動を学習する場合に適している．

このほかに SST ではモデリングという技法も用いられる．モデリングとは，他者の行動やその結果を手本として観察することで観察者の行動の変容が生ずるという現象であり[23]，Bandura によって提唱された社会的学習理論にもとづいている．具体的には，行動変容を求められている参加者に治療者や他の参加者

がモデルを示し，これを観察することで望ましい行動のありようを学習してもらい，ロールプレイにつなげていく．

加えてSSTでロールプレイを行う際，場面設定をなるべく日常生活と同じ状況に近づける．これは般化という行動理論の概念にしたがって行われている．般化とは，ある刺激によって条件づけられた行動（反応）が他の刺激に対しても生じる現象を指し，先行する刺激が類似しているほど行動（反応）が起こりやすいといわれている．ロールプレイにおける場面設定をなるべく日常生活と同じ状況に近づけることによって，ロールプレイと日常生活をなるべく類似した刺激とし，ロールプレイで学習された対人行動が日常生活で起こりやすくすることをねらう．

さらに，SSTではこれまで述べたような行動的技法だけでなく，認知の変容を目的とする認知的技法も用いられている．坂野（1995）はSSTにおいて問題となる認知には1）「認知的できごと」，2）「認知的プロセス」，3）「認知的構え」，という3つの要素があると指摘している（表IV-12）[23]．そして，SSTを用いて適切なスキルの獲得をねらうならば，表出された行動に限定することなく，行動に影響を及ぼしていると考えられる上記のような認知的要素を考慮し，それらの変容を試みるSSTを行う必要があると述べている．認知の変容をねらったSSTの例として，池淵（1998）は「go sign」と「no go sign」の見分け方の学習を挙げている[10]．これは，相手に話しかけようとするときに，相手の視線・表情・声のトーン・姿勢から「今は話しかけても大丈夫」という「go sign」と「今は話しかけられると困る」という「no go sign」を見分け，適切に対処するという練習である．この練習は，上記の分類における「認知的できごと」への介入と考えられ，SSTにおける認知的技法のひとつといえる．また，ある行動をどのくらい行なうことができるか，という見通しである「自己効力感（セルフエフィカシー）」をSSTの効果測定の指標とする試みも報告されている[13]．「自己効力感」は「短期および長期目標の達成への見通し」とも言うことができ，先ほどの認知的要素の分類では「認知的プロセス」にあたる．「自己効力感」の向上をターゲットとする場合も，SSTを認知的技法としてとらえることができる．

e） 今後発展が期待される技法
認知機能リハビリテーション

統合失調症患者の地域生活における機能，社会的問題解決能力，新たなスキルの獲得などが，精神症状とは関連が低い一方で，言語記憶や持続的注意といった脳機能の中でもより要素的で事物処理を司る認知機能と関連が見られることを指摘したGreen MF（1996）[6]の報告をはじめとして，統合失調症を持つ人の社会生活上の障害と認知機能障害の関連についての報告が1990年代以降見られるようになっている．池淵（2004）によればこれらはcognitive remediation, cognitive rehabilitation, cognitive training, cognitive remediation therapy，などと呼ばれ，認知機能の直接的な改善，もしくは低下している機能を代償する方略の獲得をめざすものであり，認知行動療法が主として認知内容の修正をはかるものであるのに対し，認知機能リハビリテーションは情報処理過程としての認知プロセスへの介入である点で大きな違いがあるものの，具体的な教示，課題の細分化，反応直後の正のフィードバック，過剰学習，誤り無し学習

表IV-12 認知の要素と社会的スキル（坂野, 1995）

認知的できごと	認知的プロセス	認知的構え
場面の理解	注意の振り分け	自己の感情の理解
応答のタイミング	応答内容の取りまとめ	人間関係の理解
あいづち	短期目標の達成への見通し	権利の理解
表情の変化に気づく	長期目標への達成への見通し	責任の理解
視線の合わせ方に気づく		文脈の理解
声の調子に気づく		習慣の理解
声の大きさに気づく		
流暢さに気づく		

(errorless learning) といった技法を用いる点で認知行動療法や行動療法と共通点が見られるとしている[11]。池淵 (2006) は，米国における就労支援の先行研究をレビューし，援助つき雇用と認知機能リハビリテーションの組み合わせによる就労支援の方法が模索されていると述べており[12]，今後，国内でも同様の検討が期待される．

まとめにかえて　坂野 (1995) は患者が問題への対処の方法やセルフ・コントロールの方法を習得することが治療の目的の1つとしてあげられることから，認知行動療法は治療法であると同時に，「教授法」であるとともに "teaching therapy" であると述べている[23]．今後，我が国の精神科医療が地域に移行していくに伴い，統合失調症を持つ人の治療やリハビリテーションも障害を持つ人自身のセルフ・コントロールとその実現のための援助が重要になってこよう．こうした点からも統合失調症を持つ人の支援のための認知行動療法が一層普及することが期待される．

　　　　　　　（佐藤さやか，小山徹平，坂野雄二）

文　献

1) Ayllon T: Intensive Treatment of Psychotic Behavior by Stimulus Satiation and Food Reinforcement. Behavior Research and Therapy 1: 53-61, 1963.
2) Chadwick P, Birchwood M: The omnipotence of voices: a cognitive approach to auditory hallucination. Brit J Psychiat 164: 190-201, 1994.
3) Clark DM, Fairburn CG: Science and Practice of Cognitive Behavior Therapy. Oxford University Press, Oxford, 1997. (伊豫雅臣監訳：認知行動療法の科学と実践．星和書店，東京，2003.)
4) Cramer JA, Rosenheck R: Enhancing medication compliance for people with serious mental illness. J Nerv Mental Dis 187: 53-55, 1990.
5) Garety PA, Fowler D, Kuipers E: Cognitive-Behavioral Therapy for Medication-Resistant Symptoms. Schizophr Bull 26: 73-86, 2000.
6) Green MF: What are the functional consequences of neurocognitive deficits in schizophrenia? Am J Psychiat 153: 321-330, 1996.
7) 原田誠一：幻覚の認知療法．臨床精神医学 27：953-958, 1998.
8) 原田誠一：幻覚妄想体験への認知療法．精神医学 23：1135-1120. 2001.
9) 原田誠一, 原田雅典, 佐藤博俊他：統合失調症の社会機能と認知療法．精神科治療学 18：1151-1156, 2003.
10) 池淵恵美：分裂病の認知行動療法．丹羽真一（編）：精神疾患の認知障害, pp.97-108, ライフ・サイエンス, 東京, 1998.
11) 池淵恵美：認知機能リハビリテーションは統合失調症の機能回復に有効か．精神神経学雑誌 106：1343-1356, 2004.
12) 池淵恵美：統合失調症の人の就労支援．精神神経学雑誌 108：436-448, 2006.
13) 池淵恵美, 佐藤健二, 舳末克代：精神分裂病の社会生活技能 (Social Skills) の構造について．精神障害とリハビリテーション 3：150-156, 1999.
14) 石垣琢麿, 道又襟子, 大久保ゆうこ他：妄想に対する認知療法の効果．精神医学 46：955-962, 2004.
15) 石垣琢麿, 道又襟子：経過の長い統合失調症に対する認知療法の多様性と適用条件．心理臨床研究 24：280-291, 2006.
16) Jones C, Cormac I, Silveira da Mota Neto JI, et al: Cognitive Behavior Therapy For Schizophrenia (Review). Cochrane Database Syst Rev 18: CD 000524, 2004.
17) Kingdon DG, Turkington D: Cognitive-Behavioral Therapy of Schizophrenia. Guilford Press, New York, 1992. (原田誠一（訳）：統合失調症の認知行動療法．日本評論社, 東京, 2002.)
18) 小林正幸：合理情動療法．中島義明, 安藤康志, 子安増生他（編）：心理学辞典, pp.265-266, 有斐閣, 東京, 1999.
19) Liberman RP: Social and Independent Living Skills; Medication Management Module. Camarillo, Psychiatric Rehabilitation Consultants, 1986. (安西信雄, 平松謙一（監訳）：服薬自己管理モジュール；自立生活技能 (SILS) プログラム日本語版1, 安西信雄, 池淵恵美（総監修）, 丸善, 東京, 1994.)
20) Liberman RP: Social and Independent Living Skills; Symptom Management Module. Camarillo, Psychiatric Rehabilitation Consultants, 1988. (川室優（監訳）：症状自己管理モジュール；自立生活技能 (SILS) プログラム日本語版3, 安西信雄, 池淵恵美（総監修）, 丸善, 東京, 1994.)
21) Liberman RP: Social and Independent Living Skills; The Community Re-Entry Program. Camarillo, Psychiatric Rehabilitation Consultants, 1995. (井上新平, 安西信雄, 池淵恵美（監訳）：精神障害をもつ人のための退院準備プログラム．丸善, 東京, 2006.)
22) Rector NA, Beck AT: Cognitive Behavioral Therapy for Schizophrenia: An Empirical Review. J Nerv Mental Dis 189: 278-287, 2001.
23) 坂野雄二：認知行動療法．日本評論社, 東京, 1995.
24) 坂野雄二, 根建金男：行動療法から認知行動的介入へ．季刊精神療法 14：121-134, 1988.
25) 高山巌：行動療法．中島義明, 安藤康志, 子安増生他（編）：心理学辞典, pp.259-260, 有斐閣, 東京, 1999.

9. 生活レベルにおける障害の治療の基礎

9.1 障害概念の今日

a） 国際障害分類改定版（ICF）の決定

2001年5月，第54回世界保健会議（WHO総会）で国際障害分類改定版（ICF, International Classification of Functioning, Disability and Health）が提案され，これを支持する発言が16カ国1団体（世界理学療法士連盟：WCPT）からなされ，その後満場一致で承認された．ただし略称（頭字語）をICIDH-2とする提案については，オーストラリア政府の修正提案が広く支持されICFとすることになった．

1976年の総会で「国際障害分類試案」の出版が承認されてから4半世紀，1980年に出版（International Classification of Impairments, Disabilities and Handicaps：ICIDH）されてから20年以上，その改定作業が始まってから10年以上を経たことになる．「障害」の理解と分類をめぐる世界の認識は，ひとつの大きな節目を迎えたといえる．

ICFは6つの国際公用語で出版[1]され，日本では厚生労働省訳[2]が2002年に出版された．2001年からICD協力センター長会議とICFの協力センター長会議が合同で行われるようになり，ICFはいよいよ重要なWHO国際分類ファミリー（FIC）メンバーとなった．

ここでは，ICIDHと比較しつつICFを紹介するとともに，その意義や今後の課題を取り上げる．なおICFの用語の日本語訳は厚生労働省訳を使った．

b） 医学モデルと社会モデルの統合へ

ICIDHと同様にICFでも，「障害」を「病気」と関係はするが異なるものとして認識し，かつその「障害」を3つの次元で見ている．その3つの次元とは医学的・生物学的次元，個人の能力や活動の次元，そして社会的次元である．しかし大きく変わった点がいくつかある．

1つは，環境を明確に位置づけている点である（人間・環境相互作用モデル）．表IV-13に見るように，ICIDHでは環境が描かれておらず，そのため「社会参加がうまくできないのは受け入れてくれない環境に大きな責任があるのに，本人の機能障害や能力障害のせいにされてしまう」，「重要なアプローチは機能障害の克服とされ，さらに病気の治療と予防が最も重要だとされてしまう」と批判されてきた．

ICFでは環境因子が位置づけられ，障害とは，人間の3つの次元の生活機能が，一方では健康状態と，他方では環境との間で相互作用をおこしたものであると見る．さらに新たに環境因子の分類も導入した．

2つ目は，諸要素を肯定的に表現していることである．機能障害は「心身機能・身体構造」に，能力障害は「活動」に，社会的不利は「参加」に変わった．3つの次元の障害がまずあるのではなく，そもそも人間の「生活機能」が3つの次元から成り立っており（つまり心身機能・身体構造，活動，参加），それぞれが問題を抱えた状態を障害とみる．障害の面を表現する場合には，機能障害，活動制限，参加制約と呼ぶ．その総称が「障害」（disability）であり，肯定的面の総称が「生活機能」（functioning）である．ICIDHでの第2の次元の名称がICFの3つの次元全体の否定的側面の総称となっている点に注意が必要である．

なお，表IV-14に各次元の大分類（第1レベル分類）を掲げたが，これらもすべて肯定表現となっているので，ICFは「障害の分類」というより「生活機能分類」というべきものになっている．（ただし心身機能の分類の一部に，めまい，痛み，振戦などどうしても否定的表現を使わざるを得なかった項目は残っている．）

ここには正常なものを分類したほうがより網羅的な

表 IV-13 ICIDH と ICF の比較

	ICIDH (1980)	ICF (2001)
タイトル	International Classification of Impairments, Disabilities, and Handicaps 国際障害分類（機能障害，能力障害および社会的不利の国際分類）	International Classification of Functioning, Disability and Health 国際障害分類改定版（生活機能，障害および健康の国際分類）
概念図	病気・変調 → 機能障害 → 能力障害 → 社会的不利	健康状態（変調/病気） 心身機能/構造 ↔ 活動 ↔ 参加 環境因子　　　　　　　　個人因子
定義	機能障害とは心理的，生理的又は解剖的な構造又は機能のなんらかの喪失又は異常である． 　能力障害とは，人間として正常と見なされる方法や範囲で活動していく能力の（機能障害に起因する）なんらかの制限や欠如である． 　社会的不利とは，機能障害や能力障害の結果として，その個人に生じた不利益であって，その個人にとって（年齢，性別，社会文化的因子からみて）正常な役割を果たすことが制限されたり妨げられたりする事である．	心身機能とは，身体系の生理的機能（心理的機能を含む）である． 　身体構造とは，器官・肢体とその構成部分などの，身体の解剖学的部分である． 　機能障害（構造障害を含む）とは，著しい偏位や喪失などといった，心身機能または身体構造上の問題である． 　活動とは，課題または行為の個人による遂行のことである． 　参加とは，生活・人生場面への関わりのことである． 　活動制限とは，個人が活動を行うときに生じる難しさのことである． 　参加制約とは，個人が何らかの生活・人生場面にかかわるときに経験する難しさのことである． 　環境因子とは，人々が生活し，人生を送っている物的な環境や社会的環境，人々の社会的な態度による環境を構成する因子のことである．
分類項目数	機能障害　1,009 項目 能力障害　　338 項目 社会的不利　　7 項目	心身機能・構造　　803 項目 　　心身機能　493 項目 　　身体構造　310 項目 活動と参加　　389 項目 環境因子　　　258 項目

分類が得られるという実際的なメリット以外に，すべての人々に当てはまり活用される ICF というユニバーサルモデルへの志向が見られる．ICF が取り扱うのは「病気の諸帰結」だけでなく，加齢や妊娠なども含めた「健康状態」に関連する生活機能の変化全般とされる．

さらに，ともすると症状，できないこと，困難などマイナス面にのみ目を向けてしまい，それを治療し克服することだけに目を奪われがちとなるが，できることを伸ばすこと，強さを評価すること，プラス面を使ってマイナス面をカバーすること，などのより多様な支援にとって，ICF の肯定的理解・プラスとマイナスの総合的理解は有益である．

3 つ目は，各要素が双方向の矢印でつながっていることである．たとえば参加制約が生まれ，外出しない閉鎖的な生活になり，心身の機能が落ち込むという，ICIDH の図では表現されない重要な現象が実際には存在する．ICF はやや複雑にはなったが，障害をめぐる複雑な現実を説明することができる．このことによって，ある要素を変えるための多様なアプローチの可能性が示される．さらにこれを基礎にいろんな専門職・関係者の役割が描かれ，連携・チームワークが可

表 IV-14 各次元の大分類（第1レベル分類）

心身機能
1章　精神機能
2章　感覚機能と痛み
3章　音声と発話の機能
4章　心血管系・血液系・免疫系・呼吸器系の機能
5章　消化器系・代謝系・内分泌系の機能
6章　尿路・性・生殖の機能
7章　神経筋骨格と運動に関連する機能
8章　皮膚および関連する構造の機能

身体構造
1章　神経系の構造
2章　目・耳および関連部位の構造
3章　音声と発話に関わる構造
4章　心血管系・免疫系・呼吸器系の構造
5章　消化器系・代謝系・内分泌系の構造
6章　尿路性器系および生殖器系に関連した構造
7章　運動に関連した構造
8章　皮膚および関連部位の構造

活動と参加
1章　学習と知識の応用
2章　一般的な課題と要求
3章　コミュニケーション
4章　運動・移動
5章　セルフケア
6章　家庭生活
7章　対人的相互作用と対人関係
8章　主要な生活領域
9章　コミュニティライフ・社会生活・市民生活

環境因子
1章　生産物と機器
2章　自然環境と，環境に対して人間がもたらした変化
3章　支持と関係
4章　態度
5章　サービス・制度・政策

また，先進国での社会保障制度の進展も背景にある．病気や機能障害の種類が違っても同一の障害年金を支給する根拠は，それらの病気や機能障害が，同じように労働能力や稼得に影響するということに求めざるを得ない．「生活への病気の影響」を独自の認識対象とする必要があったのであろう．

ICFは80年代，90年代に世界的に高まってきたノーマライゼイションの取り組みの対象，すなわちサービスを含めた環境をICIDHに追加するもので，本人の力を高めるリハビリテーションと，環境を変えて機能障害や活動制限があってもそのままで社会参加を実現しようとするノーマライゼイションとを，並行して進めてゆく共通の枠組みを提供した．医学リハをはじめとするリハ関係者と，主として環境整備，社会資源の提供を担当する福祉，工学，マスコミ，行政などの関係者とが協力する基盤の提供である．この関連図の共通理解があれば，障害者の参加のために持ち場の違いを超えて協力することができる．

ノーマライゼイションは本人を変えるのではなく，環境を変えて，いろいろな特徴・差異をもった人々がともに学び，暮らし，働く社会を作ろうとする．障害者を異常・マイノリテイと見ず，通常の人間的ニーズを満たすのに特別な困難をもつ普通の市民と見る．こうした点もICFの肯定的表現などの形で反映されている．

さらに，ICFの今後の課題としてQOL（生活の質）やエンパワーメントへの関心を反映して「主体・主観」のレベルの明確化が望まれる（図IV-27）．これは上田敏[3]氏が「体験としての障害」と表現してきたもので，その中心は，客観的な障害をもったことによ

能となる．なおICFには「個人因子」という要素が描かれ，性別，年齢，職業などが含まれるが，詳しい分類は作成されておらず，今後の課題とされている．

c）リハビリテーション，ノーマライゼイション，エンパワーメントの基礎として

ICIDHからICFへの流れを歴史的に見ると，まずICIDHはリハビリテーションに対応したものであった．従来の病気の分類ではリハビリテーションの評価には全く役立たず，障害の分類が必要とされた．ICIDHはリハビリテーションの対象である心身機能や日常生活や職業生活の能力・活動を詳しく分類した．

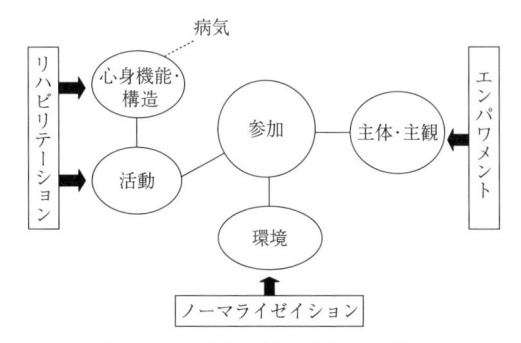

図IV-27　生活機能・障害の構造とアプローチ

表IV-15 「主観的体験」の大分類（試案）[4]

1章	健康状態に関する満足度
2章	心身機能・身体構造に関する満足度
3章	活動に関する満足度
4章	参加に関する満足度
5章	環境因子に関する満足度
6章	人生と自己の価値・意味・目標
7章	愛情・信頼・幸福感
8章	帰属感・疎外感
9章	基本的生活態度

る，自己に対する否定的価値評価といえる．最近では「主観的体験」としてその大分類の試案[4]も示されている（表IV-15）．

こうして，本人の能力も高め，環境も変え，本人の自信も強めるアプローチが協力して進められる基礎として，ICFの活用とその一層の改定とが望まれる．

d） 今後の課題

ICFの最大の問題点は，前述のように「主体・主観」の次元が位置づけられなかった点とともに，活動と参加の分類が暫定的に一本化されたことである．ICIDHの最大の功績は障害の社会的次元（社会的不利）を認識したことであり，概念図（内包）の上でも分類（外延）の中でも明確であった．ただしICIDHでは「その他」を含めても7項目の非常にラフな分類であったので，1999年のベータ2案では141項目の参加分類が提案された．しかしこうした方向での10年間に及ぶ改訂作業は，最後の数ヶ月（2000年秋）に重大な後退を見た．活動と参加とは，個人レベルと社会レベルとして理念的には区別できるが，実際の分類では線引きが難しいとして，とりあえず活動と参加を一本の分類としたことである．世界の関係者へのアンケートの結果，食事とか，買い物とかの行為を「活動」（個人の行為）と考える人と「参加」（社会的次元の行為）と考える人とに分かれ，やむを得ない措置であったとはいえ，残念である．

「活動」と「参加」を区分することにより，服薬や金銭の管理，炊事，洗濯などなどの「活動」を自立させて，施設や病院を出て地域で暮らすという「参加」を実現するという戦略とともに，それらの「活動」は自立していなくても（サポートサービスという「環境」によって），地域生活への「参加」をめざすというもう一つの戦略，あるいは，そうしたサポートによる「参加」を経てそのような「活動」の能力を高めるという第3の戦略も構想される．

このように支援方法の「手の内」を広げるうえで，（概念モデルでの区分だけでなく）具体的な項目を並べた分類の上でも「活動」と「参加」が区分される必要がある．この区分の仕方について各国での実際の経験を持ち寄り，次の改定でできれば独立したそれぞれの分類を作る，ということになった．

こうして次の改定での「主体・主観」の導入や「活動と参加の独立分類」が求められるが，同時にそうした次期改定がなされる以前であっても，ICFの活用が有効・必要な分野が多数存在する．むしろ，「主体・主観」を概念枠組みに追加して活用することや，活動と参加を区別して評価するなどの先駆的な活用の蓄積の上で，はじめてICFの改正・改善が可能となる．

すでに日本では精神保健福祉政策の発展過程でICIDHの基本的構造を活用してきた．精神衛生法時代には，障害という言葉は使っていても精神障害者はもっぱら医療の対象であり，（福祉や雇用などの）法制度上は障害者とは見ないと考えられてきたが，1986年7月の公衆衛生審議会意見具申「精神障害者の社会復帰に関する意見」では，病気と障害を併せ持つ者と見なされるようになり，さらに厚生省の委託による「精神障害者の福祉施策研究会」（座長：板山賢治）の「中間まとめ」（1995年3月31日）では，精神疾患：医療，ディスアビリティ：社会復帰施策，ハンディキャップ：社会福祉施策という対応関係により一層の整理がなされ，今日に至っている．

さらに多様な政策分野で（例えば総合的な障害者福祉法）活用が期待されるが，同時に臨床や障害者実態調査などでもICFが生かされるべきであろう．

臨床面では，介護保険のリハビリテーション給付，介護保険のケアマネージメント，特別支援教育での個別計画づくりなどでICFの活用が進んでいる．他方，2006年4月から施行された障害者自立支援法では介護保険の「要介護度」とほとんど同じ「障害程度区分」が導入された．その基礎となった2005年度の障害程度区分等試行事業の結果では，区分とホームヘル

プ時間の相関は身体障害者では非常に高く，知的障害者ではある程度相関が見られ，精神障害者では全く見られないというものであったが，にもかかわらずすべての障害にこの方式を強引に導入した．支援ニーズの評価にICFを活用する方法の研究など，各分野での活用研究が必要とされている． 　　　　　（佐藤久夫）

文　　献

1) World Health Organization: International Classification of Functioning, Disability and Health, Geneva, 2001 (http://www.who.ch/icidh).
2) 厚生労働省訳，障害者福祉研究会編：ICF国際生活機能分類―国際障害分類改定版，中央法規出版，2002.
3) 上田　敏，大川弥生：リハビリテーションとQOL，リハビリテーション研究 98:14-19, 1999.
4) 上田　敏：ICFの理解と活用，きょうされん・萌文社，2005.

9.2　障害者の地域福祉システム

a）　地域福祉施策に至るまでの歩み

ここでは，地域福祉施策に至るまでのわが国の精神保健福祉施策の歩みを，入院医療施策中心の時代，入院および通院医療施策中心の時代，リハビリテーション（社会復帰）施策重視の時代，地域保健福祉施策重視の時代，障害者福祉の変革期，に分け（注1），概略を記した．

1）　入院医療施策中心の時代

第2次大戦前，わが国で最初の精神保健制度としては，「精神病者監護法」（1900年）であった．この法では，精神病者の保護は原則4親等以内の親族が監護義務者としての責任を負っており，監置方法として私宅監置を認めていたので，医療対応の面ではきわめて不十分なものであった．当時の欧米諸国の状況からみても著しい人権侵害の状況がみられた．その後，1919年には「精神病院法」が制定された．この法律によって，公的な責任として公立精神病院を設置する方向が初めて明らかになった．しかしながら，主に，財政的な理由で公立精神医療機関の設置は遅々として進まず，精神障害者の私宅監置の実態はその後も存続し，「精神衛生法」（1950年）によって廃止された．

「精神衛生法」の主な特徴は，精神病院の設置を都道府県に義務づけたこと，精神衛生鑑定医制度，仮入院制度・仮退院制度を設けたこと，精神疾患の予防，健康増進の観点から精神衛生相談，訪問指導の導入，精神衛生審議会の設置，をあげることができる．この法律によって，精神病院設置を促進する施策が始まったといえる．それは，これまで，入院医療さえ満足に整備されていなかった精神科医療が入院医療を中心とした時代に入ったとして捉えられることができる．

2）　入院および通院医療施策中心の時代

1965年に「精神衛生法」の一部改正が行われた．これによって，保健所における精神保健活動の強化（精神保健活動の主要な機関としての位置づけ，精神衛生相談員の配置），都道府県による精神衛生センターの設置（保健所などを専門的に支援する機関の設置），通院医療費公費負担制度の設置，緊急措置入院制度の実施などの施策が加わった．この法律によって，入院医療だけでなく精神科の通院医療の整備と充実に関する取り組みが始まったとして捉えられることができる．

3）　リハビリテーション（社会復帰）施策重視の時代

1984年の宇都宮病院事件は精神科の入院医療のあり方に大きな問題を投げかけ，1987年の「精神保健法」（「精神衛生法」の改正）に影響を与えた．「精神保健法」は入院医療から地域ケアを中心とした精神保健施策の展開という考えに基盤を置いており，本人の同意による入院（任意入院制度），精神保健指定医（精神衛生鑑定医を改めた），精神医療審査会の設置（入院の必要性や処遇の検討），社会復帰施設の創設など，これまでの法律よりも人権や社会復帰に重視した法律となった．この法律によって，社会復帰施策が位置づけられ，精神科リハビリテーションの推進が始まったことは重要である．

4）　地域保健福祉施策重視の時代

わが国の障害者福祉制度の転換点としては，国際障害者年（1981年）をあげることができる．国際障害者年の主題として掲げられた言葉は「完全参加と平等」である．国際障害者年の翌年（1982年），国連は「障害者に関する世界行動計画」を採択し，各国がとる障害者施策のモデルを提示した．さらに，1983年

から 1992 年までを「国連・障害者の 10 年」として，この 10 年間に行動を具体化することを各国に求めた．

わが国では，この影響を受けて，1993 年に「心身障害者対策基本法」を改正した「障害者基本法」が成立した．この法律では，精神障害者が明確に障害者福祉施策の対象として位置づけられ，精神障害者対策においても身体障害者や知的障害者と同水準の福祉施策を整備する根拠が与えられた．

1995 年には「精神保健及び精神障害者福祉に関する法律」（以下，略称として「精神保健福祉法」を用いる）の制定に至り，初めて法律の名称に福祉という語が入った．この法律の特徴は，法の目的に「自立と社会参加促進」といった国際障害者年以降の障害者福祉の理念に共通する考えを導入したこと，障害者手帳（精神障害者保健福祉手帳）制度を導入したこと，市町村の役割を明示したこと，医療保護入院の告知義務の徹底化，など従来の法律よりもかなり障害者福祉施策を意識したものになっている．

1999 年には「精神保健福祉法」の一部改正が行われ，精神医療の人権への配慮に関する規定が強化されたことに加えて，社会復帰施設に精神障害者地域生活支援センターを加えた．さらに，在宅福祉サービスとしてホームヘルプサービス，ショートステイサービスを加えたこと，在宅福祉サービス利用の相談，助言は市町村中心にすること，通院医療費公費負担制度の申請窓口を市町村に移管，など地域福祉サービスの制度化と基盤整備推進の方向が示された．この改正によってようやく精神障害者施策も地域福祉推進の時代に入ったと考えることができる．ただし，在宅福祉サービスに関する施策（ホームヘルプサービスとショートステイサービス）は 2002 年から実施した．

この改正によって，これまで都道府県中心だった精神保健福祉行政にもようやく身近な市町村による地域福祉推進の時代に入った．市町村は地域住民にとって最も身近な相談機関であることは間違いないので，2002 年になってようやく相談機関として位置づけられたことは他の障害（身体障害，知的障害）に比べて遅いと思われる．ただし，市町村中心の時代になってきたとはいえ，これまでの精神保健福祉行政が都道府県中心だったために，市町村には精神保健福祉士などの専門職の配置が少なく現実には困難が多い．

5） 障害者福祉の変革期

1997 年に「今後の障害者保健福祉施策のあり方について」（中間報告）が公表され，施設の多機能化，利用者選択の原則，ケアマネジメントシステムの導入などの点で，高齢者福祉と同様，障害者福祉分野においてもこれまでの福祉サービス供給の考え方に大幅な変更が提案された．1998 年の「社会福祉の基礎構造改革について」（中間まとめ）では，社会福祉事業法の改正に関して，社会福祉事業の提供体の多様化，措置制度（サービス対象者に対して行政庁の判断によってサービスを提供する仕組み）の問題性，ケアマネジメント手法によるサービス提供手法の確立，限られた資源を配分するためにサービス提供の効率化の必要性，権利擁護に関する制度の整備，地域福祉の確立と福祉事務所の総合相談機関への機能転換の必要性などの諸点が列記された．

特に，権利擁護制度は，精神障害者の地域福祉に関係の深い課題である．2000 年の「社会福祉法」（「社会福祉事業法」の改正）では，地域福祉権利擁護事業は福祉サービス利用援助事業として制度化された．この制度に関して，各地の社会福祉協議会を中心とした地域福祉権利擁護事業の整備が進められている．具体的には，サービス利用者に対して専門員（支援計画の策定を行う），生活支援員（福祉サービスの情報提供，サービス利用の助言，サービス利用手続きの援助，日常的な金銭管理などを行う）を基幹的な社会福祉協議会の中に設置することを中心に進められた．

2005 年に成立（2006 年から施行）の「障害者自立支援法」では，精神保健福祉に関して，市町村は次の業務を実施することになった．障害程度区分の認定調査，市町村審査会の設置，介護給付，訓練等給付の支給決定，自立支援医療（通院医療費公費負担制度の改正）の支給，地域生活支援事業（相談支援，地域活動支援，福祉ホームなど）の計画とその整備，である．そのため，都道府県の精神保健福祉行政と精神保健福祉関連の社会資源（専門医療機関，社会復帰施設，地域実践活動など）との連携なしには市町村の精神保健福祉の相談支援体制は成立しない現状がある．また，「障害者自立支援法」では，これまでわが国の精神保

健福祉でなかなか進展してこなかった精神障害者の退院促進と就労支援の推進を目標にしている点も特徴的である．

精神障害者の退院促進では，障害福祉計画の策定が都道府県，市町村に対して定められており，2011年度末までに，社会的入院の精神障害者約7万人の解消を目指すことを国としての目標に掲げている．「障害者自立支援法」以前のわが国での具体的な取り組みとしては「精神障害者退院促進事業」がある．これは国からの補助を受けて大阪府が2000年から2年間にわたって実施したのが始まりである．この試行事業を受けて2003年からは国として本格的な補助事業を始めている．

精神障害者の就労支援では，「障害者自立支援法」以前でも就労支援に関する取り組みは数々実施されてきた．特に，「障害者の雇用の促進等に関する法律」の改正（2005年）では，長年の懸案であった精神障害者の雇用も法定雇用率に算定することになった点は重要である．「障害者自立支援法」では，障害福祉計画の策定が都道府県，市町村に対して定められており，2011年度末までに，福祉施設から一般就労に移行する者を2006年の4倍以上にすることを国としての目標としている．

精神障害者の就労支援は，これまで，精神保健福祉行政と労働行政との連携の困難さもあり，なかなか推進しにくい課題が多かった．今後は，障害者自立支援法の推進もあるので，行政システムとしても連携から統合に進展していくことが重要になる．

b） 地域福祉サービスの再編と組織化

精神障害者に関わる地域福祉施策は，地域生活援助事業（グループホーム），ホームヘルプサービス，ショートステイ，「障害者の明るいくらし」促進事業（市町村障害者社会参加事業）の4施策をあげることができる．1999年の「精神保健福祉法」の一部改正により，2002年からはこれらの事業のうち，地域生活援助事業（グループホーム），ホームヘルプサービス，ショートステイの3事業が精神障害者への在宅福祉サービスとして位置づけられ，市町村単位で調整し，実施されることになった．

「障害者自立支援法」では，3障害分野（身体障害，知的障害，精神障害）のサービス体系を統合して，これまでの障害別に分かれていた在宅福祉サービスと施設福祉サービスの2つの区分から障害別を越えて介護給付，訓練等給付，地域生活支援事業の3つの区分に再編することになった（図IV-28）．介護給付には，ホームヘルプサービス，生活介護，ショートステイ，ケアホーム，施設入所支援などが含まれ，訓練等給付には，自立訓練，就労支援，就労継続支援，グループホームなどが含まれる．地域生活支援事業は市町村の裁量権が強く，これまでの社会参加事業，小規模作業所，デイサービスなどが含まれる．

さらに，障害者自立支援法では，市町村障害福祉計画の策定が義務づけられている．市町村障害福祉計画の内容は，障害福祉サービス（訪問系サービス，日中活動系サービス，居住系サービス），相談支援事業所，地域生活支援事業（相談支援事業，コミュニケーション支援事業，日常生活用具給付事業，移動支援事業，地域活動支援センターなど）の必要量と見込み量の3年間（第1期計画期間：2006年度〜2008年度，第2期計画期間：2009年度〜2011年度）の推計と必要量の確保に関する方策の計画である．特に，これまでの計画にない特徴点は，必要量と見込み量の推計の中に，入所施設あるいは精神科病院から地域に移行する人の推計を入れる点である．

この計画づくりによって，退院促進，就労支援に関する行政機関および民間機関を含んだシステム構築が具体的に必要になる．行政と民間との連携のシステムのために，障害者自立支援法の推進では，このために，自治体に地域自立支援協議会の設置を求めている（図IV-29）．地域自立支援協議会の業務は，関係機関の連携・ネットワーク化，相談支援事業者の委託の検討および業務の点検，社会資源（新たなサービス）の開発などがある．この協議会での関係機関としては，行政機関，相談支援事業者，サービス事業所，保健・医療機関，教育機関，高齢者介護機関，企業・就労事業所，当事者組織などが位置づけられている．

IV. 治療手段の基礎

市町村

介護給付
・居宅介護
・重度訪問介護
・行動援護
・療養介護
・生活介護
・児童デイサービス
・短期入所
・重度障害者等包括支援
・共同生活介護
・施設入所支援

自立支援給付

障害者・児

訓練等給付
・自立訓練（機能・生活）
・就労移行支援
・就労継続支援
・共同生活援助

自立支援医療
・（旧）更生医療
・（旧）育成医療
・（旧）精神通院公費

補装具

地域生活支援事業
・相談支援　・コミュニケーション支援，日常生活用具
・移動支援　・地域活動支援
・福祉ホーム　　　　　　　　　　　　　　等

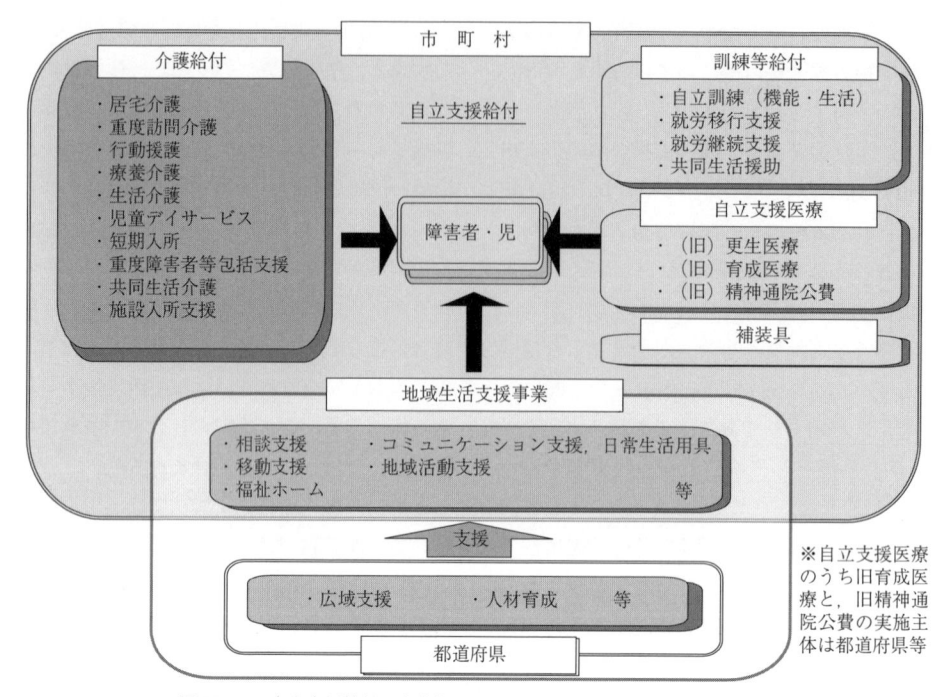

支援

・広域支援　・人材育成　　等

都道府県

※自立支援医療のうち旧育成医療と，旧精神通院公費の実施主体は都道府県等

図 IV-28　自立支援給付の全体像（出所：厚生労働省作成資料より引用）

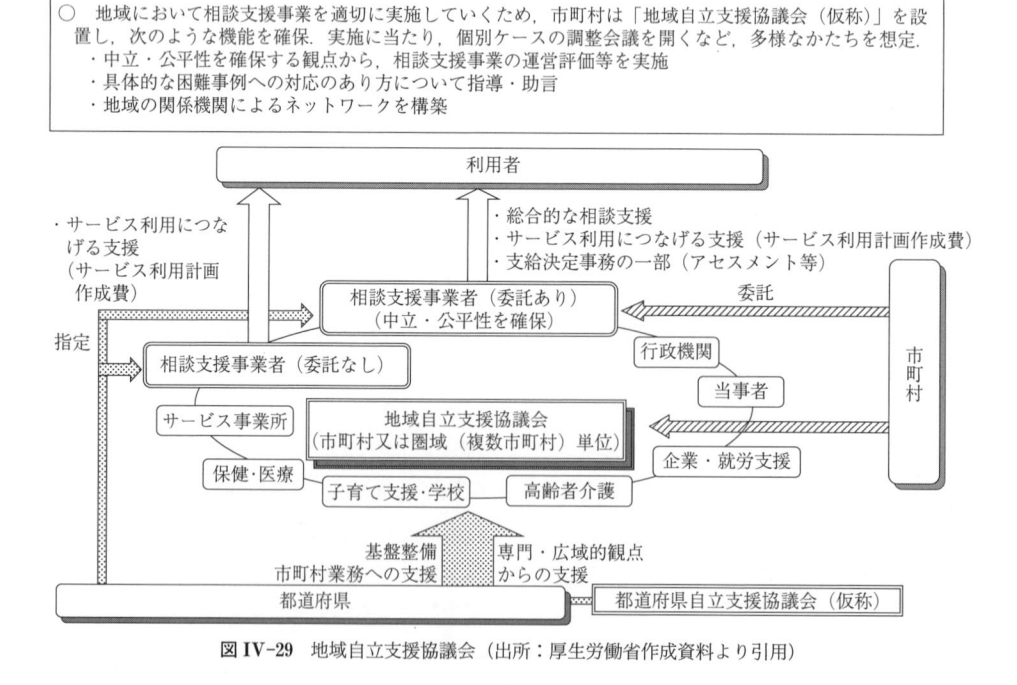

○　地域において相談支援事業を適切に実施していくため，市町村は「地域自立支援協議会（仮称）」を設置し，次のような機能を確保．実施に当たり，個別ケースの調整会議を開くなど，多様なかたちを想定．
　・中立・公平性を確保する観点から，相談支援事業の運営評価等を実施
　・具体的な困難事例への対応のあり方について指導・助言
　・地域の関係機関によるネットワークを構築

利用者

・サービス利用につなげる支援
　（サービス利用計画作成費）

・総合的な相談支援
・サービス利用につなげる支援（サービス利用計画作成費）
・支給決定事務の一部（アセスメント等）

相談支援事業者（委託あり）
（中立・公平性を確保）

委託

指定

相談支援事業者（委託なし）

行政機関

当事者

サービス事業所

地域自立支援協議会
（市町村又は圏域（複数市町村）単位）

企業・就労支援

保健・医療　子育て支援・学校　高齢者介護

市町村

基盤整備
市町村業務への支援

専門・広域的観点
からの支援

都道府県

都道府県自立支援協議会（仮称）

図 IV-29　地域自立支援協議会（出所：厚生労働省作成資料より引用）

c) 精神障害者に対するケアマネジメントの展開と制度化

「障害者自立支援法」では，市町村において障害程度区分を勘案し必要なサービスの支給決定への判断および支給決定後のサービス利用の円滑な推進のために，ケアマネジメントの導入が制度化された．

精神障害者に対するケアマネジメントの歴史は古く，アメリカでは1970年代から展開されてきている．そのために，地域特性や対象者の特性に応じてさまざまな方法が考案されている．ケアマネジメントの方法としては，サービス調整重視の方法（ブローカー型），積極介入重視の方法，リハビリテーション重視の方法，ソーシャルワーク重視の方法，の4つに大別することができる．

サービス調整重視の方法は，ブローカー型のケアマネジメントとも言われ，伝統的なケアマネジメントの方法の一つである．利用者のニーズに応じて，サービスの仲介，調整，配分を行う方法であり，介護保険制度におけるケアマネジメントもこの型の一つとして考えることもできる．ただし，この方法は重度の精神障害者に対してはあまり有効ではないことが言われている．その他の方法は重度の精神障害者に対するケアのあり方から考案されたものが多く，さまざまな角度から有効性が検討されている．

わが国では精神障害者に対するケアマネジメントの実践は今後の積み重ねが必要であり，試行事業やモデル事業などの実践を積み重ねながらより細かく検討をしていく必要がある．

ケアマネジメント援助で重要な点は，援助の対象者（サービス利用者）の社会生活上のニーズの把握があげられる．これは，援助対象者が「社会生活を推進する上で何に困っているのか」（生活ニーズ）あるいは「どのような生活をしたいのか」（希望，願望）に基盤を置いたニーズ把握であり，医学における障害や疾患に重点を置いたニーズ把握とは異なる点である．このニーズは，障害者個々人によっても大きな違いがみられることが多い．したがって，ニーズ把握の際には個別性を重視した把握が重要である．

次に重要な点は，把握されたニーズを充足するために適切な社会資源（サービス）と結びつける取り組みである．これはサービス・リンキング（リンケージ・サービス）と呼ばれたりする．障害者の場合は高齢者に比べて，社会資源やサービスが量的にかなり少ないことが指摘されており，適切な社会資源や社会サービスが現状ではみつからない場合，それらの資源やサービスを開発することがケアマネジメント実践に求められている．特に，精神障害者の場合は，身体障害者や知的障害者に比べて著しく社会資源が少ないので社会資源やサービスを開発することはきわめて重要である．

障害者に対するケアマネジメント実践の基盤として重要な考えは，利用者自身が問題解決能力をつけていく考え（エンパワメント），自己決定を中心に据えた自立の考え（自立の新しい考え方），利用者の権利擁護（アドボカシー），の3点をあげることができる．特に，精神障害者ではこの3点を踏まえた支援がこれまで提供されにくかったこともあり，今後の実践の中で支援方法と地域支援システムを検討していく必要がある．

〔小澤　温〕

注1：入院医療施策中心の時代，入院および通院医療施策中心の時代，リハビリテーション（社会復帰）施策重視の時代までの時代区分は，佐藤久夫・小澤温，「障害者福祉の世界」（第3版），有斐閣，2006年，28頁，図1-10，をもとに整理をした．

文　献

1) 佐藤久夫，小澤　温：障害者福祉の世界（第3版），有斐閣，2006．
2) イギリス保健省（白澤政和，広井良典，西村　淳訳）：ケアマネジャー実践ガイド（Care Management and Assessment Practitioner's Guide），医学書院，1997．
3) 野中　猛：諸外国におけるケアマネジメント―その多様な形態，高橋清久・大島　巌編，ケアガイドラインに基づく精神障害者ケアマネジメントの進め方，精神障害者社会復帰促進センター，pp. 35-42，1999．
4) 白澤政和：ケアマネジャー養成テキストブック，中央法規出版，1996．
5) 精神保健福祉白書編集委員会編：精神保健福祉白書2006年版，中央法規出版，2006．
6) 全国精神保健福祉相談員会編：精神保健福祉相談ハンドブック，中央法規出版，2006．
7) 坂本洋一：図説　よくわかる障害者自立支援法，中央法規出版，2006．

9.3 リハビリテーション医学の今日

a） 精神科治療とリハビリテーションとの関連

精神科においては，治療とリハビリテーションとの関係は，ともすると対立的に捉えられることが一般的であった．

Boston 大学の臨床心理士である Anthony, W. と Farkas, M. は，医学的治療は病理的な症状に焦点を当て，リハビリテーションは機能障害や社会的不利に焦点を当てるものであるとしている[1]．精神科医の伊藤哲寛は，Anthony, W. らと同様に，DSM-IV や ICD-10 などの医学的診断とリハビリテーション診断を比較することによって，医学は病理にリハビリテーションは機能に焦点を当てるものであるとしている[17]．社会福祉分野の田中英樹は，治療は「疾患」に，リハビリテーションは「障害」に，社会福祉は「生活ニーズ」に対応した方策であるとし，医療は病理に着目し，治癒ないし症状の軽減緩和を，リハビリテーションは適応に関心を持ち，病理性より健康な側面や肯定的側面を強調し，社会福祉は基本的な生活ニーズを充足するための社会的方策努力としている[28]．

治療に対するこのような見解は，反医学モデルともいえる．保護・隔離・収容中心の画一的治療になりがちで，保健・福祉・労働など精神障害者への包括的サービスを独占してきた精神科病院での治療への「現状」批判でもある．これらの見解は，医学モデルへのアンチテーゼとして社会モデル（生活モデル）に発展し，精神障害を生活レベルで捉える精神科リハビリテーションと精神障害者への社会福祉的援助を重視するアプローチの発展の一翼を担う積極的役割を果たした．

その一方で，治療の特性を反医学モデルによって規定することは，本来のあるべき医療を発展させ，先進的治療を実践している人たちを励ます立場からすると，いくつかの問題点もある．リハビリテーション医学の性格を理解するためにも有用と思われるので，以下，筆者らが考える問題点を挙げてみる．

b） 反医学モデルのもたらす問題点
1） 医学的診断は疾病分類だけか？

まず，医学的診断とリハビリテーション診断を比較すること自体による問題がある．

医学的診断には，疾病分類のための診断もあるが，治療的診断もあり，それは治療ガイドラインで主要な役割を演じている．疾病分類のための診断では，病理を中心に見ることになるが，治療的診断では，病理を明らかにして，その治療と症状軽減に当たると同時に，残された健康部分の活用や機能の強化も同じように重視することになる．統合失調症についての米国精神医学会治療ガイドラインでも，「治療は病理に対してではなく，症状と機能の改善に向けて行われるべきもの」と明確に述べている[2]．リハビリテーション診断と比較すべきは疾病の診断規準ではなく，治療的診断・治療ガイドラインである．そうすると，両者の相違点よりも共通点が目に付くところである．

2） 精神科治療は病理や症状を見ているだけでいいか？

精神科治療が，病理に着目し，病気の治癒と症状の軽減を目指すと規定してしまうと，治療が制限されてしまう問題が出てくる．

病理を治す努力を続けることは医療の重要な役割ではあるが，病理に拘ってしまうと治療も行き詰まることがある．例えば，精神療法で，とくに，否認が強かったり，病識に乏しい例では，病理に焦点を当てるやり方では，関係性をつくることに成功しないばかりか，折角できた関係性も壊れ，病状悪化につながってしまうことは珍しくない．

3） 遵守性に頼った治療でよいか？

治療者・援助者との関係性での「医療は遵守性で，リハビリテーションは自己決定の原則である」と規定する[6]問題もある[15]．遵守性に頼ったアプローチでは，結果として閉鎖的処遇と強制的治療になり，とくに病識の乏しい重症の精神障害には無力である．インフォームド・コンセント（納得ずくの医療）が強調され，遵守性に頼らない治療が求められているところである．

c) 治療の一層の発展を促す視点—反医学モデルから生物・心理・社会モデルへ

以上の問題点は，反医学モデルというアンチテーゼの段階にとどまっているところからもたらされる．国際障害分類の議論の過程[10,12,13,14,19]でも，医学モデルと社会モデルを対立させ，機能障害を医療で，能力障害をリハビリテーションで，社会的不利を福祉でという「すみ分け論」が展開された．「すみ分け論」では，それぞれの分野の主要な役割を明確にする長所がある一方で，問題点も見受けられる．たとえば，リハビリテーションの現場では，精神症状が出現すると，「これは医療がらみだから，病院で治療を」という対応になりがちで，心理社会的要因と生活環境との関連が軽視される一方で，医療機関の方では，「幻聴があるから」となかなか退院させないという傾向ももたらしてしまう．ICIDH-2での議論でも，医学モデルと社会モデルを対立から，ジンテーゼとしての生物・心理・社会モデルに立つ必要があることを明解に述べている[10]．

伊藤も生物・心理・社会モデルを重視し，精神科治療もそのように変化しているという認識に立っており[17]，田中英樹も統合的生活モデルを主張している[28]．従って，医療に対する規定も，生物・心理・社会モデルにそって発展することを促す見方により徹底していく必要がある．

d) 発展過程からみた治療とリハビリテーションの評価

治療とリハビリテーションを，それらの発展過程の中で見ると共通するところがある．

治療は，まず医学モデルによって，例えば，感染症に対する治療に威力を発揮した．しかし，例えば，糖尿病など生活習慣病には歯が立たなかった．病気を血糖値とインシュリンの関係だけから診るのではなく，生活習慣から診て総合的な治療をしようとする生物・心理・社会モデルを採用することによって治療は進歩した．

一方，リハビリテーションの発展過程も同様の経過をたどっている．リハビリテーションも機能障害を訓練によって回復させようとする欠陥訓練モデルによる取り組みがなされた．治療が病理に拘りすぎる問題が出てきたと同様に，リハビリテーションが機能障害の回復に拘りすぎる問題が出てきて，ストレングス・モデル（strengths model，長所活用モデル，能力重視モデル，強化モデルなどと訳されている）[22]が重視されるようになった．

このように治療とリハビリテーションをそれぞれの発展過程で見ると，それぞれの共通点が浮き彫りになってくる．発展した段階のリハビリテーションの長所と発展段階初期の治療の短所を比較することのないようにしなければならない．

さらに，この道の先駆者である砂原茂一の医療への期待を見ると，共通部分を見ていくことの必要性を認識することが出来る．すなわち，「リハビリテーションは医療の一つの段階，一つの部分ではなく，医療そのものの本質でなくてはならないはずである．患者や障害者と医療との最初の出会いの瞬間から，リハビリテーションが始まらなくてはならないし，リハビリテーションの思想を欠いた医療は，医療の名に値しないはずである」と述べている[23]．

以上見てきたように，治療もリハビリテーションも，共通の性格をもって発展してきた．両者の違いより，共通点に注目しなければならない．その共通点とは何か．病気や障害を生活環境との関連で捉え，障害者を生活者と捉える視点，すなわち，治療やリハビリテーションも生活レベルで提供する視点を重視することであったと考える．

e) 精神科リハビリテーションの基本的理念

精神科リハビリテーションとは何かを知るために，代表的な定義を紹介する．

Bennett, D. は，「リハビリテーションとは，身体，精神に障害をもつ人が，出来る限り普通の社会的環境で，残っている能力を最大限に活用し，最高の能力を発揮できるようにするように援助し続ける過程である」としている[3]．病院・施設から，地域社会で出来るだけ普通の生活ができるように援助するリハビリテーションの継続的な方向性を示しており，常にどのようなリハビリテーションを提供しなければならないのかを示したもっとも普遍的な定義の一つと考える．

Anthony, W. によれば,「長期にわたる精神障害をもつ人が専門家による最小限の介入で,生活能力の回復を助け,自分の選んだ環境で落ち着き,自分が満足する生活が出来るようにする」ことである[1].当事者の主観的回復を重視し,専門家による最小限の訓練などの働きかけで,希望する生活を達成しようとするところに特徴がある.

Shepherd, G. は,長期の精神障害をもつ人への援助を,「出来る限り普通の環境で社会的役割を果たすための機会と励ましを与え,それらの能力を維持すること」と定義している[11,24,25].障害があっても,家庭,学校・職場,地域社会で,自尊心を保てる役割が果たせるようにする援助を重視し,たとえ障害に目立った改善がないにしても生活能力を維持する活動にも光を当てようとしている.

Farkas, M. らの世界心理社会的リハビリテーション学会(World Association for Psychosocial Rehabilitation)は,精神科リハビリテーションでベスト・プラクティスと認定する最低限の特徴として,以下の5つをあげた[6,15].

①重度の精神障害をもつ人たちを対象にしている活動であること.

②生活能力の改善を目指している活動であること.改善とは,年齢,文化的背景,そして,個人の関心にそって,住まい,職場や学校で,身体的,精神的,知的生活能力が増進するように援助していること.

③パートナーシップを発展させ,市民としての権利を与える活動であること.自然に存在する援助を最大限に活用し,「精神病患者」としてではなく,一市民として生活できるように援助していること.

④他のサービス,社会資源,援助のネットワークに統合されている活動であること.

⑤医療が利用しやすい活動であること.

以上,今日のリハビリテーションの中核的目標は,障害者が病院や施設でなく,地域で生活できるように援助し続けることにある.長期で重度の精神障害をもつ人たちであっても,一般の社会で誇りをもって生活することを可能にするという高い目標に立ち向かう脱施設化のリハビリテーションの理念によって,精神科リハビリテーションは発展してきていると言えよう.

しかしながら,生活は「目標」として重視されているものの,生活のもつ「リハビリテーション効果」,「治療効果」については,三野らの指摘[20]を除いて,充分に言及されているとは言い難い.

f) リハビリテーションの発展と生活概念

近年の精神科の医療・リハビリテーションの発展は,精神科の病気・障害を生活との関連で捉えることによってもたらされたと言っていいだろう.

Shepherd, G. は,精神科リハビリテーションでは社会的・環境的次元が生物学と同等の地位を築いており,その核心部分は,住居,仕事,人付き合い,余暇活動など生活に密接に関連する事柄であるとしている[11,26].

WHO国際障害分類改訂の世界的議論の過程では,社会的・環境的要因を大幅に取り入れ,それをどう位置づけるかが中心的課題であった[10,19].

一方,わが国では,「生活を見ずして,病気は治せない」というモットーのもとに,1958年から取り組まれた江熊らの群馬大学による「生活臨床」[4,5,9,16,18,22,26,29,30,31,32]がある.診断と治療の場を生活に求めたのである.近年の精神科リハビリテーションを先取りし,生活を重視した医療とリハビリテーションを発展させてきたと言えるが,西欧諸国における脱施設化の中で発展してきたリハビリテーションの成果と絡めて評価されることは少なかったようである.

その一因には,英語に日本語の「生活」に相当することばがなかったことがあるのではないか.英語では,生活に関連したことばに,"functioning","social functioning","social skills training","life"などがある."functioning"は「機能」,"social functioning"は「社会的機能」,"social skills training"は「生活技能訓練」と訳されることが一般的のようである."social skills training"の訳語以外は,生活と絡めて訳されることは少なかった.筆者らは,表現しようとしている内容から考えると「生活」という訳語を当てていいのではないかと考え,"functioning"は「生活能力」,"social functioning"は「社会生活能力」と訳してきた.上田敏を代表とする国際障

害分類日本協力センターは，人間生活全体のマイナス面の包括用語としての"disability"を「障害」と訳したのに対して，プラス面を表した"functioning"を「生活機能」と訳した[10]．「機能」とするか「能力」とするかの違いはあっても，「生活」という用語を用いて訳しており，生活ということばを使用しようという一般的合意が出来つつあるように思う．

このような訳語の改善もあって，西欧における脱施設化をとおして発展してきた精神科リハビリテーションの用語と成果を生活概念で理解することが容易になってきている．

g) 生活のもつストレス要因，リハビリテーション効果，治療効果

生活に対する伝統的な見方は，ストレス要因と見なし，家族・地域から切り離し，病院など保護的環境を提供することによって再発を予防しようとした．しかし，このアプローチは，2次的能力障害（施設症）をもたらした．

近年の精神科リハビリテーションでは，生活のもつリハビリテーション効果が注目されるようになってきた．Shepherd, G. は，症状（symptoms）と生活能力（functioning）との関連性をレビューし，両者は独立した関係にあり，生活障害（problems in functioning）それ自体への働きかけがリハビリテーションの中心的課題であると指摘している[25]．これは，「症状があっても生活ができればいい」とする生活臨床と同一基盤に立つものであり，生活の問題を解決することでリハビリテーション効果をもたらし，受け入れ環境を改善することと相まって，適応を改善しようとするものである．

それにとどまらず，生活臨床では，生活上の問題解決が病状の改善につながるという生活のもつ治療効果にも注目してきた．生活のもつ治療効果は慢性期だけでみられるものではない．休息が強調されている急性期の治療であっても，心理社会的要因が主要な役割を演じているケースでは，生活上の問題解決が治療効果を発揮することも忘れてはならない[12,16]．

これらの生活に対する見方の発展は，WHO国際障害分類改訂の討論経過からも伺うことが出来る．

伊勢田は，1996年と1998年に東京で開かれた，国際障害分類改訂の中心的役割を果たしているユーストン博士を招いてのWHO国際障害分類改訂の議論に参加する機会を与えられた．1980年のICIDH (International Classification of Impairments, Disabilities and Handicaps) では，逆方向もあるという注釈はついていたが，病気→機能障害→能力障害→社会的不利という線形モデルが主要な役割を演じていた．1996年のシンポジウムで伊勢田は，四者の間とそれぞれの健康部分との間の弁証法的相互作用を反映させた循環モデルが，リハビリテーションの発展を取り入れ，しかも今後の一層の発展を促す障害論であることを主張した[12,19]．その次の演者であったユーストンは，障害部分だけではなく健康部分も評価すべきだという当事者の強い意見を採り入れたICIDH-2を提案した．その中で，能力障害は，活動 (activity) とし，その障害部分は活動の制約 (limitation of activity)，社会的不利は，参加 (participation) とし，その障害部分は参加の制限 (restriction of participation) とし，機能障害，活動，参加の三者の関係の間の循環モデルを提示した．この段階では，機能障害の中立的表現には成功しておらず，病気と機能障害・活動・参加の三者の関係の間の相互関係を表現していなかった．議論の結果，環境と個人因子を背景にした四者間の循環モデルを完成させることになった．病気と機能障害・活動・参加の三者の関係の間の相互関係を表現したことは，個人的，社会的環境が治療効果をもたらす可能性を表現したということが出来る．

h) おわりに―リハビリテーションに求められるいくつかの視点

1) 治療関係

まず，精神科の病気と患者個人を区別する態度を貫く．呼び方も，たとえば，「統合失調症者 (schizophrenics)」から「統合失調症をもつ人 (persons with schizophrenia)」とする[11,25]．統合失調症がその人の主要な特徴と見なさないためである．さらに，病気を乗り越えようと懸命に努力している人としての正当な評価と，それに対する治療者の接し方を工夫する．つまり，病気やそれによる障害を患者・家族とと

もに乗り越えようとする姿勢を保つことに留意する．Bennett, D. は，難しいことではあっても，患者に尊敬の念をもって接することが重要であり，どんな治療法もそれ無しには十分な効果を挙げることは出来ないと警告している[3]．筆者らは，周囲から理解されることが困難な精神障害を抱えながら生活している人たちに「一目置く態度」で接することを心がけている[16]．

2) 家族（carer）への支援

家族（carer）への支援も重視されなければならない．Shepherd, G. は，家族（carer）への働きかけで，患者のケアで家族（carer）が常に価値あるパートナーになりうるものであり，批判とか非難の態度を示さないように精力的に努力し，家族は困難な中でベストを尽くしていると見なすようにしている[25]．

筆者らの家族史的家族療法では，数世代にわたる家族史の文脈で家族運営に苦労している家族と捉え，患者も家族も活かせる家族運営をともに考えようとする態度で臨んでいる[7,8]．

3) 症状，生活能力，社会環境との間の力動的関係の重視

症状の軽減と同時に，生活能力（functioning）それ自体の改善を目指す．さらに，症状，能力障害があっても生活できるように社会環境の改善を図る．社会環境の改善では，家族心理教育による家族の受け入れの改善，社会の偏見の除去，就労・福祉サービスの改善などによる社会参加の促進がある．

その一方で，前述したように，生活能力や社会環境の改善がもたらす症状への治療効果にも関心を払わなければならない．症状，生活能力，社会環境の三者の障害における相互関係は，悪循環に陥ることが一般的であるが，「良循環，benign cycle」が作動することもある[12]．一つの障害のちょっとした改善が他の障害の改善をもたらし，それがその障害の一層の改善を促すという「良循環」である．障害を根本的に改善しようとすると，リハビリテーションに足が遠のいたり，それに集中すると患者・家族のストレスが増し再発につながったり，治療者の燃え尽きることにつながることもある．ちょっとした障害の改善や周囲の受け入れの改善を工夫することにより，「良循環」を作動させる方策はリハビリテーションの有力な手段となる．その際にみられる改善の仕方は，直線的ではなく，指数関数的曲線を描くので，すぐに効果が出ないからと改善をあきらめることなく，粘り強い働きかけが必要である．そこでは，ちょっとした改善を見逃さない観察力と，効果が現れたときには，すかさず，それを評価し励ます機敏な対応力が求められる．

4) 希望や生活目標の達成支援を重視する

再発予防偏重のリハビリテーションの弊害は，張り合いのない生活を強いてしまうことにある．本人が抱いている希望，現実生活の目標を設定し，それを達成するように支援することが重要である．生きがい，張り合い作りでもある[11,16,25]．

リハビリテーション医学は，診断上も治療・リハビリテーションを提供する上でも，精神障害者をめぐる生活環境を重視し，希望する普通の生活ができるようにする努力と工夫によって発展してきた．たとえ，症状や障害が重くても，当事者の言葉に真摯に耳を傾け，それに応えようとすることがリハビリテーション医学の中核的理念であると考える．

しかしながら，わが国の精神科医療・リハビリテーションの現状では，残念ながら，これらが発展し質の高いサービスが提供されることが困難な状況にある．社会的入院，精神科特例が解消され，一刻も早く脱施設化政策が実施されることなしには，精神科医療・リハビリテーションを充実させていくことは困難である．

（伊勢田堯，小川一夫，長谷川憲一）

文　献

1) アンソニー，W，コーエン，M，ファルカス，M（高橋亨，浅井邦彦，高橋真美子訳）：精神科リハビリテーション．マイン，神奈川，1993．
2) 米国精神医学会治療ガイドライン（日本精神神経学会監訳）：精神分裂病．医学書院，東京，1999．
3) Bennett D: The History Development of Rehabilitation Services. Theory and Practice of Psychiatric Rehabilitation (eds, Watts FN, Bennett DH), pp. 15-42, John Wiley & Sons, Chichester, 1983. リハビリテーション・サービスの歴史的発展．精神科リハビリテーションの実際①臨床編（ワッツ FN，ベネット DH 編，福島裕監訳，金子 直，伊勢田堯，蟻塚亮二訳），pp. 58-92, 岩崎学術出版社，東京，1992．
4) 江熊要一：精神分裂病寛解者の社会的適応の破綻をいかに防止するか．精神神経誌 64:921-927, 1962.

5) 江熊要一：生活臨床概説―その理解のために―．精神医学 16:623-628, 1974.
6) Farkas M: International Practice in Psychosocial/Psychiatric Rehabilitation, Boston University, 1999.
7) 長谷川憲一，伊勢田堯，井上新平，中下美木夫，近藤智恵子：分裂病者に対する家族史的家族療法の試み．精神医学 27:545-552, 1985.
8) 長谷川憲一，伊勢田堯，井上新平，中下美木夫，近藤智恵子，綿貫健二：家族史分析による精神分裂病の家族療法．臨床精神医学 14:1651-1657, 1985.
9) 長谷川憲一，伊勢田堯，小川一夫：分裂病を治すとは＝生活臨床の立場から．こころの科学 90:28-35, 2000.
10) ICIDH-2：生活機能と障害の国際分類 ベータ2案 (WHO国際障害分類日本協力センター訳)：WHO発行，国際障害分類日本協力センター発行，2000.
11) 伊勢田堯，小川一夫，長谷川憲一：精神障害者リハビリテーションの基本問題．総合リハビリテーション 24:607-611, 1996.
12) 伊勢田堯：国際障害分類改訂と精神障害概念―精神障害者リハビリテーションの立場から―．障害者問題研究 26:16-24, 1998.
13) 伊勢田堯：精神障害概念と障害受容論．(村田信男，川関和俊編) 精神障害者の自立と社会参加―地域生活の新たな展開．pp. 161-170, 創造出版, 東京, 1999.
14) 伊勢田堯：精神障害リハビリテーションの立場からみた障害論．村田信男，川関和俊，伊勢田堯編：精神障害リハビリテーション―21世紀における課題と展望―．pp. 91-103, 医学書院, 東京, 2000.
15) 伊勢田堯，小川一夫，長谷川憲一：世界心理社会的リハビリテーション学会による「精神障害リハビリテーションに関する国際的実践活動集」に関する報告．臨床精神医学 29:779-787, 2000.
16) 伊勢田堯，小川一夫，長谷川憲一：生活臨床．臨床精神医学 29増刊号:291-296, 2000.
17) 伊藤哲寛：第1章歴史と概念第3節医療の位置づけ．精神障害リハビリテーション学 (蜂矢英彦，岡上和雄監修)，pp. 25-31, 金剛出版, 東京, 2001.
18) 加藤友之，田島 昭，湯浅修一，江熊要一：精神分裂病者の社会生活における特性―精神分裂病の生活臨床 第1報―．精神神経誌 68:1076-1088, 1966.
19) 国際障害分類 (ICIDH) に関するセミナー報告書：財団法人安田火災記念財団発行，1998.
20) 三野善央：精神科リハビリテーションの歴史と概念．臨床精神医学講座 第20巻，pp. 37-48, 中山書店, 東京, 1999.
21) 小川一夫，長谷川憲一，伊勢田堯：生活臨床．臨床精神医学講座 第20巻，pp. 192-202, 中山書店, 東京, 1999.
22) ラップ CA (江畑敬介監訳)：精神障害者のためのケースマネージメント，金剛出版, 東京, 1998.
23) 砂原茂一：リハビリテーションの理念．リハビリテーションの理念と実践―21世紀へのメッセージ―(日本障害者リハビリテーション協会総合リハビリテーション研究大会常任委員会編)，pp. 10-19, エンパワメント研究所, 東京, 1997.
24) ジェフ・シェパード (斎藤幹郎，野中 猛訳)：病院医療と精神科リハビリテーション―英国における歴史的展開―，星和書店, 東京, 1993.
25) ジェフ・シェパード (長谷川憲一，小川一夫，伊勢田堯訳)：精神科リハビリテーションの最近の発展．精神障害とリハビリテーション 1:56-70, 1997.
26) 田島 昭，加藤友之，湯浅修一，江熊要一：社会生活の中での分裂病者に対する働きかけ―職業生活場面を中心にして―(精神分裂病の生活臨床 第2報)．精神神経誌 69:323-351, 1967.
27) 田中英樹：第1章歴史と概念第2節概念．精神障害リハビリテーション学 (蜂矢英彦，岡上和雄監修)，pp. 18-24, 金剛出版, 東京, 2001.
28) 田中英樹：精神障害者の地域生活支援．中央法規出版, 東京, 2001.
29) 臺 弘編：分裂病の生活臨床．創造出版, 東京, 1978.
30) 臺 弘，湯浅修一編：続・分裂病の生活臨床．創造出版, 東京, 1987.
31) 臺 弘：分裂病の治療覚書．創造出版, 東京, 1991.
32) 湯浅修一：分裂病者の精神療法―生活臨床の立場から．土居健郎，笠原 嘉，宮本忠雄，木村 敏編：異常心理学講座 第9巻 治療学．pp. 163-194, みすず書房, 東京, 1989.

V. 治療計画策定と治療の実際

1. 急性期治療

1.1 急性期の症状の評価

急性期統合失調症の症状評価の第1段階の目的は，診断である．ただし，ここでいう診断とは，主診断，鑑別すべき診断，それらの確かさの評価などを含めた，広い意味での診断を意味している（III編2章および文献5[5]）．そして，主診断が一定程度統合失調症という方向性を持ったとき，第2段階として，今度は統合失調症の範囲内で，さまざまな「治療行為」を念頭においたうえで，それらを行うのに必要な評価を行う．ただし，診断の再評価や追加などの作業は続くので，第1段階の作業が完全になくなるわけでない．通常は，こうした症状評価などの情報収集と治療計画策定とは，切り離されることなく一連の流れの中で行われる．

本節では，急性期の症状評価のうち，第1段階（診断の段階）についてはすでに述べたので（III編2章），主として第2段階，すなわち治療行為に必要な評価について述べることにする．

a）治療行為

それでは，統合失調症急性期の「治療行為」とは何か．

我々が日常的に行っている治療の流れはおおよそ以下のようなものである．まず，処遇の大枠を決める．担当医は，入院か外来か，入院だとすれば緊急入院か予約待機の余地があるかなどをまず判断する．入院になった場合の治療内容は，薬物療法，他の身体療法（電気痙攣療法など），身体的合併疾患（症状）の治療，食事内容と与え方，非身体的処遇（隔離・拘束，面会，外出など），本人への説明（精神療法も含む），家族への説明などである．外来治療の場合も，行う内容は項目的には基本的に同様である．ただし，外来の場合，介護は家族が担当するので，観察や保護，投薬確認などは看護者でなく家族に指示する．その後は，経過の中で適宜，治療や処遇の改訂を，また必要な場合は診断の見直しなどを行う．

昨今，このような項目やその流れは，ガイドラインやクリニカルパスの形で数多く発表されている．例えば，米国の統合失調症治療のためのガイドライン[1]（以下単にガイドラインと言う）をみると，非常に多くの項目が網羅的に挙げられている．また，本書でも，第II編に列挙され，説明されている．

本節では，これらをごくごく大まかに，治療場所の決定，薬物療法および他の身体療法，そして心理社会的側面というふうに分け，それぞれについて必要な症状評価を論じることにする．

b）治療場所の決定に関連して
1）治療場所決定はどのように行われるか

急性期患者を診察した場合，外来担当医の念頭にまず浮かぶのは，治療場所の決定である．場所の決定の際には，入院の必要性，緊急度，入院形態，他院（科）紹介の必要性，担当医決定などを含めた広い視野での総合的判断が必要である．このときに考慮すべ

き要因は多様であるが，それらのうちで特に重視されるべきなのは，さまざまな意味での（広義の）危険度[1,3]である．

そこで，以下，主として危険度という視点から症状の評価について述べることを試みたい．

2） さまざまな「危険」の評価

診療における「危険」の領域として，自身の問題（自殺，病勢の進行，身体状態の悪化）と他人の問題（暴力や家族の疲弊）を挙げることができる．いずれも，その危険が大きいと判断されたときは入院の適応となる．

i） 自身の危険性

①自殺： 自殺の危険性の評価は，特に重要な課題である．ガイドライン[1]には，これまでの研究をふまえたうえで自殺のさまざまな危険因子が列挙されている．精神症状のみ列挙してみると，自殺念慮，自殺を命令する幻聴，抑うつ（絶望），社会的孤立，物質依存，高知能，社会的高望み，機能障害の自覚，自殺企図歴（自身，家族），最初の入院から半年以内，慢性経過で何回も悪化を繰り返していること，近親者の最近の死亡，などである．これらはいずれも我々の臨床的実感に合致していると思われる．これらの中で，過去の自身または近親者の自殺（企図）歴は特に予測力が強いので，注意すべきである．また，ここには挙げられていないが，容姿や身体的特徴に関する妄想や心気妄想も重要な危険因子であり，患者がこれを持っている場合は注意すべきである．

②病勢進行： 急速な病勢進行の危険性の評価も，治療場所決定にとって重要である．

まず，現在眼前にいる患者が呈している精神病症状がいつから始まったか，それが急性期と言えるかどうかを可能な限り具体的に把握する．不幸にして既に急性期にはいってしまっている場合，症状出現から数日以内に投薬開始すべきであり，その期間を超えると転帰に悪影響があると言われている[1,4]．

もし今回が初発でなく再発であったならば，以前のエピソードの経過はどうだったか，どんな症状とタイプだったかを把握する．緊張型であれば，治療遅延（例えば入院延期）などによる病勢進行の危険は大きい．また，中には再発の過程が一定の順序で進行して行くような症例もある．そのような場合，家族がそのことに気づいていることが多いので，訊ねてみるべきである．もし，現在比較的軽症でも，過去のエピソードで同じような症状に引き続いて重症化が起こっていたのであれば，今回の病勢進行の危険を大きく評価すべきである．入院時よりも入院後にさらに悪化したというケースにはときどき遭遇するものである．そのようなケースでは，家族や看護者にそのような可能性を事前に話しておくとよい．

③身体状態悪化： まず，摂食行動の把握を行う．経験ある精神科医が急性期患者の家族にまず行う質問の一つは「いつまでちゃんと食べたり飲んだりしていましたか？」という質問である．もちろん，質問するだけでなく，自身でも患者の皮膚や口の乾燥度，血圧，栄養状態などの診察を行う．

摂食行動に影響を与える精神症状は，錯乱的状態，拒絶症，飲食を禁じる内容の妄想または幻聴などである．幻聴は支配力が非常に強いので特に注意すべきである．

睡眠障害が非常に高度な場合も，身体的な疲弊をきたすことが多いので注意する．

そのほか，水中毒，薬物・物質常用，一般内科疾患なども考慮しなければならない．意識障害のチェックは重要である．もし意識障害の疑いがあれば，時を移さずに血液，尿，など，緊急オーダーの可能な検査を行う．

ii） 他人の危険性

①暴力： 統合失調症患者の広義の暴力には，経験的に，(1)興奮および混乱によるもの，(2)幻聴の命令によるもの，(3)妄想的確信によるもの，(4)繰り返される衝動的なもの，(5)高等感情鈍麻や抑制欠如による単発的なもの，などがある（重複可）．ガイドライン[1]は，暴力の予測因子を列挙しているが，その中で精神症状に関連するものは，物質乱用，幻聴，妄想，奇異な行動などであり，上記の(1)〜(3)に対応するものと考えられる．

幻聴は，急性期の統合失調症ではかなり高い確率で存在し，たいていはその内容が把握できる．しかし，治療場所選択が問題になっているような状況では内容を詳しく陳述しないこともある．そのような場合で

も，長時間生活を共にしている家族は内容を把握していることが多い．医師・患者関係に配慮するあまり幻聴内容を聞き出すことに慎重になり過ぎることは危険である．どんな経路でもいいので，多少時間がかかっても，その内容，特に声の実例（「馬鹿じゃないの？」「出て来る，出て来る」など）を把握しておくべきである．

暴力に繋がる妄想の中には，一見精神的混乱が目立たず，人格水準も保たれているような人に突然重大な暴力や殺人を犯させるものもあるので注意を要する．ただし，このような例は，急性期患者として外来に来るケースでは比較的稀であろう．急性期にはむしろ，多かれ少なかれ興奮や奇異な言動を伴っていることが多い．

繰り返される衝動的暴力は，多くの場合，上述のような幻聴や妄想が関与しているものであるが，中にはそのような病的体験が把握できないケースもある．

高等感情鈍麻や抑制欠如による単発的なものは，人格水準低下の著しいケースで興奮もなく幻聴もなく人をなぐるような場合であり，行動化への敷居が低くなっていると考えられる．ときどき重大事件を引き起こすこともある．ただし，急性期患者には少ない．

暴力を予測する場合，最も良いのは，過去にそういうことがあったかどうかを周囲のものから詳しく聞くことである．上述のような一般論的知識も重要であるが，統合失調症患者は悪化時には同じような行動パターンをとることが多いので，そのような情報は非常に有用である．

②家族の疲弊：　症状内容で特に家族を疲弊させるのは，移動を伴う不穏（隣家に侵入しようとする，外に飛び出してしまう，など）と夜間の不眠である．不穏でも，家の中であれば，家庭で介護しながら投薬をすることで急性期を乗り切れることもある．しかし，外に出て行こうとするのを長い間引き止め続けるのは困難である．不眠も，統合失調症の場合，ほとんど毎日続き，その間家族も眠れない．

こうした状態がどれくらい続いたのかというその期間の把握は重要である．2～3日ならば持ちこたえられる程度の状況であっても，それが1～2週間も続くと家族が疲弊しきってしまい，それが家族システムのバランス崩壊につながり，場合によっては，重大な事故や事件に至る危険性もある．

3）　病識の欠如

処遇の決定で，危険性とともに重要な要因は病識である．しかし，病識不十分でも服薬さえすれば外来治療可能なこともある．例えば，統合失調症の中核的症状に対しては病識がなくても，不眠・不安，食欲低下，体重減少，自律神経症状，筋緊張症状などの周辺的症状に対しては困っていることはありえる．そのような場合，その部分を強調して説明すれば服薬に同意する可能性はある．したがって，中核的な症状と周辺的な症状を分け，それぞれについて病識や病感をきめ細かく把握することが大切である．

4）　その他

処遇決定に必要な要因としては，上記以外にも家族の介護力，身体的状態，本人や家族の希望など，さまざまな要因がある．これらはなかなか一般化しがたい．それらの中で，今回が初回エピソードであるかどうかが，大きな要素であることを指摘しておきたい．初回の場合，入院はいろいろな意味で治療上のメリットが大きい[1]．

c）　薬物療法に関連して

薬物療法に必要な精神症状情報は多岐にわたる．それを効率的に把握するためには，初期評価を集中的に徹底的に行っておくとよい（Ⅲ編2章参照）．

1）　抗精神病薬

薬物療法と精神症状に関してこの20年ほどしばしば言及されて来たのは，いわゆる陽性症状・陰性症状論議である．詳細については，本書の該当箇所を参照されたいが，最近までの多くの研究は，おおよそ，陽性症状，陰性症状，および思考障害あるいは解体症状の3つの群がある，という方向に収束して来ているようである[7,8]．

ⅰ）　陽性症状　抗精神病薬による治療で比較的改善しやすい症状だと言われている[1,2,3,7]．

言語的報告で把握される現象学的症状（幻覚，妄想，自我障害など）と観察で把握できる症状（不穏や興奮など）とがあり，さらに後者は運動の部分と言語の部分すなわち思路障害とに分けられ，結局3つの群

に分けて考えられることが多い．そして，これらの群は薬剤反応性が異なるとする研究もあるが，必ずしも結果は一貫しない[1,7]．

症状評価については，これら陽性症状は統合失調症の診断の過程である程度把握されていることが多いと思われるので，ここでは特に立ち入らないことにする．

ii）陰性症状　一般的に，抗精神病薬による治療効果が低いと言われているが，最近ではいわゆる非定型抗精神病薬が効いたとする報告も多い．しかし，真性の陰性症状に対する効果については疑問視する意見も根強くある[1,7,8]．したがって，症状評価の観点からは，陰性症状評価については，複眼的な見方が求められる．詳細についてはⅠ編2章を参照されたいが，ここでは，理論よりも実際的な面を重視し，文献7，8を参考にして[7,8]，下記のような見解をとっておきたい．すなわち，[1]直接あるいは一次性と[2]間接あるいは二次性とに分け，後者（[2]）をさらに[2-1]陽性症状によるもの，[2-2]抑うつによるもの，[2-3]EPS（錐体外路症状）によるもの，[2-4]早期発症・施設症によるものに分ける．

これらの鑑別はなかなか難しいが，従来より言われている特徴を簡単に述べておく．

①陽性症状によるもの：　閉じ籠もり，口数の減少などが主体であるが，内心は猜疑心が強く，いわゆる妄想的構えの目だつようなケースである．あまり幻覚や妄想のことを口外しない場合，周囲ではその存在に気付かず，陰性症状のようにとってしまうことがしばしばある．

②抑うつによるもの：　抑うつ気分，悲観，罪業的傾向などが存在する場合である．それを見逃して単なる発動性減退のように見てしまうことがある．自殺が多いので注意を要する．

③薬剤性パーキンソニズム：　独特な，動きの遅鈍化を伴う．下半身の動きの減少や表情の動きの悪さなどが特徴的である．精神内界も一見貧困なように見えるが，そのつもりでよく尋ねると，見かけほどではないことがある．

④早期発症・施設症によるもの：　理論的にはあり得るのであろうが，これによるものだと断定するのはなかなか難しい．入院経過の長さやリハビリテーションプログラムへの反応などが参考になるだろう．急性期でこれが問題になることは少ない．

⑤真性の陰性症状：　上記の二次性のものを除いたもの．感情面の接触性の悪さ，人格水準の低下といった表現で形容されることが多い．

iii）思考障害　陽性・陰性症状論における思路障害の位置づけについての詳細はⅠ編2章を参照されたいが，薬物療法的には，要するに，陽性症状的なタイプの重症思考障害は改善するが微妙で陰性症状的なものは改善しないという見解が多い[1,7,8]．

症状評価という立場からは，改善するタイプのものを見分けることが求められる．しかし，横断的に特徴だけみても，中には非常に激しい思路障害が慢性に続く例もあるので，区別困難である．参考になるのは，やはり経過であろう．すなわち，急性に興奮などとともに出現したものは，急性期の症状に近いものの可能性が高いと判断すべきである．

iv）副作用　副作用との関連で注意すべき精神症状は，錐体外路症状の一部である表情減少や遅鈍，そしてアカシジアである．また，悪性症候群による意識障害も常に念頭におきたい．

2）他の薬剤

①リチウム：　抗精神病薬の効果を強めることがある，特殊な症状に効果がある，などの報告がある[1]．追加して効果があったとされる項目，すなわち，陰性症状，抑うつ症状のほか，精神病症状，興奮，衒奇，易刺激性，非協力，個人衛生，社会的能力などを把握する．

②ベンゾジアゼピン系薬剤：　急性期の強力な一時的鎮静目的でジアゼパム静注が用いられるのは周知のことであろう．それ以外でも，通常の治療で効果がなかった不安や激越などの一部の症状に有効であるという報告がある[1]ので，これらの症状があり，それが治療抵抗性かどうかを把握する．

③抗てんかん薬：　ガイドライン[1]には激越と暴力的行動が目立ち，通常の薬剤に反応せず，脳波異常があった症例にカルバマゼピンが有効という報告が紹介されている．同様な症例は臨床的にもときどき経験されるので，こうした例を念頭に置くと有益である．

④抗うつ薬： 抑うつに対して使うと有効なことがあるとされる[1]が，陰性症状類似の症状を抑うつと誤認している可能性もある．そのような場合には，抗うつ剤は精神病症状を悪化させる場合があるので，鑑別に注意する．

d） 他の身体療法に関連して
1） 電気けいれん療法
評価として重要なのは，自殺の危険性，緊張病症候群の有無，そして肝などの内臓疾患の有無である．最近ではこれらが本治療法の適応であることはほぼ周知のことと思われる．詳細は本治療法の項目を参照されたい．なお，治療抵抗性の患者についても適応となる場合があるが，改善の見込は必ずしも高くないと言われている．

2） 併存身体的疾患の治療
入院当初のような急迫した状態における併存身体疾患に関連した事項については，危険性の評価の項で既に述べたので，省略する．身体疾患に関わることで注意すべきは，精神症状として，心気的訴え，いわゆる不定愁訴，さらには心気妄想，体感幻覚，セネストパチーなどがしばしばみられることである．頭部を主体に奇妙な身体症状があるので調べてみたら脳腫瘍が発見された，というようなケースもあるので，特にだんだん進行するような訴えの場合やそのために機能障害が明確な場合などは，検査をしてみるべきである．

3） 食事内容と与え方
治療期に入って食事内容に関連する最も重要な症状は，昏迷に伴う拒絶症である．これと妄想に伴う確信的拒食は，対処法が多少異なるので，鑑別が必要である．肥満に伴う食道裂口ヘルニアなどの本物の身体症状との鑑別も重要である．

e） 心理社会的側面
1） 非身体的処遇（隔離・拘束，面会，外出）
治療期にはいってからの非薬物的処遇に関する評価は，ほぼ最初に述べた「危険」の場合に準ずると考えてよい．ただし，やむを得ず隔離および（または）拘束した場合，特に自殺念慮，自殺を命じる幻聴，自殺を必然とするような内容の妄想，強い衝動性を有する緊張病型昏迷などの自殺関連要因に注意する．

2） 本人への説明と支持的対応
本人に対しては，何らかの形で病気の説明を行い，また平行して精神的な支持を行う．最近は本人に病名を告げることが多くなって来ている．わが国では「精神分裂病」という言葉の暗いイメージを避けるため「統合失調症」という病名を採用することになったが，確かにそれ以降説明作業がしやすくなった面がある．説明の際に問題となるのは，理解能力に関わる症状であるが，多くの文献は，これに関連する症状として，幻覚・妄想とともに特に混乱や思考障害を強調している[1]．しかし，むしろ問題なのは，すでに述べたような，各症状ごとのきめこまやかな病識および病感の評価である．どんな形で治療をするにせよ，表面的な同意でなく，何らかの部分に本人のモチベーションが関与している方が望ましい．そのためには，幻覚・妄想といった中核的症状に病識がないからと簡単に諦めず，本人が困っていてなおかつ治療に結び付け得るような症状を粘り強く探し出すことが必要である．このようなきめ細かな評価は，不安，恐怖，警戒，孤立といった状態にある患者を精神的に支える際にもたいへん役立つ．

f） 治療の見直し
薬剤投与の反応をみるのであるが，結局精神症状の初期評価をきちんと行っておかないとこれができない．初期評価の重要性を再度指摘しておきたい．

一般的には，薬物療法の反応を判定する期間の目途は，6週間程度とされることが多い[1,3]．もしもそれでまったく効果がない場合は，薬剤変更の検討とともに，他疾患の可能性をも多少なりとも考慮すべきである．

g） 再び診断
たとえ治療が開始されたとしても，多少なりとも保留の気持ちを保ち，主診断，合併精神疾患，合併身体疾患などに関連して症状観察を続ける必要がある．その意味でも，基本通りの体系的・網羅的な症状評価[6]が重要である．

（太田敏男）

文献

1) American Psychiatric Association: Practice Guideline For The Treatment Of Patients With Schizophrenia. Practice Guidelines for the Treatment of Psychiatric Disorders — Compendium 2000, pp. 299-412, American Psychiatric Association, Washington DC, 2000.
2) Klein DF, Davis JM: Diagnosis and Drug Treatment of Psychiatric Disorders, Huntington, NY, Krieger, 1969.
3) Klein DF, Gittelman R, et al: Diagnosis and Drug Treatment of Psychiatric Disorders, 2nd edition: Adults and children, Williams and Wilkins, Baltimore/London, 1980.
4) McGlashan TH, Johannessen JA: Early detection and intervention with schizophrenia: Rationale. Schizophr Bull 22:201-222, 1996.
5) 太田敏男:精神科における「意思決定問題の枠組み」の重要性について.精神経誌 102:1015-1029, 2000.
6) 太田敏男:精神的所見.吉松和哉,松下正明編:精神医学―その基盤と進歩,朝倉書店,東京, 2002.
7) Thaker GK, Tamminga CA: Treatment targets in schizophrenia and schizophrenia spectrum disorders. Gabbard GO (ed): Treatments of psychiatric disorders, 3rd edition, Vol 1, pp. 1009-1025, American Psychiatric Publishing, Washington DC, 2001.
8) Zarate CA Jr: Schizophrenia. Fawcett J, Stein DJ, et al (eds): Textbook of treatment algorithms in psychopharmacology, 67-85, John Wiley & Sons, New York, 1999.

1.2 治療の場の選択

脱施設化すなわち「入院医療中心から地域生活中心へ」の流れの中で,治療の場は過去入院が中心であったものから,地域生活のなかに求められるようになっている.風祭[1]は,我が国では精神科外来診療機関や地域精神衛生サービスの不十分さがあり,無理な外来医療が通院中断やそれによる病状悪化を引き起こす危険があることを述べ,初期治療としての入院治療の必要性を指摘した.しかし現在では都市部を中心に精神科診療所が増加傾向にあり,積極的に往診診療を行うことで急性期の治療効果を上げていたり[2],またACT (Assertive Community Treatment) のような地域での継続的な医療支援体制を組む中で地域生活を維持することも実践されている[3].しかし他の身体疾患と同様,統合失調症の急性期であり,かつ外来での治療では十分に病勢を押さえることが出来なかったり,身体生命的に危険な場合には,入院治療が選択される.精神医療の場合に入院治療の必要性について,森山は[4]「濃密な intensive care」,「bio-psycho-socio-ethical の統合的な方法」が取られた場合にのみ,その有効性が認められると述べている.本章では,日常の診療を通じて,臨床的にどのような例で入院治療が効果的であるかを中心に急性期の治療の場の選択について検討する.

a) 入院治療が必要と判断される場合

急性期症状が激しく,様々な支援を行っても改善が望めない場合には,入院治療が選択される.精神科救急の場面では,救急に受診しなければいけないという背景があり,特に入院の選択が必要となることが多いが,江畑ら[5]は「精神科救急」入院に関しては, 1) 臨床症状の重篤性, 2) 自傷ないし他害の恐れ, 3) 治療可能性, 4) 身体医学的問題, 5) 支持体制の欠如を入院適応基準としている.岩本ら[6]は,精神科入院適応は常に「相対的」判断としながら,生命の危険のある場合,制御困難な暴力行為のある場合を「絶対的入院適応」としてあげ,「相対的入院適応」として, 1) 病状の悪化・問題行動が外来治療で防ぎきれない, 2) 患者の行動が社会の支持・許容力を越える, 3) 患者の生活環境を替えたい, 4) 患者が入院を希望する, 5) 入院治療が外来より有利などをあげ記述している.このように急性期における入院の判断では,症状の重篤性,自傷他害を初めとした制御困難な行動,生命の危険などの患者側の要因と,支援体制の欠如といった患者以外の要因に分けられる.このためここでは入院治療の必要性について,入院が必要となる患者側と患者以外側の要因に分けて記す.

1) 入院が必要と判断される患者側の要因

入院が必要な患者側の要因とは,患者自身の生命や社会生活を維持する上で必要となる基本的な行動が損なわれている場合であると考えられる.

i) 興奮・他害 入院が必要と判断される状態像として精神運動興奮がある.激しい興奮状態にあり,患者自身こうした興奮に対してなすすべもなく,極度の恐怖・不安に陥った状態では入院治療が選択さ

れる．この状態では，現実検討が失われ家族をはじめとした他者への攻撃の恐れもあり，入院により安全な場所での安静と休息を要する．また他害の恐れが強いと判断された場合には，患者本人を守る意味で入院の判断が必要となる．佐々木[7]らは，統合失調症のいかなる攻撃性にも基本的には幻覚妄想が背景にある場合が少なくないことを指摘し，治療過程で本人の妄想への対処を観察しながら，攻撃性の発露につながる兆候を見逃さないことの重要さを述べている．この指摘のように，既に患者本人との治療関係が出来ていれば，普段の本人の様子との違いから攻撃性の評価をすることが可能となることも少なくないとは思われるが，関係が浅い場合や救急場面などでは，本人が取り繕おうとすることもあり，攻撃性に関する評価が難しいことも少なくない．八田[8]によると，精神科救急の場面では，過去の暴力の既往，犯罪歴，薬物依存の傾向，入院前2週間以内の他害行為の有無などが，本人の攻撃性や暴力の危険性を判断する一つの根拠になるという．診察場面では，声を荒げるようなことがなくても，表情が硬く，拒否的・拒絶的であったり，落ち着かず細かい動きを繰り返したり，何か思いを押さえ込むような様子が認められるようなときに内なる攻撃性を強く感じる．

ⅱ) **自傷・自殺企図**　急性期では，患者は自己の変化を周辺世界の異様な変化として知覚し，それに対して恐怖を感じているといわれる．急性期の自傷・自殺企図では，このように異様に変化した知覚世界への恐怖を，緩和させるために起こったのではないかと考えられるものがある．このような病状の場合には，まず患者の安全を図るために入院とし，急速な不安の軽減が要求される．加藤[9]はこうした急性期の状態について「周囲のただならぬ不気味な雰囲気は，それが激しさを増した頂点で，患者を周囲，世界の文字どおりの崩壊の体験へと導く」と述べている．また吉松[10]は「自我解体を予感せしめるような底知れぬ不安の兆候と病的体験の意味するものを知って起こる洞察的不安の出現」と呼び，この場合には入院により身体及び精神の休息を要すると述べている．一方，幻覚妄想状態にあり，その幻聴の内容が「死を指示している」場合にも入院を要する．しかし急性期の精神病状態では，幻聴内容について患者自身は語らないことも多く，治療者を含め周囲の人にも把握できない場合がある．江畑ら[5]は自殺危険性の判断が困難である理由として，客観的判断根拠が乏しいこと，自殺への心理過程がしばしば了解を越えていることをあげている．自殺についての詳細な検討は，別章に預けるが，強い恐怖や不安感，極度に脅かされている体験は自殺企図に結びつく危険因子と考え，些細な自傷行為や再発時の自殺企図歴に十分注意する．

ⅲ) **身体的問題**　急性期には身体合併症を併発していることが多く，身体的問題からも入院の判断がなされる必要がある．八田[8]や西村[11]は精神科緊急入院を要した患者の血液データで，脱水，低栄養などが見られることを記載している．急性期には，昏迷状態による食事摂取不良，激しい興奮状態による横紋筋融解症，被毒妄想などの妄想内容に基づいた拒食・異食，自傷自殺企図による外傷など様々な身体的な問題を生じることも少なくない．総合病院では，救命センターを始め，他身体科に急性期の精神病状態により，身体的な問題を来した患者が入院することがある．このような場合には，治療の場の選択として，統合失調症の急性期で身体疾患を何処で治療するかについて問題となる．原則的には，身体疾患の重篤度によるが，実際には精神症状により身体科の治療が困難となることも多く，生命の危険が回避された後には，引き続き精神科での入院治療が必要となることもある．過去には精神保健福祉法により精神科病床以外への入院が禁止されていたことなどから，他科への入院が困難であった時代もあった．しかし近年ではリエゾン精神医療の発展と他科医師の理解により，統合失調症という診断によって身体科への入院を躊躇するようなことは少なくなってきていると思われる．統合失調症に対する誤解・偏見は今も存在しているが，医療者における誤解も少なくない．コンサルテーション・リエゾンの医療においては，医療チームの中で統合失調症への理解を深め，患者自身に対する必要な配慮について情報を共有化していくことも重要となり，その中心として精神科医師の果たすべき役割は非常に大きい．

ⅳ) **社会生活上の困難**　社会生活上の困難な問題から入院を要するのは，急性期ではない場合も多

い．例えば単身生活の場合，ゴミが捨てられないなど生活がだらしなくなることから住環境が悪化したり，近隣との問題が生じるなどがある．一方，急性期の精神病状態において，家族関係も含め，地域社会で生活していく上で困難が生じる場合がある．例えば周囲の物音や人の動きに対して過敏となり，被害関係妄想から，自己関係づけが見られる例では，周囲との関係を著しく損なう恐れが強く入院治療を要する．さらに幻覚妄想状態や，思路障害が前景にあり，周囲との関係が悪化する例でも入院治療が必要となる．こうした例でも，支援体制が十分にあり，保護的な環境での安静と休息が可能であれば入院を要さないこともある．しかし，時には被害妄想の悪化により，支援や介入を拒み，介入が困難となるなどから，入院が必要となることもある．家族が支援している例では，病状悪化時に潜在的な家族間の葛藤が大きなものとなり，家族の支援自体を拒否したり，攻撃的になるようなことも起こりうる．こうした状態では，矢張り入院治療が優先される．

2） 患者以外の要因

入院を決定付けるのは患者側の要因だけではない．周囲の環境が病状悪化に影響を与えていて，それにより患者の病状が悪化していると判断される場合には，そうした環境から離れるためにも入院が必要となる．例えば家庭で休息を取れる状況にない場合や家族が患者の病状を理解するのが困難な場合がある．また単身生活で介護を受けることが困難であったり，職場や学校への心配や対人関係上の問題などから自宅では十分な休息が取れない例がある．こうした例では，入院により患者にかかっている負荷を取り除くことで，より急性期の治療に有効に働くことがある．妄想の対象が近隣の人々となっているような例では，その場所を離れることを本人自身が希望することもある．地域での対人関係が疎である都市型生活圏では，統合失調症患者は周囲からの干渉が少なく安定した生活が出来るといわれている．しかし急性期には近隣との距離が近く感じられ，刺激が強く緊張が高まりやすい一面もあると思われる．

3） そ の 他

その他としては，治療関係や治療内容で入院治療を選択することもありうる．一つには治療に対する理解が問題となることがある．急性期症状にある患者では，病識が不十分な場合が多く，本人が治療の必要性を認められないこともしばしばある．この様な場合にも，本人が治療を受け入れられないことに思いを寄せ，話を支持的に聞きながら，直接困っている不眠，緊張感，不安感などに焦点を当て治療の必要性を繰り返し説明するなどの工夫は必要である．しかし本人の病状が悪化していたり，治療関係がまだ結べていない場合には，外来治療は困難となることも少なくない．こうした場合には，入院治療によって，治療関係を確立することも必要となる．また薬による副作用がこれまで繰り返し出現しており調整に慎重さが必要である場合，ECT（電気痙攣療法）等の他の治療が効果的と考えられるケースでは，入院により十分な観察のもとで身体管理を行いながらの治療が望ましい．

b） 治療の場としての入院―入院形態を中心として

インフォームドコンセントの重要性が叫ばれる昨今，精神医療においても例外でなく，十分な説明の上での治療の必要性は言うまでもない．前述したような入院の必要性が認められた場合には，患者に入院による安静と休息の必要性について説明し，入院への同意を促すことが必要である．統合失調症急性期の状態では，病識が不十分であっても，恐怖と不安に苛まれている患者自身が困っている気持ちを汲み取り，治療の必要性を説明することで，十分な同意が困難であっても入院への抵抗を見せないことがある．佐々木[7]は精神科救急の場面で，精神病状態による他害が認められた場合でも，診察時にはすでに落ち着いていることも多いことを指摘し，既に患者が切迫感や焦燥感という点で「一山越えたのでは」という思いを抱くと述べている．しかしこうした例でも入院治療の必要性を十分に説明しても自ら進んで入院することが少ないことを記述している．このように激しい急性期治療の場合には非自発的入院となることが少なくない．坂口は[12]同意能力の程度と入院形態が比例しないこと，同意能力が病状により動揺することについて言及しているが，急性期精神病状態ではまさにこうした動揺が短時

間の間でめまぐるしく変化するため，十分な理解に基づいた任意入院は困難であろう．また急性期の病状でも，出来る限り開放的に対応するのは当然であるが，激しい急性期の状態では閉鎖的処遇を要することも多い．当然のことながら安易な閉鎖処遇は望まれないが，患者が同意をしたという理由で，あらゆる行動に責任を持たせることは，自立性尊重の法原則に沿っていても，病状変化の激しい急性期では，事故につながる危険があるばかりではなく，安静と休息を必要とする急性期治療とはならない．

一方，こうした急性期の患者の入院に対して，医療保護入院を選択した場合には，保護者となる親族の病状への理解と入院治療への理解が問題となることがある．精神症状が活発で家族の介護の度合いを越えた時に，家族も入院を望んでいることが多い．しかし精神科救急の場面では，患者の突然の病状変化が家族の対応の限度を超えていても，家族がなお，その状態に対応しようとしたり，患者の病状変化を過小に評価することなどによって入院に躊躇することがある．家族が入院同意への躊躇を示す場合，医師が入院後に家族が治療に抵抗したり協力しなかったりすることを想定して，入院医療の必要性について過小に評価してしまう危険がある．こうした状況こそ，家族に対しても十分な患者の病状と予測を伝えながら，医師自身も改めて入院必要性について確認する必要がある．そして家族の心情を汲みながら入院治療の必要性を伝えていくことが，その後の患者との関係のみならず，家族との関係にも重要となる．

c） 急性期治療の場としての地域

吉松[10]は「現実との断層を割くことなく治療を続けられ，家庭のなかでの患者の位置づけを図ることが出来る」ことを外来治療の利点としてあげているが，急性期の精神病状態であっても，以下に述べるような種々の支援体制が確保されるなどの条件が整えば，入院を回避しながら病状の改善をはかれ，それまでの生活の大きな分断を防ぐことも可能であるかもしれない．海外では，危機介入を目的とした多職種チームが，本人の生活の場で24時間の医療・支援を行う急性期治療が成果を挙げている[13]．また crisis home などの病院以外の施設に入所しながら，相談を初めとした多くの支援を受けることで，急性期危機を乗り越えるという方法もとられている[14,15]．前述した，本人以外の側の要因が大きい微小再燃程度の急性期例では，こうした地域の医療・支援システムの中で訪問を中心とした，集中的な治療・支援を行うことで，必ずしも入院を治療の場として選択しないことも可能となりうる．しかし現時点では日本にはまだこうした支援体制が十分に確立されているとは言いがたく，入院が選択される範囲は広いと思われる．今後はこうした地域の中に急性期治療の場の選択肢が広がることも期待される．

（平賀正司，江畑敬介）

文　献

1) 風祭　元：精神分裂病と類縁疾患，向精神薬療法ハンドブック 改訂 第2版，南江堂，1994．
2) 高橋龍太郎：精神科診療所における救急医療と危機介入，精神科救急医療，金剛出版，1998．
3) 伊藤順一郎，西尾雅明，大島　巌，塚田和美：日本版 ACT（ACT-J）研究事業の成果と今後の展望，精神医学 47(12)，2005．
4) 森山公夫：精神科における急性期・慢性期医療，精神神経学雑誌 103(3)：256-257，2001．
5) 江畑敬介，坂口正道：救急精神医療，医学書院，1988．
6) 岩本昌和：【精神科治療技法ガイドライン】診立てと治療 導入 治療形態 入院治療について，精神科治療学 13巻 増刊：45-71，1998．
7) 八田耕太郎：精神科救急のABC，2000年版，総合病院精神医学 12(1)：72-83．
8) 佐々木龍一：精神科救急における攻撃性―統合失調症と人格障害を中心に―，精神科治療学 21(8)：853-858，2006．
9) 加藤　敏：急性期症状，臨床精神医学講座2巻 精神分裂病 I，中山書店，1997．
10) 吉松和哉：入院・退院の臨床，精神科選書，診療新書，1983．
11) 西村隆夫：精神科救急と身体合併症，精神科救急医療，金剛出版，1998．
12) 坂口正道：精神医学・医療における倫理とインフォームド・コンセント，臨床精神医学講座12巻，中山書店，2000．
13) 植田俊幸：ニュージーランドにおける地域を基盤にした精神保健サービス，精神医学 46(7)：741-748，2004．
14) 斉藤卓弥，西村能子：脱施設化後のアメリカにおける外来治療，精神科治療学 19(3)：381-390，2004．
15) 植田俊幸，野中　猛，吉岡伸一：ウィスコンシン州デーン郡における精神障害者ケースマネージメント―マディソンモデル―，臨床精神医学 30(10)：1259-1262，2001．

1.3 急性期治療に必要な検査

a) 脳と身体機能の医学的評価

急性期は治療の入口である．身体機能や脳機能について十分な検査を行えることが望ましいが，それが十分に行えないことが多いところが急性期の特徴でもある．そこで，臨床の現場で容易に得ることができる情報から，必要なデータを得る工夫が必要となる．

1) 全身状態の観察

急性期治療にあたって，①栄養・飲水状態，②清潔保持，③外傷や感染，などの全身状態を観察し，そこから精神症状や身体状態について現状を推測する．

i) 栄養・飲水状態 栄養・飲水状態はしばしば，精神症状に伴う日常生活の機能状態を反映する．この数日，食事と飲水がどのくらいできていたかを確認することは，簡単なことであるが，直近の精神症状の重症度を捉えるうえでも，身体療法を行うための基盤を確認するうえでも重要である．最後に食事をしたのがいつかを確認することだけでも役立つ．脱水の程度は皮膚や血管の緊張度や弾力性だけからでも，ある程度は推測ができる．

可能であれば，精神症状が悪化する以前の体重と比較する．痩せは，幻覚や妄想に影響を受けて，あるいは行動のまとまりを欠くために，摂食が十分行えないほどの精神状態が長期間に続いた結果を示すことがある．肥満は，食事量を制限できない，あるいは体を動かすことが極端に少なくなるような精神状態の持続を反映していることがある．

ii) 清潔保持 清潔保持も同じように，日常生活の機能状態を良く表す．皮膚の汚れや体臭，服装や頭髪の乱れは，身辺の清潔保持ができないほどの精神状態，あるいはそのための住居や経済的基盤が損なわれていることを示す．多数の齲歯や歯牙の欠損は，長期間にわたって口腔内の清潔保持ができなかったことを示す．DSM-IVのGAF尺度では，最低限の身辺の清潔維持ができない場合を20点以下，それが持続的に不可能である場合を10点以下に評価する．身辺の清潔維持ができないことを，重篤な機能障害を示す所見として重視している．

iii) 外傷や感染 外傷や感染の有無を表面から観察する．すぐに身体的な治療が必要な程度のものが，放置されていることがある．そのための疼痛や苦痛を本人自身が訴えないこと，外傷や感染を放置してあることは，みずからの身体に注意を向けられないほどの精神状態を示唆する．そうした状態が長期間に続くと，新旧の外傷や感染が混在することになる．アルコール臭の有無も確認する．腕や足の静脈に沿った注射跡があれば，覚醒剤などの薬物乱用，あるいはその合併を示す．

2) バイタルサインの確認

①血圧・脈拍，②体温，③意識レベルなどのバイタルサインを確認し，治療をすすめるうえでの身体状況を評価する．

i) 血圧・脈拍 頻脈は精神症状に伴う緊張や興奮によることが多いが，脱水を反映していることがある．とくに拡張期血圧が低い場合には注意を要する．脱水があると，抗精神病薬による急な血圧低下や悪性症候群が生じやすくなる．

ii) 体温 発熱がある時にはその原因を考える．興奮にともなう体動など精神症状にもとづくものと判断する前に，感染・脱水などの身体的な原因，(不全型の)悪性症候群などの薬物的な要因を検討する．頻度が高いわけではないが，脳炎や髄膜炎の初期に統合失調症に類似の臨床像を認めることがあり，そのことに気付くひとつのきっかけが発熱である．

iii) 意識レベル Japan Coma Scale (JCS)で2桁以上の意識障害があれば，統合失調症ではなく他の疾患である可能性が高くなるので，原因を検索する．臨床の現場では，JCSで1桁と評価できる状態が意識障害によるものか精神症状を反映するのかを区別することが，必要ではあるが難しい．単純ヘルペス脳炎や最近増加している非ヘルペス性辺縁系脳炎では，病巣が側頭部にあるために初期症状の主体が精神症状のことがある．適切な治療を早く施すことで予後が影響を受けるので，その可能性を早期に気付きたい．妄想にもとづくものではない見当識障害を認める，興奮があるにもかかわらず睡眠が混在する，それらが発熱を伴う，などの時には積極的に考える．

3） 臨床検査

理想を言えばきりはないが，①血液検査・尿検査，②X線検査・心電図，③脳波・頭部CTなどの日常的な臨床検査を行い，そのデータから必要な所見を把握する．

ⅰ） 血液検査・尿検査 血液検査では，アルブミン（Alb）・ヘモグロビン（Hb）からは栄養状態や貧血を，ナトリウム（Na）・カリウム（K）・クロル（Cl）などの電解質や尿素窒素（BUN）からは脱水や水中毒をなど，全般的な体調を知ることができる．白血球数（WBC）・C反応性蛋白（CRP）などの炎症反応からは，感染症などの炎症の存在がわかる．薬物療法をすすめるために，AST（GOT）・ALT（GPT）などで肝機能を，クレアチニン（Cre）・尿素窒素（BUN）などで腎機能を検討しておく．治療における抗精神病薬の副作用を明らかにするために，糖尿病については血糖（BS）・グリコヘモグロビン（HbA1c）を，悪性症候群についてはクレアチンフォスフォキナーゼ（CK, CPK）を，投与前も含めて確認しておく．

尿検査では，その色や比重により脱水の程度を，ケトン体により最近の栄養状態をおおよそ推測することができる．導尿を行う場合には初回の尿量が指標となる．覚醒剤使用が疑われる場合は，同意を得たうえでその有無を確認する．

ⅱ） X線検査・心電図 胸部の単純X線検査により肺炎の有無を，腹部の単純X線検査により麻痺性イレウスや強度の便秘の有無を，それぞれ確認する．心電図では，虚血所見や不整脈などの全般的な異常所見の有無に加えて，QTc時間に注目する．向精神薬投与前からQTc時間が延長していたり，薬剤誘発性にQTc時間延長が生じていると，心室細動から突然死に至る危険性が高まる．QTc時間は，440ミリ秒以上で延長と判定し，500ミリ秒以上で危険が高くなる．

ⅲ） 脳波・頭部CT 意識障害の存在が疑われる場合には，なるべく早い時期に脳波検査を行う．軽度の意識障害を判定できる最も確実な方法が脳波である．精神症状が悪い時には十分な記録はできないが，覚醒安静時だけでも記録する．体動などによりアーチファクトが混入した前後は，覚醒レベルが最も高いことが多いので，その部分での意識障害の有無，および少し間隔があいた部分の記録との比較を行い，意識障害の有無を判定する．

急性期のいずれかの時点で，脳画像検査として頭部CT検査を実施しておけると安心である．より詳細な検査が必要であれば，ある程度落着いてから頭部MRI検査を施行する．

4） 心理検査

急性期に心理検査を行う意義は，精神療法・心理教育・早期リハビリテーションなどを受けいれ理解する能力が，その時点でどの程度あるかを知ることにある．心理検査は，そのための脳機能検査である．詳細な心理検査・知能検査・神経心理検査を急性期に行うことはむずかしいので，症状や生活ぶりのなかからその手がかりをつかむことになる．そうした方法は，個別的な能力を厳密に評価するには適さないが，実生活における能力を全体的に捉えるためにはむしろ好都合である．

ⅰ） 社会の出来事についての知識と理解 最も簡便な方法は，事件・スポーツ・芸能など最近の社会の出来事やニュースについての知識と理解を，会話のなかで確認することである．知識を獲得するためには，自分の病的体験に圧倒されておらず，外界の出来事に関心を向ける心理的な余裕があることが必要である．またそのことを理解するためには，物事への持続的な集中力が保たれ，論理的な思考がある程度はできることが必要となる．本人が本来関心をもっているはずのテーマについての会話により，これらの点が確認できる．

ⅱ） 自発書字 紙に自由な書字を求めると，知的機能について会話以上の詳細な検討が可能となる．①誤字や脱字など文字要素の側面，②新造の文字や単語などの単語要素の側面，③文意の通じ具合など意味的な側面，④文字の大小や配列の乱れなど全体的な構成の側面，⑤何を表現しようとするかという自発性の側面など，さまざまな面が検討でき，しかもそれを容易に記録に残せる．このように自発書字が知的機能を鋭敏に反映するのは，書字が意味システムと聴覚系・視覚系・運動系との連合が必要な過程であり，獲得に

は長年の学習が必要で，意識的な努力を要する過程だからである．おもに，中心溝より後ろの頭頂連合野の機能を反映する．

　iii）**対人能力**　家族・友人や医療スタッフとの交流をどのくらいもてるかという対人能力は，上記のような知的な能力とはある程度独立しているので，別に評価する．①他人とのコミュニケーションをとろうとする構えがあるか，②会話などによる情報内容のやりとりがどのくらいできるか，③そうしたやりとりに感情的な交流を伴うか，という3側面に注目する．こうした対人能力は，側頭連合野などの対人情報処理システムの機能を反映し，幻覚・妄想との関連が深い．

　iv）**自己認知**　自分自身の現状をどのくらい認知できるかは，対人能力とは別の能力である．①今は何時で自分はどこにいるのか（見当識），②現在の自分はどんな状態か（現状の認識），③どういう経緯でそうなったか（病歴の認識），④そうなった理由は何か（狭い意味での病識），⑤これからどうしていくことになっているか（将来の予定についての認識），と時間軸に沿った因果的な理解の程度とともに確認する．前頭連合野の機能を反映すると想定できる．

　病識と呼ばれるものは，自己認知のうちで医学的な疾患についてのものを指す．病識欠如は，統合失調症患者の93％に認め，症状のなかでも最も頻度が高く，服薬アドヒアランスと最も関連し，予後との関連が高く，症状の改善に伴って必ずしも改善しないとされる．治療的関与を考えるうえでは，病識の内容として①治療へのアドヒアランス，②病的体験としての認識，③精神疾患であるとの認識，という3側面に分けて考えることが生産的である．この3側面は相互にある程度独立している．

　v）**行動制御の能力**　自分自身の行動を意識的にコントロールできる程度を評価する．①幻覚・妄想に支配されての行動化あるいは陰性症状にもとづく行動を自分自身でどのくらいコントロールできるかという精神症状と関連した側面，②自分自身で決めたこと，他人との約束，その場所でのルールをどのくらい守れるかという言語的で意識的な側面，の両者を考える．その時点だけでは評価が難しいこともあるが，病歴や生活歴を振返ることで判断が可能になることが多い．この行動制御の能力は，外来・入院という治療の場を決めるひとつの要因となるし，その後の治療の進め方のうえで参考になる．前頭葉眼窩面の機能を反映すると想定できる．

　5）**抗精神病薬治療への初期反応の評価**

　抗精神病薬の投与初期1～2週間における精神症状の改善が，その後の改善をある程度予測できるとする報告が増えている．少なくとも，投与初期の1～2週間に改善を認めない症例では，その後の改善も不良であるとされる．したがって，治療開始後の早い時期に初期反応を評価し，無効であれば早期に次の方法を検討する．これはある意味では常識的な結果であるが，臨床の現場では効果を待つという保守的な判断に傾き，次の方法を検討するまでに時間がかかり，改善までの時間を浪費することがしばしば起こる．

〔福田正人〕

b）在宅治療のための家族の評価

　これまでいわゆる急性期治療を行う場は，症状や障害の程度によっても異なるが，わが国では主として入院による集中治療の場が選ばれることが多かったように思われる．しかし近年，初回エピソードや再発の危機に際しても，入院治療ではなく，家庭や地域におけるケアで乗り越えられるという報告も増えてきている．しかしこのような状況であるから，定型的なあるいは標準化されたアセスメント様式というものはいまだ乏しく，今後の研究と発展が強く望まれる領域である[1]．

　在宅を拠点とする急性期治療においては，関係者全員が治療プランを理解し納得して，しっかりと対応することが不可欠である．しかし24時間の医療看護体制やソーシャルワーク，作業療法などを行う上での地域資源の充足により，これまで精神科病院で行ってきた治療の殆どは，今後在宅でも利用可能となり，わが国でも在宅治療による急性期からのトータルな治療は増えていくものと思われる．

　急性期治療を在宅にて行うには，当事者の家族の速やかで十分な理解が何よりも重要である．実質的にケアに当たる家族の協力なしには，入院治療に代わる急性期治療を在宅で行うことは実現不可能といわずと

も，極めて困難になることは明らかである．特に初回エピソードの場合には，当事者の様子に家族の戸惑いが大きいことは想像に難くない．混乱する家族に対して，定型的あるいは構造化された面接などでいわゆる家族機能や言語表現能力，あるいは感情の状態などを評価をすることは臨床的には困難ないしナンセンスであろう．一般に，急性期治療の臨床現場における家族機能の評価は，診療場面，面接場面での家族の表情，態度，言動から総合的に判断されるものであろう．評価者の臨床経験や技量が問われる課題でもある．

一方，より客観的に家族のニーズや能力を評価することが重要になる．急性期においては家族の能力や利用できる社会資源も簡便かつ速やかに評価する必要がある．表V-1[2]は，訪問診療を中心に行っているオーストラリアの施設において開発中の家族評価スケールである．このスケールは，特に家族自身の睡眠不足や身体状態への不注意の徴候に注意を払って，家族の身体や感情の状態の評価を中心としたいくつかの主要な領域にも焦点を当てている．

表V-2[3]は，在宅で利用できる社会資源を評価するためのチェックリストである．右欄で「できない」「いない」「ない」にしるしのついた項目については，その項目に関して家族員や援助者間で話し合っておく必要があろう．こうした情報を担当部署や担当者が変わる度に繰り返し同じように問われることは，当事者の病状で混乱している家族にとっては苦痛であろう．できるだけ情報を整理し，治療者側が共有することで能率良く治療戦略を立てることが大事であろう．

この時期の高EE（感情表出）の功罪については諸説あるが，敵意や批判的要素が際立っていない場合に

表V-1 訪問時用家族評価スケール（Dandenong病院精神科）[2]

地域治療のための家族資源パイロット・スケール
援助者版

	高い				低い
あなたの家族の現在状況において自傷他害の危険性のレベルは？	5	4	3	2	1
あなたの家族が服薬を受け入れる自信がどのくらいありますか？	5	4	3	2	1
あなたの家族が家庭での治療に成功する自信はどのくらいありますか？	5	4	3	2	1
専門家たちがあなたの家族の家庭での治療に成功しているという自信はどのくらいありますか？	5	4	3	2	1

スタッフ版

	低い				高い
援助者の家庭におけるケアの能力はどのくらいのレベルですか？（例えば，どのくらい休暇を取れるか，親戚にどのくらい頼れるかなど）	1	2	3	4	5
現時点でこの家族がどのくらい対処能力を備え持っていますか？	1	2	3	4	5

	十分				全くない
この状況で，援助者たちがどの程度協力しあい管理する力があると考えますか？	5	4	3	2	1
援助者がどの程度家庭での当事者の治療に関わっていますか？	5	4	3	2	1
当事者の行動によってどの程度家族の日常生活が妨げられていますか？	5	4	3	2	1
当事者のどこが悪いかという点についてどの程度家族が専門家に同意していますか？	5	4	3	2	1

	良くない				良い
当事者が普段家族とどのくらい仲良くしていますか？	1	2	3	4	5

強制的地域治療の指標
スタッフ版

	高い				低い
自傷他害の危険性はどの程度ですか？	5	4	3	2	1
当事者が薬物療法を受け入れる自信はどのくらいありますか？	5	4	3	2	1
援助者が家庭での当事者の治療にどのくらい成功していると認識していますか？	5	4	3	2	1
専門家として，当事者の治療が家庭でどのくらい成功していると考えますか？	5	4	3	2	1

1. 急 性 期 治 療

表 V-2 在宅で利用できる社会資源を評価するためのチェックリスト[3]

1. 治療・援助チームへの連絡	みなさんを担当するチームの誰かにすぐに連絡ができますか.	できる／できない
2. 主治医への連絡	主治医, もしくは代わりの医師にすぐに電話で相談ができますか.	できる／できない
3. 保健師への連絡	地域の保健所・保健センターなどに, 具合が悪くなったときすぐに電話で相談できる保健師はいますか.	いる／いない
4. 周囲の協力	①家族以外の人たち, たとえば, 近所の人や友人, 職場の同僚などに, ストレスを軽くする手伝いをお願いできますか.	できる／できない
	②緊急時に援助を頼める人がいますか.	いる／いない
5. 援護寮など	すぐに利用でき, 適切なサポートが受けられ, 食事も出してくれる施設はありますか.	ある／ない
6. 子どもや健康のすぐれない家族のケア（必要な場合のみチェックしてください）	代わりに世話をしてくれる人がいますか.	いる／いない
7. 仕事と経済力	入院する場合, 仕事を休んだりしても入院費や生活費の確保はできますか.	できる／できない
8. 周囲の経験の有無	周りに同じような危機介入を受けた経験のある人はいますか.	いる／いない

表 V-3 病期に応じた理想的な治療パッケージの例[2]

a) 即時型期または危機的な時期

段階	この時期における作業内容と焦点
1	個別のパッケージの組織立てと送付
2	治療チームによる明解な訪問スケジュールを用意
3	（通常は鎮静的な）薬物療法の開始とその後の適切な抗精神病薬の選択
4	身体的健康をチェックするための血液検査やX線検査
5	問題となっている精神症状の評価
6	家族が対処できるように援助することと発病前の当事者についての情報を集めるという2つの目的をもって家族と話し合う
7	当事者と家族をよく理解すること
8	臨床家をよく知り信頼するように当事者や家族と連絡をとること
9	当事者を担当している家庭医と連携すること

*この時期の平均期間は2〜7日間

b) 急性期

段階	この時期における作業内容と焦点
1	薬物療法——抗精神病薬の種類と用量をモニター 治療チームは当初服薬を管理し次に家族にそれをゆだねること 家族は服薬管理に関して口頭と文書の説明を受けること
2	当事者の脈拍や血圧と薬物への反応のモニターをチームが行うこと
3	当事者や家族と精神障害の性質や薬物がどのように作用するかについて話し合うこと 臨床家は情報の種類と内容に関する家族のニーズに応じること
4	休職に関する諸問題を扱い, それに関連する書類も準備する
5	家族が行うべきことについて話し合う

*この時期の平均期間は7〜10日間

は，過度の情緒的巻き込まれの高い家族は，介入に対して距離を開けすぎる同居家族に較べて治療的介入をより受け入れる傾向にあるとも言われ[2]回復促進につながるという解釈もある．

在宅治療を受ける当事者やその家族の殆どは，まず治療ないしはマネジメント計画についての明確なプランを知りたがるものである．時には用語こそは用いないまでもクリティカル・パスに当たるものを知りたがることもある．このことは，特に初回エピソードの場合には顕著であるが，当事者・家族にとっては未曾有の先の見えない状況において，様々な治療を行おうとする専門家に対して，その効果発現の時期を尋ねることはいわば当然であろう．当事者と家族の双方に，表V-3[2]に示すようなできることなら病状に応じた理想的なパッケージにあたるものを示すことも有用とされている．入院治療と違い，治療の進展の様子や病状の変化，家族などから順次得られる情報を待ちながら治療を進めればよいわけではない．在宅治療の場合は，家庭内で様々に力関係が変化するので，治療者は早めに明確な見通しを示す必要がある．作業予定が用意されれば当事者や家族にとって，疾病をコントロールすることの意味も明らかとなり，助けになり，安心が得られる．また治療者側にとっても計画の各段階を忘れないようにする一助となる．症例ごとに個別化されたものを用意する必要がある．本人や家族が始めての体験で，全体的に理解が悪い場合などには，専門用語を避け，具体的に表した作業予定はとても大きな希望となる．実際的で楽観的であることが重要であろ

表 V-4　週間行動記録表[3]

時	月　日(月)	月　日(火)	月　日(水)	月　日(木)	月　日(金)	月　日(土)	月　日(日)
6							
7							
8							
9							
10							
11							
12							
1							
2							
3							
4							
5							
6							
7							
8							
9							
10							
11							
12							
1							
2							
3							
4							
5							

さらに在宅での危機介入時に重要となるのが，治療や援助の進み具合に関する記録を本人または家族をはじめとする援助者が毎日記録しておくことである．表V-4[3]に示した「週間行動記録表」には，睡眠や飲食，日々考えたことなどを記録してもらい，毎回のセッション開始時に治療者がひとめで生活状況を把握できるための工夫である．さらに家族の心情に配慮して必要以上に深く入り込まず，細大もらさず評価する上での補助となろう．

（水野雅文）

文献

1) 水野雅文，村上雅昭，佐久間啓編：精神科地域ケアの新展開―OTPの理論と実際―．星和書店，東京，2004.
2) 鹿島晴雄監修，水野雅文，村上雅昭，藤井康男訳：精神疾患の早期発見・早期治療．金剛出版，東京，2001.
3) イアン RH ファルーン，鹿島晴雄監修，水野雅文，村上雅昭編著，慶應義塾大学医学部精神神経科総合社会復帰研究班著：精神科リハビリテーション・ワークブック，中央法規出版，東京，2000.
4) Pai S, Roberts EJ: Follow-up study of schizophrenic patients initially treated with home care. Brit J Psychiat 143:447-450, 1983.

c）在宅治療のための地域・環境の評価

急性期治療を在宅で行なう場合には，少なくとも3つの要素が必要である．1つ目は，「在宅で過ごしたい」あるいは「入院をしないでのりきりたい」という本人及び家族の希望である．この希望が「覚悟」のレベルまで高まっていると，さまざまなことが在宅でできる．2つ目は援助者の，「在宅で，可能な限り入院を回避できるように援助しよう」という意志と行動力である．そして，3つ目は，「地域や環境にどのような資源があるか」の情報である．

本論で焦点を当てていくべきはこの3つ目の要素なのであろう．しかし，1つ目と2つ目の要素の乏しい場合には，3つ目の情報から有用な情報を見出すことはかなり難しい．言い方をかえれば，本人のニーズがあり，そしてそれをかなえたいという本人と援助者の動機があって，初めて地域・環境の資源が見えてくるのである．「まず援助者の知っている『資源』があって，その『資源』にあわせてそれを使える当事者を選び出す」というプロセスでは地域・環境の評価はできないことを強調しておきたい．

1）方法論としてのケアマネジメント

さて，その上で評価の方法論であるが，筆者の考えではそれがケアマネジメントに他ならない．ケアマネジメントの詳細は他の文献[1]を参考にされたいが，そのプロセスを簡略に述べると以下のようである．

①ケアの必要性についてのアセスメント：本人の希望やニーズを聞きだし，「必要なことは何か」を明らかにする．同時に，援助サイドの専門家としての状況の評価から「必要と思われること」も明らかにもする．

②ケア計画の作成：「必要なこと」を実現するために，当面何ができるかのプランを立てる．そのときに活用できるといい資源についても確認する．

③ケア計画の実施：立てた計画を現実のものとするための行動を起こす．地域や環境の資源を活用する際にはそのための手続きを行なうことも含まれる．

④モニタリング・評価：計画に沿って行なっていることが役に立っているかを，本人とともに確認する．

⑤再アセスメント：一定期間が経った後に本人の希望やニーズがどのように変わってきたのかを，そして今の時点で「必要なことは何か」をふたたび明らかにする．

急性期というのは，ときに本人が合理的な判断ができにくくなっていたり，本人の意思の表明が困難になっていたりする．しかし在宅で急性期を乗り越えるのには，本人の「入院は避けたい，なんとか生活の場でしのぎたい」との意志の確認がなんとしても必要である．その上で，シンプルに「今をしのぐプラン」を作っていくことがポイントとなる．

2）アセスメントのための関係作り

急性期において，詳細に本人の希望を明らかにすることは難しいであろう．とくに統合失調症の急性期には未来が不安と恐怖に満ち満ちて認識されているといわれている．「先が見えない」恐怖のなかでは「今，ここ」でどうしたいのかをシンプルに押さえることに焦点を絞るべきであろう．

これからどんなふうにすることがあなたのために良

いのだろうとの会話の中で，「家族と離れて休みたい」「人が怖い．楽になりたい」「眠りたい」というような言葉が援助者に向かって発せられれば大収穫である．いくつかの選択肢を含んだ問いを援助者から発し，それにうなずく当事者を見てかろうじて合意に達することもしばしばである．「言ってくれなきゃわからない」ではなく「あなたの状態はこういうことを求めているのではないだろうか」と問いかける姿勢をもつことで，共同作業としてのアセスメントはそれ自体が治療的にもなりうるのである．

3）ケア計画の作成（その1）―アセスメントと並行した作業として

「今ここで望むこと，必要なこと」が明らかになったら，何ができるかの吟味にうつる．いわば「ニーズを満たす資源の検討」である．このときのコツは，資源を「場所」と「人」の組み合わせで考えることである．たとえば，「休む場所」「安心できる場所」「眠れる場所」などを求める場合，「自宅がいいのか」「静かな場所がいいのか」「採光はどうか・広さはどうか」といった場所の条件に加えて，「独りになりたいか」「誰かと一緒がいいのか，その誰かとはどんな人か」といった人に関する条件も検討するのである．必ずしも本人の望む環境が手に入るわけではないが，このように聞くことで彼/彼女の「ありたい状態」がよりあきらかになる．そして，このプロセスの中で，具体的な地域・環境の資源の情報と突合せが始まる．その場合避けて通れないのが，「急性期にあっても本人ができること・他者の応援が必要なことの確認」である．これは主として本人の安全に関することと環境の安全に関することに集中する．

あくまでも急性期のアセスメントであるから，薬物療法の効果が現れるであろう最初の3日間，長くても1週間をうらなうためのアセスメントである．以下に例を挙げるが，これらから実現可能な地域でのケア計画を考えていくことになる．

(a) 医学的管理が充分に行えるか

・精神状態のコントロールのために服薬を自分で管理できるか．一日何回の服薬であれば維持できる可能性が高いか．服薬について他者のサポートが必要か．剤型の希望があるか，非経口的投与（筋注，デポ剤）を希望するか．

・糖尿病や高血圧といった合併症の管理が自分でできるか．他者のサポートが必要か．

・夜間一人で眠ることができるか．安心して眠れる環境を作るのに他者のサポートが必要か．

(b) 生活を何とか維持できるか

・食事は自分で準備して食べることができるか．食事の準備に他者のサポートが必要か．惣菜など買ってくることについてはどうか．

・昼間は一人で安静が保てるか．誰か他者がいたほうが楽か．

(c) 自分の安全を守れるか

・火の始末は自分でおこなえるか．またはしばらく火を使わずに生活が可能か．あるいは他者のサポートが必要か．

・金銭の浪費をせずにコントロールが可能か．

・精神症状にさいなまれ自分を傷つけたくなる衝動をコントロールすることができるか．他者がそばにいてサポートすることが必要か．

(d) 環境に損害を与えないようにコントロールが可能か

・怒りやイライラなどは，物理的な暴力というような形で表現せずにコントロールすることが可能か．他者が抑止するためにいる必要があるか．

4）ケア計画の作成（その2）―具体的な資源を検討する

以上のようなプロセスを経て，どのような資源が使えるかの検討をおこなう．この場合も「場所」と「人」の組み合わせで検討するのが良い．その際に地域や環境の資源を，いわゆる制度によって作られているフォーマルなものと，普通に存在している人や建物であるインフォーマルなものに分けて整理すると役に立つ．

従来の考え方では，急性期などの場合，制度内の資源を活用することが一般的であったので，たとえば居場所としてはスタッフのいる施設への短期入所（ショートステイ）程度しか利用できるものがなかった．しかし近年は訪問ができる人的資源として，ケアマネジメント従事者，居宅介護のホームヘルパー，訪問看護ステーションのスタッフ，あるいは今後のもの

として包括型地域生活支援のための多職種チーム（ACT：Assertive Community Treatment）などがあるので，インフォーマルな場所でも対応が可能になりつつある．

次に一例として「幻聴体験などがひどく，『殺されるのではないか』とおびえ，安全な場所を求めている当事者」の事例のケア計画を，使える資源の検討という観点から見てみよう．

5） 場所についての選択肢

可能であれば，自宅をそのまま活用するのが多くの場合もっとも無難である．本人にとってなじみの感覚が強く，また周囲の環境について本人が良く知っているので，不安が少なくてすむのである．しかし，家族との葛藤があまりにも強いとか，恐怖をしのぐのに自宅が不都合な場合，そもそも自宅がない場合などは，自宅以外の「場所」を活用することになる．

フォーマルサービスでは短期入所（ショートステイ）が活用できるはずであるが，自立支援法の枠組みで，このような急性期の一時避難に活用できるかは疑問が残る．筆者の活動している地域では県のモデル事業としてグループホームの空き室を"クライシス・ハウス"[2]として短期間活用できる制度を作ったが，これは電話一本で予約ができ便利である．また欧米には，一般の人家の空き部屋を登録しておいて，このようなときに活用する制度[3]がある．

まったくのインフォーマルな資源を使うとすれば，ビジネスホテルやウィークリーマンションが活用できる．これらは訪問できる人的資源があることが前提である．ひっかかるのは費用であるが，丁寧に探すと廉価で危機をしのげる場所を結構探せるものである．

6） 人的資源についての選択肢

事例のように不安の強い急性期に対応する人々に最も求められるのは，本人に安全保障感を与えることができる関係性づくりである．「ただ傍らにいて緩やかに過ごす」うちに安心感を送り届けることのできる関係がない中では，以下に述べる具体的な支援はかえって本人の不安をかきたて支援になりえない．このことを考えれば，さまざまな人々がそれぞれの方針で同時に関わりはじめることにはリスクが多い．ケアマネジメントをおこなうものが自分でもさまざまな生活支援をおこなう集中的ケアマネジメント（ICM：Intensive case management）[4]や多職種チームによる一貫した訪問支援であるACT（Assertive Community Treatment）[5]が，科学的根拠のある実践として評価されるのは，これらのプログラムがケアの責任を集中して取る形式をとっていることと大いに関連している．

ⅰ） **医学的管理** 服薬管理のサポートや合併症の管理をおこなうにあたって，事例のような場合に新たな人的資源を投入することは現実問題かなり難しい．すでに本人とも関係作りのできている治療チーム，すなわち主治医や看護師，あるいはソーシャルワーカーなどが主たる人的資源となると考えるべきであろう．そのためには，治療チームがどれだけ訪問をできる体制を取れているかが問われる．くわえて，本人が激しく不安定になる場合に備えての緊急の往診体制，救急受診体制，あるいは入院をせざるをえない場合のバックアップとなる人的資源の確保も重要である．

ⅱ） **生活維持** たとえば食事の準備や，急性期をしのげるだけの身の回りの世話であるが，それを通じての安全保障感の熟成が鍵である．訪問可能な医療スタッフや心得のあるホームヘルパーに期待できることであるが，極力侵入的にならず，淡々とすべきことをするような人材を求めたいところである．家族以外のインフォーマルな資源としては，本人の精神疾患に理解のある友人やすでにピアサポートの関係にある当事者に期待できることでもある．

ⅲ） **安全管理** 火の始末，金銭の浪費，自傷他害のリスクの回避となると，ひとりの援助者がすべてをおこなうのは困難である．家族も含め住居を提供するものと，生活支援にはいる者，医療スタッフが連携をする中で見守る必要がある．あまりにリスクが高い場合は危機回避のために入院を選択肢としてあげておく必要もある．

さいごに―クライシスプランという考え方

以上，急性期にあっての地域や環境の評価のプロセスを述べてきたが，実際には本人が急性期を迎えてからすべての評価を始めるというのでは物事を円滑に運

ぶのは大変困難である．今後は，当事者本人が安定しているときに，「具合が悪くなったときにどうするのが良いのか」という視点で「クライシスプラン」を作っておくことが重要になろう．たとえば，①自分がコントロールできないほど悪化する前に気づくサインはどんなものか，②そのようなときに，誰にどのようにサポートしてもらいたいか，使いたい資源とその連絡先，③今までの体験でそのようなときに役に立った薬，役に立たなかった薬のリスト，などを挙げておく．そして急性期という危機を察知したら可能な限り早く，好ましい対応を本人自身や周囲のものができるようにしておくのである．

「クライシスプラン」づくりは，病や地域・環境についてあらためて知る重要なチャンスでもある．地域で暮らし，急性期も地域にいながら乗り越えるためのアセスメントとプラン作りを，援助者サイドだけでなく当事者も参加しておこなうことが，「本人のニーズに沿ったアセスメント」の究極の形なのである．

（伊藤順一郎）

文　献

1) ケアマネジメント・ガイドブック　精神障害者編　2006：厚生労働科学特別研究「精神障害者に対する効果的福祉サービスのあり方に関する研究」（主任　高橋清久）．(http://www.ncnp.go.jp/nimh/fukki/publication/index.html)
2) マディソンモデル活用事業報告書，2006．
3) マディソン市のクライシスハウス：マディソンモデル活用事業平成17年度報告書，pp.35-39，2006．
4) 大島　巌：ACT・ケアマネジメント・ホームヘルプサービス．精神看護出版，2004．
5) 西尾雅明：ACT入門，金剛出版，2004．

1.4　薬物・身体療法

a）薬物療法

現代の統合失調症の治療において，抗精神病薬を中心とした薬物療法が重要な役割を担っていることは論を俟たない．とりわけ，急性期ではその重要性が増してくる．急性期治療の主たる目標は，1) 精神症状の速やかな回復を図り，2) 自傷他害などの問題行動をコントロールし，3) 社会機能の低下を最小限にとどめ，4) 患者や家族の生活環境に及ぼす不利益を可能な限り減らすことにある．そのためには，迅速な医学的評価および診断の後に（あるいは同時に），直ちに抗精神病薬による薬物療法へと導入することが望まれる．

急性期では幻覚や妄想，精神運動興奮などの陽性症状が前景に立つことから，抗精神病薬による薬物療法が原則となる．近年，わが国でも相次いで第二世代抗精神病薬（非定型抗精神病薬）が市販され，欧米には及ばないものの，統合失調症の治療において従来の第一世代抗精神病薬（定型抗精神病薬）に取って代わりつつある（表V-5）．第二世代抗精神病薬は，第一世代抗精神病薬に比べて錐体外路性副作用が少ないばかりでなく，陽性症状への効果に加えて，陰性症状や認知機能障害の改善も期待される．しかし，糖・脂質代

表V-5　わが国で使用可能な抗精神病薬

第一世代抗精神病薬（定型抗精神病薬）	
フェノチアジン系	chlorpromazine[a], levomepromazine[a], fluphenazine[b], propericiazine[c], perphenazine, prochlorperazine
ブチロフェノン系	haloperidol[abc], bromperidol, pipamperone, spiperone, moperone, timiperone[a]
ベンズアミド系	sulpiride[a], sultopride, nemonapride, tiapride
ジフェニルブチルピペリジン系	pimozide
インドール系	oxypertine
チエピン系	zotepine
イミノジベンジル系	carpipramine, clocapramine, mosapramine
第二世代抗精神病薬（非定型抗精神病薬）	
	risperidone[c], perospirone, olanzapine[d], quetiapine, aripiprazole

[a] 注射製剤あり　[b] デポ剤あり　[c] 液剤あり　[d] 口腔内崩壊錠あり

謝異常や体重増加，心伝導系障害（QTc延長）といった副作用の問題も指摘されており，安全性に関する注意は必要である．

1） 急性期における薬物療法の進め方

ⅰ） 導入時の一般的事項 　急性期の薬物療法はそれ自体独立したものではなく，統合失調症の治療全体を俯瞰して，その後の回復期や安定期へ円滑に移行できるよう計画を立てるべきである．また，治療の導入部分にあって重要な役割を担っていることから，治療計画や薬物療法（目的，予想される効果や副作用，今後の見通しなど）について患者や家族に十分説明しておく必要がある．病状のため理解が得られない場合でも，治療関係を構築する上で，その作業は欠かすことができない．チーム医療の観点から，医療スタッフに対しても同様に治療計画や薬物療法について説明し，情報を共有しておくことが望ましい．治療を進めるにあたって，家族の関与や援助，協力も重要な因子となりうることから，治療初期の段階で家族への介入も積極的に行う．

薬物療法の導入に際しては，急性期の症状評価や医学的精査を迅速かつ適切に行い，治療目標を明確に定めることが重要である．また，治療環境（入院や外来）の選択も薬物療法を計画する上で考慮すべき要因である．これらの事項については，他の章を参照されたい．

ⅱ） 薬物療法の計画

①原則： 　抗精神病薬は単剤使用が原則であり，至適用量を少なくとも4～6週間継続した上で効果判定を行うことが望ましい．有効であれば継続し，回復期や安定期の薬物療法へと移行する（他の章を参照）．部分効果に留まる場合は適切な用量まで増量し，無効であれば次のステップへと薬物療法を進める．

現在まで各薬剤の臨床効果を指標とした選択基準（エビデンス）は存在せず，薬理学的プロフィールに基づいた副作用を指標として薬剤選択を行うことが合理的といえる．この点において，錐体外路症状の危険性が少ない第二世代抗精神病薬が第一選択薬となる．抗コリン薬は最初から併用せず，錐体外路症状が出現した段階で検討すべきである．急性の錐体外路症状で速やかな対応が求められる場合や抗精神病薬の減量または変更では対応しきれない場合にのみ併用する．

わが国で慣習的に行われている多剤併用療法は，第二世代抗精神病薬の特徴を消してしまうため，薬物動態のみならず薬力学的観点からも推奨されない．抗精神病薬以外の薬剤との相互作用についても，効果減弱や副作用増強といった問題を誘発しうることから，併用に際しては注意が必要である．

②薬物療法のアルゴリズム（図Ⅴ-1）：

〈Stage 1：第二世代抗精神病薬の単剤投与〉

急性期の精神病症状に対する第二世代抗精神病薬の効果は第一世代抗精神病薬とほぼ同等であり，急性の錐体外路性副作用や認知機能障害の危険性が低い．その後の治療アドヒアランスやQOLを考慮すると，第二世代抗精神病薬（risperidone, perospirone, olanzapine, quetiapine, aripiprazole）が第一選択となる．いずれの第二世代抗精神病薬も十分量を少なくとも4

表Ⅴ-6　第二世代抗精神病薬の副作用

薬　剤	錐体外路症状	PRL上昇	体重増加	糖代謝異常	脂質代謝異常	QTc延長	過鎮静	起立性低血圧	抗コリン作用
Risperidone	＋	＋＋＋	＋＋	＋＋	＋＋	＋	＋	＋	0
Perospirone[a]	＋/0	0	＋	0	0	？	＋	0	0
Olanzapine	0[b]	0	＋＋＋	＋＋＋	＋＋＋	0	＋	＋	＋＋
Quetiapine[c]	0[b]	0	＋＋	＋＋	＋＋	＋/0	＋＋	＋＋	0
Aripiprazole[d]	0[b]	0	0	0	0	0	＋	0	0
Clozapine[e]	0[b]	0	＋＋＋	＋＋＋	＋＋＋	0	＋＋＋	＋＋＋	＋＋＋
Haloperidol	＋＋＋	＋＋＋	＋	0	0	0	＋＋	0	0

0＝危険なし／治療用量では稀　＋＝軽症／治療用量で出現することもある　＋＋＝治療用量時に出現する　＋＋＋＝治療用量でしばしば出現する

[a] 国内データから推定した　[b] アカシジアは例外と考える　[c] 白内障が発生する可能性が警告されている
[d] 嘔気や頭痛を引き起こすこともある　[e] 無顆粒球症，けいれん，心筋炎を引き起こすこともある（日本未発売）
＊APAガイドライン（2004）を改変

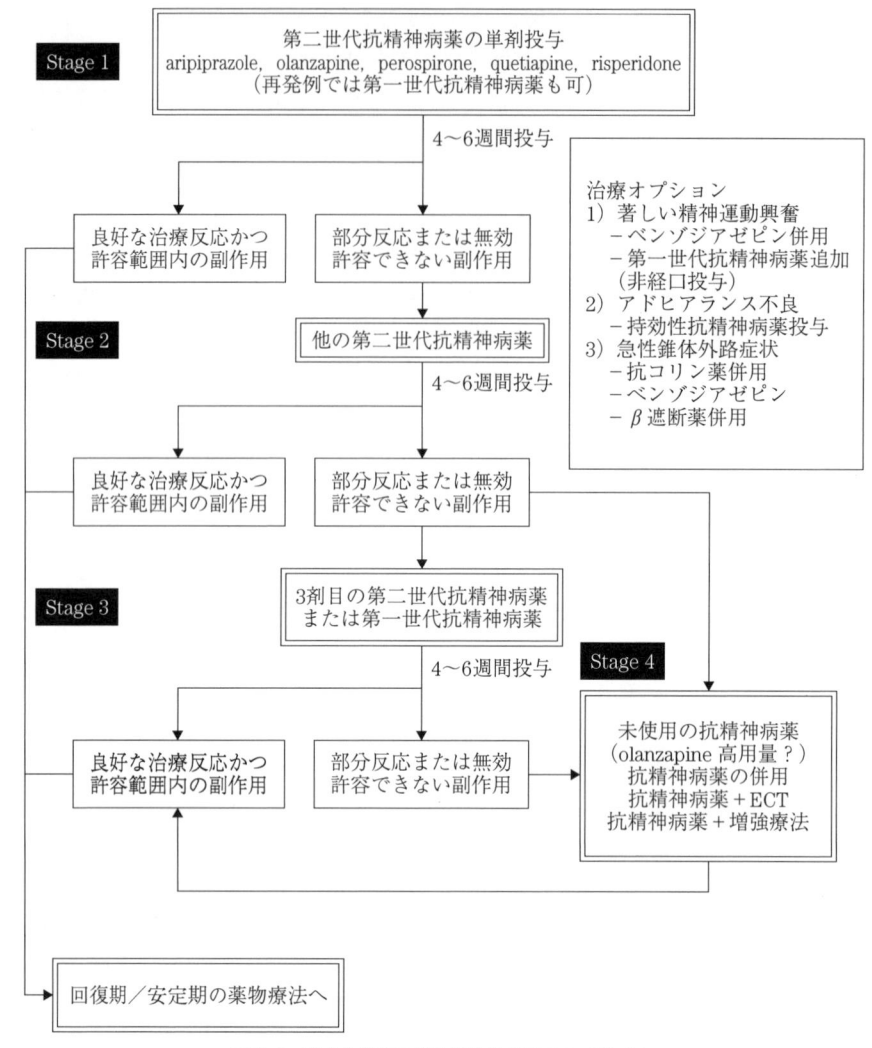

図 V-1 統合失調症の急性期薬物治療アルゴリズム

Stage 1: 第二世代抗精神病薬の単剤投与
aripiprazole, olanzapine, perospirone, quetiapine, risperidone
（再発例では第一世代抗精神病薬も可）

4～6週間投与

- 良好な治療反応かつ許容範囲内の副作用
- 部分反応または無効／許容できない副作用

治療オプション
1) 著しい精神運動興奮
 - ベンゾジアゼピン併用
 - 第一世代抗精神病薬追加（非経口投与）
2) アドヒアランス不良
 - 持効性抗精神病薬投与
3) 急性錐体外路症状
 - 抗コリン薬併用
 - ベンゾジアゼピン
 - β遮断薬併用

Stage 2: 他の第二世代抗精神病薬

4～6週間投与

- 良好な治療反応かつ許容範囲内の副作用
- 部分反応または無効／許容できない副作用

Stage 3: 3剤目の第二世代抗精神病薬または第一世代抗精神病薬

4～6週間投与

- 良好な治療反応かつ許容範囲内の副作用
- 部分反応または無効／許容できない副作用

Stage 4: 未使用の抗精神病薬（olanzapine 高用量？）
抗精神病薬の併用
抗精神病薬＋ECT
抗精神病薬＋増強療法

回復期／安定期の薬物療法へ

* TIMA (2003), APA (2004), 精神科薬物療法研究会 (2004) のアルゴリズムをもとに, 現在わが国で使用可能な薬剤を考慮して作成

～6週間使用した上で効果を判定する．副作用を勘案した薬剤選択が合理的であり，表V-6に第二世代抗精神病薬の副作用一覧を示す．

激越や攻撃性など精神運動興奮が著しい場合には，経口薬によるコントロールが困難であることが少なくない．その場合，確実な鎮静が必要となり，従来わが国では第一世代抗精神病薬やベンゾジアゼピン系薬剤の非経口投与が選択されてきた．しかし，最近ではrisperidone 内用液や olanzapine 口腔内崩壊錠が発売され，経口薬の選択肢が広がりつつある．

アドヒアランスが不良である場合には，持効性抗精神病薬の使用も検討すべきである．しかし，わが国には第一世代抗精神病薬（haloperidol や fluphenazine）の持効性注射剤しかなく，錐体外路症状などの副作用の出現に注意する必要がある．

〈Stage 2：第二世代抗精神病薬の単剤投与〉
同様に第二世代抗精神病薬が選択されるが，Stage 1 とは異なる薬剤を選択する．その際には，各薬剤の薬理学的プロフィールを考慮し，切り替え方法を工夫する必要がある．半減期の長い薬剤から切り替える際

には，前薬の影響から過鎮静や錐体外路症状などの副作用が出現する危険性が高まる．鎮静作用の弱い薬剤へ切り替える際には，精神運動興奮などが再燃する危険性が懸念されるため，上乗せした後に単剤へと切り替える方法が推奨される．なお，薬理学的プロフィールの違いから，切り替え時に抗コリン性離脱症状や離脱性錐体外路症状が出現する場合もあり，精神症状の悪化と見誤らないよう注意が必要である．

〈Stage 3：第二世代／第一世代抗精神病薬の単剤投与〉

Stage 2でも十分な反応が得られない場合には，Stage 1・2で使用していない第二世代抗精神病薬を選択するか，第一世代抗精神病薬の選択を考慮する．切り替えに際してはStage 2と同様の注意が必要であり，第一世代抗精神病薬を選択する場合には副作用の出現（特に錐体外路症状）について注意すべきである．なお，薬剤不耐性例など抗精神病薬のみではコントロールが困難な場合には，Stage 2の次にStage 4（増強療法）へと進んでもよい．

〈Stage 4：治療抵抗性としての工夫〉

Stage 3までに反応が得られない場合，治療抵抗性と判断して対応する．なお，薬剤不耐性の場合には他の第二世代抗精神病薬への切り替えも検討し，アドヒアランス不良が背景に存在する場合には持効性薬剤の選択を考慮すべきである．

欧米のガイドラインでは治療抵抗性症例に対してclozapineの選択が推奨されるが，わが国では残念ながら未だ承認されていない．重篤な精神病症状が持続する場合には，本人または保護者に十分なインフォームド・コンセントを行った上で，修正型電気けいれん療法を導入する．第二世代および第一世代抗精神病薬の併用は，確固たるエビデンスに欠けるものの，この段階では試みる価値がある．また，治療抵抗性症例に対してolanzapine高用量投与（～60 mg/日：保険適用は20 mg/日まで）の有効性も報告されており，一考に価する．

抗精神病薬以外の薬剤の併用（増強療法）も考慮すべきである．気分安定薬（lithium, carbamazepine, valproate）の追加が統合失調症患者の興奮や攻撃性，気分症状に有効とされ，抗精神病薬の効果を増強するという報告もあるが，メタ解析の結果は必ずしもこれを支持していない．ベンゾジアゼピン系薬剤の効果も報告されており，不安・焦燥感や精神運動興奮のみならず，精神病症状を改善させる作用もあるという．陰性症状（または抑うつ症状）を認める場合には，抗うつ薬（SSRI）の追加が有効である．なお，SSRIを併用する際は，CYP 3 A 4や1 A 2を介した薬物相互作用に注意する．

iii) **第二世代抗精神病薬の特徴**　急性期の統合失調症治療における第一・二選択薬は，第二世代抗精神病薬を主剤とすることが望ましい．以下に，臨床試験段階にあるclozapineも含めて第二世代抗精神病薬の特徴を簡単にまとめた．第一世代抗精神病薬の特徴については，他の章または成書を参照されたい．

① risperidone：　わが国で最初に上市された第二世代抗精神病薬であり，ドパミンD_2受容体遮断作用に加えて強いセロトニン$5HT_2$受容体遮断作用を有する．高用量ではD_2受容体遮断作用が$5HT_2$受容体遮断作用を上回り，錐体外路症状が出現しやすくなる．ゆえに，保険診療上は12 mg/日まで認められているが，急性期治療での至適用量は4～6 mg/日が推奨されている．なお，初回エピソードに対しては2～4 mg/日を目標とする．

他の第二世代抗精神病薬に比べて高プロラクチン血症の頻度は高いが，体重増加（＋1.0 Kg/月）はolanzapine（＋2.3 Kg/月）やquetiapine（＋1.8 Kg/月），clozapine（＋1.7 Kg/月）よりも比較的軽度であると報告されている．

また，内用液という特徴的な剤型も利用できるため，他の第二世代抗精神病薬に比べて選択の幅が広く，利便性にも富む．内用液は吸収が早く，速効性や鎮静効果も期待でき，錠剤や散剤に比べて錐体外路症状が生じにくいといわれている．このため，激越の強い患者や内服に拒否的な患者に対しては，第一世代抗精神病薬の非経口投与に代わる第一選択と考えられ，とりわけ精神科救急での利用価値は高い．

② perospirone：　わが国で開発された第二世代抗精神病薬であり，risperidoneに似た薬理学的プロフィールを示す．しかし，risperidoneとは異なって部分的$5HT_{1A}$受容体作動作用も有しており，抗不

安・抗うつ作用が期待される．また，risperidone に比べて半減期が短いため，血清プロラクチン値の上昇が臨床上問題となることは少ない．錐体外路症状も risperidone より少ないとされ，体重増加や糖・脂質代謝異常に関しても他の第二世代抗精神病薬に比べて危険性は低く，比較的安全な薬剤と考えられる．

至適用量については，海外での臨床データ（大規模臨床試験など）が存在せず，わが国での臨床報告に限られることから，現時点で結論づけることはできない．初回エピソードや軽症～中等症例では比較的低用量（8～24 mg/日）で効果が得られる場合もあるが，40 mg/日以上の高用量を要する場合もある．

③ olanzapine： Clozapine 類似の構造を有しており，D_2 受容体や 5 HT_2 受容体を始めとして 5 HT_{1A} 受容体，ヒスタミン H_1 受容体，アセチルコリン受容体，アドレナリン α_1 受容体など多様な受容体に対して遮断作用を発揮する．D_2 受容体の親和性は低く，他の第二世代抗精神病薬と同様に 5 HT_2 受容体の親和性が相対的に高いことから，錐体外路症状は生じにくい．血清プロラクチン濃度の上昇も少なく，陰性症状（抑うつ症状）にも有効とされ，QOL の改善が期待できる．しかし，食欲亢進，体重増加，耐糖能異常，脂質代謝異常をきたしやすく，糖尿病患者には禁忌となっている．さらに，鎮静作用や抗コリン作用（口渇や便秘など）もある程度有しており，注意が必要である．

急性期の至適用量は 10～20 mg/日とされるが，治療抵抗性症例に対する高用量投与（～60 mg/日：保険適用は 20 mg/日まで）の有効性も報告されている．また，口腔内崩壊錠が発売されており，素早く口腔内で溶解することから，精神科救急の場面においても実用性が高い．

④ quetiapine： Olanzapine と同様に多くの神経伝達物質受容体へ作用し，α_1 受容体や H_1 受容体に高い親和性（遮断作用）を有することから，鎮静作用は比較的強い．また，D_2 受容体遮断作用が弱く，速やかに解離（fast dissociation）するという薬理学的特徴も有している．相対的に 5 HT_2 受容体遮断作用が強く，臨床上問題となる急性の錐体外路症状は高用量でもほとんど発現しない．血清プロラクチン濃度の上昇もほとんどないが，治療初期にめまいや起立性低血圧を呈することがあるため，低用量からの漸増が望ましい．また，olanzapine に比べて体重増加は少ないが，同様に耐糖能異常（高血糖）を引き起こしうることから，糖尿病患者には投与禁忌となっている．

急性期の至適用量として 150～750 mg/日が推奨されているが，近年，推奨用量は増加傾向にあり，抗精神病作用の判定には少なくとも 600 mg/日を目標に増量することが望ましい（初回エピソードの場合も同様）．また，最近では，海外を中心に急性精神病エピソードに対して quetiapine の急速増量法が行われている．短期間（2～5 日間）に統合失調症の治療用量（400 mg/日以上）まで増量する方法であり，急性期治療における有効性が報告されている．

⑤ aripiprazole： わが国で開発された第二世代抗精神病薬であり，D_2 受容体の部分作動作用を主たる作用機序としている．他に，5 HT_{1A} 受容体部分作動作用や 5 HT_{2A} 受容体遮断作用も併せ持ち，これまでの薬剤とは全く異なったユニークな薬理作用を有する．海外での臨床試験の結果から，1）陽性症状に対して優れた短期・長期効果を発揮し，2）再発予防効果も有し，3）陰性症状や 4）認知機能障害の改善も期待される．加えて，5）錐体外路症状や高プロラクチン血症が生じにくく，6）鎮静作用も少なく，7）体重増加や糖・脂質代謝異常，8）QTc 延長をきたさないことも報告されている．

わが国で使用可能な第二世代抗精神病薬の中では最も新しく（2006 年 6 月発売），海外では 10～30 mg/日の投与量が推奨されているが，日本の臨床試験では慢性期の患者が大多数を占めていたことから，急性期の至適用量については今後の検討がまたれる．承認の時点では 6～12 mg/日を開始用量とし，6～24 mg/日が維持用量（最大 30 mg/日）とされている．しかし，鎮静作用が少なく，投与初期に活動性亢進を認める場合もあるため，急性期には 12（～18）mg/日で開始する方法も考えられる．

⑥ clozapine： 第二世代抗精神病薬のプロトタイプといわれる clozapine は，日本では未だ認可されておらず，現在は臨床試験の段階にある．治療抵抗性統合失調症に対する有効性が確立された唯一の薬剤であ

表 V-7 併発症状に対する薬剤選択

併発症状	第一選択	第二選択	その他
激越／興奮	Risperidone（OS） ベンゾジアゼピン（PO/IM） （Clozapine）	Olanzapine（ODT） Levomepromazine（IM） Haloperidol（IM）	Quetiapine Perospirone Aripiprazole Zotepine/Propericiazine 他の第一世代抗精神病薬（デポ剤を含む）
攻撃性／敵意／ 情動不安定	Risperidone（OS） 気分安定薬	Olanzapine（ODT） Levomepromazine（IM） Haloperidol（IM） （Clozapine）	Quetiapine Perospirone Aripiprazole 第一世代抗精神病薬
不眠	Quetiapine ベンゾジアゼピン Zolpidem/Zopiclone	Risperidone Olanzapine Perospirone Trazodone	第一世代抗精神病薬（低力価）
抑うつ症状	Olanzapine Aripiprazole SSRI/SNRI	Quetiapine Sulpiride Risperidone （Clozapine）	第一世代抗精神病薬（イミノジベンジル系？）
認知機能障害	Risperidone Aripiprazole Olanzapine	Quetiapine Perospirone	

OS：内用液　　ODT：口腔内崩壊錠　　PO：経口薬　　IM：筋肉注射
＊ TIMA（2003）および米国エキスパートコンセンサスガイドライン（2004）を参考に改変

り，欧米では厳密な副作用モニタリングを条件に使用が許可されている．臨床用量として 150～600 mg/日が推奨されているが，鎮静や起立性低血圧を生じやすいため，低用量（12.5～25 mg/日）からの漸増が望ましい．

遅発性ジスキネジアを含む錐体外路症状や血清プロラクチン濃度の上昇が臨床上問題となることはない．しかし，各種受容体に対する遮断作用を有しており，抗 α_1 作用や抗 H_1 作用による過鎮静や起立性低血圧，抗コリン作用による便秘が出現しやすい．また，頻脈，体重増加（食欲亢進），糖・脂質代謝異常も出現頻度が高く，けいれん（用量依存性）や好酸球性心筋炎といった副作用にも注意が必要である．無顆粒球症は約 1％の患者で発生し（投与開始 6ヶ月以内が最もリスクが高い），定期的な血液検査が義務付けられている．

2） 急性期の薬物療法における注意点

統合失調症の急性期では，著しい精神運動興奮や自傷他害の危険性を認めたり，昏迷や病的体験に基づく行為などから身体的問題を合併したりする場合が少なくない．その際には，鎮静や行動制限を余儀なくされ，あるいは身体管理が必要となる．こういった状況を考慮して，安全かつ有効な薬剤を適切に選択することが求められる．また，初発あるいは再発（再燃）といった臨床経過も治療反応性を予測する際の重要な因子となりうる．併発症状の有無も，薬剤選択にあたって考慮すべき要因である（表V-7）．わが国では未だ clozapine は承認されていないが，治療抵抗性症例の早期同定も治療戦略上重要なポイントである．

i） 著しい精神運動興奮（激越）や攻撃性（図V-2）　興奮や攻撃性が顕著な場合には，前景に立つ危険行動を制御することが優先される．その際も risperidone 内用液や quetiapine（急速増量法），もしくは olanzapine 口腔内崩壊錠を用いて，可能な限り第二世代抗精神病薬による鎮静を試みる．一時的にベンゾジアゼピン系薬剤（lorazepam 1.5～6 mg/日など）を併用することも有効である．

経口投与が困難であったり，十分な行動制御が得られない場合には，haloperidol や levomepromazine など第一世代抗精神病薬の非経口投与を検討する．わ

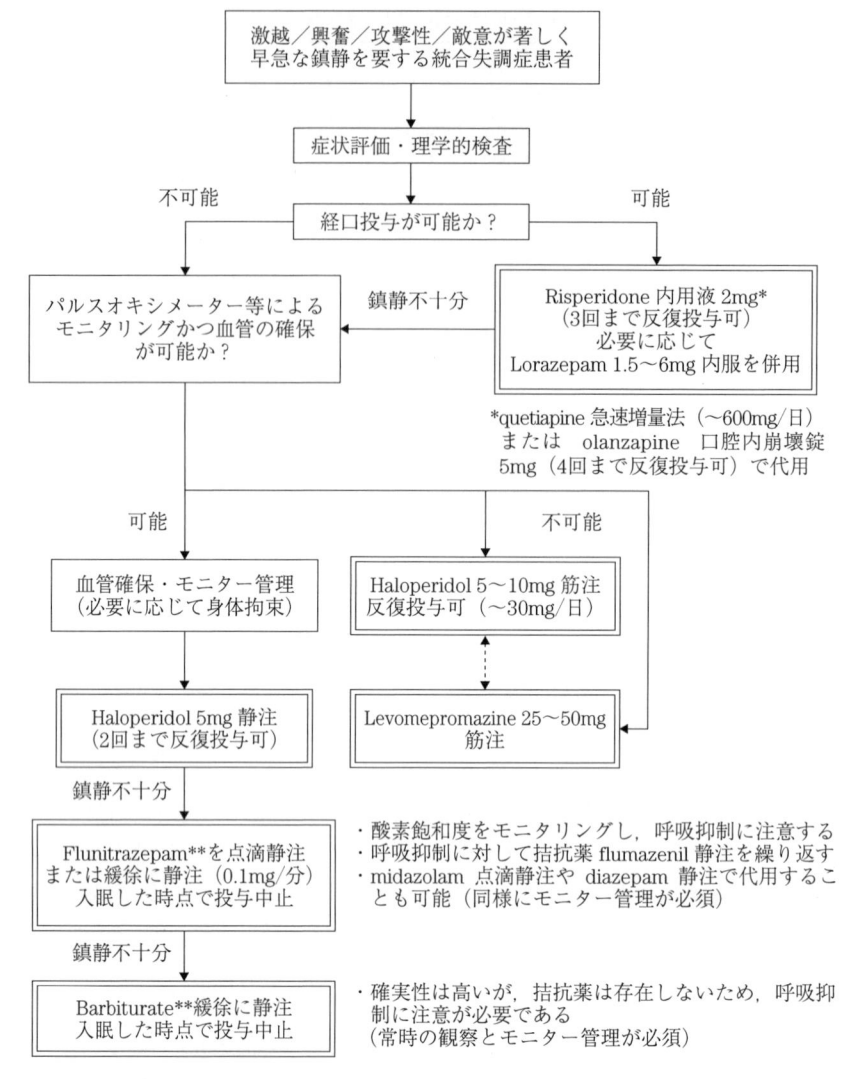

```
                    ┌─────────────────────────┐
                    │ 激越／興奮／攻撃性／敵意が著しく │
                    │ 早急な鎮静を要する統合失調症患者 │
                    └─────────────────────────┘
                                │
                    ┌─────────────────────────┐
                    │   症状評価・理学的検査      │
                    └─────────────────────────┘
                                │
          不可能          ┌──────────────┐          可能
      ┌───────────────── │ 経口投与が可能か？ │ ─────────────┐
      │                  └──────────────┘              │
      ▼                                                ▼
┌──────────────┐                          ┌────────────────────┐
│ パルスオキシメーター等による │    鎮静不十分         │ Risperidone 内用液 2mg* │
│ モニタリングかつ血管の確保 │ ◄──────────────────  │ （3回まで反復投与可）     │
│    が可能か？       │                          │     必要に応じて       │
└──────────────┘                          │ Lorazepam 1.5～6mg 内服を併用│
                                          └────────────────────┘
                                          *quetiapine 急速増量法（～600mg/日）
                                           または olanzapine 口腔内崩壊錠
                                           5mg（4回まで反復投与可）で代用
```

図 V-2　急性期統合失調症の鎮静ガイドライン
*日本精神科救急学会ガイドライン（2003）の鎮静法指針を参考に，現時点でわが国で使用可能な薬剤を考慮して作成

左分岐（可能）:
- 血管確保・モニター管理（必要に応じて身体拘束）
- Haloperidol 5mg 静注（2回まで反復投与可）
- 鎮静不十分 → Flunitrazepam** を点滴静注または緩徐に静注（0.1mg/分）入眠した時点で投与中止
- 鎮静不十分 → Barbiturate** 緩徐に静注 入眠した時点で投与中止

右分岐（不可能）:
- Haloperidol 5～10mg 筋注 反復投与可（～30mg/日）
- Levomepromazine 25～50mg 筋注

注意事項:
・酸素飽和度をモニタリングし，呼吸抑制に注意する
・呼吸抑制に対して拮抗薬 flumazenil 静注を繰り返す
・midazolam 点滴静注や diazepam 静注で代用することも可能（同様にモニター管理が必須）

・確実性は高いが，拮抗薬は存在しないため，呼吸抑制に注意が必要である（常時の観察とモニター管理が必須）

**酸素，口腔・咽頭部吸引，経鼻・経口エアウェイ，気管内挿管，flumazenil および心肺蘇生薬品の準備が必要である

が国では第二世代抗精神病薬の注射製剤が認可されておらず，現時点では第一世代抗精神病薬に限られる．このような場合には，高力価抗精神病薬とベンゾジアゼピン系薬剤の併用が，効果および安全性の面から推奨されている．とりわけ睡眠を伴う鎮静が求められる状況では，ベンゾジアゼピン系薬剤（diazepam・flunitrazepam・midazolam）の静脈内投与が有効である．その際には，呼吸抑制の危険性が高いことから，パルスオキシメーターによる酸素飽和度のモニタリングが必須である．呼吸抑制に対しては，呼吸動態を慎重に観察しながら，拮抗薬 flumazenil の静脈注射を試みる．

ii）**初回エピソードと複数回エピソード（再発）**
初回エピソードの統合失調症患者では，複数回エピソードの患者よりも抗精神病薬への反応性が良好である反面，副作用（特に錐体外路症状）が出現しやすいことが知られている．いずれの場合も早期の治療介入が良好な予後と関連し，病前の機能障害が強いほど治

療への反応性が乏しいとされる．初回エピソードでは薬剤による治療反応性に差がなく，遅発性ジスキネジアなどの錐体外路性副作用を呈しやすいことから，第二世代抗精神病薬が第一選択となる．治療反応性や副作用の危険性を考慮すると，初回エピソードの患者に対する投与量は標準使用量の下限から開始することが望ましい．

統合失調症では，治療継続中であっても自然経過として再発は珍しくないが，複数回エピソードの背景には，アドヒアランス不良やストレスとなるライフイベントが存在することも多い．再発の場合も速やかな薬物療法への導入が予後に影響を及ぼし，同様に第二世代抗精神病薬が第一選択となるが，症状の程度，過去の薬剤反応性，副作用，服薬方法，併存症状，薬物相互作用なども考慮すべきである．第一世代抗精神病薬で治療中の場合も第二世代抗精神病薬への置換が推奨されるが，患者が継続を希望する場合や耐えがたい副作用がなく寛解を維持できている場合には変更は勧められない．また，治療アドヒアランスを維持するために持効性注射製剤が不可欠な場合でも，わが国では第一世代抗精神病薬（haloperidol と fluphenazine）を選択せざるを得ない．

iii) 治療抵抗性 治療抵抗性統合失調症は全体の約20％を占めるとされ，欧米では clozapine が第一選択薬となっている．しかし，わが国では clozapine が未だ認可されておらず，薬物療法において更なる工夫が求められる．

まず，治療抵抗性の診断と治療アドヒアランスについて確認する必要がある．服薬が不規則であれば治療反応性（抵抗性）の有無は評価できず，再発と同様にアドヒアランスの確認は欠かせない．器質的因子やアドヒアランス不良，その他の要因を除外した上で「治療抵抗性」と判断されれば，抗精神病薬の併用を試みる．第一世代あるいは第二世代を組み合わせた併用療法の有用性を示唆する報告は存在するが，十分なエビデンスは確立されていない．さらに，無効例に対しては，気分安定薬（抗てんかん薬）などの併用も試みる．薬物療法で効果が得られない場合には，修正型電気痙攣療法（mECT）を検討する．

iv) 副作用（表V-6） 第二世代抗精神病薬は，第一世代抗精神病薬に比べて錐体外路性副作用の発現頻度が低いものの，体重増加や糖・脂質代謝異常，心伝導系障害などの副作用が問題となっている．また，統合失調症の急性期には，著しい陽性症状の背後に脱水や低栄養などの身体的問題が隠されていることがしばしば経験される．そのような消耗状態では薬剤による副作用が出現しやすく，悪性症候群や突然死に至る危険性も高まる．

急性期の薬物療法で最も懸念される副作用は，急性錐体外路症状である．第二世代抗精神病薬の中では，D_2受容体遮断作用の強い risperidone と perospirone で出現頻度が高く（用量依存性），quetiapine か olanzapine への置換を検討する．なお，aripiprazole も錐体外路性副作用は少ないとされるが，D_2受容体への親和性が高く消失半減期も長いことから，錐体外路症状が長期間持続することもある．アカシジアは第二世代抗精神病薬でも比較的生じやすく，抗コリン薬，ベンゾジアゼピン系薬剤，β遮断薬などで対処する．体重増加や糖・脂質代謝異常が生じた場合には，aripiprazole もしくは perospirone（あるいは第一世代抗精神病薬）への置換を検討する．副作用の詳細については，他の章を参照されたい．

（田中輝明，久住一郎，小山　司）

文　献

1) Lehman AF, Lieberman JA, Dixon LB, McGlashan TH, Miller AL, Perkins DO, Kreyenbuhl J; American Psychiatric Association; Steering Committee on Practice Guidelines: Practice guideline for the treatment of patients with schizophrenia, second edition. Am J Psychiat 161(Suppl 2): 1-114, 2004.
2) Falkai P, Wobrock T, Lieberman J, Glenthoj B, Gattaz WF, Möller HJ, the WFSBP Task Force on Treatment Guidelines for Schizophrenia: World Federation of Societies of Biological Psychiatry (WFSBP) guidelines for biological treatment of schizophrenia, part 1: acute treatment of schizophrenia. World J Biol Psychiat 6: 132-191, 2005.
3) Canadian Psychiatric Association: Clinical practice guidelines. Treatment of schizophrenia. Can J Psychiat 50(Suppl 1): 7 S-57 S, 2005.
4) Royal Australian and New Zealand College of Psychiatrists Clinical Practice Guidelines Team for the Treatment of Schizophrenia and Related Disorders: Royal Australian and New Zealand College of Psychi-

atrists clinical practice guidelines for the treatment of schizophrenia and related disorders. Aust NZ J Psychiat 39:1-30, 2005.
5) National Institute for Clinical Excellence. 2003. Core Interventions in the Treatment of Schizophrenia. NICE, London (www.nice.org.uk).
6) 精神科薬物療法研究会編・林田雅希, 佐藤光源, 樋口輝彦：統合失調症の薬物治療アルゴリズム. 医学書院, 東京, 2006.
7) Texas Implementation of Medication Algorithms. 2003. The Schizophrenia Physician Manual. TIMA, Texas (http://www.dshs.state.tx.us/mhprograms/TIMA.shtm).
8) 大野 裕監訳：エキスパートコンセンサスガイドラインシリーズ 精神病性障害薬物治療の最適化. アルタ出版, 東京, 2004.

b） 電気けいれん療法

1） 治療計画策定

安全で効果的なECTを実施するためには、注意深いECT前評価と綿密な治療計画の策定が必要である。ECT前に評価すべきことは患者に応じてさまざまであるが、最低限必要とされる評価項目は治療施設ごとに定めておく必要がある（表V-8）。ここでは、適応の決定、危険性評価と治療手技の修正、インフォームド・コンセントの手続きについて要約する。

i） 適応の決定 統合失調症は急性期ECTの適応となる主要な精神医学的診断の一つとされているが、特に、①現在の精神病エピソードに見られる精神病症状が急速に発症したものであるか、最近発症したものである場合、②緊張型統合失調症である場合、③過去にECTに良好に反応した治療歴がある場合のいずれかでは、ECTはその精神病症状に対する有効な治療とされている。今日、統合失調症に対するECTの使用は、抗精神病薬治療に失敗した後の第2次選択治療とされるのが一般的であるが、①迅速な改善が必要とされる場合（自殺の危険、低栄養などによる身体衰弱、緊張病症状、焦燥性興奮を伴う重症精神病）、②他の治療法の危険性がより高いと考えられる場合（高齢者、妊婦、身体合併症）、③患者がECTを希望する場合には、より積極的な使用が考慮される。

ii） 危険性評価と治療手技の修正 ECTの絶対的禁忌はないとされているが、ECTの危険性を顕著に高める身体状態として表V-9に示した項目が掲げられている。

近年の修正型ECTでは、死亡率は10,000人に1人、80,000回の治療に1回程度と推測されている。その主たる要因は心血管系の合併症で、特に基盤にあ

表V-8 ECT前評価項目の例[1]

1. ECTの適応を決めるための、過去のECTの治療成績を含む精神医学的病歴と検査
    - □ 精神医学的病歴（過去のECTの治療成績を含む）
    - □ 現在症, 状態像, 診断
    - □ 評価尺度（HDRS, BPRS, MMS, GAFなど）
2. 危険因子の有無を調べるための、その他の病歴と身体的検査, 歯と口腔内の観察
    - □ 身体医学的病歴, 現在の併存疾患, 現在使用中の薬物
    - □ 現在症と理学的所見（特に神経系, 呼吸器系, 循環器系）
    - □ 歯と口腔内の観察
    - □ 血液・生化学検査（血算, 電解質, 腎機能, 肝機能, 尿酸など）
    - □ 生理学的検査・放射線学的検査（心電図, 胸部X-P, 脳波, 頭部CTまたはMRI）
3. ECT精神科医による評価．
    - □ 適応, 危険
    - □ 必要とされる追加評価
    - □ 現在の投薬の変更
    - □ 必要なECTの手技の修正
4. 麻酔担当医の評価．
    - □ 麻酔に伴う危険
    - □ 投薬内容や, 麻酔法の修正の必要性
5. インフォームド・コンセント

脳波, 頭部CT・MRI, 心理評価は必要に応じて実施される. その他, ケースに応じて必要とされる検査や専門医との相談を追加する.

1. 急性期治療

表 V-9 重大な危険を伴う身体状態[1]

ECTに関して絶対的な医学的禁忌はないが，以下の状態ではかなり高度の危険性を伴う．重篤な身体的状態または死亡の可能性が高い状況でECTを実施する場合には，精神症状が深刻であり，可能な治療の中でECTが最も安全な治療法であることを前提にする．また，危険性を減少させるための患者の管理やECTの技法の調整には特に注意を払い，ECT実施前には危険因子の評価を注意深く行う．
□ 最近起きた心筋梗塞，不安定狭心症，非代償性うっ血性心不全，重度の心臓弁膜症のような不安定で重度の心血管系疾患
□ 血圧上昇により破裂する可能性のある動脈瘤または血管奇形
□ 脳腫瘍その他の脳占拠性病変により生じる頭蓋内圧亢進
□ 最近起きた脳梗塞
□ 重度の慢性閉塞性肺疾患，喘息，肺炎のような呼吸器疾患
□ 米国麻酔学会（ASA）の術前状態分類[a]で4または5と評価される状態

[a] ASA 4とは「生命の危険を伴うほどの重篤な全身疾患があり，日常生活が不能な症例」（重症心不全，心筋症，肺・肝・腎・内分泌疾患の進行したもの），ASA 5とは「瀕死の状態で，手術の可否に関わらず生命の保持が困難な症例」（致命的な頭部外傷，胸腹部大動脈瘤破裂，重症肺塞栓，広範囲腸間膜血管閉塞などに伴うショック状態）を指す．

る重篤な身体疾患の併存が問題になるとされている．

ECTの心臓への生理学的作用として，通電中および直後の副交感神経系緊張による徐脈と，発作出現後の交感神経系緊張による心拍数，血圧，心負荷の増大がある．前者に対してはアトロピンをECT前に予防的に投与する．後者に対しては，虚血性心疾患の既往がある場合には麻酔導入前に数分間の酸素投与を行い，高血圧がある場合には通電前のニカルジピン静注が有用である．

ECTによって惹起される認知障害には発作後の意識混濁（もうろう状態，せん妄）と健忘がある．著しい不穏を伴うせん妄にはミダゾラムやジアゼパムの静注が有用である．ECT後の健忘には前行性健忘と逆行性健忘があるが，治療期間中に顕著な健忘が認められる場合には，併用薬の確認，両側通電から片側通電への変更，治療頻度の減少（週3回から2回へ），刺激用量（電圧，通電時間）の低減，治療の中止などを考慮する．

ECT後に頭痛や吐き気が認められることがあり，前者には非ステロイド性消炎鎮痛薬を内服投与し，後者が持続する場合にはプロメサジンをECT直後に筋注する．筋繊維束攣縮の影響で筋肉痛が認められることがあるが，一過性の場合には消炎鎮痛薬を用い，持続性の場合には麻酔導入前のベクロニウム静注が有用である．高齢者の場合，ECTを施行した入院中にしばしば転倒が認められることがあり注意を要する．

iii）インフォームド・コンセント　インフォームド・コンセントでは，意思決定能力を欠くと判断される場合以外は，患者本人から文書によるインフォームド・コンセントを得る．重症の昏迷状態や自殺の危険が切迫している場合など，意思決定能力を欠くと判断される場合には，本人への説明は留保され，保護者

表 V-10 インフォームド・コンセントの手続きの際に説明すべき事項[1]

1) ECTが推奨される理由
2) 他の適応となる治療法
3) 治療手順
4) ECTの有効性が必ずしも保障されているわけではないこと
5) 何らかの継続的治療が必要であること
6) ECTに随伴する副作用の頻度や重症度：死亡，心肺機能の障害，せん妄，認知障害，頭痛，筋・骨格系の痛み
7) 患者が十分覚醒していない時期に必要となりうる緊急処置
8) ECT施行前，施行中，施行後に必要となることが予想される行動制限
9) 推奨される治療法に関する質問について，いつでも回答を提供すること．また，こうした質問に対応するスタッフの氏名
10) ECTに関する同意は強制されないこと，いつでも撤回できること

から文書によるインフォームド・コンセントを得る．この場合，①説明内容を理解しているか，②意思決定のプロセスが合理的であるか，③自発的に意思表示しているかが能力評価の基準となる．同意者本人は，ECTコースを含むいかなる時期においても，想定された治療に対する同意を撤回することができることが保障されていなければならない．

ECTコース中は，同意者に，臨床経過や副作用について知らせる必要があり，同意者の疑問点や心配にも十分に対応する．ECTについての情報は文書で伝え，この文書は同意者に手渡す．また，同意文書の提示に加えて，治療法全体の説明や各患者の個別的な情報も口頭で説明する．治療の危険と利益の考量に大きく影響するような治療手技の大きな変更が生じた場合には，これについても同意者に説明し，話合いの記録を診療録に記載する．すべての情報は同意者に理解できるようにわかりやすく説明し，選択可能な他の治療法と比較できるようにする．また，ECTやその他の治療法について質問をするための機会を設ける．インフォームド・コンセントの際に説明すべき事項を表V-10に示す．

2）治療の実際

ⅰ）治療手順　定電流短パルス矩形波治療器によるECTの治療手順を表V-11に示す．

ⅱ）ECTの際に使用する薬物

①抗コリン薬：迷走神経を介する徐脈性不整脈や収縮不全の危険を最小限にするために，通常アトロピンの前投薬を行う．特に，交感神経遮断薬投与中の患者や，滴定法などでけいれん閾値下の電気刺激を与える可能性があるときには，アトロピンの使用を考慮する．迷走神経活動から心循環系を最大限に保護するためには静脈内投与が望ましく，口腔内の分泌物を少なくすることが主目的の場合には筋肉内投与が望ましい（例：麻酔の2-3分前に硫酸アトロピン0.4-0.8 mg静注または30-60分前に0.3-0.6 mg筋注）．

②麻酔薬：超短時間の軽い全身麻酔を用いる．薬物の種類に関わらず，連続的な治療セッションの中で，投与量は，適切な麻酔作用が得られるように調整する（例：チオペンタール3-5 mg/kg，プロポフォール1-1.5 mg/kg，ケタミン0.5-1.0 mg/kg）．

③筋弛緩薬：運動性発作活動を最小限にし，気道管理を改善するために，筋弛緩薬を使用する（例：サクシニルコリン0.5-1.0 mg/kg，臭化ベクロニウム0.08-0.1 mg/kg）．完全な筋弛緩が必要な場合にはさらに増量する．投与量は，連続的な治療セッションの中で適切な筋弛緩が得られるように調整する．サクシニルコリン誘発性高カリウム血症の危険が高い患者では，非脱分極性筋弛緩薬を用いる．

ⅲ）発作モニタリングと発作不発・発作中断・遷延性発作時の対応　適切な発作の確認，遷延性発作の発見，刺激用量の決定のため，発作の質と持続時間をモニターする．発作運動活動のモニタリングは視察による方法が最も容易で確実である．筋弛緩薬が四肢遠位部に流入しないように筋弛緩薬投与前に血圧計カフを手首か足首に巻きつけ，収縮期圧以上（例200 mHg）でカフを拡張させておく．カフをつけた四肢以外の身体部位で発作活動が長く続く可能性があるので，発作に関連した運動活動のうちで最長持続時間を測定する．運動のみのモニタリングでは，発作持続時間を過小評価して必要のない再刺激をしたり，遷延性発作を見逃したりする場合があるので，脳波モニタリングも同時に行う．非痙攣性の遷延性発作や発作重積は脳波でしか同定できない場合がある．

発作が全く認められない場合は「発作不発」と呼び，①プリントアウトされた記録を見て，刺激が適切に行われているか，②刺激電極が適切に設置され接続されているかをチェックし，③遅延発作が生じないことの確認と不応期を考慮して，20-30秒以上の刺激間隔をあけ，その間に十分な過換気を行った上で，1.5倍の刺激用量で再刺激する．また，発作持続時間が15秒未満の場合は「発作中断」または「短時間発作」と呼び，同様の方法で再刺激する．ただし，発作持続時間自体は低用量刺激で長く，中用量刺激で短く，高用量刺激で長くなる傾向があるので，治療反応性とは必ずしも相関しない．運動または脳波上の発作活動が180秒以上持続する場合は「遷延性発作」と呼び，麻酔薬やベンゾジアゼピンの静注によって薬理学的に止める．

ⅳ）刺激用量の設定　適切な発作を誘発し，かつ過剰な刺激による認知障害を予防するために，発作

表 V-11 定電流短パルス矩形波治療器による ECT の治療手順[1]

治療セッション

A. ECT 前の準備
1. 看護師は，患者本人であること，施行当日の朝は絶飲食であること，排尿すること，必要な前処置が行われていること，特に指示がなければ眼鏡・コンタクトレンズ・補聴器・入れ歯を外すこと，頭部や毛髪にピンや宝石がないこと，毛髪が清潔で乾燥していること，口腔内に異物がないこと，パルスオキシメーターの記録のための手や足の爪にマニキュアがないことを確認し，患者を治療ベッドに移動する．
2. 精神科医は，患者本人であることを確認し，前回治療後の精神状態や身体状態の変化を面接で確認する．
3. 麻酔担当医は，患者本人であることを確認し，酸素供給装置，吸引装置が適切に作動すること，気管内挿管セットや蘇生に必要な備品が使用可能であることを確認する．
4. 精神科医と麻酔担当医は，診療録を検討し，インフォームド・コンセントが得られていること，治療手順，口腔内の異物・抜けそうな歯・尖った歯の有無，過去の ECT による副作用の有無，ECT の危険と利益に影響する可能性がある身体状況の変化について確認する．
5. 静脈ラインを確保する（例：乳酸リンゲル液または生理食塩水）
6. 血圧計，心電図モニター，パルスオキシメーターを装着し，バイタルサインを記録する．
7. 右下腿にもう一つの血圧計カフを装着する（運動性けいれん発作のモニター用）
8. ECT 装置の脳波・筋電図・心電図電極部位（アルコール綿でよく拭き，乾燥させる）と刺激電極部位を準備し（生理食塩水を含んだガーゼでよく拭き，乾燥させる），電極を設置する（例：脳波電極→両側前頭部，筋電図電極→右足背）．
9. セルフテストで回路のインピーダンスの適切性を確認する（不適切な場合は調整する）．
10. タップテストで脳波，筋電図の感度の適切性を確認する（不適切な場合は調整する）．
11. 刺激変数を設定する（例：パルス幅，周波数，刺激用量）

B. 酸素化，麻酔導入
12. 準備が整ったことを確認したら，100%酸素による酸素化を開始する．
13. バイタルが安定していることを確認したら，麻酔導入の開始を治療チームに宣言する．
14. 静脈麻酔薬を投与する（例：チオペンタール 3-5 mg/kg またはプロポフォール 1-1.5 mg/kg）
15. 意識が消失し，気道確保とマスクによる人工換気が万全であることを確認してから，筋弛緩薬を静脈内投与し（例：サクシニルコリン 0.75-1.0 mg/kg），人工換気を継続する．
16. 筋繊維束攣縮の出現と，下腿部での消失を確認する．

C. 口腔内損傷の予防と電気刺激
17. バイトブロックを挿入し，舌が口腔内で後下方に押されていること，顎が挙上されてバイトブロックに対してしっかり固定されていることを確認する
18. 人工換気を一旦止めて，電気刺激を与える．

D. 発作モニタリング
19. 人工換気を再開する．
20. 脳波上の発作と運動性の発作を観察し，両者の持続時間を計測する．
21. 運動性発作が終了したら，右下腿の血圧計カフから空気を抜く．

E. 回復期の管理
22. 人工換気と呼吸・循環のモニタリングを継続し，できるだけ刺激の少ない環境の中で患者が覚醒できるようにする．
23. 自発呼吸を再開し，覚醒した後は，回復室にてバイタルサインをモニターし，呼吸・循環動態が安定するのを待つ．

Thymatron System IV を使用した場合の手順の例．各施設において，最も安全かつ効果的な治療手順を考案してマニュアル化することが大切である．また特殊なケースでは，安全性・有効性を確保するために手順の修正（Modification）が必要な場合がある．

閾値を推定して，適切な刺激用量を設定する必要がある．刺激用量の設定方法には，滴定法，公式法，固定法がある．

①滴定法： 初回治療時に，低用量レベルから段階的に刺激し，適切な発作が得られた用量レベルから発作閾値を算出する．具体的には 5％，10％，20％，40％と段階的に用量をあげ，例えば 10％で適切な発作が得られず，20％で適切な発作が得られた場合に

は，その中間値の15%を発作閾値と推測し，2回目以降の刺激用量は両側性ECTではその1.5倍（22.5%）とする．しかし，実際の治療器（Thymatron System IV）では22.5%という用量設定ができないので25%で刺激する．

②公式法： 年齢そのものを刺激用量にする方法と，その1/2を刺激用量にする方法がある．前者は用量が過剰になる傾向があるので，一般には後者（Half Age法）が推奨されている．

③固定法： 最初から発作閾値を十分に上回るように80%〜100%で刺激する方法で，迅速で確実な反応が必要とされる場合に有用である．

滴定法では，低用量刺激による発作不発が起こり，副交感神経性反応が持続し，それが交感神経性反応によって拮抗されないため，心静止のリスクが高まる．ベースラインですでに徐脈傾向がある場合や，高齢の男性で発作閾値が高いことが予測される場合などでは公式法か固定法を選択した方が安全かと思われる．

ECTのセッションを重ねるごとに発作閾値が高まるので，毎回の発作の性質を評価しながら次回の刺激用量を調整する必要がある．

v） その他の刺激変数の設定 刺激用量とともにパルス幅，周波数を設定する．適切なパルス幅，周波数を決定するための研究データはまだ少ないが，刺激持続時間が発作閾値に影響を及ぼすことが示唆されている．Thymatron System IVではプリセット刺激プログラムLow 0.5の使用が推奨されているが，このプログラムを使用して刺激用量を設定すると，パルス幅を0.5 msに固定した条件で，刺激持続時間が最大になるように周波数が自動的に調整される．

vi） 治療頻度と治療回数 急性期ECTは，通常は1週間に2〜3回の頻度で実施する．せん妄や重度の認知障害が生じた場合には治療頻度を減らすことを考慮する．治療回数は，治療反応性と有害事象の程度に依存する．大うつ病では一般的に6〜12回の治療が行なわれるが，統合失調症ではさらなる回数が必要とされる場合もある．6〜10回の治療で反応が得られない場合で，さらに治療を継続する場合には再評価を行なう．各治療施設で，再評価と同意者との話合を必要とする治療回数の上限を定めておく．

（粟田主一）

文　献

1) 粟田主一，鈴木一正，高野毅久，海老名幸雄：電気けいれん療法の適応と実践マニュアル．精神医学　47:1191-1200, 2005.

c） 急性期における身体管理

急性期の統合失調症の日常臨床においては，ともすると目前の激しい精神症状に目を奪われがちとなり，受診・入院に至るまでの身体的な疲弊・衰弱や併存する身体合併疾患に十分な注意が払われないまま，早急に精神科薬物療法の導入が優先される事態が時に起こり得る．治療において，急性期の精神症状を可及的かつ速やかにコントロールすることを第一義とすることはいうまでもないが，実は，その準備段階として身体学的所見や一般検査に基づいた全身状態の把握を行い，必要な身体管理を行うことも等しく重要であることを忘れてはならない．

個々の患者において程度にこそ差はあれ，統合失調症の増悪に伴う様々な精神状態の変化に影響を受けた結果として，睡眠，食事などの基本的生活リズムは著しく傷害されていることが多い．それらに引き続き，脱水および栄養障害や元々有していた身体的合併症の増悪が惹起され，まずは身体管理が優先される例も決して少なくない．特に，被毒妄想を有し拒食が続いている場合や昏迷状態のため意志発動が極端に低下している場合には，脱水や栄養障害の合併に伴う身体的衰弱が併存していることを念頭に置くべきである．また，幻覚妄想状態や精神運動興奮のため持続的な精神的過緊張を強いられ，睡眠等の休息が不十分な状態が続いている場合においても，表面上に現れる緊張・興奮状態とは裏腹に，実質的には精神的にも身体的にも疲弊した状態にあると捉えておいた方がよいと考えられる．

急性期における身体管理には一般内科的な基本知識やある程度の臨床経験を必要とするが，一般臨床研修の経験が乏しいまま精神科臨床の第一線に立たされる比較的若手の医師において，そうした知識や経験が必ずしも十分ではない場合がある．このため，急性期

治療において，重要な身体学的所見・徴候が見逃されてしまい，結果として身体管理が不十分に終わってしまったり，逆に，知識・経験の不足からくる不安から過剰な身体管理が行われてしまうといった事態が起こりうる．治療開始後の身体状態の急変や急激な副作用発現といった予想外のアクシデントが急性期に集中しやすいのは，一つにはこのような要因が関係しているためであろう．従って，是非とも，精神疾患の治療だけではなく，身体を持った患者の治療にあたるという基本的心構えを常に念頭に置く必要がある．

本稿では，急性期の統合失調症患者で激しい精神症状を有し，入院加療の必要性がある場合を前提として想定しながら，急性期の身体管理における一般的な注意点を臨床的な手順に従い列挙していくこととする．

1） 問診及び身体学的所見

切迫した場面での問診は，いきおい精神症状や異常行動の発現や推移に関心・重点が置かれがちだが，精神疾患以外の身体疾患の既往歴や現在有している身体的合併症とその治療状況については是非とも聴取しておきたい．特に，肝・腎機能障害や呼吸・循環器合併症の存在は直ちに使用すべき薬物療法の選択及び投与量を決定する際の重要な制限因子となりうる．また，高血圧や糖尿病などの合併頻度の高い慢性的な身体疾患についても，その重症度や最近の受診及び服薬状況を把握し，ある程度の増悪を念頭におきながら必要な諸検査を準備するよう心掛けることが重要である．

一方，入院直前の1－2週間の生活状況についても，簡潔に押さえておくことが望ましい．特に，睡眠の程度や食生活上の問題（拒食，極端な偏食，アルコール多飲）について問診を行うことは必須であり，これらは一般検査導入以前に身体的疲弊・衰弱や脱水・栄養障害の存在をある程度予測するためにも有用な情報である．さらに，このような基本的生活リズムの障害が合併する身体疾患にも好ましくない影響を及ぼしうる点については言及するまでもないだろう．

身体所見に関し，興奮状態や疎通性の著しく低下した患者においては，直ちに身体学的な診察を行うことが困難な場合がある．ただし，精神疾患への病識を欠くため精神医学的面接には抵抗を示す患者であっても，身体学的診察には意外に協力的な姿勢を示すことが少なくないため，必要性の高い場合は是非身体学的所見も併せてとっておきたい．特に，呼吸・循環器合併症を有する場合には，皮膚の乾燥，ツルゴールの低下や皮下静脈の血管緊張低下など視診・触診で得られる徴候を確認しておくことが望ましい．一般的なバイタル・サイン（体温，血圧，脈拍）については，必ず薬物治療が導入される前の基礎値を把握しておく必要があり，発熱，低血圧，頻脈を認める場合，まずはそれらの身体的原因の同定に努め，可能な限り対症療法を優先し，性急な抗精神病薬治療を慎むことが原則であろう．

2） 一般検査（血液学的・生化学的検査所見，一般尿検査）における注意点

初診時あるいは入院時に，できるだけ速やかに血液学的及び生化学的検査を行い，身体状態を客観的に把握しておく必要がある．

脱水を伴う場合には，Ht値の上昇，BUN/Cr比（15以上），電解質異常（Na及びCl値の上昇）及び尿比重の上昇がその程度を推定する目安となるだろう．発熱がある場合は，まずは，背景因子の一つとして前述したような脱水による血液・生化学データ値の異常の有無を確認した後，次に白血球数上昇やCRP値の異常に反映される感染症の合併の可能性について検討する．異常値がある場合は，少なくとも尿路感染及び呼吸器感染の検索を念頭に置き，必要な問診・身体学的診察に加えて一般尿検査及び尿沈査所見や胸部写真撮影を行う．また，緊張病症状に伴った発熱を認める場合，病態を十分考慮せぬまま急速に高力価・高投与量の抗精神病薬を導入すると，むしろ本格的な神経遮断薬悪性症候群を誘発してしまう危険性がある．したがって，病態の把握や治療方針に混乱を生じないためにも，抗精神病薬導入前にCPK値の基礎値だけは確認しておきたい．

肝機能及び腎機能検査はそれぞれ薬物の代謝や排泄能力に大きく関係しているため，薬物投与前のスクリーニングが必要である．総蛋白及び血清アルブミン値については，単に栄養障害のバロメーターとしての意味合いもあるが，それらの低下は遊離型薬物濃度の増加を招き，薬効の増強に関与する可能性もあり，薬物動態を規定する要因の一つとしても重要な検査項目

であるといえよう.

一方, 急性期統合失調症に身体症状として随伴しうる, 発熱, 脱水, 栄養障害及び感染症などの諸因子は, 糖尿病の病態を憎悪させる原因ともなる. これらに加え, 糖尿病を合併する統合失調症患者の場合, 精神状態悪化時には, 治療に必要な食事療法, 服薬, インスリン注射に対する自己管理能力が大幅に低下していることが多い. このため, 血糖コントロールはますます不良となり, 糖尿病の病態が進行している可能性もある. よって, 合併症として糖尿病を有する患者においては, 初診の時点で血糖値やHbA1c値の検査を行うことはもちろん, 診察時に意識レベルの低下を伴う場合には, 血清Kの高値, 血液浸透圧の上昇, ケトン体の増加及び代謝性アシドーシスの有無についても併せて確認する必要がある.

3) 発　熱

発熱が生じている場合, 原則としてその原因に即した対処が必要となるのはいうまでもない. 発熱の要因として脱水が背景に関与することが考えられる場合は, まず, 後述するような脱水状態の改善を優先すべきである. もしも, 脱水の補正がなされずに予備能が低下したまま, 単に対症的な意味合いから解熱薬の坐剤が安易に使用されると, 時にショック状態を呈したり, 腎血液量が急激に低下し腎機能障害を招来する可能性があるため注意が必要である. このため, 脱水に伴う発熱の場合は, BUN値及び電解質検査値を指標に十分な補液を行いながら, 体温の経過を観察するところより開始すべきである.

比較的高齢の統合失調症患者において発熱が認められる場合には, 場合によっては感染症の合併の可能性を考慮に入れておく必要がある. 多くの場合, 精神症状の悪化に伴う不規則な生活を背景として, 感染症に対する抵抗力が減弱していることが少なくないことに加え, 意志発動の低下や感情鈍麻のために自発的な自覚症状の訴えが無いこともある. このような例では, 治療者側が感染症の可能性を念頭に置いた問診や身体学的診察を行い, 他覚的所見を得るよう努めるとともに, 必要な検査指針を立てておかなければならない. 炎症所見を示唆する間接的なスクリーニング検査所見 (白血球数上昇, CRP高値) が得られたならば, 感染症に基づく発熱を疑い, 感染巣の検査を速やかに行うとともに, 感染部位に移行性の高い抗生物質の投与を選択使用する.

脱水や感染の兆候がないにもかかわらず, 急激な精神症状の悪化に伴い, 発熱を生じる場合は注意を要する. とくに, 緊張病性興奮または昏迷の状態にあり, 意識障害や全身の筋強剛などを伴う緊張病症候群を呈する場合は, 発熱が中枢神経系や自律神経系の何らかの障害を示唆するひとつの兆候として発現している可能性が考えられる. 病態学的には神経遮断薬による悪性症候群にも類似した状態と捉えられ, 対症的に解熱剤を投与しても発熱に対しては無効である. また, この時期の抗精神病薬の導入が錐体外路症状や発熱といった身体症状の病態をむしろ悪化させる方向に向かわせる可能性も否定できないため, 抗精神病薬使用にあたっては通常より慎重を期す必要性がある. 精神症状と身体症状を同時に適切に管理するためには, むしろ, ベンゾジアゼピン系薬剤の静脈内注射[1]や電気痙攣療法[2]による治療を選択する方が, はるかに安全であるかもしれない. また, 治療初期に高力価・高投与量の抗精神病薬が使用され, その治療経過の中で出現した発熱に関しても留意すべきである. この場合, 発熱以外のその他の症状・徴候 (筋強剛を中心とする錐体外路症状, 著明な発汗, 血圧・脈拍の変動, 意識障害など) の存在に注意しながら十分な観察を行い, 疑わしい場合はCPK値を指標としながら, 神経遮断薬悪性症候群のリスクを念頭に置いた対応が必要となるであろう.

4) 脱水及び栄養障害

急性期における幻覚妄想症状や昏迷状態などの統合失調症状のために, 治療前の食生活はかなり不規則となりがちであり, 治療前にほとんどの例で体重減少が認められることが多い. 受診までにこのような状態がある程度の期間持続すると, 結果として, 脱水や栄養障害を生じる場合がある. 輸液等の身体管理を必要とする場合もあるが, 経口による水分・栄養の補給が可能になることがあくまでも前提となる. したがって, 早期に正常な食事摂取をはたらきかけ, それらを促進するための心理的アプローチを適切に行うためには, 食生活が不規則化した心理的な背景を知ることが

重要である．すなわち，迫害的幻覚による命令・禁止に支配され拒食を余儀なくされていたり，被害妄想に基づく不信・疑惑から摂食することへの強い警戒感を抱いていたり，昏迷や極端な無為傾向のため摂食するための意志をもった行動が不可能となっていたり，持続する不安・緊張感のために正常な食欲が失われた状態にあったり，などの様々な心理的要因の関与が考えられる．このため，最も関連の深い精神症状を標的とした効率の良い薬物療法及び心理療法を行い，速やかに生活の規則性を取り戻せるよう援助していく必要があるだろう．

しかしながら，身体学的所見や血液学的検査で著明な脱水状態が明らかに示唆される場合は，抗精神病薬による薬物療法を導入する前に補液を行うことが望ましい．脱水の補正を行わぬまま鎮静作用の強い抗精神病薬が投与されると，脱水下で辛うじて均衡を保っていた循環血漿量と末梢血管抵抗のバランスが崩れ，急激な低血圧やショック状態を誘発することがあるので注意が必要である．心疾患及び腎疾患は循環動態に大きな影響を与えるため，補液導入前にこれらの疾患の既往歴がないことを確認し，次に，脱水の程度の評価や輸液成分の選択のために，BUN 及び Cr 値，電解質，血糖などの血液生化学的所見を参考とする．一般的に，まずは開始液としてカリウムを含まない輸液開始（1号）液が勧められる．ただし，血清 K 値が高値でなければ，血液成分に近い細胞外液補充液（乳酸リンゲル液，酢酸化リンゲル液）の方が速やかに循環血液成分を回復させるためにも望ましい．可能であればバイタル・チェックとともに時間尿量をモニターすることが望ましく，少なくとも 0.5 ml/kg/h 以上の尿量が持続して確認され，腎機能障害や糖尿病の心配がなければ，カリウムやグルコースを含んだ維持液に切り替える．

拒食や極端な偏食が長く続いた例では，脱水に加えて栄養障害を伴う場合があるので，補液に加えてビタミンを補充する必要がある．特に，問診にて受診前にアルコール多飲の既往がある場合には当初よりビタミン B1 補充を行っておいたほうが望ましい．しかしながら，輸液による栄養素，微量元素やビタミン群の補充には限界があるため，身体学的な面で経口摂取に問題がない限りは，なるべく早期に経口から栄養摂取が可能になるよう精神状態をコントロールしていくことが最も重要であろう．一方，拒絶などの頑固な精神症状が遷延化し自発的な経口摂取が望めない際には鼻腔摂取を選択せざるをえない必要性も生じる．また，呼吸器感染症，嚥下障害及び消化管機能の著明な障害などを合併する際には経口摂取を避け，高カロリー輸液が必要となる場合もある．このような例では，他科とも連携・コンサルトを密にし，電解質・栄養のバランスについて細心の注意を払っていく必要があると考えられる．

5） 急性期薬物治療中に起こりうる身体管理を要する副作用の例

i） 過鎮静 著しい幻覚妄想状態や精神運動興奮を呈する急性期統合失調症において，治療初期から中等量以上の抗精神病薬が使用された際に，予想以上に鎮静作用が強く前面に出ることがある．特に，鎮静作用の強い phenothiazine 系の抗精神病薬では同一投与量においても血中濃度の個体差が 20-50 倍もあり，投与量―血中薬物濃度の間には相関が認められないことが多い[3,4]．現時点では，治療前に薬物濃度を予測する信頼すべき客観的指標を欠くため，phenothiazine 系薬剤を初めて使用する際には少量より慎重に開始すべきであろう．

一方，鎮静作用が同一個人間においても状態依存的に異なった現れ方をする点については臨床上良く経験されるところである．すなわち，未治療のまま過緊張・過覚醒状態が続き，睡眠，休息もとらない疲弊した状態で治療が開始された場合，初期における抗精神病薬治療に対する感受性は亢進していることが多い．この場合，初期には過剰な鎮静効果が現れるものの，引き続いて減薬による経過観察を行うと，今度は初期投与量では十分な効果が得られなくなってしまうといった現象がしばしば見られる．したがって，適切な鎮静効果を得るためには，状態や時期に応じた抗精神病薬の投与量の調整が必要である．

ii） 低血圧―ショック 治療初期に α_1 受容体遮断作用の強い抗精神病薬が使用された場合，心血管系への直接作用及び中枢神経系，自律神経系を介して，急激な血圧の低下が出現し，時にショック状態を

呈することがある．特に，前述の如く，脱水状態が併存している場合には，それらのリスクが一層高まるので注意が必要であろう．このため，脱水の存在が疑われる場合は十分な補液を優先させた後に薬物治療を行うことが望ましい．脱水によらない純粋な抗精神病薬起因性低血圧に対しては，塩酸エチレフリンなどの昇圧剤の筋肉内注射が通常使用される．本剤はα作用を介し血管を収縮させ，心臓への血液還流の改善や心筋の収縮力を高めることにより，昇圧効果を示す[5]．

一方，このような昇圧剤を用いても昇圧効果が不十分である場合は，塩酸ドパミンの点滴静注が奏功するとの報告がある[6]．本剤は動脈より静脈を強く収縮させ[7]，低濃度ではα，βの両作用を有し，高濃度ではα作用が強くなるという二面性を有す[8,9]．他の昇圧剤と異なり，ショック時の循環動態に有利に作用しつつ，かつ，ドパミンは脳血管関門をほとんど通過しないため精神状態の悪化をきたす心配もない[10]．抗精神病薬治療中に起きた低血圧―ショック状態に対して塩酸ドパミンを用いて治療を試みた症例報告によると，低血圧治療に奏功し，胸部苦渋感・圧迫感などの自覚的副作用が生じないドパミン濃度は$5-10\mu g/kg/min$であることが示されている[6]．

iii) 急性ジストニア 急性ジストニアは治療早期に突発的に生じる錐体外路症状であり，患者自身の主観的苦痛が強く，服薬に対する懸念や抵抗感を生じせしめるため，早期の治療中断の一因を形成する．また稀ではあるが咽喉頭ジストニアの形を取る場合には，窒息や突然死をきたす危険性もあることから，注意を要する副作用である．

若年[11,12]，男性[13,14]，高力価で抗コリン作用の少ない抗精神病薬の使用[11,14]などが急性ジストニアの有力な危険因子とされ，選択的ドパミン遮断薬を単剤で用いた場合のジストニアの発現頻度は50-60%高い[11,14]．多くが，投与後2－3日をピークとして一週以内に起こり，午後から夜間にかけての時間帯に頻発するのが特徴である[14]．治療開始期からの抗コリン剤併用により予防効果が認められているが[11,13,15]，一方で，抗コリン剤の漸減・中止の時機を逸してしまい，併用が長期化すると末梢性抗コリン性副作用によるQOLの低下や認知機能の悪化を招く可能性がある．

このため，前述したハイリスクを有す患者や発現頻度の高い薬物選択を行った際に，急性ジストニア予防のために一週間の時機に限っての抗コリン剤併用を薦める報告もある[15]．

急性ジストニアが発生した場合は，biperidenなどの抗コリン剤の筋肉内注射が著効することがほとんどであり，20-30分以内に効果が現れない場合でも再度注射投与を行い，症状の消失を見ることが多い．その後は，抗コリン剤を経口投与に切り替え，ジストニアの再発防止に備える必要があるが，抗コリン剤の慢性投与は避け，経過中に他の錐体外路症状の発現がみられない場合は十分な観察を行いながら，可能な限り抗コリン剤の漸減・中止を図っていくことが望ましい[16]．一方，前述した急性ジストニアの危険因子が重複するケースにおいては，ジストニア発現予防のために，むしろ積極的に治療開始時より抗コリン剤の併用を行うべきであることも付記しておきたい．

iv) 悪性症候群 抗精神病薬治療中の悪性症候群の発現頻度は約1%と低いものであるが[17]，発症後の致死率は約15%であり[18]，現在もなお重篤な副作用として知られている．予測がなかなか困難であるため，高熱（38℃以上），筋固縮などの錐体外路症状，著明な自律神経症状（頻脈，血圧の上下動，発汗，呼吸促進），意識障害などの重篤な症候[19]が出そろう以前の段階で早期発見することが重要となる．高温・高湿度の環境[20]，消耗・疲弊・脱水などの身体状態[21]，緊張病性の症候[22,23]，及び遺伝負因[24]が発症の誘発因子とされており，このような状況下での抗精神病薬による治療開始には十分注意されたい．

検査所見ではCPK値上昇，白血球数増加やミオグロビン尿が認められ[19]，悪性症候群の治療経過における改善度の客観的指標ともなる．早期発見と早期の身体管理（起因薬剤の中止，全身冷却，輸液，呼吸・循環管理，心・腎合併症の予防）の徹底，dantrolene，bromocriptine及びlevodopaなどの薬物療法[25,26,27]の普及により，近年では，悪性症候群の軽症化や致命率の減少がみられるようにはなったが，現在でも，なお，可能な限り未然に防がれるべき副作用として認識されていることに変わりはない．近年の報告では，悪性症候群の発症に関連するドパミン受容体遺伝子マー

カーが見出されており，今後，さらに，特異度，感受性の高い生物学的指標が確立されることが待望される[28]．

ⅴ）耐糖能異常　近年，「メタボリックシンドローム」の概念が一般的にも浸透してきている．本邦でも2005年に診断基準が設定された．内臓脂肪が100 cm^{2}に相当するウエスト周囲径に加え，高血圧，高血糖，脂質代謝異常のうち2項目を満たせばメタボリックシンドロームと定義される．これまでも統合失調症患者はその生活習慣や薬剤の影響から，肥満，糖尿病，高脂血症が健常者と比較して多いとされてきた．その中でも耐糖能異常，糖尿病の併存は薬物療法によりケトアシドーシス（DKA）を惹起する可能性があるため注意が必要である．

非定型抗精神病薬（risperidone, olanzapine, quetiapine）の登場により急性期において初期治療の第一選択薬として使用されることが一般的となってきている．しかしそれぞれの薬剤において体重増加や糖尿病，耐糖能異常を示すことが指摘された．体重増加，血糖上昇共に olanzapine, quetiapine, risperidone の順で頻度が高いとする報告[29]や，また olanzapine の方が risperidone より DKA の発生頻度が多いとする報告[30]もある．本邦では糖尿病を併発している患者に olanzapine, quetiapine では禁忌，risperidone では慎重投与となっている．

したがって薬物治療を開始する前に，血糖，ヘモグロビンA1cの検査をしておくことが必須であろう．もし初期治療の時点で採血が困難な場合でも，肥満の把握や糖尿病の家族歴を聴取することで慎重な薬物選択を行い，後日採血を行うなどして耐糖能異常に注意する必要がある．

（森園修一郎，菊池淳宏，近藤　毅，兼子　直）

文　献

1) Bush G, Fink M, et al: Catatonia. II. Treatment with lorazepam and electroconvulsive therapy. Acta Psychiat Scand 93:137-143, 1996.
2) Rey JM, Walter G: Half a century of ECT use in young people. Am J Psychiat 154:595-602, 1997.
3) Alfredsson G, Bjerkenstedt L, Edman G, et al: Relationship between drug concentrations in serum and CSF, clinical effects and monoaminergic variables in schizophrenic patients treated with sulpiride or chlorpromazine. Acta Psychiat Scand 69 (Suppl. 311): 49-72, 1984.
4) Bolvig Hansen L, Larsen N-E: Plasma concentrations of perphenazine and its sulphoxide metabolite during continuous oral treatment. Psychopharmacology 53: 127-130, 1977.
5) 橋本虎六，平　則夫，佐藤　進，ほか：Ethylphenylephine に関する心臓循環薬理．応用薬理 3:27-33, 1969.
6) 兼子　直，平野敬之，近藤　毅，ほか：抗精神病薬起因性低血圧のドパミンによる治療．臨床精神医学 17:221-228, 1988.
7) Marino RJ, Romagnoli A, Keats AS: Selective venoconstriction by dopamine in comparison with isoproterenol and phenylephrine. Anesthesiology 43: 570-572, 1975.
8) Goldberg LI: Cardiovascular and renal actions of dopamine, potential clinical applications. Pharmacol Res 24:1-29, 1972.
9) 久保和博，小嶋哲夫，丸茂博大：Dopamine〔α-(3,4 dihydroxyphenyl)-β-aminoethane〕の薬理学的研究（第2報）．応用薬理 8:847-864, 1974.
10) 山田耕二，小嶋哲夫，丸茂博大：Dopamine〔α-(3,4 dihydroxyphenyl)-β-aminoethane〕の薬理学的研究（第1報）．応用薬理 8:831-846, 1974.
11) Aguilar EJ, Keshavan MS, Martinez-Quiles MD, et al: Predictors of acute dystonia in first episode psychotic patients. Am J Psychiat 151:1819-1821, 1994.
12) Singh H, Levinston Df, Simpson GM, et al: Acute dystonia during fixed dose neuroleptic treatment. J Clin Psychopharmacol 10:389-396, 1990.
13) Stramek JJ, Simpson GM, Morisson RL, et al: Anticholinergic agents for prophylaxis for neuroleptic-induced dystonic reactions: a prospective study. J Clin Psychiat 47:305-309, 1986.
14) Kondo T, Otani K, Tokinaga N, et al: Characteristics and risk factors of acute dystonia in schizophrenic patients treated with nemonaprde, a selective dopamine antagonist. J Clin Psychopharmacol 19: 45-50, 1999.
15) Winslow RS, Syillner V, Coons DJ, et al: Prevention of acute dystonic reactions in patients beginning high potency neuroleptics. Am J Psychiat 143:706-710, 1986.
16) World Health Organization heads of centres collaborating in WHO co-ordinated studies on biological aspects of mental illness: Prophylatic use of anticholinergics in patients on longterm neuroleptic treatment. A consensus statement. Br J Psychiat 156:412, 1990.
17) Keck PE, Pope HG, McElory SL: Frequency and presentation of neuroleptic malignant syndrome: a prospective study. Am J Psychiat 144:1344-1346, 1987.
18) Kellam AMP: The neuroleptic malignant syndrome, so-called: a survey of world literature, Br J Psychiatry 150:752-759, 1987.

19) Keck PE, Pope HG, McElory SL: Frequency and presentation of neuroleptic malignant syndrome in a large psychiatric hospital. Am J Psychiat 143: 1227-1233, 1986.
20) 原田俊樹:抗精神病薬の副作用・抗精神病薬の使い方, 大月三郎 (編集), pp. 147-224, 日本アクセル・シュプリンガー出版, 東京, 1996.
21) Itoh H, Ohtsuka N, Ogita K, et al: Malignant neuroleptic syndrome - its present status in Japan and clinical problems. Folia Psychiat Neurol Jpn 31:565-576, 1977.
22) White DAC, Robins AH: Catatonia: harbringer of the neuroleptic malignant syndrome. Br J Psychiatry 158: 419-421, 1991.
23) Otani K, Kaneko S, Fukushima Y: Lethal catatonia and NMS. Br J Psychiatry 160:424, 1992.
24) Otani K, Horiuchi M, Kondo T, et al: Is the predisposition to neuroleptic malignant syndrome generally determined? Br J Psychiatry 158:850-853, 1991.
25) Rosenberg MR, Green M: Neuroleptic malignant syndrome. Arch Int Med 149:1927-1931, 1989.
26) Sakkas P, Davis JM, Hua J, et al: Pharmacotherapy of neuroleptic malignant syndrome. Psychiatric Annals 21:157-164, 1991.
27) Otani K, Mihara K, Kondo T, et al: Treatment of neuroleptic malignant syndrome with levodopa. Hum Psychopharmacol 7:217-221, 1992.
28) Suzuki A, Kondo T, Otani K, et al: *Taq* I polymorphism of dopamine D_2 receptor gene is associated with the predisposition to neuroleptic malignant syndrome. Am J Psychiat 158:1714-1716, 2001.
29) Liebermann JA, Stroup TS, McEvoy JP, et al: Clinical antipsychotic trials of intervention effectiveness (CATIE) investigator effectiveness of antipsychotic drugs in patients with chronic schizophrenia N Engl J Med 353:1209-1223, 2005.
30) Romaswamy K, Masand PS, Nasrallash HA: Do certain atypicalchotics increase the risk of diabetes? A critical review of 17 pharmacoepidemiologic studies. Ann Clin Psychiat 18:183-194, 2006.

1.5 急性期の心理社会的療法

a) 精 神 療 法
i) 統合失調症治療における精神療法の役割
統合失調症は生物・心理・社会的疾患であり，その治療にあたっては，これら全般にわたる包括的治療が重要である．すなわち，治療目標としては，症状の改善，再発・再燃の予防だけでなく，生活技能の回復や獲得，生活適応の改善，QOLの向上などが挙げられ，治療手段としては，薬物療法をはじめ，認知行動療法，集団療法，家族療法など，さまざまなプログラムが用意されている．治療者は，こうしたさまざまなプログラムを使いながら，患者と共同して病気の治療に取り組む．統合失調症では，症状や障害をかかえながら，自らの人生設計を立てていかなければならないし，また，人生におけるさまざまなライフイベントが疾患の経過に影響を与える．そのため，治療と言っても，治療者は，病気という枠組みにとどまらず，多かれ少なかれ，患者の人生にも関わることになる．すなわち，治療者の役割としては，疾患の理解と洞察を促し，治療目的・治療法の選択やさまざまな生活課題における意思決定を補助し，また，自尊感や自立心など，心理面を全般的に支援することが挙げられる．いわば，治療の導き手，生活の案内人，そして心の支えとしての役割が求められる．こうした作業には，治療者と患者との間のコミュニケーションが不可欠であり，精神療法が大きな役割を果たす．

精神疾患，特に統合失調症においては精神療法の意義が大きい．その理由としては，次のようなものがあげられる．すなわち，統合失調症においては，種々の病的体験のために周囲や自分自身への信頼感が失われる，病気の認識が乏しく[1]，治療への動機付けが困難な場合がある，対人関係やコミュニケーションなどが病気に影響を与える，などである．たとえば，急性期に患者がおどろおどろしい世界を体験している中で，治療者は，自身が患者にとって安全な存在であることをなんとか印象付ける努力をしなければならないだろう．そして，薬を飲むという行為一つをとっても，そうした努力によって得られた患者と治療者の治療関係ないし信頼関係が必要となる．また，安定期においても，患者に投げかけた一言が再発を招くということもある．情報の聴取，病気や治療の説明をはじめとして，すべてのコミュニケーションが病状に影響し得るので，治療者は全てのコミュニケーションについて，それが治療に寄与するように配慮するべきである．

このように統合失調症の治療における精神療法の意義は大きいのだが，まだまだ解決しなければならない課題も多い．その一つは，薬物療法などと比べると，その方法や効果について客観的な評価が難しいという点である．まず方法については，精神療法は多くの場

合，患者と2人きりの空間で行われ，いわば密室で行われるため，ある治療者がどのような精神療法を行っているかということを客観的に評価することが容易ではない．言語的な働きかけであれば，文字として記載することによって，ある程度，記録に残すことはできるが，完全ではない．まして，言葉の間（ま）や身振り，表情など，非言語的コミュニケーションは記録に残すことも容易ではない．しかも，治療者自身の働きかけだけではなく，患者からの応答も重要な情報である．精神療法では，患者の観察から，患者の精神状態を判断し，タイミングよく働きかけを行うことが大切である．精神療法を客観的に評価するためには，こうした要素を含めることが必要となる．また，精神療法の効果については，薬物療法に比べると緩やかであり，客観的な評価が難しい．例えば，患者に投げかけた一言が再発を招くといった劇的な場合でも，その因果関係を確かめるのは簡単ではない．同じ言葉がどの患者に対しても再発のきっかけになるわけではなく，その患者がその言葉をどうとらえるかということ，すなわち患者の主観性という個別的な要素が関わってくるからである．このように精神療法の方法や効果を評価することは難しい．今のところ，精神療法の質を担保する方法としては，治療者各々の研鑽に負うしかないかもしれない．治療者としては，刻々の治療場面において，また治療の長期経過において，自分や相手を客観的かつ鋭敏に観察して，自らの治療のあり方やその効果をモニターすることが必要である[11,13]．また，同僚らとの研修や学習の場を利用し，第三者の目で自分が行っている治療を見直す努力が必要である．

包括的治療の中で，精神療法以外の治療との連携についても気をつけなければならない．特に，統合失調症に対する治療において，薬物療法の役割は大きく，精神療法と薬物療法がしっかりとかみ合うことが大切である．薬物療法と心理社会的治療との間には相互作用がある[13]とともに，相乗的な効果があり[2]，それは薬物療法と精神療法との関係にもあてはめることができるだろう．薬物療法と精神療法との関係については，まず薬物療法の精神療法に対する効果がある．薬物療法は精神症状を改善するのみならず，認知機能も改善する．したがって，効果的な薬物療法を行うと，患者とのコミュニケーションがとりやすくなり，精神療法もより効果的に行うことができる．たとえば，患者に，自らの特質や考え方，行動パターンなどについて直面化を求めるためには，患者が直面化のストレスに耐えうるような状態に回復していることが前提となり，そこには薬物療法を含む効果的な治療が必要である．逆に，精神療法の薬物療法に対する効果もある．効果的な精神療法は，それだけでも，患者の情動の安定や精神症状の改善が得られるだろうが，精神療法によって薬物療法に対する前向きな姿勢が得られれば，薬物の効果も大きく，より患者に負担の少ない薬物療法で大きな効果が発揮されるということもある．このように，精神療法と薬物療法は，適切に行うことによって相乗的な効果を生む．逆に，不適切な薬物療法の上に，力技で精神療法を行おうとしたり，不十分な精神療法の上に，過量の薬物療法を行ったりするなど，精神療法と薬物療法との連携がうまくいかないと，患者にも治療者にも余計な負担がかかってしまうことになる．

ⅱ）精神療法を行う上での一般的な留意点　精神療法は，患者と治療者のコミュニケーションによって成り立つものである．コミュニケーションの能力は，患者ごとに違うし，また同じ患者でも病状によっても変化するので，治療者はそうした相違・変化に配慮することが必要である．たとえば，病識がなくて拒否的な患者と，そうでない患者とでは，当然対応のしかたが異なる．また，病気の時期によって，治療の枠組みや治療の目標が異なるので，それに応じて精神療法のあり方も異なる．急性期に閉鎖病棟で，まずは精神症状を安定させることを目標として治療している場合と，慢性期に社会復帰を目指して治療している場合とでは，精神療法の内容が異なるのは当然である[7]．したがって，本書では精神療法を，急性期，回復期，安定期の3つにわけて述べ，ここでは，それらに共通する原則について述べる．

精神療法の基本は，「聞くこと」にあり，これは統合失調症に限らず，どの疾患の場合にも共通する．まずは，治療者として接する一般的な礼節を保つことは言うまでもない．相手が話しやすい環境を作ることも大切である．たとえば椅子や部屋の様子などを工夫す

る．お互いの向き合う角度や，距離，部屋の調度，整理などに気を配る．また会話の際には，相手に適度に注意を向けつつゆったりと構え，自然な態度を心がける．会話では，相手の話の流れに逆らわず，タイミングよく相槌を打つ，治療者がしゃべりすぎない，コメントしないで話を聞く，相手の言葉をそのまま使って共感を示す，相手の話のペースに合わせる，などである．こうして，しゃべっている時間だけでなく，沈黙の時間にもなんらかの気持ちの交流や共有が体験されるようになれば，かなりよい関係になっているといえる．また，プライバシーを守ることは当然である．そのことをきちんと相手に伝えておくこともよい方法である．

「聞くこと」の意義は，患者と治療者の気持ちの交流にある．患者が言語的に，あるいは非言語的に気持ちを表現し，治療者がそれに共感を示すことが，自分の気持ちを分かってもらえたという感覚につながり，治療関係を深める．そのためには，治療者は，患者がどういう気持ちでいるかということをよく推測しなければならない．これは実は容易なことではない．なぜなら，患者が自分の本心を表現したくても的確に表現できなかったり，あるいは，本当の気持ちは隠して，別の気持ちを表現しているということもあるからである．だから，患者の気持ちをしっかり理解するためには，単に診察室で話を聞き，表情を見るだけでは不十分で，患者のこれまでの人生における生活や行動を知って，はじめてわかる場合もある．こうやって患者の気持ちをきちんと理解しなければ，共感の言葉も上滑りになりかねない．また，気持ちを理解するといっても，あまり患者の気持ちを先取りしすぎてもいけない．患者が表現したくてもなかなか適切に表現できないというときには，少し援助してあげることもいいだろうが，治療者の「解釈」を押し付けることになってはいけない．患者の気持ちを理解する主体は，あくまでも患者自身であり，治療者は，患者自身が自分の気持ちを理解するために努力するのを支えていく．そして，治療者は，患者の努力を通して，一緒に患者の気持ちを理解していく．

以上のような精神療法の基本的な留意点に加え，統合失調症の場合には，さらに，疾患の特徴に応じた配慮が必要である．統合失調症では，思考力・理解力が障害され，また，言語性記憶やワーキングメモリーの障害も指摘されている[8,15,17]．そのため，話がまとまらなかったり，的外れであったりする．こうした傾向は，緊張や焦りなどの心理的負荷によって助長される[6]．これらの特徴に配慮し，まずは，じっくりと落ち着いて話を聞く態度を保ち，気持ちを安定させることが必要である．話し掛けるときは，早口にならず，はっきりと聞き取りやすい口調で話し，なるべくわかりやすい言葉で話す．話す前によく内容をまとめて，簡潔に話し，余計なことは言わないという心がけも大切である．大事なことを話す場合は，少しくどくなっても繰り返して話したほうがよいだろう．質問をするときは，一般的には，「仕事はつらいですか」といった「はい」「いいえ」で答えられるような質問ではなく，「仕事のようすはどうですか」といったオープンな質問がいいとされている．しかし，思考が混乱しているときには，「どうですか」では答えられないけれども，「はい」「いいえ」ならなんとか答えられるということもある．また，質問の内容については，抽象的な質問では，かえって的確な応答が得られないこともある．たとえば，「どんなことで困っていますか」と聞いても，「別に困っていることはない」と答えるだけかもしれない．ところが，具体的に生活の様子をたずね，対人関係の様子をたずねていくと，「職場の上司に小言を言われると，自分だけが目の敵にされているように思う」などと，悩みを口にしてくれるかもしれない．最初からそのように言わなかったのは，隠していたからではなく，「困っていること」と「職場の上司～」の内容が本人の頭の中で関連付けられていなかっただけ，ということもある．なるべく具体的な状況をイメージできるようにして，質問するほうが答えやすいし，また，具体的な状況がわかったほうが，治療者としても本人の気持ちを理解しやすいだろう．

1） 急性期の特徴

急性期にはどのような状況があるかを考えてみよう．まず，精神状態は，さまざまな異常体験が現れており，幻聴や妄想に対する批判力が乏しい．思考は混乱し，次から次へと考えが飛び交ったり，あるいは考えが浮かばなかったりする．健康な人にとっては「あ

たりまえのこと」がわからない．誰を，あるいは何を信用したらよいのかわからない．こうした状態を外から見ると，会話が唐突で，質問をしてもふさわしい答えがなかなか返ってこない，表情や行動が奇妙で，なにを考えているのかわからない，気持ちが伝わってこないといった感じを受ける．

次に，急性期の治療状況として，さまざまな場合が有り得ることも特徴である．治療歴については，(1)精神科受診が初めてという場合，(2)自分が担当していた患者の病状が増悪ないし再発した場合，(3)他医に治療歴があり，再発に伴って入院するなどして自分が主治医となった場合，などがある．また，受診の経緯については，(1)自らが希望して受診する場合と，(2)本人は希望せず，家族の希望や，あるいは警察官通報等によって受診する場合がある．ときには，(3)本人は希望しているが家族が希望していない，という場合もある．治療の枠組みとしては，(1)通院，(2)任意入院，(3)医療保護または措置入院または医療観察法による入院がある．

2） 急性期の精神療法の目標

統合失調症の急性期には，症状が重篤であるだけでなく，生活の障害も大きい，病識が乏しく治療関係の確立がより困難である，といった特徴がある．すなわち，治療においては，精神症状の改善，生活適応の改善，治療関係の確立といった要素の，すべてが重要であり，また困難さも大きい．

急性期の，こうした症状や障害については，薬物療法による効果が大きい．そして，薬物療法にうまく結びつくと，症状の改善に伴って，治療関係の確立，治療への動機付けなどが，より容易になることも多い．すなわち，精神症状が強い時期には，認知のゆがみが大きく，周囲に猜疑的となったり病識が乏しかったりして，治療関係を築きにくい．また，判断力も低下しているために，働きかけを行ってもなかなか効果が得られない．ところが，薬物療法を行って症状が改善するのにともなって，猜疑的な傾向が和らぎ，病識が改善し，判断力も回復し[10]，治療関係が築きやすく，また，働きかけがより伝わりやすくなるだろう．

従って，急性期には，治療全体の目標としては，薬物療法を中心とした治療への導入が第一となるだろ

う．精神療法においては，治療関係の確立や治療の動機付けといったことが目標となる．さらに，この時期の精神療法は，単に現在の治療を進めるために必要というだけではなく，長期的な治療経過から見ても重要である．治療関係というのは，病状が安定しているときは淡々と過ぎていくものであり，再発などの大きなイベントを通して治療関係が深まるという側面がある．逆に急性期の対応のまずさが，治療に対する悪印象を植え付け，その後の治療のマイナスとなることもある．将来にわたる治療関係を作るための大切な時期なのである．治療者としては，急性期に，なかなかコミュニケーションが取れないと，「もう少し病状が回復すれば，もっと話が通じるのに」などと，もどかしく感じるかもしれないが，患者にとっては，治療者以上に大変な時期であり，この時期こそ，患者が最も助けを必要としている時期なのである．

3） 急性期精神療法の実際

i） 治療関係・治療の動機付け 先ほど述べたように，急性期には，病状，判断力の程度，治療開始に至った経緯など，さまざまな治療状況が考えられ，治療関係の確立や治療の動機付けを行うにあたっては，それを考慮することが必要である．こちらが説明しても理解できないような場合や，最初から治療に拒否的であったり治療を受ける気持ちがなかったりする場合には，当然，治療関係の確立や治療の動機付けが困難になる．しかし，そのような場合でも，治療者としては，常に適切な対応を心がけるべきである．急性期でも，まったくわけがわからなくなっているわけではなく，患者なりに治療者を観察していて，そのときに治療者がどのような振る舞いをしたかということを，後々までよく記憶していることが多い．急性期にすぐに良好な治療関係を確立することは難しくても，そのときの適切な振る舞いが，後に治療関係を確立するのに役立ってくる．

働きかけにあたっては，本人がどのようなことで困っているか，どのようなところをよくしたいか，という希望と，どこを治療すればよいか，治療者がどういう援助をできるかという，治療者の判断とを話し合い，治療目標や治療方法の合意点を探っていくという方法が，インフォームドコンセントの理念に照らして

も，また精神療法の本質から考えても望ましい．もちろん，これは理想であって，現実には，治療の動機付けが乏しかったり，判断力が低下していたりして，困難が伴うことが多い．治療者は，専門家として，状況を見極め，それに応じた工夫を行う．

ii）治療導入時の働きかけ

①安心感・信頼関係を築くこと： 本人にさまざまな働きかけを行うにあたって，まず信頼関係を築くことが必要である．本人が受診や治療を希望している場合は信頼関係を築きやすいが，医療保護入院や措置入院の形をとる場合など，本人に受診や治療の意思が乏しい場合は容易ではない．信頼関係は，精神療法の基本となるものであるが，信頼関係を築くことができれば，精神療法の目的は半ば達したといってもいいほど，信頼関係を築くことは大切である．

信頼関係を築く第一段階としては，本人が安心して話ができる関係を目指す．まず，本人がどのようなことで困っているかを聞き出す．そのためには，まず本人の話をコメントなしに聞く姿勢をとる．非言語的コミュニケーションが大切で，たとえば，本人が取り乱している場合は，治療者がそれに乱されず，落ち着いた雰囲気を作り，本人を安心させることが必要である．こちらが躊躇する態度を見せると，すぐに不安が患者に伝染してしまう．努めて動作や会話のスピードをゆっくりにして，穏やかな，はっきりした口調で話すなど，自信を持った態度に努める．「心配しなくて大丈夫ですよ」「ここではあなたに危害を加える人はいませんから，安心してください」などと声をかける．そして，「いろいろ困っているようだから，どうしたらいいか一緒に考えましょう」といった言い方で治療者としての役割を伝える．ここで本人の気持ちを聞くことになるが，「どうしましたか？」「困ったことがありますか？」と聞いても，『困っていることなどない，私は病気ではない』『あいつが悪いんだ』と言ったり，脈絡のない話をとめどなく話したりして，埒があかないことも多い．無理に本人の話を引き出そうとせず，自発的に話しやすい雰囲気を作ることを心がけ，質問の言葉も尋問調にならないよう，多すぎないほうがよい．本人が少しずつ話をはじめたら，「それはつらいですね」とか「大変ですね」といった共感の気持ちを伝える．

幻覚や妄想に伴って，昏迷状態であったり，精神運動興奮が強く，落ち着いて話ができる状況ではないことがある．このような場合，言語的なコミュニケーションがうまくいかなくても，非言語的なコミュニケーションをうまく使うと多少とも話ができるくらいに落ち着いてくることもある．落ち着いた雰囲気，あわてない，焦らない雰囲気，安心感を与える雰囲気などである．少し伸びをしたり，場の雰囲気を和らげるような動作をすることもできるし，その場に一緒に座っているだけでも一つのコミュニケーションになるということを考え，焦らないことである．一見，会話が通じていないように見えるときでも，こちらが言ったことは理解できていることが少なくないし，親身に話しを聞こうとする態度を見て取ってくれているものである．

最初，診察室にも入れないということもあるが，ある程度，話ができそうな雰囲気になってきたら，「じっくり話しを聞きましょう」と診察室に誘導するとよい．あまりコメントや批判を加えずに，共感の言葉をまじえながら時間をかけて十分に話を聞く．十分に話を聞くことで，本人の気持ちが落ち着くとともに，本人の信頼を得る手がかりとなる．時間をかけてということだが，どのくらいの時間をかければよいかという点はやや難しい．会話が途中で途切れたり，話の繰り返しが多くなって，もう十分だろうと思っていると，実際には本人は満足していないということもあるし，止め処となく話をして，本人の方が疲れてきてもまだ話を続けているということもある．また，長く時間をかければよいというものでもなく，時間をかけすぎると，患者が余計なことまで話させられたと感じたり，話しすぎて疲れてしまったりということもある．治療者側の都合で時間がゆるさないということもある．ある程度のところでタイミングを見計らって話をさえぎることが必要となるだろう．「あまりたくさん話すと疲れるから少し休みましょう．あとでまたじっくり話をしましょう」といった言葉を使うことが多い．話を聞く時間としては，30分から長くても1時間以内にとどめておくことがよいだろうし，注意集中が困難なときはもっと短くせざるを得ない．もっと

も，数時間をかけて入院の説得に成功したという例もあるので，一概には言えない．その例では，患者は「こんなに長い時間つきあってくれるなんて，この先生にはかなわないなと根負けした」と後で話している．理屈で説得するのではなく，態度で説得するということであろう．

②治療者の判断を伝え，治療に導入する：

〈病名・病状の判断と治療方針を伝える〉　ひとしきり話を聞いたところで，治療者としての判断を伝える．原則としては，病名，病状の判断，治療方針，治療の見通しなどを話す．

説明にあたっては，あらかじめ本人がどのようなことで困っているかを把握しておくことがポイントで，病状を説明するときにはそれを使って，本人が理解しやすい形で説明する．「統合失調症というのは，幻聴や妄想があって，意欲の低下が後遺症のような形で残ります…」と，つい医者の言葉で説明してしまうかもしれないが，それでは，かえって混乱させることになりかねない．できるだけ本人の気持ちに共感しながら，本人の言葉を使って説明する．次に，説明の内容例を示すが，実際にはもっと簡潔に話すし，相手の気持ちを聞きながら話すので，この例の通りに一気に話すわけではない．「眠れなかったり，いろいろとテレパシーを送られたりして，大変なんですね．しかし，実は，そういったいろいろな症状は，統合失調症という病気で出てくる症状なのです．統合失調症になると，心の疲れに伴って，あなたの場合と同じように，いろいろな声が聞こえてきたり，いやがらせをされているように感じます．あなたの場合もそれにあてはまるように思います．今はちょっと信じられないかもしれませんが，実際にテレパシーを送っている人がいるわけではないので，その点は安心してください．今は，よく効く薬がありますから，ここでしっかりと病気をよくしておきましょう．治療は，向精神薬という薬を使います．薬を飲むと，最初は眠いなど感じるかもしれませんが，2，3週間のうちに徐々にものごとへの過敏さがとれて，リラックスしてものを考えることができるようになります．それにつれて，声も気にならなくなります．ただ，人によって薬が合う，合わないということがありますので，薬を飲んだときのようすを教えてください．それにあわせて，あなたにあった薬を考えていくことにしましょう．」

病名や病状の判断を伝える上で，本人への心理的負担も考慮しておくことが大切である．統合失調症の病名告知は，「大変な病気にかかった」「自分の人生はだめになってしまった」などと心理的にマイナスの影響を与えることがある．こうした影響を最小限にとどめるためには，単に病気であるとの説明をするだけではなく，治療者がしっかりと本人の生活をバックアップしていくという姿勢を示すとともに，治療によって改善するという見通しを与える．

このように，まずは，きちんと病名や病状の判断を伝えて，話し合いながら治療を進めることが原則である．しかし，病気の説明が，不安を誘うなどして刺激となり，病状をかえって悪化させる可能性がある場合などは，詳しい説明を先延ばしにすることもある．ある程度，治療が進んで，病気に対する距離が持てるようになったり，主治医との信頼関係ができてからのほうが説明しやすいからである．このような場合は，とりあえず，「いろいろあってだいぶ参ってしまっているようですね．薬を飲んでゆっくり休んでから，考えることにしましょう」「病気の正確な診断は，いくつか検査をするなどして診断します．まずは，気持ちを休めるための薬を飲んで，心を落ち着けることを心がけましょう」などと簡単に説明をすますこともある．

このような説明の上，治療への導入にあたっては，本人と合意できる治療目標を定めていく．幻聴や妄想を和らげることを治療目標にできる場合もあるし，ひとまず，不眠や集中困難や抑うつなどの改善を目標にすることもある．できれば，本人の生活に即して，どのようなことで困っているかをなるべく具体的に相談し，その解決に向けた援助のなかで，治療について相談するのがよい．

〈病識の問題について〉　ところで，統合失調症では病識の乏しさのために，治療に結びつけることが容易ではないことが少なくない．この病識の乏しさについては，自己認知の障害という側面と，抑うつや毀損感への防衛という側面から解釈されている[3,12]．すなわち，前者については，モニタリングの障害と関連付けられ，すなわち，自分自身についての客観的な判断力

が障害され，たとえば，自分で考えたことと外から聞いたこととを判別する能力の障害が幻聴につながったり，同様なメカニズムから病識欠如に至るというものである．もう一方の抑うつや毀損感への防衛というのは，自分の精神が病気であると理解することが，自分自身への信頼感を損ねることにつながり，その防衛として病識の欠如が生じるというものである．また，それほどはっきりしたものでなくても，さまざまな体験症状によって心が危機に瀕しているときに，これ以上刺激を加えてほしくない，という気持ちから，治療に抵抗するということはもっともなことであろう．体に傷を負ったとき，外的刺激に対して過敏になるのと同じ具合である．これらの点については，治療に協力的である場合にも，同様な過敏さや抑うつ，毀損感などが生じ得るので，よく，その心情を理解して対応すべきである．

このように，病識が乏しい場合の病気の説明の際に大切なことは，やはり，本人の言い分を十分に聞くことに尽きる．それが不十分だと，『先生は病気だというけれど，盗聴されているというのは本当のことなのです』とか，ときには『先生は私のことを信じてくれないのですか』といった具合に，治療関係にマイナスの影響を及ぼしかねない．もちろん，本人の言い分を十分に聞いたからといって，病識が得られるかというと，必ずしもそういうわけではないが，治療関係を保つ上では大切なことである．その上で「なかなか病気の症状だと言っても納得できないでしょうが，やはり専門家の立場から見ると，病気の症状と考えざるを得ません」などと説明する．ただし，最初から病気であることを納得してもらおうと，硬く考える必要はない．本人なりに，自らの体験と照らし合わせて納得するには時間がかかるものであるし，治療に不安を抱いているときに，治療者が強引な態度をとることは，逆効果である．まずは，専門家としての判断は伝えた上で，その判断を本人がどう受け止めるかを待つ．また，ときには，病気との判断はさておいて，とりあえず抱えている困難に対処するという姿勢で，治療目標を合意できる場合もある．

一般的には，病気の説明や治療の目標作りには，本人が困っている点，すなわち主観的な困難感をもとにするとやりやすい．しかし，病識が乏しく，したがって，困難感を持っていても，それを病気や治療に結びついてとらえることが難しい場合は，そうはいかないかもしれない．こうした場合，主観的な症状よりも，患者・治療者の双方が観察できる客観的症状をもとにしたほうがよいことがある．たとえば，幻覚や妄想は，直接体験できるのは本人だけだが，生活・行動の障害や，注意や思考の障害などは，障害であるとの認識はともかく，双方が観察できる．「テレパシーのことは，あなたは確かに感じているのでしょうが，私は体験したことはありませんし，一般的にはありえないことだと考えられます．この点は，一致しない点です．しかし，少なくとも，今，あまり生活がうまくいっていなかったり，ものごとに集中できなくなっているということは確かで，このことについては医者として，解決できるようにお手伝いできます」などと説明する．客観的証拠としては，ほかに，たとえば，部屋が乱雑になっているとか，身近な行動を例にとって，「このくらいゆとりがなくなっている」と説明することもできる．このように，さまざまな手がかりから，なるべく合意できる治療の目標を探る．

〈対応が難しい場合〉 患者の精神状態によっては，十分に信頼関係を作る余裕がないこともある．先ほどの例のように，昏迷状態や，精神運動興奮が強い場合などである．この場合は，不十分な説明のまま，薬物療法などの身体治療を優先させざるを得ないこともある．しかし，一見，支離滅裂で，こちらが話をしても理解できないように見えても，実は，本人は周囲の状況をかなり把握している可能性もある．だから，こうした場合でも，できる限り，きちんと判断や治療方針を伝える．昏迷状態の患者で，こちらが話をしてもぜんぜん反応してくれなかったりすると，私達のふだんのコミュニケーションとは異なるので，変に感じられるが，専門家としての務めとわりきって，自信を持って話す．実際，初期の対応について，あとから患者に尋ねてみると，「話の中身はわからなかったが，先生が落ち着いた態度だったので安心できた」とか，逆に「たくさん人が集まって，何をされるのかわからずこわかった」などと話し，患者には，言葉の内容よりも，説明する行為を含めた治療者の態度が，伝わって

いると考えられる．

　治療に拒否的で，治療者の努力によっても，治療の手がかりがつかめないような場合は，多くは医療保護入院や措置入院の対象となるであろう．こうした場合は，むしろ断定的に病気との判断を伝え，それに基づいた治療をはじめたほうがすっきりとするかもしれない．「あなたは，今は納得できないかもしれませんが，あなたが困っていることは，ほとんど病気の症状として出てきていることなのです．気持ちにゆとりを持ち，病気をよくしていくために薬が必要です．」服薬について同意が得られず，止む無く向精神薬の筋注等の手段を用いて治療するような場合，「病気をよくするために薬が必要です．自分で薬を飲んでいただくのが一番だと思いますが，難しいようなので，注射を使います」などと説明する．注意すべきことは，全く病識も病感もなくて治療を拒否する患者はむしろ少なく，なんらかの援助を求めていることが多いということである．援助は求めたいが，病気に対する不安や，病気と見られることに対する抵抗があるという，両価的な気持ちである．治療する側にとってみればやっかいに感じられるかもしれないが，治療を受ける立場に立ってみれば，自然な心情であり，そのことを十分に理解すべきである．

〈入院治療について説明する〉　入院の場合は，入院治療についての説明が必要である．入院の目的としては，休息と安心，環境の調整，十分な医療の確保などが挙げられる．「いまの生活状況では，気になることや不安なことが多く，それが病気を悪くしてしまっているようです．集中力も低下して，物事を十分に考えられないようですから，頑張り過ぎてもかえって悪循環になるばかりです．ここで入院して，しっかりと休み，元気を取り戻したところで，また生活を立て直しましょう」「周りの人とうまくいかなくて疲れてしまっていますね．このままだとどんどん対人関係が悪くなるばかりですね．入院して，距離を置いて見ると，気持ちが入れ替わります．そうしたら一緒に対人関係を修復するきっかけを探っていきましょう」「入院することで，病状を細かく見分けることができますし，薬をより細やかに調節することができます」といった入院のメリットを説明する．当然ではあるが，法に定められた権利告知など，入院時の告知はもちろん行う．また，生活面の不自由さなど，入院後のマイナス面についても，説明しておく．

　入院後は，治療や入院後の生活に対する不安が大きい．本人が入院を希望していない場合は，特にそうである．そのため，治療者としては，できるだけ早くから治療関係を築く努力が必要である．治療者は「本人のための治療である」という意識をしっかりと持ち，病気の治療や本人の生活の質の改善に最大限，努力するという姿勢を示すべきで，精神面だけでなく，入院後の生活などについても，心遣いを忘れない．病識がなく，病気であるとの説明や治療に対しては受け入れがたい場合であっても，こうした姿勢を持つことによって，治療関係を築く糸口が見つかってくるものである．

iii）治療導入後の働きかけ

①精神療法の枠組み：精神療法の内容，場と頻度：最初に述べたように，急性期は，薬物療法が中心となり，精神療法においては，治療関係の確立や治療の動機付けといったことが目標となる．精神症状については，信頼関係の構築や，受容的な対応で安心感を与えることによって対応することが中心になるだろう．それ以外に，症状そのものへの対処方法を相談することもある．

　精神療法を，どのような場面でどのくらいの頻度で行うかについては，治療全体の構成を考えて判断する必要がある．頻度が多ければいいというものでもなく，不用意に話を聞きすぎると，かえって疲れてしまったり，症状への巻き込まれを強めたりして，悪化させてしまうことがある．ある程度，面接の時間と回数の枠組みを決めておいたほうがコントロールしやすい．おおよそ，週1，2回が一般的と思われるが，症状によって，もっと頻繁な精神療法が必要なこともある．1回の時間は，長すぎると疲れるだけで，かえって効果が薄くなる可能性があるので，30分から1時間以内にとどめるのがよいように思われる．入院中の場合は，こうした診察室での面接だけでなく，病棟の中で，顔をあわせたり，簡単な声をかけるだけでも，随分と本人に安心感を与え，治療者の気遣いが伝わるだろう．特に，治療開始初期の治療関係構築に重要な

時期には，こうした接触を多く持つことが役立つ．

不安が強い場合などは，患者が延々と話しつづけてしまうこともある．対応の方針としては，ある程度の受容は必要になるが，本人の病状やきもちのゆとりの程度を見計らいながら，少しずつ，自分で不安を抱える力をもってもらうように導くことも必要である．また，治療者が疲れきってしまうと，きちんとした対応ができずに，かえって不安・不満を強めてしまいかねないという側面もある．診察の頻度や時間を制限したいときは，「そうした大事な話は，ゆっくりと～日の診察の時間に話しましょう」とか，「長く話すと疲れるし，私も頭に入りきりませんから，このあたりで打ち切って，またこの次の面接で話しましょう」と言って，うまく間を持たせることができる．また，「不安な気持ちはわかりますが，病気をよくしていく上では，少し我慢してみるのも大切なことです」などと，一つの治療目標として，本人の努力を促したり，「不安なときは一旦，その気持ちをノートに書いてみて，次の面接のときに見せてください」と，不安への対応を検討する方法もある．

②治療関係の構築： 治療導入後も，治療関係を築く努力が大切である．実際，治療関係や動機付けが不十分なままに治療に導入せざるを得ない場合も多い．入院したものの，拒薬が続いているといった場合は，その顕著な例であろう．治療関係を築くためには，「本人のための治療」という姿勢で，支持・受容的な対応を保つことが大切である．患者が拒否的であり続けると，治療者や他のスタッフも含め，患者に対する陰性感情が生じがちであり，治療者としての努力とともに，スタッフの意思統一も必要である．

働きかけの内容としては，病気の症状だけでなく，生活面についての相談も含めるとよい．むしろ，現在の生活に関心を向けることが，症状改善にプラスになる．治療者の目に見えない内的体験を扱うよりも，生活を話題にすることで，たとえば病識がない場合でも「病気かどうかはさておいて」，より具体的な課題を共有することができ，共同して治療に取り組むという姿勢をとりやすい．

なお，生活の相談といっても，急性期には，仕事をやめるかどうかといった重要な判断が必要となることは先延ばしにすべきだろう．まずは，ゆっくりと休むように働きかけることが原則で，そのための生活の相談ということになるだろう．「いろいろと心配はあるでしょうが，それは病気がよくなって考えるゆとりが出てきてからにして，まずはゆっくり休むことが大切です．そういう面で，お手伝いできることはありますか？」．そうして，本人の職場などへの連絡を家族に頼むなどの調整を，本人と話し合いながら進める．

このように，症状や生活全般にわたって援助する姿勢を持つことが，治療関係の構築につながる．

③症状に焦点をあてた働きかけ（症状管理）： 精神療法の精神症状改善に対する効果としては，信頼関係の構築や，安心感を与えることが，全般的な安定化作用として働き，症状の改善につながることが考えられる．そのほか，より直接的に症状に焦点をあてて働きかけることもできる．(1)病状を悪化させる刺激から保護すること，(2)症状へのとらわれを軽減すること，(3)薬の効果についてのフィードバック，である．

(1)病状を悪化させる刺激を避ける．具体的には，情動をゆさぶるような刺激と判断を混乱させるようなあいまいな刺激があげられる．統合失調症患者では，情動的な刺激によって，注意機能が障害され，思考障害などの精神症状が増悪することが実験によっても確かめられている[6]．この実験では，不快な話題が刺激として用いられるが，一般的には，本人に対する非難の言葉や強い好悪の感情，本人に強い感情を惹起するような刺激，焦りの気持ち，などが悪化刺激となり得るだろう．後者のあいまい刺激については，統合失調症患者の認知能力が障害されていることと関連する．統合失調症患者では，表情の認知，言葉の意味の認知，場面認知など，さまざまな認知が障害され，何気ないしぐさに妄想的に意味を読み取ってしまったりする[4,5,11,14]．治療者の精神療法的心構えとしては，表情や会話を努めて明瞭にする，断定的・具体的に・簡潔に・繰り返し話すといった配慮が必要である．感情の表出は，普段よりもめりはりをつけるのがよい．また，判断力が低下している場合や，迷わせることが病状の悪化につながるような場合には，情報の提示のしかたを工夫したり，選択肢を限定して，迷わないですむように配慮することが必要となる．治療者自身がこ

うした配慮をすることは当然であるが，病棟内の他の患者などからの刺激にも注意する．また，スタッフからの刺激にも注意が必要である．たとえば，行動化が著しい場合などは，スタッフがばらばらになり易いので，特に意思統一を図ることが必要である．どういう場合に受容的に接するか，どういうときにきっぱりとした対応を行うか，といった点である．スタッフによって働きかけの内容が違ったり，スタッフの転移感情は，症状悪化の引き金となり得る．

(2)症状へのとらわれを精神療法的働きかけで軽減する方法は，幻聴への認知療法など，さまざまな方法が工夫されつつある[9,18]．一つの方法として，幻覚妄想の話題に深入りしないという方法がある．精神療法の原則は，共感しながら話を聞くことであるが，あまり詳しく聞きすぎたり，誤った形で共感したりすると，かえって幻覚妄想を強めてしまいかねない．本人のつらさには共感しつつも，適当なタイミングを見計らって話題を変えてしまったほうがよい場合がある．「そうですね，いろいろ気になってしまうのですね．ところで病院に入って1週間になるけどここの食事はどうですか？」などと唐突に話題を変えてしまうこともできるし，「暗い話ばかりだと気持ちも暗くなってしまうから，その話は今日はこれくらいにしておきましょう」と促す方法もある．

慢性的な幻覚妄想などで，ある程度，病識ないし病感がある場合などは，症状と正面から取り組んでみる方法もある．「(幻聴や妄想など)いろいろ気になってしまう時はどうしたらいいでしょうね？」と症状への対応を相談する．具体的には，音楽を聴いたり軽い運動をするなどして，気持ちをリラックスさせたりほかのことに気をそらせる方法である．あるいは，幻聴と実際の声との違いに注目して，幻聴を見分けることを促し，「これは幻聴だから大丈夫」などと，積極的に幻聴を無視する方法などがある．こうした方法を一緒に検討しあい，本人に適した方法を探っていく．そして，具体的な対策を考えたら，実際にそれを実行してもらい，次の面接でその効果をフィードバックする．いくつかの対応法を試し，レパートリーを広く持つことができるように援助する．

(3)薬物療法への意欲を高め，その効果を最大限に発揮させることも精神療法の役目である．そのためには，本人が薬物療法に関わっているという意識をもつことが大切である．最終的な判断は医師が行うにしても，薬物の選択や評価に，なるべく本人が参加できるように，本人と話し合いながら治療を進める．薬物を用いる際には，効果と副作用を説明すべきであることは当然だが，これも，なるべく，本人の自覚症状に照らし合わせて，説明することが大切である．「いろいろとうわさ声が聞こえていらいらしてしまいますが，薬を飲むと，1，2週間のうちにうわさ声が気にならなくなります」といった具合である．さらに，薬を使い始めた後，そのフィードバックを行う．効果や副作用について，本人の気持ちを十分に聞くこと．副作用があっても本人が副作用と認識していないこともあるので，「副作用はありましたか」という聞き方よりも，「どんなことでも構いませんから，なにか変わったことがあったら教えてください」と聞いたほうがよい．副作用を，「かえって病気が悪化した」と誤解してしまうこともあるので注意する．薬に対する評価を高めるために，よくなった点を「それはよかったですね」などと，評価して強化する．本人がなかなかよくなったと実感していない場合も，治療者から見た客観的な評価においてよくなった点を指摘し，評価する．「あなたは自分自身では気がついていないかもしれませんが，私から見るととても表情がやさしくなりました．看護婦さんもよくなったといってくれるでしょう？」などといった具合である．

iv) 家族への病状・治療法や治療目的の説明

①家族の心理の理解： まず，家族の心理を理解し，家族との信頼関係を築くことが必要である．家族の心理に与える要因としては，(1)患者が罹患したことや病的行動に伴う不安や混乱，(2)近所づきあいや経済的問題など，家族がおかれる環境，(3)家族の健康など，家族自身の困難，などがあげられる．

第1に患者の病気について，家族が患者の症状を病気として受け入れることに抵抗感を感じることは少なくない．なんとか症状を心理的に理解し，それに対して家族の力で解決しようと努力する．しかし，どうしても理解し切れなかったり，本人への対応に限界を感じたりして，家族が疲れ果てて受診に至ったというこ

ともある．家族は，なぜこんなふうになったのかわからないという患者の症状に対する困惑や，精神疾患という未知の病気への不安を感じたり，病気の原因について，育て方が悪かったのではないかなど，自責的になったりする．

家族の心理に与える第2の要因は，病気に伴う直接的な影響以外の生活環境からの影響である．統合失調症では，顕在発症以前から患者が社会的に不適応をきたし，収入がないなどのために，家族に負担がかかってしまうことがある．また，患者のことを知られたくないと感じたり，患者が大声を出すなどのために，周囲に負目を感じたりすると，家族自身が近所づきあいに消極的になってしまうといった負担がある．

第3に，こうした心理的および身体的負担によって，家族自身が身体的にも精神的にも疲労困憊し，健康を損ねてしまうことがある．また，家族間で考え方や対応の仕方が異なったりすると，お互いの不和が生じてしまうかもしれない．こうしたことによって，家族の感じる困難は倍増されてしまう．

②家族の苦労への受容・共感： 家族に対して，まず行うべきことは，家族の苦労をよく受け止め，共感することである．「なんとかしようと努力してこられたのですね」といった具合である．もちろん，病気の原因について「育て方が悪かったのだと思います」などと自責的な言葉を言うような場合は，「そんなふうに考えてしまうのですね」と，考えの内容ではなく考えてしまうという行動に共感を示すとよい．このように共感する態度を示すことによって，家族が自分の気持ちを安心して話すことができる．それとともに，家族の話を通して，家族が病気についてどのような理解をしているかということを伺い知ることができる．これは，次に家族への病気の説明を行う際に考慮すべきことである．

③病気と治療法，家族の役割の説明：

〈家族への説明の内容〉 家族に病名や病状を説明し，家族に正しい知識を持ってもらうとともに，共同治療者としての役割を理解してもらう．説明に含める内容は，(1)現在の症状や生活上の変化が病気によるものであること，(2)病名，(3)病気の原因，(4)治療法，(5)経過，そして(6)共同治療者としての家族の役割である．この際，家族が病気についてどのような理解をしているかということをふまえると，より適切に説明できる．精神病について最初から正確に理解している家族は少ないだろう．家族にとって，精神病の症状は理解しがたく不安を与えるものである．したがって，それを家族なりに理解しようとすることは，家族の気持ちとして当然のことである．しかし，切迫した身近な問題であればあるほど，客観的に理解することは難しくなる．そして，誤った理解は，かえって家族に悪影響を与える可能性がある．たとえば，病気の症状や病気になったことを，患者の心構えの悪さや甘えとして理解することは，患者に対するマイナスの感情表出に結びつき，かえって病状を悪化させかねない．病気の原因を育て方や血筋に求める場合，家族を自責的，抑うつ的にしたり，家族どうしがお互いを非難しあうなど，関係を悪化させる原因となったりする．病気の原因として，たとえば「会社でずいぶんと目の敵にされたようだから」などと心理的なできごとのみを家族が強調することもあるが，これは，治療の動機付けを損ねるだろう．

〈病気の説明〉 家族への病気の説明としては，まず，いろいろな症状が「本人の甘え」などではなく「病気（心の病）の症状であること」を伝える．「病気になると，自分の悪口を言われているように思い込んだりして，気持ちに余裕がない状態になります」などと説明する．病名については，多くの場合，「統合失調症」の診断名をそのまま伝えるが，家族の理解力や家族が診断名についてあらかじめ持っていたイメージによっては慎重を要する場合もある．大切なことは，病名を伝えると同時に，原因や予後についての正しい知識を伝えること，そして，家族の気持ちを聞いて，不安やショックを受け止めることである．

〈病気の原因の説明〉 原因については，「脳の病気」とか「脳の失調」などと説明する．先ほど挙げた，患者の心構え，家族の育て方，遺伝などについては，否定したほうがよい．もちろん，育て方や遺伝については，実際には発病に影響がないわけではない．しかし，病気の原因を育て方や遺伝に求める考え方は家族の後悔ばかり誘い，前向きに病気を治していく態度を損ねることが多いし，多くの家族がこれらの要因を過

大にとらえていることを考えると，否定するほうがよい．「病気になりやすさは少し遺伝しますが，病気そのものが遺伝するわけではありません」とか「お子さんのことを大切に思って育てられたのであれば，それが病気の原因になることはありません」といった説明がよく用いられる．また，健康な兄弟がいる場合は，「ご兄弟も同じように育てて健康に育っているわけですから」と，その兄弟を引き合いに出して説明することができる．その上で，正確な知識を伝えるとよい．もし両親や兄弟に発病したものがいる場合は，こうした説明のしかたは難しくなるが，むしろ，最初から正確な知識を伝えたほうがよいこともある．すなわち，ある程度，家族教育されていたり，家族としても覚悟していたりしていた場合で，この場合は，家族への心理的影響は少ないかもしれない．具体的には，「病気の原因については，本人のもともとの性質やストレスなど，いろいろな要素がからみあっていると考えられます」といった具合に説明する．

〈治療法の説明〉 治療法については，薬物療法をはじめとする包括的治療の重要性と治療の目標，治療経過を話す．「健康な人は頭の神経がお互いに協調しあって働くのですが，病気になると神経どうしの連絡が悪くなって，まとまりなく活動するようになります．そのためにいろいろな症状が出てきます．私達が取り乱した時には，まず気持ちを落ち着けて周りをよく見ることが大切ですが，同じように，まず気持ちを落ち着けて，神経どうしの連絡をよくすることが必要です．そのためには薬が必要ですし，刺激を避けて落ち着く環境が必要です．気持ちが落ち着くにしたがって，いろいろな症状も和らいできます．ここまでで数週間がかかります．落ち着いてきたら，少しずつもとの生活に戻れるように援助していくことになりますが，まずは，焦らずにじっくりと病気をよくすることが大切です．」もちろん，薬の副作用として，眠気や錐体外路症状などについても説明しておく．とくに，通院治療の場合は，十分に説明しておかないと，ジストニーなどで驚いて，治療中断ということになりかねない．

入院治療の場合は，入院環境の説明が必要である．閉鎖病棟であるかどうか，また隔離室の使用など行動制限の可能性，治療者の体制，身体管理の体制などである．家族の面会や外出，外泊，退院までの見通しなどについても説明しておく．

〈家族の役割の説明〉 家族の役割について説明する．入院の場合は，家族の役割は，入院によって損なわれる本人の社会生活のフォロー，面会の際の本人への対応である．前者は，仕事をしていた場合の職場への対応，経済的な援助など，本人の環境への援助が含まれる．本人が入院に対して不安を抱く要因の一つには，本人の社会生活からの断絶があり，家族が援助することによってその不安を軽減することが目的である．面会の際の本人への対応については，まずは本人の精神的安定を図ることが大切であることを理解してもらい，本人に対して刺激を与えすぎないこと，安心感を与えることなどが家族の役割となる．

通院治療の場合は，さらに家族の役割が大きくなる．本人の社会生活のフォロー，本人への対応，症状・服薬のモニターである．本人の社会生活のフォローは先ほど述べた．本人への対応は，とりあえずは刺激しないこと，安心できる環境を作ることに焦点をあてる．患者の症状や問題行動への対応法に焦点をあてた対応方法の教育を含めてもよい．心理教育や家族会などのプログラムがあれば，そこへの導入を考える．導入のタイミングは，家族の疲労や混乱が強いときは避けるとしても，なるべく早いほうがよいだろう．

いずれにしても，家族に過大な負担をかけることは避けるべきで，特に，家族の自責の念を増強するような言葉は慎むべきである．たとえば，「家族の対応のしかた如何で本人の回復が随分と違います」などと言うと，「やはり自分の対応のしかたが悪くて病気になったのだろうか」と考えさせてしまうことがある．「病気になると，病気の人にあった対応のしかたがあります．対応の仕方を工夫することで家族としても安心できるようになりますし，本人の病気の回復も早くなります」くらいの言い方がよいだろう．家族教室や家族会に誘う時には，「本人にどう接したらよいということは，人それぞれ異なるところもありますが，共通するところも多いのです．お互いの経験を話し合ったり知恵を出し合ったりして，少しでも病気にうまく

付き合おうという会があるので，参加してみるとよいでしょう」などと言う． 　　　　（畑　哲信，池淵恵美）

文　献

1) Amador XF, Flaum M, Andreasen NC, et al: Awareness of illness in schizophrenia and schizoaffective and mood disorders. Arch Gen Psychiat 51:826-836, 1994.
2) Brenner HD, Pfammatter M: Psychological therapy in schizophrenia: what is the evidence? Acta Psychiat Scand 102 (Suppl. 407):74-77, 2000.
3) Caroll A, Fattah S, Clyde Z, et al: Correlates of insight and insight change in schizophrenia. Schizophr Res 35:247-253, 1999.
4) Corrigan PW, Garman A, Nelson D: Situational feature recognition in schizophrenic outpatients. Psychiatr Res 62:251-257, 1996.
5) Corrigan PW, Nelson DR: Factors that affect social cue recognition in schizophrenia. Psychiatr Res 78:189-196, 1998.
6) Docherty NM, Evans IM, Sledge WH, et al: Affective reactivity of language in shizophrenia. J Nerv Ment Dis 182:98-102, 1994.
7) Fenton WS: Evolving perspectives on individual psychotherapy for schizophrenia. Schizophr Bull 26:47-72, 2000.
8) Goldman-Rakic PS: Working memory dysfunction in schizophrenia. J Neuropsychiat Clin Neurosci 6:348-357, 1994.
9) 原田誠一：幻覚妄想体験への認知療法．精神医学 43:1135-1140, 2001.
10) Hurt SW, Holzman PS, Davis JM: Thought disorder. The measurement of its changes. Arch Gen Psychiat 40:1281-1285, 1983.
11) Kohler CG, Bilker W, Hagendoorn M, et al: Emotion recognition deficit in schizophrenia: Association with symptomatology and cognition. Biol Psychiat 48:127-136, 2000.
12) Lysaker PH, Bryson GJ, Lancaster RS, et al: Insight in schizophrenia: Associations with executive function and coping style. Schizophr Res 59:41-47, 2002.
13) Marder SR: Integrating pharmacological and psychological treatments for schizophrenia. Acta Psychiat Scand 102 (Suppl. 407):87-90, 2000.
14) Morrison RL, Bellack AS, Mueser KT: Deficits in facial-affect recognition and schizophrenia. Schizophr Bull 14:67-83, 1988.
15) Park S, Holzman PS: Schizophrenics show spatial working memory deficits. Arch Gen Psychiat 49:975-982, 1992.
16) Practice Guideline for the Treatment of Patients with Schizophrenia. American Psychiatric Association, USA, 1997.（日本精神神経学会　監訳：米国精神医学会治療ガイドライン―精神分裂病，医学書院，東京，1999.）
17) Saykin AJ, Gur RC, Gur RE, et al: Neuropsychological functioning in schizophrenia. - selective impairment in memory and learning. Arch Gen Psychiat 48:618-624, 1991.
18) Shergill SS, Murray RM, McGuire PK: Auditory hallucinations: a review of psychological treatments. Schizophr Res 32:137-150, 1998.

b）治療環境の整備

急性期治療は様々な場所で行われる．以前は，急性期イコール入院治療の考えが普通であり，入院治療は保護室から開始し，順次閉鎖病棟，開放病棟，社会復帰病棟，退院という流れがあった．しかし今日では，急性期治療は必ずしも入院でとは考えられなくなり治療の場が増えてきている．例えば，米国精神医学会治療ガイドライン（統合失調症第2版）では，入院治療の必要はないが外来治療を超える集中治療が必要な場合の選択肢として，デイホスピタルやパーシャルホスピタルの入所，ホームケア，家族危機介入療法，危機介入住宅ケア，包括的地域生活支援プログラムを挙げている[1]．

治療を受ける側からすれば，急性期でも（あるいは急性期だからこそ）なるべく自然な治療環境で行われることが望ましいだろう．そして，自然な環境という意味では在宅治療がもっともふさわしいだろう．家庭あるいは家庭に近い環境の中では，患者も安心して治療を受けられ回復が促進する．実際，以前バンクーバー地区で行われた研究でそのことが示されている．バンクーバーが地域精神医療体制を築く前に，地域での治療がよいかどうかを調査した研究で，240人の患者をランダムに分け，州立精神病院での入院治療を受ける群・外来や訪問による治療を受ける家庭治療群・家庭治療と短期入院の両者を併用する群で2年間の経過が比較された．その結果病状の改善は，入院群がもっとも悪く，次いで家庭治療群であり，もっともよいのが家庭治療プラス短期入院の群であった[2]．急性期治療は家庭でも可能であることや回復には家庭環境からあまり離脱しないことが重要であることが示された研究である．

1）外来治療と訪問看護

急性期でも外来治療で対応できることは多い[12]．実

際，統合失調症の経過研究では，患者の3分の1程度は1回の入院の経験もないことが示されている[11]．家族も，できれば入院を避けたいという気持ちが強い．入院に際しては，「家で面倒が見られなくなり入院させてしまったのは自分のせいだ」といった罪悪感をもつに至ることもある．

急性期の外来治療としては，頻回の診察とこまめな薬物の調節（時に注射を併用），患者と家族への生活の指導や対応の指導，そして治療スタッフによる訪問などが戦略となる．具体的には，第1に服薬が確実に行われることが重視される．第2に，生活時間を構造化する必要がある．急性期に見られやすい昼夜逆転の生活から，少しずつ生活リズムを正常化させ，また日課を単純にして患者への負担を一定にすることである．第3に，そのためには患者にはあれこれと指示を与えるのではなく，服薬と少しの日課程度に限ることである．医師・看護スタッフの指示を家族が確実に理解して実行されることが必要である．

家庭は，物理的環境では患者にとってもっとも自然である．その意味で心理的環境こそが問題になる．そして家庭における心理的環境を構成する最大の要素は同居する家族員であり，家族は入院治療の場合の看護スタッフに相当する役割を果たすことになる．家族が患者に接する態度としては，家族感情表出（expressed emotion, EE）研究で取り出された低いEEを持つ家族の態度が参考になる[13]．つまり，患者は病気でありケアを要する状態にあると認識すること，平静で共感的に接触すること，本人からの抵抗があっても侵入的でない態度で接すること，議論をしたりしないこと，過去を問題にするのではなく直面している課題の解決という観点で接することなどである．急性期は，家族が患者への態度を学習するよい機会でもある．

2） デイケア

以前，デイケアでは急性期に対応した医療的機能を有していたが，今日では社会復帰の準備の場，あるいはメンバーの憩いの場，癒しの場という色彩が強く，福祉的な機能に大きくシフトしている[3]．デイケアでの急性期対応は入院治療とあまり変わらない．休息を中心とし，集団プログラムへの参加は控える．回復に応じて負担の少ないプログラムを少しずつ利用するようにする．薬物療法の管理もスタッフにより行われる．時に毎日注射をするようなこともある．このような対応をするには，デイケア内に病室に見立てられるような部屋が必要である．

急性期治療としてのデイケアの利点は，デイケア利用により家族が日中の介護から解放されること，また入院を避けられるということがある．一方欠点としては，開放的な場での治療に終始するので，家族も治療者も投入するエネルギーが大きく疲労してしまうことがある．現在保険制度で規定されているスタッフの数では，急性期対応は難しいだろう．

3） 入院治療

ⅰ） 開放病棟　　入院治療の場合，開放病棟での治療が可能であればまず追求されるべきであろう．一般的に開放病棟が閉鎖病棟に比べてよい理由はいくつか挙げられている．入院を説得しやすい，再入院に対する抵抗が少ない，リハビリなどの治療効果が得られやすい，自発性・社会性を失うことが少ないなど，急性期の興奮状態が早くおさまるなどが挙げられている[7]．数は少ないが開放病床の急性期治療病棟を有する病院もある．

開放病棟での急性期対応では，患者の安全性の確保のために病状に応じた制限を設ける必要がある．通常段階的な自由度を設定し，例えば①単独での外出許可，②患者同伴での外出を許可，③職員同伴での外出を許可，④外出を不許可のように設ける．毎週の病棟会議で自由度を設定し，患者の希望，自由度のコンプライアンス，病状などにより総合的に決めることになる．これらの決定過程で患者とのコミュニケーションがかなり促進される．また信頼関係に基づいた行動制限であるということが患者の自覚を高め，回復を早めると想定される．

開放病棟では，投薬量が増加するのではないかといった懸念が指摘されることがある．筆者らは，以前に閉鎖病棟を開放化し，開放化の前後で患者の病状や治療内容について調べた．その結果，治療内容にそれほどの違いは見られないことがわかった[8]．上記のような懸念は必ずしも正鵠を得ていないかもしれない．

諸外国では急性期治療も含めて開放病棟の割合が高い．一方わが国の精神病院の開放率は狭く見ると

50％以下である（平成15年度厚生労働省調査で夜間の時間帯を除き出入口に施錠していない病床の割合は35.1％，終日閉鎖の病床の割合は43.0％，個別開放病床の割合は21.9％）．今後開放病棟での急性期治療が増え，より質の高い治療が展開されることが期待される．

ii）閉鎖病棟 精神病院の物理的環境の中では閉鎖病棟が最も問題にされてきたと思われる．昭和40年代の精神病院建設ラッシュから数10年が経過し，現在多くの病院で構造の改革が検討され，また実行されている．そこで問題にされている事柄としては，広さ・明るさ・柔らかさ・プライバシーといった内容である[9]．具体的には，1病床あたりの面積拡大やゆとりのスペースづくり，格子の撤去，木製ロッカーなどの採用，プランターボックスやバルコニーの設置，カラーコーディネートの工夫，絵画の据え付け，個室化など多くの工夫が取り組まれている．これらのハード面の変化により，閉鎖病棟が治療的な空間に変化しうるだろう．

物理的な側面とともに，人的な環境への取り組みもある．その一つは看護師数を増やして患者対スタッフの比率を高めることから生まれる効果である．看護スタッフは患者が最もよく接するスタッフである．スタッフ数が多いということは，いつも守られているという感覚が育てられ安心感が生み出される．逆にスタッフが少ないと，患者の不安が増すためにどうしても薬物投与量が増える傾向になり，そのことが病気の回復を遅らせる一助となりうる．実際，PICUで大勢のスタッフを配置した結果入院期間を大幅に減らせた経験などが示されている[10]．スタッフが多くなくとも，工夫次第で患者との接触を増やすことはできる．看護者の仕事をデイルームに持ち出して（例えば看護記録を書く）患者の目に触れ近づきやすいような雰囲気を作ることはその一例である．看護スタッフの対応も重要である．閉鎖病棟では患者の行動は物理的に制限されている．開放病棟と違って無断離院などの心配がない．従って，患者が納得するまで話を続けるという要請には駆られないかもしれず，対話や接触の時間が短くなるかもしれない．そのような中で，看護スタッフが十分な時間をとって接触を続けることの意義は大きい．

さらに患者にとっては，特に急性期には予測できる環境が必要である．毎日，一定時間誰かが接触し，接触するスタッフ間で情報交換をして一定の接し方をすることが重要である．コミュニケーションの障害が著しい場合は支持的な接近も難しいが，それでも一定の時間をともに過ごすことで関係が深くなっていく．医師との面接でも，患者にとって環境が予測されるものとなるように，一定の時間帯に行われることが望ましいだろう．話題も前回との内容に連続するものであれば，いたずらな緊張を与えることがないだろう．このように患者にとって予測可能なスタッフとの確実な接触が，治療環境として最適なものである．

病状が悪く治療者が直面化を求められるような場合は，特に治療体制の工夫を要する．物理的に抑制を図らなくてはいけない時は，個々人が1対1で対応することは避けなければならない．そのような時は，なるべく集団で対応し安全性を確保するとともに，患者の攻撃性を特定個人に向けさせるのではなく拡散させる必要がある．重症度が比較的軽い場合でも，いたずらに議論を長引かせることは避けるべきで，患者の感情への共感を表明して短時間の接触を繰り返すように図るべきである．

病状の回復とともに開放的な処遇に変えていくことが求められる．そのためには，閉鎖病棟であっても，患者ごとに自由度を変えていくような柔軟な運営が必要である．

iii）隔離 急性期に隔離室を使用せざるを得ない場合がある．データはやや古いが，通常入院患者の2％程度が隔離室を使用し，0.5～1％は数ヶ月から数年間の長期にわたって使用している．また入院直後の使用は約20％の患者で見られ，平均使用日数は約12日である[6]．隔離室の数に関しては厚生省による基準（昭和44年）で病床の5％程度とされている．また隔離室は病床数としてカウントされており，隔離室での治療が標準的な治療として容認されているのが実態と言える．

構造に関しては，安全確保と患者の人権の相反する2つの事柄から，自ずと制約を受ける．安全確保を重視すると部屋の構造はより強力なものとなり，設置場

所は一般病室から遠く離れたものになる．それらは患者の人権をより強く制限することになる．二律背反的な制約を受けるので，その物理的構造については決定的な解決策はないようである．

従って，隔離室使用はできるだけ短期間にすることが重要である．先述のように，スタッフの数が多ければそれだけ拘束的な治療は避けられる．実際，欧米では看護スタッフが多く隔離室の使用は多くが時間単位，分単位である．使用期間を短縮するためには，隔離の使用と解除に関するアセスメントの視点を導入することが重要で，特にどういう状態になれば解除になるのかの医師による明確な指示が重要である[5]．

以上と関連して，もっとも重要なポイントは隔離中の患者と治療者とのコミュニケーションであろう．隔離の処置を受けたことのある患者の意見では，インターホンはよいがモニターはつけて欲しくない，短期の入室でも冷房は欲しい，1週間は閉鎖的過ぎる，洗面食事は室外でしたいということであった[4]．冷房以外はすべてコミュニケーションの観点から見ることができる．モニターに関しては，これがあるためにかえって直接の接触が減るということもあるようである．中には双方向のモニターにして患者から治療者の様子が見えるような工夫もある．洗面，食事，シャワーなどは患者とのコミュニケーションを図るよい機会であり，そこでの工夫が使用期間を減らすことに貢献すると思われる．なお，隔離室の使用に関して一般的なガイドラインが厚生労働省によって示されている．

iv）身体拘束　身体拘束についての一般的ガイドラインも厚生労働省によって示されている．拘束時には，より頻回な規則正しいチェックが必要で，四肢抑制の場合には拘束部位を最低2時間毎にゆるめて動かし皮膚の状態を調べる必要がある．その時にはコミュニケーションを図るよい機会である．必要に応じて拘束の必要性，解除の条件についての説明を繰り返す．そのようなスタッフの態度が，好ましい心理的環境を作っていくと思われる．

（井上新平）

文　献

1) American Psychiatric Association: Practice Guidelines for the Treatment of Psychiatric Disorders Compendium 2004. Washington D. C. & London UK.（佐藤光源，樋口輝彦，井上新平（監訳）：米国精神医学会治療ガイドラインコンペンディアム，医学書院，東京，pp. 234-409, 2006.）
2) Goodacre RH, Coles EM, MaCurdy EA, et al: The Vancouver home treatment project: Hospitalization and hospital bed replacement. Canad Psychiat Assoc J 20(1):7-14, 1975.
3) 井上新平，掛田強固，福沢佳恵，他：転機を迎えたデイケア．デイケア研究 6:6-12, 2002.
4) 井上正吾：保護室はどう使われているか．病院 39(3):267-268, 1980.
5) 川野雅資：治療・リハビリテーションにおけるアセスメントツール―抑制，隔離の使用，解除に関するアセスメントの視点―．精神科看護 26(7):8-12, 1999.
6) 国際法律家協会編著：精神障害患者の人権　国際法律家委員会レポート．（広田伊蘇夫，永野貫太郎監訳）p. 227, 明石書店，東京，1996.
7) 近藤廉治：開放病棟で診る：13年間の体験とデータから．合同出版，東京，p. 63, 1985.
8) 元木洋介，玉元徹，井上新平：病棟開放化による入院患者の変化．精神経誌 101(10):837, 1999.
9) 長尾卓夫：民間精神病院はいま―21世紀への展開・1　高岡病院．病院 57:68-71, 1998.
10) 西川正，内田又功：民間精神病院はいま―21世紀への展開・6　西川病院　精神医療のモデルをめざして．病院 57:654-657, 1998.
11) 小川一夫，桑原寛，長谷川憲一，他：多地域・多施設共同による統合失調症の前方視的追跡研究（第1報）―5年間の経過・転帰―．日社精医誌 12:12-31, 2003.
12) 塩入祐世：精神分裂病の外来治療―精神科クリニックの立場から―．Schizophr Front 2(1):17-21, 2001.
13) Vaughn C: EEを比較文化的視点から論じる．日社精医誌 10:63-76, 2001.

2. 回 復 期

2.1 回復期の症状の評価

回復期という言葉は、ここでは、急性精神病症状が程度的に軽快しており、しかも安定期にまでいたっていない時期を言う。最近米国で使われているstabilizing phase（統合失調症治療のためのガイドライン[1]、以下単にガイドラインと略す）あるいはResolving phase[2]に相当する。ちなみに、ガイドラインでは、この後に来る慢性期とは「症状が比較的安定しており、もし症状があったとしてもほとんど必ず急性期よりも軽度である」となっている[1]。回復期は、そこに至るまでの移行期間というふうに内容的に定義されるのであるが、臨床経験からは、おおよその目安として発症1か月後～数か月後あたりの期間に相当すると思われる。文献的にも、急性期薬物療法の効果判定の目安が6週間とされており[1,2]、回復期の終了について「急性期開始から6か月以上続くことがあり得る」という記述がある[1]ことから、おおよそこれくらいの期間が想定されていると考えてよかろう。

a) 回復期の治療行為

本節では、急性期と同様、治療行為を念頭に置きながら、それに必要な症状評価について考える。回復期の治療行為の種類は、本質的には急性期と同様であるが、症状が軽快していることが前提なので、重点の置きかたが異なる。ここでは、治療行為を薬物療法、面接、他の処遇の3つにまとめることにする。

1) 薬 物 療 法

i) 精神病症状の軽減と安定　薬物療法は引き続き精神病症状の改善と安定を目指すことが中心となる[1]。従来、わが国ではこの時期の治療は急性期に引き続き入院環境で行われることが多かったが、入院期間短縮の動きとともに、多くの部分を外来で行うようになって来ている。

まず必要な症状評価は、言うまでもなく、急性期にあった精神病症状の変化、すなわち軽減とその安定度をみることである。そのためにも初期評価、すなわち急性期における徹底した症状評価が重要である。それがきちんとなされていれば回復期の評価は容易である。再燃する場合、たいていは治療開始当初と同様な症状となるので、面接時に注意して観察し、家族にも注目点について説明しておく。特に、治療開始時に自殺念慮のあった場合、油断していると症状再燃に気付かずに、自殺行為で初めて悪化に気付かされることもあるので、要注意である。

この時期に抗精神病薬を減量し過ぎることによる症状再燃について、文献にも[1,2]しばしば警告がなされている。また、時に巧妙な拒薬や中断によって急速に症状悪化が起こることがある。飲んでいるふりをして実は捨てたり吐き出したりするような場合である[1]。このような場合は、悪化直前に急に表情が生き生きとし、多弁で体の動きもよくなったりすることがあるので、不自然な「改善」には気をつけなければならない。

ii) 過鎮静等の副作用の監視と薬物調整　薬剤が比較的多い場合、幻覚や妄想などの精神病症状の軽快と反比例するように、パーキンソニズムや過鎮静が目だつようになることがある。しばしば発動性低下やうつ様状態と誤認されるので、注意が必要である。見かけ上の元気のなさと比較して苦悶感が目だたないことが多い。判断が難しい場合は、一時的に薬を減量して観察するのもよい。

iii) 他の薬剤の併用療法

①抗うつ剤：　抑うつ状態に対しては抗うつ剤の併用投与が考慮の対象となる。急性期の抑うつ様状態と比べて抗うつ剤によく反応する場合もあり、また症状を悪化させる危険も急性期の場合よりは少ないとされ

る[1,2]．

　問題はそれが果たして抑うつなのかどうかという点，すなわち，鑑別である．単に元気がない状態を抑うつと判断してしまいがちであるが，きちんと感情面，思考面でも抑うつ状態の特徴を有していることを確認すべきである．そのほか，上述の薬剤性過鎮静も念頭に置いた方がよい．ガイドライン[1]は，鑑別すべきものとして，物質乱用，薬剤による錐体外路症状，士気低下，状況反応を挙げ，治療の適応を決めるための条件としてきちんと抑うつの基準に合うこと，強い苦痛のもとになっていること，機能障害を起こしていること，自殺念慮を伴っていること，などを挙げている．

　Kleinら[2]は，診断が分裂感情病かどうかの判断の重要性を強調し，分裂感情病の場合，三環系抗うつ剤投与（75-150 mg）が有効であるとしている．今後の経過や治療の見通しにも関連するので，一応このことも念頭に置いて観察する．

　②抗不安剤：　Kleinらは[2]，過度な期待は禁物であると断ったうえで，抗不安剤の適応として，予期不安，拒絶への恐れ，失敗への恐れなどに基づく社会的抑制が強い統合失調症患者を挙げている．したがって，これらの症状の有無には一応注意すべきであろう．

　2）面　　接

　i）本　人　　回復期になると，面接は治療において重要な位置を占めるようになって来る．働きかけの重点は，急性期には感情面へのサポートだったのに対し，徐々に適応援助へとシフトして行く．

　評価すべき精神症状について，ガイドライン[1]では「機能の実現を妨げる症状の有無とその程度」と述べられている．ただし，具体的な項目ややり方は書かれていない．経験的には，その人の生活の場を想定して，障害になりそうな症状は何かというふうに焦点を絞って行くことが大切である．それには，患者の発症（再燃）前の生活状況をできるだけ具体的に把握し，それをもとに寛解後の生活環境を予測し，どの症状がどのように適応を阻害しそうか現実検討を行う．生活状況によっては，多少の幻聴が残っていても適応に支障がないこともあれば，幻聴がなくても発動性低下のために深刻な不適応をきたすこともあり得る．

　行動面では，急性期にほとんど途絶えていた対人関係がこの時期には多少なりとも戻って来るので，それと関連した行動面の特徴も把握する．例えば，特定の対人的状況で被害的になりやすいとか，異性からの声かけで特定の妄想が再燃しやすいとか，職員に対して攻撃的・好訴的である，といった特徴が目だつようになることがある．

　適応援助に関連して，もうひとつ，本人自身の今後の生活に対する受容度を評価する重要性を強調しておきたい．キーワードは「見通し」である．すなわち，本人が自分の今後の人生についてどのような見通しを持ち，それに関連して不安，悲観，厭世感などをどの程度持っているかを把握することである．現実と合致するかどうかという外からの客観的評価でなく，本人の目線から見た見通しであることが重要である．

　ii）家　族　　Kleinら[2]は，この時期は，家族教育を開始する良い時期だと述べている．ただし，この時期は，治療の一応の結果に対して家族がいろいろな反応を見せる時期でもある．したがって，家族の説明や対応は時に微妙な難しさを伴う．

　家族教育には，患者の状態の正確な評価が必要なことはもちろんであるが，それだけではなく「家族の目に見えている」改善の度合いや方向性を把握しておく必要がある．そうしないと，医療者側と家族とで見方が食い違い，後日の誤解のもとになる．特に初回エピソードのときには，家族は精神疾患発症というショック，治療に対する期待と恐れ，これらと裏表をなすスタッフへの怒りなど，感情的に特殊な状態にあるので，患者の状態をありのままに理解するのは困難なことがある．そういうつもりで，家族から見た患者の状態を把握する．

　家族教育をする際，疾患経過予測の要因を評価しておき，医師側で背景知識として持っていることも有用かもしれない．ガイドライン[1]には，予後良好の要因として，女性である，感情病の家族歴を有する，統合失調症の家族歴を有しない，病前適応が良かった，知能が高い，既婚者である，急性発症でしかも結実因子を有している，過去の病相が少ない，相的経過である，年配者である，併存精神疾患が少ない，妄想型で

ある，陽性症状主体である，などが挙げられている．この反対が予後不良要因である．

3) 他の処遇

i) 外泊や面会　入院中の場合，初回外泊ではかなり高頻度に軽度の悪化が見られるので，不安，悲観，幻聴の再燃，等に対してアンテナを張り，家族や看護スタッフに対しても注意を喚起しておく．家族の面会でも，初回外泊時ほどではないが，時に悪化することがあるので，そのつもりで注意して観察する．

ii) 治療場所の変更など　本人や家族の希望により，また治療上の判断により，治療場所を変更する場合がある．退院して外来治療にしたり，デイケアを併用したり，作業所を利用したり，転院して郷里に近い病院に移したりといった場合である．

統合失調症患者では，このような場合に不安・緊張が高まり，盲動，不穏といった悪化がみられることがある．長く患者を観察している人にとっては既知のことが多い．こうしたことを繰り返しているケースでは，場所変更を予告なしに決行することで悪化が回避されることがある．症状は時期によってことなる．数日から数週のオーダーのときには，不安・緊張，逃避といった非特異的な症状が，そして2～3か月目のときには猜疑心，妄想，幻聴などのより特異的な精神病症状が問題となることが多いので，注意する．

b) 診断について

診断についても，引き続き情報を集める．統合失調症として治療しているとしても，前述のとおり，100％確定しているわけではないことを念頭におくべきである．また，急性期に言語的交流が十分にできなかったケースでもこの時期には体験を語ってくれることが多いので，急性期に曖昧だった精神症状を確認するのによい時期でもある．

（太田敏男）

文献

1) American Psychiatric Association: Practice Guideline For The Treatment Of Patients With Schizophrenia. Practice Guidelines for the Treatment of Psychiatric Disorders — Compendium 2000, pp. 299-412, American Psychiatric Association, Washington DC, 2000.
2) Klein DF, Gittelman R, et al: Diagnosis and Drug Treatment of Psychiatric Disorders, 2nd edition: Adults and children, Williams and Wilkins, Baltimore/London, 1980.

2.2 治療の場の選択

a) 回復期とは

統合失調症の経過において，回復期は急性期に比べ，さらには安定期に比較しても関心が払われることが少ないように思われる．回復期は急性期の激しい症状がおさまり，治療者の観察，注意が離れる時期でもある．そもそも回復期については，どのような時期を指すのか，その定義も内容も明確ではない．ここではまず回復期についての，今までの考えをまとめ，その上で治療の場の選択について述べることとする．

米国精神医学会治療ガイドライン[1]によれば，統合失調症の経過は，大部分は急性精神病エピソードと，完全または部分寛解した安定期を繰り返す．しばしば慢性化し，急性期，安定化期，安定期の3つの病相期で特徴づけられる（ここでは安定化期を回復期と読み替える）．急性期は重篤な精神病症状を示す病相期である．回復期は，急性精神病症状が軽減する病相期であり，急性エピソードの発病から6か月以上続く．なお安定期は，症状が比較的安定し，無症状になることもあるし緊張，不安，抑うつ，不眠など非精神病性の症状を持つこともある．陰性（欠損）症状や妄想，幻覚，思考障害などの陽性症状がしばしば続くが，減弱した非精神病的なものである．さらにガイドラインによれば，回復期の治療目標は患者にかかるストレスを最小限にすること，再発の可能性を最小限にするように支援すること，地域生活への適応を促進すること，症状の持続的な軽快を促して寛解状態を確かなものにすることなどとされる．

回復期については，Roth[8]，McGlashanら[4]，中井[7]，永田[5,6]，星野[2]，山口ら[9]の論文がある．それらで強調されていることは，統合失調症治療における回復期の重要性，回復期での一定期間の休息の必要性，回復期から安定期にかけての慢性化させないための細やかな治療の必要性などである．

中井[7]は回復期について明確な定義と具体的な記述

を行っている．それはすべて認められた知見，考えというわけではないが，具体的な治療，治療の場の選択を行っていく上で参考になるので，ここに要約して引用する．

中井は回復期を臨界期，寛解期前期，寛解期後期として記載している．中井によれば，臨界期とは，急性分裂病状態の終結と寛解過程への転換を告げる一連の現象が観察される時期であり，急性分裂病状態が強迫的反復過程の複合として定義されるのに対し，寛解期は系列的逐次的展開過程が卓越する時期であって，臨界期はこの両者を媒介するものとされる．臨界期の開始は終結よりも明確に同定可能で，身体的には"分裂病的ホメオスタシス"の崩壊を前提とする，自律神経系の警告システムの活動再開が一つの際だった特徴とされる．すなわち①下痢と便秘の交代，原因不明の発熱，めまい，胸骨下-心窩部の不快感，腹痛，身体灼熱感などの自律神経発作様症状，②薬物副作用の一過性増強，③身体疾患，例えば虫垂炎の発症，外傷，例えば火傷の好発，④ときにてんかんとまぎらわしい失神発作などが見られるという．

さらに寛解期前期では自律神経系の不調和振動反応は鎮静にむかい，おおむね同化優位・副交感神経優位的な準定常状態に移行し，それが持続する．体重増加とともにしばしば消耗感，集中困難が自覚される．周囲からは，それが心的諸機能の水準低下とみられ，欠陥状態の開始が云々されることも少なくない．しかし病者自身はひとりでいるときには一種の余裕感を自覚することが多い．病者はしばしば，「繭につつまれた感じ」というべきものを経験するとされる．

次に寛解期後期においては，精神活動の身体的対応性は，ほぼ健康者の水準に近づく．自律神経系の機能は次第にゆるやかな調和的振動を示すようになり，日周差も出現する．消耗感や集中困難はしばしば突如消失し，病者はにわかに目覚めた人のごとき印象を周囲に与える．この時期の大きな標徴の一つは，季節感の回復である．現在の相の下に過去を眺め，未来を予測しようとする努力がなされる．より進んだ余裕感を構成し，病者は他人の存在下でもこの余裕感を維持することができるという．

以上を参考にして回復期について考えたい．

b）どのような治療環境が望ましいか

回復期は急性期のように症状が目立ちはしないが，患者の精神の変化は非常に急激で繊細である．急性期の病的体験のために患者は心身ともに疲弊している．まずは安静休息が必要であり，しかもこの安静休息期間は短縮できない．患者が望めばいつでも臥床できる，少なくともひとりで過ごせる環境が必要である．回復期は急性期と同様に強力できめ細かい治療が必要とされるので，急性期に入院治療を行ったならば継続して入院治療とすることが望ましい．しかし家族が病状を十分に理解し，患者が十分に安静と休養が保てる療養環境が得られるならば在宅療養も可能である．

治療と看護はこのような患者の病状を理解した上で行う．臨界期には，心身ともに変化するときであるので，身体的なケアを十分に行い，患者が臨界期を乗り切れるように，治療者も慌てずにゆっくりと，治癒していく過程を見守るべきである．寛解期前期になったならばひとりで刺激を受けずに過ごせるような環境を提供する．患者が望むならば，ひとりで読書したりテレビを見たりすることも適当である．寛解期前期の作業療法やレクリエーション療法は，これも患者にそれを行う余裕があれば行っても良いが，ひとりでゆっくり行える作業にすべきであり，レクリエーション療法は音楽鑑賞とか病棟外での散歩とか刺激の少ないものにする．寛解期後期では対人的な交流も行えるようになる．作業療法やレクリエーション療法もより高度なものを行っても良い．

c）入院，外来の選択

米国エキスパートコンセンサスガイドライン"精神分裂病の治療"[3]によれば，入院の適応となるのは，他人に傷害を負わせる危険性，自殺の危険性，重度の解体症状，急性の精神病症状，不慮の外傷を負う危険性の5つである．急性期の入院期間は十分な外来診療サービスが提供され，治療の連続性が保証されることを前提として，1-2週間とされ，物質乱用，精神遅滞，重篤な認知障害，重症の合併症を併発した非常に不安定な患者に限って3-8週以上の入院期間とされる．つまり比較的症状の重い患者，もしくは自傷他害のおそれのある患者が入院の適応となり，重篤な患者

を除いて2週間以内の入院期間が適当とされている．

我が国においては，入院の適応は米国のそれよりも広く，入院期間も長く設定されるのが普通である．急性期の治療は，家族の協力があり保護された空間が家庭で確保できるならば十分な投薬の下，外来通院で行える場合もあるが，多くは入院治療を要する．急性期に入院治療を始めたならば回復期，それも寛解期前期が終了するまで入院治療とするのが望ましい．しかし，十分な安静と休息の場が保証されるならばより早期の退院も可能である．

d) 保護室，閉鎖病棟，開放病棟の選択

急性期の患者を外来で治療ができる場合があるのと同じに，入院治療においても初めから保護室を用いずに閉鎖病棟の一般室から，あるいは開放病棟から治療できる患者も多く存在する．症状が比較的穏やかで，ある程度の病識を有していること，ひとりでベッドに横臥させておいて安静が保てることなどが必要な条件となる．

急性期の症状が激しい場合は，保護室隔離が必要となる．より開放的処遇が望ましいのは確かなことであるが，急性期の病状不安定な時期に，文字通り患者を周りの刺激から保護することが治療上必要なことがある．患者がひとりになることを望んで保護室入室を希望することもある．入室を嫌がる患者でも，ていねいに患者の状況と保護室使用の必要性を話せば理解を得られることが意外と多い．

急性期の激しい症状のために入院してきた患者が回復してくると，精神運動興奮や幻覚，妄想などの症状が消退する．抗精神病薬の作用もあり，患者は寡黙になり，動きも少なくなり，横臥し睡眠をとることが多くなる．精神症状がおさまってきて，相対的に向精神薬が過量となるが，抗精神病薬の減量は急性期が終わるまで，中井のいう臨界期の始まるのを辛抱強く待つ．臨界期を待って，変化してきた精神症状，身体症状に合わせて抗精神病薬の減量を行っていく．

保護室から一般室への移室の時期は，患者の病状によって異なるが，入院日の翌日か翌々日に移室するのが良い場合と急性期が終了するまで待った方が良い場合とがある．これは患者が一般室で安静を保てるかどうかによる．閉鎖病棟の一般室に移ったら，臨界期を経て寛解期前期が終了するまで，休養と安静が必要である．充分な休養期間を取れたならば，閉鎖病棟にいる間に病院スタッフや家族同伴による病棟外への外出を試み，開放的な処遇が患者の負担にならないのを確かめてから開放病棟に移す．

寛解過程においては，慎重に治療を進めなければならない．中井[7]は，寛解過程にある患者を，日常生活で出会う対立や葛藤に対して，実践的に克服させようと周囲があせるならば破局の端緒となりかねないことを指摘している．さらに寛解過程において，患者が不意打ちの出来事に遭遇するか，確定しえない推測または長期的予測を強いられる状況におかれることが破綻を起こしやすい事態であり，それに対して心理的に距離をとるか（空間的戦略），あるいは猶予期間（時間的戦略）の方策を患者に取らせることが重要であると述べている．

e) 入院形態の変更

1) 措置入院から医療保護入院へ

措置入院になった患者は自傷他害の事実かそのおそれのあった患者であり，その治療，処遇については，本来の統合失調症寛解過程に沿って考えることと同時に，社会的な観点から閉鎖処遇を考慮しなければならない．患者の自傷他害の行為は，社会がいわれのない被害を被り，また患者自身にも重い刻印として残るので，自傷他害のおそれがある場合は措置入院継続を躊躇せず行うべきである．

しかし，実際は，急性期の精神運動興奮状態や幻覚妄想状態などが消退すると自傷他害のおそれは消失してしまう場合が多い．非社会性人格障害を合併している場合などを除けば，患者の自傷他害の行為は，精神症状の結果として起こっているのがほとんどであるので，急性期の症状が取れれば自傷他害のおそれもなくなるのが普通である．その時点で措置入院を解除し医療保護入院に切り替える．

2) 医療保護入院から任意入院へ

医療保護入院から任意入院への切り替えは，できる限り開放的な処遇を行うという精神保健福祉法の趣旨に則れば，より早いほうが良い．しかし前述したよう

に統合失調症の寛解過程は短縮できない一定期間の休養と安静の時間が必要であるから，急ぎすぎる治療は望ましくない．実際には患者を保護し休息させるという治療上の意味合いからすると，寛解前期が終了し寛解後期に入る時期まで医療保護入院が適当と考えられる．早期に任意入院に切り替えて，退院する意志決定を患者本人に委ねることは，まさに「患者を対立や葛藤に対して，実践的に克服させようと周囲があせる」ことにつながりかねない．十分な安静と休息が保証されて，患者が現実への対応を迫られ焦燥感を煽られることがなければ任意入院に切り替えても良い．

また反対に，治療が進み病院スタッフや家族同伴の病棟外への外出を経て，患者単独での外出ができるようになったら，それは患者が入院の意味を理解し治療を受け入れることを了承しているのであるから，法的な観点からも任意入院にすべきである．さらに退院する時には患者に同様の了解があるのであるから，特別な場合を除いて，退院前には医療保護入院から任意入院に切り替えるべきである．

f） 退院の時期

退院の時期は，急性期から臨界期，寛解期前期を経て寛解期後期に至り，十分に休養が取れ治療が進んだときである．入院からの期間については，米国のガイドラインの1-2週間という期間は，先に述べた統合失調症の寛解過程から言えば短すぎる．入院期間は，少なくとも1-2カ月の期間は必要である．医療保護入院は任意入院に切り替え，できれば開放病棟に転棟していることが望ましい．同伴の外出から患者単独の外出を行い，患者が外部の世界に圧倒されず，余裕を持って対応できる状態になっていることを確かめる．退院を視野に入れた外泊を試行する．外泊は1泊2日から始め，外泊が順調に経過すれば日数を伸ばして外泊を繰り返す．すなわち治療の場を病院から段階的に家庭へ移す．またこの時期に，疾患についての説明，症状，薬物の効果，副作用，予想される再発時の症状などについて心理教育を行う．患者の経過が良好であれば退院日を決定する．退院に当たっては初回外来診療日を退院日から1週間以内に設定する．24時間体制で連絡できる病院の電話番号や保健所などの関係諸機関のサービスについても情報を提供する．

g） 外来治療

医師より投薬を受け，十分に休養できる環境があれば自宅，グループホームなどでの回復期の治療も可能であるが，寛解過程を妨げないような細かい気配りを要する．臨界期，寛解期前期では，患者がひとりで静かに過ごせる環境を提供しなければならない．患者が希望すれば読書したり音楽を聞いたり，親しい人との会話などは適当である．しかし患者を焦らせるような働きかけや負担の多い作業療法などは好ましくない．寛解期後期になればより積極的な働きかけを行っても良い．

（梅津　寛，江畑敬介）

文　献

1) 米国精神医学会：米国精神医学会治療ガイドライン（日本精神医学会監訳），医学書院，東京，1999.
2) 星野　弘：分裂病治療の経験―寛解前期の慢性化を少なくする治療について：「残遺型分裂病」「陰性症状」と関連して．精神科治療学 11:67-73，1996.
3) McEvoy JP, Scheifler PL, Frances A：エキスパートコンセンサスシリーズ―精神分裂病の治療1999（大野裕訳），ライフ・サイエンス，東京，2000.
4) McGlashan TH, Carpenter WT: Postpsychotic depression in schizophrenia. Arch Gen Psychiat 33:231-239, 1976.
5) 永田俊彦：精神病院における治療状況と分裂病者の寛解過程について．精神医学，18:951-957, 1976.
6) 永田俊彦：分裂病状態からの寛解過程―急性例と慢性例．精神科治療学 13:1067-1071, 1998.
7) 中井久夫：精神分裂病状態からの寛解過程―描画を併用せる精神療法をとおしてみた縦断的観察．分裂病の精神病理2（宮本忠雄編），pp. 157-217，東京大学出版会，東京，1974.
8) Roth S: The seemingly ubiquitous depression following acute schizophrenic episodes, a neglected area of clinical discussion. Am J Psychiat 127:50-58, 1970.
9) 山口直彦，岩尾俊一郎：回復初期の混乱と慢性化の防止．精神科治療学 Vol.15増刊号―分裂病の治療ガイドライン，pp. 91-95，星和書店，東京，2000.

2.3　回復期治療に必要な検査

a） 脳と身体機能の医学的評価

1） 抗精神病薬の副作用についての検査

回復期のあと少なくともしばらくの期間は抗精神病薬治療を継続することになるので，その副作用と至適

用量についての検査を行う．抗精神病薬の身体的副作用はおおきく，①内分泌代謝系（体重増加・糖尿病・高脂血症など），②心循環器系，③錐体外路症状，にわけることができる．

　ⅰ）　内分泌代謝系の副作用　　内分泌系への副作用では，統合失調症の26～62％に体重増加や肥満を，6.2～8.7％に糖尿病を認めるという統計がある．第二世代の抗精神病薬に限らずいずれの抗精神病薬によっても生じることがあり，また必ずしも用量依存性ではない．体重・ウエスト周囲径・血糖値・HbA1c・総コレステロール（TC）・中性脂肪（TG）・HDLコレステロールを定期的に測定する．糖尿病の発症時期は，投与開始1か月から1年後まで幅広いので，投与初期のみの検査では不十分である．

　ⅱ）　心循環器系の副作用　　心循環器系の副作用のうち頻度が多い起立性低血圧と頻脈は，投与初期に認めることが多いが，その後は耐性が生じやすい．最も問題となるのは心電図におけるQTc時間延長とそれに引続く心室細動・突然死である．心電図を定期的に検査し，QTc＞440ミリ秒であれば異常値として注意深い経過観察を行い，QTc＞500ミリ秒であれば危険が高いので薬物の中止・減量・変更などと詳しい検査を実施する．

　ⅲ）　錐体外路系の副作用　　錐体外路症状のうちで回復期に認めるのは，パーキンソン症状の再現および遅発性の錐体外路症状である．急性期には認めなかったパーキンソン症状が回復期に再現するのは，脳内ドーパミン系の活性が低下することで抗精神病薬投与量が相対的に過剰となることによると考えられる．遅発性の副作用には，遅発性ジスキネジア，遅発性ジストニア，遅発性アカシジアなどがある．いずれも，そうした症状が出現しうることを念頭において，臨床的に神経学的所見を診察する．遅発性ジスキネジアは，それが強い症状であっても患者本人が自覚していなかったり，自覚はしていても無関心なことがあるので，その訴えを待つだけでは見逃すことがある．

　ⅳ）　抗精神病薬の至適用量の設定　　臨床経験からは，抗精神病薬の至適用量は患者ごと病期ごとにおおきく異なることが知られている．そこで，その至適用量を検査により推定できないかという治療上の要請

がある．PETによる研究からは，抗精神病薬によるD₂受容体の占拠率が65％を越えると抗精神病作用が生じ，72％を越えると血中プロラクチン濃度が上昇し，78～80％を越えると錐体外路症状が出現するというデータがある．これらにもとづいて，65～80％の占拠率が生じる投与量が至適とされる．

　しかし臨床の現場では，こうしたデータを用いることはできない．実際に行われているのは，副作用と効果のバランスで決定する方法である．錐体外路症状や眠気が生じない最大量がこの量に近いと想定して投与する．錐体外路症状は線条体におけるドーパミン受容体遮断により生じ，抗精神病薬の幻覚・妄想改善作用はおそらく辺縁系における作用に由来すると考えられているので，この想定には無理がある．しかし他に良い方法がないので，やむをえずに用いているのが現状である．

　2）　回復の指標としての非特異的精神症状

　統合失調症に限らず，一般に精神症状はそれぞれの疾患に特異的に認める特異的精神症状と，多くの疾患に共通して認める非特異的精神症状に分けることができる．特異的精神症状は診断に有用であり，非特異的精神症状は治療に有用である．

　ⅰ）　精神疾患における非特異的精神症状　　一般に（狭い意味での）医学は診断を重視するので，疾患特異的な症状に注目する傾向がある．精神医学においては，統合失調症についてのシュナイダーの一級症状やうつ病についてのメランコリー症状に，その例を見ることができる．これらの症状は，さまざまな精神症状のなかから疾患特異的なものとして選択されたもので，診断に有用である．いっぽう，治療においては疾患特異的な症状と同時に，疾患非特異的な症状や所見が有用であることが経験的に知られている．身体疾患における体温・血圧・食欲はその良い例である．

　精神医学においては，気持ち良く眠れるか（睡眠），食事が美味しいか（食欲），体調が良いと感じられるか（疲労感），顔面の皮膚の色艶が良いか（顔色），笑顔が見られるか（表情），さまざまな身体症状がないか（自律神経症状），などが疾患診断によらず治療経過の良い指標となることが，経験的に良く知られている．確立された評価法があるわけではないが，常識的

な範囲で評価するだけでも情報量は多い.

　ii) 非特異的精神症状の意義　回復の指標として挙げられる非特異的精神症状のほとんどは,自律神経系の機能と関連する症状で,視床下部の機能状態を反映すると想定できる.睡眠・食欲(生存に必要な機能),日常生活動作・清潔などの身辺処理(個人として必要な機能),周囲の状況認知・会話などの対人交流・他人への配慮(社会人として必要な機能),という領域に認められる自律神経系の機能である.非特異的精神症状は,視床下部の機能指標と言えるかもしれない.

　疾患特異的精神症状と非特異的精神症状を概念的に考えれば,疾患特異的な症状は疾患の病理過程(病気の部分)を反映する症状であり,疾患非特異的な症状はそうした病理過程に巻き込まれていない生体の部分の機能やその病理過程への反応(健康な部分)を反映する症状である.そのため,疾患特異的な症状は診断に有用であり,疾患非特異的な症状は治療と回復の良い指標となる.その健康な部分が病気の部分からの影響を受けなくなり,本来の機能を回復していく過程を,非特異的精神症状は表している.

　3) 心理検査

　回復期になると,少し複雑な検査が可能な心理的余裕と時間的余裕が生まれてくる.なるべく一般的な検査を行っておくと,治療計画を策定するうえでの参考になる.

　i) 知能検査・作業検査　WAIS-III で測定できる知能は,おもに中心溝より後方の大脳後部の機能を反映する.全体評価指標としての知能指数IQだけでなく,下位テストにおける点数のばらつき,とくに統合失調症が苦手とすることが多い理解や絵画配列などの回答を具体的に見ると参考になる.

　現在の知能と同時に,発症前の知能が推定できると,回復可能性の程度を見通す際に参考になる.知的機能の簡易評価Japanese Adult Reading Test (JART) は,そうした目的に利用できる市販の検査である.漢字熟語50語の読みを回答する検査なので,施行は簡便である.この検査の背景になっている考え方は,既存の知識の獲得程度が知能を反映する,語の読みの習熟はそうした知識獲得を代表できる,いったん身につけた読みを忘れることは少ない,というものである.

　古くからある内田-クレペリン検査は,統合失調症における作業検査として見直して良い検査である.単純な精神作業の量,長時間におけるその変動を検査できるものは他にない.社会復帰を目指す際に,いずれも必要となる能力である.

　ii) 認知機能検査　脳における情報処理は,事物/他者/自己という対象に応じて異なる.このうち事物を対象とした障害は,神経心理検査を用いて評価することが可能で,認知機能障害と呼ぶ.とくに障害が強い内容として,言語性記憶の障害(例:指示の言葉を忘れやすい),実行機能の障害(例:計画にもとづいて行動を実行できない),持続性注意の障害(例:作業への集中が続かない),視覚-運動処理障害(例:手先の作業を効率良く進められない)などの障害が挙げられる.この認知機能障害は,患者の生活の機能レベルを左右する最大の要因であることが知られている.

　この認知機能障害は研究的に評価されることが多く,臨床場面で簡便に評価する方法がこれまでなかったが,統合失調症認知機能簡易評価尺度(The Brief Assessment of Cognition in Schizophrenia, BACS) が最近日本語訳された.言語性記憶・ワーキングメモリ・運動機能・注意・言語流暢性・遂行機能を評価する6つの検査で構成され,所要時間約30分と簡便な認知機能評価尺度である.

　iii) 対人関係・生活の自立　同じように簡便に用いられる検査が他者や自己を対象とした障害についてもあることが望まれるが,まだ実現していない.他者や自己を対象とした障害は,対人交流や生活の自立に表れやすい.そうした対人交流や生活の記録は,医師のカルテよりも看護師・作業療法士・精神科ソーシャルワーカが記録に残すことが多いので,意外にそれが役立つ.病状が「カルテよりも看護記録からわかりやすい」ことの理由である.これらについては,「1.3急性期治療について必要な検査」の 4)-iii) 対人能力,4)-iv) 自己認知,4)-v) 行動制御の能力,の記載を参照していただきたい.

　生活の問題や困難のすべてを当事者が自力で克服で

きることは理想だが，なかなかそうはいかない．その際に重要となるのが，精神症状による苦痛を言語化しスタッフなど他人に伝え訴えることができる能力である．このことができれば，困難を乗り越えることができるし，行動化の危険を避けられる可能性が増える．医療スタッフは，多訴的であったり依存的であることを低く評価しがちなので，こうしたスキルを能力として捉えそこないやすい．

4） 回復を見通す

回復期には，回復の見通しをつけたい．薬物療法や心理社会的治療を適切に行うことで，いつ頃までにどのくらい回復が可能であるかという見通しである．治療計画を策定するうえでは，重要な予測である．

i） 回復を見通せないことの弊害－医療スタッフにとって 回復を見通すことは難しい．しかし回復を見通せないことで，治療にさまざまな障害が生じる．例えば幻覚・妄想症状については，厳しい基準でも10％以上，緩い基準では40％以上が薬物療法抵抗性であるとされる．抗精神病薬治療において多剤大量投与が生じるひとつの要因は，こうした薬物療法抵抗性の幻覚・妄想症状について，抗精神病薬により改善しうるものと見通しを誤ることである．

ある程度の薬物療法で陽性症状がなかなか改善しない；そこで抗精神病薬を増量する；それでも良くならないので，薬物置換の第一歩として新しい種類の薬物を追加する；しかしそれでも陽性症状が軽快しないので，最初からの薬物は減量しないままに，新しい薬物を増量する；結果として投与量が増加するので，副作用が強くなる；そこで副作用を軽減するための薬を追加する．多剤大量投与は，このようにいつの間にか生み出される．いったん多剤大量投与になると，抗精神病薬による受容体過敏が生じるために，減薬による過敏性精神病が起こりやすくなる．この過敏性精神病による一時的な精神症状の悪化を統合失調症そのものの悪化と区別しないと，抗精神病薬の減量がさらに困難となる．

同じことは，心理社会的治療についても生じうる．獲得が難しい技能，実行が困難な宿題，達成の見通しがない目標，そうした課題を課してしまい，かえって混乱と疲労を生む危険である．

ii） 回復を見通せないことの弊害－当事者・家族にとって 回復を見通せないことは，当事者・家族にとってはより切実である．悩み苦しんでいる症状が「いつ頃までにどんな経過でどのくらい回復していくか」を明確に予測できないという問題である．疼痛を例にとればわかりやすいように，見通しが明確であれば，自分や家族の病気についてあるいはその治療について，それなりのコントロール感が獲得できる．コントロール感があることにより，苦痛は少しでも耐えやすいものへと変わっていく．

iii） 回復の程度を見通す 個別の患者について，理想的な治療を行えば病状がどの程度改善しうるかを予測し，そうした治療改善可能性全体についての見通しのなかで治療計画を立てることが理想である．しかし，多くの精神疾患においては「治療によりどこまで回復しうるか？」を予測することは困難であり，やむをえず経験的に行われることが多い．DSMの第V軸として「機能の全体的評価（global assessment of functioning; GAF）」が取りあげられている理由のひとつが，「精神疾患患者の予後を予測する指標のうち最も簡便でかつ信頼性が高いのは，発病前における最良の機能レベルである」ことは周知のとおりである．こうした困難はあるが，治療可能性の予測に努める必要がある．もちろんそれは，「予後は決定されていて変えることはできない」という運命論的なものであってはならない．

iv） 回復の時間経過を見通す 格別の根拠はないが，治療が順調に進む場合には，「重篤な症状がある程度改善するまでに1週間」「自覚的に苦痛な症状がある程度軽減するまでに1か月」「社会的機能レベルがある程度回復するまでに3か月」「再発の可能性を含めて病状が安定するまでに6か月」「病気そのものの治癒を検討できるまでに3〜5年」というのがひとつの目安である．こうしたおおまかな見通しだけでも当事者・家族に伝えると，治療の励みになる．

この時間経過が，精神疾患の診断とはあまり関係しないこと，頭部外傷後遺症やてんかんなどでも同じような時間経過であること，には注目して良い．障害を受けた脳機能の回復における時間的特徴と関連している可能性がある．

〔福田正人〕

b) 心理機能の評価

　回復期においては社会復帰の心理社会的治療等の準備状態や可能性，治療の適応および，予後の予測などが心理機能の評価による役割と考えられる．アセスメントの種類としては，神経心理学的機能検査，人格検査，および作業検査などが有用である．とくに，回復期においては，陽性症状が改善していることが多いが，顕在化しないところで，認知機能の問題が潜んでいることがあり得，リハビリテーション導入や社会復帰の可能性を考えていく際，神経心理学的機能を評価しておくことは重要と思われる．Greenら（2000）が統合失調症患者の認知障害と機能的な転帰との関連を検討した文献レビューを行なったところ，図V-3のように，日常活動，社会的問題解決技能や心理社会的技能の獲得能力の背景には様々な認知機能の影響があることが推測されている．ここでは，統合失調症患者で比較的よく用いられる神経心理検査のいくつかを紹介するが，我が国では日本語の標準化された検査がまだ多くないことが基本的な問題としてある．また，たとえば，WAIS知能検査を知的能力の検査として固定化して全検査行なう（fixed tests）ことの他に，目的に応じて患者に必要な認知機能の検査として，下位尺度を取り出し柔軟に検査バッテリーを構成する（flexible tests battery）方法がある．

表 V-12　日本版 WMS-R の下位検査と記憶指標

下位検査	記憶指標	
情報と見当識		
図形の記憶		
視覚性対連合 I	視覚性記憶指標	
視覚性再生 I		一般性記憶指標
論理的記憶 I	言語性記憶指標	
言語性対連合 I		
精神統制		
数唱	注意・集中力指標	
視覚性記憶範囲		
視覚性対連合 II		
視覚性再生 II	遅延記憶指標	
論理的記憶 II		
言語性対連合 II		

1） 神経心理学的機能（認知機能）検査

i） ウェクスラー記憶検査（Wechsler Memory Scale Revised: WMS-R）　記憶には短期記憶と長期記憶，言語性記憶と非言語性記憶，即時記憶と遅延記憶などいろいろな側面がある．記憶のこれらの側面を総合的に測定する検査法として1945年にWechslerがウェクスラー記憶検査（WMS）を発表した．さらに，1987年に，より様々な側面を測定できるように改定されたWMS-Rが発表された．米国版WMS-Rを基に，日本版WMS-Rが作成，標準化され，出版されるにいたった（杉下，2001）．WMS-Rは，表V-12に示した下位検査より構成されている．これらの下位検査の結果から，一般的記憶指数

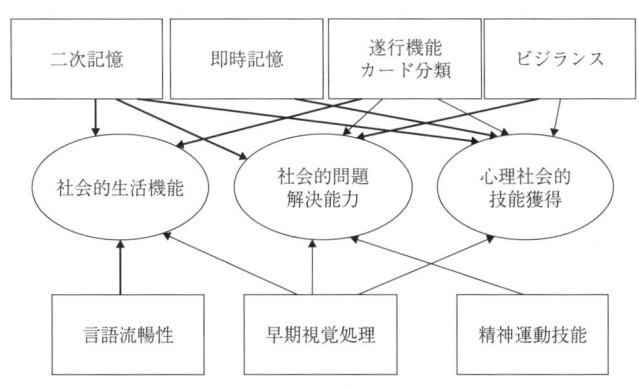

図 V-3　認知機能と機能的転帰との関連．Greenら（2000）より引用．内容は変えずに表示の仕方を一部改変．
　　　四角で囲ってあるのは認知機能を，丸で囲ってあるのは機能的転帰（社会機能）を示す．太い矢印は4つ以上の研究で関連があり，細い矢印は2～3の研究で関連があったことを表す．

(Memory Quotient: MQ), 視覚性記憶指数, 言語性記憶指数, 注意・集中力指数および遅延記憶指数を算出できる.

木場ら (1988) は改定前のWMSを用いて, WAIS知能検査でIQが80以上の統合失調症患者の記憶成績を検討した. 健常者に比し, 統合失調症患者の記憶指数は低く, とくに論理的記憶, 次いで連合学習の成績がよくないことを報告した. Matsuiら (2007) は比較的安定している統合失調症患者群と教育歴と年齢を照合させた健常者群に個別にWMS-Rを実施したところ, 全般的に患者群の方が成績は低下していたが,「論理的記憶」の有意差が最も大きく, 遅延記憶はそれほど大きな問題なく, 健忘症や認知症で認められる特徴とは異なることが示された. さらに,「論理的記憶」について, 再生された物語再生の逐語録を独自に考案した記憶の組織化得点によって詳細に検討されたところ, 統合失調症患者では, 単に量的な再生量が少ないということではなく, 話の意味を連続性のあるものとして記憶再生することが低下していることが示された. このような特徴は, 対人場面におけるコミュニケーションにも波及してくる可能性を秘めており, 個々の結果を詳細に検討することにより, 認知リハビリテーションやSSTなどの介入につなげてゆくことができるかもしれない.

ii) ウィスコンシンカード分類検査 (Wisconsin Card Sorting Test: WCST) WCSTは, 概念 (カテゴリー) の変換課題とされ, 概念ないしセットの転換障害に関する検査として最もよく知られている. 概念ないしセットの転換障害とは前頭葉症状としてよくみられるもので, いったん抱かれたり, 操作されたりした一定の概念や心の構え (セット) から他の概念や心の構えに移ることができなくなったり, 移ることが困難になる症状であり, 高次の保続ともいえる症状である. WCSTは当初, 思考の柔軟性を調べる実験心理学的検査として開発され (Grant & Berg, 1948), Milner (1963) によって前頭葉機能検査のひとつとして位置づけられた. WCSTはトランプのようなカードを用い, 色と形と数の分類基準でカテゴリーの変換を行なって機能を見る検査である. 128枚を用いるのが原法であるが, 48枚を用いるNelson (1976) の修正法や鹿島ら (1985) の新修正法 (Keio版) がある. また, 64枚の原法の短縮版も出されている (Heatonら, 2000). 最近は, このWCSTは遂行機能 (executive function) を測る検査であるともいわれている. 遂行機能とは環境に適切に反応し, 適応するための認知過程であり, 行為の準備と実行, 開始と活動水準の調整, 目的的活動への行動の統合, 覚醒水準の維持が含まれる.

これまで, 統合失調症患者でWCSTの成績が良くないという多くの報告がなされてきた (Goldberg, 1987; 鹿島ら, 1985; Matsuiら, 2007など). さらに, 安定期の統合失調症患者にWCSTを遂行中の局所脳血流を調べたところ, 健常者で認められる前頭血流増加が欠如しているという報告 (Weinbergerら, 1987など) がある. これら多くの知見から, WCSTにより, 前頭葉の機能状態を推し量るひとつの目安になるものと思われる. しかしながら, 前頭葉機能は複雑であり, また, WCST原理の一部や教示を与えることによる反応は前頭葉損傷患者と異なるといった報告 (鹿島ら, 1985) があり, 結果を一義的にとらえるのではなく, 前頭葉の様々な側面を見てゆく視点も必要である.

iii) 単語記憶学習検査 複数個の単語を記憶あるいは学習する課題であり, 英語版ではCalifornia Verbal Learning Test (CVLT) やRey Auditory Verbal Learning Test (RAVLT) がよく知られている. 統合失調症患者でCVLTの遂行成績低下があるという多くの報告がある. Matsuiら (2006) は日本語版単語記憶学習検査 (Japanese Verbal Learning Test: JVLT) を開発し, 統合失調症患者での検討を重ねた. JVLTはGoldら (1992) を参考にして作成され, 採点法にはCVLTを参照した指標がある. 4カテゴリーに4単語ずつ入れ, それらをランダムにした16単語からなるリストであり, これを記憶学習してもらう検査である. 再生数, 意味的クラスター数, 系列的クラスター数, 主観的クラスター数, 反復数および干渉数が指標として算出される. 統合失調症患者では意味的クラスター数が再生数に対する比でとっても, 健常者に比し少ないことが見出されてきた (Matsui, 2006など). このことは, 統合失調症の記憶

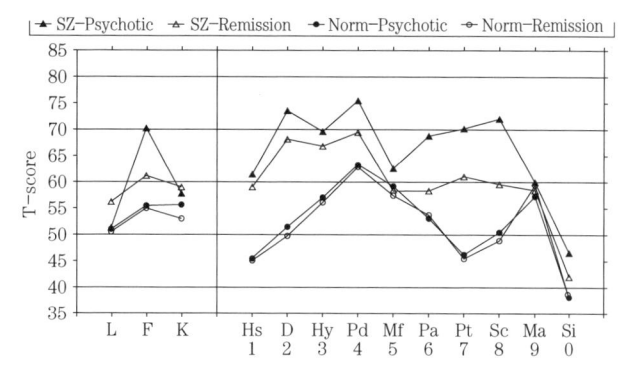

図 V-4 統合失調症患者の急性期と寛解期の MMPI プロフィール．Subotnik ら (1999) より引用．
統合失調症患者の急性期と寛解期の MMPI プロフィールを示す．健常者においても同様の時間をおいて MMPI を2度施行された結果が示されている．

方略が健常者で認められる意味的に類似したものを結合しながら覚えるといった方略と異なることを示唆し，記憶に関する認知リハビリテーションを行なう際の示唆に富む結果といえる．

2) 人格検査

人格検査において，回復期にはどのような特徴があるのかを調べておくことも参考になると思われる．そのことに関して，いくつかの報告が以前からなされてきた．たとえば，Gottesman と Shields (1972) は就業している統合失調症患者の MMPI プロフィールでは 8-4-6 コードが，そうでない患者の MMPI においてより低いと報告している．また，Johnston と McNeal (1965) は入院時と退院時の MMPI を比較検討した結果，D, Pt, および Sc 尺度の変化が大きく，これらの得点の低下を示した．さらに，米国 UCLA のグループの Subotnik ら (1999) は統合失調症患者で発症時と寛解期に MMPI を施行した．このプロジェクトでは年齢，性，教育年数および人種を照合させた健常者にも施行している．その結果を図 V-4 に引用したが，統合失調症では F, Pa(6), Pt(7) および Sc(8) 尺度の得点が寛解期に低下していた．健常者では時間をおいて施行された MMPI プロフィールに変化は認められていない．これらのことから，F, Sc(8)，および Pa(6) を代表とした尺度は現在の精神病状態に関係していることが考えられる．健常者では比較的，MMPI プロフィールは安定しており，一般的にそのひとの特性を示していると考えられるが，患者の場合は尺度によってはエピソードそれ自体に結びつく特徴と永続する人格特徴とが混合されたものが結果に表れているといえるだろう．したがって，回復期などエピソードが比較的おさまっている時期の MMPI は患者の心理状態や性格傾向がより反映されたものといえるかもしれない．一般に，統合失調症の患者で D(2)，Pt(7)，や Si(0) などの高さは疾患に共通しているというより，患者による個人差があり，これらの尺度の高さはより感情・情動的障害や社会的不安と関係しているといわれている．さらに，詳細な検討として，MMPI の基礎尺度だけでなくさまざまな追加尺度（自我強度尺度，ハリス・リンゴス尺度など）の検討も参考になることが多い． （松井三枝）

文　献

1) Green MF, Kern RS, Braff DL, Mintz J: Neurocognitive deficits and functional outcome in schizophrenia: are we measuring the "right stuff"? Schizophr Bull 26: 119-136, 2000.
2) Heaton RK: Wisconsin Card Sorting Test-64 Card Version. Psychological Assessment Resources, Inc., Florida, 2000.
3) 鹿島晴雄，加藤元一郎，半田貴士：慢性分裂病の前頭葉機能に関する神経心理学的検討 Wisconsin Card Sorting Test 新修正法による結果．臨床精神医学 14: 1479-1489, 1985.
4) 木場清子，中村美智子，平松 博，山口成良，倉知正佳：ウェクスラー記憶尺度の日本語版研究—分裂病患者と正常者との比較，精神医学 30: 635-642, 1988.
5) Matsui M, Yuuki H, Kato K, Kurachi M: Impairment of memory organization in patients with schizophre-

nia or schizotypal disorder. J Int Neuropsychol Soc 12: 750-754, 2006.
6) Subotnik KL, Nuechterlein KH, Green MF: Trait versus state aspects of the MMPI during the early course of schizophrenia. J Psychiat Res 33: 275-284, 1999.
7) 杉下守弘：日本版ウェクスラー記憶検査法 WMS-R．日本文化科学社，東京，2001．

c) 職業・家庭生活の生活機能，作業・労働能力の評価

1) 回復期に必要な生活機能

回復期は統合失調症の経過の中で急性期に引き続く時期であり，症状の安定に向かう移行期であるため，症状の再発・再燃を防ぐために十分な注意が必要な時期である．そのため，統合失調症をもつ本人やその家族には疾病の性質を十分に理解し，服薬を規則正しく行い，生活上のストレッサーを同定し，それを避けたり，対処することが求められる時期である．

回復期は治療の場も入院環境からデイケアや様々な居住サービスなどを利用しつつ，ゆるやかに地域へと移行していく時期である．それゆえ治療方法も薬物療法に加えて社会生活技能訓練（SST），心理教育，家族介入，作業療法などの心理社会的治療が少しずつ付加されていくことになる．これらの心理社会的治療はこれからの自立生活の基礎になるような生活機能を高めることを目的として実施される．

回復期に重要になる基礎的な生活機能としては，1）服薬や精神症状を正しく理解し自分自身で管理する能力，2）日常生活上のストレスへの対処能力，3）さらに自立生活に向けた基礎的な日常生活技能などが考えられる．よってこれらの機能の改善をモニタリングしていくための評価が重要である．

2) 回復期における生活機能，作業・労働能力の評価尺度

統合失調症の治療経過のいずれの時期においても全般的機能の評価は重要である．その際に有用なものが GAF (Global Assessment of Functioning)[1] である．

GAF はある時期における全般的な精神状態を精神的な障害の状態から健康な状態までの連続体の中に位置づけて評価することを目的に作成された尺度である．1（最も重症）から 100（最も健康）までの間で評価する．GAF では心理的，社会的，職業的機能に限って評価を行い，身体的（または環境的）制約による機能の障害は含めない点が特徴で，1～100 までの得点によって全般的な機能の評価を行う．

回復期の社会生活の行動面の評価には，精神障害者社会生活評価尺度（LASMI）[7]，Rehabilitation Evaluation of Hall and Baker (REHAB)[2,4,8]，Social Functioning Scale (SFS)[3]，The Social Adaptive functioning Assessment Scale（社会適応機能尺度：SAFE)[5] などが有用である．

LASMI は統合失調症をもつ人の社会生活能力を客観的・包括的に評価するための評価尺度で，1）日常生活／D (Daily living)，2）対人関係／I (Interpersonal relationship)，3）労働または課題の遂行／W (Work)，4）持続性・安定性／E (Endurance and activity)，5）自己認識／R (self-Recognition) の 5 つの評価領域をスタッフの観察により評価する．入院生活から地域生活まで幅広い生活状況での統合失調症をもつ人の社会生活能力を評価することができる構成になっている．評価のアンカーポイントは，(0)問題なし，(1)若干問題があるが，助言や援助を受けるほどではない，(2)時々問題がでる，助言（言葉による促しや情報の提供）を必要とする，(3)たびたび問題がでる，強い助言（説得・指示）や援助（一緒に行うなど）を必要とする，(4)大変問題がある，助言や援助を受け付けず，改善が困難である，の 5 段階で基準が設定されている．実際の生活場面での行動観察や家族などからの情報により評価を行うが，評価者に特別な資格やトレーニングの必要はなく，その点でも臨床現場で利用しやすいスケールと言える．

REHAB も統合失調症をもつ人の行動面の評価スケールとして広く用いられている．REHAB は主に病院に入院中の統合失調症をもつ人を評価対象者として想定しており，行動上の評価を行うことで統合失調症をもつ人が入院生活から社会復帰施設や家庭などへの退院が可能かどうかを判定するような場合に利用価値の高い評価スケールであると言われている．評価項目は逸脱行動（7項目），社会的活動（6項目），言葉の分かりにくさ（2項目），セルフケア（5項目），社会生活の技能（2項目），の5領域・全23項目から構

成されている．評価はスタッフによる過去1週間の行動評定によって行われる．

SFSは地域で生活する統合失調症をもつ人の家族介入プログラムの効果を評価する際に適した評価尺度である．回復期においては家族が統合失調症の特性をよく理解し，高い感情表出を避け，退院後の再発を減らすことも治療目標のひとつであり，そのために本人はもちろん家族への心理教育の実施が重要になる時期である．SFSはこのような家族介入が本人の生活機能の変化にどのような影響を及ぼすかを評価する必要性から開発された評価尺度である．評価項目は，①周囲との関わり方・自閉の水準，②対人行動，③スポーツなどの家庭外での活動，④個人で行う余暇活動，⑤自立生活を行い得る能力，⑥実際に行っている自立生活のためのスキル，⑦職業活動の全7領域から構成されている．評価方法は，主に統合失調症をもつ人の家族との20-30分程度の面接から生活上の行動に関して情報を集めて評価する．

SAFEも社会的役割機能の評価尺度のひとつであり，もともとは高齢の精神障害者の社会生活機能評価を目的に開発されたものである．SAFEでは，スタッフは対象者の過去1ヶ月の諸機能を行動観察と面接によって評価する．評価は0点（障害なし）〜4点（極度の障害）までの5段階でスコアリングする．

SAFEは高齢者用に開発されたとはいえ，これまで統合失調症に関連する重い機能障害をもつ広範囲の年代の人々に適用されてきた．評価内容は全19項目であるが，入浴と清潔，着衣の管理，金銭管理，会話技能など回復期において重要な基礎的な社会的役割機能が全19項目の中に取り入れられている．例えば「1．入浴と清潔」では「促しや助言がなくても自分で入浴し，清潔にする．整容に気を配り，これに自信がある」かどうかを，「2．着衣の管理」では「援助なしに着衣ができる．所持する衣服から季節に応じた衣類を着られる．お金や機会があれば，衣服を買ったり適切に選んだりできる」かどうかを，さらに「19．治療の協力」では「治療計画やその実行に全面的に協力する．治療から得られる利点と危険性を理解し，治療に積極的に参加する．服薬の副作用や合併症を正確に述べることができる」かどうかを評価する．

さらに回復期に入り，地域での自立生活に移行していく段階においては，統合失調症をもつ本人自身の生活への満足感，すなわちQuality of Lifeは重要なアウトカム指標のひとつになってくる．

The MOS 36-Item Short-Form Health Survey (SF-36)[6]は，米国で実施された主要慢性疾患を対象とした医療評価研究のMedical Outcome Study (MOS)の中で作成されたQOL評価尺度である．一般の健康人にも共通する要素によって構成された包括的尺度であり，患者から健康人まで連続的にQOLを測定して示すことができる．既にわが国でもサブスケール毎に国民標準値が算出されており，調査対象と国民標準値とを比較検討することが可能であり，また自己記入方式であるため，手軽に実施できるメリットがある．

SF-36の因子構造は身体的健康度と精神的健康度に分けられる．身体的健康度には身体機能，身体の日常役割機能，身体の痛み，全体的健康感が含まれる．精神的健康度にはメンタルヘルス，精神の日常役割機能，社会生活機能，活力が含まれる．

（岩田和彦，安西信雄）

文　献

1) American Psychiatric Association: Diagnostic and statistical manual of mental disorders, 4th ed, APA, Washington DC, 1994.（高橋三郎，大野　裕，染矢俊幸訳：DSM-IV精神疾患の分類と診断の手引．医学書院，東京，1996.）
2) Baker R, Hall JN: REHAB A new assessment instrument for chronic psychiatric patients. Schizophr Bull 14：97-111, 1988.
3) Birchwood M, Smith J, Cochrane R, et al: The Social Functioning Scale. The development and validation of a new scale of social adjustment for use in family intervention programmes with schizophrenic patients. Br J Psychiat 157：853-859, 1990.
4) 藤　信子，田原明夫，山下俊幸：デイケアとその評価．精神科診断学5：162-172, 1994.
5) Harvey PD, Davidson M, Mueser KT, et al: Social-Adaptive Functioning Evaluation (SAFE): a rating scale for geriatric psychiatric patients. Schizophr Bull 23：131-145, 1997.
6) 池上直己，福原俊一，下妻晃二郎，池田俊也編：QOL評価ハンドブック．医学書院，東京，2001.
7) 岩崎晋也，宮内　勝，大島　巌ら：精神障害者社会生活評価尺度の開発とその意義．精神科診断学5：221-231,

8) 山下俊幸, 藤 信子, 田原明夫：精神科リハビリテーションにおける行動評定尺度『REHAB』の有用性. 精神医学 37：199-205, 1995.

d) 心理家族教育のための家族の評価

　心理家族教育は，わが国の精神保健の分野では比較的新しい試みではあるが，近年急速な広がりを見せている．他科で言えば，いわゆる疾病教育に当たるものであり，産婦人科の母親教室や内科の糖尿病教室など，様々な試みがなされてきた．しかしそれらのいずれもが患者（当事者）本人を対象とするものであるのに対して，精神科における心理教育の対象は主として家族である．家族に対して，情報を提供し，行動変容を促し，家族がこれらを理解することにより，家族から患者へ向けられる感情表出（EE；Expressed Emotion）などが低下することで，結果的に患者本人の病状の改善を得ようとするものである．従って心理家族教室の講座内容をみると，一般的には，診断，疾患の原因と経過，治療などについて教育することが中心となるが，家族としての接し方や治療的な対応方法について指導することもある．いずれにしても，家族自身のニーズを十分に把握して，ニーズに応えた内容を十分に盛り込んだ心理教育を行う必要がある[1]．心理教育を主体とした家族教室への参加者を対象とした調査でも，こうしたアプローチへのニーズは，単なる知識の伝達以上に，各家庭における個別のニーズや対処法へも答えていくことが求められている．近年わが国でも心理教育は盛んに行われ，その方法論の討論や情報交換を目的として後藤雅博らにより「心理教育・家族教室ネットワーク」[2]がつくられている．

　現在わが国では，複数家族に対して心理教育のセッション[3]を行い，参加者同志のコミュニケーションによる相互のエンパワーメントをはかることを狙っているものが多い．その草分け的な研究として塚田らは，85例の統合失調症者とその家族を無作為に介入群と対照群に振り分け，心理教育の効果を検定した[4]．それによれば，全ての重要な家族員に対して入院直後，退院直後及び退院9ヵ月後に感情表出（EE）を測定し，介入群の家族には毎月1回，計10回の心理教育を行った．その結果介入群の退院後9ヵ月迄の再発率は，対照群に比して有意に低下し，高EEのみの検定でも，同様の結果が得られた．EEの下位尺度である批判的言辞（CCs）と情緒的巻き込まれすぎ（EOI）については，高CCsが介入・非介入両群とも時間の経過と共に有意に低下したにも関わらず，高EOIは非介入では低下しないことが明らかになった．

　心理教育の成果の評価に際しては，感情表出や家族機能の評価（3．安定期　3-3 c）家庭生活と再発防止のための家族の評価参照）が重要になるが，この他にも心理家族教育に特徴的な評価方法もある．しかしながら心理家族教育そのものがまだ新しいアプローチでもあり，その効果評定などは方法もまた報告も未だに乏しい．そこでここでは本邦では心理教育を他に先駆けて実施してきた埼玉県立精神保健センターのグループがまとめているテキスト[5]から参考資料を紹介する（表V-13，V-14）．

　心理家族教育の方法による違いの効果の比較判定など研究目的にはいくつかの評価項目が挙げられて比較されるが，一般に家族に対する心理教育の効果は著し

表V-13　家族の事前の評価のポイント[5]

1	基礎的なデータ 家族構成，年齢，職業など
2	疾病性の有無
3	言語表現能力や考え方の特徴
4	感情の状態
5	感情表出
6	統合失調症の知識
7	患者への期待度
8	心理教育に対する要望
9	疾病の受容段階

表V-14　心理教育による変化のチェックポイント[5]

1	正確な統合失調症知識の伝達 1）精神病的な経験を統合してとらえているか 2）脆弱性の理解 3）症状制御のための向精神薬使用の有用性 4）発病や再発に関連するライフイベントの重要性 5）性格と病気の症状との区別
2	感情表出の変化
3	服薬遵守率の変化
4	病因に関して家族が果たした役割に関する罪責感の減少
5	回復期間や回復の程度に関する家族の非現実的な期待のより客観的な評価への変化度
6	対応に対する実践的な秘訣の習得度

いとされている．しかしながら心理教育そのものの直接的効果の検証は難しく，後述する知識面接のような情報伝達やその教育効果を測定する以外には，心理社会機能や精神症状への効果判定は困難である．これまでにも心理家族教育の効果を検証することを目的とした論文は発表されているが，筆者が知る限りは，再発率や再入院率をパラメーターとしているものが多く，多因子の影響が考慮されるべきデータにとどまっている．

表V-15 知識面接（KI）質問項目[6]

〈診断〉
1. 患者さんが入院した理由はどんなことですか．
2. どんな病気と思いましたか．
3. 誰か病名を教えてくれましたか．
 誰ですか．何という病名ですか．その時どう感じましたか．
4. それはどんなものだと考えていますか．

〈症状〉
5. どんな症状があるのでしょうか．それを患者さんはどう考えているのでしょうか．
6. 患者さんは，自分では病気だと思っているでしょうか．
7. 患者さんは，自分で自分の病気をなんとか処理できるでしょうか．

〈病因〉
8. 原因はどんなことだと思いますか．
9. 一番の原因は何でしょうか．

〈経過と予後〉
10. これまでもいつもこんな状態でしたか，時々ですか．
11. その間は普通でしたか．
12. こんな状態だと，どんなことをおこしそうですか．
13. 将来どうなると思いますか．
14. どこでそれを教わりましたか．
15. 今の状態をよくする方法とか，こうすれば悪くなるということがあるでしょうか．
16. 再発を防ぐよい方法があるでしょうか．

〈投薬〉
17. お薬をもらっていますか，注射ですか．
18. 薬は効くと思いますか．
19. どのような効果があると思いますか．
20. 薬はどのぐらいの期間飲むべきだと思いますか．
21. 薬には副作用があると思いますか．
22. どのような副作用があると思いますか．
23. 患者さんは自分から薬を飲むでしょうか．
24. お薬は規則的に飲むべきだと思いますか，それとも家族の方や患者さんが調子をみて加減してもよいと思いますか．

〈その他〉
25. 同じ状態の人を他に知っていますか．
26. 患者さんの状態の理解に，何が一番役立ちましたか．
27. もっと知りたいことがありますか．

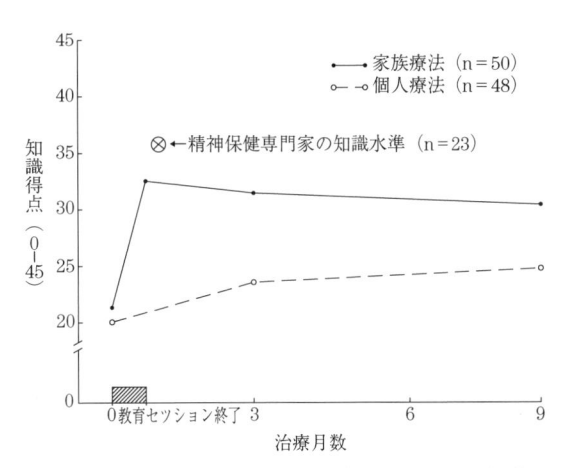

図V-5 教育セッション終了後の統合失調症についての知識の獲得と保持（文献9，10一部改変）

心理教育の効果評価方法として，高橋[6]も紹介しているように，家族教育についてはBerkowitzら[7]やTarrierら[8]がその前段階として，患者の病名，症状，原因，治療法，予後などについての家族の知識を問う知識面接（knowledge interview，KI）の必要性を提唱している．本邦ではKIに関する検討は乏しく，ここでは高橋がBerkowitzらのKIを改変した質問項目を示す（表V-15）．

Falloon[9]によれば，心理教育は，繰り返して継続していくプロセスこそが大事であるという．治療の開始時点で受けた教育内容や聴いたことを全て覚えていられると考えるのは誤りであり，要点の再確認と明確化を常に各診察場面で繰り返すことが大事である．家族が疾患や障害，その治療について適切に理解し，その知識が高いレベルに維持されていることを確認するためには，約3ヵ月毎にアセスメントを繰り返す必要がある．これにより家族が正しく適切な知識を得ることで，本人だけでなく，家族の治療参加が期待され，寛解時の維持と再発予防に向けた取り組みが一層スムーズで効果的なものとなる（McGill[10]）（図V-5）．

以上の他，評価対象としては，家族の負担感の軽減度合い，対処技能の向上度合いなども挙げられようが，いずれも本来の評価方法としての確立が待たれているものである．

現状では，わが国で行われている心理家族教育は家

族の行動変容までも目的としているものは少なく，教育といっても情報提供程度に留まっているものが多いように思われる．適切な評価を繰り返しながら，家族の行動変容を確認しつつ，再発率の低下など大きな目標へ向かった心理家族教育の実施が望まれる．

(水野雅文)

文　献

1) 三浦勇太，水野雅文，村上雅昭ほか：精神分裂病の心理教育に対する家族の理解とニーズについて．病院・地域精神医学 42:452-457, 1999.
2) http://square.umin.ac.jp/jnpf/npf.htm
3) McFarlane WR, Lukens E, Link B, et al: Multiple-family groups and psychoeducation in the treatment of schizophrenia. Arch Gen Psychiat 52:679-687, 1995.
4) 塚田和美，伊藤順一郎，大島　巌ほか：心理教育が精神分裂病の予後と家族の感情表出に及ぼす影響．千葉医学雑誌 76:67-73, 2000.
5) 木戸幸聖監修，埼玉県立精神保健総合センター心理教育グループ編：心理教育実践マニュアル，金剛出版，1996.
6) 高橋彰久：Knowledge interview からみた分裂病家族の患者についての知識．日大医誌 47(2):135-147, 1988.
7) Berkowitz R, Eberlein-Fries R, Kuipers L, et al: Educating relatives about schizophrenia. Schizophrenia Bulletin 7:418-429, 1984.
8) Tarrier N, Barrowcluogh C: Providing information to relatives about schizophrenia; Some comments. Brit J Psychiat 149:458-463, 1986.
9) イアン・ファルーン，グレイン・ファッデン（水野雅文，丸山　晋，村上雅昭，野中　猛監訳）：インテグレイテッド　メンタルヘルスケア．中央法規出版，1997.
10) McGill CW, Falloon IRH, Boyd JL, Wood-Siverio C: Family education intervention in the treatment of schizophrenia. Hosp Commun Psychiat 34:934-938, 1983.

e) 地域・環境の評価

回復期は，急性期にみられる混乱や恐怖が弱まり，落ち着きを取り戻す時期であり，急性期治療を入院医療機関で受けた場合は，入院施設から地域社会への移行期にあたる．急性期治療を在宅で行う場合と同様に，回復期においても，本人の希望，援助者の意志と行動力，そして社会資源の情報という3つの要素の調和がうまくとれていることが大切である．援助者が力みすぎて，本人との歩調がズレていたり，地域生活に必要なサービスの情報が不足していては，スムーズな地域移行が難しくなる．特に回復期は，試行錯誤の中で再び生活を始めるに当たっての自信をつける時期である．したがって，本人が希望を語ることに対する丁寧なサポートが必要となるだろう．不安や焦りと期待が交錯する中での，本人の動機を救い上げるような検査（ここではアセスメントとする）と，本人の小さな試行錯誤を支えるような環境整備を心がけることが必要であり，この意味で本人と援助者との波長が合っていることがとても大切である．

急性期は医療的支援が中心であるが，回復期は医療的支援に加え，福祉的支援が不可欠となる．したがって，異なる領域のサービスを効果的に提供していくことが求められる．その方法として用いられるのがケアマネジメントである．以下では，回復期におけるケアマネジメントについて，特に「アセスメント」と「ケア計画の作成」を中心に説明しよう．

1) アセスメントの留意点

アセスメントとは，本人がどんなサービスや支援を望んでいるのか，必要としているのかを明らかにすることをさす．統合失調症をもつ人に対してアセスメントを行う場合，特に以下で述べるいくつかの点に留意しなければならない．

まず，統合失調症をもつ人が地域生活を送るうえでは，相談支援を受けられる環境を整えることがとても重要である．そのためには，緊急時だけでなく定期的に体調や暮らしぶりを気にかけてくれるような「伴走者」が地域におり，このような支援者がアセスメントから評価に至るまで，一貫して本人に関わり続けることが望ましい．

統合失調症をもつ人のケアマネジメントでは，ケアマネジメントへの導入に至るまでの関係作りが大きな意味を持つ．統合失調症をもつ人は，新しい対人関係に緊張や不安を覚える人が少なくない．また，自らの希望を上手く言葉で表現できなかったり，ニーズ，すなわち自分の希望があいまいな状態におかれている場合も多々ある．そのため，アセスメントの実施者は本人との良好な関係作りを心がけ，話しやすい雰囲気を作ることが求められる．また，アセスメントの際は，時に詳細な情報が必要になるが，一度に全てを聞き出すのではなく，本人の状態に合わせて複数回に分けて実施することもありえよう．さらに，本人だけでな

く，すでに関係性のできている支援者や家族からも話を聞いて，本人が上手く話せない場合に代弁してもらったり，本人が言い忘れているような情報を提供してもらったりするなどの工夫も必要なことがある．

回復期は，まだ十分に精神的なエネルギーが溜まっているとは言えないところから，徐々にエネルギーを溜めていくプロセスと考えたほうがよい．このような状況では，しばしば家族も含め，周囲の期待の方が本人の希望より大きくあるものである．そのような時は本人が周囲に合わせて焦りがちで，しばしば唐突とも思える希望を口にすることもある．

これからエネルギーが溜まってくれば，あなたの希望や夢もきっとかなうという，希望の保障が大切なのは言うまでもないが，これからをどのように過ごそうかという計画作りの第一歩は決して馬の鼻面を引き回すようであってはならず，丁寧なアセスメントが必要であろう．

そのように考えると，第一歩を障害者自立支援法の枠組みにのせることから始めるのには慎重でありたい．第一歩はインフォーマルサービスの活用，たとえば「喫茶店でお茶を飲みたい」という希望をかなえることであったりする．評価という観点からいえば，そのような彼/彼女が足を運びたい場所が生活の場にあるかを共に探すというプロセスが，評価になろう．このときも，あくまで本人の目線から見ると何が必要なのか，というアセスメントに意味がある．

さらに，「すでに出来ていることを大切にする」という視点を持つことが重要である．ニーズを明らかにする場合，どうしても本人や周りの問題点や，出来ていないことが目に留まりがちである．出来ていないことや不十分なことをチェックするのではなく，出来ることや健康的な側面を拡大していくという視点が重要であり，本人の可能性を信頼し，新しい挑戦への意欲をどのように伸ばしていくかという姿勢が必要である[1,2]．

2）アセスメント項目

回復期におけるアセスメントでは，医療，住まい，経済状況，日常生活能力，日中活動・社会参加の場，対人スキルなど多岐にわたって聞き取ることが必要になる．ただし，上述したように，回復期はまだ精神的エネルギーが少ない時期でもあるので，急激にサービスの数を増やしていくような態度が利用者に有用かは疑問である．「本人に心地よい変化」「これであれば挑戦したい」という変化はどの程度なのか，そのあたりの感覚をつかむことが援助のコツといえよう．包括的である必要はあるが，それらは経時的に，歩むにつれ徐々に風景が変わるようにニーズが変わって現れてくるものだということを理解することが肝要である．

①医療：　主治医との相性はどうか，自分の意見を尊重されている感じはあるか，薬の飲み心地はどうか，通いやすさはどうか，合併症はないか，などを確認する．症状管理については，既に取り上げられているため，ここでの詳述は避けるが，継続的に医療サービスを受けられるような環境を整えることが大切である．たとえば，通院が困難な状況であれば，訪問看護を利用したり，地域の保健師の定期的な訪問を考慮したりすることが必要になる．また，「病気についてもっと知りたい」「自分の状況を教えてもらいたい」という希望がある場合は，心理教育などを通して知識提供の機会を設けることも考慮すべきだろう．

②住まい：　住まいの選択肢として，家族との同居，グループホームやケアホームなどの援助付き共同住居，公営住宅，一般の単身アパートなどが考えられるが，統合失調症をもつ人の中には，諸々の事情から家族との同居が困難な場合もある．一方で，家族の世話にならずに一人暮らしをしたいと希望する場合もある．一人暮らしをする場合，火の始末や清潔・衛生管理，病状変化の自覚といった生活技術が求められるので，住まいについての本人の希望とともに，これらの生活技術についてのアセスメントをし，課題があればそれを補うようなサービスを検討する必要がある．

精神障害をもつ人が一般の単身用アパートを借りることは，必ずしも容易なことではない．精神障害に対する誤解による場合もある．ただし，本人および賃貸人に対する相談支援，緊急時対応，関係者等によるサポートが整っている場合は，賃貸人からの理解が得られるとも言われている[3]．また，保証人の確保が難しい場合もあるが，近年では市町村が民間保証会社と協定を結び，保証人のいない住民が家賃等保証委託契約を結べるようにしているところもあるので，積極的に

③経済状態：統合失調症をもつ人は，就労による収入の確保が難しいなどの理由から，経済的支援が必要な場合が多い．所得保障の手段として障害年金や生活保護の利用が考えられるが，手続きの仕方がわからない，一人で役所に行けない等の理由から，保障を受ける権利があるにもかかわらず，利用していない可能性もある．

一方で，保障は受けてはいるが，金銭管理が苦手なために，計画的な利用が難しくなっていることが考えられる．助言や権利擁護などの支援を必要としている場合もあるだろう．

④日常生活能力：身だしなみや，生活リズム，食事の管理，家事など日々の生活を送るうえで，当面の手助けを必要としていないか．障害のために意欲が低下し，日常生活を送るうえで必要な基本的な事柄の遂行が難しい場合もあるだろう．このような場合に，第三者が自宅に赴き家事の代行や支援をするホームヘルプ・サービスを利用することも考えられる．ただし，このような直接的な支援ではなく，様子を見ながら助言や見守りをする方が，本人の持つ能力を高めることにつながることもある．したがって，どのような方法が本人にとってより良いのか，本人の希望を聞きながら検討していくことが大切である．

⑤日中活動・社会参加の場：昼間の時間を有意義に過ごすことは，生活の質を高めるうえで重要である．だが，これまで入院生活を送っていたり，自宅にひきこもっていたという理由から，社会参加をする希望を持ちながらも，その機会に恵まれなかった人も少なくない．また，新たな人との出会いに不安や困難を感じている場合もある．個々人の楽しみや生きがいにつながるような人との出会いやサークルへの参加を支援することも大切である．特に，同じ状況に置かれている者同士が支えあい，情報交換をするという意味では，当事者グループ（SHG：Self Help Group）への参加が効果的と言われている[4,5]．

⑥対人スキル：社会生活を営むうえで，他者との接触は避けては通れない．しかし，統合失調症をもつ人の多くは，新しい人との出会いに緊張や不安を感じがちである．認知行動療法に基づく社会生活技能訓練（SST：Social Skill Training）は，コミュニケーションスキルを高め，対人関係を中心とする社会生活技能を向上させることに役立つと言われている．また，疾病の自己管理技能を高める方法も開発されている．地域のなかにこのような機会があると，日中活動の場をより有効に使えるだろう．

3）ケア計画の作成

ケア計画の作成では，アセスメントにより明らかになったニーズを満たすために，何が出来るのかを明らかにする．これに加え，継続的に相談支援を提供する者（伴走者）の確認，クライシスプランの作成も行う必要がある．クライシスプランは調子を崩しそうな状況や，悪化のサインに対する本人あるいは周囲の気づきが不可欠である．また，そのようなときに誰に支援して欲しいのかという本人の希望も尊重すべきであろう[6]．したがって，ケア計画およびクライシスプランの作成に当たっては，ケア会議を開き，本人や家族，医療関係者を含めた地域関係者，行政職員等が話し合うことが必要である．

回復期は一言で言えば，「最初の一歩」である．あまり騒がしくするのではなく，緩やかに，勇気が萎えないように，小さな挑戦を援助者はしっかり見守る保障ができるように，ケア計画が立てられると良い．

さらに，本人のニーズを満たすためには，法定の公的なサービスだけでなく，一般の保健福祉サービス，一般市民を対象としたサービス，ボランティア，近隣の人々，親類などのインフォーマルなサービスなど，社会資源活用における創意工夫が必要になるかもしれない．それでも，地域によっては資源が乏しく，ニーズが満たせない場合もある．どのような資源が必要なのか，どのようなサービスがあったらよいかを明確にし，長期的な視野に立って新しい社会資源をつくりだせるよう努めることも重要である．

最後に

アセスメントとケア計画の作成の過程は，①本人との関係形成の過程であるだけでなく，②本人を取り巻く地域・環境を理解し，社会生活を営むうえでのニーズを明確にする過程であり，③本人の長所や能力を認めるエンパワーの過程であり，そして同時に④不足している社会資源の確認の過程でもある．この意味でケ

アマネジメントにおける初期の段階は特に重要である．本人だけ，あるいは援助者だけで進めるのではなく，お互いに協働して進めていくことが，精神障害をもつ人の生活の質の向上につながるのである．

(深谷　裕，伊藤順一郎)

文　献

1) ケアマネジメント・ガイドブック　精神障害者編　2006：厚生労働科学特別研究「精神障害者に対する効果的福祉サービスのあり方に関する研究」(主任　高橋清久)．
2) 荒田　寛：退院促進のために必要なチーム・地域ケア．精神障害とリハビリテーション　10(2)：121-126，2006．
3) 黒須依子：精神障害者の住まいの確保に対する支援方法―不動産業者へのアンケート調査を通して―．日本社会福祉学会第54回大会報告要旨集 p.273，2006．
4) 谷野亮爾，宮部真弥子：退院促進のために必要な患者同士の支えあいとチームケア．精神障害とリハビリテーション　10(2)：127-131，2006．
5) 精神保健福祉白書編集委員会編：精神保健福祉白書2007年版．pp.73-74，中央法規，2006．
6) Mary Ellen Copeland：WRAP研究会編集「元気回復行動プラン WRAP: Wellness Recovery Action Plan」2006．

2.4　薬物・身体療法

a) 薬物の選択・用量・投与法

急性期を経て安定期へと至る過程で，精神病症状(陽性症状)の軽減・消退とともに現実検討力が回復し，一過性に不安・焦燥感，抑うつ症状，依存・退行などの症状が出現する．回復期における治療目標は，①症状の寛解・安定を維持し，②再燃の危険性を抑制し，③回復過程を前進させることにある．回復期ではストレスを最小限に留め，地域社会への適応を促進するような心理社会的介入が重要であり，薬物療法以上に大きなウエイトを占めている．しかし，寛解維持や再発予防に薬物療法は不可欠であり，薬物療法によって不安・抑うつ症状，陰性症状，認知機能障害の改善が期待される．また，薬物療法に伴う副作用(特に錐体外路性副作用)に対しても，回復期では予防もしくは軽減に努めることが望まれる．

1) 一般的事項

回復期の薬物療法について，指針となりうる臨床試験は乏しい．原則として，急性期の薬物療法で十分な治療反応性が得られ，副作用も最小限に抑えられている場合は，その後少なくとも6か月は同じ種類・用量の薬物療法を継続し，慎重な観察を続けるべきである．回復期では，抗精神病薬の性急な減量や中止は急性増悪を招くが，急性期から持続する副作用を評価し，最小限にするよう適切な薬剤調整を進めることも必要である．耐え難い副作用はアドヒアランス不良の主たる原因であり，結果的に急性増悪へと至ることが予想される．さらに，急性期治療で用いた併用薬剤または増強療法についても，継続の是非を改めて評価することが望ましい．

2) 薬剤の選択・用量・投与法

第二世代抗精神病薬(非定型抗精神病薬)か第一世代抗精神病薬(定型抗精神病薬)かにかかわらず，急性期に有効であった抗精神病薬を少なくとも6か月間は継続し，安定期に到達してから減量を考慮することが推奨される．再燃・再発予防が回復期の主たる治療目標であり，いずれの抗精神病薬も継続投与による再発予防効果が認められている．薬剤を変更する必要が生じた場合には，急性期治療と同様に，副作用を指標とした薬剤選択を行うことが合理的である．

第一世代抗精神病薬では，継続投与による再発率が最初の1年間で約30%とプラセボ(約65%)より優れていた(持効性製剤では約24%)．用量を高く設定すれば再発率はさらに低下するが，副作用(特に錐体外路症状)の頻度は逆に増加する．特に遅発性ジスキネジアの危険性を考慮すると，最低用量を維持することが望ましい．急激な減量は急性増悪を招きかねないため，最低用量に達するまで6か月毎に約20%ずつ減量する方法が推奨されている．

第二世代抗精神病薬も同様に，継続投与による再発予防が期待される．Risperidone, olanzapine, aripiprazole は haloperidol を上回る再発予防効果が報告されており，quetiapine と perospirone も長期にわたる臨床効果が認められている．いずれもが認知機能障害を改善させる効果を有しており，二次性(薬剤性)の陰性症状も改善する可能性が示唆されている．しかし，olanzapine, quetiapine, risperidone では，体重増加や糖・脂質代謝異常といった副作用に注意が必要である．薬物相互作用も薬剤選択の際に考慮すべき

表 V-16 第二世代抗精神病薬の代謝に関与する主な CYP 分子種

	CYP1A2	CYP2D6	CYP3A4
risperidone	−	◎	○ (代謝産物 9-OH-risperidone)
perospirone	−	±	◎
olanzapine	◎	○	−
quetiapine	−	−	◎
aripiprazole	−	○	○

−：代謝されない　±：代謝に関与する　○：代謝される　◎：主に代謝される

事項の一つであり，第二世代抗精神病薬の代謝に関与する主要チトクロームP450分子種を表V-16に示す．

3） 副作用

ⅰ） 錐体外路症状　第一世代抗精神病薬で治療中の患者が回復期にパーキンソン症状を呈している場合には，第二世代抗精神病薬への切り替えを検討すべきである．しかし，主剤である抗精神病薬の変更によって精神病症状の悪化が懸念される場合には，抗コリン薬の追加も止むを得ない．その際には，安定期での変更を再度検討することが望まれる．

遅発性錐体外路症状は抗精神病薬投与数か月～数年後に出現するが，用量との関連は不明であり，中止後も持続する可能性が指摘されている．第二世代抗精神病薬では頻度は少ないが，clozapine以外の抗精神病薬では遅発性錐体外路症状の危険性は否定できない．とりわけ遅発性ジスキネジアに注意が必要であるが，遅発性ジスキネジアは慢性統合失調症患者（未服薬）の約20％に認められ，薬剤性か否かの区別は困難である．第一世代抗精神病薬では年間4～8％の割合で出現し，減量しなければ回復の可能性が減少するため，早期の対応が求められる．減量だけでは効果不十分な場合には，第二世代抗精神病薬への置換を検討すべきである．第二世代抗精神病薬では発症の危険性が約10分の1にまで低減するとされる．

ⅱ） 体重増加，糖・脂質代謝異常　Olanzapineとquetiapineに関しては糖尿病発症の危険性が報告されており，risperidoneも含めて体重増加や糖・脂質代謝異常の危険性が高い．3～6か月毎の定期的な生活状況の把握，体重・BMI測定，採血（空腹時血糖・HbA1c・総コレステロール・トリグリセリドなど）が推奨される．第一世代抗精神病薬（特に低力価）でも約40％の患者で体重増加が認められる．体重増加は開始後1～3か月で生じやすく，典型的には最初の6か月で一定値に到達する．体重増加に有効な薬物療法はなく，減量も困難なため予防が重要である．体重増加や糖・脂質代謝異常が問題となる場合には，aripiprazoleやperospironeへの置換を検討する．

ⅲ） 高プロラクチン血症　第一世代抗精神病薬ではD_2受容体遮断作用により血清プロラクチン値の上昇を認めるが，risperidoneはそれ以上にプロラクチン値を上昇させることが指摘されている．高プロラクチン血症の結果として，男女ともに性的関心の低下や性機能不全が引き起こされる（特に女性が敏感に反応する）．その際には，risperidone以外の第二世代抗精神病薬への置換が推奨される．

4） 注意すべき問題

ⅰ） 陰性症状　陰性症状は統合失調症の中核症状（一次性）でもあるが，薬剤の副作用・抑うつ症状・環境因の影響などから二次性に生じることもある．二次性の陰性症状に対しては，第二世代抗精神病薬への置換，抗コリン薬の追加，抗うつ薬の併用など対症療法的に薬剤調整を進める．一次性の陰性症状については，第二世代抗精神病薬を含めて有効な薬物療法は確立されていない．

ⅱ） 抑うつ症状　急性期の精神病症状が消退した後，回復期において抑うつ症状が前景化することがあり，精神病後抑うつ（postpsychotic depression）と総称される．統合失調症において抑うつ症状はしばしば観察される症状（～75％）であるが，うつ病エピソードの基準を満たし，機能障害をきたしている場合には抗うつ薬の追加が推奨される．第一世代抗精神病薬との併用療法において，三環系抗うつ薬，SSRI，

SNRIのいずれもが有効とされる．SSRIを併用する際には，薬物相互作用に留意する．なお，第二世代抗精神病薬との併用に関するエビデンスは存在しない．

一般に，すべての第二世代抗精神病薬は抑うつ症状に対して有効とされ，第一世代抗精神病薬からの置換も推奨される．抑うつ症状が抗精神病薬の副作用と判断される場合には減量も考慮する．

iii）治療アドヒアランス　初回エピソードの患者では，70％以上が3～4か月以内に完全寛解に至り，1年以内に約85％が寛解状態で安定するといわれる．ゆえに，初回エピソードでは12ヶ月以上薬物療法を継続することが望ましい．再発を繰り返すと残遺症状が慢性化する危険性が高まるため，再発防止を最優先する．薬物療法を中断すると，1年以内に60～70％の患者が再発し（継続した場合の約5倍），2年以内にほぼ90％が再発に至るとされる．初回エピソードでは低用量で十分な治療反応性が得られる反面，副作用も出現しやすいことから，アドヒアランスを高めるよう用量設定に工夫が必要である．

複数回エピソードの患者については，無期限の継続を前提とする．急性期治療での有効用量を継続し，副作用に対する治療も積極的に行いながら，アドヒアランスを維持するよう努める．低用量を維持することは副作用の出現頻度や心理社会的適応において有利となるが，再発の危険性は高まる．服用回数を減らしたり，デポ剤を使用するなど，治療アドヒアランスを高める工夫が再発防止には重要である．

iv）併用薬　急性期に併用された薬剤については，回復期に継続の必要性を再検討すべきである．特に，抗コリン薬やベンゾジアゼピン系薬剤は認知機能障害をはじめとする副作用の原因となり，機能障害を誘発・増悪させることがある．可能な限り減量・中止とし，主剤を第二世代抗精神病薬へ変更するなど薬剤調整を進める．　　　（田中輝明，久住一郎，小山　司）

文　献

1) Lehman AF, Lieberman JA, Dixon LB, McGlashan TH, Miller AL, Perkins DO, Kreyenbuhl J; American Psychiatric Association; Steering Committee on Practice Guidelines: Practice guideline for the treatment of patients with schizophrenia, second edition. Am J Psychiat 161(Suppl 2):1-114, 2004.
2) National Institute for Clinical Excellence. 2003. Core Interventions in the Treatment of Schizophrenia. NICE, London (www.nice.org.uk).
3) 精神科薬物療法研究会編，林田雅希，佐藤光源，樋口輝彦：統合失調症の薬物治療アルゴリズム，医学書院，東京，2006.

b）継続電気けいれん療法の適応と方法

1）継続電気けいれん療法とは

精神疾患の急性エピソードが寛解してから，エピソードの再燃予防を目的に6ヶ月以内の範囲で実施される電気けいれん療法を継続電気けいれん療法（Continuation Electroconvulsive Therapy，以下，継続ECT）と呼んでいる[1]．統合失調症の回復期の治療は薬物療法と心理社会療法を行うのが一般的であるが，種々の薬物療法や心理社会療法によってもエピソードの再燃予防が困難な場合には，継続ECTが治療選択肢として考慮される．

2）歴史と有用性に関するエビデンス

統合失調症に対する継続ECTの試みは，1943年のMooreとKalinowskyの報告[2,3]に遡るが，1950年代後半に抗精神病薬が導入されてからは急速にその関心は失われていった．しかし，1980年代後半には，急性期ECT後の再燃予防困難例に対する継続ECTについて再び関心が向けられるようになり，1990年代以降には，前向きオープン試験[4,5,9]や比較対照試験[6]も報告されるようになった．

Chanpattanaら[6]は，薬物治療抵抗性統合失調症の急性エピソードの患者において，1コースの急性期ECTと抗精神病薬の併用療法に反応した症例を，継続抗精神病薬群，継続ECT群，継続ECT・抗精神病薬併用群の3群に無作為割付し，その後6ヶ月間の転帰を比較した．それによれば，継続抗精神病薬群，継続ECT群の再燃率はそれぞれ93％であったが，併用群の再燃率は40％であり，急性期ECTと抗精神病薬の併用療法に反応した治療抵抗性統合失調症では，継続療法においても，継続ECTと抗精神病薬の併用療法が有用であると結論している．わが国においても，Suzukiらは，一連の前向きオープン試験で，中高齢期の重症緊張型統合失調に対する急性期ECTの

反応率は100%，急性期ECT反応後の継続薬物療法下での1年再燃率が64%，継続薬物療法下での再燃例に対する継続ECTの寛解維持率は43%と報告している[7-9]．

3） 適応と方法

継続ECTの適応については，①その疾患がECTに反応したという治療歴があり，②患者自身が継続ECTを希望するか，あるいは薬物療法単独では治療抵抗性または不耐性のためにエピソードの再燃予防が困難であり，③患者自身に，継続ECTを受け，インフォームド・コンセントを行い，治療計画の全般を遵守する能力と意志があることが条件となる[1]．また，継続ECTのためのECT前評価については，①毎回の治療前に，治療間歇期の精神医学的評価と身体医学的評価を行い，②少なくとも6ヶ月に1回，全体的な治療プランを更新し，③少なくとも3回の治療につき1回は認知機能を評価し，④必要に応じて臨床検査や麻酔科的評価を行うことが推奨されている[1]．

治療頻度については，うつ病では急性期のECT終了後2ヶ月間に早期再燃が高頻度に認められることから，段階的に治療間歇期を延長させる方法（例：1週に1回を1ヶ月，2週に1回を2ヶ月，月に1回を3ヶ月）が提案されているが[10]，統合失調症においても同様の考え方が適用されている[5,6,9]．治療の場は入院，外来のいずれでも可能であるが，治療前の絶食を確実に守れない場合や，ECT前後に綿密な医学的管理が必要とされる場合には，入院（または1泊入院）が必要である[10]．

統合失調症の回復期における継続ECTの適応，治療頻度，治療手技，有効性，安全性に関するデータはまだ少ない．実施にあたっては，治療施設ごとに本治療の倫理的側面と技術的側面を慎重に検討した上で，本治療によってもたらされる利益と危険を患者ごとに十分比較考量し，適応，治療頻度，治療手技を決定していく必要がある．

（粟田主一）

文　献

1) American Psychiatric Association Committee on Electroconvulsive Therapy: A Task Force Report of the American Psychiatric Association. The Practice of Electroconvulsive Therapy. Recommendations for Treatment, Training, and Privileging. 2nd edition. American Psychiatric Association, Washington DC, 2001.（日本精神神経学会電気けいれん療法の手技と適応基準の検討小委員会監訳：米国精神医学会タスクフォースレポート．ECT実践ガイド．医学書院，東京，2002．）
2) Moore N: The maintenance treatment of chronic psychosis by electrically induced convulsions. J Mental Sci 89:257-269, 1943.
3) Kalinowsky L: Electric convulsive therapy, with emphasis on importance of adequate treatment. Arch Neurol Psychiat 50:652-660, 1943.
4) Sajatovic M, Meltzer H: The effect of short-term electroconvulsive treatment plus neuroleptics in treatment-resistant schizophrenia and schizoaffective disorder. Convulsive Ther 9:167-175, 1993.
5) Chanpattana W: Continuation electroconvulsive therapy in schizophrenia: a pilot study. J Med Assoc Thai 80:311-318, 1997.
6) Chanpattana W, Chakrabhand ML, Sackeim HA, et al: Continuation ECT in treatment-resistant schizophrenia: a controlled study. J ECT 15:178-192, 1999.
7) Suzuki K, Awata S, Matsuoka H: Short-term effect of ECT in middle-aged and elderly patients with intractable catatonic schizophrenia. J ECT 19:73-80, 2003.
8) Suzuki K, Awata S, Matsuoka H: One-year outcome after response to ECT in middle-aged and elderly patients with intractable catatonic schizophrenia. J ECT 20:99-106, 2004.
9) Suzuki K, Awata S, Takano T, et al: Continuation electroconvulsive therapy for relapse prevention in middle-aged and elderly patients with intractable catatonic schizophrenia. Psychiat Clin Neurosci 59:481-489, 2005.
10) Kellner CH, Pritchett JT, Beale MD, et al: Handbook of ECT. American Psychiatric Press, Washington DC, 1997.

2.5　回復期の心理社会的療法

a） 精 神 療 法
1） 回復期の特徴

急性期の精神病状態からの回復は，一様，一方向の変化ではなく，症状によって回復の速度が異なるし，急性期症状が再燃することも少なくない．あるいは，症状が治りきらず，慢性の症状が持続することもある．症状の改善，判断・理解力の回復に伴って，不安，抑うつ，焦燥感などを体験することがある．自分が病気になってしまったことや，仕事や学問を中断せざるを得なくなったことなどから挫折感を感じたり，

将来についての不安を感じ，時には，精神病後抑うつを呈することもある．こうした様々な感情は，適切に対処しないと，再発を促進したり，本人の治療意欲に影響することもある[9]．回復期には，休息期と呼ばれる，どちらかというと睡眠時間が増え，行動が不活発となる時期が含まれ，見かけ上，陰性症状を悪化させることがある．回復のしかたは患者によって様々であるし，同じ患者であっても回復の時期によって症状が異なる．タイミングを見計らった柔軟な対応が必要である．

治療関係や治療環境もこの時期から少しずつ変化する．入院中の場合，病状や病識の改善に伴って，措置入院から医療保護入院へ，また医療保護入院から任意入院へ，あるいは入院から通院へと変更し，もしくは，外出や外泊を始める．さらには，職場や学校への復帰の準備もあるだろう．特定のリハビリテーション・プログラムがあれば，それを利用することもあるだろう．いずれにせよ，こうした変化に伴って，生活上の様々な刺激が増えることになる．また，治療関係も，急性期の保護的で枠組みのしっかりした関係から，より患者本人の自主性を重んじた関係へと移行していく．また，退院後の生活管理に向けた，家族への対応も必要となってくる．

2） 回復期精神療法の目標

回復期の精神療法の目標は2つが挙げられる．一つは，症状の安定を図ることである．幻覚・妄想といった急性期症状はもちろんであるが，先ほど述べた，挫折感，不安，抑うつや，回復へのあせりなどへの対応，慢性症状への対応が必要である．回復期では，先ほど述べたように，症状や心理的状態が大きく変化するため，それらを評価しながらタイミングよく対応していくことが必要である．

もう一つの目標は，生活再建に向けた取り組み，すなわち広い意味でのリハビリテーションである．リハビリテーションの目的は，自信を回復し，失われた社会機能を回復することであり，退院して自宅で生活すること，買い物などの家庭外での活動，そして就職・就学，あるいは復職・復学といったことを目指す．患者が置かれている状況は，単に，入院や自宅での療養生活で，社会生活が乏しくなっていたというだけでなく，急性期後に残遺症状を残すこともある．そうした状況のもとで社会生活を再建するわけで，腰をすえて取り組むことが必要である．さらに，治療開始前から長期間自宅に引きこもっていたということもあり，その場合は，より長期のリハビリテーションが必要になるかもしれない．いずれにせよ，急性期には，症状の改善が主な治療目標であったのが，回復期には生活をどうするかという問題に直面するので，生活再建に治療目標の重点を置くように変えていく．そのため，新たな治療目標のもとでの治療全体の見通しを立て，生活設計などを相談する作業を行う．また，そこでは，今回の急性期の経験をもとに，自分にとってどんなことがストレスとなりやすいか，病気にとってどんな配慮が望ましいかなどを検討し，今後の生活設計を立て直す作業も必要となるだろう．

3） 回復期精神療法の実際

i） 面接の頻度 回復期は，急性期と比較すると，症状の激しさは治まり，処方の変化も少なくてすむようになるので，症状のモニタリングを行い，対応するという点では，週1回の面接でも十分かもしれない．もちろん，急性期症状の再燃や，不安・焦燥・抑うつといった症状の程度によって，もう少し頻度が多く必要なこともある．また，リハビリテーションによって，生活変化が生じるときは，変化への対応が必要だし，またそれに伴って再燃リスクが高まることにもあるので，柔軟に対応する．症状を注意深く観察し，悪化の際には，その背景を迅速に把握しタイミングよく適切な働きかけができるように備えておく．

ii） 治療関係のあり方 急性期の治療では症状への対応が中心であり，治療者は，専門家として治療を主導する立場にあったが，回復期，安定期と回復が進み，治療のテーマが「生活」に移るにつれ，患者本人の主体性を，より重視することが求められる．そのためには，治療関係の持ち方も工夫する．一般に，自主性を引き出すような治療関係とは，治療者の押し付けや決め付けをできるだけ排して，本人の自己決定を促すものである．すなわち，(1)情報を提供し，(2)検討のプロセスを援助するといった，判断・決定のための支援はしっかりと行い，(3)本人が自ら決定できるように支援する，というものである．福祉サービスにおい

て，また，医療においても，最近では，一般的なあり方となってきているが，統合失調症を含め，精神疾患では配慮が必要である．すなわち，物事を決定することは，判断力が障害されているときには，かえって本人にとって不利な結果を生むかもしれないし，また，自尊感が低下している場合，迷うことが情動的な刺激となって病状の悪化を招く恐れがある．そうした場合，治療者が指示的に対応したほうがよいだろう．急性期から回復期にかけて，患者の特徴や回復の度合いをよく見極めて，治療者の対応を微調整していくことが必要である．

iii) **症状の安定・再発防止**　回復期は再発率が高い時期である．昏迷状態から脱したと思ったら，ちょっとしたきっかけで再発するということを繰り返すような場合もあるし，外泊をして帰ってきてみると，症状が悪化していたということもある．また，本人や家族の回復への焦りや，抑うつ，不安も再発を促進し得る．したがって，この時期の症状の安定と再発防止のためには，信頼関係の維持とともに，病気と再発，およびその予防法についての適切な説明が必要である．

この時期，症状の悪化要因として，不安や焦りについては，注意深く対応する．統合失調症においても，うつ病においても，焦りは症状悪化の引き金となり得るし，また自殺リスクにもなる．もちろん，「焦ってはだめ」といっても焦りが消えるものではないので，基本的には受容的に接する．不安や焦りの背景には，病気によって社会生活が中断してしまったということが大きくのしかかっており，こうした点を相談していかないと，本当の意味での解決には至らない．ただし，相談のタイミングが早すぎると，かえって，不安や焦燥感をあおってしまうこともある．治療者としては，まずは現在の生活が安定することを目標の中心に据え，患者の焦りにあおられないほうがよい．もっぱら受容的な対応を心がける一方，現在の生活や気持ちなど，なるべくその場での話題を取り上げるようにして，着実に回復していることをしっかり評価するとよい．「病気になったことでこの先どうなるのか心配なのですね．今はまだ回復の途中ですが，もっと回復してくるとさらに元気に活動できるようになります」

「ずいぶんと落ち着いてきたようですね．具合が悪かった頃と比べてどうですか．しかし，この時期はまだ良くなったと思っても，ちょっとしたことで症状がぶり返してしまう可能性が高いのです．そうなるとまた回復するのに時間がかかってしまいます．焦りの気持ちは禁物です．ここは『急がば回れ』で，もうしばらくはのんびりしていましょう．今後のことはもう少し落ち着いたところで時間を設けてよく話し合いましょう」などと話す．「4月になったらその先の生活について考えることにしましょう」などと，もっと具体的に，日付を決めて先延ばしにすることもある．他所でも述べたが，治療者が自信を持った対応をすること，すなわち，非言語的コミュニケーションも大切である．どうしても焦りが抑えられないようなときは，薬物療法の工夫が必要になるかもしれない．

そのような対応をしながら，焦りの程度，周囲のできごとに対する反応のしかたなどをよく観察し，安定の度合いを判断することが大切で，安定してくれば生活の次のステップの検討に入る．

iv) **病気についての理解を深める**

①病歴を聞きなおす：　病気について，治療者および本人自身が理解を深め，共有する．まず，病歴や生活歴を聞きなおしたうえで，病気についての説明をする．急性期にはなかなか本人から生活歴や病歴を詳しく聞く余裕がなく，本人以外からの情報を利用して治療に役立てることが多くなるので，回復期には，あらためて本人から生活歴や病歴を聞く．このことは，単に病歴の正確さを期すためだけではなく，治療目標の重点が変化するのに伴って，新たな視点から病歴を見直す意義がある．治療者および本人の病気に対する認識を深め，共有するとともに，生活設計などを含めた治療目標を立てる際に役立てる．こうした内容の話は，先ほど述べたように，かえって焦りを助長して症状を悪化させる契機となることがあるので，症状の安定度を判断してタイミングを見極める．具体的には，面接での表出，普段の生活の様子や，家族との面会の様子などの情報をもとにしてタイミングを評価する．たとえば，早く仕事に復帰しなければ，などと焦りが強いときは，症状が再燃しやすい．仕事に復帰したいというのが，意欲が回復してきた表れなのか，それと

も焦燥感の表れなのか，見極めなければならない．面接時間については，丁寧に聞くと，1時間を超えてかかることもあり，そのような場合は，適当なところで打ち切って，次回に持ち越す．ポイントを絞る，たとえば，再発のきっかけはどうだったかとか，どんな人生目標を持って生活してきたかなど，特定の話題に焦点を当てて聞くと，ひきしまった面接ができる．話を聞く際には，これまでの苦労に共感するとともに，現在の状態を急性期の状態と比較して，改善していることを印象付けるなど，前向きな内容を含めるようにするとよい．

②病気と治療の見通しの説明： 病歴を聞きなおしたら，もう一度，病気について説明することが望ましい．すなわち，極期における病気の説明は，ゆとりのないところでの説明で，極期症状についての説明が中心であったが，回復期では，じっくりと考えるゆとりができ，疾患の長期経過を含めた説明が必要である．患者は，症状が落ち着くにつれて，改めて自分がおかれている状況や今後のことなどを考えることができるようになるとともに，自分が大変な病気になった，この先どうなるのか，仕事に戻れるのかなど，不安が表に出てくるようになる．そのため，治療するとよくなる病気であることを説明するとともに，リハビリテーションについての心構えを少しずつ話しておく．この時期には，信頼関係もできてきているので，病名についての話も受け入れやすくなっている．「今は，少し落ち着いてきましたが，具合が悪かったときの症状は統合失調症が最もあてはまります．統合失調症というと怖い病気のように思うかもしれませんが，100人に1人がかかり，頻度の高い病気です．薬を使うと，だんだんと気持ちにゆとりができてきて，随分と回復します．ただし，薬だけですっかりよくなるわけではありません．日常の生活を維持し，自分の生活を豊かにしていく努力も病気をよくするために大切です．今はまだ回復の途中ですが，もっと回復してくるとさらに元気に活動できるようになります．それから，ある程度病気がよくなったからといって，すぐに薬をやめてしまってはいけません．今，薬を飲んでいるおかげでゆったりと過ごすことができますが，薬を止めてしまうと，また周りのことが気になって，病気が悪くなってしまいます．薬の副作用についても心配でしょうが，副作用の出方は人によって違いますから，相談しながら，安心して薬が飲めるように工夫していきましょう」

ⅴ）**生活の再建に取り組む** 生活の再建，すなわちリハビリテーションは回復期の大きな治療目標の一つである．生活が再建され，安定することが症状の安定にもつながる．生活能力，生活適応の向上や，再発予防に向けた心理社会的働きかけなどを行う．生活技能訓練やデイケアなどのプログラムを通した，対人技能や生活に必要な技能の習得のほか，日常生活における症状への対処や生活設計の相談などが含まれる．

生活のイメージ作り，目標作りなど，動機づけを行う．その際，急性期を経て，その経験を振り返り，自分の病気にあった生活を考えることが必要になる．患者は，自身の希望と医療上の必要性との折り合いをつける作業を行っていかなければならないが，この作業は，患者と治療者が十分にコミュニケーションを図ることによって行われるだろう．一般に，患者が考える目標と，治療者が医療の立場から考える目標とは，必ずしも一致しない．たとえば，生活のニーズとか生活の質（QOL）といった，リハビリテーション目標に関わる概念について，患者と治療者では内容が相違することが，研究によって示されている[5,7,11]．患者は自分の人生という目で目標を持つのに対し，治療者は医療の点から目標を考えるからである．患者と治療者がコミュニケーションを持つことによって，患者は，自身の希望と医療上の必要性との折り合いをつける．治療者が患者の気持ちをしっかりと理解し，その気持ちに添ってコミュニケーションを進めることが，納得のいく目標作りにつながる．

①生活行動パターンを見直す： 今後の生活のあり方について相談する際，本人の生活の質の向上とともに，再発防止などの医療上のニーズを考慮することが必要である．統合失調症の再発や発症は，本人の弱さ＝脆弱性と心理社会的要因＝ストレスによってもたらされると考えられる．特に，再発のきっかけについては，それぞれの患者が特異的なウィークポイントを持ち，そのウィークポイントを刺激するようなストレス要因が，再発のきっかけになるという考え方があ

る[12]．心理社会的要因がどのくらい再発のきっかけになるかということは，患者によって違いがあるだろうが，きっかけが明確であるならば，それに対処することによって再発を予防できる可能性がある．今回の急性症状エピソードにも，こうしたストレスがきっかけとなっている可能性があり，治療者および本人がこの点をよく把握し，今回の経験を生かすことが大切である．

まず，病歴をきちんと聞きなおす．生活設計についての相談のためには，表面的に病歴を聴取するだけでは不十分である．本人の生活歴をよく知り，本人がどのような生活目標を持って生きてきたか，そして，それがどのように病気につながっていったかというように，生活歴のなかに病気を位置付けて捉えなおすことが必要である．例えば，よくあるパターンの一つとして，本人が障害を十分に受容できず，不適切な仕事を望み，そこでの失敗や挫折がきっかけになって再発に至る場合がある．いわゆる「高望み」と呼ばれているパターンである[12]．もちろん，本人が高望みしているだけではなく，家族など周囲の者が高望みしていたり，場合によっては治療者が高望みしていたりということもある．そのほか，怠薬しがちな患者に服薬の意義を示す場合，身近な対人関係の中で競争心を抱きやすく，プライドが傷つけられることがあると再発につながるという場合，などである．

こうした症状悪化のパターンは，今回，あるいは過去の再発時の状況をよく確かめることによって探ることができる．これによって，今後の生活設計を建て直し，より適した生活を送ることができるように援助する．初発の場合は，判断が難しくなるが，少なくとも，こうした考えは頭に入れておくべきであろう．一方，再発は防ぐべきことではあるが，再発してしまった場合，それは大切な経験であり，治療を組み立てなおす絶好の機会として利用すべきである．すなわち，再発の経験を通して，どのような状況や生活行動パターンが再発に結びつきやすいかを知ることができ，またそれを修正するための働きかけを行うことができる．たとえば，怠薬の危険性や，対人関係の問題点について治療者が認識していても，本人の認識が不十分な場合，それを指摘してもなかなか受け入れてもらえないことがある．そういう場合，結局，怠薬や，対人葛藤によって再発に至る．こうした機会をうまく利用するわけである．失敗を元にして学ぶということである．

このように，再発の経験を治療に生かすためには，病歴や生活歴，再発前の治療のあり方などをよく把握しておくことが必要である．急性期治療にあたって主治医が交代となるような場合は，ことさら気をつけたほうがよい．

一般的な働きかけの言葉としては，「やはり薬を飲まないと，周りにも迷惑をかけるし，あなた自身もつらかったでしょう」「今まで具合が悪くなったときの様子を振り返ってみると，この次に就職するときには，仕事の種類を工夫しなければなりませんね」といった具合である．できれば，こうした言葉を治療者が押し付けるのではなく，本人の方から自発的に話すことができれば，それに越したことはない．「つらかったね」とか「失敗してしまいましたね」などと共感の言葉をかけることが，そのきっかけになることがある．そのためには，治療者に対して，自分の気持ちを話すことができるだけの治療関係ができていることが必要である．一方，こうした洞察ができない，あるいは拒否するというときには，「あなたは，～というところがあって，今回，調子を崩したそもそもの原因はそこにあります」などと，治療者が指摘する方法もある．もちろん，こうした対応は，治療関係を損ないかねないものであり，本人の行動パターンや心情をよく把握し，タイミングを見極めた上で行うべきである[13]（安定期精神療法を参照）．

②生活目標を知る：　患者の生活を援助していこうという場合，まず，本人の生活の目標を知ることが大切である．生活歴の中から，本人がどのような生活を望んできたか，どのような活動を好んできたか，どのような対人関係が苦手または得意かなどを，よく理解し，それに共感する．これによって，生活のことを相談していくという姿勢ができる．絵を書くことに打ち込んできた人が，今は挫折してあきらめたと言っているとしよう．実際には，本心ではあきらめきれず，そのために他の仕事につくのに積極的になれないということもある．こうした場合，少なくとも，そうした気

持ちがあることを治療者がよく理解していることが大切である．本人の気持ちに寄り添って，同じように気持ちの動きを共感し，一緒に考えていくという姿勢である．「ずっと絵の道に進みたいと思ってきたのだけれども，なかなか思うようにはいかなかったわけですね」などと話す．こういうときに，つい「でも，今回はそのことで病気を悪くしてしまったんですよねえ」などと言ってしまいそうになるが，ひとまずはそういうコメントなしに共感を示すことが大切である．目標が大きなものであれば，それだけそれをあきらめるのは容易ではなく，むしろ，しっかりした治療関係の中で時間をかけて取り扱うべき問題だからである．だから，まずは，その気持ちを理解することで，生活のことを相談できる治療関係を作っていく．このような明確な目標を持っている場合もあれば，一見，はっきりした目標がないように見えることもある．そうした場合でも，よく聞いてみると，本人が意識しているといないとに関わらず，また，漠然としたものであるにしろ，こんなふうになりたい，あるいは，こういうのは苦手だ，といったものが見えてくるものである．対話の中で，そうしたものを見つけていくことは，治療の枠組みだけでなく，本人の心理的成長にも寄与するだろう．

③生活への働きかけ： リハビリテーションにおいて，治療効果を最も発揮するのは，生活そのものである．精神療法は，この治療効果をよりよく発揮できるようにする役割を持つ．具体的には，どのように生活・行動するかを検討し，また生活・行動の結果を受け止め，次に生かすといった作業を行う．入院中であれば，院内のレクリエーションにどのくらい参加するか，いつ，どのくらい外泊してみるか，外泊中はどのように過ごすかといったこと，通院で職場復帰を検討している場合，職場の上司といつ会って，どんな相談をするか，家庭内での療養が続いている場合，家事にどのくらい取り組むか，家族とどんな会話をするか，外出する機会をどう作っていくか，デイケアや作業所などを利用してみるか，その場合，誰とどのように相談するか…など，さまざまな生活・行動について検討する．こうした生活・行動のなかには，職場復帰や，デイケアへの導入など，生活の枠組みが大きく変化するものも含まれる．患者の病状の安定度や生活変化の大きさから，病状への影響が大きいことが予測されるような場合は，よりきめ細かく，たとえば，上司との相談の際の具体的な言葉など，相談する．その際，治療者は，病状への影響，あるいは心理的影響について予測し，マイナスの影響が少なくなりプラスの影響が大きくなるように，あらかじめ，本人に心の準備をさせておくことが必要である．たとえば，最初の外泊であれば，「久しぶりに家に帰って，気持ちが高ぶることもあるかもしれません．まずは，家で落ち着いて過ごすことが大切です．いろいろやりたいこともあるでしょうが，今回は，のんびりと過ごすようにしてください」と話し，帰院時は，「ゆっくりすごすことができたこと」をしっかり評価する．この例のように，それぞれの行動について，ポイントを絞った目標・意義を与えることが，効果的な治療につながる．もちろん，患者の能力や病状に合わせて，患者自身からこうした目標・意義を引き出すことができるならば，そのほうがよいだろう．治療者が患者の特徴を把握し，治療者と患者がしっかりしたコミュニケーションを持つことが，適切な働きかけを行うのに不可欠である．だから，この本で治療者の言葉として例を挙げてきたものについても，その言葉をそのまま言えばいいというものではなく，それまでに得られた情報をもとに，それぞれの場面において適切な言葉を考えていただきたい．

vi） リハビリテーションプログラムへの導入
デイケアや生活技能訓練など，特定のリハビリテーションプログラムを用いることができる．こうしたプログラムは，集団による治療であること，プログラムの時間が長いことなど，外来診察などの治療とは異なった枠組みでの治療である．継続的に参加することによって治療効果が得られるものであり，本人の積極的・自主的な気持ちを引き出し，安定して参加できるようにするため，しっかりとオリエンテーションと動機付けを行うことが必要である．先に述べた，焦点を絞った病歴の聴取を行い，目的意識を高めることが役に立つだろう．問題意識が乏しいなど，動機付けが難しいこともあり，そうした場合，せっかくプログラムに導入しても，かえってプログラムに対するマイナス

イメージを植えつけてしまうこともある．場合によっては一旦，導入を見合わせ，次の機会，すなわち，本人の問題意識が高まったときを狙うという柔軟な対応も必要となる．自主性を尊重するという点では，たとえば，入院中からデイケア見学を開始し，導入できたころを目安に退院とするような場合，「デイケアに通うことが退院の条件である」といったニュアンスで本人に伝わってしまうことがあるので，注意する．治療のためのデイケアではなく，退院のためのデイケアになってしまい，結局，退院したらすぐにデイケアに通わなくなり，かえって再導入が難しくなってしまった，ということになりかねない．

リハビリテーションプログラムへの導入は，ある程度，症状が安定して症状再燃リスクが少なくなれば，早いほうが望ましい．本人の気持ちを見ながら適切なタイミングをうかがう．本人が全く消極的なのか，あるいは，積極的な気持ちは持っていても不安が妨げているのかといったことをよく推し量り，治療者が少し背中をおしてあげるのか，あるいは本人がその気になるのをじっくりと待つのか，といったことを判断する．

①現在の生活に眼を向けること：リハビリテーションの長期的な目標としては，就職や就学，家庭内の適応などが挙げられるだろう．一方，統合失調症では，対人関係の障害が社会適応障害の大きな要因となっており，リハビリテーションは，対人関係の改善を目的として取り組まれることが多い．しかし，就職や就学という目標と対人関係の改善が，患者本人の中ではきちんと結びついていないこともあり，しっかりと動機付けすることが必要である．就職や就学でうまくいかなかった経験を持っている場合は，そうした経験を振り返ってもらって，対人関係の問題に焦点を当てることができるだろう．また，日常生活に目を向け，そのなかで対人関係の問題を自覚してもらい，リハビリテーションの動機付けとすることができる．実際，人とうまく話せないといった悩みや，友達がいないという悩みは多くの患者が感じている．こうした気持ちに共感し，リハビリテーションの動機付けを行う．特に，就職や就学を焦る気持ちが強い場合，それは精神的な不安定さや，現在の生活が安定していないことの現われであることがある．そんなときこそ，現在の生活にしっかりと目を向けることが必要になる．「就職したいという気持ちを持つことはとてもいいことです．就職で失敗しないためには，対人関係をこなすことが必要です．ここでしっかりと人付き合いの技術を身につけましょう．そうすれば，しっかりと仕事もできますし，今の生活も，もっと充実したものになります」などと話す．

最近では，Individual Placement and Support (IPS) というプログラムに代表されるように，事前トレーニングは最小限にして，早期に就職し，その後，職場においてサポートするようなリハビリテーションの考え方もある[4]．こうした方法では，仕事の場面に直面することで，よりリハビリテーションの課題を実感することができ，動機付けとなるだろうが，一方，急激な負荷によって，再発のリスクが高まるおそれがあるので，より注意深いフォローが必要となるだろう．

②リハビリテーションプログラムの意義の説明：リハビリテーションプログラムについては，そのメリットや注意点についてよく説明する．メリットとしては，症状の安定，改善，生活力の向上などである．注意点としては，あせらず，じっくりと取り組むことが必要なこと，希望を持って前向きな気持ちで取り組むこと，などである．「病気をよくするためには，薬が大切なことは言うまでもありませんが，それだけでは不十分です．あなたもずいぶんと症状がよくなってきましたが，体がだるかったり集中力がなかったりすると思います．体の病気の場合を考えていただければわかりますが，病気がよくなってきても，すぐにもとの生活に戻れるわけではありません．少しずつ体慣らしをしていくことが大切です．リハビリテーションといいます．心の病気の場合，どのような体慣らしが必要かというと，生活を少しでも充実したものにしていくことです．そうすれば集中力も増してきますし，ストレスにも強くなっていきます」「その際，気をつけていただきたいのは，こうしたリハビリテーションには，じっくりと時間をかけて取り組む必要があるということです．体の病気の場合と同じように，最初から無理をしすぎると，かえって病気がぶりかえしてしま

います．あせらず，休みをとりながら，じっくりと取り組む必要があります．あなたが前向きな気持ちで取り組むと，必ずよい結果が出ます．」

③リハビリテーションプログラムへの導入： リハビリテーション・プログラムの選択にあたっては，まず，患者と相談しながら適切な治療目標を設定する．治療目標については，長期目標だけでなく，なるべく手近に達成できそうな目標を設定する．たとえば，「退院してひとり暮らしをする」ということが長期目標であるとすると，まずは，「日常生活に必要な会話の技術を身につける」「家事の技術を身につける」といったことが短期目標となる．

さらに，患者の認知機能や好みなどの，患者の適性を把握する．認知機能の障害が大きい場合は，技能の修得が妨げられるため，より強力な介入が必要となる[6,8]．

それと同時に，利用可能なリハビリテーションプログラムの内容をよく知っておくことが必要である．リハビリテーションプログラムとしては，デイケア，作業所やSST，作業療法のようなプログラムもあるし，グループホームなどの福祉制度の利用や，家庭内での役割分担，日常生活の過ごし方の指導なども視野においてもよいだろう．また，たとえば同じデイケアといっても，プログラムは様々であるし，集団の性質も様々である．スタッフの力量という要素もある．

リハビリテーションは生活の拡大を図るものである以上，一時的なストレスの増加は止むを得ない．特に統合失調症患者では，生活の変化への適応が苦手なことが多く，リハビリテーションへの導入によって症状の悪化を招く可能性がある．したがって，リハビリテーションへの導入にあたっては，ストレスを最小限に抑えるために，あるいは，再発に十分に対処できるように配慮する．プログラムの選択にあたっても，患者にかかるストレスはどうかといった点をよく考慮する．

これらの点を考慮し，治療目標にあわせて，プログラムの選択を行う．その際，各プログラムの有効性について，種々の報告があるので，その点も参考にする[3,10]．

プログラムに導入する際には，実際のプログラムを見学してもらって，本人の気持ちを確かめながら，さらに動機付けを固めていく．具体的な行動目標ができればさらによい．たとえば「いろいろな人と自然な気持ちで付き合うことができるようになりたい」といったものである．導入にあたっては，本人の不安や焦りに配慮し，無理のない導入をこころがける．

④リハビリテーションのプログラムへの導入後： リハビリテーションプログラムに導入すると，ふだんの精神療法もそれに合わせて工夫する．すなわち，(1)絶えずプログラムへの動機付けを行うこと，および(2)プログラムでの活動を，行動特徴の抽出と生活実践の場として利用すること，である．具体的には，(1)面接でなるべくプログラムについての話題をとりあげる，(2)プログラムの効果について繰り返し保障してあげ，できれば実際に参加することによって得られた変化を見つけてそれをフィードバックする，(3)プログラムへの参加の努力を評価する，といったことがあげられる．リハビリテーションでは，生活技能を習得するとともに，自分自身に対する自信を回復することが大きな目標となる．自信を回復するためには，さまざまな活動を通して達成感を得ること，および周囲から本人の行動や努力に対する評価の言葉を向けることが大切である．精神療法においても，こうした点に留意し，本人の行動や努力を評価する働きかけを行うわけである．プログラムへの積極的な気持ちが薄れたように見えるときは注意深く面接する．こういうときは，あらためて，じっくりと動機付けを行うことが必要になるだろう．また，こういうときは，不適応に至るような本人の生活行動特徴があらわれたときであることが多く，こうした問題点を治療者が理解したり，場合によっては本人を洞察に導いたりする，よい機会でもある．

このように，リハビリテーションプログラムを最大限に精神療法に利用するためには，リハビリテーションプログラムを実行しているスタッフと，よく情報交換しておくことが大切である．さもないと，双方で異なった働きかけをして，本人を迷わせることにもなりかねないからである．

vii） **家族への対応**　回復期は，家族にとって，急性期の混乱がようやく落ち着いて，徐々に，将来に

ついての焦りや不安が出てくる一方，急性期症状の再燃に対する不安もまだまだ大きい時期である．したがって，回復期における家族への対応としては，こうした心理状態にある家族自身への援助，病気の長期経過と治療方針についての説明，家族の役割の説明，リハビリテーションについてのオリエンテーションを行う．

①家族自身への援助： 家族自身への援助としては，まず，治療者が家族や本人の生活を含めた，さまざまな相談にのることができるということを示し，よい治療関係を持つことである．そのためには，本人との治療関係をつくる場合と同じように，家族の不安や悩みをじっくりと聞く姿勢が必要である．それと同時に，家族の，病気についての考え方，精神的健康，能力などをよく把握する．家族の気持ちのゆとりを損ねる要因としては，経済的な負担，本人への介護や対応にかかわる負担などの実質的な負担とともに，病気についての悲観的な，誤った考え方，病気について引け目や負い目を感じる気持ち，病気のことを隠し，自分たちだけで解決しようとする気持ちなどの，家族の心理的な負担がある．家族への援助にあたっては，実質的な負担と心理的な負担との両面について配慮しながら行うことが必要である．

具体的には，病気についての説明や，リハビリテーションや社会福祉制度についての説明をしていくなかで，徐々に，病気についての前向きな考え方や，今後の生活についてのイメージを持ってもらう．その際，気をつけるべきことは，単に一般的な話をするのではなく，よく本人の状態や，家族の受け止め方，家族の負担を把握し，具体的に相談していくという姿勢である．

こうした作業には，個別の対応だけでなく，家族のグループでの心理教育や，セルフヘルプグループとしての家族会の役割が大きい[2]．医者や治療者がいくらがんばって考えを前向きにしようとしても難しかったのが，家族どうしが話し合うなかで，家族の気持ちが和らぎ，考え方も大きく変わるということがある．

家族の心理的負担を和らげ，心理教育などのプログラムに導入する働きかけとしては次のようなものがある．「統合失調症というとこわい病気のようなイメージがあるかも知れませんが，普通の人と変わらないくらいに回復する人も多くいます．また，障害のある人も，いろいろな制度を利用しながら充実した生活をおくることができるようになってきています．ご家族にとって大切なことは，家族だけで本人をかかえこんでしまうのではなく，もう少しオープンな気持ちになって，いろいろな人やいろいろな制度を利用して，少しでも本人がよりよい生活を送れるように工夫することです．また，ご家族自身の気持ちの健康も本人に影響しますから，ご家族自身の健康を大切にすることも心がけてください」「ご家族とご本人が少しでもよりよい生活をおくるために，ご家族どうしが相談しあう会があります．同じような問題に取り組んでおられる方もいて，ご家族どうしが話し合うことで，ずいぶんと役に立つという人が多いですよ．」

②病気と治療方針についての説明： 特に初発の場合，統合失調症が慢性疾患で，再発しやすい病気であるとともに，回復した後もなんらかの障害が残る可能性が高いという点については，家族はあまり認識していないことが多い．再発防止とリハビリテーションに協力してもらうためには，統合失調症の長期経過について説明しておくことが必要である．ただし，あまり先走った説明をしてもかえって家族の不安を高めることになりかねず，望ましくない．不安が強いと，本人のちょっとした変化に過剰に反応してしまって，適切な対応ができなくなるからである．まず，本人の様子を見て，家族がどのように感じているかを聞く必要がある．家族が不安を強く感じているような場合には，不安を和らげるように説明の仕方を工夫する．

〈治療の経過と方針についての説明〉 治療の進み具合と，当面の留意点について説明する．「これまで，治療を行ってきましたが，ようやく症状も落ち着いてきたようです．ただし，気をつけていただきたいのは，今のところ，薬を飲みながら，なんとか落ち着いていますが，まだまだ油断すると症状がぶり返す可能性が高いのです．ですから，当面は本人が安心して生活することができるように気を配っていただき，あせらず，じっくりと回復を待ってください．」この際，薬の副作用についても説明しておくことが大切である．錐体外路症状やアカシジアなど，あらかじめ副作

用として説明しておかないと，症状の悪化であると取り違えてしまうことがある．また，副作用が出ても，薬の調整などによって対処することができるという知識も必要である．特に，遅発性ジスキネジアは，他の副作用と比較して対処が難しく，説明しておくことが望ましい．こうした説明がないと，家族が治療に対して不信感をいだいてしまい，治療にマイナスとなることがある．

〈再発の可能性とその予防についての説明〉 再発しやすさと再発の予防について説明する．薬については，服薬を継続することの意義，副作用への対処などを話す．「統合失調症は再発しやすい病気です．今はまだようやく落ち着いてきたばかりですが，もっと安定した後も，実は再発しやすさが残ります．再発を防ぐためには，まず薬をきちんと飲んでいることが大切です．薬をきちんと飲んでいると，再発の確率はかなり抑えられます．薬を飲んでいると，眠くなったり，少し動きが鈍く感じられたりするかと思いますが，まずは症状が十分に落ち着くことが先決です．十分に落ち着いてきたら，薬を減らすことも可能です．」

〈障害とリハビリテーションについての説明〉 回復後にも残る症状，ないし障害についての説明と，リハビリテーションについての説明を行う．「今回，ずいぶんと症状がよくなってきていますが，十分に回復するにはまだ時間がかかります．また，回復した後も，多くの場合，若干の後遺症が残ります．意欲が出ないとか，集中力がないといったものです．病気になる前と比べて，簡単なことでもできなくなっていることに気が付くかもしれません．また，なまけているように見えることもあるかもしれません．こうしたものが後遺症です．ですから，社会に戻り，元気な頃のような充実した生活を送るには，こうした後遺症をカバーするような取り組みが必要になります．いくつかリハビリテーションのためのプログラムを考えていますので，御本人とも相談しながら，徐々に進めていく予定です．」

社会福祉制度についての説明も，あわせて行う．福祉の利用というと，家族にとっては，「本人の障害を公にも認める」という意味合いを持つことがあり，よほど障害の受容ができていないと抵抗感を感じるかもしれない．また，近年，障害者の人権について語られることが多くなり，「障害者も健常者と同じように社会に参加できるようになるべきだ」という考えがようやく広められつつあるが，現実的には障害者の社会参加にはまだまだ障壁が大きい．すなわち，家族にとっては，障害の受容と障害についてのイメージ作りという2つの課題があるわけで，長期の経過の中でようやく解決していくということも少なくない．社会福祉制度の利用に消極的な態度を崩さないというときは，こうした心情を背景にしていることがあり，治療者としても，じっくりと取り組むことが必要である．また，先ほど述べた，家族会への参加も，家族の考え方を変えていく上で効果があるだろう．

③家族の役割についての説明：

〈家族の役割〉 本人の社会的機能の向上や再発防止における家族の役割は，非常に大きい[1,10]．回復期における家族の役割は，まずは，本人との良好な関係を保つことである．その上で再発予防の為の治療を続け，あせらずにリハビリテーションに取り組むよう支えることである．また，在宅であれば，再発の兆候を見つけることも家族の役割である．

〈本人への接し方の心構え〉 本人との良好な関係を保つために必要なことは，『家族の考えを押し付けず，見守る態度』である．「病気になるとすべてにわたって自信がなくなり，傷つきやすくなります．家族としては，少しずつ本人が自信を回復できるように，そっと見守る態度をとってください．アドバイスにしろ小言にしろ，たとえ適切な内容であっても，言い過ぎると傷ついたり自分で考える気持ちが薄れたりして，逆効果になります．」

〈再発防止への援助〉 再発の防止としては，服薬の援助と，再発の兆候を早めに見つけて対応することがあげられる．服薬の援助の程度は，ケースによって異なる．原則としてはそれとなく見守る程度でよいが，怠薬〜再発を繰り返しているような場合には，もう少し注意深い観察が必要となることもある．再発の兆候がわかる家族であれば，再発の兆候が見えたときに，念のために薬をきちんと飲んでいるか確認してみるのもよい．残った薬の量を調べる，飲み終わった薬の包装を調べるなどの方法もあるが，そうすることで本人

と家族との関係を損ねないことを第一に考えるべきである.

再発の兆候については,あらかじめ,本人の病歴から再発の兆候として考えられそうな症状を把握しておいた上で,家族と一緒に考えていくとよい.「再発しそうなときには,それらしい兆候が出てくることがあります.再発の兆候は人によって異なりますが,おおよそ次のようなものがあります.眠れない,イライラして落ち着かない,落ち込んだ様子で口数が少なくなる.話をしたがらない,人と会いたがらない,逆に,多弁になる,浮ついた感じになるといったこともあります.御本人の場合はどうでしょうか.ご家族はこうしたことに気を配ってください.こうした兆候に気が付いたら早めに連絡して下さい.再発を防ぐことができます.特に,薬を飲まなかったりするとこういう兆候がでやすくなりますので,薬の確認をしていただけるとさらに役だちます.」

〈リハビリテーションへの協力〉 リハビリテーションについては,本人に対するのと同様に,リハビリテーションの重要性の説明,リハビリテーションプログラムの説明を行う.それとともに,リハビリテーション導入における家族の役割を説明する.家族の役割としては,本人の自主性を損ねないことと,焦らないことである.「リハビリテーションを行うことによって,後遺症を和らげ,社会復帰を援助します.リハビリテーションにあたって大切なことが2つあります.1つは焦らないことです.あわてて,再発してしまっては元も子もありません.社会復帰までは,何ヶ月もかかることがありますが,ゆっくりとペースを考えて取り組むことが大切です.特に,始めのころは寝てばかりいることも多いかと思いますが,病気という大変な経験をした後ですから,必要な休息の時間だと考えてください.もう1つは,押し付けないことです.リハビリテーションでは,本人の自主的な気持ちを高めることも大切なのです.周りがあまり押し付けすぎると,かえって自主的な気持ちを損ねてしまうことがありますから,家族としては焦らず見守っていく姿勢が大切です.」 (畑 哲信,池淵恵美)

文　献

1) Barbato A, D'Avanzo B: Family interventions in schizophrenia and related disorders: a critical review of clinical trials. Acta Psychiat Scand 102:81-97, 2000.
2) Budd RJ, Hughes ICT: What do relatives of people with schizophrenia find helpful about family intervention? Schizophr Bull 23:341-347, 1997.
3) Bustillo JR, Lauriello J, Horan W, et al: The psychological treatment of schizophrenia: an update. Am J Psychiat 158:163-175, 2001.
4) Drake RE, Becker DR: The Individual Placement and Support model of supported employment. Psychiat Serv 30:519-532, 1994.
5) Fitzgerald PB, Williams CL, Cortelin N, et al: Subject and observer-rated quality of life in schizophrenia. Acta Psychiat Scand 103:387-392, 2001.
6) Green MF: What are the functional consequences of neurolocognitive deficits in schizophrenia? Am J Psychiat 153:321-330, 1996.
7) Hansson L, Vinding HR, Mackeprang T: Comparison of key worker and patient assessment of needs in schizophrenic patients living in the community: a Nordic multicentre study. Acta Psychiat Scand 103:45-51, 2001.
8) Hoffmann H, Kupper Z: Relationships between social competence, psychopathology and work performance and their predictive value for vocational rehabilitation of schizophrenic outpatients. Schizophr Res 23:69-79, 1997.
9) Huppert JD, Weiss KA, Lim R, et al: Quality of life in schizophrenia: contributions of anxiety and depression. Schizophr Res 51:171-180, 2001.
10) Huxley NA, Rendall M, Sederer L: Psychological treatments in schizophrenia. A review of the past 20 years. J Nerv Ment Dis 188:187-201, 2000.
11) Lobana A, Mattoo Surendra K, Basu D, et al: Quality of life in schizophrenia in India: comparison of three approaches. Acta Psychiat Scand 104:51-55, 2001.
12) 宮内　勝:精神科デイケアマニュアル,金剛出版,東京,1994.
13) 宮内　勝:分裂病と個人面接―生活臨床の新しい展開―,金剛出版,東京,1996.

b) 家族療法

家族は,精神疾患の発見・受療援助・治療協力・情緒的サポートなど多くの重要な役割を担っている.実際,家族を治療に巻き込むことが統合失調症の治療に必須であるという見解がますます広まっている[6].特に心理教育的家族介入の効果については繰り返し示され,そのような見解の根拠になっている[5,6].

しかし，このような家族介入プログラムは残念なことにあまり普及していない[1]．それは通常の標準的な治療に組み込むには時間がかかりすぎたり，専門的な研修が必要であったりするためである．さらには保険診療に組み込まれておらず，経済的ベースがないことも大きな理由である．家族介入プログラムの普及は今後の課題である．

しかし，そのような構造化されたプログラムでなくとも，心理教育的な家族の見方や接し方は日常診療の中で用いることができ，効果を上げることができる．日常の患者診察場面では家族と接する機会が多い．そうした場面で家族と治療的に接触することができれば治療は大いに進展する．心理教育的家族介入プログラムは，そのような治療の延長と考えることもできる．

筆者は本項と次項（安定期の心理社会的療法　家族療法）の両方を担当しているので，両者を一つなぎとして記述することをお許しいただきたい．まず本項では，日常臨床場面での家族との対応を中心に述べ，次項では構造化されたプログラムを中心に述べる．

1） 発病による家族の心理状態

治療者と家族との適切な治療共同がもつ意義はきわめて大きい．家族との接触は初診時からはじまるが，特に入院に至るようなケースでは治療者と家族との接触が多く関係づくりのよい機会となる．

統合失調症が発症したことに対する家族の一般的反応は，病気をつくってしまったのは自分のせいだという罪業意識の芽生えである．養育態度が悪かったという反省，病気の発見が遅れたのではないかという懸念，患者に対する関心が薄かったといった類の責任感などにより自分を責める意識が強くでる．そのような感情は，家族の表出感情（expressed emotion, EE）[4]の一要素である情緒的巻き込まれ過ぎの態度につながりやすい．

罪業意識と関連し，わが国の特殊な事情として医療保護による入院形態の問題がある．医療保護入院に際し，家族は自らの責任で患者を入院させるか否かの判断に迫られる．そのことは，自分が面倒を見ることができないばかりに患者を入院させてしまった，患者に嫌な思いをさせてしまったという思いや後味の悪さを残してしまう．入院後，患者になぜ自分を入院させたのかと追求された時に，まともに向かい合うことができないような心理状態になってしまうかもしれない．医療保護入院が，家族関係を悪くする可能性を秘めていることはこれまでも指摘されてきたし，この制度の廃止が要求されている背景にある．

また，病気の否認，喪失感の体験も一般的に見られることである．否認からは患者に対して否定的な感情（例：わざと自分を困らせている）が出て批判的な態度につながりやすい．また後者からは，家族自身が抑うつ的になったり生活が消極的になったりしがちになる[8]．

その他の重要な問題として精神障害に対する社会的偏見がある．精神疾患の診断を受けた家族は，社会的偏見を恐れ世間に病人の存在を隠そうとする．そのために患者の示す病的な行動に対して批判的な態度をとりやすくなる．家族の批判的コメントの内容分析から，日本の家族はイギリスに比べて陽性症状に対しての批判的コメントが多く，その背景の一つに精神障害に対する強い偏見の存在がうかがえると考察されている[7]．

以上のような状況ではあるが，急性期から回復期にかけて，特に入院に至ったような危機的な時期には，家族は治療者からの援助を受け入れやすい．またほとんどの家族は多くのニーズを持ち，病気に関する情報を必死に求めている[3]．しかし統合失調症という病名を告げられると，家族はその言葉を聞いてショックを受けその後の説明を理解することができない[4]．そのために，次々項以降で述べるように特別な注意が必要である．

2） 家族の評価

本書ですでに触れられているように，統合失調症の患者と家族の関係を分析するにはEEが有用である．その内容は，家族が患者に示す感情は1）批判的コメント，2）敵意，3）情緒的巻き込まれ過ぎ，4）暖かみ，5）肯定的コメントの5つに分類できること，このうち1）～3）の3つの要素が強い家族と同居する患者の再発率は有意に高いこと，EEを考慮した種々の家族介入により患者の再発防止や社会的機能の改善がみられることに集約できる．このEEは，急性期症状により患者が入院した直後に家族面接によって

測定される[4]．

しかし，高EE家族か低EE家族かといった単なるラベリングは，意味がないし危険ですらある．それはかつてのschizophrenogenic motherにも通じる考えであり，実際EE研究の知見に対して強い反発を示す人もいる[9]．

それでも，それぞれの家族がどのような特徴をもっているかということを知っておくことは，日常臨床の上で大きな意味があるだろう．表にVaughn[9]が定式化した高EEと低EEを示す家族の特徴を示した．高EEを示す家族，特に批判の強い家族の特徴としてしばしば指摘されていることは，患者の示す症状を病気と理解できず，注意を引きたいから行っている，自分たちを困らせるためにやっていると解釈する，ということがある．また，患者に対する高い期待，患者よりも自分自身への関心の強さ，押したり引いたりの柔軟な態度がとれず直面化や侵入といった意味合いの強い行動をとるといった特徴もある．一方，低EEを示す家族の特徴は，病気をよく理解し，患者中心に接し，冷静・共感的で，問題解決志向性をもっている．そのような家族は強い治療的な力をもっているが，残念ながらこれまでは家族のもつ病理性に焦点が当てられてきたために見過ごされがちであった．しかし，家族教室の場面などで，家族の持つ力が発揮されているのはよく見ることであり，その治療的な働きが注目されるようになってきている．

以上の特徴は一つの典型であり，実際の家族はいろいろな特徴をあわせもっている．表V-17のような観点から個々の家族を見ていくことで，臨床的なヒントが得られやすいと思われる．

3) 病状の説明

回復期に入ると急性期の緊張した家族関係はおさまり，家族はゆとりを持って患者を見つめるようになる．また家族自身の健康感も回復してくる．

この段階で，家族はこれまでと違った患者の様子に気づくことが多い．例えば，沈んでいるかと思うと急に元気になったり，甘えたり，寝てばかりいたりといった具合である．このような患者の状態に接して，家族は患者の病気がよくなっていないと考えたり，薬の影響があるのではと心配したりすることもある．し

表V-17 低EE及び高EEの家族における反応特性[9]

	低EE	高EE
認知	純粋に病気 期待を下方に修正	本当に病気か疑問 期待は変化しない
感情	自分以外に焦点 共感的 平静 客観的	自分に焦点 強い怒りとストレス
行動面	適応的 問題解決アプローチ 侵入的でない 直面化しない	柔軟性の不足 侵入的 直面化する

ばしば家族は，急性期症状の回復後は正常に戻ることを予測しており，回復が期待通りに進まないと不満，戸惑い，治療への不信などに陥ったりする．

病状の説明では，急性期→回復期→安定期の流れの中で現在どの辺にあるかといった説明が重要である．また回復期の特徴についての全般的な説明，患者の病状についての説明を例えば以下のように行う．

＊＊さんは，今は急性期，つまり病気の症状が一番激しくでてくる時期を脱出して，回復に向っています．私たちは今の時期を回復期と呼んでいます．回復期が過ぎると病気の症状が完全になくなる場合もありますし，症状を多少残して落ち着く場合もあります．いずれにしても今は過渡期と考えて下さい．この時期はいろいろなことが起こります．例えば，よく寝てごろごろしていたり，家族に甘えたり，急に不安になったり気持ちが落ち込んだり，あるいは現実の心配をして焦ったりといった具合です．急性期は自分を見つめるような余裕がまったくないのですが，回復期では多少そのような余裕が出てきます．しかし「自分はとんでもない状態になった」，とか「こんなことはしておれない」といった気分になることもあって，周りから見て心配な言動につながることがあります．この時期は一時的なものなので，ご家族も焦らないで下さい．

病状の説明とともに，病名を告げることも重要な課題になる．しかし前述のように，病名を告げることによる家族の精神的動揺は避けられないし，説明も記憶

に残りにくい．従って，1回の説明でよしとすることなく繰り返すことが重要である．説明には，図表やビデオなどの視覚的な素材やわかりやすいテキストブックなどを用いた方がよい[2]．もちろん，病名をいきなり告げるのではなく，まず家族が本人をどのように理解しているか，病気と思うか，思うとすればどんな病気か，病名を知っているか，予後はどう思うか，治療方法としてどのようなものを期待しているか，といった事柄はきわめて重要である．回復期で病名を告げ説明する一例を以下に挙げる．

＊＊さんの病気は統合失調症と思われます．この病気は思考や感情などの精神の働きが障害される病気です．よく見られる症状としては，幻覚（誰もいないのに物が見えたり声が聞こえたりする），妄想（間違った考えだが本人は誤りを認めない），考えの異常（話があちこちそれたりする，本人にしか分からない言葉の使い方をする），感情の異常（不安になる，感情がころころと変わる，感受性が鈍くなる），行動や意欲の異常（ひとり笑い，独語，奇異な行動，引きこもる，激しい興奮など）など様々です．幻覚・妄想・興奮のように誰が見てもおかしいと思われるような症状（陽性症状と言います）が強く出る時期を急性期と呼びますが，この時期は薬がよく効いてくれます．一方，そのような症状が落ち着いてくると，今度は意欲がなくなったり，感受性が鈍くなったり，思考力が落ちたりといった，一見したところでは病気かどうか判断に迷うような症状が前面に出てきます（陰性症状と言います）．この症状に対しては薬の効果が限られていて，心理社会的な治療が中心になります．病気は約4分の1の人が完全に回復しますが，10〜20％の人は強力な介護が必要なほどに症状が続きます．残りの多くの人では病気の再発が問題になります．病気の再発は，その人の適応力を弱める傾向がありますし，ご家族の人の落胆も大きいので，できる限り防止する，あるいは再発しても病状を軽く抑えることが重要です．特に現在のような回復期の時期は病気の再発が見られやすい時期です．

薬は再発を抑える力がありますので，よくなったように見えても中止するのは大変に危険です．また，今後の薬の続け方や心理社会的治療については，引き続き相談しながら決めていきたいと思います．

家族から出される質問に対してはできる限り答えることが重要である．家族は実に種々の質問をしてくる．教科書的でない想定できないような言動について質問されることも多い．家族の出してくる質問には，単なる心配しすぎのこともあるが，患者の病状を理解する上で貴重なものも多い．従って，一つ一つ大切に取り扱うことを原則とする．質問の中には即答しかねるものもしばしばある．聞かれた方も動揺したり，判断に迷うことも少なくない．そのような場合，いたずらに適当に答えるのではなく，答えにくいような質問には次回に解答する約束をするなどして対応することが大切である．そして，経験の深い医師への相談，文献検索，チーム会議での討議などを通して回答を用意する．そのような対応の中から，治療者と家族との絆が強められる．

4） 精神療法的配慮

家族と接する時には，家族の態度や患者の病状を肯定的に見て，そのような見方を相手に伝えていく視点が必要である．専門家は，長年，家族を病人と対置させ病人に対してよい影響を与えない存在とみなしてきた．それはschizophrenogenicという見方をとっていたことのみならず，現在のEE研究から見た家族でも，高EE家族は患者によろしくない影響を与えるというような見方がある[9]．このような見方が専門家の間に広がっている状況では，家族を肯定的に捉え相手に伝えるということはなかなか難しく，意識的な取り組みが必要であろう．

家族が持つ罪業感の軽減は，臨床上重要な課題である．家族が自発的に「病気になったのは自分の責任です」といった発言をすることは少ないが，大なり小なりそのような意識にさいなまれていると考えた方がよい．心理教育プログラムではその点を重視し，病気の解説では「家族が病気をつくったということはない」ことを特に強調している．日常診察の中でも，そのような観点と家族への説明はきわめて重要で，病気の原

因に話が及んだ時には，その都度取り上げた方がよいと思われる．

患者の行動に対して，単に病状として評価することに終始しないことも重要である．例えば，病前の引きこもりや何かに熱中する生活態度などでは，病的行動として取り上げる一方で，時に創造的な活動に結びつくことがあったり，神経活動のユニーク性に言及したりするといった類いである．このような観点は，時に反精神医学的なニュアンスをもち，症状論そのものの否定にもつながりかねない危険性もある．しかし家族からすれば，単に病気という烙印を押されたというのではなく，患者のもつ良い面に焦点が当てられたことになる．それは批判的な態度の軽減につながるもので重要な視点である．家族療法で言われるリフレーミングにも通じるようにも思える．ややニュアンスを異にするこのような観点が，今後もっと考えられてもよいだろう．

5） 共同治療

家族が患者にどのように接すればよいのかという問題は，おそらく臨床の中でもっとも重要な問題の一つであろう．EE研究でもその点が繰り返し示されてきたし，また治療者が日常もっともよくその点を感じているだろう．「患者とどのように接すればよいか」という質問は，我々が家族から受けるもっとも多い質問である．そのことは，家族がいかに迷っているかを示している．またこのような質問を受けなくても，治療者側が「家族がもう少し変わってくれれば」という気持ちをもつことも珍しくない．

EE研究をまつことなく，家族にとって欲しい態度は，総論的にみて表V-17に示されている．第一点は患者の精神機能や社会的能力を正しく認識して，それに応じた期待をもって本人に接することである．第二点は，患者の苦しみを理解し，状態が悪くてもあわてることなく接し，客観性を保てることである．ただし客観性を保つことは時に情緒的な関わりが乏しくなることもあり，程度が難しい．第三に問題解決的なアプローチを主にし，洞察志向的なアプローチをとらないことである．

これらはいずれも総論的であり，個々の問題について総論に基づき考えていく必要がある．構造化された家族心理教育では，個別セッション・集団セッションのいずれであっても時間をかけて家族自身の問題解決能力の促進を図りながら進めていける．しかし，1人の治療者が対応する日常診療の中で提出されてくる問題に対してはそのような余裕はない．そのような中でも，なるべく問題の解決を家族と共同しながら進めることが大切である．問題解決のために，以下のような簡単な質問や投げかけが役に立つ．

「その困っている問題をもう少し詳しく教えて下さい」

「問題をもう少し絞りましょう．まず何が問題ですか．何が解決できればと思いますか」

「あなた自身の解決策をまずお聞かせ下さい．その中に重要なヒントがあると思います」

「その考えに賛成です．少し工夫すればうまくいくかもしれませんよ」

「まず実行してみましょう．失敗しても次の成果につながります．何か行動すれば次の解決策を探しやすくなります．」

家族の患者に対する態度を問題にする際には，注意深い配慮を要する．特に，その態度を責めるようなことをすると，治療者自身が家族に対して高EE的な態度を取ったことになり，コミュニケーションは非常に損なわれるであろう．家族自身がケアの負担を感じていることを理解する必要がある[8]．表V-17で示したような，低EE家族の特徴がまさに治療者にも要求されているのである．

（井上新平）

文献

1) Dixon L, McFarlane WR, Lefley H, et al: Evidence-based practices for services to families of people with psychiatric disabilities. Psychiat Serv 52(7):903-910, 2001.

2) 後藤雅博：効果的な家族教室のために．後藤雅博（編）：家族教室のすすめ方　心理教育的アプローチによる家族援助の実際．pp.9-26，金剛出版，1998．

3) Kuipers L, Leff J, Lam D: Family Work for Schizophrenia: A Practical Guide. pp.6-9, Gaskel, London, 1992.（三野善央，他訳：分裂病のファミリーワーク．家族を治療パートナーにする実践ガイド．pp.17-25，星和書店，1995．）

4) Leff J, Vaughn C: Expressed Emotion in Families. The Guilford Press, New York, 1985.（三野善央，他訳：分裂病と家族の感情表出．pp.171-207，金剛出版，

5) Pharoah F, Mari J, Rathbone J, et al: Family intervention for schizophrenia. Cochrane Database Syst Rev 2003;(4):CD 000088.
6) Pitschel-Walz G, Leucht S, Bauml J, et al: The effect of family interventions on relapse and rehospitalization in schizophrenia—a meta-analysis. Schizophrenia Bulletin 27(1):73-92, 2001.
7) Shimodera S, Inoue S, Tanaka S, et al: Critical comments made to schizophrenic patients by their families in Japan. Comprehensive Psychiat 39:85-90, 1998.
8) Shimodera S, Mino Y, Inoue S, et al: Expressed emotion and family distress in relatives of patients with schizophrenia in Japan. Comprehensive Psychiat 41: 392-397, 2000.
9) Vaughn C：EE を比較文化的視点から論じる（第21回日本社会精神医学会特別講演）．日本社会精神医学会雑誌，10(1)：63-76，2001.

c) 回復過程の治療環境と心理社会的療法

統合失調症の回復期をどこからどこまでとするか共通の見解はない．一般には急性期から離脱し，いわゆる寛解過程を経て，安定期に入るまでを指すのであろうが，統合失調症の経過全体が自己治癒過程であるという見方[1]に立てば，統合失調症の全経過が回復期であるとも言える．また，統合失調症が単純な経過をとらず，発症，寛解，完治，再発，再燃，慢性化などさまざまな水準の病態が，病を患った人々の個性と複雑にからみあって経過する事実を考えると，ある特定の時期に対して特別な治療技法を単純に提唱することの難しさもある．しかし，ここでは回復期を，初発あるいは再発における陽性症状が活発な時期を過ぎ，安定期へと向かう過渡的な時期と定義し，この時期に求められる治療環境と心理社会的療法について述べることとする．

1) 統合失調症の回復過程

薬物療法や心理社会的療法の発展，治療環境の改善によって，多くの患者が深刻な後遺障害を伴わずに急性期から回復できるようになった．また，地域社会では，いまだ差別や偏見が少なからず残っているものの，精神障害者のための支援システムが整備され，社会参加の条件が整いつつある．そのような中で，再発や疾病の推進を促す要因が減少しつつあり，時代とともに統合失調症の長期転帰は改善されてきている[2]．

しかし，統合失調症は依然として長期の闘病とリハビリテーションを要求する慢性疾患であり，患者にとっても精神科医にとっても侮りがたい病いであることも確かである．同時に，Ciompi, L.[3] が「統合失調症の経過は限定されているというよりは，多種多様な影響を受けながら自由に開かれている人生行路に似ている．ここで我々が病気と呼ぶものは，固有の感受性と特性，人格構造，行動とコミュニケーションパターン，過去と現在の体験を持つ人の全体状況への複雑で変化する反応を示している」と述べるように，その経過は多様であり可塑性に富むものである．とりわけ，急性期からの離脱過程すなわち回復期の薬物療法や心理社会的療法がその後の経過を大きく左右する．

ここでは統合失調症の回復期を，急性期の混乱からようやく抜けだして自分の体験をどのように整理し定位すべきか困惑している回復期前期と自分なりに病いの体験を現実と照合しながら調和を図り安定に向かおうとする回復期後期の二つの時期におおまかに分けることとする．

回復期の過程については中井[4]や永田[5]が微細に観察している．そこにはこの疾病に見舞われた病者の終生にわたる課題が凝集して示されており，回復過程に関わる治療者はここで起こる微細な諸現象に着目することが大切である．

すなわち，精神病極期直後の回復期前期は，急性の精神病状態に巻き込まれた生体が，自然に備わる自己治癒機制を発動し，環境との折り合いを探り始める重要な時期である．この時期には，言語活動の低下，易疲労感，身体的異常感，対人関係の狭小化，喪失体験，負い目の体験，あせり，疾病否認など，さまざまな身体的・心理的現象が複雑に絡み合って出没する．それらの現象の背景には，疾病の勢いに抗する，薬物療法に支えられた生物学的回復過程と心理学的な自己治癒機制が働いている．回復期前期の療養環境の設定や精神療法的接近に際しては，これらの微細なからだやこころの動きに丁寧に対応し，自然な回復過程を妨げないようにすることが重要である．

回復期後期は，疾病を認めたくない気持ちと障害を受容しなければという気持ちの間の心理的葛藤で揺れ動きながら，病いの体験と現実との調和を図ろうとす

る時期である．この時期において，その人に固有の「疾病に対する構え」，「精神病体験を経た後の社会的自己定位」，「治療・支援に対する態度」，「治療者との治療同盟」，「危機に際しての自己対処機能」などのあり方がほぼ方向づけられると思われる．この時期から開始される作業療法，心理教育，認知行動療法などの心理社会的療法の応用に際しては，回復期後期のこのような心理的過程について熟知しておくことが大切である．

2）回復過程における働きかけの方向

先に述べたように，統合失調症の転帰は改善したとはいうものの，多くの患者にとっては長期の闘病とリハビリテーションを要求する慢性疾患である．急性期からの離脱後も，再発と慢性化の危険を避けながら，長い回復過程を時には迂回しながら，辿らなければならない[6]．

図V-6は，Janzarik, W.[7]の理論を参考にして，統合失調症の病理の変遷とリハビリテーションのベクトルを重ね合わせ，統合失調症のための諸技法の位置づけを明確にしたものである．統合失調症の回復過程では，薬物療法，心理社会的療法，家族療法，さらには地域リハビリテーションまで，さまざまな治療技術や支援技法が用いられるが，「治療」も「リハビリテーション」も，最終的には「理念としてのリハビリテーション」[8]に奉仕するものであることが理解されよう．やや図式的，二分法的過ぎるが，ここで重要なのは，安定と適応（行動の統御）を促す右の方向への働きかけと，変化と成長（内的成熟と障害受容）を促す上の方向への精神療法的支援のバランスである．患者はこの過程の中で揺れ動きながら，最終的に自分なりに「自己価値の転換」「新しい意味の獲得」「個の変容」を重ね，いずれ安定した「構造変換」へと到達するはずである．

リハビリテーションは患者が安定しかつ成長する方向に展開されねばならないが，治療や援助の技法にはそれぞれ異なった狙いがある．Wing, J. K. & Brown, J. W.[9]のInstitutionalismについての研究が示すように，あえて単純化して言えば，心理社会的に過剰な刺激は急性の産出性症状を誘発し，刺激過少は陰性の非産出性症状を強化する．

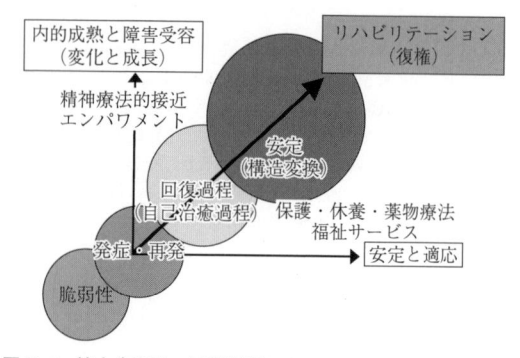

図V-6 統合失調症の回復過程とリハビリテーション（文献8の図を改訂）

たとえば，早すぎる直面化や病名告知あるいは自己開示的な精神療法も上方向へのベクトルに傾きすぎ，疾病否認や医療からの逃避を招き，回復過程を頓挫させる場合がある．他方，精神病院の保護的で変化の少ない治療構造や過量の薬物療法は右方向へのベクトルを強めてリハビリテーションの当面の進展に歯止めをかける．極端な場合には，Gruenberg, M. E.[10]，Goffmann, E.[11]が観察したように，治療の場であるはずの精神病院自体が，その反リハビリテーション的治療構造の故に，自己治癒機制をさまたげ修復困難なある種の人格構造の変化をもたらすことさえある．特に回復期の患者が社会的入院患者として長期入院を余儀なくされているわが国の精神科病院では今一度その治療構造を点検すべきであろう．

また，図の左下方にある脆弱性は一般に生来性のものとして固定的に捉えられることが多いが，Ciompi, L.[3]によると，統合失調症の脆弱性はストレスへの過感受性と情報処理過程の障害であり，生物学因子と心理社会的因子の相互作用によって生じるとされる．脆弱性もまた，統合失調症を持つ人の人生の時々において，さまざまな因子特に心理社会的な因子に影響されながら，強められたり弱められたりすると考えられる．多くの場合，長い経過中になされる構造変換が脆弱性を相対的に弱め，再発の可能性を小さくする．

3）回復期の治療環境・治療構造

統合失調症に限らず精神科病棟の治療的雰囲気は回復にとって重要な要素である．士気が高いことは重要であるが，慌ただしい救急医療の雰囲気や「私たちに任せておけば大丈夫よ」というような攻撃的楽観主義

ともいうべき性急さが支配する環境は望ましくない．慎み深い楽観主義に裏付けられた静かな士気が感じ取られる病棟や家庭が理想的である．しかし，生身の人間集団がそのような雰囲気を保つのは容易ではない．時々点検修正する作業が大切である．

特に，急性期から回復期前期までは，安全感に満ちた保護的環境が必要である．病棟の喧噪な雰囲気を避けられる静かな個室を用意し，ゆとりある個別的対応，特に身体的な訴えに丁寧に耳を傾け対処することによって，次の回復期後期へと円滑に移行することができる．

回復期後期は統合失調症という容易には受け入れ難い病気にかかったという事実を受け入れ，あらたに自己定位をしなければならない戸惑いと苦痛の時期であろう．偏見や差別などさまざまなバリア，社会参加制限（Restriction of Participation[12]）を乗り越えながら，自分なりの新しい価値観を身に付けて生きていくための助走期間である．この時期には個別の精神療法的接近に加えて，集団療法，作業療法，社会技能訓練（SST）などさまざまな心理社会的療法が治療の場に持ち込まれる．しかし，とりあえずはこれらの技法の直接的効果を期待するのではなく，養生の場を少し具体的な課題に向かって広げるといった程度の設定でよい．これらの技法の本格的応用は次の安定期に入ってからになるが，いずれにせよ専門職による個別的で一方的な技術提供の場ではなく，集団療法的・治療共同体的な体験の場，患者のエンパワメントとリカバリーの場として機能するような治療構造が求められる[13]．

4） 回復期の心理社会的療法の諸技法

回復期，特に後期には，精神療法，作業療法，社会技能訓練，家族への心理教育的アプローチなどさまざまな支援技法の選択が検討される．その際の共通支援モデルは，疾病を例外的なもの，異質なものとして除去し，可能なかぎり病前に戻すことを目指す「医学モデル」ではなく，障害を持ちながらも回復を目指す「リハビリテーション・モデル」[8]（あるいはWHOによる「社会モデル[12]」）が優先的に採用される．

どのような技法が採用される場合でも，もっとも重要なことは患者も家族も重い心理的かつ社会的負担を背負っていることに照準を当てることである．野田[14]は精神障害を持つ人々は「片方には精神障害は人生の重い負担であるという事実があり，他方ではその負担を担いつつ『回復』するというパラダイムを引き受ける」のであり，「精神障害の回復の支援とは彼らの負担を軽減する援助と同義である」という．後述する中井の「養生」とともに「負担軽減」は以下に述べる諸技法を回復期に応用する際の共通原理であろう．いわゆる障害受容と自己価値の再編（村田）[15,16]もそのような原理の下ではじめて可能となる．

i） **回復期における精神療法的なかかわり方** 回復期の患者の心の動きは外からなかなか捉えられないが「実に出来事に富む過程」[4]であり，この時期の治療環境や主治医の態度がその後の転帰に大きな影響を与える．急性期の病勢が収束し，回復期を経て最終的にどのような構造変換を遂げながら安定期を迎えるかは，薬物療法の成否に加えて，回復期の支援にかかわる人々（特に精神科医）の精神療法的接近のあり方に大きく依存する．

統合失調症に対する個人精神療法の効果の有効性についてはいまだ実証的な結論が得られていないが，精神分析理論を基礎とした洞察的精神療法は一部の人格統合水準の高い安定期の統合失調症患者以外は対象とされておらず，一般には現実指向性のある支持的な精神療法が推奨されている[17]．回復期の精神療法について，病相に応じた柔軟な精神療法（Flexible Psychotherapy）を提唱するFenton, W. は「（急性期が去り）適応が一段落した時期では支持的精神療法が課題になる．治療同盟を形成し，否認，疑惑，解体を改善し，自己評価を高めることが図られる」としている[18]．

しかし，回復過程の精神療法的なかかわり方については中井の実践[19,20,21]が擢んでて参考になる．中井は，対人関係論に基づいて統合失調症の精神療法を精力的に行ったSullivan, H. S[22,23,24]の理論と照らし合わせながら，自らの臨床実践を「養生」の概念で整理している．中井によると「精神の疾患は統合失調症も含め自然回復力，しばしば高度の自然回復傾向を持っている．ただし，それを妨害する内的外的要因が多く，また自然回復力自体が新しい病的展開を生むことも多く，さらには見当はずれの治療的努力あるいは周囲の配慮も疾患を複雑にする」とし，「養生の包括的

方法は，出来るだけ有害な要素を除き，悪循環を発動させないようにし，生活を無理のないものにして，病いがもっとも後ぐされのない，もっとも良い形で経過させることとなる」という．揺れ動く回復過程に沿いながら，自己治癒過程を阻害しないように，局面に応じて「病気がうまく固まるまで自然に固まるように保護する」精神療法的なかかわりを継続するには，相当な技術，経験，医師としての自己抑制を必要とする．精神科医療に限らず，最近の医療システムでは積極的・効率的・実証主義的に，時には攻撃的に「とにかく治す」ことが求められるが，それだけに中井の「(やわらかく治す)ソフトな回復」を目指す「養生」がより要請されているといえる．

患者の気持ちを汲みながら，患者がもっとも望んでいる「安心」と「安全」を贈り，「負担の軽減」に手を差し出すことができるように，具体的にはたとえば次のことが大切である．睡眠・便通・味わい・薬の飲み心地の確認，疲労へのねぎらいなど身体的側面への配慮．専門用語あるいはきつく響く言葉の使用を避けること．自己評価を保護し高めるような丁寧な言葉使いと態度．好奇心や医学的関心に基づいて内的異常体験を根掘り葉掘り聞かないこと．次の面接予定を明確に伝えること．これらは簡単であたりまえのことだが，専門家は統合失調症の患者を前にすると，日常診療の慌ただしさもあって，つい手っ取り早いパターナリスティックな決めつけと一方的な押しつけを行い，その結果勝算のない有害な押し問答になってしまったりするものである．

　ii) 回復期の集団精神療法　　古くから精神科病院においてはレクリエーション，集団作業，生活療法などさまざまな集団活動が行われ治療に生かされてきた．

しかし，集団内で起こる精神力動を分析・操作する精神分析的集団精神療法が統合失調症の治療に活潑に行われるようになったのは第2次大戦後，Bion, W. R.[25]の実践からである．しかし，文化や精神科医療体制に違いがあること，統合失調症に対する精神分析的集団精神療法の効果が実証されていないことなどから，わが国に広く定着することはなかった．

これに対してMain, T. やJones, M.[26]らによる治療共同体の試みは，わが国においても精神科病院，デイケアあるいは地域の中のさまざまな支援組織で応用されている．その中核は集団に所属する患者とスタッフ全員が参加して定期的に行われるコミュニティ・ミーティング[27,28]にあり，受身的・依存的になりがちな患者にも主体的に参加することが期待され，より責任が与えられる．患者・職員双方の相互信頼，心的統合，自信，現実検討能力の回復が促され，参加メンバーの自律，自立，成長が図られるものである．そこでは双方向性のコミュニケーションが重視され，隠された課題へ直面化，心理的危機や葛藤の共有化によって，社会的学習がなされる．

このような治療共同体的コミュニティ・ミーティングは回復期前期の身体的・心理的疲弊状態にある患者には負荷が大き過ぎて適用されない．しかし，不安や葛藤を包み込み受け入れることができる安全な環境が保証され，訓練されたグループ・リーダーがいるなら，たとえ病感や病識がなくとも，回復期後期から参加することは可能であり，回復期を職員と仲間の力を借りながら乗り越える機会を提供することができる．

なお，レクリエーション，生活療法，集団作業，社会技能訓練（SST），デイケアなど集団で行われる心理社会的療法では，（自然発生的にせよ，意図的にせよ）必然的に集団力動が働く．これらの活動に従事するスタッフは治療共同体理論も含め集団精神療法の理論を知っておくことが大切である．実際，社会技能訓練も心理教育（Psychoeducation）もそのルーツを行動療法に持つが，集団精神療法の技法が随所に取り入れられるようになっている．特に回復期に行われる心理社会的療法では患者中心の集団精神療法的な手法を取り入れて実施されることで，侵襲が少なくなり，効果も上がると思われる．

　iii) 作業療法・レクリエーション　　作業とレクリエーションはもっとも歴史の古い心理社会的療法である．古くは慢性期入院患者の維持的療法・賦活療法・気晴らし療法としての価値が重視されていたが，なかでも作業療法は近年になって積極的治療法として位置づけられ，技法が洗練されてきた．本来，作業活動は人間生活の根源的要素であり，それを治療手段とする作業療法は，統合失調症の急性期から慢性期ま

で，広く応用可能である．山根[29]は，作業療法の目的や役割を急性期から終末期まで回復過程に沿って整理している．

回復期前期は，ようやく混乱から脱出し，現実とのかかわりを取り戻そうとする時期であるが，心身の基本的な機能回復を必要とする時期でもあり，心的侵襲の少ない保護的なかかわりが重要である．直接的な言語的な関わりを少なくし，対人距離を保つために，たとえば折り紙を一緒に作ることから開始し，徐々に散歩，化粧，スポーツなどと活動を徐々に広げていく時期である．この時期の作業療法はどちらかというと1対1の個人作業療法が有効であろう．

それに続く回復期後期は現実検討能力を取り戻し，障害と立ち向かわなければならない時期である．開放病棟への移行，退院に向けての準備，デイケアへ移行などさまざま課題に直面する．単身生活にはじめて挑戦しなければならない患者もいる．何を患者が必要としているのか，患者と一緒に行動するなかで見出し，外出・買物，金銭管理，家族関係の調整，退院後の再発予防，就労，地域の人々との付き合い方など，具体的な活動を通して援助することが重要になる．なお，このような働きかけをする際に考慮すべきことが三つある．一つは回復期の疲労しやすさへの配慮である．回復期には自ら疲れたとは滅多に言わない．作業療法のなかで疲労感覚を言語化されるなら，それが成果であるとみなしてよい．もう一つは集団として実施するかどうかの選択である．回復期後期には，3〜5人程度の少人数のグループで同じ課題に取り組むことができれば効果的である場合が多い．この際，作業療法士は集団精神療法に精通していることが望ましい．三つ目は病院内の他職種とのチーム・ワークである．特に患者の療養の日常に深くかかわっている看護チームとの不断の連携が重要であり，作業療法士が担当患者の看護計画・事例検討あるいは病棟のコミュニティ・ミーティングに参加できるとなおよい．

iv) 社会技能訓練 社会技能訓練（Social Skills Training, SST）[30]は回復期後期あるいは安定期の心理社会療法である．明確な目標設定，技能（スキル）に焦点を当てた構造化された学習，学習された技能の般化促進などの点で，他の心理社会的療法，とくに従来の生活療法，集団療法，作業療法などとは異なる．誰にでも理解でき，実施しやすいプログラムが用意されていることもあって，わが国でも多くの医療機関や地域支援施設が採用するようになった．しかし，患者の障害，生活，感情，環境，そのときどきの気まぐれなど，患者の状態に合わせて自在に課題を選び，技法を選択できる作業療法よりも適応対象・適応時期が限定されるのが特徴である．

「基本訓練モデル」と「課題別問題解決モデル」からなり，患者の障害レベルや抱えている問題に合わせて適切な学習プログラムを選ぶことになる．「基本訓練モデル」は主として対人関係障害に焦点が当てられ，「問題解決モデル」ではたとえば「服薬自己管理」「基本会話」「症状自己管理」「余暇の過ごし方」など，魅力的な学習パッケージが用意されている．いずれの訓練も，ロールプレイ，モデリング，促し，フィードバックなど定められた手順によって進められる．問題は，患者自身がその必要性を感じない限り成果が期待ができないこと，特定の訓練場面で得られた技能が日常の社会生活のなかで生かされ続けるとは限らないこと（般化の限界）である．その点を考慮すると退院が計画されている安定期の患者あるいはすでに退院している患者がその適応となろう．

v) 回復期の家族に対する心理教育 Bäuml, J. らは，心理教育（Psychoeducation）を「家族（あるいは患者）に対して，病気の知識とその治療について適切な情報を提供し，病気を理解し，個々人がそれぞれ病気に適切に対処することを可能にし，病気と闘っている患者を支えられるようにする系統化された教育的，精神療法的介入」と定義している[31]．心理教育は，社会技能訓練と同じく，当初は行動療法として創設されたが，最近では患者中心の精神療法的・集団精神療法的視点が導入され，欧米では大きな成果を上げている．

身内が精神病と診断されて入院あるいは外来治療が開始された時点で，家族は困惑し不安定な心理状態におかれる．特に，「もう治らないのでないか」「いったいこうなった原因はどこにあるのだろうか」「私たち家族に問題があるはずだ」「社会的な落伍者になった」など，悲観，絶望，自責，抑鬱，悲哀，肩身の狭さの

感情が交錯して動揺する．このような家族の負担を減らすとともに，動揺を和らげ，患者に余裕を持って接することができるように，急性期から回復期にかけて援助することが必要である．主治医や専門職はできるだけ治療開始直後から十分時間をとって家族の悩みを聞くとともに，統合失調症の特徴，治療法，予後などに関する正確な情報を伝える必要がある．

また，家族の不適切で過剰な感情表出（expressed emotion）が患者の再発に大きな影響を及ぼし，家族への心理的介入をすることによって再発が防止できることが，家族の感情研究によって明らかになっている[32]．

保護者の義務が精神保健福祉法上で定められているわが国の家族の負担は欧米の家族に比較して大きい．早期からの家族援助が欠かせないが，わが国ではまだ欧米におけるような家族療法・家族支援が臨床場面で日常的に行われているわけではない．今後は精神科の臨床現場に医療心理技術者などが配置され，患者や家族に対する早期からの心理教育がなされる必要がある[33]．

おわりに　以上，統合失調症の回復期の心理社会的療法について総説的に述べた．ここで再度強調しておきたいことは，技法の洗練と習熟の重要性はさることながら，それを生かす療養環境への目配りを忘れてはならないことである．一般に精神科病院は，意識的に治療システムを自己点検し続けない限り，生体に備わる自立の力を萎えさせてしまう構造になり易い．特に，社会的入院患者が多いわが国の精神科病院の中で心理社会的療法を応用する場合には，治療構造の変革も視野に入れなければリハビリテーションへとつながらない．

なお，今後，精神科医療へのアクセスへの抵抗が少なくなり，早期受診・早期治療が進むにつれ，急性期や回復期を外来治療で乗り切ることが多くなると思われる．その場合も回復期における療養環境の調整と心理社会的療法のあり方は基本的には入院治療の場合と変わらないが，家族への心理教育や包括型地域生活支援プログラム（ACT）[34]などがより重要となろう．

（伊藤哲寛）

文　献

1) 八木剛平：治療総論―精神分裂病治療の臨床的基盤―．松下正明（総編集）：臨床精神医学講座3，中根允文，他（編）：精神分裂病II，pp. 133-149，中山書店，1997．

2) Ogawa K, Miya M, Watarai A, et al: A Long-term follow-up study of schizophrenia in Japan—with special reference to the course of social adjustment. Brit J Psychiat 151:758-765, 1987.

3) Ciompi L: The natural history of schizophrenia in the long term. Brit J Psychiat 16:413-420, 1980.

4) 中井久夫：精神分裂病からの寛解過程―描画を併用せる精神療法をとおしてみた縦断的観察．精神分裂病の精神病理2，宮本忠雄（編），pp. 157-217，東京大学出版会，東京，1974．

5) 永田俊彦：精神分裂病の急性期症状消褪直後の寛解後疲弊病相について．精神医学　23:123-131，1981．

6) 伊藤哲寛：長期経過とリハビリテーション―精神分裂病の自然史と生活史―．精神科MOOK 22，岡上和雄編著：分裂病のリハビリテーション，pp. 96-107，金原出版，東京，1988．

7) Janzarik W: Schizophrene Verläufe; Eine Strukturdynamische Interpretation. Springer-Verlag, Berlin, Heidelberg, NewYork, 1968.（藤森英之訳：分裂病の経過；構造力動論的解釈．みすず書房，東京，1993．）

8) 伊藤哲寛：精神分裂病のリハビリテーション．臨床精神医学講座3，松下正明（総編集），中根允文，小山　司，丹羽真一，中安信夫編：精神分裂病II，pp. 275-299，中山書店，東京，1997．

9) Wing JK, Brown GW: Institutionalism and Schizophrenia. Cambridge University Press, London, 1970.

10) Gruenberg ME: The social breakdown syndrome origins. Am J Psychiat 123:1481-1488, 1967.

11) Goffmann E: Asylums; Essays on the social situation of mental patients and other intimates. Doubleday, New York, 1961.（石黒　毅訳：アサイラム；施設収容者の日常世界．誠信書房，東京，1984．）

12) 世界保健機関（WHO）：International Classification of Functioning, Disability, and Health(ICF). Geneva, 2001.

13) 伊藤哲寛：社会的リハビリテーションの目的と課題―リカバリーとインクルージョン―精神科治療学 21(1): 11-18, 2006．

14) 野田文隆：回復の促進因子と支援プロセス．蜂矢英彦編著：精神障害リハビリテーション学；pp. 105-110，金剛出版，2000．

15) 村田信男：分裂病のリハビリテーション過程について―自己価値の再編を中心に―．藤縄編，分裂病の精神病理10．pp. 251-281，東大出版会，1981．

16) 村田信男：分裂病のリハビリテーション過程について―障害相互受容のプロセスを中心に―．吉松和哉編，分裂病の精神病理11，pp. 275-302，東大出版会，1982．

17) American Psychiatric Association: Practice Guideline for Treatment of Patients with Schizophrenia, Amer-

ican Psychiatric Press, Washington DC, 1997. （日本精神神経学会監訳：米国精神医学会治療ガイドライン―精神分裂病，医学書院，1999．）
18) Fenton W: Evolving Perspectives on individual psychotherapy for schizophrenia. Schizophrenia Bull 26: 47-66, 2000.
19) 中井久夫：精神分裂病者への精神療法的接近．中井久夫著作集2巻「精神医学の経験」，pp. 3-23，1985．
20) 中井久夫，永安朋子：養生を念頭に置いた精神科治療．分裂病の回復と養生，pp. 1-21，星和書店，2000．
21) 中井久夫：分裂病治療の段階と目標．分裂病の回復と養生，pp. 159-178，星和書店，2000．
22) Sullivan HS: Conceptions of Modern Psychiatry, Norton, New York, 1953. （中井久夫，山口隆訳：現代精神医学の概念．みすず書房，東京，1976．）
23) Sullivan HS: Psychiatric Interview. Norton, New York, 1954. （中井久夫他訳：精神医学的面接．みすず書房，東京，1986．）
24) Kvarnes RG, Parloff GH: A Harry Stack Sullivan Case Seminar: Treatment of a Young Male Schizophrenic. Norton, New York, 1976. （中井久夫訳：サリヴァンの精神科セミナー．みすず書房，東京，2006．）
25) Bion WR: Experience in Groups and Other Papers. Basic Books, London, 1961. （池田数好訳：集団精神療法の基礎．岩崎学術出版社，1973．）
26) Jones M: The Concept of a therapeutic. Am J Psychiat 112: 647-650, 1956.
27) 鈴木純一：Maxwell Jonesの治療共同体と分裂病．飯田真（編）：分裂病の精神病理と治療4，pp. 245-275，星和書店，東京，1992．
28) 式守晴子，斉藤英二：コミュニティ・ミーティング．近藤喬一，鈴木純一編：集団精神療法ハンドブック，pp. 173-183，金剛出版，東京，1999．
29) 山根 寛：分裂病障害に対する作業療法．精神科治療学15（増）：209-213，2000．
30) 池淵恵美：社会生活技能訓練．精神医学担当者会議監修：統合失調症治療ガイドライン，pp. 216-231，医学書店，東京，2004．
31) Bäuml J, Froböse T: Psychoeducation: A Basic Psychotherapeutic Intervention for Patients With Schizophrenia and Their Families. Schizophrenia Bulletin 32: S 1-S 9, 2006.
32) Leff J, et al: Expressed Emotion in Families; Its Significance for Mental Illness. Guilford Press, New York, 1985. （三野善央，他訳：分裂病と家族の感情表出．金剛出版，1991．）
33) 下村信次，井上新平：心理教育的家族療法．精神医学担当者会議監修：統合失調症治療ガイドライン，pp. 231-240，医学書院，東京，2004．
34) 西尾雅明：ACT入門―精神障害者のための包括型地域生活支援プログラム．金剛出版，東京，2004．

3. 安 定 期

3.1 安定期の症状の評価

　安定期は，通常の言い方をすれば，慢性期ということである．米国の統合失調症治療のためのガイドライン[1]（以下単にガイドラインと略す）では，「症状は比較的安定しており，存在したとしてもほとんど常に急性期よりは軽い．無症状のこともあるし，緊張，不安，抑うつ，不眠などの非精神病症状だけ示すこともある．陰性（欠陥）症状や妄想，幻覚，思路障害などの陽性症状が持続していることもあるが，その場合でも軽くなっており，精神病状態と言えない程度になっている（例えば，連合弛緩というよりも回りくどい，幻覚よりも幻想，妄想よりも優格観念，といった具合）．」と説明されている．

　この時期の治療は，目標の設定が難しいが，あえて要約するならば，第1は再発防止であり，第2は適応援助である．これらはそれぞれ「後退させないこと」「前進させること」と言い換えることができよう．もちろん，両者は截然と切り離せるものではない．しかし，治療を行う立場からは，やはり一応分けて論じた方が有益だと思われる．

　最近は，統合失調症の治療は「脆弱性モデル」[2,7]で語られることが多くなって来た．詳細は別項を参照されたいが，このモデルは研究上だけでなく臨床上も，治療計画をたて，目標を設定する枠組みとして有用である．我が国では，「生活臨床」[3,5]をはじめとする優れた生活療法の伝統があることも指摘しておきたい．

　目標設定の参考として，筆者が安定期に入った患者の治療的枠組みの説明にしばしば使う図を紹介する（図V-7）．「いつまで薬を飲むんですか」「治ったのにどうして飲まなければならないんですか」などと質問されたとき，その場で紙に手書きし，①〜⑭のように口頭で説明している．「生活臨床」[3,5]や臺よるその関連文献[6]を参考にしたものである．上記の脆弱性モデル[2,7]から見ると単純化し過ぎであり，また表現が比喩的に過ぎる面もあるので，それを理解したうえで参照されたい．

　さて，この時期の治療は項目的には回復期と特に変わるものではない．しかし，安定期の特性を考慮し，まず面接を先に取り上げ，次に薬物療法，そして，諸

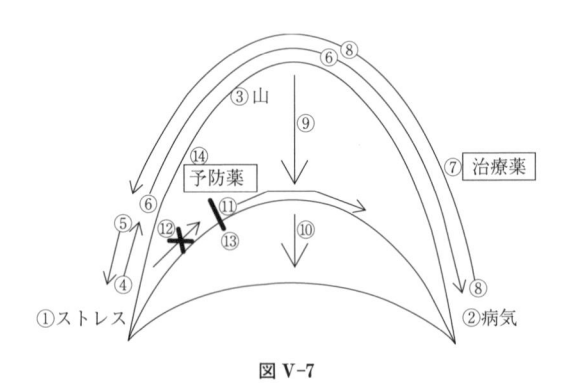

図V-7

①ここにストレスがあり，②ここに病気があるとします．少々のストレスがあっても，③人間には健康を守る山がありますから，簡単には病気になりません．④山を登りかけても，⑤たいていは戻って来てしまいます．でも，運悪くいろいろなことが重なり，⑥この山を越えて病気にまで行ってしまうことがあります．いろいろな症状が出ます．そうなったら，⑦薬を使ったりして治療を受けると，⑧症状は軽快してほぼ元のところまで戻ります．さて，症状がなければ，治ったと言えるのですが，たいへん残念なことに，神経には特別なカラクリがあります．それは，⑨いったん山を越えると山が下がってしまうということです．⑩再発を繰り返すと，さらに山は下がります．そして，困ったことに，一度下がった山はなかなか戻りません．そのために，⑪前よりも弱いストレスで簡単に山を越えてしまうようになります．つまり，症状がなくなったという意味では治ったと考えていいのですが，再発しやすさという傾向は残ってしまいます．では，再発を予防するにはどうすればいいか．2つあります．まず，⑫山を越える力を弱める，つまりストレス管理です．これはとても大切です．通院していただければ，指導します．しかし，いくら注意しても社会生活をしていますと，長い間には瞬間的にストレスが強まって山を越えてしまうこともあり得ます．その対策としては，⑬ここの道を遮断してしまうことです．それには⑭薬が役に立ちます．薬は，「飲まなければならない」と考えないで「飲む方が得だ」というふうに，主体的に考えてください．

種のリハビリ的治療の順に述べたい．

a）面　　接

安定期では，説明の便宜上，本人と家族とを分けず，目的別に述べる．

1) 再発防止

再発防止の面接作業は患者の状態から3つに分けられる．まず，いわゆる再発前駆症状も特に出ていない日常的段階，次が前駆症状が出現している段階，そして急性期の初期症状が出てしまった時期である．

i) 日常的段階でのサポート　この段階で必要な治療的働きかけは，いわば生活相談のようなことである．再発の危険信号が出る以前に，日頃から行うケアだと言ってよい．後述の適応のための援助と明確な区別は困難であるが，治療者側の目標として，このようなサポートが再発回避に役立つという意識を持つことが重要だと考えるので，ここで述べておきたい．

症状観察の対象は，安定期の定義から見ても，いわゆる陰性症状（あるいは欠陥症状）が主体になる．陰性症状の詳細は本書の該当の部分を参照されたい．ここで特に強調したいのは，精神作業能力の把握の必要性である．そのためには，心理テストも有用であるが，またデイケアや作業所のような生活場面での作業能力も参考になる．こうした作業能力は一見した印象や陽性症状の程度などと乖離している場合があるので，そのことを念頭に置いたうえで，一応別の次元のつもりで評価した方がよい．精神症状だけでなく，一まとまりの社会的行動といった形での特徴把握も治療に役立つのであるが[3,5]，これの詳細は本章の別項を参照されたい．

もうひとつ，この段階で必要な症状評価は，いわゆる非特異的な精神症状である．すなわち，反応性の不安，怒り，厭世的感情，反応性の興奮，等々である．これらの把握のためには，治療者の側に，患者の特性と環境を念頭に置いて生活相談に乗るという姿勢[3,5]が必要である．

ii) 前駆症状が出現したときの危機介入的サポート　安定期の面接的治療において，これが最も重要な課題であることに異論はなかろう[1,4]．再燃前駆症状が見えたら，多くの場合原因があるので，速やかに危機介入的な働きかけを行う[5]．「速やか」の目安として，私は「3日以内」と教わった．この数字に特にこだわる必要はないにしても，それくらいのつもりでいる必要があるという意味であろう．家族にも繰り返しそのことを説明し，そのような変化が見られたら日にちを置かずに電話連絡するように，日頃から具体的に指示しておく．

ガイドライン[1]は，過去の研究を引用しながら，再燃に先立つ前駆症状を挙げている．まず，中等度から高度の不快気分症状（例えば緊張，イライラ），食欲低下，集中困難，記憶困難，睡眠障害，抑うつなどの非特異的な症状があり得る．また，軽度の精神病症状や奇異な行動のこともある．さらに，狭義の精神症状でなく，観察可能な行動上の変化，例えば社会的引き篭もり，身繕いの変化（過度，奇異），外見に対する関心の低下，などのこともある．これらは，統制された臨床研究で示されたものである点に意義があるが，臨床経験的には以前からしばしば言及されていたことである[1,2,4]．例えば，Kleinらは，「多くの患者は初期に発見可能な再燃パターンを持っている．例えば，異常な消費，異常なお喋り，不眠，いらだち，性的なことへの関心の高まり，などは，精神病再燃の危険信号かもしれない．」と述べている．これらの症状は，存在するかどうかの判断だけでなく，上述のように速やかに危機介入をする必要があるので，持続期間の把握が必須である．ガイドライン[1]は，前駆症状出現から再燃まで「1週間以内のこともある」と述べている．

iii) 再燃に至った場合の初期的対処　日を置かずに来院を促すことが最も大切な対処である．来院後は，強力な支持的および指示的な精神療法と後述のような薬物の思い切った増量を行う．

症状把握で重要なことは，一般的な陽性症状の把握であるが，特に前回の急性期エピソードのときと同様な症状に注意する．それまでなかったのに前回と同様な傾向の幻聴や妄想が出現し始めた場合，それは「前駆症状」ではなく，すでに再燃したと考えることが，治療時期を失わないうえで重要である．

2) 適応援助

行う内容は，前述の日常的サポートに似ているが，目的が再燃防止すなわち後退を防ぐことでなく，現状

の機能水準からのレベルアップすなわち前進である点で，一応区別して考えておく方が実際的である．これをどこまで行うべきかについては，おそらく非常に議論のあるところであろう．Klein[4]はこの点について，経験的，研究的，および医療経済的見地から，非常に慎重な考えを述べ，過度な楽観的，精神療法的アプローチを批判している．そして，治療者がむしろ補助自我として振る舞い，支持，指示，教育，意志決定などを行うことを推奨している．

症状評価として必要なことは，上述の日常的サポートと同様であるが，特に意欲面に注目する．将来に対する希望や見通しを把握することも重要である．具体的な生活状況・場面と意欲や情動との関連を意識しながら話をきくようにするとよい．つまり，症状について直接きくのでなく，むしろ生活状況や出来事を話題にして雑談するようにする方が良質な情報が得られるものである．対人関係について愚痴のようなことを話されたときも，面倒がらずにきちんと聞くようにする．

b）薬物療法

安定期における薬物療法の目的は，基本的には面接と同じである．すなわち，第1がいわゆる陽性症状を主体とする精神病症状の再燃防止であり，第2が陰性症状を主体とする残遺症状の改善である．そのほか，副次的に生じる作業として，副作用を考慮したうえでの種類と量の調整がある．

1）再発防止

再燃防止に関連した症状評価は，基本的には面接と同様なので，それに沿って記述する．

まず，日常的レベルのことであるが，あまりに日常的な葛藤による動揺が多い場合は，必ずしも再燃の徴候がなくても薬剤を増量すると安定することがある．したがって，薬物療法の観点からも，このような反応性の精神的動揺の把握は必要である．

危機介入的サポートが必要なレベルの状態になった場合，通常は薬剤の増量が必要である．精神症状の把握については，基本的には「危機介入的サポート」の項に書いたことと同様であるが，いくつか補足および追加をしておきたい．まず，ガイドライン[1]から引用した項目はいずれも妥当な着目点であるが，個々の患者ごとに絞っておく方がいざというときに役立つものである．薬剤増量のときに本人が受け入れやすい項目（不眠，不安，幻聴の「音量」増大，等）や家族が気づきやすい特徴（不眠傾向，口数の減少あるいは増加，など）が特に有用である．また，特に注意を要する点として，むしろ急激に状態が「改善」したように見える場合を挙げておきたい．すなわち，それまで元気がなく，朝起きるのも遅かったのがこの1週間くらい，急に動きがよくなって朝も早く起きるようになった，というような場合は，ときに再燃の前兆のことがある．そのうちの一部は断薬あるいは薬剤の自己調節による可能性がある．

再燃初期の症状評価については，面接の項で述べた通りである．以前にあったのと同様な陽性症状の出現し始めを確認する．

2）陰性症状の改善

ガイドライン[1]でもKleinら[4]の文献でも，この問題については言及されているが，いずれもその意義については控えめである．クロザピンによる改善の可能性を慎重に試すように述べられているが，本薬剤は我が国では使われていない．最近使用されるようになっている新規抗精神病薬に期待したいところである．

症状評価については，まずそれが本当に陰性症状かどうかという判断が必要である．この点については，急性期の記述を参照されたい．特に，薬剤による錐体外路症状の有無，急性期後の抑うつ様症状の長期化などの鑑別が，治療上，重要である．

3）副作用を考慮した薬剤の種類と量の調整

ここで問題になるのは，パーキンソニズムと遅発性ジスキネジアである．

これらのうち，精神症状評価の見地から特に問題になるのは言うまでもなく前者である．一見抑うつ様症状あるいは発動性減退に見える症状が実は錐体外路症状であることは周知のことであろう．鑑別のしかたについては，精神症状の項および急性期の項の記述を参考にされたい．鑑別困難な場合には，いわゆる非定型抗精神病薬に変更して，その結果から逆にどちらだったのかを遡及的に推測せざるを得ない場合もある．たとえ遡及的把握であっても，その情報は長期的治療に

活かせるので，場合によってはやっておくべきである．

c） 各種リハビリテーションプログラム

安定期には，デイケア，作業所，入所施設などの治療場所を利用する場合，また，それぞれの施設でレクリエーション療法，生活技能訓練（SST），集団精神療法，作業療法などを行う場合も多くなる．

症状評価上の着目点は，基本的にはやはり，意欲・発動性減退を中心とした陰性症状の把握，そして個人ごとのパターンを踏まえた上での前駆症状や再発初期症状の把握である．それとは別にプログラム運営上で着目すべき症状もある．注意すべき精神症状としてしばしば挙げられるのは，躁症状と重度の強迫症状である．これらがあるケースは，集団の中で他のメンバーと歩調を合わせることが著しく困難なことがあるので，注意を要する．もうひとつ，忘れてならないのは，自殺念慮である．このようなプログラムは多かれ少なかれ患者にとっては負担になるため，しばしば自身の生活の見通しについて悲観的になり，自殺念慮が出現することがある．新しいプログラムにはいった後には，家族にも説明し，十分にアンテナを張っておかなければならない．

おわりに 安定期統合失調症の治療のいちばんの壁は，冒頭で述べた「治療目標をどこに置くか」ということかもしれない．そして，この目標の置き方が治療者としての「姿勢」の問題に繋がるのである．第Ⅲ編2章「精神症状の評価」で，統合失調症の精神症状の把握のためには治療者の「姿勢」，すなわちこちら側から積極的にわかりに行く姿勢が非常に重要であることを述べた．これがとりわけ重要なのは，安定期（慢性期）であることを強調しておきたい．

〔太田敏男〕

文　献

1) American Psychiatric Association: Practice Guideline For The Treatment Of Patients With Schizophrenia. Practice Guidelines for the Treatment of Psychiatric Disorders — Compendium 2000, pp. 299-412, American Psychiatric Association, Washington DC, 2000.
2) Chompi L: The natural history of schizophrenia in the long-term. Br J Psychiat 136:413-420, 1980.
3) 加藤友之，田島　昭，湯浅修一，江熊要一：精神分裂病者の社会生活における特性―精神分裂病の生活臨床第1報―．精神経誌 68:1076-1088, 1966.
4) Klein DF, Gittelman R, et al: Diagnosis and Drug Treatment of Psychiatric Disorders, 2nd edition: Adults and children, Williams and Wilkins, Baltimore/London, 1980.
5) 田島　昭，加藤友之，湯浅修一，江熊要一：社会生活の中での分裂病者に対する働きかけ―職業生活場面を中心にして―精神分裂病の生活臨床（第2報）―．精神経誌 69:323-351, 1967.
6) 臺　　弘：履歴現象と機能的切断症状群―精神分裂病の生物学的理解―．精神医学 21(5):453-463, 1979.
7) Zubin J, Spring B: Vulnerability: a new view of schizophrenia. J Abnorm Psychol 86:103-126, 1977.

3.2　治療の場の選択

a） 安定期とは

米国精神医学会治療ガイドライン[1]によれば，統合失調症の経過は，大部分は急性精神病エピソードと，完全または部分寛解した安定期を繰り返す．しばしば慢性化し，急性期，安定化期，安定期の3つの病相期で特徴づけられる．安定期は，症状が比較的安定し無症状になることもあるし，緊張，不安，抑うつ，不眠など非精神病性の症状を持つこともある．陰性（欠損）症状や妄想，幻覚，思考障害などの陽性症状がしばしば続くが，減弱した非精神病的なものであるとされる．

安定期とは，中井[5]の言う寛解期後期が終わり，精神病性の症状が消退し，病状の安定した時期である．比較的長く同じ病状で経過することが多いが，再発しまた急性期の症状を呈する危険をはらんでいる．しかし，この時期には薬物療法やさまざまな心理社会的治療法がなし得るときであり，いたずらに時間を浪費しないように治療者の技量，責任が問われる時期でもある．

b） どのような治療環境が望ましいか

安定期の統合失調症に対する治療戦略を考える上で，個々の統合失調症者の症状が将来いかなる方向へ動いていくのか，経過を予測することが必要となる．

統合失調症の経過については，今まで多くの調査，研究がなされてきており[2,3,6]，まずこれらの経過研究を参考にして治療計画を立てるべきである．しかし，また統合失調症の経過は，臨床的に多くの例外があり，その転帰は一様ではなく予測できないことも多い．個々の症例の経過の特殊性，法則性が加藤[9]，安永[12]，岩舘[8]によって指摘されており，個々の症例について過去の経過を良く吟味し，将来の予測を立てることも重要である．

患者側の条件を把握したら，治療環境を考える．安定期の治療の場は，入院治療，外来治療，地域での治療など多岐にわたる．治療，看護は安定期にある患者の病状を悪化させないように努めると同時に患者の活動性や社会性を高めるように働きかけなければならない．

まず回復期と同様に，患者が静かに休息できる場所を確保することが必要である．病棟，自宅，グループホーム，作業所，デイケアなどいずれの場所においても患者が休める部屋やコーナーを設け，希望したら休息をとらせる．

また患者の活動性低下や自閉などの陰性症状に対しては，作業療法やレクリエーション療法，生活技能訓練などで積極的に働きかけることが必要である．そのときには患者を励まし，自信を持たせるように治療的に介入することも要求される．

再発の兆候にはいつでも注意を払わなければならない．幻聴や被害関係妄想などの症状を始め，不安や焦り，不眠や食思不振などの症状のほか，個々の患者が再発するときのそれぞれの兆候，例えば周りの視線が気になる，異性のことが気になる，何をしてよいかわからなくなるなどの細かなサインも見落とさない．再発の兆候が見られたら早めに薬物治療で対応し，外来治療では入院治療に切り替えるなどの方法を考える．あるいはまた，在宅療養環境の調整をして，患者のストレスの緩和をはかる．

c） 入院から外来へ

安定期にある患者は，中井の言う寛解期を終了し症状のおさまった，病状の安定した時期であるから，統合失調症の経過の観点から考えれば，入院治療より外来通院治療に切り替えることが望ましい．

ここでは安定期にあるにもかかわらず，入院が延びている患者について説明したい．入院期間が延びているケースとしては，次のような場合が想定される．

1） 症状が十分に改善しない場合

幻聴や妄想などの陽性症状が改善しないで遷延することがある．これは厳密にいえば，安定期に至っておらず，まだ回復期が遷延していることが考えられる．回復期の長さは個々の症例で異なり一概に言えないが，最短で1-2カ月を要すると考えられ，長い場合は1年以上続くこともある．そのような場合には，山口[11]が指摘するように，患者のエネルギー余力の充塡まで待つということが重要であろう．

また安定期にありながら治療が進まない患者では，慢性化状態にある場合がある．中井[5]は慢性化状態からの解除に臨界期の諸現象の触発を必要とし，急性再燃を経て寛解過程に入る可能性を指摘している．慢性化状態にある患者に対しては，何らかの揺さぶりが必要と考えられる．まず投薬されている薬物の検討から始めるべきである．薬物を変更するか，増量，または減量を試みる．その作業の過程で，薬物の副作用が出現することがあるが，その副作用の対応を契機としてまた寛解過程をたどり始める患者も少なくない．

薬物療法の検討がひとまず済んだならば，作業療法，レクリエーション療法，病棟における集団療法などで働きかける．作業療法は無為，自閉，感情鈍麻などの陰性症状を持つ患者に予想外に効果がある場合があるので機会があれば試みるべきである．レクリエーション療法などで，行事の司会やまとめ役など役割を持つことが契機となり，症状が改善していくこともよくある．

患者と家族に負担とならなければ，自宅への外泊を行うことも有効である．

2） 患者が退院を希望しない場合

症状がおさまり精神状態も安定していても，患者が退院を希望しないときがある．入院期間が長引けば長引くほど，患者は退院し社会生活を送っていく自信をなくしてしまう．強引に退院を勧めることは良くないが，社会復帰への勇気づけと支援は必要である．開放病棟で生活技能訓練などの社会復帰のためのトレーニ

ングを行うべきである．

開放病棟で長期間過ごした患者に対しては，援護寮，福祉ホーム，グループホームなどの地域居住施設へ入所も選択の一つとなる．

3） 家族が退院を希望しない場合

症状が安定し患者が退院を希望しても，家族が退院を望まない場合がある．家族が病院の治療に期待していることが，実際の病院の治療とかけ離れていることがある．家族が，統合失調症は不治の病であるから長期間入院が必要と考えていたり，すっかり治って健康な，発病前の患者に戻るまで治療を希望したり，また患者の急性期の言動を恐がっているなどのケースがある．多くは家族が病気や治療について理解が不足していることから起こっている．

飯野ら[7]は退院に向けての準備として，入院時の患者と家族に対する治療契約の重要性を述べているが，家族への情報の提供，心理教育は早くから十分に行うことが必要である．また病院や病棟の行事に家族を誘い，同伴での外出や自宅への外泊を行って理解を深めてもらう努力をする．

4） 退院して行く家族（家）がない場合

援助してくれる家族がおらず帰住地のない単身者は，さらに援助を要する．就労可能であれば，職業リハビリテーションを行い，就労援助を行う．就労能力はないが日常生活能力のある患者には，関係する福祉事務所と連携し，生活保護を受給しながらのアパート生活を設定する．その場合，デイケアや小規模作業所など地域リハビリテーション施設もあわせて利用するとよい．日常生活能力が十分でない患者には，援護寮，福祉ホーム，グループホームなどの地域居住施設への入所を考える．

d） 退院の時期

統合失調症の入院治療については，入院時に治療計画を立て，患者と家族に説明し治療契約を結ぶべきである．入院期間は，米国ガイドラインにある1-2週間は統合失調症の寛解過程から見て短すぎるので，少なくとも1-2カ月を設定した方がよい．急性期を経て臨界期，寛解期前期までは，ある一定期間の入院継続が必要である．寛解期前期が終了すれば入院治療から外来通院治療に切り替えて良い．安定期に入っても外来通院治療に切り替えられない場合は，前述したようなさまざまな退院阻害要因が考えられるので個々の症例で，ていねいに吟味し検討する．

退院に際して，患者のエネルギーの余剰が蓄えられないのであれば待つべきであるが，安定期に入って，いたずらに入院期間を延ばしていると退院の機会を失いかねない．そこには，岩舘[8]のいうところの，統合失調症という疾患全体に見られる"疾病法則性"と，個々の症例における，時間の経過，周囲の状況，人格などによって規定される"個人法則性"を理解し，現時点で患者が経過のどの位置にいるかを把握する作業が必要となる．患者の退院の時期は，個々の症例に則して決まることとなる．

e） 治療の連続性の保証

米国エキスパートコンセンサスガイドライン"精神分裂病の治療"[4]によれば，退院後の治療の連続性の保証ために行うべきこととして，退院日から1週間以内に最初の外来診療予約日を設定すること，少なくとも最初の外来診療日まで不足しない量の薬剤を提供すること，最初の外来診療予約日までに問題が生じたときのために24時間対応の電話番号を知らせておくことが，あげられている．

治療の連続性の保証として上記以外に，退院前に自宅への外泊を繰り返すことや，デイケアや作業療法を利用する場合は退院前から通わせることなどが必要となる．

通院している患者が，精神症状は悪化しないものの社会生活に疲れてきたら，退院前に入院していた病棟に1-2週間の，休息のための入院を行うことも外来通院治療を破綻させないために有用である．

f） 入院が長期化する場合（社会的入院を余儀なくされている場合）

前述のエキスパートコンセンサスガイドラインによれば，8週間を越えて長期入院の適している患者は，しばしば物質乱用，精神遅滞または重篤な認知障害，あるいは重篤な合併症を併発した持続性症状のある非常に不安定な患者とされている．

我が国の精神病院では，上記のような患者以外で，数年あるいは10年，ときには20年と長期に，いわゆる社会的入院をしている患者が存在する[10]．

長期化した患者はその入院期間が長ければ長いほど退院は難しくなる．多くの場合，担当医はその患者を受け持つ時には，患者はすでに病院に長く入院している．退院を進めていくと，患者も家族もとまどい，まず退院を希望しない．退院に向けて話をしただけで，症状が悪化する患者もいる．家族もいろいろと理由をあげて退院に反対する．すると結局，入院継続となり，担当医も交代することとなり，治療は振り出しに戻ってしまう．入院が10年にも及ぶと，患者は部屋を借りるとか，銀行を利用するとか，食事を作るとかという社会的な生活能力を失ってしまい，それを初めから教育し直すのは患者も治療者も相当の労力を要する．

患者，家族，治療者がよく話し合って地域生活に移ることを目指すべきであるが，いたずらに患者を追い出すように退院させるべきではない．入院を長期化させないためには，入院時から治療計画を立て，回復期，安定期それぞれの時期において，適切に外来通院治療に移行させる努力が必要である．

g） 外来治療

患者が職に就いているとか主婦をしているなど社会復帰している場合は，社会生活を支援する．定期的な通院と服薬は必要であるが，通院間隔を長くしたり，より簡単な負担にならない服薬方法にするなど，患者の社会生活の妨げにならないように治療を工夫する．

職に就いていない患者には，小規模作業所やデイケアなど社会参加の場を持てるようにする．10代から30代の患者には，社会性を持たせると同時に活動性を高めるためデイケアが有効であることが多い．しかしデイケアでは生活技能訓練が少なく，レクリエーション療法が多いので患者が望まないこともある．就職を望んでいる患者には，職に就く技能を訓練したり，職を紹介する職業リハビリテーションを行う．直接に職に就くことができない患者には小規模作業所が適当である．

h） 地域での治療

地域での治療においても，患者の病状を悪化させないように努めると同時に患者の活動性や社会性を高めるように働きかけるという基本的な姿勢は同じである．主治医と連絡をとり，個々の患者のそれぞれの経過や再発の兆候を把握し，悪化時には受診させるとか，入院させるとか早期に介入を行う．患者が安定していれば，陰性症状を改善するための心理社会的リハビリテーションも活用しなければならない．

（梅津　寛，江畑敬介）

文　　献

1) 米国精神医学会：米国精神医学会治療ガイドライン（日本精神医学会監訳），医学書院，東京，1999．
2) Bleuler M: Die schizophrenen Geistesstörungen im Lichte langjähriger Kranken- und Familiengeschichten. Thieme, Stuttgart, 1972.
3) Ciompi L, Müller C: Lebensweg und Alter der Schizophrenen. Eine katamnestische Langzeitstudie bis ins Senium. Springer, Berlin, 1976.
4) McEvoy JP, Scheifler PL, Frances A：エキスパートコンセンサスシリーズ―精神分裂病の治療1999（大野裕訳），ライフ・サイエンス，東京，2000．
5) 中井久夫：精神分裂病状態からの寛解過程―描画を併用せる精神療法をとおしてみた縦断的観察．分裂病の精神病理2（宮本忠雄編），pp. 157-217，東京大学出版会，東京，1974．
6) Huber G, Gross G, Schüttler R: Schizophrenie. Eine Verlaufs- und psychiatrische Langzeitstudie an den 1945-1959 in Bonn hospitalisierten schizophrenen Kranken. Springer, Berlin, 1979.
7) 飯野　龍，松本雅彦：退院に向けての準備．精神科治療学 Vol. 15増刊号―分裂病の治療ガイドライン，pp. 96-100，星和書店，東京，2000．
8) 岩舘敏晴：精神分裂病の経過から見た疾病法則性と個人法則性．分裂病の精神病理と治療7，市橋秀夫（編），pp. 169-187，星和書店，東京，1996．
9) 加藤正明：「再発」の問題．事例性と疾病性について．社精医 4:309-314，1981．
10) 柴田　明：「超長期化」問題への対応．精神科治療学 Vol. 15増刊号―分裂病の治療ガイドライン，pp. 101-106，星和書店，東京，2000．
11) 山口直彦，岩尾俊一郎：回復初期の混乱と慢性化の防止．精神科治療学 Vol. 15増刊号―分裂病の治療ガイドライン，pp. 91-95，星和書店，東京，2000．
12) 安永　浩：経過論．精神分裂病―基礎と臨床，木村　敏，松下正明，岸本英爾（編），pp. 517-527，朝倉書店，東京，1990．

3.3 安定期治療に必要な検査

統合失調症は慢性化する疾患であるため，治療ストラテジーには長期の目標が必要である．安定期では再発予防と症状の安定化の維持や症状の全般的な寛解が目標に含まれる．機能的な回復は最後にくる目標であり，このためには種々の認知機能や作業能力などの心理機能のアセスメントが定期的に行なわれると，治療のモニターになると思われる．

a） 心理機能の評価

治療計画策定および回復期治療に必要な検査のところで掲げた心理機能にかかわる検査はいずれも安定期治療においても有用なものといえる．再発予防の観点からは，MMPIやロールシャッハ・テストなどの人格検査は，患者の人格特性のみならず，病態像も反映されることが多いので，頻繁に行なう必要はないが，折に触れて施行することにより，安定度を推し量るひとつの目安になると思われる．それから，認知機能のアセスメントは患者の機能状態や患者の不得手な機能および逆に温存されている機能を客観的に推し量り，認知リハビリテーションや認知行動療法および種々の心理社会的介入の目標設定に利用することが可能である．また，これらの心理社会的介入とくに認知リハビリテーションにおいては，期間を決めて認知機能のアセスメントを行なってゆくことにより，認知リハビリテーションの効果そのもののエビデンスを積み重ねて行くことにつながると思われる．また，患者に適切な検査のフィードバックをすることによって，自己理解を促すことにもつながると思われる．但し，フィードバックについては，専門的な適切な仕方があり，しかるべきトレーニングが必要である．さらに，非定型抗精神病薬は認知機能の改善に働くという知見も出てきており，薬物療法の効果のモニターとしての役割もあると思われる．

ここでは，治療計画策定および回復期治療に必要な検査のところで紹介した以外の検査で安定期に比較的匹敵した付加的な検査を以下に紹介する．

1） アーバンス神経心理検査（Repeatable battery for the assessment of neuropsychological status: RBANS）

アーバンスは1998年にRandolphにより開発され，全米で標準化された神経心理学検査のひとつであり，即時記憶，遅延記憶，視空間・構成，言語および注意の各認知領域を評価することができる簡便でかつスクリーニング検査よりも詳細に調べることのできる検査バッテリーである．これは，伝統的な神経心理学的アセスメントから知られたエッセンスが盛り込まれ，なおかつ高齢者や患者に難しすぎたり，負担が大きくならないように考慮されている．アーバンスの主な特徴は以下である．第1に全検査が約30分で施行できること，第2に神経心理学的領域別に評価し，指標得点からプロフィールを作成することができること，第3に等価な2種類のフォーム（FormAおよびFormB）があること，そして第4に検査用具がコンパクトで持ち運びが簡単である．内容は「単語学習」，「物語記憶」，「図形模写」，「線方向付け」，「絵呼称」，「意味流暢性」，「数唱」，「符号」，「単語再生」，「単語再認」，「物語再生」，「図形再生」の12の下位検査で構成されており，「即時記憶」，「視空間・構成」，「言語」，「注意・集中」，「遅延記憶」の5つの認知領域に関する指標得点（知能検査におけるIQに想定される数値）をそれぞれ算出することができる．米国では慢性期の比較的罹病期間の長い多数の統合失調症にこのアーバンスを施行し，その特徴が示されている（Dickersonら，2004；Wilkら，2004）．最近，オーストラリアからの報告（Loughlandら，2007）もあり，GAFによる全般的機能状態で分けられた群ごとのアーバンスプロフィールの差異が示されている．この検査は，高齢者にも無理のないように構成されているので，安定期にある患者の認知機能のチェックに向いているものと思われる．

2） 内田・クレペリン検査

Kraepelin（1902）が考案した連続加算作業を，1924年内田勇三郎が日本版として現在の形に完成させたものである．すなわち，1桁の数字の連続加算作業を15分間続け，5分間休憩し，さらに15分間続ける方法となった．結果は作業量と作業曲線のパタンか

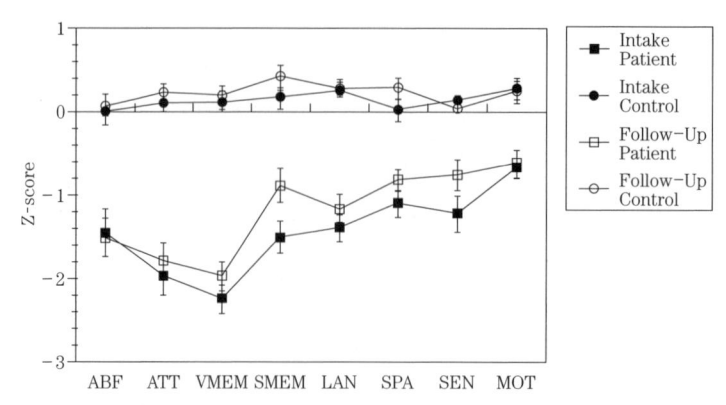

図V-8 統合失調症患者の神経心理学的プロフィール縦断的検討．Censitsら（1997）より引用．
インテーク時とフォローアップ時における統合失調症患者と健常者についての検査結果のZ得点．ABF：抽象；ATT：注意；VMEM：言語記憶；SMEM：空間記憶；LAN：言語能力；SPA：空間能力；SEN：感覚機能；MOT：運動機能．

ら人格特徴や統合失調症などの患者の状態把握に役立てられている．

新谷（1987）は安定期の入院統合失調患者54名に3ヶ月間の院外作業前にクレペリン検査を個別に施行した．そして，3ヶ月の院外作業終了者25名と中断した29名のクレペリン検査の成績を検討した．その結果，作業の質的な側面に両群で差異が認められた．すなわち，休憩効果率の問題があるものが中断群で有意に多く，後期平均作業量が前期平均作業量以下であることを示し，作業に対する慣れが生じないことが考えられた．このことから，中断群の中には，院外作業に従事しながらも，新しい環境や仕事に慣れにくく，熟達の遅いものがいたことが推測されると考察されている．その他，中断群の方が動揺率に問題のないものが多く，判定類型で「異常型」となる者が多い傾向が見られたとのことである．共同作業所における作業遂行特性と社会生活行動の障害を調査した丹野（1985）は，慢性統合失調症患者の作業阻害要因を挙げている．すなわち，①周囲への関心の薄さ，②こだわりの強さ・融通のなさ，③動作の遅さ・ぎこちなさ，④計算力・判断力の不足，⑤失敗への抵抗力の不足・新しい場面への緊張の強さということである．この辺りのことはさまざまな介入とどのように関連しているのかさらに検討してゆく課題であろう．空井（2003）は，自らの臨床経験で，統合失調症のクレペリン検査の特徴をまとめている．たとえば，4ヶ月以内程度の比較的短期間で回復・退院する患者では，曲線型が，特定不能→異常型→疑問型→準定型のように段階を追って改善経過を示す者が比較的多い，長期入院患者で臨床症状に変化がないのに，クレペリン検査の結果が変動し，リズムのように繰り返されることがある，などあり，実際上，検討してみるべき余地があることを提起している．

3） 統合失調症の認知機能障害の縦断的研究

これまで，統合失調症の認知機能障害に関して，欧米において縦断的研究がなされた知見がある．たとえば，Censitsら（1997）は60名の統合失調症患者と38名の健常者について，1.5年後に神経心理学的検査バッテリーをフォローアップ研究した．その結果，図V-8に示したように，1.5年をおいて，患者群の症状改善はあったが，神経心理学的プロフィールパタンでほとんど変化がなかったことが示された．

Rund（1998）の縦断的研究のレビューによると，1年から最高16.6年（15研究のうち11研究は2年以内）のフォローアップの結果，全体としてみると，全研究において多くの神経心理学的機能は不変であり，中にはやや改善傾向があった．統合失調症の横断的研究から，全般的認知障害を背景にとくに，記憶障害が特徴であることが示されている．このことはさらに薬物治療の影響に関係なく，初発エピソード患者で

も同様で，なおかつフォローアップ研究でも同様ということである．これらのことから少なくとも統合失調症の認知障害プロフィールパタンに変化がみられないということで，それは安定しており，症状とは別の次元の問題があり得ることが考えられた．この意味で，臨床症状とは別に認知機能のアセスメントを行なうことの意義があると思われる．また，これまでの研究において多くはなされてこなかった認知機能障害に直接に働きかける治療を行なうことによる縦断的アプローチとの比較検討が今後必要となろう．　　（松井三枝）

文　献

1) Censits DM, Ragland JD, Gur RC, Gur RE: Neuropsychological evidence supporting a neurodevelopmental model of schizophrenia; a longitudinal study. Schizophr Res 24: 289-298, 1997.
2) Randolph C: Repeatable Battery for the Assessment of Neuropsychological Status. Psychological Corporation, San Antonio, 1998.
3) Rund BR: A review of longitudinal studies of cognitive functions in schizophrenia patients. Schizophr Bull 24: 425-435, 1998.
4) 新谷紀子：精神科院外作業と内田クレペリン精神作業検査—院外作業終了者と中断者の比較—．臨床心理学の諸領域, 6: 46-49, 1987.
5) 横田正夫, 丹野義彦, 石垣琢磨編；空井健三：統合失調症の臨床心理学, pp. 109-130, 東京大学出版会, 東京, 2003.

b）実際の家庭生活・職場のための生活機能，作業・労働能力の評価

1）安定期に必要な生活機能

安定期は統合失調症の経過の中で回復期のあとの精神症状が最も軽減された時期で，自立生活に向けた社会復帰や社会参加に向けた取り組みに本格的に導入する時期である．よってこの時期は疾病の再発・再燃を避け，安定した状態を維持すること，そして，各々の生活上の目標を実現させ，より満足した日常生活を送れるようにすることが治療や援助の目標となる．

そのために，回復期と同様に服薬を正しく行うとともに，精神症状の悪化の兆候（再発の注意サイン）をできるだけ早く見つけそれに対応する能力，すなわち疾病自己管理能力が求められる．また安定期においては多くの人は自宅や社会復帰施設など，地域で生活を営むようになる．よって地域生活に必要な生活機能，例えば金銭の管理や社会資源の利用，余暇活動の能力などが十分に備わっているかどうかを評価することが重要である．

病状が安定するに伴って，生活範囲が拡大し，日常生活の活動も多彩になってくると，生活への満足感も向上してくるであろう．そのような本人の生活への主観的な満足度を評価することは治療・援助が有効に行われているかどうかを判断する上で非常に重要である．さらにケースによっては本格的な就労に向けて取り組みを始める時期でもあり，職業適性や就労に必要な機能を評価することも必要になる．

2）安定期における生活機能，作業・労働能力の評価尺度

安定期においても全般的機能の評価は重要である．その際にGAF（Global Assessment of Functioning）[1]は有用であり，最も利用されているであろう．GAFはある時期における全般的な精神状態を精神的な障害の状態から健康な状態までの連続体の中に位置づけて1（最も重症）から100（最も健康）までの間で評価する尺度である．安定期においてはGAFのスコアが少なくとも悪化しないように，その状態を維持ないし改善できるように治療・援助を行っていくことが目標になる．

安定期の社会生活の行動面の評価には，精神障害者社会生活評価尺度（LASMI）[6], Social Adjustment Scale 社会適応尺度（SAS-II）[8,10], Life Skills Profile（LSP）[2]などが有用である．安定期になれば地域生活に必要な生活機能に焦点をあてた評価が必要になるが，これらのスケールには地域での自立生活において重要な生活機能が評価項目に取り入れられている．

LASMIは統合失調症をもつ人の社会生活能力を客観的・包括的に評価するための評価尺度で日常生活（Daily living），対人関係（Interpersonal relationship），労働または課題の遂行（Work），持続性・安定性（Endurance and activity），自己認識（self-Recognition）の5つの評価領域が設定されており，評価は0点（問題なし）から，4点（大変問題がある．助言や援助を受け付けず，改善が困難である）の5段階となっている．評価者は精神科リハビリテー

ションに携わるスタッフによって行われ，実際の生活場面を観察したり，または生活場面を普段観察している人（主に家族）からの情報から評価する．

SAS-IIはうつ病の治療効果判定に用いるための社会適応尺度（SAS）を統合失調症用に改変したもので，地域で暮らす統合失調症をもつ人を対象としている．評価項目は，仕事，家族関係，親族との交流，社会活動と余暇活動，健康状態など5つの領域で全52項目を評価する．評価方法は半構造化面接によって過去2ヶ月間の生活状況に関する情報を聴取し，1点（障害がない）～5点（ひどい障害がある）の5段階で採点して合計点を算出する．

LSPも地域で生活をしている統合失調症をもつ人の生活に現れた障害を行動観察によって評価することを目的に作成された評価尺度であり，日本語版の信頼性，妥当性も検討されている．LSPは身辺整理（Self-care），規則順守（Non-turbulence），交際（Socialization），会話（Communication），責任（Responsibility）の5つのサブスケールからなり全39項目を評価する．過去3ヶ月にわたる対象者の全般的な生活行動に基づいて行い，再発や悪化時の状態は評価から除外される．各設問は1点（最重度）～4点（正常）の4段階で評価される．

実際の地域生活での対人場面における理解や処理，問題解決能力などを含む社会生活技能（ソーシャルスキル）の評価を正確に評価するためには，面接法で得られる情報だけでは限界がある．そのような場合にはロールプレイテスト[3,4,9]は有用である．

池淵らによって改訂された最新のロールプレイテストは，日常的な6場面について，送信技能はもちろん，状況認知や対処技能も評価するように工夫されている．

テストされる6場面は，「相手に話しかけて無難な会話を続ける」（1場面），「相手を慰める（共感能力）」（1場面），「謝罪した上で自分の努力を理解してもらう」（1場面），「相手の感情を損なわないようにして断る（否定的感情表現）」（1場面），「相手の言い分も聞きつつ，自己主張して相手の協力を取りつける」（2場面）からなっており，後半ほど高いソーシャルスキルが要求される．評価方法は，対人場面をイラストで呈示し，場面状況に関する質問を行い，状況認知と対処法の起案を評価する．次にその場面での行動を対象者自身にロールプレイしてもらい，視線・表情・声の変化・流暢さなどの送信技能を評価する．ロールプレイ終了後に対処法の修正技能に関しても質問し評価する．

さらに安定期は，家庭や職場での自立生活に近づいていく時期であるため，現在の生活状況が自分の理想とする生活スタイルにどの程度近づいているかによって主観的な満足度は変わってくる．十分に満足した生活が営めていない場合は治療や援助の方針を見直す必要も出てくるであろう．そのために統合失調症をもつ人の主観的なQOLを評価することが安定期においては重要であると言える．

QOLの評価としてはThe MOS 36-Item Short-Form Health Survey（SF-36）[5]やThe Quality of Life Scale（QLS）[7]が利用しやすい．

SF-36は患者から健康人まで連続的にQOLを評価することができる包括的QOL尺度である．SF-36では身体的健康度として身体機能，身体の日常役割機能，身体の痛み，全体的健康感の4つのサブスケールを，さらに精神的健康度としてメンタルヘルス，精神の日常役割機能，社会生活機能，活力の4つのサブスケールを評価するが，サブスケール毎に国民標準値が算出されており，対象者と国民標準値とを比較検討することが可能である．

統合失調症をもつ人の評価尺度としてはThe Quality of Life Scale（QLS）も利用価値が高いスケールである．QLSの評価対象となるのは外来通院中の人やデイケアや社会復帰施設を利用する地域で生活する統合失調症をもつ人で，安定期のQOLの評価に適切である．評価内容は，①対人関係と社会的ネットワーク（8項目），②仕事・学校・家事などの役割遂行（4項目），③精神内界の基礎（6項目），④一般的所持品と活動（2項目），の4因子全21項目によって構成されている．各項目を0点（最も障害が重い）～6点（正常または障害がない）の7段階で評価する．

また，職業リハビリテーションを開始したり，あるいは就労を望む場合には職業能力を判定する必要も生じる．職業能力の検査として厚生労働省編一般職業適

性検査 (General Aptitude Test Battery: GATB) は障害者職業センターなどでも就労援助の開始時の評価としてよく利用されている．GATB で測定される 9 つの適性能は，①知的能力，②言語能力，③数理能力，④書記的知覚，⑤空間判断力，⑥形態知覚，⑦運動能力，⑧指先の器用さ，⑨手腕の器用さ，である．紙筆検査と器具検査からなり，前者では円打点検査，形態照合検査，語意検査などを行い，後者はさし込み検査，組み合わせ検査などを実施する．

GATB は現在わが国においては最も信頼性・妥当性の高い職業適性検査と言われている．

〔岩田和彦，安西信雄〕

文　献

1) American Psychiatric Association: Diagnostic and statistical manual of mental disorders, 4th ed, APA, Washington DC, 1994（高橋三郎，大野　裕，染矢俊幸訳：DSM-IV 精神疾患の分類と診断の手引．医学書院，東京，1996.）
2) 長谷川憲一，小川一夫，近藤智恵子ら：Life Skills Profile (LSP) 日本語版の作成とその信頼性・妥当性の検討．精神医学，39：547-555，1997.
3) 池淵恵美：社会生活能力 (Independent living skills) の評価．臨床精神医学，増刊号，358-368，1999.
4) 池淵恵美，宮内　勝：ロールプレイテストによる慢性精神障害者の評価．精神神経学雑誌 96：157-173，1994.
5) 池上直己，福原俊一，下妻晃二郎，池田俊也編：QOL 評価ハンドブック．医学書院，東京，2001.
6) 岩崎晋也，宮内　勝，大島巌ら：精神障害者社会生活評価尺度の開発とその意義．精神科診断学，5：221-231，1994.
7) 宮田量治，藤井康男訳：クオリティ・オブ・ライフ評価尺度．星和書店，東京，1995.
8) 仲尾唯治，北村俊則：社会適応尺度 (SAS)．精神衛生研究 33：67-119，1986.
9) 佐々木隆：改訂版ロールプレイテストの信頼性および妥当性の検討．精神医学 48：1191-1198，2006.
10) Weissman MM, Klerman GL, Paykel ES, et al: Treatment effects on the social adjustment of depressed patients. Arch Gen Psychiatry 30：771-778, 1974.

c）家庭生活と再発防止のための家族の評価

イギリスを中心に，60 年代より統合失調症における再発予測因子として関心の集まっていた EE (Expressed Emotion, 感情表出) は，欧米においては既に家族の当事者に対する関わり方を表す臨床的概念として定着している．わが国での研究の歴史は新しく，1990 年代になりようやく本格的な研究が始まった．このことは，わが国の精神医療が長く病院中心型医療をたどっていたことと無関係ではない．また地域資源の配置が徐々に整い始め本格的な地域中心型医療が始まった時期とも一致している．

EE をめぐっては，比較文化的な側面からも欧米を中心とする先行研究の結果をそのまま首肯することには問題も多く，評価方法の日本語版の開発とともに日本の家族における検討結果が待たれていた．

EE 研究には様々なアプローチがあるが，その中で最も本来的な使われ方としての再発を中心とする予後研究は，わが国では伊藤らの研究[1]により端緒を開いた．それによれば，EE の高低と再発との相関は高く，また高 EE は入院回数が頻回で罹病期間が長い場合に多く，これらの影響を受けている可能性が示唆された．その後高 EE 群と低 EE 群の間の予後の比較も検討され，9 ヶ月と 2 年時点での再発率は，いずれも高 EE 群で 58％，71％，低 EE 群では 21％，37％と高 EE 群で有意に高く[2,3]，欧米の先行研究と一致した研究結果が得られている．

EE の評価方法としては CFI (Camberwell Family Interview)[4] と FMSS (Five Minutes Speech Sample)[5] が知られているが，上原によれば FMSS を用いた EE の分布では高 EE 例が 22.5％で，その内訳は批判 (Critical) 10.0％，過度の感情的巻き込まれ (EOI) 12.5％であった．転帰と EE との関連では，高 EE の割合は再発群 40.0％，非再発群 12.0％で有意差は認めなかったが，境界線級の EE までを高 EE に含めた場合，5％水準で非再発群 (20.0％) に比し再発群 (60.0％) に高 EE と判定される症例が有意に多かった．EE 下位評価と再発率との関連では，純粋な低 EE (19.4％) と境界線級 EOI (50.0％)，EOI (60.0％)，Critical (75.0％)，境界線級 Critical (100％) など他群との間で再発率に 1％水準で有意差が認められた[6]．このことから Uehara らは，FMSS により得られた境界線級の EE を高 EE とみなすことを推奨している[7]．

CFI は測定に長時間を要し，負担感が強いこともあり，様々なより簡便な測定法の開発が試みられている．Family attitude inventory (FAS) は Kavanagh

ら[8]により開発されたもので，自記式でありながらEEの批判と敵意に焦点を当てている．30の質問項目の中で，患者に対する否定的感情が強いほどEE（批判）が高いと判定される．原版では内的整合性，妥当性が確認されている．Fujitaらは日本語版を作成するとともに，CFIの批判尺度についての感受性100％，特異性88.5％という結果を報告している[9]．CFIやFMSSが評価者の認定を得る上で数日間にわたる英語によるトレーニングを受けなくてはならないことを考慮すると，FASは臨床的にきわめて有用な方法であり，今後さらに内的整合性や再現性，妥当性などが検討されわが国の精神科臨床で活用されることが期待される．

この他，海外ではInfluential Relationships Questionnaire（IRQ；Baker et al, 1984），Parental bonding instrument（PBI；Parker et al, 1979），Level of Expressed Emotion（LEE；Kazarian et al, 1990）などの自記式尺度が作られているが，日本語版は存在しない．

高EEは，心理教育をはじめとする適切な介入により低EEへと変化する．高EEの成因を研究することが待たれているが，ShimoderaはGHQスコアとEEの関連を検討し，高EE群ではGHQ値が高いことを示した[10]．またEEと社会機能（social functioning）の関連についても検討されており，Inoueは家族のEEが社会的活動性や余暇時間の過ごし方といった社会的機能と関連していることを示した[11]．三浦らは，山下らによる日本語版Social functioning scale（SFS）[12]を用いて，高EE群では，全般的機能を示すGAFスコアがより低値であり，社会的機能を示すSFSの下位項目のうち社会的ひきこもりと対人関係がより低値，すなわち不良であることを示しEEと社会機能の関連を示唆している[13]．近年EE研究は，統合失調症のみならず，気分障害や認知症，摂食障害の患者の家族へも広げられてきている．

またEEを念頭に置きながらも，家族員間での対面状況下の情動的相互作用に注目しこれを測定しようとした試みとしてCD（Communication Deviance）やAS（Affective Style）があるが，本邦ではあまり紹介されていない[14]．

家族機能の評価や治療効果の測定などに用いられるような，家族の特性をより客観的に定量的に測定する方法論が日本にはきわめて乏しいが，徐々にその開発が試みられてきている．

家族を個々の家族員にとっての環境として位置付け，家族が集団としてもつ心理社会的特性を家族員の認知と評価をとおして測定するものとして，Family Environment Scale（FES）がある．野口らにより翻訳され日本語版の開発が試みられている[15]が，比較文化的な視点から家族を規定する文化や社会の違いがあり，回答反応にも日米間で相違があり，スケールとしては妥当性に乏しいなどの問題もあるようである．

これに対してEpsteinらにより開発された自己記入式質問紙であるFamily Assessment Device（FAD）[16]は問題解決，意思疎通，役割などの7つの下位尺度に対し，家族員全員が回答しその得点を平均して家族全体の機能を評価するものである．佐伯らにより日本語版が作成され[17]，信頼性と妥当性にも問題がないとされている．佐伯によれば，FADはEpsteinらによるMcMaster Model of Family Functioning（MMFF）という家族モデル理論に基づき，家族の機能は個々の家族成員の精神内界の特徴よりも家族システムの交互作用的および体系的特質により深い関連があるという．このMMFFは家族システム全体を「問題解決 Problem Solving」「意思疎通 Communication」「役割 Roles」「情動的反応 Affective Responsiveness」「情緒的関与 Affective Involvement」「行動統制 Behavior Control」の6つの次元で構成している．FADはこれらを評価するために当初から同名の6下位尺度を設定している．それに「全般的機能 General Functioning」を加えた計7尺度全60項目で構成されている．FADは，その項目特性から文化的背景の相違により回答結果に反映されるバイアスが少なく，スペイン語，ポルトガル語，フランス語，ハンガリー語，オランダ語に翻訳されており，国際研究などにも用いられやすくなっている．

また大島ら[18]は家族の協力態勢と再発の関連に注目し，協力度と生活困難度の評価者角度を開発して再発との関連を検討している． 　　　　　　（水野雅文）

文　献

1) 伊藤順一郎, 大島　巌, 岡田純一ほか：家族による感情表出と分裂病の臨床経過 EE に病歴や精神症状が及ぼす影響　日本における EE の追試研究より．精神科診断学 4:301-312, 1993.
2) Mino Y, Inoue S, Tanaka S, et al: Expressed emotion among families and course of schizophrenia in Japan: A 2-year cohort study. Schizophr Res 24:333-339, 1997.
3) Tanaka S, Mino Y, Inoue S: Expressed emotion and the course of schizophrenia in Japan. Br J Psychiat 167:794-798, 1995.
4) Leff J, Vaughn C: Expressed emotion and its families. pp. 26-62, The Guilford Press, New York, 1985.
5) Magana AB, Goldstein MJ, Karno E, et al: A brief method for assessing expressed emotion in relatives of psychiatric patients. Psychiat Res 17:203-212, 1986.
6) 上原　徹, 横山知行, 後藤雅博ほか：Five Minute Speech Sample (FMSS) によって評価された家族の感情表出 (EE) の特徴及び再発との関連性　精神分裂病についての検討．精神医学 39:31-37, 1997.
7) Uehara T, Yokoyama T, Goto M, et al: Expressed emotion from the five-minute speech sample and relapse of out-patients with schizophrenia. Acta Psychiat Scand 95:454-456, 1997.
8) Kavanagh DJ, O'Halloran P, Manicavasagar V, et al: The family attitude scale: reliability and validity of a new scale for measuring the emotional climate of families. Psychiat Res 70:185-195, 1997.
9) Fujita H, Shimodera S, Izumoto Y, et al: The family attitude scale in measuring criticism in the relatives of patients with schizophrenia in Japan. Psychiat Res
10) Shimodera S, Mino Y, Inoue S, et al: Expressed emotion and family distress in relatives of patients with schizophrenia in Japan. Compr Psychiat 41:392-397, 2000.
11) Inoue S, Tanaka S, Shimodera S, et al: Expressed emotion and social function. Psychiat Res 72:33-39, 1997.
12) 山下千代, 水野雅文, 村上雅昭ほか：SFS 日本語版による精神分裂病の社会的機能の評価．第21回日本社会精神医学会 (抄), 2001.
13) 三浦勇太, 水野雅文, 村上雅昭ほか：家族の感情表出と当事者の社会的機能．第21回日本社会精神医学会 (抄), 2001.
14) Doane JA, et al: Parental Communication Deviance and Affective Style -Predictors of subsequent schizophrenia spectrum disorders in vulnerable adolescents-. Arch Gen Psychiat 38:679-685, 1982.
15) 野口裕二：FES 日本版からみた家族評価尺度の課題．精神科診断学 8:137-145, 1997.
16) Epstein NB, Baldwin LM, Bishop DS: The McMaster Family Assessment Device. J Marital Family Ther 9:171-180, 1983.
17) 佐伯俊成, 飛鳥井望, 三宅由子ほか：Family Assessment Device (FAD) 日本語版の信頼性と妥当性．精神科診断学 8:181-192, 1997.
18) 大島　巌, 伊藤順一郎, 柳橋雅彦, 岡上和夫：精神分裂病者を支える家族の生活機能と EE (Expressed Emotion) の関連．精神神経学雑誌 96:493-512, 1994.

d) 家庭生活を支える地域・環境の評価

　安定期には, 回復期に立てられたケア計画に基づき, 目標に向けた援助が実行に移され, その成果や結果がある程度見えていると考えられる．また, 症状の安定がみられるこの時期は, これからの社会生活に対する希望が変化していたり, あるいは以前よりも明確になっている可能性が高い．したがって, 安定期には以前に立てた計画に基づくサービスが本人の状況に合っているかを改めて確認する必要がある．

　このような確認の過程をケアマネジメントの「モニタリング」と呼ぶ．モニタリングには, 本人に新たなニーズが生じていないか, または不必要なサービスが提供されていないかを確認する機能, サービスが適切に提供されているかを確認する機能があると言われている[1]．

　本人のニーズに合ったサービスを適切に提供しないと, 場合によってはパターナリスティックな関係性を生み出し, 自己効力感や主体性, 積極性を阻害することにつながりかねない．他者からの支援を受けながらも, 本人が自分の持つ可能性を最大限に高められるようエンパワーするサービスであることが重要である．

　モニタリングにより, 新たなニーズが発生していることが判明した場合, 再アセスメントを行うことになる．本人が障害者自立支援法による福祉サービスを利用している場合は, 支給決定期間が過ぎる前に, 終了あるいは再申請の必要性を念頭においたうえで臨む必要が出てくるだろう．

1) 安定期におけるアセスメントとは

　回復期と同様に, 安定期のアセスメントでも「まだまだこれが出来ていない」,「あれが出来ていない」と, 出来ていないことを探し出すのではなく, まず「障害がありながらも, ここまでは出来るようになった」という, "出来ていること" を評価したい．そのうえで,「では次の希望を膨らませるとしたら, どの

ようなことがあるか」,「そのときにサポートとしてどんなことを周囲に求めるか」という,本人の主体性を大切にしつつ,新しい可能性への意欲を助長するような姿勢で取り組むことが,この時期のケアマネジメントにおいても重要である.支援者は,本人が障害をもちながらも,自分に合ったやり方で,元気にそして快適に日々の生活が営めるよう,環境を整えることが求められるのである.

したがって,安定期のアセスメントは,まずは本人が毎日をどのように過ごしているのか,回復期に立てた計画の中で不都合な点はないか,あるとすればどのようなことか,それを解決するために自分なりにどのような工夫をしてきたか,そのような工夫を補完するためにどのようなサービスがあったらよいか,もっとこうなりたい,こんなことをしてみたいという希望の芽が出ていないかを本人とともに整理し,考えていくプロセスとなる.

ただ,本人が安定し,次のステップに進みたいという希望を持っていても,家族や医療関係者を含めた周囲の人々が本人よりも保守的になるかもしれない.「無理は禁物」「これで十分」という気持ちが,安定しているがゆえに生じることも無理ないところではある.しかし,大切なのは,このような思いに,本人も納得できているかということである.アセスメントでは,本人が自らの思いを表現できるような環境にあるか,そのような環境を作り出すための調整が必要になっていないか等についても配慮したい.

2) 確認項目

さて,本人がどのような生活を送っているかを丁寧に聞いていくなかで,この時期には以下のような課題が浮上する可能性が高い.これらは,回復期と類似点が多いが,ポイントの当て方が若干異なる場合もある.

①住まい: グループホームやケアホームなどの援助付きの共同住宅に住んでいる場合は,本人の生活状況を熟知しているスタッフとも連携をとりながら,快適に過ごせているか,不都合なことは無いかを確認していくことが求められるだろう.また,一人暮らしを始めたいという強い希望が出されたら,それに向けた支援が必要になってくる.一方,すでに一人で生活している場合,現在の住まいを維持するための,家賃の支払いや基本的生活(衛生管理など)について,何か困っていることはないか,そのことについて回復期の計画の中であらかじめ決めていた支援者に相談しているか等について確認する作業が必要となる.

②日中活動・社会参加の場: 自宅以外に日中を過ごすことのできる場があるだろうか.当事者グループ,サークル活動,ボランティア活動,習い事,などは,他者との交流を通して情報交換が出来るだけでなく,対人スキルの向上,生活リズムの維持にもつながる.一方,これまで参加してきた活動をやめてしまったり,参加回数が極端に少なくなっている,といった場合は,どのような理由によるものなのかを理解することが必要となる.人間関係がうまくいっていない,他にやりたいことがある,面白くない,不安があるなどさまざまな理由が考えられるが,場合に応じて他のグループやサービスを紹介したり,話を聞いて本人の不安や緊張を和らげるといった対応が求められることもあるだろう.

③就労: 統合失調症をもつ人の多くは,「働きたい」という希望を持っている.仕事は社会参加の手段であり,収入を得る手段でもある.障害をもつ人が仕事を通じての社会参加ができるように,地域をノーマライズしていくことが強く求められている.その一つの表われとして,障害者自立支援法においても,就労に向けた支援に力点が置かれている.本人の「挑戦したい」「やってみたい」という気持ちを大事にし,そのような希望を実現できるように,支援体制を整える必要がある.長期の疾病歴などにより,すぐに働きたくても就労能力が低下しているために集中的な訓練が必要な人もいるし,また一方で機能障害や能力障害が少なく,すぐに一般就労が可能と思われるような人もいる.近隣の就労継続支援事業を行う施設を画一的に勧めるのではなく,必要に応じてすぐに一般就労に直結するような支援体制を整えることも大切である.このことを踏まえて,就労ニーズが生じたらハローワークを含め,就労支援の専門家が,本人の就労歴や希望する職種や勤務地等をアセスメントできるよう適切に調整するべきだろう.特に社会資源の乏しい地域では,アセスメント担当者は,福祉や医療だけでなく,

労働サイドのさまざまな制度についてもアンテナを張り巡らせておくことが求められる．あるいは現段階ではよく知らなくても，誰に聞けばわかるのか，必要な情報はどこから得ることができるのかを知っていると，重圧を感じることなく余裕を持ってアセスメントに臨むことが出来るだろう．その意味でも，後述する地域ネットワークを形成することが非常に重要である．

④医療： 病状が安定していても，薬の飲みやすさや，通院のしやすさ，合併症の有無を評価し，必要な医療サービスが受けられるように環境を整えることが重要である．一方，自分の病気についての理解が不十分で，通院が途絶えてしまっている可能性もある．調子を崩しそうになったときのサインや対処法，実際に悪くなってしまったときにとるべき行動について，すでに作成している「クライシス・プラン」をこの時点で点検し直し，「困ったときにはどうしたらよいか」ということを本人と共にあらためて確認することが必要である．この意味でも，再度ケア会議を開き，ケア計画の微調整について当事者を含め，関係者たちが顔を合わせて話し合うことが大切である．

このように，支援者間がお互いに顔を知っているということは非常に重要である．何か面倒なことを依頼する場合でも，気心を知る人には頼みやすくなるし，関係者同士の信頼関係が結びやすくなる．このことは，以下で述べるネットワークの形成と関係することである．

3） 地域のアセスメント

ケアマネジメントにおける一連の流れでは，どうしても対象者個人に目が向きがちになる．だが，ケアマネジメントで忘れてはならないことは，「ケアマネジメント・サービスは，ダイナミックなシステムの中で提供される」ということである．そして，地域のネットワークが整っていてはじめてケアマネジメントは円滑に機能する．

利用者が望むような場が地域になかったような場合に，「では，どうするか」という対策を考えていくことも含めてアセスメントと考えるべきであろう．適切な資源が地域にない場合に，しばしば本人に我慢させたり，手近にある他の選択肢を考えがちである．しかし，「こういうものが，欲しい」という声が多くの利用者からあげられた場合は，地域の中に創り出す，という行動も同時に考えるべきであろう．そのような行動を起こしやすい環境を整えていくこと，そのことがネットワーキングと言ってもよい．臨床家は，そのような街づくりにコミットすることも出来るのである．

地域には，医療機関，サービス提供機関，行政機関，ボランティア，当事者組織，相談支援事業者，商工会議所などがあり，本人とのかかわりの中で，それぞれの役割を担っている．ただ，これらの各要素がネットワークを組まずに，ばらばらに機能していては，効率性・効果性の点で，サービスを受ける人を含め地域全体にとって不利である．たとえば，同一地域にあるサービス機関の間でサービスの質について差がみられるとき，本人や周囲の人が質の低いサービス機関しか知らない状況では，より質の高いサービスを選択したくても，それは不可能である．つまり本人の選択の幅が狭まってしまうことになる．

逆に利用者本人を取り巻くネットワークが出来ていると，重要な情報がスムーズに流れるので，支援者間のコミュニケーションの不足による問題が生じにくくなる．そして，サービスを利用する人は，ニーズに応じて複数の事業者の中からより自分に合ったサービス機関を活用して質の高い生活を営めるようになる．

さらに，ネットワークのメリットは，個人のニーズが地域全体のニーズとしてとらえられるようになることである．たとえば，ある地域に通院が難しい人が複数名いれば，地域全体が訪問看護を必要としているということになり，資源開発（たとえばここでは訪問看護サービスの開始）に向けての取り組みにつながる．したがって，ネットワークが出来ている中での個人に対するアセスメントは，同時に地域をアセスメントするということも意味しているのである．

ネットワークを形成していくためには，個別のケア会議以外にも勉強会や研修会，全体会議などを定期的に開催し，支援者同士が顔を合わせる機会を出来るだけ増やす必要がある．医療機関で働く職員の中には，どうしても院内での業務に追われ，地域で開催されるケア会議に参加する機会を逃しがちになるという人もいるだろう．そのような場合は，一番都合がつきにく

い人に合わせて会議の場所や時間を設定するのも一つの案である．

さらに，ネットワークということでいえば，当事者が今までに持っていたネットワークを知ることも重要である．今までの当事者の文化に重なるようにして，新たなネットワークを構築していくことが「生活のひろがり」ということになるであろう．これまで本人が築いてきたインフォーマルなネットワークを否定することなく，本人を支える重要な資源としてとらえたい．

統合失調症をもつ人を取り巻く地域・環境を評価するということは，ノーマライゼーションの理念に基づいて地域を変えていくことを意味する．不足している社会資源，改善の必要な社会資源を明らかにし，障害をもつ人が尊厳をもちながらより良い生活が送れるよう，地域の精神保健システム全体を変えていく必要がある．

最後に

安定期に入ると，急性期や回復期には多かった医療サービスの割合が減少し，代わって福祉サービスの割合が増加する．それにともない，障害者自立支援法に基づく公的なサービスを利用する機会も増えると考えられる．ただし，障害者自立支援法に基づくケアマネジメントの課題としてあげられることは，障害をもつ人に継続的に寄り添う「伴走者」の役割を果たす人が明確にされていないということである．その時その時で，相談支援事業者，サービス管理責任者，医療機関のソーシャルワーカーなどがそのような役割を担うと考えられる．家族以外で，本人が信頼できる相談相手が常に存在し，本人の生活全体を見渡すことの出来るような人がいることが重要である．

（深谷　裕，伊藤順一郎）

文　献

1) ケアマネジメント・ガイドブック　精神障害者編　2006：厚生労働科学特別研究「精神障害者に対する効果的福祉サービスのあり方に関する研究」（主任　高橋清久）．

3.4　安定期の薬物・身体療法

a）　薬物の選択・用量・投与法
1）　安定期の薬物療法の基本

統合失調症の経過の中で，急性期症状がある程度改善し，様々な回復過程を経て安定期に達すると，次の目標は，その状態をいかに維持し，再発を予防するか，さらには患者の機能レベルやQOLをいかに改善・維持するかである．再発のメカニズムとして，生物学的脆弱性，環境からのストレスと個人ならびに環境防御因子の相互作用が想定されているが[26]，薬物療法がその重要な防御因子のひとつであることは疑いない．抗精神病薬の中断に関する66の研究報告をまとめたメタ解析では，中断群（平均中断期間9.7ヶ月）の再発率が53％であったのに対し，維持療法群の再発率は16％にとどまり[6]，一定期間安定した経過を有する統合失調症患者を対象としても，抗精神病薬の再発予防効果がいかに大きいかが示唆される．

しかし一方で，抗精神病薬によって様々な副作用が出現し，治療効果が妨げられることも指摘されている．第二世代抗精神病薬の使用によって，かつてよりもアキネジア，パーキンソニズムや遅発性ジスキネジアの出現を減らすことは可能になったが，アカシジアの発現はいまだに少なからず散見される．さらに，第二世代抗精神病薬による体重増加，糖・脂質系異常の発現が問題視されるようになり[24]，この対策を怠ると，QOLや社会的予後に大きな影響を及ぼしかねない．

また，安定期には，様々な心理社会的治療が行われるが，薬物療法と相加的に作用することが期待される．その意味で，第二世代抗精神病薬は，第一世代抗精神病薬に比べて，認知機能改善効果に優れることが報告されていることから[19]，その有効な活用が望まれる．これらの認知機能改善効果が統合失調症患者における機能的予後の改善と密接に関連することを示すエビデンスが現在集積されつつある[10]．加えて，患者自身の服薬アドヒアランスを向上させる工夫も不可欠である．

従って，安定期の薬物療法は，いかに患者の社会的

機能を保ちつつ,再発を予防し,同時に薬物療法の副作用を抑え,服薬アドヒアランスを向上させるかが焦点となる.以下に,これまでの臨床研究や様々な薬物療法アルゴリズム,治療ガイドラインを参考に,安定期の薬物療法についてまとめてみたい.

2） 投与方法

安定期の薬物療法として,精神症状が悪化した時のみ抗精神病薬を投与し,それ以外は休薬するという間欠的投与法が考えられるが,維持的投与法と比較して,再発率は有意に高く[14,30],遅発性ジスキネジアなどの副作用は必ずしも少なくないと報告されている[9,30].間欠的投与法を成功させるか否かは,いかに前駆症状を適切にとらえ,早期に介入できるかとも関連してくるが,これらの要素を勘案しても,維持的投与法には劣る結果が得られている.前駆症状出現時に介入する早期介入法と再発時に介入する危機介入法をそれぞれ併用した2種類の間欠的薬物療法と維持的薬物療法を比較した検討では,いずれの間欠的投与法でも維持的投与法に比して高い再発率が認められ,社会適応や副作用については3群間で差はみられなかった[27].また,前駆症状が認められた際の実際の再発率は8〜14％と低い感受性にとどまり,前駆症状から再発を予知することが容易でないことが示唆される[5].

服薬アドヒアランスを規定する要因として,精神症状の重症度,内的洞察力の欠如などの患者自身に関連するものや支持あるいは援助の不足などの環境的なものもあげられる[4].第二世代抗精神病薬の導入によってアドヒアランスが向上したとしても,統合失調症患者の一部に認められる病識の不十分さや薬物の飲み忘れに対処するためにはデポ剤が不可欠との意見もある[22].Glazerら[7]は,統合失調症患者の年間治療継続率を第一世代経口抗精神病薬で50％,第二世代抗精神病薬で65％,デポ剤で80％と試算している.デポ剤の使用は,真の意味での服薬アドヒアランス向上につながらないという批判がある一方,服薬状況を確実に把握できて,中断時の早急なチームによる対応が可能な点,初期通過効果を避けられる点,血中濃度が安定し,必要最少量で治療しやすい点,急激な中断を避けられる点などメリットも多い[16].第二世代抗精神病薬のデポ剤は,risperidoneが海外で既に使用されているが,わが国では未だ開発段階にあり,早期の上市が望まれる.

3） 投与量

安定期には,社会適応の維持と副作用の軽減・予防を考慮して,急性期治療で有効であった抗精神病薬を減量して,最少量で投与すべきである.最少至適用量を検討する研究は,投与量と血中濃度の相関に個人差の少ない第一世代抗精神病薬デポ剤を用いたものが多い.Kaneら[13]は,fluphenazine decanoateを用いて1年間の再発率の検討を行い,低用量（1.25〜5.0 mg／2週間）群は56％,中用量（2.5〜10 mg／2週間）群は24％,高用量（12.5〜50 mg／2週間）群は14％と用量依存的に再発率が低下することを報告している.しかし,低用量群でも再入院を要した症例は少なく,用量の増加で短期間に回復可能であった.陰性症状,社会適応,副作用については,低用量群が高用量群に比して良好な結果を示している.一方,Davisら[3]は,4種類の用量（200 mg,100 mg,50 mg,25 mg／4週間）のhaloperidolデポ剤を用いて再発率を検討し,25 mg群でのみ有意に高い再発率（60％）を示したことから,最少至適用量を50〜100 mg／4週間としている.

Patient Outcome Research Team（PORT）の作成したガイドライン[20]によれば,chlorpromazine換算量で300 mg／日以下の維持量では再燃の危険が高くなり,600 mg／日以上ではそれ以上の維持効果を期待できないことから,chlorpromazine換算300〜600 mg／日を安定期の維持量として推奨している.しかし,当然のことながら,有効維持量は症例ごとに異なり,減量しながら慎重に臨床症状を観察しつつ決めていくべきである.以上の知見をまとめると,少なくとも第一世代抗精神病薬を用いた安定期薬物療法は,低用量維持療法が最も望ましいと考えられる[11].一方,第二世代抗精神病薬の維持用量に関しては,第一世代抗精神病薬とは異なり,副作用が指標となりにくいため,再発予防に必要な最小有効用量を見出さなければならない.エキスパートコンセンサスガイドライン[15]では,第二世代抗精神病薬の場合,半数以上のエキスパートが維持療法において急性期治療の用量を下げないとされている.中でも,risperidone（51％）や olanzapine（59％）に比べて，aripiprazole（78％）と quetiapine（71％）が維持治療においても急性期用量が継続されやすい．しかしながら，各薬剤の適切な維持用量についての系統的な研究はまだ少なく，今後の実証的検討が必要である．

減量の仕方は必ずしも確立した方法があるわけではない．APA のガイドライン[1]では，緩徐な減量（例えば，1ヶ月ごとに約10％ずつ）を，PORT のガイドライン[20]では，6週ごとに10％ずつ減量してともに最少維持量にすることを勧めている．しかし，自然再発率が月間約10％であることを考慮すると，1～2ヶ月ごとの減量では観察期間がやや短すぎる可能性も考えられる[25]．

4）投与期間

維持療法をどのくらいの期間継続する必要があるのかは議論の分かれるところである．APA のガイドライン[1]では，初発患者で症状寛解後1年以上を経た場合，漸減・中止するか治療を継続するかは，そのリスクとベネフィットをよく話し合った上で決断すべきとしている．しかし，維持治療は間歇的治療よりも再発が少なく，かつ遅発性ジスキネジアなどの副作用頻度も劣らないことが示唆されていることは上述した通りである．複数回エピソードを有するか，5年以内に2回のエピソードを繰り返した患者は，生涯にわたる維持療法が推奨されている．

5）抗精神病薬の種類

維持療法に関するこれまでの多くの研究は第一世代抗精神病薬を用いて行われたものであるが，第二世代抗精神病薬も，第一世代抗精神病薬と同等以上の再発予防効果をもち，かつ遅発性ジスキネジアを含む有害事象の出現が有意に少ないことが報告されてきている．1年間以上の観察による risperidone と haloperidol の無作為割付二重盲検比較試験（RCT）では，risperidone 群の再発率（34％）が haloperidol 群（60％）より有意に低く，錐体外路症状の発現や早期の脱落も少なかった[2]．また，2年間観察した，Marder ら[23]による RCT では，risperidone 群と haloperidol 群で症状の改善率や再発率に差はなかったが，前者で不安・抑うつ症状や錐体外路症状がより少なく，主観的服薬感がより優れていた．Olanzapine と risperidone の治療中断率を比較した RCT のメタ解析において，olanzapine 群（33％）は risperidone 群（42％）より有意に中断率が低い結果が得られている[28]．また，Olanzapine と haloperidol を比較した RCT のメタ解析では，遅発性ジスキネジアが olanzapine 群で有意に少なかった[31]．Aripiprazole も haloperidol と比較した1年間の RCT で，haloperidol 群に優る中断率の低さ，陰性尺度得点や Montgomery-Asberg うつ病評価尺度得点の改善，錐体外路症状を含む随伴症状の少なさが報告されている[17]．Quetiapine については無作為割付で haloperidol decanoate と48週間にわたって比較した研究で，同等の予防効果，陰性症状のより有意な改善，錐体外路症状発現の有意な少なさが示唆された[8]．さらに，米国を中心に多施設共同研究で行われた，慢性期患者に対する大規模な第二世代抗精神病薬同士の比較研究（CATIE study）では，全ての要因を含む中断までの期間が他の薬剤に比して olanzapine で有意に長く，有効性の面では最も優れていたが，体重増加，糖脂質代謝異常の頻度は有意に多く，最も劣る結果となっている[21]．

薬理学的にドパミン D_2 受容体遮断作用の持続性から再発予防効果を考えてみると，haloperidol や risperidone のような持続的 D_2 受容体遮断薬の方が確実な予防効果をもつと言えるが，そのために副作用（急性・遅発性錐体外路症状，プロラクチン上昇）が問題となり，quetiapine や perospirone のような間歇的 D_2 受容体遮断薬は予防効果がやや劣る可能性はあるものの，副作用面で優れているという相反する二面性が存在する[18]．Seeman ら[29]は，再発予防には必ずしも持続的な D_2 受容体遮断は必要ないという仮説を提唱しており，その観点から，quetiapine や perospirone のような間歇的 D_2 受容体遮断薬を再発予防のため有効に活用するためには，一日のうち一度は D_2 受容体占拠率が70％を超えるような用量・用法（例えば，寝前1回投与など）を工夫することが重要と考えられる[18]．

現在わが国では，3種類の第一世代抗精神病薬デポ剤が使用可能であるが，安定期に主として適応となるのは，fluphenazine と haloperidol の各 decanoate

3. 安 定 期

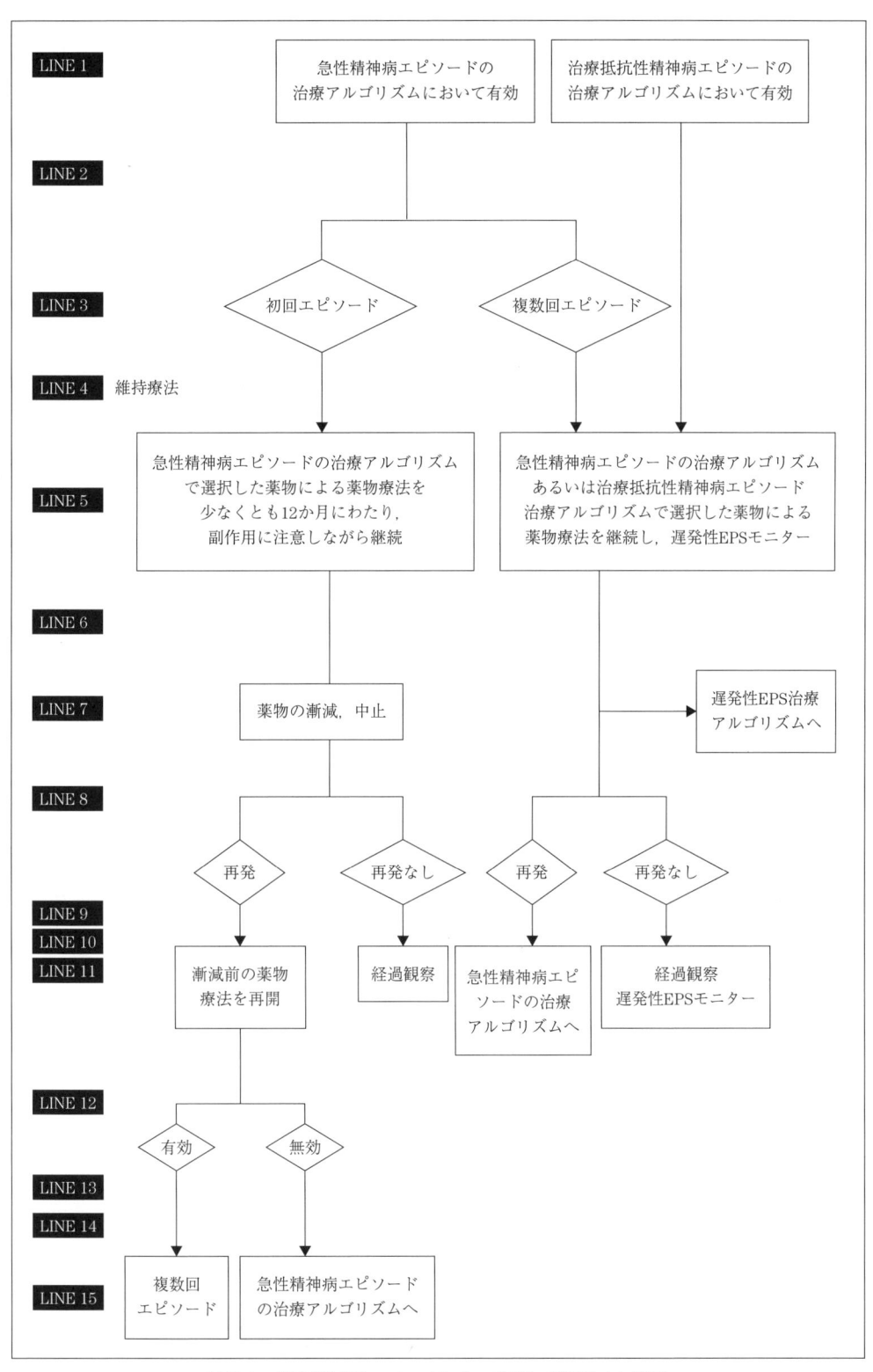

```
LINE 1:   [急性精神病エピソードの治療アルゴリズムにおいて有効]   [治療抵抗性精神病エピソードの治療アルゴリズムにおいて有効]
LINE 2:
LINE 3:   <初回エピソード>     <複数回エピソード>
LINE 4:   維持療法
LINE 5:   [急性精神病エピソードの治療アルゴリズムで選択した薬物による薬物療法を少なくとも12か月にわたり，副作用に注意しながら継続]   [急性精神病エピソードの治療アルゴリズムあるいは治療抵抗性精神病エピソード治療アルゴリズムで選択した薬物による薬物療法を継続し，遅発性EPSモニター]
LINE 6:
LINE 7:   [薬物の漸減，中止]                                          [遅発性EPS治療アルゴリズムへ]
LINE 8:
LINE 9:   <再発>  <再発なし>    <再発>  <再発なし>
LINE 10:
LINE 11:  [漸減前の薬物療法を再開]  [経過観察]  [急性精神病エピソードの治療アルゴリズムへ]  [経過観察 遅発性EPSモニター]
LINE 12:  <有効>  <無効>
LINE 13:
LINE 14:
LINE 15:  [複数回エピソード]  [急性精神病エピソードの治療アルゴリズムへ]
```

図 V-9　維持薬物療法のアルゴリズム（伊藤, 岩渕[12]より引用）

剤である．Fluphenazine enanthate は，衝動性が高い患者や病状が遷延している患者に対して継続的に使用される場合もあるが，半減期の短さ（4日）や鎮静効果を利用して一過性の投与を行うことが推奨されている[4]．Fluphenazine decanoate は，統合失調症中核群で，重症度が高く，残遺症状が重く，病識が乏しい患者の外来維持に適している．半減期（7～10日）から考えると，2週間ごとの注射が基本となり，一部の症例では3～4週ごとの注射による維持も可能であるとされる[4]．一方，haloperidol decanoate は，haloperidol 経口剤で効果があり，寛解状態やそれに近い状態が得られた患者の外来維持に適している[4]．デポ剤の中で最も半減期（21日）が長く，血中濃度の変動幅も少なく安定している．

おわりに　わが国の文献を中心に2006年に改訂版が作成された統合失調症の薬物療法アルゴリズムでは，維持薬物療法の項目において，図V-9に示したようなアルゴリズムが提案されている[12]．その後，aripiprazole が上市され，現在さらに複数の新規抗精神病薬の開発が進められている．安定期の治療は，必要最少量の第二世代抗精神病薬を持続的に投与していく方法が今後基本になると考えられる．しかし，維持療法の評価には長期の観察期間を要する．第一世代抗精神病薬に比較して，これらの第二世代抗精神病薬が急性のみならず遅発性の副作用も本当に少ないのか，十分な観察期間に基づいた再発予防効果が本当に認められるのか，認知機能を改善して社会的予後の向上に本当に寄与するのかをわれわれ自身が注意深く観察することで，わが国独自の統合失調症安定期の薬物療法ガイドラインを確立していくことが望まれる．

（久住一郎，小山　司）

文　献

1) American Psychiatric Association: Practice guideline for the treatment of patients with schizophrenia, second edition. Am J Psychiat 161(2 suppl):1-56, 2004.
2) Csernansky JG, Mahmoud R, Brenner R: A comparison of risperidone and haloperidol for the prevention of relapse in patients with schizophrenia. New Eng J Med 346:16-22, 2002.
3) Davis JM, Kane JM, Marder SR, et al: Dose response of prophylactic antipsychotics. J Clin Psychiat 54(suppl):24-30, 1993.
4) 藤井康男：持効性抗精神病薬（デポ剤）を用いた分裂病治療．精神科治療学 15（増）:151-156，2000．
5) Gaebel W, Frick U, Kopcke W, et al: Early neuroleptic intervention in schizophrenia: are prodromal symptoms valid predictors of relapse? Br J Psychiat 163(suppl 21):8-12, 1993.
6) Gilbert PL, Harris MJ, McAdams LA, et al: Neuroleptic withdrawal in schizophrenic patients: a review of the literature. Arch Gen Psychiat 52:173-188, 1995.
7) Glazer WM, Ereshefsky L: A pharmaco-economic model of outpatient antipsychotic therapy in "revolving door" schizophrenic patients. J Clin Psychiat 57:337-345, 1996.
8) Glick ID, Marder SR: Long-term maintenance therapy with quetiapine versus haloperidol decanoate in patients with schizophrenia or schizoaffective disorder. J Clin Psychiat 66:638-641, 2005.
9) Goldman MB, Luchins DJ: Intermittent neuroleptic therapy and tardive dyskinesia: a literature review. Hosp Commun Psychiat 35:1215-1219, 1984.
10) Harvey PD, Patterson TL, Potter LS, et al: Improvement in social competence with short-term atypical antipsychotic treatment: a randomized, double-blind comparison of quetiapine versus risperidone for social competence, social cognition, and neuropsychological functioning. Am J Psychiat 163:1918-1925, 2006.
11) 東間正人，越野好文：寛解期の薬物療法．精神科治療学 15（増）:147-150，2000．
12) 伊藤千裕，岩渕健太郎：維持薬物療法のアルゴリズム．統合失調症の薬物治療アルゴリズム，林田雅希，佐藤光源，樋口輝彦（編），医学書院，東京，pp. 11-17, 2006．
13) Kane JM, Woerner M, Sarantanos S: Depot neuroleptics: a comparative review of standard, intermediate, and low dose regimens. J Clin Psychiat 47(suppl):30-33, 1986.
14) Kane JM: Management strategies for the treatment of schizophrenia. J Clin Psychiat 60(suppl 12):13-17, 1999.
15) Kane JM, Leucht S, Carpenter D, et al: Expert consensus guideline series: Optimizing pharmacologic treatment of psychotic disorders. J Clin Psychiat 64(suppl 12):1-100, 2003.
16) Kane JM: Review of treatments that can ameliorate nonadherence in patients with schizophrenia. J Clin Psychiat 67(Suppl 5):9-14, 2006.
17) Kasper S, Lerman MN, McQuade RD, et al: Efficacy and safety of aripiprazole vs. haloperidol for long-term maintenance treatment following acute relapse of schizophrenia. Int J Neuropsychopharmacol 6:325-337, 2003.
18) 久住一郎，高橋義人，小山　司：Perospirone の適応と用量反応性．臨床精神薬理 8:1219-1225，2005．
19) 久住一郎，小山　司：抗精神病薬による統合失調症の認

知障害への対策. 精神科治療学 20:51-58, 2005.
20) Lehman AF, Steinwachs DM and the co-investigators of the PORT project: At issue: translating research into practice: the schizophrenia patient outcomes research team (PORT) treatment recommendations. Schizophr Bull 24:1-10, 1998.
21) Lieberman JA, Stroup TS, McEvoy JP, et al: Effectiveness of antipsychotic drugs in patients with chronic schizophrenia. N Engl J Med 353:1209-1223, 2005.
22) Mannion L, Carney PA, Sloan D, et al: Depot antipsychotic drugs revisited. Psychiat Serv 49:1361-1362, 1998.
23) Marder SR, Glynn SM, Wirshing WC, et al: Maintenance treatment of schizophrenia with risperidone or haloperidol: 2-year outcomes. Am J Psychiat 160: 1405-1412, 2003.
24) 村下真理, 久住一郎, 井上 猛, 他：非定型抗精神病薬使用患者における糖尿病発症頻度の検討. 臨床精神薬理 7:991-998, 2004.
25) 中込和幸, 上島国利：抗精神病薬の維持投与と再燃, 再発防止. 上島国利編, 精神医学レビューNo.35 抗精神病薬の長期投与, pp.5-18, ライフサイエンス, 東京, 2000.
26) Nuechterlein KH, Dawson ME: Information processing and attentional functioning in the developmental course of schizophrenic disorders. Schizophr Bull 10: 204-232, 1984.
27) Pietzcker A, Gaebel W, Kopcke W, et al: Intermittent versus maintenance neuroleptic long-term treatment in schizophrenia: 2 year results of a German multicenter study. J Psychiat Res 27:321-339, 1993.
28) Santarlasci B, Messori A: Clinical trial response and dropout rates with olanzapine versus risperidone. Ann Pharmacother 37:556-563, 2003.
29) Seeman P: Atypical antipsychotics: mechanism of action. Can J Psychiat 47:27-38, 2002.
30) Schooler NR: Maintenance medication for schizophrenia: strategies for dose reduction. Schizophr Bull 17: 311-324, 1991.
31) Tollefson GD, Beasley Jr CM, Tamura RN, et al: Blind, controlled, long-term study of the comparative incidence of treatment-emergent tardive dyskinesia with olanzapine or haloperidol. Am J Psychiat 154: 1248-1254, 1997.

b） 維持電気けいれん療法の適応と方法
1） 維持電気けいれん療法とは

精神疾患の急性エピソードが寛解に達してから, エピソードの再発予防を目的に6ヶ月以上に亘って実施される電気けいれん療法を維持電気けいれん療法 (Maintenance Electroconvulsive Therapy, 以下, 維持ECT) と呼んでいる[1]. 統合失調症の安定期には薬物療法と心理社会療法を行うのが一般的であるが, 種々の薬物療法や心理社会療法によってもエピソードの再発予防が困難な症例に対しては, 維持ECTが安定期の治療選択肢として考慮される場合がある.

2） 歴史と有用性に関するエビデンス

統合失調症に対する維持ECTの最初の試みは, 抗精神病薬が導入される以前の時代に遡る. Mooreは, 統合失調症患者を数多く含む56人の多様な患者群に対して, 月1回のECTという治療スケジュールを試行錯誤の上に開発した[2]. また, Kalinowskyは, 急性期の統合失調症がECTによって急速に改善した後に高頻度に再燃することを指摘し, 症状が改善した後にもECTを継続する必要があることを強調している[3]. その後の10年間は, 統合失調症の再燃・再発の予防と慢性化の遅延という期待を込めて, 維持ECTが広く使用される方向にあった[4,5]. しかし, 1950年代後半に抗精神病薬が導入されてからは, 維持ECTに対する関心は急速に失われ, 研究報告も激減していった[6].

ところが, 1980年代後半以降, ECT後の維持薬物療法が困難な薬物治療抵抗例に繰り返し直面する中で, 維持ECTに再び関心が向けられるようになってきた.

Chanpattanaらは, 急性期ECTに反応した21人の薬物治療抵抗性統合失調症患者に対して, 抗精神病薬を併用した両側ECTを, 週1回で1ヶ月間, 2週に1回を5ヶ月間, その後は症例によって治療頻度を調整する1年間の維持ECTを実施し, 全例で1年間の寛解維持に成功したと報告している[7]. わが国においても, 谷川ら[8]は, 薬剤性の麻痺性イレウスのために抗精神病薬の十分な投与が困難な統合失調症患者に対して, 少量のハロペリドールとレボメプロマジンを併用した維持ECTを実施し, 寛解維持に成功している. また, 鈴木ら[9]は, 再燃を繰り返す61歳の遅発緊張病例において, リスペリドンを併用した維持ECTを1年間実施し, 認知機能の悪化を認めず, 長期的な寛解維持に成功している.

3) 適応と方法

米国精神医学会のガイドライン[1]では，①維持ECTは，一般的には，継続ECTを受けた患者で適応となる，②維持ECTを受ける患者のECT前評価は，継続ECTのそれに準じる，③維持ECTの治療頻度は，寛解を維持するに必要とされる最少頻度で実施すべきである，④維持ECTを継続する必要性については，少なくとも6ヶ月ごとに再評価すべきである，としている．

治療の場については，一般的には外来で実施することが可能であるが，治療前の絶食を確実に守れない場合や，ECT前後に綿密な医学的管理が必要とされる患者では，短期入院（または1泊入院）が必要となる．継続・維持ECTにおいても緊張病エピソードの再燃・再発予防が困難な場合には，治療頻度の調整が有用であることが示唆されている[10]．しかし，統合失調症に対する維持ECTの適応，治療頻度，治療期間，治療手技，有効性，安全性に関するデータはまだ少ない．したがって，本治療を実施するにあたっては，治療施設ごとに本治療の倫理的側面と技術的側面を慎重に検討した上で，本治療によってもたらされる利益と危険を患者ごとに十分比較考量し，適応，治療頻度，治療期間，治療手技を決定する必要がある．

（粟田主一）

文　献

1) American Psychiatric Association Committee on Electroconvulsive Therapy: A Task Force Report of the American Psychiatric Association. The Practice of Electroconvulsive Therapy. Recommendations for Treatment, Training, and Privileging. 2nd edition. American Psychiatric Association, Washington DC, 2001. （日本精神神経学会電気けいれん療法の手技と適応基準の検討小委員会監訳：米国精神医学会タスクフォースレポート．ECT実践ガイド．医学書院，東京，2002.）
2) Moore N: The maintenance treatment of chronic psychosis by electrically induced convulsions. J Mental Sci 89:257-269, 1943.
3) Kalinowsky L: Electric convulsive therapy, with emphasis on importance of adequate treatment. Arch Neurol Psychiat 50:652-660, 1943.
4) Kerman EF: Electroshock therapy. With special reference to relapses and an effort to prevent them. J Nerv Ment Dis 102:231-242, 1945.
5) Weisz S, Creel J: Maintenance treatment in schizophrenia. Dis Nerv Sys 9:10-14, 1948.
6) Monroe R: Maintenance electroconvulsive therapy. Psychiat Clin North Am 14:947-960, 1991.
7) Chanpattana W: Maintenance ECT in treatment-resistant schizophrenia. J Med Assoc Thai 83:657-662, 2000.
8) 谷川真道，西嶋康一，石黒健夫，他：薬剤治療困難例に対する寛解維持目的におけるメインテナンスECTの試み．臨床精神医学 29:75-80, 2000.
9) 鈴木一正，粟田主一，加藤直樹，他：緊張病症候群を呈する遅発性精神病の1例．精神医学 43:745-751, 2001.
10) Suzuki K, Awata S, Takano T, et al: Adjusting the frequency of continuation and maintenance electroconvulsive therapy to prevent relapse of catatonic schizophrenia in middle-aged and elderly patients who are relapse-prone. Psychiat Clin Neurosci 60:486-492, 2006.

3.5　安定期の心理社会的療法

a）　精神療法

1）　安定期の特徴

統合失調症は経過の長い病気であり，再発を繰り返すなど，症状が変化する．また，転院，主治医交代など，治療上のさまざまなできごとや，就職，離職，結婚，離別などをはじめとして，さまざまなライフイベントがあり，またそれが病状にも影響する．患者にとって，地域での生活こそ，本来の自分の居場所であることを考えると，こうした生活上のできごとを治療に組み入れ，生かすことが治療者に求められる．

安定期には，症状の軽重はあるものの，意欲の低下や集中力の低下，思考力の低下などの陰性症状を持つことが多い．また持続的な幻聴・妄想を持つ場合もあるし，安定期とは言っても，多かれ少なかれ症状の変動を伴うことが多い．生活の場については，仕事をしている場合もあれば，自宅で静かにすごしている場合もある．変化を嫌い，毎日，淡々と生活していることもあれば，次から次へと生活や仕事の場を変えて，そのたびに調子を崩すという場合もある．患者の生活を長く支えていくためには，こうした安定期の特徴をとらえ，きめ細かに対応していくことが大切である．

2）　安定期の精神療法の目標

統合失調症の治療は，多くの場合，長期にわたる．精神療法の目標として，長期にわたって安定した治療

関係を続けることが挙げられる．これは根気の要る作業であるが，最も大切な目標である．再発を防ぎ，生活を向上させるということも大きな目標ではあるが，常に向上し続けなければならないというものでもない．むしろ，安定期の精神療法としては，患者の生活につきあって，それを支えていくということを目標にするとよい．生活のパートナーとなると言いかえてもよい．こうした姿勢を保つことが，安定した治療関係にもつながる．患者の生活につきあう中で，再発の管理，持続症状への対応，生活改善，リハビリテーションプログラムや福祉サービスの利用などを相談していく．

安定期の精神療法のもう一つの課題として，長期戦略による症状の改善が挙げられる．すなわち，病識と治療態度の改善，生活・行動パターンの修正といった課題は，短期間では解決が難しいものである．こうした課題に対しては，漫然と，「あなたは～といった病気ですよ」と言い続けても効果は薄い．急性期～安定期を通じた長期戦略を立て，本人の行動・気持ちや症状の変化を見ながら，タイミングを見計らって働きかけを行っていくことが必要である．

3） 安定期精神療法の実際
i） 治療関係

①基本的態度： 安定期において，治療者は，患者の生活のパートナーとしての役割を持ち，働きかけるよりも，話を聞くことが中心となるだろう．話を聞く技術については，急性期精神療法（V編1.5-a）の最初でも触れたが，相手の気持ちの流れを感じ取り，その流れに従って気持ちを合わせる．具体的な手法としては，タイミングよく相槌を打つ，治療者がしゃべりすぎない，コメントしないで話を聞く，相手の言葉をそのまま使って共感を示す，相手の話のペースに合わせる，などである[14]．相手の気持ちの流れを感じ取ると言っても，気持ちを先取りしすぎてもいけない．患者が今感じている気持ちを，くみとって共感を示す．相談の中で，治療者に答えを求める質問があった場合でも，実は本人が必要としているのは答えではなく，そういうことで困っているという気持ちを聞いてもらいたいということかもしれない．答を求めている場合でも，すぐに答えなければならないと焦る必要はな

く，まずは，質問に至った気持ちにじっくりと耳を傾ける余裕があるとよい．

面接の頻度は，たいていの場合，2週間に1回とか4週間に1回，定期的に行う．もちろん，症状に応じて，頻度を変えることも必要となる．定期的な面接では，漫然とした内容になりがちであるが，大切なことは，その中で，個々の面接の意義を考え，ポイントを押さえた面接を行うことである．とりたてて大きな相談事のないような普段の面接では，気軽に面接してよいが，大事な話が出てきたときは，居住まいを正すなどして集中する雰囲気を作る．こちらから大事な話をするときは，あらかじめ，話を切りだすタイミングなどを，よく考えて面接に望むとよい．

②働きかけ方： 精神療法では，上記のように治療関係を維持しながら，服薬・症状の管理や，生活の管理について，相談し，働きかけを行う．働きかけといっても，治療者からの一方的な指示ばかりでは治療関係にひびが入りかねない．治療者側に焦りの気持ちがあったりするとそうなりやすいので注意する．治療は本人のために行うものであり，本人の気持ちをよく把握することが基本である．たとえば，後でも述べるが，薬の必要性について説明する際には，いきなりこちらから説明を押し付けるのではなく，服薬についてどういうことを不安に思っているか，どんな気持ちで服薬しているかなど，まず十分に聞くことである．こちらとしてはわかっているつもりでいても，あらためて気持ちを聞きなおすくらいがよい．「薬が必要だと繰り返し話しているのに，また薬を飲まなかった」など，治療者の期待どおりにいかないと，つい，本人の非を指摘したくなるかもしれないが，それでは，本人のためにではなく治療者のために治療しているようなものである．そうではなく，まずは，本人のよいところや，努力しているところを誉めることによって，働きかけるように心がけるとよい．もう一つは，根気よくというか，気長に構えることである．こうやって，繰り返し働きかけを行っても，ちっとも行動が変わらないなと感じることもあるだろうが，治療者が焦ったり，いらだったりしないように気をつける．そのうちに，なにかのきっかけで，ふと変わったりする．たとえば「ダイエットしましょう」と繰り返しても全然か

わらなかったのが，風邪で数日寝込んだのをきっかけに，「たくさん食べなくても平気になりました」と，あれよあれよと見事に減量に成功した人がいる．治療者ができることというのは，とても限られているものだと実感させられる．

　③患者の自主性：　精神科に限らず，医療全般において，最近はユーザー本位という考え方が広まり，判断・決定のプロセスにおいて，患者の意思決定が尊重されるようになってきた．これは，患者の自由の拡大であるとともに，その決定の責任の一端を患者自らが負わなければならないという，責任の増大でもある．こうした方法は，患者の自己決定力や自主性といったものを引き出すことにつながる．生活上の相談をする場合でも，治療者が本人に成り代わって答えを出すのではなく，患者自身が自分で答を見つけ出せるような援助の仕方が望ましい．治療者の役割は，情報を集め，検討し，決定するというプロセスを患者と一緒に進めていき，本人の決定を支援することにある．その際，治療者は，焦らないことが大切である．本人の判断や思考がゆっくりなときに，治療者が先取りして話を進めてしまうことがないよう，本人のペースに合わせることを心がけ，本人が考える時間が持てるように，十分に待つことを忘れてはならない．

　しかし，精神疾患においては，自主性を引き出すといっても，疾患の特徴に合わせた配慮が必要となることがある．その大きな理由は，患者は，自分自身に対する自信が乏しいなどのために，重大な決定をすることが負担になりすぎることがあるからである．不用意に決定を本人に預ける対応をしたために，本人を必要以上に迷わせることになり，病状が悪化してしまうということもある．もちろん，だからといって，なんでも治療者が判断・決定すればよいかというとそうではない．ひとりの人間として生活していく上で，自分で考える力を持つということはとても大切なことである．治療者は，本人の判断・決定の力を見極めながら，少しでも力をつけることができるように，適切な度合いで支援していくことが求められる．たとえば，あるデイケアでの話．ふだんから寡黙な患者で，ほとんど自己主張しない患者に，あるとき，トランプのゲームに参加することを誘おうとしたことがある．「参加したいんじゃないの？」と，誘導する質問をしてしまう方法もあったが，このとき，担当のスタッフは少しこらえて，「みんなトランプをやるみたいだけれど，参加しますか？」と聞いてみた．なかなか答えが返ってこなかったのが，10分位して，小さな声だがはっきりと「参加します」と自分から答えた．トランプへの参加という小さなことではあるが，本人にとっては大きな一歩であったかもしれない．待つことによって得られた一歩である．

　ときには，患者自身，他人に判断・決定されることに強い抵抗感を持つ場合がある．この場合も，その特徴に合わせた配慮が必要である．すなわち，必ずしも，自分自身の意見をしっかり持っているわけではないので，他人に対して一見，依存的にいろいろとアドバイスを求めることもある．かと言って，いざ，他人に意見を言われると，それに合わせなければならないように，プレッシャーを感じてしまったり，他人の言葉に束縛されて自分が侵害されたように感じてしまう．こうした両価的な気持ちを持つ場合である．この場合，治療者がその気持ちに配慮しないと，「せっかくアドバイスしたのに，患者がちっとも行動してくれない」とか，「治療者が言ってくれるけれども，期待に添えなくて落ち込む」など，本人としても治療者としても理不尽な感じが残ってしまうことになる．治療者が意見の押し付けにならないように配慮して，本人の思考の流れに沿いながら吟味・検討を進め，「これから先は自分の気持ちと相談して考える部分ですね」と，最終的な決定は，あくまで本人にゆだねる．本人が「どうしたらいいですか」と意見を求めてくると，つい，治療者の結論を言ってしまいがちだが，この場合，迷っている気持ちを聞いたうえで，上記のように結ぶのがよい．

　このように，治療者が判断・決定をどのくらい支援するかについては，患者の特性を見極めながら対応していくことになる[15]．

ii）服薬・症状の管理　　安定期の治療の大きな目標の一つは再発を含めた症状の管理である．そのためには，服薬の管理が欠かせない．また，再発の症状や持続症状への対応や，そのきっかけとなる生活状況への対応も必要である[8,9]．

①服薬管理：　服薬管理には，服薬の確認，副作用への対応，服薬の意義の確認などを行う．診療の中で折に触れて服薬について質問・確認するが，特に，本人の方から薬についての質問や訴えがあったとき，薬を変更するとき，症状の変動があったときなどは丁寧に質問する．「ここのところあまり調子が良くないようですが，薬を忘れたりしていませんか？」など．

服薬の意義についての説明としては，症状や精神機能に対する薬の効果，再発の予防効果などを話す．「薬は症状を抑えるだけでなく，再発を予防する働きも持っています．再発すると，つらい症状を経験しなければなりませんし，回復に長い時間がかかってしまいます．きちんと薬を飲み続けることで再発をかなり予防することができます．また，薬をうまく使うことによって集中力が高まり，社会復帰にも取り組みやすくなります．」薬はいつまで飲むのですか，といった質問に対しては，まず，質問に至った気持ちをよく聞いて，それに共感することが大切である．『薬を飲んでいては仕事ができないのではないか』とか，『薬を飲みつづけると副作用があるのではないか』といった不安があって，質問に至ることが多い．まずは，そうした不安に対して十分に説明することが大切である．その上での答えとしては，「今のところ，薬が最も再発を予防する効果のある治療法です．うまく薬の量を減らしていって，飲まなくてすむようになることもありますが，なんらかの薬を飲んで再発を防ぎながら仕事を続けている人も少なくありません．」あるいは，「薬を減らしていくには，病状の安定と共に生活が安定することが必要です．まずは治療に専念し，薬を減らしたりなくしたりすることは，安定した生活を送ることができるようになってから考えましょう．」

服薬が不規則となるのにはさまざまな理由が考えられる．つい忘れてしまう，受診日に急用などで受診できず薬が足りなくなってしまった，起床が遅くなって朝の薬を飲めなかった，薬を紛失してしまった，なんとなく薬を飲みたくない，自分は病気でないから薬を飲まない，などである．事情を確認して，対処できることは対処する．たとえば，飲み忘れたときにどうするかを相談しておく，薬がなくなりきらないように余裕をもって診察日を設定する，1日の薬を飲む回数を工夫する，薬の管理方法を相談する，などである．本人が納得すれば，その都度，家族やあるいはデイケアや作業所の職員などが服薬を確認するという方法もある．飲みたくないという場合は，病識の問題と関係するだろうから，後で述べるように，じっくりと対応していくことが求められる．

②症状管理・再発管理：　再発を予防する方法の一つとして，再発の早い段階で現れる症状をとらえ，早めに対応する方法がある．再発のサインとなる症状については，面接時に主治医が観察するだけでなく，本人もそれを理解して，自分で再発のサインに気が付くようにできるとよい．調子が悪かったときのことを思い出してもらい，「具合が悪くなり始める最初のころはどんな様子でしたか」などと聞きながら，サインを確認する．「最初，なんとなく気分が落ち込んで，それからだんだんと調子が悪くなってきたのですね．そのときはそのまま調子が悪くなって入院になってしまったのですが，早い時期に薬を調節したりすると，それほど調子を崩さなかったかもしれないですね．こうした，気分の落ち込みとか，眠れないといったサインが出てきたら，早めに相談してください．」

再発をより効果的に予防するためには，症状悪化のきっかけをよく検討することが大切である．対人関係，仕事の負担，家族との不和，周囲の者から投げかけられたちょっとした一言，などがきっかけとなる．中でも対人関係の問題がきっかけとなることが多く，どのような対人関係が苦手かというところまで踏み込んで検討することが望ましい．こうしたきっかけは，本人が気づいていない場合も多いので，「なにか悪化したきっかけはありましたか」という聞き方だけでは不十分である．症状が悪化し始めた頃の生活の様子を詳しく聞いて，治療者が判断していく．推定される悪化要因を念頭におきながら，改めて生活歴や病歴を見渡すと，より正確な判断ができる．また，ふだんの本人の病状と本人をとりまく状況との関係を注意深く観察しておく．そうすれば，どういった生活状況や対人関係が苦手かということが，だんだんと把握できる．外来通院だけでは十分把握しきれない場合もあるが，デイケアなど頻繁に通院する状況では，より情報の収集が容易になる．こうした情報をもとにして，症状悪

化のきっかけを探っていく．このように，再発のきっかけを把握することによって，再発リスクを予測し，リスクが高いときには，事前に余計な刺激が加わらないように環境調整を行ったり，万が一，再発した場合のために，情報収集を密にするなどして，早めに備えておく．

③再発時の働きかけ： 再発してしまったときには，できるだけ早めに対応する．薬の変更・増量とともに，再発のきっかけとなった生活上のストレスの解決を図ることが必要である．そのいずれか一方だけで，本格的な再発に至らずにすむこともある．

再発のきっかけについては，本人の話や周辺状況からの類推による．これまでの生活歴・病歴から，どんな状況で再発に至り易いかについての情報が得られれば，より高い精度で推測できる．たとえば，初めて仕事を一人で任された，身近な人が結婚した，自分に非がないのに叱られた，などがきっかけになることがある．それらを本人が不調の原因として自覚している場合もあるし，本人は気づいていない場合もある．いずれにせよ，ある程度，きっかけと思われる状況がわかったら，それについて本人の気持ちをよく聞き，一緒に問題解決に向けた相談をしていく．あるいは，本人だけでは解決が難しそうな問題については，周りに働きかけて困難な状況の回避に努める．こうした本人や周囲への働きかけを，薬物療法の工夫と同時に行っていく．

薬の変更・増量を行うときは，「どうも少し具合が悪くなり始めているようです．一時的にでも薬を工夫すれば，大きく調子を崩すまでにはならないですみます」などと説明する．しかし，本人の同意を得るのが難しい場合もある．再発の症状を自覚できなかったり，あるいは自覚していても，病気の症状ではなく周りの環境が悪いだけだとしたり，すなわち病識が乏しい場合などである．そうした場合の対応は，これまでにどういった治療関係を築いてきたか，病気についての理解をどのくらい共有してきたか，などに左右される．治療関係がしっかりしていれば，本人の話をしっかり聞いて，「よくわかりました．じゃあ，今日はしっかり薬を飲んで家で休みましょう」と話すだけで，長々と説得しなくても受け入れてくれることもある．仕事の集中の度合いとか，睡眠とか，お互いに合意できる客観的所見が見つかれば，それを元にして説得し易くなる．これまでに再発時の症状をしっかり話し合っていたら，今の症状を吟味して，「やっぱり再発のときの症状じゃないですか」と，説得できることもある．自信を持った口調で話すことも有効で，「今の症状は再発の症状です．薬を工夫すれば，1週間くらいでよくなります」と，相手の目をしっかり見て伝えると，雰囲気で納得してくれるかもしれない．「1週間だけでいいから，この薬を追加して飲みましょう」と，期間限定でとりあえず服薬してもらう方法もある．そうして，1週間後には薬の効果で，症状が和らいだり，あるいは思考が柔軟になって，継続して服薬することを受け入れやすくなっていることを期待する．逆に，病状によりけりであるが，「とりあえず，今回は薬は変えないでがんばってみますが，1週間たって治まらないようなら，薬を変えましょう．それを越えると，かえって治療が長引いてしまいます」などと期日を決めて先延ばしにするという方法もある．繰り返しになるが，大切なのは，それまでにどのくらい治療関係の構築や病気の理解の共有に努めてきたかということである．

④慢性症状への対応： 安定期の精神療法としては，慢性の幻覚・妄想や不安感，イライラ，強迫症状など，慢性の症状への対応も必要である．対応の基本は，まず症状のつらさや悩みを共感的に聞くことである．患者は，症状のつらさを常に感じつつ生きていくわけであり，まずは，そのつらさや悩みに共感する．その上で，症状を和らげるために，薬を使った対応や，気持ちをリラックスさせるようなストレス解消法を用いた対応などを相談する[2,3]．薬を使った対応というのは，症状が強いときに，抗不安薬などの頓服薬を用いたりすることである．気持ちをリラックスさせるような対応というは，音楽を聴く，友達と電話で話をするなどの方法や，幻聴に対して『これは本当の声ではない』と自分に言い聞かせる方法，また，なかには，幻聴があるときにハミングするという解消法を提案している人もいる．その人の好みや，実践してみた効果に応じて使い分けることができるように相談する．また，慢性症状への対処を目的にリハビリテー

ションの動機付けを行うこともできる．たとえば，友達と遊んでいるときや何か好きなことに打ち込んでいるときは，症状のことを忘れている，ということがよくある．そうした事実を例にとって，「病気をよくしていくには，ひとりで家にこもっているだけではなく，友達と会ったり，なにかの活動に打ち込んだりして，生活を充実させていくことも大切です」とリハビリテーションへの動機付けを行う．

iii) 生活への働きかけ 患者にとって，日常生活の場は，生活の場であるとともに，最も大切な治療の場でもある．統合失調症の患者は，症状や機能障害，生活経験の不足などによって，さまざまな生活面の障害を持っており[1,6,13,17,21]，生活場面のストレスによって病状が影響される．一方，生活場面の経験によって病気についての洞察の手がかりが得られたり，また病気への対応を含めた，さまざまな生活技能が修得される．生活面の障害を乗り越えて，いかに自分の生活をよくしていくかということは，患者にとって大きなテーマであり，生活への働きかけは，治療のもっとも大切なポイントである．具体的に生活への働きかけとしては，生活の目標の設定を含めた生活上の相談をする，生活上の欠点を把握しそれを修正する，生活改善のためのリハビリテーションプログラムを利用する，といった方法がある．

①生活の相談：

〈治療者が生活の相談者になること〉 生活に対して働きかけるためには，患者の生活をよく知っておくことが不可欠である．生活のことを聞くことで，治療者が生活の相談に応じるということ，生活の相談が大切であるということが，伝わっていく．もちろん，はっきりと，生活を考えることの意義や，治療者が生活の相談に応じることを伝えてもよい．「病気になって，これからの生活をどうしていくかということは大きな問題です．今は症状は少なくなりましたが，再発のことやいろいろな症状など，病気のことを考えながら生活のことを考えていくことが必要です．じっくりと相談していきましょう」といった具合である．このように治療者が生活の相談者になることで，より的確に再発を防止し，生活の援助を行うことができるようになるし，患者にとっても，より安心感を得ることができる．

〈苦手な生活状況に対応すること〉 先に，再発のサインが出てきたときに，そのきっかけとなる生活状況を調べて対応することを述べた．しかし，再発のサインが出てきたときだけでなく，ふだんから，患者にとって苦手な状況に対応していくことによって，より安定した生活をおくることができると考えられる．たとえば，就職に際して，職場の状況や仕事の内容をよく把握することによって，より適切な職場を選ぶことができるだろう．あるいは，異性問題が身近に持ち上がると調子を崩すという患者の場合，もしも身内に結婚話が持ち上がったりすると，患者がまた調子を崩すことが予想される．そうした場合，患者にどのようなタイミングでその話を伝えるかということを検討したり，話を伝えた後，より注意深く症状を観察するといった対応をとることができる．

〈障害に応じた生活援助〉 このように，生活の中から患者の特徴を把握して，それをもとにして生活を援助していく方法だけでなく，医学的な所見をもとにして援助の方針を検討するという視点も大切である．統合失調症における種々の機能障害を評価する方法としては，記憶や注意，実行機能などの認知機能検査，思考障害の評価尺度を用いた思考障害評価，ロールプレイテストを用いたコミュニケーション技能の評価などがある[7,10]．たとえば，ロールプレイテストや診察時の評価で受信技能に障害が認められるときは，職場でのコミュニケーションの際に，あらかじめ職場の担当者に図示したり紙に書いてもらって指示を出してもらうように頼むということができる．思考障害が強く送信技能に問題があるときには，自分が伝えたいことを，あらかじめ相談して紙に書いておいて，それをもとにして相手に伝えることができる．また，記憶の障害が大きい場合には，メモを多く使うようにするという方法がある．また注意散漫が強い場合には，なるべく生活環境から余計なものを取り除き，注意がそれないようにしたり，あるいはたとえば衣装ダンスを散らかさないように，毎日の服を1日分ごとにまとめて整理しておくなどの方法がある．実行機能の障害が強い場合には，複雑な家事手順をチェックリスト方式で整理して，チェックリストに従って行動するといった方

法がある[22]．こうした援助やアドバイスを行うためには，患者の生活場面や仕事の場面をより詳細に把握することが必要であり，実際に患者の住居を訪問して生活を援助するホームヘルパーのような場合にふさわしいだろう．しかし，精神療法を行う場合でも，こうした考えを頭に入れておくと，より患者に合った援助を行うことができる．

②生活技能の改善： 統合失調症患者の生活面の障害の背景には，対人関係の技能が乏しい，臨機応変にものごとに対応することが難しい，ものごとを予測しながら行動することが難しく場当たり的に右往左往してしまう，など，さまざまな特徴があることが指摘されている[12]．よりよい生活を送るための方法としては，先に述べたように，こうした生活面の特徴を把握して，それを補ったり，ストレスを避ける方法がある．もう一つの方法としては，生活面の障害の背景にある技能の障害を見極め，できる範囲で改善していく方法がある．

どういった技能の障害があるかについては，診察室での表出，本人との会話から得られた情報，家族などから得られた情報などをもとにして把握する．病院の受付や待合室での様子の観察が役に立つこともある．たとえば，書類を書いてほしいと受付に頼むときに，ぶっきらぼうであったり，説明の要領が得なかったりすると，職場でも同じような対応をして，対人関係を損ねているかもしれない．本人との会話から情報を引き出す場合は，本人がきちんと自分の問題点を把握しているわけではないので，なるべく具体的に状況を聞きだして，『あたり』をつけていくしかない．たとえば，「なんだか疲れてしまって仕事を休んでしまった」という場合，単に体調が悪くて疲れてしまったのか，それともなにか苦手な状況があったのかなど，鑑別する．苦手な状況として本人が把握していないことも多いので，「いやなことがあったのですか」といった聞き方では，「別に…」とだけで，正確なことがわからないかもしれない．「一緒に働いているのは誰ですか」「仕事の指示をしてくれるのは誰ですか」「たとえば，昨日はどんな仕事を頼まれましたか」など，具体的に話を聞く．具体的に話を聞いていくと，「なんだか，次から次へとぽんぽんと指図されて．だからなるべく顔をあわせないようにしているんだけど，職場が狭いからそういうわけにもいかなくて」などと，少し，苦手そうな状況が見えてくる．このように，「いやなことはありますか」といった漠然とした質問では思いつかなくても，具体的に質問すると思いつくということも，統合失調症の認知思考障害の一つの特徴である．こうやって，ある程度，苦手な状況が把握できたら，「ああ，それはつらいですね．いろいろ言われるとできる仕事もできなくなってしまいますからね」と，本人の気持ちに共感する．そして，「こういうふうに，せかされたり，指図をされたりするのは苦手なんでしょうか」などと，問題点を一般化して定義しておくといいだろう．こうしたやりとりを通じて，患者が苦手な場面や対人関係をよく把握し，お互いに共通認識として確認していく．

問題点がある程度，抽出されたら，そこで，「この上司とうまくやっていくのになにかいい方法はないですか」と，対応法を相談していく．たとえば，「いろいろ言われたときに，うまく受け流す返事の仕方ができると，もう少しうまくいくかもしれないですね」ということであれば，具体的な生活技能改善の目標が絞られる．生活技能訓練（Social Skills Training：SST）は，こうした技能を実際に練習してみて，身につけていく方法で，最近では集団療法の中で行うことが多くなっているが，個人精神療法の枠組みでも用いることができる．個人面接でのSSTは，治療者との安全な環境の中で，タイムリーに実行することができる．そのため，集団でのSSTと併用して，その内容を深めるという使い方もできる．

なお，いつも，スムーズに問題点の抽出に至るわけではない．自分自身の問題点を理解するのは，必ずしも容易ではなく，かなり時間，日数をかけて学んでいかなければならないこともある．たとえば，自分に不利な状況になると他罰的になってしまうといった場合は，問題点を抽出しようとすればするほど，かえって「自分の問題ではない」という主張を強めてしまいかねない．こうした場合，本人の心理的成長を考えながら，長期にわたる精神療法のなかで，行動特徴の修正を行う．こうした長期の精神療法の組み立てについては後述する．

③リハビリテーションプログラムの利用： 種々の生活上の問題点を解決する方法として，リハビリテーションプログラムの利用が挙げられる．リハビリテーションプログラムへの導入については，回復期精神療法（V編2.5-a）の中ですでに述べた．ここで簡単にまとめておくと，(1)リハビリテーションの意義の説明：生活の向上と症状改善や再発予防のために必要であること，(2)リハビリテーションへの動機付け：本人の大きな生活目標を知るとともに，具体的な生活のしづらさを把握し，その解決方法としてリハビリテーションプログラムを紹介する，(3)リハビリテーションプログラムを見学してもらい，さらに具体的に動機づけを行った上で導入する．そして，リハビリテーションプログラムへの導入で最も大切なことは，いかに本人の積極的・自主的な気持ちを引き出すかであり，そのためによい治療関係を維持し，繰り返し動機付けを行うことが肝要である．

リハビリテーションプログラムへの導入は，症状再燃から回復した時期，失職などのライフイベントから立ち直り始めた時期などがきっかけとなるだろう．治療者が，導入が適切だと判断していても，本人の気持ちが伴っていないと難しいので，よく本人の気持ちを見ながら適切なタイミングをうかがう．実際，治療者として，「一度，きちんとデイケアに通って治療したほうがいいだろうな」と考えていても，なかなか本人がその気にならず，何ヶ月もタイミングをうかがうということもある．

リハビリテーションプログラムに導入した後の対応にも気をつける．たとえば，デイケアに参加すれば，患者の生活の多くの時間がそこで費やされ，すなわち，デイケアが生活の中心となっていくし，主治医だけでなく多くのスタッフが本人に関わっていくことになる．精神療法では以下の点に注意する．(1)繰り返しプログラムへの動機付けを行うこと，(2)プログラムでの活動を，行動特徴の抽出と生活実践の場として利用すること，である．具体的には，①面接でなるべくプログラムについての話題をとりあげる，②プログラムの効果について繰り返し保障してあげ，できれば実際に参加することによって得られた変化を見つけてそれをフィードバックする，③プログラムへの参加の努力を評価する，といったことがあげられる．リハビリテーションでは，生活技能を習得するとともに，自分自身に対する自信を回復することが大きな目標となる．自信を回復するためには，さまざまな活動を通して達成感を得ること，および周囲から本人の行動や努力に対する評価の言葉を向けることが大切である．精神療法においても，こうした点に留意し，本人の行動や努力を評価する働きかけを行うわけである．プログラムへの積極的な気持ちが薄れたように見えるときは注意深く面接する．こういうときは，あらためて，じっくりと動機付けを行うことが必要になるだろう．また，こういうときは，不適応に至るような本人の生活行動特徴があらわれたときであることが多く，こうした問題点を治療者が理解したり，場合によっては本人を洞察に導いたりする，よい機会でもある．また，リハビリテーションプログラムを最大限に精神療法に利用するためには，リハビリテーションプログラムを実行しているスタッフと，よく情報交換しておくことが大切である．さもないと，双方で異なった働きかけをして，本人を迷わせることにもなりかねないからである．実際，主治医が診察室で得る情報よりも，はるかに多くの情報をスタッフが得ることが多いし，主治医に見せる表出と他のスタッフに見せる表出が異なることも少なくない．

iv) 長期経過の中での働きかけ　これまで，治療の各時期における患者の精神状態に応じた精神療法の具体的方法を述べてきた．精神療法には，こうした個々の精神状態への対応だけでなく，患者の治療全体を見渡す視点も必要である．たとえば，病識が乏しく，ともすれば怠薬しがちな患者の場合，短期的な視野で，治療の必要性を説く働きかけを行っても，なかなか修正できないということがある．こうした場合，怠薬して再発する可能性も含めて，長期にわたる視点を持って働きかけていくことが必要となる．同じ，怠薬をして再発をする場合でも，その場その場で対応に追われる場合と，怠薬・再発を見越して働きかける場合とでは，ずいぶん働きかけの内容が異なるし，その効果も違う．

このように，長期治療の視点が必要となる場合として，ここでは，①病気の洞察と治療の継続，②生活行

動特徴の改善，③生活目標の修正，を取り上げる．

①病気の洞察と治療の継続：　統合失調症の再発について，怠薬がきっかけとなることが少なからずある．慢性疾患を抱える患者が，途中で薬をサボってしまうということは，それほど稀なことではない．しかし，統合失調症には，症状が悪化するとかえって病識が乏しくなることがあるという特徴があり，大事に至ってしまうことも多い．怠薬を防ぎ，治療継続を確保するためには，病気と治療の必要性についてよく説明すること，および治療者との信頼関係を保つことが大切である．薬を止めたい，ないし減らしたいと本人が希望するときには，そう希望するに至った気持ちをよく汲み取る[16]．例えば，就職など，大切な生活上のできごとを控えた時期に，薬を減らしたいと希望することがある．こうしたときにその気持ちを聞いてみると，「職場で薬を飲むのが大変だから」，「通院するために休むというと雇ってもらえないから」，といった理由や，「薬を飲んでいると頭がぼうっとするので，薬をやめて頭をすっきりさせてから仕事に取り組みたい」などの理由を話すことが多い．また，「薬のためにぼうっとしていて周りから嫌われる」「薬を飲んでいるから目をつけられてクビになってしまう」など，薬に対する訴えが，実は精神症状の悪化を背景にしたものであることもある．対応としては，まずは，こうした気持ちによく共感した上で，「今は就職に向けて大切な時期だから，ここで症状が悪化しては元も子もない．しっかりと仕事に慣れて安定するまでは今の薬を続けましょう」「そのように焦る気持ちがあるときは，特に再発のリスクが高いので，こういうときこそ，しっかり薬を飲むことが大切です．もう少し，気持ちにゆとりが出てきたら，薬を減らすことを考えましょう」などと話す．

ところで，薬の量については，どのくらいが適量かという判断は難しい．個人差や，環境要因によっても異なるので医学的に難しいし，また，治療者にとっての適量と患者にとっての適量が異なるということもある．つまり，副作用を重視するか，症状の不安定さを重視するかによって，適量が変わってくる．あるときは治療者の言い分を，あるときは患者の言い分を聞きながら，適量を探っていくという作業を行うことになる．こうした作業において，丁寧にコミュニケーションを行うことが，治療関係の構築や病気の理解の共有に寄与する．

薬の減量や怠薬などによる再発に対して，あらかじめ備えておくことも大切である．すなわち，「薬を止めてしまうと，一時的には頭がすっきりするように感じるかもしれませんが，だんだんとイライラしたり，高ぶったりして調子が悪くなってきます．そうなったときにまた薬を飲めばいいと言っても，実はそのようなうまいタイミングで薬を飲むというのは意外と難しく，そのまま再発してしまうことも多いのです．また，薬を飲んだり飲まなかったりすると，かえって副作用がでやすくなる事もあります」などと話しておく．もし再発してしまったときには，その再発の経験を，その後の治療に生かすように心がける．再発は，短期的には治療の失敗かもしれないが，長期的には治療の重要なポイントとなる．再発の経過を振り返って，「やはり薬は大切ですね」と，改めて薬の必要性を説けば，より実感をもって受け入れられるだろう．入院して主治医が交代になるような場合には，それまでにどのような働きかけをしてきたかということをよく連携して，ポイントを抑えた働きかけを行うことが大切である．

②生活目標の修正（高望みを抑える）：　統合失調症の再発のきっかけにおいて，怠薬とともに重要なものは，生活上のストレスである．そして，自らストレスを増やす行動をとって，それをきっかけに再発してしまうという行動パターンを示すことがある．そのひとつが『高望み』と呼ばれる思考・行動パターンである．実際にはとても達成できそうもない課題を自らに課して，結局，失敗してしまうというものである．こうした思考・行動パターンの修正にも，長期的な治療方針を考えることが必要である．例えば，就職や進学に際して，自分の力を考慮しないで一流の企業や大学を目指してしまう場合を考えてみる．こうした『高望み』の背景には，生活体験の乏しさからくる現実感のなさや，自分に自信がないために，こうした就職や進学によって自信をつけようとする気持ちなどがある．こうした『高望み』に対しては，いくつかの『レベルダウン』の方法がある．すなわち，(1)より現実的な進

路について，具体的なイメージ作りをする，(2)失敗すると再発に至る危険性が高いことを説明する，(3)デイケアの場面での経験などを元にして，自己認識を高めてもらう，(4)リハビリテーションなどを通して自信をつけてもらうことで気持ちにゆとりを持ってもらう，(5)『高望み』の目標をいったん受け入れ，そこに至るステップとしてレベルダウンした目標を持たせる，などである．こうした働きかけの前提としては，先に述べたように，治療者が生活のことを相談するということを認識してもらい，その点についてもよい治療関係を持つということである．実際に働きかける時は，「正社員として就職することはとてもよいことです．しかし，今，直ぐに就職しようとしても失敗し，また調子を崩してしまう確率が高いのです．いったん，作業所で練習をして，下地作りをしてから目標に向かうことにしましょう」といったふうに話す．なんらかの形でレベルダウンして，たとえば作業所に通うことができれば，そこに通うだけでも大変だということを実感することができるので，よりレベルダウンしやすくなる．

このような働きかけを行っても，「やはり大学を目指して受験します」などと，『高望み』を修正できないこともある．こうした場合は，怠薬の場合と同様に，そうすることの危険性を話した上で，あえて本人の思うように行動してもらうという，『道程を踏ませる』対応を行う[20]．このときのポイントは，いったん本人の思い通りに行動してもらうと決めた時は，失敗の危険性があったとしても，治療者が迷わず指示を与え，本人を迷わせないことである．治療者自身が中途半端な態度をとると，それだけで本人が調子を崩してしまう．そして失敗し，再発した時には，その過程を振り返ってもらい，生活目標の修正を働きかける．

③行動・対人関係上の問題点の洞察：　長期的な視点から働きかけを行うことが必要となるテーマとして，行動や対人関係での問題点への働きかけがある．たとえば，対人関係で，自分に都合が悪いことがあるとすぐに他罰的になり，対人関係を損ねてしまうといった行動パターンである．こうした行動パターンは，本人がなんらかの問題を認識していないと働きかけが難しい．すなわち，再発と異なり，結果として生じる問題，たとえば対人関係を損ねてしまうといった問題が，本人にとってはあまり問題として認識されない場合がある．また，たとえ問題として認識されたとしても，その原因となった本人自身の問題とつながって考えられず，『周囲の者がわけもなく自分に冷たい』とかいったふうに，被害的ないし他罰的に理解してしまうという場合がある．したがって，本人に働きかける際には，本人がどういう問題意識をもっているかということをよく確認することが必要である．まったく問題意識を持っていなければ働きかけが困難になるし，逆に，本人が，自分に非があることをうすうす気づいている場合などは，「自分はわかっているんだから，ことさら他人から言われたくない」と，こちらが指摘することがかえってマイナスになることもある．

働きかけにあたっては，まず，本人が自分の問題点について自ら気づくことができればそれに越したことはない．自分自身の問題点を自覚することは，プライドを損ねる感じがして，難しいものである．それを乗り越えるには，自分の問題点を受け入れるだけの心の余裕が必要である．そのためには，自分自身に対して自信を持ったり，治療者に弱みを見せることができるだけのしっかりした信頼関係を持ったりすることが必要である．治療者としては，普段から本人の努力や長所を見つけて評価するような働きかけをこころがける．また，リハビリテーション活動を通して自信をつけることも大切である．

しかし，それだけの準備をしても，自分自身の問題点を自覚することは，私たち自身の場合を考えても難しいことである．本人の気持ちのゆとりと理解力に応じて，指摘のしかたを工夫すること，タイミングを見計らって本人の問題点を指摘することが必要になる．働きかけ方については，先ほど述べたように，本人が自分に非があるとうすうす感じているようなときには，あまり強く指摘しようとするとかえって逆効果になることもある．「相手の立場に立って考えると，もう少しうまい解決方法が見つかるかもしれないですね」などと婉曲に話してみることもよいだろう．ただし，全く本人の自覚が乏しいとか，本人の理解力が乏しいと思われる時は，きちんと問題点を指摘する．ただし，できれば「あなたの話し方は少しきついと思い

ます」といった否定的な指摘のしかたではなく、「人と話すときはやさしい話し方にしてみるともっと仲良くなれます」というように、建設的な働きかけがよい。働きかけのタイミングとしては、本人の問題点がはっきりと表に出たときや、本人がなんらかの困難を感じ、相談したいという気持ちを持ったときであろう。だから、本人の病状が悪化して入院に至ってしまったような場合は、より働きかけしやすいということになる。そういうとき、特に、入院中にも問題行動を起こすようなときは、かなり断定的に問題点を指摘してもよい場合がある。この点については、回復期精神療法（V編2.5-a）の中で述べた。いずれにせよ、行動・対人関係上の問題点の修正や対処法の獲得は、精神療法のテーマの中でも最も難しいものの一つといえる[11]。

v）家族 安定期の家族もまた、多くの困難を抱える。それと同時に、家族の接し方が本人の病状に大きく影響する。家族への対応としては、家族自身の健康への援助と、本人への接し方をよくすることで本人への悪影響を少なくし、よい影響を与えるようにするという2つの側面の対応が求められる。しかもこの2つは別個に進めるのではなく、両方あわせて改善していくべきことである。本人への接し方を改善しようとしても、家族自身のゆとりがないと難しく、家族への援助を行って、家族自身がゆとりや健康を取り戻して、初めて接し方を変えることができる。

回復期精神療法（V編2.5-a）でも述べたが、こうした作業には、個別の対応とともに、家族のグループでの心理教育や、セルフヘルプグループとしての家族会が有用である。また、家族と本人とを交えた家族療法も用いることができる。ただし、この場合、治療場面に葛藤が持ち込まれて、緊張が高まることがあるので、適切な介入を行うことができるように、治療者の熟練が必要である。

①本人への接し方： 本人への接し方で、最も広く研究されているのは、感情表出（Expressed Emotion：EE）であろう[4,5]。本人を叱ったり小言を言ったり過保護にするといったパターンを高EEと言うが、高EEでは患者の再発率が高く、そういった感情表出を控え、暖かく見守るという低EEでは再発率が低いというものである。そうすると、高EEを低EEに修正するように家族を指導することが大切であるが、単に低EEにしなさいと指導しても、そう簡単に変わるものではない。家庭での具体的な本人の生活・行動の様子を把握し、それに応じて対応の方法を考え、低い感情表出を表す練習をしていくことが必要である。『家でごろごろしている場合』『朝起きず、昼を過ぎてやっと起き出してきた場合』『患者と家族が喧嘩になってしまった場合』などの具体的な場面に即して考えることが大切である。もし可能であれば、個人面接だけでなく家族のためのSSTプログラムなどに導入するのもよい。

②家族の困難への援助： 本人への接し方をなるべく具体的に指導することとともに、家族自身の困難を把握し、それを解決するように働きかけることが大切である。そのためには、まず、家族がどのようなことで困難を感じているか、その悩みを共感して聞くことが大切である。家族が感じる困難としては、経済的負担、家族自身の病気に対する理解の不十分、家族自身の年齢、本人への対応の困難さなどが挙げられる。経済的な側面については、健康であれば子供が親を養ってもよい年齢になっているのに、親が子供の心配をしなければならないという状況がある。家族自身の病気に対する理解としては、子供を病気にしてしまったという自責感、周囲に対して気兼ねしてしまい、病気のことを隠してしまう、そのために、家族自身もひきこもりがちになる、といった状況がある。子供が病気になり、その親である家族が高EEになっている場合には、子供をなんとかしてやりたいという思いが強く、それがマイナスの方向に現れてしまっているということもある。親にとってみれば、当然、親の方が先に年をとり、家族が本人を支えることができなくなったら本人はどうなるのだろうかといった将来への不安が強い。本人の病状が悪かったり、社会生活の障害が大きければ、当然、家族の心理的負担が大きく、感情をおさえることが困難になる。このように、家族はさまざまな困難を抱えており、それらが家族への心理的負担となって、家族自身の気持ちのコントロールを難しくしていると言える。

したがって、家族に適切な援助をすることは、家族

自身が気持ちのゆとりを持ち，本人への対応のしかたを変える力となる[18,19]．家族への援助としては，先ほど述べた，本人への接し方の指導，家族自身の精神的健康を回復できるような場の提供，例えば，定期的な家族面接や家族のセルフヘルプグループ，経済的援助や本人の生活へのさまざまな福祉的援助の利用，病気に対するイメージの修正などがあげられる．その際，大きなポイントとなるのは，家族の自信の回復である．そのため，家族の努力や，家族が現在できていることを評価するということを忘れてはならない．

たとえば本人への接し方については，「ご両親が，ご本人に小言をいいたくなるのを，ぐっと我慢しているというのは，とてもすばらしいことです．ご両親としても，結構，ストレスがたまることではないでしょうか．せっかく努力されているのですから，今度は，本人のよいところを一つでも見つけて，誉めるようにすると，また，随分と違った感じになってくると思います．誉めることは，本人にとってもいい効果がありますし，実はご両親自身の気持ちにもプラスの効果があります」などと話す．家族の過剰な責任感を取り除くには，「本人への対応に追われて大変ですね．ときには家族自身が息抜きをすることも大切です．そうすることで，決してご家族が非難されるようなことはありません．家族自身が健康でなければ，例えば，家族のいらいらが本人にも影響して，本人も健康を取り戻すことは難しくなります．まずはご家族自身の健康をとりもどすことを考えてきましょう」などと話す．

（畑　哲信，池淵恵美）

文　献

1) Addington J, McClearly L, Munroe-Blum H: Relationship between cognitive and social dysfunction in schizophrenia. Schizophr Res 34:59-66, 1998.
2) Bak M, van der Spl F, Gunther N, et al: Maastricht Assessment of Coping Strategies (MACS-I): a brief instrument to assess coping with psychotic symptoms. Acta Psychiat Scand 103:453-459, 2001 a.
3) Bak M, van der Spl F, Gunther N, et al: MACS-II does coping enhance subjective control over psychotic symptoms? Acta Psychiat Scand 103:460-464, 2001 b.
4) Bebbington P, Kuipers L: The clinical utility of expressed emotion in schizophrenia. Acta Psychiat Scand 382 (Suppl):46-53, 1994.
5) Butzlaff RL, Hooley JM: Expressed emotion and psychiatric relapse: a meta-analysis. Arch Gen Psychiat 55:547-552, 1998.
6) Green MF: What are the functional consequences of neurolocognitive deficits in schizophrenia? Am J Psychiat 153:321-330, 1996.
7) 畑　哲信，岩波　明，中込和幸，他：思考障害―評価法と基礎．新興医学出版，東京，2002．
8) Hogarty GE, Kornblith SJ, Greenwald D, et al: Three year trials of Personal Therapy among schizophrenic patients living with or independent of family: I. Description of study and effects on relapse rates. Am J Psychiat 154:1504-1513, 1997 a.
9) Hogarty GE, Greenwald D, Ulrich RF, et al: Three year trials of Personal Therapy among schizophrenic patients living with or independent of family: II. Effects on adjustment of patients. Am J Psychiat 154:1514-1524, 1997 b.
10) 池淵恵美，宮内　勝，安西信雄，他：ロールプレイテストによる慢性精神障害者の生活障害の評価．精神経誌，96:157-173, 1994．
11) 井村恒郎：［心理療法．］井村恒郎著作集Ⅰ　精神病理学研究，pp. 67-250，みすず書房，東京，1983．
12) 加藤友之，田島　昭，湯浅修一，他：［精神分裂病者の社会生活における特性（精神分裂病の生活臨床第1報）．］分裂病の生活臨床（臺　弘編），pp. 28-43，創造出版，東京，1978．
13) McGurk SR, Meltzer HY: The role of cognition in vocational functioning in schizophrenia. Schizophr Res 45:175-184, 2000.
14) 宮内　勝：精神科デイケアマニュアル，金剛出版，東京，1994．
15) 宮内　勝：分裂病と個人面接―生活臨床の新しい展開―，金剛出版，東京，1996．
16) Oehl M, Hummer M, Fleischhacker WW: Compliance with antipsychotic treatment. Acta Psychiat Scand 102 (Suppl. 407):83-86, 2000.
17) Rund BR, Borg NE: Cognitive deficits and cognitive training in schizophrenic patients: a review. Acta Psychiat Scand 100:85-95, 1999.
18) Solomon P, Draine J: Subjective burden among family members of mentally ill adults: relation to stress, coping, and adaptation. Am J Orthopsychiat 65:419-427, 1995.
19) Solomon P, Draine J: Adaptive coping among family members of person with serious mental illness. Psychiat Serv 46:1156-1160, 1995 b.
20) 田島　昭，加藤友之，湯浅修一，他：［6．社会生活の中での分裂病者に対する働きかけ―職業生活場面を中心にして―（精神分裂病の生活臨床第2報）．］分裂病の生活臨床（臺　弘編），pp. 44-77，創造出版，東京，1978．
21) 臺　弘：生活療法の復権．精神医学 26:803-815, 1984．
22) Velligan DI, Bow-Thomas CC, Huntzinger C, et al: Randomized controlled trial of the use of compensa-

tory strategies to enhance adaptive functioning in outpatients with schizophrenia. Am J Psychiat 157: 1317-1327, 2000.

b) 家族療法

この時期，家族の病気に関する情報を求める気持ちは急性期に比べてやや落ちるように見える．極端ではあるが，慢性化した患者に対する家族の無関心や拒絶的な気持ちは長期入院のケースで見られることがある．このような現象はわが国に限らず，中国人でも見られ，発病した家族員に対する愛情が次第に否認から拒絶に変わっていく過程が論じられている[6]．

また一方で，関心を持ちつづける家族も多い．例えば，著者らは以前，病院で行った家族教室（急性期の患者の家族）と保健所が主催した家族教室（地域である程度安定した生活を送っている患者の家族）を比較した[11]．後者の家族は前者に比べて病気に関する知識がかなり豊富で，このような状態にある家族が，更に学びたいという強い動機をもっていることが伺われた．つまり安定期にある患者の家族で家族教室に来るのは，すでに知識を相当に有し高い学習意欲をもっている人達ではないかと想像できる．

以上のように，家族は関心と無関心の間で揺れ動くように見えるが，専門家からは関心を払われず孤立的な心境にあることが多い．彼らが情報を求める気持ちは，急性期と同程度に強く，家族支援プログラムなどへのニーズは高いだろう．

1） 家族療法の概念

急性期を入院治療で経過した場合には，退院後の安定期には家族関係は旧来に復したり，あるいは治療により何らかの変化が生まれたりする．この時期の家族療法の目的は，家庭内のストレスを減らして家庭内適応をはかり，引き続いて家庭外の生活（職業，社会復帰施設利用など）に順調に移行していくことにある．つまり再発防止を図りつつ地域生活を充実させていくことで，時期的には移行期と言える．

家族療法の方策としては心理教育と行動療法的手法によっており，疾患の教育，家族間のコミュニケーションの促進，そして問題解決的手法の獲得（対処技能の向上）が重視される．さらには治療者による危機介入や治療者・他家族などによる情緒的サポートも得られるように工夫される．このような手法により家族の態度の変容をめざしており，特にEEの低下を意識していることもある（個々の家族をEEでラベリングするわけではない）．

家族療法の形態としては，1）単家族を対象とする場合と複数の家族を同時に対象にする場合，2）患者を含める場合と含めない場合があり，組み合わせによっていくつかに分かれる．現状は，患者を含めないで複数の家族を対象とするセッションが多い．病院・福祉保健所・精神保健福祉センターなどで施行されるが，単家族を対象とする場合は患者の家庭で行われることもある．

2） 家族療法の効果

心理教育的家族療法の効果は，多方面に現れている．退院後家族と同居する患者の場合，精神症状が改善し再発率が低下する[4]．これは多くの研究で示され，メタ分析の結果でも薬物療法単独よりもすぐれていることが示されている[9]．大部分の研究は退院後9ヶ月または1年間の再発をみているが，それより長期間追跡した研究もある[7]．

その他の効果として，患者の服薬遵守の改善，職業機能の改善[14]，家族の負担感の軽減が示されている[15]．以上の効果については家族療法の形態による差はあまり見られない[1]．

3） 家族療法の実際

次に著者らが取り組んできたプログラムを示す．ここに示した内容は特別な学派に属するような方法ではなく，ファミリーワークと命名される方法である[3]．ファミリーワークというのは著者らが翻訳した本の題名にあり，元来は家族への働きかけとでもいった具合の一般的な呼び方である．同書にもあるように，いわば臨床の延長として取り組めるような方法であるが，その効果はすでに示されているようにかなり信頼できるものである[3]．

i） 教育プログラム　教育プログラムは，家族療法の中で最初に取り組まれる．目的は，疾患に対する正確な知識を得ることにより家族が疾患を客観的にとらえ，その態度が変化することである．このことは治療者側からみた目的であるが，家族自身も疾患に関

する情報を求めていることは先にも触れたとおりである．単に治療者の一方的な要請に基づいているものではない．

　方法は様々であるが，個々の家族への病状説明で利用したような方法がここでも用いられる．スライドやビデオなどの視覚的な素材，わかりやすいテキストブックなどである．一般に教育用の資材はローカルに開発されたものがよいと言われているが，統合失調症の家族教育でも同様である．外国のものより日本のもの，全国的なものよりも地方的なもの，さらには病院独自で開発されたものが，より親しめ関心を引きつけられる．最近そのような素材がよく開発されている．

　内容的には，統合失調症の症状，原因，治療，経過，地域資源や制度などを取り上げる．これらを2～5回程度のセッションの中で行う．専門家による説明と質疑応答からなるが，説明にあっては専門用語を極力避けわかりやすさを心がける．専門的表現や医療関係者の間で使われる表現は家族の心を遠ざけてしまう[10]．「思考途絶」というよりも「考えが突然止まってしまう」，「感情平板化」というよりも「感じ方が鈍くなり喜怒哀楽の表現が乏しくなる」といった具合である．どうしても言葉が長くなるがやむを得ない．説明時には，頷いたりする家族員の反応を見ながら強調点を探ることも重要である．前もって患者の症状や家族歴を知っていれば，説明はより具体的にできる．その意味で，専門家による講義のセッションは一方的な説明で終わらず，講義の終わりに十分な質疑応答の時間を設けることが重要である．聴講者が多くて質問がしにくいような雰囲気であれば，少人数に分けての時間を設ける．

　患者が同席している場合でも説明は同じである．ただし，患者は病名の説明を受けているかどうかが問題になる．また患者が同席している場合には家族の発言が抑制される懸念もある．患者を同席させるかどうか治療者が判断に迷う場合には，例えば教育プログラムのパンフレットを家族に渡して患者の意見を聞いてもらう，あるいはパンフレットを患者に見せるかどうかは家族の判断に委ねるという方法もある．いずれにしても予備的に何度か話し合う必要がある．

　ファミリーワークの教育プログラムにおいて治療者が心得るべきポイントを以下に示した[3]．

　①原因：「病気は家族のせいだ」と責めない．遺伝の役割を強調しない．

　既述のように，家族がもっとも関心をもっている事柄の一つである．罪悪感は家族の情緒的巻き込まれ過ぎと関連し，それは症状の悪化と密接に関係している．自分のせいで病気になったわけではないと告げられることによりどれほど家族は救われるかわからない．統合失調症が遺伝病ではないという情報は家族のもっている偏見を是正する．遺伝病と遺伝的役割が関与していることとは根本的に異なる事柄で，病気に対する社会的偏見から解放される意義は大きい．

　②陰性症状：病気のために起こるものであり，患者が自らの意思でコントロールできるものではない．家族を困らせるためにとっている行動ではない．薬が効きにくいが，数年のうちに徐々に改善する．

　イギリスの研究では，EEの主要な構成項目である批判的コメントの内容の約70％が陰性症状に関係しており，同症状に対して家族は批判的になりやすいことが示されている[5]．その一方で，日本では批判的コメントの内容では，陽性症状に関するものがもっとも多い[13]．従って教育プログラムでは，陽性症状が統合失調症の症状であることをまず強調する必要がある．注意すべきは，家族が批判的にとらえてしまう患者の陽性症状や陰性症状と，精神科医が判定する患者の症状は必ずしもその程度が一致しないことである．そこで家族が最も敏感になっている患者の症状について話し合うことが重要である．

　③予後：統合失調症を持った患者の4人に1人は完全に回復し，何年にもわたって良好な経過をたどる．残りの人もほとんどは病院外で比較的正常な生活を送ることができる．

　ここでは最近の長期予後研究を引用する（例えば文献8））．社会的予後は時代・場所・システムにより随分と異なること，わが国の今後の精神医療の発展により予後改善が見込めることを強調する．

　④治療と管理：患者は病気のためにストレスに過敏になっているので，可能な限りそれを減らすことが患者と家族の利益になる．薬が長期にわたって有効である．患者が混乱しないような首尾一貫した態度──

患者に対して拒否的ではなく援助的で寛容な態度——をとれるよう家族を援助することが重要である．この目標について家族が理解していることが必要である．

統合失調症の脆弱性—ストレスモデルは理解されやすい．低EE的な支援的態度（2.5回復期の心理社会的療法，b）家族療法で掲載した表V-17を参照）を強調する．

ⅱ）**家族グループ**　家族グループは，家族教室・家族会・家族ミーティングなど様々な名称で呼ばれており，それぞれ内容的に少しずつ異なっている．そこでは疾患に関する情報を得ながら，家族員が抱えている問題を集団的に解決していく方法を用いている．このようにして家族員の態度変化と対処技能の向上をめざしている．またその過程を通じて家族同士の情緒的支援が得られることも効果を得ていく上で大きな要因になっている．

グループにはオープンかクローズドかの違いがある．前者は家族会などの自助グループ活動で見られ，後者は専門家が主催する家族教室・家族ミーティングなどで見られる．オープンは誰もが好きなときに参加できるという利点はあるが，参加者相互の濃密な関係は得られにくい．

開催間隔と回数も様々である．間隔では最短は2週間ほどであるが，最長は年1回といったものもあるようである．間隔が短いほど相互作用が得られやすいことは当然だが，参加の都合がつきにくい等の欠点はある．いずれにしても主催する側の都合にも影響される．回数も1～2回から特に制限を設けていない場合まで様々であり，これも主催側の考えや参加者の特性による．1回のセッションの時間は1～2時間程度である．筆者らは2週間隔で合計2回のセッション，3週間隔で合計9回のセッション，2週間隔で合計5回のセッションと様々な試みをしたが，間隔は2週間が，合計回数は数回が適当かもしれないという漠然とした印象を持っている．何をめざすか，家族のニーズは何かで自ずと異なってくるだろう．

家族グループの主たる目的は，(1)家族の患者に対する態度の中で症状悪化に関連するような批判・情緒的巻き込まれ過ぎといった態度の変容を援助する，(2)家族間で体験を共有し，これまで起こしていた情緒的な混乱に陥らないように相互援助する，(3)問題解決の方法を家族間で共有し，困難な事態に新たな対処法を試すように援助する，(4)孤立感や偏見を持たれているといった感情と戦っていくための家族の社会的ネットワークを強めることである[12]．つまり対処技能の向上と情緒的支援を広げることをめざしている．

体験の共有化には，治療者の工夫が必要である．放置すると，家族はそれぞれ関心のある話題について話し，相互の関連性がもてずに散漫な印象に終わってしまう危険性がある．共有化の例を示す．

治療者：陽性症状に比べて陰性症状はやっかいです．病気と思われにくいので．本人も意識的にしているわけではないんですが．
A氏の父：確かに本人は「やろうと思ってもやる気がでない」といいます．
治療者：Bさんのお母さんはどうですか．
Bさんの母：通院を面倒だといいます．やはり似ているようです．

出された問題についてグループで検討するには，ある程度グループ全体の成熟が必要である．そうすれば家族は問題を出しやすくなる．

問題解決技法の流れを表V-18に示す．以下の手順は，ホワイトボードなどを用いて目に見える形にして進めることが大切である．まず家族の意見を問題の形に変えるところから出発する．取り上げる意見が多数ある時は，緊急に見える問題を優先させる．問題の明確化が図られたところで，解決策を次々に出してもらう．もちろん治療者も解答者の一員として参加する．解決策はどんなにつまらないと思えるものでも出してもらうことが重要で，意見を評価して抑制するということがないように注意しなければならない．次に，各

表V-18　問題解決技法の流れ

1．問題点を具体的かつ明確にする．
2．問題解決のための方法を次々と挙げてもらう．
3．それぞれの方法について，長所と短所を挙げていく．
4．問題提案者に方法を選んでもらう．
5．日時を決めて実行してもらう．
6．結果を報告してもらい総括をする．

解答に対する長所と短所を挙げてもらう．この辺まで進むと，問題提出者にはだいたいの解決法が見えてくるようであり，次に彼らに，解決法を選択してもらう．一つに限る必要はなく，複数の解決案を組み合わせてもらってもよい．最後に，どのように実行すればよいかの細かな詰めの話を行い，次回までに実行してもらうことを確認する．そして次回には，実行過程を出してもらい，必要であれば再度取り組んでもらう．以上の過程ではロールプレイなどを用いることもある．問題解決法は，次項に触れる家族セッションでも用いることができるし，また個人面接場面でも用いることができるが，家族グループでは大勢の多様な意見が聞けるのでより有効に働く．

なお家族グループの長所と短所は次の家族セッションの項で述べたい．

iii） 家族セッション　家族セッションは単数の家族を対象とする．通常セッションの対象には患者も含まれる．頻度や継続期間を最初に契約し，頻度は2週〜1月に1回，継続期間は1年程度である．複数の治療スタッフを備え，医師・看護スタッフ・臨床心理士などの組み合わせで行う．

セッションの目標は，家族が親であるか配偶者であるかによって異なる．家族が親の場合は，1) 父親と母親の力のバランスを維持するように努め（両親は患者について平等に責任を持つ），2) 統合失調症をもつ患者（子供）の自立をはかって両親と子供の間の境界を強化し，3) 家族自身が患者と離れてケアから開放される時間を持つことが目標に含まれる．主要な家族が配偶者の場合は，1) パートナー間の力のバランスを維持し，2) 夫婦関係の中で楽しみを強化し，3) 患者が家族の幸せに役立つ能力があることを発見できるようにし，4) 親の場合と同様家族がケアから離れる時間を保証することなどが目標に含まれる[12]．

次にセッションの流れを示す[2]．

①導入：　初期の数回では，教育的内容を話題にし，同時に家族関係・生活状況について把握する．この時期は，高EEと判定される家族員が心配を訴えて場を独占することが多い．彼らの訴えを十分聞くとともに，この時期発言の乏しい患者にも参加を促すことが重要である．

この時期に出される問題としては，病状の理解や主治医との関係など医療的な内容が多い．スタッフの方も教育セッションの延長の感じで接するようになる．また病院との橋渡しをせざるを得ないこともあり，そのようなケアマネジャー的役割を積極的に引き受けることも重要である．

②展開：　セッションが進むに従って患者や家族から種々の問題が持ち出されてくる．それらは時に解決して欲しい問題という形で出されるが，しばしば単なる不平，不満，批判，叱責といった形もとる．そういった前向きでないコミュニケーションが出たときは，それを解決されるべき問題の形に変えていく必要がある．例えば，「この子はまったくだらしがないんです」といった批判的に表出された親の発言を，「寝室だけでもきれいに片付けてくれたら」と言い換えてもらうように誘導する．抽象的で形容詞で表現されるような内容を具体的で名詞と動詞で表現される形に変換するのである．このような変換により，参加者全員で解決策を考えていきやすくなる．家族に任せてもこのような変換できそうもない時は，治療者は積極的に話を展開していく必要がある．一時にたくさんの問題が出される場合もある．そのような場合には優先順位を決める．優先順位は患者と家族に決めてもらうが，決まらなければ許可を得て治療者が決定する．問題が決まらず議論が散漫に流れることは避けたい．以上で問題解決法の入り口に立ったことになり，あとの手順は前項ですでに述べた通りである．

次に，コミュニケーションそのものを問題にするのはなかなか難しいが，会話の流れの中で適宜取り入れれば扱いやすいこともある．例えば，患者の示した行動について家族がどう思ったかを意識的に聞き，正のフィードバックをもらうといった類である．そのような時には，家族に患者に面と向かって言ってもらうように意識的に働きかける．

③終了：　家族セッションの終了に際しては，それまでの過程で得られたものを復習する．病気についての理解の変化，生活の変化，家族関係の変化などの領域で総括する．セッションを終えることに不安をもつ家族も多い．そのために，以後は定期的な訪問はないが，いつでも相談に乗れるような連絡体制（ライフラ

イン）を設けることを約束する．

　セッションを通じて，「困難な問題に自分たちの力で対処できた」という自信が家族に生まれる．そのことが医療者への依存を徐々になくす．家族の態度は，批判や過度の依存から客観的，冷静で支援的なものに変わっていくことが期待できる．

　家族グループと家族セッションは，再発の防止という面では同じような効果が期待できるが，それぞれ一長一短がある．まとめると，家族グループは，費用面からみて効率的である．また多くの家族と接して見聞の幅を広げることができ，孤立感・罪悪感・偏見をもたれている感覚が緩和される．また家族同士ということから，おおっぴらに言いたいことが言える．さらに問題解決法では，いろいろな家族の意見を聞くことができる．

　一方の家族セッションの利点は，家族と患者の相互作用を目の前で見られることである．またこれと関連して，家族グループでは治療者は家族側の意見しか聞くことができないが，家族セッションでは関係者全員の意見を聞けるので理解を深めることができる．さらに家族グループでは提出されにくい問題（例えば性の問題など）が，家族セッションでは取り上げることができる．また家族セッションでは日程の変更は容易であり問題の検討をとぎれることなくできるが，家族グループでは日程変更はやりにくく参加の連続性が保たれにくいケースが多く出る可能性がある．いずれの方法をとっても，長短を認識して行われるべきである．

（井上新平）

文献

1) American Psychiatric Association: Practice Guidelines for the Treatment of Psychiatric Disorders Compendium 2004. Washington D. C. & London UK.（佐藤光源，樋口輝彦，井上新平（監訳）：米国精神医学会治療ガイドラインコンペンディアム，医学書院，東京，pp. 234-409, 2006.）
2) 井上新平，下寺信次：[教育セッションと個別家族支援.]家族教室のすすめ方（後藤雅博編），[pp. 118-126]，金剛出版，東京，1999.
3) Kuipers L, Leff J, Lam D: Family Work for Schizophrenia: A Practical Guide. Gaskel, London, 1992.（三野善央，他訳：分裂病のファミリーワーク．家族を治療パートナーにする実践ガイド．星和書店，1995.）
4) Leff J, Kuipers L, Berkowitz R, et al: A controlled trial of social intervention in the families of schizophrenic patients. Brit J Psychiat 141:121-134, 1982.
5) Leff J, Vaughn C: Expressed Emotion in Families. The Guilford Press, New York, 1985.（三野善央，他訳：分裂病と家族の感情表出．pp. 171-207，金剛出版，1991.）
6) Lin TY, Lin MC: Love, denial and reflection: [Responses of Chinese families to mental illness.] Normal and Abnormal Behavior in Chinese Culture (Kleinman A and Lin TY), [pp. 387-401], D. Reidel Publishing, 1980.
7) Montero I, Masanet MJ, Bellver F, et al: The long-term outcome of 2 family intervention strategies in schizophrenia. Compr Psychiat 47:362-367, 2006.
8) Ogawa K, Miya M, Watarai A, et al: A long-term follow-up study of schizophrenia in Japan--with special reference to the course of social adjustment. Brit J Psychiat 151:758-765, 1987.
9) Pitschel-Walz G, Leucht S, Bauml J, et al: The effect of family interventions on relapse and rehospitalization in schizophrenia--a meta-analysis. Schizophrenia Bulletin 27(1):73-92, 2001.
10) 佐伯晴子，日下隼人：話せる医療者：シミュレイテッド・ペイシェントに聞く．医学書院，東京，2000.
11) 下寺信次，喜井　大，田中修一，他：精神分裂病の家族教育プログラムの経験：病院と保健所の対比．日社精医誌，5(2):262-263, 1997.
12) 下寺信次，井上新平：[心理教育的家族療法．]統合失調症治療ガイドライン（精神医学講座担当者会議監修，佐藤光源，井上新平編），[pp. 231-240]，医学書院，東京，2004.
13) Shimodera S, Inoue S, Tanaka S, et al: Critical comments made to schizophrenic patients by their families in Japan. Compr Psychiat 39:85-90, 1998.
14) Xiang MG, Ran M, Li S, et al: A controdlled evaluation of psychoeducational family intervention in a rural Chinese community. Brit J Psychiat 165:544-548, 1994.
15) Xiong W, Phillips MR, Hu X, et al: Family-based intervention for schizophrenic patients in China: a randomised controdlled trial. Brit J Psychiat 165:239-247, 1994.

c）精神科リハビリテーション
1）精神科リハビリテーションの歴史
i）黎明期　　リハビリテーションの歴史は，第一次世界大戦による負傷者が経済活動に戻るための，機能回復訓練の工夫から始まった．1918年に戦傷者リハビリテーション法がアメリカ合衆国で制定された．第二次世界大戦では戦争神経症が頻発し，その社

会復帰支援から精神科リハビリテーションが開始された．精神障害をもつ者が障害者に位置づけられたのは，同じくアメリカ合衆国の1943年職業リハビリテーション法改定からである．

統合失調症をもつ者にとって，黎明期のリハビリテーションは，巨大な精神病院内における生活指導にすぎなかった．その頃に精神病院入院を経験したBeers CWは，地域住民や専門職たちの理解を求める精神衛生活動を開始し，「わが魂にあうまで」を著している．仕事や恋愛の相談に乗ってくれない医療関係者を諦めて，ニューヨークのユーザーたちは自分たちのクラブハウスを運営し，そこに専門職を雇う形で地域生活に至る足がかりとした．この活動は後に医療のデイサービス活動に取り込まれて，利用者はメンバーと呼ばれることが伝統となった．

ⅱ）実践期 1960年代に入った先進諸国では，市民権運動が活発となり，国家財政上の負担も重くなって，障害者の隔離収容政策を転換せざるを得なくなった．アメリカ合衆国では，1963年ケネディ教書を継起に脱施設化が急激に展開し，地域に暮らすようになった精神障害者のために地域ケア体制（Community Care System：CCS）が工夫された．この中で，多様な中間宿舎の試みが重ねられ，ケースマネジメント技術が生まれることとなった．

カリフォルニア州立大学バークレイ分校にいた身体障害をもつ学生たちは，長時間かけて生活を独立させるよりも，援助を受けながらも自分の生活や人生は自分で決定することを重視するようになった．これが自立生活（Independent Living：IL）運動と呼ばれ，機能回復よりも生活の質（Quality of Life：QOL）が重視される契機となった．

1980年代には精神科リハビリテーションが総合的に実施されるようになり，理論と実践技術が集大成化された．イギリスのBennett DHがその代表である．しかし，その活動の多くはいまだ病院や施設に中心がおかれていた．

ⅲ）展開期 1990年代には脱施設化がほぼ完成し，本格的な地域ケア体制に入った先進諸国では，ひとつひとつの活動の質が見直され，利用者に対する効果が問われることとなった．根拠のある支援（Evidence-Based Practice：EBP）のために，科学的エビデンスが求められる．こうした中から，職業前訓練よりも援助つき就労，家族療法よりも家族心理教育，生活指導よりも技能訓練，段階的な中間宿舎よりも援助つき居住支援などの有効性が確認された．エビデンスに基づく精神科リハビリテーションの教科書をボストン大学のAnthony Wらが編纂し，近年改訂版が出版されている．

この時代には，並行して脳研究が精力的に取り組まれ，統合失調症は認知行動障害として再構築されるようになった．疾病の原因と機構のすべてが解明されたわけではないが，新たな薬物療法（非定型性抗精神病薬）とともに，脳機能障害に関する新たな知見が急速に蓄積されることとなった．

一方，当事者同士が交流することの意義が実感されて，セルフヘルプ集団活動はアメリカ合衆国を中心に早くから存続していた．その中で回復してきたユーザーたちが手記を著し，その回復過程がリカバリーとして注目されるようになった．障害は元に戻らなくても，自尊心や生活を回復できること，新たな人生の意味を発見することができるというメッセージがこめられている．地域で暮らすようになった統合失調症者の長期研究からも，疾病性そのものの回復可能性が意外に高いことが示されている．

ⅳ）現在の課題 生物学的視点では，神経学的所見から社会機能障害までを貫く理論的枠組みの完成が期待されつつ，認知行動障害に対する訓練や補完の工夫が進展している．一方，心理社会的視点からは，ユーザーの主体性重視と目標としてのリカバリーが注目される．専門職の役割も，情報伝達と技能向上の機会，希望やエンパワメントの提供に移行している．

各国の政策は，それまでの領域別，障害種別ごとの対応から，生活の場である地域を舞台に，種別や領域を越えて，支援を要する人々に対する総合的なものへと転換している．これまでの知見を，利用者の地域生活を焦点にして，あらためて統合することが求められている．

リハビリテーション活動の原則は，障害者本人の技能向上と地域環境の整備という両者を対象とする．リハビリテーションが機能回復訓練の同義語として誤解

されてしまうことで，障害者個人に過度な努力が求められがちとなるため，あえてリハビリテーションという言葉を避けて，地域生活支援といった用語で表現されることも多くなった．

こうした世界的動向の中で，わが国だけは特異的な位置に残されている．精神の障害とリハビリテーションが法的に認められたのは 1988 年精神保健法改正にまで遅れ，他の障害と同列に処遇されることとなったのが 2006 年自立支援法である．いまだ脱施設化は進展せず，各技術がこなれないままに導入され，形ばかりの地域ケア体制が法的に規定されている．本格的リハビリテーション活動の実践は緊急の課題である．

2） 精神障害リハビリテーションの構成要素

i） 6つの構成要素　統合失調症の発症および再発機構について，脆弱性—ストレス—対処モデルは，すでに全世界的に共通の考え方となっている．その治療において，薬物療法に加えて支持的な精神療法，家族心理教育などが重なると再発率が下がるという Hogaty GE らの知見もすでに前提となっている．疾病の治療に加えて，精神障害リハビリテーションの質を向上させ，実質的な効果をあげるためには，さらに環境整備を加えた総合的な対策が必要である．

ここでは，精神科リハビリテーションの質を規定する 6つの構成要因を想定する．

ii） 生物学的疾病性　統合失調症をはじめとする精神疾患は脳神経系の機能障害という生物学的事象なので，薬物療法を中心とする生物学的治療を適切に行うことが前提である．これに加えて，心理社会的介入を重ねることによって効果が向上する．近年の先進諸国では，ハイリスク群やプロドローム段階から支援を開始する早期介入（Early Intervention：EI）活動が試行を経て実働に至っている．発症後にも，適切な治療導入と発症後 2 年間の慎重な治療過程が長期予後を左右することも知られている．不十分な治療や，逆に過剰な薬物服用のままリハビリテーション活動に入ると，生活刺激が効果的に働かないし，ときに再発要因になってしまう．

iii） 対象者本人の主体性　いまやリハビリテーションは，利用者自身が主体的に取り組む作業であり，専門職はそれを支援すると位置づけられる．その

ためには，疾病や障害に関する情報を相当程度伝えること，身近にモデルや仲間が存在すること，家族をはじめとする関係者が事態を共有することなどが前提となる．症状と病名と対処法をセットにして，同時に伝えることが肝要である．疾病をもつことを受け入れて治療を継続していても，障害をもつことが受け入れられずに，ときに適応に困難を来す場合もあるが，そうした際がリハビリテーションに対する動機づけの機会となる．

iv） 目標志向性　リハビリテーションや訓練は目標があるからこそ可能なので，適切な長期目標と現実的な短期目標を設定し関係者が共有する．もちろん，目標設定を支援する際に専門職の技術が求められる．健常者一般に比べてできないことばかりに注目して，そのすべてを順次改善しようとする段階的な戦略は徒労に終わる．開発可能性がある利用者の能力と，利用者が適応したい環境に焦点をあてて，目標志向的な戦略を採用する．再発防止だけを援助目標にして保護的環境に置き続ければ，代わりに人生を失うことになるので，「リスクを冒す尊厳」や「自分の人生に対する責任」を認める援助者の価値観が必要になる．

v） 家族の位置づけ　障害者にとって，生活を共にする家族は最も影響力のある存在であり，治療や支援のために欠くことのできないチームの一員である．同時に家族は，障害をもつ成員を抱えて，自分の生活を犠牲にしがちであり，周囲からの支援を要する人々でもある．疾病や障害の理解，利用できる社会資源の知識，モデルや仲間との交流など，家族心理教育をはじめとする一連の支援体制が求められる．

vi） 専門職の能力　専門職は実際に役に立たなければならない．専門的能力とは，専門的な知識，それを実現する技能，その価値を知って適用できる構えが身についていることを意味する．各専門職教育の中で，精神科リハビリテーションが必ずしも適切に伝えられていない現状では，適切な研修や現任教育の機会を強化しなければならない．リカバリーに至るうえで最も大きな要因のひとつが，希望を抱きつつ見守ってくれる専門職との人間関係であることがわかっている．

vii） 環境の整備　リハビリテーションは，利用

者本人ばかりでなく，環境に働きかけることが原則である．利用者を身近にとりまくミクロ・ネットワークを整備することがケースマネジメントの主な活動となる．セルフヘルプ集団やNPOなど，メゾ・ネットワークの支援にはグループワークが用いられる．行政の福祉計画や国の法律など，マクロ・ネットワークの整備に働きかける技術はコミュニティワークに位置づけられる．

3）障害の構造
ⅰ）国際生活機能分類　「障害をもちながら生きること」は，疾病の後遺症という単一の要素で成り立っているわけではなく，複数の要素が構造を作っている．ここで，わが国の法律用語としての「精神障害」が，「精神疾患（mental disorder）」を意味している場合と，「精神の障害（mental disability）」を意味している場合が混在している点に注意しなければならない．リハビリテーションの対象は「精神の障害」である．

WHOは先に疾患の国際分類（ICD）を整備したが，同様の考え方として障害も国際的に同一の基準でとらえようとして，国際障害分類（International Classification of Impairments, Disabilities, and Handicaps：ICIDH）を作り上げた．これは，疾病が機能障害をもたらし，それが能力障害を来たし，さらに社会的不利をもたらすという考え方であった．障害のカナダモデルは，社会的不利が逆に機能障害や能力障害を引き起こすことを主張していた．WHOは2001年にICIDHを改訂し，国際生活機能分類（International Classification of Functioning：ICF）を提案した．ここでは，「健康状態の変調」が疾病であり，「心身の構造と機能の制限」が機能障害であり，「活動の制限」が能力障害であり，「参加の制約」が社会不利となる．これらに，「環境因子」と「個人因子」を加えた．最終的にはコード化され，身体，知的など，すべての障害に適用できて，国際的にも共通の判定ができるようにすることを目的としている．

精神障害をICFにあてはめると，幻覚や妄想，興奮や抑うつなどの精神症状は健康状態の変調に位置づけられ，薬物療法によって改善する．心身の構造と機能の制限が後遺症を指し，精神障害の場合は認知行動障害が位置づけられる．活動の制限には，長期入院のための廃用症候群による能力低下や，青年期に療養生活を送らざるを得ないために学習できなかった社会的技能の低さがあてはまる．教育や体験によって回復可能な部分である．参加の制約では，地域社会の偏見と差別はなおも大きく，さらにそれを障害者自身が取り込んで，やれることまでもできないと信じ込んでしまう「内なる偏見」が問題となる．

リハビリテーション活動は，これらすべての要素に同時に働きかけ，それぞれの抱えている問題を解決していく．わが国の現行規定では，精神障害の重症度は，疾病性や現在の活動レベルに焦点があてられ，機能や環境への考慮がほとんどなされていない．さらに，「障害の固定」概念が求められるために，機能が動揺し，疾病の治療が並行して必要となる精神障害の場合に，適切な判定がなされにくいという問題を抱えている．限られた資源を適切に配分するためには，「ハイリスク・ハイサポート」の考え方にそって，障害重症度区分は必要なものであるが，わが国はいまだ適切な判定基準をもてないでいる．

ⅱ）心理社会的視点　生物学的疾病性ばかりでなく，「環境の中の人」としての見方を加えて，ひとりひとりが個性と尊厳をもった者として理解し，支援することを心理社会的介入と称する．WHOは，「心理社会的リハビリテーションとは，疾患のために障害をもつ人々が，地域において最適のレベルで自活能力に到達できるような機会を増進する過程である」と仮の定義をしている．その個人に合わせた支援計画として「あつらえの」（tailor-made）プログラムが強調され，逆に「単一プログラムの罠」（single program trap）には警告が発せられている．

中でも近年はリカバリーの概念が注目される．回復したユーザーの手記から抽出された概念であり，失われた機能は戻らないかもしれないが，新たな人生を発見することができるというメッセージである．1980年代後半に言及されはじめ，1990年代以降には先進諸国における精神保健政策の目標に掲げられるようになった．疾病からの回復ではなく，人生の回復といった実存的な概念である．

就労や復学，結婚や育児，自己決定とリカバリーな

ど，リハビリテーション実務上の対象領域が広がってきた現在，先進諸国ではことさら心理社会的視点を強調する必要性が少なくなっている．しかし，地域社会と隔絶された場所で，症状と服薬管理が注目され，利用者のすべてがひとまとめのプログラムで運営されがちな，わが国の社会復帰・社会参加活動の状況では，なおも心理社会的視点を強調する意義があろう．

4) リハビリテーション過程
i) 継続的ケア

①リハビリテーション段階：　精神科リハビリテーション活動は，臨床的に3つの時期を想定している．

第1段階は，疾病回復支援が中心課題となる．もちろん，受診から治療的介入への過程も予後にかかわる重要な要素なので，人権に配慮した丁寧な導入が求められる．リハビリテーションとしての実際の活動は，急性極期を乗り越え，寛解の臨界期（中井）を過ぎた頃より開始される．わが国では病棟を移るだけで入院を継続する事例も残っているが，世界的にはデイサービスに通いながらこの時期を過ごすことが多い．いまだ服薬量は急性期段階のままであることも多く，過剰睡眠や食欲増進のために体重が増加し，活動性は減退しているので，積極的な活動よりも，ほどほどの生活リズムを回復することが目標となる．わが国では，診療報酬制度に基づく医療機関デイケアが主なサービス提供場面となる．

第2段階は，能力向上が中心課題となる．次第に退屈感が生まれ，遊びを中心として，気の合った仲間同士の集団活動が始まる．現実的な生活目標を意識するまでには年単位のモラトリアム期間を要する場合もある．次第に現実的な生活に思いが至り，就職や復学を考えるようになると，第2段階後期に入り，現実的な目標志向的プログラムに参加する適切な時期となる．これらのためには，専門的リハビリテーション機関における訓練型の通所サービスが適切な場である．

第3段階は，生活維持が中心課題となる．一定の生活水準を達成した後に，日常的な心配や困難を相談できる体制が必要となる．日常生活上の多様なストレスの対処法を学びながら自己実現を図る．相談相手として，むしろ準専門職やボランティアの方が適切である．地域活動センターや非公的なドロップインセンターなどが選択される．

精神科医 Szasz TS による治療者―被治療者関係を当てはめれば，急性期極期などでは成人対幼児の関係に近いが，リハビリテーション第1段階では，学童期や思春期前期における関係，第2段階では青年期における関係，第3期は成人対成人の関係へと，次第に移行すべきであろう．疾病改善の過程に応じた安定と刺激のバランスが有効になるので，前半で害になる事柄も後半では必要不可欠になったり，前半で求められるが後半では障壁になってしまう事柄もある．

②ケースマネジメント：　ケースマネジメントとは，利用者のニーズに応じて，適切なサービスを結びつける援助技術である．個々人によって多様で，経過によって変動するそれぞれのニーズを見定め，その折々に適切なサービスやプログラムに結びつけていく作業は，リハビリテーション過程と呼ばれる．逆に，リハビリテーションの場において開発された援助過程は，ケースマネジメント技術に影響を与えて，能力改善や環境開発に焦点をおいたリハビリテーション型ケースマネジメントへと発展した．

イギリスに渡ってケアマネジメントと呼ばれるようになり，わが国にはこのケアマネジメントという用語で普及している．自立支援法体制下における生活維持期の支援は「相談支援事業」と呼称される．最終目標は，制度や機関を越えて，継続的なケアが提供できるようにすることであり，利用者本人が自分自身に役立つサービスを自らマネジメントできるようにすることである．

ii) 導入

リハビリテーション・プログラムへの導入は，一般に主治医からデイケアに紹介されることで始まる．保健師やソーシャルワーカーなどの専門職に勧められることや，家族の発案で展開する場合もあろう．利用者と家族も交えて，話し合いの後に利用を試してみることが望まれる．最も理想的な展開は，医療側のチームとリハビリテーション・チームが打ち合わせて，適切な時期に適切な仕方で導入する仕組みを設定することである．

リハビリテーション職員は，機関の見学と説明を行ったうえで，受理面接を行う．利用者本人にとっての動機は，主治医に言われたままの受動的なもので

あったり，魔術的な治癒の期待であったりする．こうした仮の動機に対して，生活歴，病歴，生活上の困難さ，将来への希望，デイケアへの期待を聞いて整理し，一方で，デイケアで何をするか，何が期待できるか，通過した先輩たちがどうしているかを説明する．受理の最終段階では，利用者自身の選択で試行を決定できるように導く．

iii) 査定　デイケアの利用開始から数ヶ月目を目標に，本人と環境をめぐる情報を整理する．本人のニーズ，日常生活活動のレベル，能力の可能性，家族を含めた周囲のインフォーマルな関係，住所地の地域情報，それまで利用した機関からの情報などを整理し，本人の求めている生活とそれを阻む障壁を再構成する．生物学的情報だけではない，心理社会的情報を加えた総合的な査定である．これをリハビリテーション診断と呼ぶこともある．プログラムにおける活動状況，家庭訪問による情報，家族状況やその希望，主治医の意見なども欠くことができない．可能な限り，関係者が集合したケア会議を開催して情報を交流する．

iv) 計画　利用開始後数ヶ月目において，査定に基づいたリハビリテーション計画を作る．ニーズに基づく夢のある長期目標と，それに沿った現実的な短期目標を設定し，利用者の機能向上計画と，対象とする環境への介入計画のふたつで構成される．大まかな達成期間の設定も忘れてはならない．関係者が議論した上で提案書を作り，利用者本人や家族の希望を加えて修正の後，決定版を作って関係者が共有する．

機能向上計画の中では，まったく新しい技能の学習や開発よりも，すでに獲得している技能の再学習や応用を考える方が容易である．また，環境介入についても，まったく新しい資源開発よりも，すでにある資源を調整する戦略が現実的である．社会資源というのは，精神障害に対するサービス機関のことだけではなく，非専門家を含む人材や，各種の制度や法律のことを指している．生活を目標にする場合は，一般的な社会資源のすべてが利用対象となり得る．

v) 介入　計画に基づいて，実際に利用者が活動を展開し，専門家が支援サービスを提供することが介入である．遊びを中心とした活動では，集団療法を意識的に応用し，個々人の成長を促進する．活動内容そのものによっても日常生活技能や社会生活技能が向上するが，それよりも，担当職員や仲間との関係によって生じる，自尊心の回復，対処技能の向上，モデルの発見などの成長が大切となる．

就労，進学，居住，結婚などの具体的な目標が志向されるようになると，現実生活参加のプログラムが必要となる．就労支援の総合的プログラム，一人住まい用の日常生活訓練などが用意されなければならない．こうしたプログラムは相当に専門的な技術を要するし，現実的な課題にも直面しなければならないため，医療機関とは別の場に設定されることが望ましい．わが国では，いわゆる社会復帰施設や自立支援法下の機関が想定される．これらの機関があまりにも機能別に設定されていると，段階を進むたびに新たな環境に適応しなければならず，移行そのものが障壁になってしまうので注意したい．

vi) 追跡　追跡（モニタリング）とは，実行が計画通りに進んでいるのか，あるいは計画の修正が必要なのか，調整を図り続けることである．利用者の思いがけない変化，家族状況や職員体制の変化など，現実状況は刻一刻と変わるので，計画通りに展開することの方が稀である．だからこそ，はじめの段階で整理して予測していないと，複雑さに混乱して，後追いしたその場限りの対応になってしまう．

精神科リハビリテーションの場合は，定期的な見直しと6ヶ月毎の再契約を原則とする．多忙などが理由で支援計画を見失ってしまうとすると，すでに専門的援助とは呼べず，現状維持の固定化が生じることになる．

vii) 評価　支援計画の終了間際の5.5ヶ月目で援助実態を振り返る．新たなニーズが生じていれば，再査定から新たなリハビリテーション計画に移行する．支援計画の実施程度，実施による効能，利用者の生活変化，本人・家族の満足度，地域実態の変化などを評価する．量的な前後評価を行う場合は，あらかじめ評価方法を定めておく．

リハビリテーションによる効果は，精神症状や認知行動機能の改善よりも，生活リズムの改善，社会適応能力の向上，社会的ネットワークの増加，現実的な資源の獲得などにあるものと思われる．リカバリーの程

度は，数年程度のリハビリテーション期間中では大きな変化がなく，その後の人生を重ねる中で漸進的あるいは螺旋的に近づいていくものであろう．

 viii）**終　結** 当初の目標が達成され，ひとつの固定した援助組織につながった場合に，リハビリテーションは終了となる．リハビリテーションは「期間の限定された援助」であり，理念的な健康像を持ち出して延々と続けるものではない．終結作業は，突然に終わることを避けて，新たな機関にしっかりつながるまで，並行して関係を保ち，徐々に関係を薄くしていくフェイドアウトが求められる．

5）ケアシステムのマネジメント

 i）**支援ネットワーク** リハビリテーションの実務は，医療機関から展開し，福祉，教育，労働，司法などの領域を含む地域全体の継続的なケアシステムを整備することが最終目標となる．少なくとも，システムに存在する課題を明確にして，医療側からも改善を要求する姿勢が求められる．このように，本格的なリハビリテーションを実施しようとすると，各レベルのシステムマネジメントが実務的業務となる．こうした作業は多職種によるチームで行われ，リーダーは必ずしも医師である必要はない．医師は，医療的判断と介入，認知行動障害の診断と介入計画，医療的情報の提供，機関内外での交渉などの機能が期待される．

 利用者に最も身近な支援システムを整備することは，ケースマネジメント活動を意味する．生活を構成する領域について，〈医（健康），衣（日常生活），食（食生活），職（活動），住（住居），友（交遊），遊（生きがい）〉と簡便に記憶することが実務者間で行われている．これらの各領域において欠けたものがニーズになる．利用者自身も気づいていない場合も多く，専門職側が提案しつつ整備する必要がある．利用者に要求されたサービスだけを提供することがケースマネジメントであると理解しているとしたら誤解である．

 ii）**プログラム・マネジメント** メゾレベルのシステムとして，リハビリテーションを提供する組織やチームのマネジメントを行う必要がある．さらに，それぞれのプログラムを計画し運営することもマネジメントである．主要なプログラムについて紹介する．

 ①デイケア： 歴史的な誕生は1946年頃である．カナダのCameron EDは再入院防止のために外来機能を強化する形をとり，イギリスのBiere Jはソーシャルクラブを発展させて社会療法を目指した．わが国では，1958年に国立精神衛生研究所で試行が始まり，1974年に診療報酬が認可された．現在では全国に広まり，精神科リハビリテーションの導入機能をはたしている．一方で，ことさらリハビリテーション計画が実施されないままに，長期利用という滞留が問題となっている．先進諸国では，公的なデイサービスは数週間に限定され，訪問系のサービスが強化されており，他に非公的な日中活動が数多く整備されている．

 通所によるサービス提供とすると，入院に代替して急性期症状の治療を行うものがデイホスピタルあるいは部分入院であり，積極的な治療やリハビリテーションの機能をはたすものがデイトリートメント，慢性期の事例を構造的に支援するものがデイケア，非専門家が運営する憩いの場がドロップインセンター，これらを総称してデイサービスと呼ばれる．

 活動内容としては，集団形式による，作業療法，スポーツ，芸術活動，認知行動療法，各種生活体験，家族を対象とする心理教育などのプログラムが想定される．実際の効果は，プログラムや集団を媒介にしながら，専門職や仲間との人間関係が有効に働くものと思われる．コクラン共同研究や複数のメタ解析研究により，認知行動療法，社会生活技能訓練，家族心理教育などについて，それぞれ一定のエビデンスが認められている．

 わが国の現状では，自分たちのデイケアがどのような機能をはたそうとするのか，目的意識的に運営することが求められる．すなわち，症状軽減，疾病回復，リハビリテーション導入，能力向上，就労や一人暮らしなど特定の目標設定，思春期や依存症など特定の対象群などの各機能が想定され，その目的に応じた場所，職員構成，備品，プログラム，利用規程などがそれぞれ異なるであろう．

 デイケアの効果は意図する機能によって異なってくる．コクラン共同研究では，一般外来と比較して，デイトリートメントが症状改善，デイホスピタルで治療継続など，限られた有効性が認められるにすぎない．急性期の入院と比較すると，入院者の相当数をデイホ

スピタルで治療可能とされた．いずれも再入院の防止や社会機能の改善などについては有効性が確認されていない．

　②居住支援：　脱施設化にともなって，さまざまな中間宿舎が工夫された．食事提供の有無や病院との距離，支援者の勤務時間など，さまざまな程度の施設を用意し，自立能力が高まるに従って次第に援助を減らした機関に移動するという「連続体モデル」をかつて戦略としていた．しかし実際には，住み始めるとそこに安定しがちで，移動しようとしても先に空きがないという状態となって，この戦略によってアパート自立に至る例は少ないことが明らかになった．現在は，目標がアパート自立であれば，直接にそこを利用しながら訪問型の支援を加えるという「援助つき居住（Supported Housing）」プログラムが有効であるとされている．コクラン共同研究に取りあげられているものの，設定が多様なために，高いエビデンスはいまだ得られていない．

　わが国では，障害者プランの中で唯一計画通りに整備されたのはグループホームであり，当面のニーズに応じているものと思われる．欧米の場合に，住居は原則的に公的な社会保障の対象であるのに比して，わが国の場合には個人の責任に置かれている．さらに，賃貸契約の際に保証人制度が存在しているのに加え，所得保障額が低く，就労支援制度が整っていないといった条件が住居の取得を阻害し，長期入院者の退院を阻んでいる．近年の地方小都市では，需要と供給の関係から，精神障害者でも意外に借りやすくなっていることも見逃せない動きである．

　③就労支援：　当初は精神病院内において，作業訓練と称した支払いのない内職仕事が行われ，1970年代に社会問題化された．後には社会復帰施設や共同作業所内において，実にわずかな工賃を得られるものの，そのまま固定して一般就労には至らない実態があった．このように，訓練をしてから就業する戦略を「職業前訓練」方式と呼ぶ．

　アメリカ合衆国では，クラブハウス内の生産的活動から始め，次に一般企業の仕事をグループで請け負い，その後に単独就労へと計画する「過渡的就労」や，就業上の知識を学んだ後に，早めに就業して，仕事現場でジョブコーチから支援を受けるという「援助つき就労（Supported Employment）」が展開した．コクラン共同研究でも，援助つき就労は，職業前就労に比べて就労達成率が高いというエビデンスが得られている．また就労能力は，症状や障害の重症度とは相関がなく，社会適応度とも相関しないため，就労実務の場で評価する必要があるとされている．

　わが国では，障害者の義務雇用が制度となっており，2006年に至ってようやく精神障害者が勤務すると雇用率（2006年現在1.8％）に算定されることとなった．公共職業安定所（ハローワーク）と地域障害者職業センターが身近な相談機関であり，トライアル事業やジョブガイダンス事業など，多様な支援制度がそろっている．医療保健福祉側の専門職は，労働側のチームと連携することが就労実現における最短の道である．しかし現状では，医療職は疾病について専門であっても，就労能力について不案内なままに就労の可否を判定し，労働側のサービスに利用者を紹介しないことが最大の障壁となっている．

　④セルフヘルプ集団活動：　同じ病や障害をもつ者同士の交流は，情緒的共感が生じ，体験や情報が交換され，モデルを発見する機会となる．こうした互いを支え合う体験は，自尊心や有能感を向上させ，専門職との関係では得られない変化をもたらす．こうした同じ属性をもつ者同士の集団活動は，1970年代のアメリカ合衆国において始まり，セルフヘルプ集団（Self-Help Group）活動と呼ばれる．「自助」と訳すよりも「相互支援」と訳すべきであろう．

　わが国では，アルコール依存症に対する断酒会やアルコホリクス・アノニマス（AA）がよく知られている．統合失調症領域では，各単会を集めて，全国精神障害者家族会連合会（全家連）が1965年に設立され，ユーザー自身は全国精神障害者団体連合会（全精連）を1993年に設立した．てんかんは，家族と障害者自身が加わって日本てんかん協会（通称「波の会」）を結成している．気分障害では，うつ・気分障害協会（MDA-Japan）が活動を開始した．

　専門職に制御されない自律的な集団であることに意味があるため，専門職が運営に手を出すわけにはいかない．しかし，セルフヘルプ集団の設立を刺激し，そ

の活動の維持を側面から支える作業は重要であろう．設立への支援は，グループの試行機会提供，他のグループ見学，会合の方法伝授，有用な情報提供などである．維持に対する支援は，リーダーに対する支援や情報提供，集団から外れた人への支援，問題解決の主体がグループにあることの明示などである．多様なセルフヘルプ活動を支援する機関はクリアリングハウスと呼ばれ，わが国でも全国数カ所で活動が開始されている．

治療法ではないので効果に関するエビデンスは得られていない．セルフヘルプ活動が提供する代替プログラムの効果，ユーザー職員が勤務するプログラムの効果，家族の相互支援による効果などが追求されている．

iii） 地域システムのマネジメント 精神障害者は地域で生活しているために，地域全体のシステムが調整されマネジメントされることが望まれる．社会福祉基礎構造改革を終えたわが国では，障害者をも含めた住民に対するケアシステムは各自治体の責務となった．各地域に必要な資源がない場合は，専門職として行政に協力しながらも要求していかなくてはならない．

法的に設置が規定されたサービスを公的システムと呼び，全国一律の基準で運営されている．地域社会に存在するさまざまな関係を非公的システムと呼ぶ．非公的システムは，柔軟で永続的で，ときに専門職よりも有能で熱心であり，公的システムと補完し合う機能を有する．精神障害者の地域生活支援という作業は，こうした地域全体のシステムを整備する視点を欠くことができない．

WHOが力を入れたアンチ・スティグマ運動も一定の成果を見せている．わが国でも，統合失調症を開示したユーザーがマスコミに顔を見せ，国や自治体の各種委員として活動するようになった．中学や高校の保健の授業において精神疾患に関する情報が伝えられるようになることが当面の目標であろう．（野中　猛）

文　献

1) Anthony W, Cohen M, Farkas M（浅井邦彦・高橋亮・高橋真美子訳）：精神科リハビリテーション，マイン，1993．
2) Ekdawi MY, Conning AM（東　雄司・岩崎正人・岩橋多加寿訳）：精神科リハビリテーション実践ガイド，星和書店，1998．
3) 蜂矢英彦・岡上和雄監修：精神障害リハビリテーション学，金剛出版，2000．
4) Hume C, Pullen I（丸山　晋・松永宏子・横田正雄・丹野きみ子訳）：精神保健リハビリテーション―医療・保健・福祉の統合をめざして，岩崎学術出版，1997．
5) 池渕恵美：統合失調症へのアプローチ，星和書店，2006．
6) 井上新平・堀田直樹編：精神科リハビリテーション・地域精神医療（臨床精神医学講座第20巻），中山書店，1999．
7) Liberman RP（安西信雄・池渕恵美監訳）：実践的精神科リハビリテーション，創造出版，1993．
8) 野中　猛：図説精神障害リハビリテーション，中央法規出版，2003．
9) 野中　猛：精神障害リハビリテーション論―リカバリーへの道，岩崎学術出版，2006．
10) Watts FN, Bennett DH（福島裕監訳）：精神科リハビリテーションの実際①②，岩崎学術出版，1991．

4. ACT

　この半世紀の間に，精神障害をもつ人たちを取り巻く医療状況は，国内外を問わず大きな変動を見せている．主要先進国においては，入院を中心とした施設精神医療が地域精神医療に道を譲り，精神科病床数は減少の一途を辿ってきた．こうした動きは脱施設化と呼ばれ，隔離収容に対する倫理的配慮，施設神経症の認識，ノーマライゼーション理念の浸透，経済的側面の影響，などがその主な推進要因となった．

　我が国の精神保健福祉施策も，基本的に「入院医療中心から地域生活中心へ」という方向性のもとで推し進められており，既に国家レベルで退院促進に向けての改革ビジョンが公表されている．さらに，障害者自立支援法の制定を受け，精神障害をもつ人たちの地域生活支援は新たな体系に移行しつつある．とは言え，今尚彼らの多くが長期入院，或いは頻回入院を余儀なくされており，課題解決にあたっては病床削減に留まらず，入院処遇を受けなくても彼らが安心して地域で暮らし続けていくことを可能にする，支援の仕組みが整えられる必要がある．

　そのような流れの中で，重症精神障害者であっても精神保健福祉サービスにつなげ，地域での生活を支援するためのプログラムであるACT（Assertive Community Treatment：包括型地域生活支援プログラム）が注目を浴びており，実際に近年，我が国で精神科病院のダウンサイジングを論ずる際に，しばしばその導入が引き合いに出される．本稿では，ACTについての概要と各種支援の実際について記述し，2003年から開始された国立精神・神経センター国府台地区における我が国初の実証的なACT臨床研究の報告を簡潔に行う．

a) ACTについて
1) ACTの起源

　ACTは，1960年代後半に米国ウィスコンシン州マディソン市メンドータ州立病院の研究ユニットにおいて，Stein, L. I., Test, M. A., Marx, A. J. らによって開発されたプログラムである．脱施設化が推し進められていた当時の米国では，重い精神障害をもつ入院患者の多くが院内で身につけたことを退院後に地域で活かせず，いずれ再入院に至ることが避けられないものとして受け入れられていた．Steinらは，精神障害をもつ人々がしばしば呈する対処技能の欠損と依存性が，もともと病院への頻回の再入院によるものであって，必要な対処技能と自律性を獲得することは，現に生活している地域の中で最も良くなされうると考えた．そして，「通院や服薬が不規則」，「治療抵抗性である」，「治療の動機付けが不十分」など既存の精神保健サービスから恩恵を被らない人々のあら探しをするのではなく，彼らが地域で欠くことのできない一員となりうるように，それまでのケアのあり方を改善した新しいモデルを採用し，それが現在各国で広まっているACTのオリジナル・プログラムとなった．その後，数多くの調査研究から入院期間減少・居住安定性改善・サービス満足度向上などの援助効果が実証され，その有効性から脱施設化を推し進めてきた多くの国で導入，実践されるようになった．

2) ACTの構造上の特徴

　表V-19に，ACTの構造上の特徴を示す．重い精神障害をもつ人々のためのプログラムである，という点は特に強調されなければならない．ACTは，最もニーズの高い人々にとって効果的なプログラムではあるが，逆に，ACTチームが提供するような包括的・集中的・積極的なサービスを必要としない人に対しては，さほど効果的でないことが先行研究でも示されている．したがって，ACTプログラムの利用者は，一定の加入基準を満たす者であることが求められる．加入基準の詳細は，国際的にもACTプログラム毎に異なっているのが現状であるが，それぞれのプログラム

表 V-19　ACTプログラムの構造上の特徴

1. 伝統的な精神保健・医療・福祉サービスの下では地域生活を続けることが困難であった，重い精神障害を抱えた人を対象としている
2. 看護師，ソーシャルワーカー，作業療法士，就労支援専門家，精神科医など，様々な職種の専門家から構成されるチーム（多職種チーム）によってサービスが提供される
3. 集中的なサービスが提供できるように，10人程度のスタッフから成るチームの場合，100人程度に利用者数の上限を設定している
4. 担当スタッフがいない時でも質の高いサービスを提供できるように，チームのスタッフ全員で一人の利用者のケアを共有し，支援していく
5. 必要な保健・医療・福祉サービスのほとんどを，チームが責任をもって直接提供することで，サービスの統合性をはかっている
6. 自宅や職場など，利用者が実際に暮らしている場所でより効果の上がる相談・支援が行われるように，積極的に訪問が行われる
7. 原則としてサービスの提供に期限を定めず継続的な関わりをしていく
8. 1日24時間・365日体制で，危機介入にも対応する

このような構造上の特徴を遵守した標準的モデルへの適合度評価尺度（fidelity scale）が開発されていて，それによって各ACTプログラムが適切に運営されているかどうかを評価することができる．

が立ち上げられた目的の違いが反映された結果であると考えられる．

3） ACTの援助理念

ACTは，「医学モデルである」，「管理的である」といった一部の批判を受け，就労支援などを積極的に採り入れて，より包括的なケア・モデルとして進化した．臨床スタッフが共有すべき援助理念として，「重い精神障害をもつ人でも地域で暮らしていく権利があること」，「訓練後の退院よりも，退院後に実際の生活の場での訓練を重視すること」，「特定の専門家ではなく，システムで利用者を支援すること」，に加えて，『リカバリー（Recovery）』，『ストレングス・モデル（Strength Model）』，『超職種チーム（Transdisciplinary Team）』の概念が特に重要である．

リカバリーとは，たんに治癒や回復を指し示す言葉ではない．ある人が二度と精神病症状を体験しなくなるということよりはむしろ，障害を抱えながらも希望や自尊心をもって生活をおくる状況に至るまでの個別プロセスを意味している．精神障害をもつ人たちの地域生活を支援することの根本的な目標は，リカバリーのプロセスを支援することであり，支援者には，精神障害をもつ人たちの可能性を信じ，そうした希望を本人や周囲に程良く伝達しうる能力が期待される．

ストレングス・モデルは，精神障害をもつ人たちの限界や障害に注目するあまりに，彼らが目標を達成するために役立つ資源，特に自然な対人関係についての配慮を欠いていた従来モデルの反省から導入されたものであり，以下のように要約される．①個人の病理よりも長所に注目する，②専門家とサービス利用者との関係を重視する，③自己決定に基づいてサービスを提供する，④地域を障害物ではなく，資源の宝庫としてみる，⑤利用者との接触をオフィスでなく，地域で行う，⑥重い精神障害をもつ人々も，学び，成長し，変化し続けると信じる．

超職種チーム・モデルは，「多職種チーム」の実践を反省材料にしている．「多職種チーム」では，多くの場合各職種の役割は固定され，医師は診察と処方を，心理士は心理検査やカウンセリングを，ワーカーは福祉面のサポートを行う．カンファレンスでそれらが統合されるとは言え，概して各領域の仕事は流れ作業的に行われ，そこではサービス利用者は，「患者」，「精神障害者」としての役割を担わざるを得ない．これに対し超職種チーム・モデルでは，利用者から提起される問題に対して，日々のミーティングの中で各職種がそれぞれの専門的知識と経験を活かしながらも一つの職種を超えた立場でアイデアを出し合う．それらがフィードバックされて利用者の自己決定につながるのである．超職種チームは，利用者の目標のために多職種の専門家の知識と技術を混ぜ合わせた乗り物に例えることができる．運転するのは利用者自身であり，提供されるサービスの種類や方法について大きな決定権をもっている．

4） ACTで実施される支援の内容

ACTプログラムでは，①診察と処方・薬のデリバリー・外来受診同行，②訪問での疾病や薬物療法に関する情報提供，③個別の支持的療法，④クライシスプランと呼ばれる症状自己管理のための支援計画作成と危機介入のための家庭や地域への訪問，⑤主治医が入院を決定するに至るプロセスへの介入・入院中の利用

者の権利擁護・退院計画への参与，⑥身体的健康管理のための支援（以上，保健・医療的支援），⑦不動産会社との連絡調整や引っ越しの手伝い（住居支援），⑧調理・弁当の配達・スーパーへの買い物同行・銭湯への同行（日常生活支援），⑨年金・手帳申請や金銭自己管理のための支援（経済生活支援），⑩ハローワークへの同行・就労先の斡旋・ジョブコーチ（就労支援），⑪家族に対する支援計画の作成や家族教室の開催（家族支援），⑫映画やカラオケへの同行や一緒にスポーツを行うこと（社会生活や娯楽・余暇に関する支援）など，様々な領域にわたるサービスを提供しうる．しかしながら，プログラムで提供されるサービスの形状はあらかじめ定められておらず，個々の利用者のニーズに合わせて作成される支援計画にそって提供される．

b) ケアマネジメントとしての ACT
1) 支援の流れ

対象が重い精神障害をもつ者に限定されていて明確な加入基準があること，既存のケアマネジメント以上に関係作りと契約が重要になること，アセスメントが初期アセスメントと包括的アセスメントの二段階になること，支援計画をチーム自身が作成すること，プログラム終了にあたって他の機関にサービスを引き継いでいく過程を援助するステップダウン・プログラムの存在，などが ACT プログラムの特徴と言える（表V-20）.

表 V-20 利用者に対する支援の流れ

1. 利用者の加入
2. 関係作りと契約
3. アセスメント
   ― 初期アセスメント
   ― 包括的アセスメント
4. 支援計画の作成
   ― 個別週間計画の作成
   ― 日々のチームスケジュールへの反映
5. サービスの実施とモニタリング
6. 支援計画の見直し
   ― 支援継続
   ― ステップダウンプログラムを経て終了

ACT がよく「最も包括的・集中的なケアマネジメントのモデルである」と評されるように，個々の利用者に対する援助の流れの基本はケアマネジメントと同様である．

2) 基本姿勢と関係作り

施設を中心としたプログラムでは，サービス利用者は求めて専門家側の土俵に上がってくる．しかし，地域生活支援においては，利用者の生活の場での関わりが中心となり，専門家は利用者の土俵で仕事をすることになる．土俵に入ることを許されるためには，関係作りによりいっそうの労力を注がなければならない．そのためには，力動的精神医学のモデルを離れ，専門家側の自己開示や様々な同行援助を行うことも求められるだろう．そうは言っても，共依存関係を生み出さないようにするためには，専門家側が「魚を釣ってくるのではなくて，魚の釣り方を教示する」スタンスをとり，利用者毎に設定される個別目標を明確にしたうえでそれに沿った支援を展開していくことを意識することが重要である．また，利用者が何らかのクライシスに遭遇した時は関係作りの好機として捉えること，訪問など関わりに対する拒否的言動があっても一時的な感情に基づくものが少なくないこと，を念頭において活動する．

3) アセスメント

病棟や社会復帰施設の場よりも，自宅や職場など，実際に本人が生活する場でのアセスメントを心掛ける．表面的にケアが必要と思われる領域があったとしても，できないのでしていないのか，できるけれどもしていないのか，を分けて検討する．また，本人がどうなりたいと思っているか，そのために使える本人の長所やインフォーマル資源を明らかにしていく．

4) 個別支援計画の作成

サービス提供側の手持ちのプログラムに利用者を合わせるのではなく，利用者のニーズに合わせて多様なサービスを調整する意識をスタッフ間で徹底させるために，利用者毎の個別支援計画作成が意味をもつ．これは同時に，担当スタッフ以外が利用者と関わる際の道標的な役割を果たす．目標は，利用者がいずれこうなりたいという長期目標と，そのための一里塚となる短期目標を設定する．できない所の援助から入る視点ではなく，できる所を伸ばしながら全体の底上げを図る視点が大切である．また，目標を達成するために，利用者本人，支援者，家族がどのように役割分担を果

たすのかも明確にしておく．

5）モニタリングと評価

利用者と設定した目標を達成するために活動しながら，必要なサービスは滞りなく行われているか，利用者のニーズの変化や新たなニーズが発生していないかモニタリングを行う．目標が達成されたかどうかの評価は，短い期間を一区切りとして利用者自身に尋ねる．達成の程度を視覚化して提示することが利用者本人の自己評価回復につながることも多い．

c）チームアプローチとしてのACT

1）チームを構成するスタッフ

ACTのスタッフは，看護師，ソーシャルワーカー，サイコロジスト，作業療法士，就労支援専門家（Employment Specialist：ES），当事者スタッフ，精神科医，プログラムアシスタント（臨床以外の事務的な仕事に携わる秘書的存在）などの多職種により構成される．米国のように統合失調症と薬物依存の重複診断（dual diagnosis）が多い国では，アルコール・薬物依存の専門家が加わるなど，その国の背景にある精神保健の状況やプログラム立ち上げの目的によって，スタッフ構成も異なってくる．

チームの主軸をになうケースマネジャー（casemanager：以下CM）は，「支援の流れ」の中で詳述した一連のケア・プロセスに関わりながら，日々の基本的な生活支援サービスを直接提供する．同時に各スタッフは，アセスメントや様々なサービスの提供において，それぞれの職種の専門性を活かしながら活動することも求められる．しかし各職種の役割は厳密に固定されたものではなく，むしろ職種を超えた立場で利用者に関わる超職種モデルが採用される．

2）個別援助チーム（ITT）について

ACTでは，利用者単位でITT（Individual Treatment Team：個別援助チーム）と呼ばれる，「全体のチームの中で，ある利用者に関するアセスメントと支援計画の作成，日常的なケアの提供と調整を中心となって行う小さな単位のチーム」が定められている．これは，全体のスタッフが二分されて全利用者の半数ずつを受け持つようなチームではなく，あくまでも個々の利用者毎に異なるスタッフで構成されるチーム

である．

サイズの大きなACTチームでは，通常，主ケースマネジャー（Primary CM：利用者に対して支持療法や疾患管理教育を行うなど日常的な関わりをもつとともに，支援計画作成と見直し，ITT活動全体の調整とモニタリングを担う．利用者の危機的状況下では最初に連絡を受け，対応を検討する），副ケースマネジャー（Backup CM：利用者の日常支援に主CMとともに関わる．主CMが不在であったり，他の危機的状態にある利用者の支援で手が離せない時には，代わりに日常支援サービスを提供する），看護師，他のスタッフ（利用者のニーズにより，薬物の専門家や就労支援専門家などが指定される）の3～5名程度でITTが構成される．本人と家族の同居率が高い日本では家族支援が重要であり，必要に応じて家族支援担当者をITTスタッフとして位置づけることもある．アセスメントやミーティングにおいては，全スタッフがそれぞれ異なる立場からコメントを提供することが求められるし，夜間・休日の電話対応においてもスタッフ全員が関わる可能性をもっている．そのため，日頃からITTはチーム全体に情報提供を行い，他のスタッフも必要に応じてITTに利用者の現在の支援計画を確認するなど，きめ細かな連携が求められる（図V-10）．

こうしたチームアプローチのメリットとして，①様々な職種や職歴をもつスタッフの関わりによって多面的なアセスメントとケアを提供できること，②スタッフが燃え尽きたり利用者を抱え込むなどといった個別担当制の弊害を防げること，③利用者と特定のスタッフの関係が悪化しても，複数の顔見知りの支援者の存在によってチームとの関係性が維持され，利用者がサービスからドロップアウトするのを回避しやすいこと，などが挙げられる．一方で，以下のような仕組みがなければ，ケアの一貫性とサービスの統合を保障することはできず，いたずらに利用者を混乱させてしまう可能性もある．

3）情報を共有する仕組み

情報共有の前提となるスタッフの勤務態勢と情報共有の仕組みについて，国立精神・神経センター国府台地区での試行事業（ACT-J）のシステムを例に挙げ

図 V-10　ITT の一例

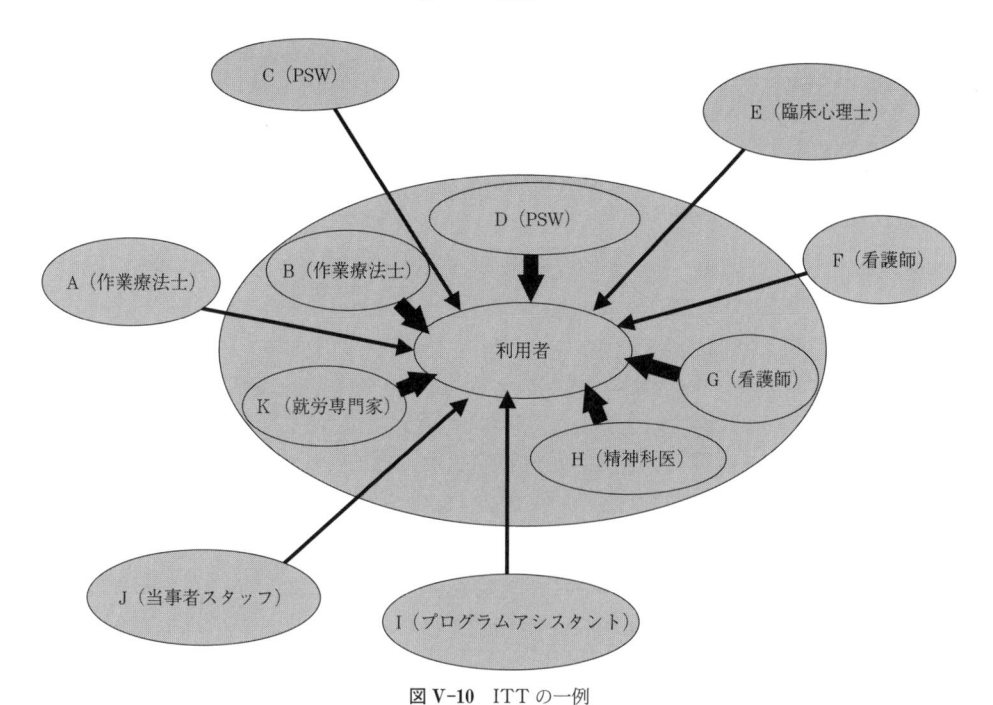

利用者が比較的安定した状態であれば，ほとんどのサービスは ITT により提供される（スタッフ B，D，G，H，K）．利用者の症状或いは機能障害の程度が重篤で支援ニーズが高い状況では，ITT の調整と監督のもと，チーム全員が関わることで，1 日に複数回の訪問支援を実現する．

て解説する．

CM は平日，早番が 8 時 45 分から 17 時 15 分まで，遅番（1 名）が 10 時 45 分から 19 時 15 分まで勤務し，早番のうちの 1 人が 19 時 15 分から翌朝までの宅直を行う．また，精神科医が「セカンドコール当番」と呼ばれる宅直者へのスーパーヴァイズを分担している．土曜の日中は 2 名のスタッフが勤務し，うち 1 名が夜間の宅直者となる．日曜は，宅直者による電話のみの対応を原則としている．

利用者毎の支援計画と週間計画が ITT を中心に作成されると，この基本的な訪問スケジュールをもとに利用者の状況に応じて，各担当スタッフが，利用者の次週の週間訪問予定をデータベースで共有しているファイルに入力する．これは「週間予定表」として毎週土曜日に印刷されてチーム間で共有され，必要に応じて加筆・修正がなされる．毎日遅番のスタッフは，印刷された週間予定表を参照し，ホワイトボードに翌日の各スタッフのスケジュールを書き込んでおく．

朝のミーティングは，平日は毎朝 9 時頃から 1 時間ほどかけて，24 時間以内にコンタクトした全利用者の状況についての報告と必要な討議が行われる．前日に書き込みされたホワイトボードはミーティング時に参照されて，訪問予定の変更や配車，持参する携帯電話についての確認が行われる．ミーティング後，各スタッフは利用者宅に向かい，日中はオフィスにアシスタント以外のスタッフがいなくなることが多い．そこで，その間のチーム全体の情報を共有するために採り入れられたのがシフトマネジャー（Sift Manager：SM）制である．

SM は，朝のミーティング時に，特に動きのあった利用者の状況について，専用のノートに書き込みを行う．このノートを閲覧することで，遅番や休暇明けのスタッフは効率良く情報を共有し，優先度の高い業務からとりかかることが可能になる．図 V-11 で模式的に示した SM 制は，集約した情報を，必要な人に，緊急度に応じて適切に伝える仕組みであると言える．SM は日替わりであるが，各スタッフが月 3 回程度この役割を担うことによって，担当外の利用者への意識

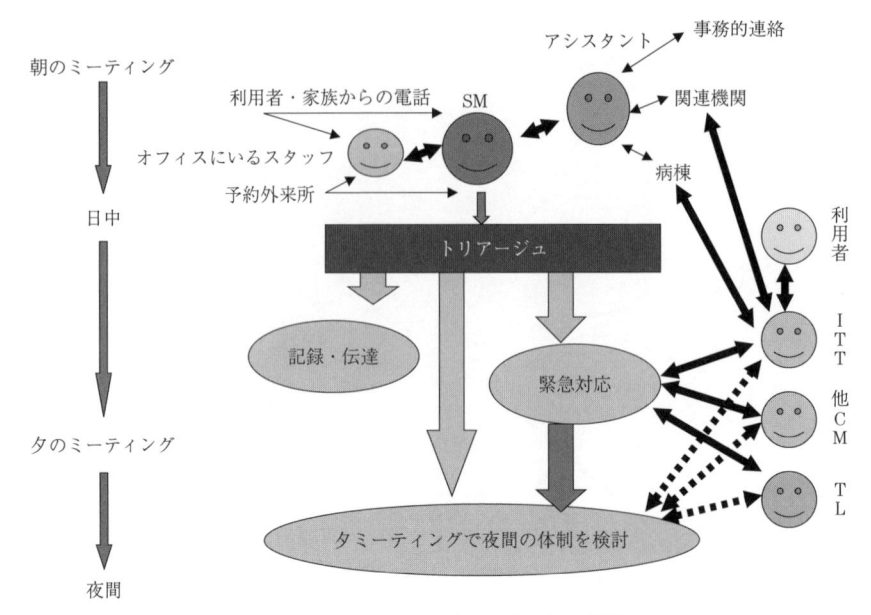

図 V-11 シフトマネジャー（SM）の役割

SM：シフトマネジャー，CM：ケースマネジャー，TL：チームリーダー
　　シフトマネジャーは，チームの臨床業務における「情報の固定点」として機能し，利用者・家族・病棟や関連機関からの電話，利用者の予約外来所などの情報を把握するよう努める．そして状況によって，記録のみで良いか，夕方のミーティングで検討するか，緊急に担当CMと連絡をとって対応を検討するかのトリアージを行っている．

を高めることにもつながっている．

　17時から行われる夕のミーティングでは，遅番と宅直への申し送りを主な目的としており，その日の訪問で気になった利用者のこと，電話がかかってくる可能性のある利用者への対応を検討する機会となっている．

　時間に制限のあるミーティングでは，その時点で救急対応を要請される可能性の高い利用者の状況報告と討議を優先的に行う必要があり，そのために「ゾーン制 Zone System」が採用されている．これは，主CMを中心にしたITTが，赤（ハイリスクの状態でハイサポートが必要），黄（赤まではいかないが注意が必要），青（安定している）の3つのゾーンに分けて利用者の状態を評価・把握する仕組みであり，青から黄へ，或いは赤から黄へといったゾーンの変更の確認は，朝や夕のミーティングでなされる．各利用者のゾーンは，わかりやすい形でチームに共有され，夕のミーティングでは赤，黄，青の優先順位で討議が行われる．SMにとっても，担当外の多くの利用者の中で，優先的に状況を把握しておかなければならない利用者が一目瞭然に把握できるメリットがある．

　その日に訪問した利用者の状況は，訪問したスタッフが，データベースにプログレス・ノートとして入力する．この記録は，朝のミーティングでプロジェクターを用いて共有され，前日に訪問したITTスタッフが不在の時に司会者が読み上げるなどの形で活用される．

　担当者同士でより細やかな打ち合わせを行うITTミーティングが適宜開催されているが，他にも担当者の机にメモを置く，電話をしながら他のスタッフの反応を確認するなど，非公式のコミュニケーションが重要となる場合も少なくない（図V-12）．

d）ACTにおける統合失調症治療の特徴
1）薬物療法
　服薬中断への対応が重要である．日頃から服薬の必要性を，精神障害をもつ本人が理解できる言葉で説明しているかどうかがまず問われるが，心理教育的な働

4. ACT

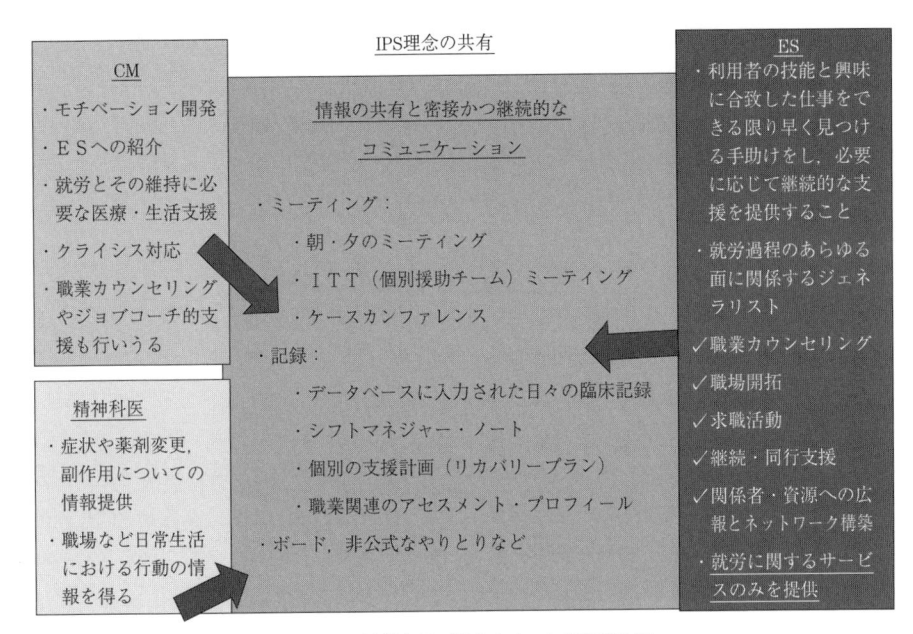

```
                        IPS理念の共有
┌─────────┐   ┌─────────────────────┐   ┌─────────┐
│   CM    │   │  情報の共有と密接かつ継続的な │   │   ES    │
├─────────┤   │      コミュニケーション      │   ├─────────┤
│・モチベーション│   │                     │   │・利用者の技能と興味│
│ 開発     │   │・ミーティング:           │   │ に合致した仕事をで│
│・ESへの紹介│   │ ・朝・夕のミーティング    │   │ きる限り早く見つけ│
│・就労とその維持に│   │ ・ITT(個別援助チーム)ミーティング│ │ る手助けをし,必要│
│ 必要な医療・生活支援│ │ ・ケースカンファレンス     │   │ に応じて継続的な支│
│・クライシス対応│   │                     │   │ 援を提供すること │
│・職業カウンセリング│ │・記録:                │   │・就労過程のあらゆる│
│ やジョブコーチ的支│ │ ・データベースに入力された日々の臨床記録│ │ 面に関係するジェネ│
│ 援も行いうる│   │ ・シフトマネジャー・ノート  │   │ ラリスト     │
└─────────┘   │ ・個別の支援計画(リカバリープラン)│ │✓職業カウンセリング│
┌─────────┐   │ ・職業関連のアセスメント・プロフィール│ │✓職場開拓     │
│  精神科医  │   │                     │   │✓求職活動     │
├─────────┤   │・ボード,非公式なやりとりなど  │   │✓継続・同行支援  │
│・症状や薬剤変更,│   └─────────────────────┘   │✓関係者・資源への広│
│ 副作用についての│                                 │ 報とネットワーク構築│
│ 情報提供  │                                 │・就労に関するサービ│
│・職場など日常生活│                                │ スのみを提供   │
│ における行動の情│                                 └─────────┘
│ 報を得る  │
└─────────┘
```

図 V-12 就労支援に関するチーム内役割分担

ACT-Jでは就労支援にも力を入れているが,精神医療・福祉サービスと就労支援サービスのチーム内での情報共有と連携の仕組みを提示する.ESとはEmployment Specialist(就労支援専門家)の略である.

きかけはコメディカルスタッフでも行えるような体制を組んでおくことが望ましい.服薬中断の原因は様々であるが,過去に体験した副作用の影響は当然のことながら大きいと考えられ,自覚的な苦痛を伴う副作用を可能な限り軽減することが求められる.訪問や電話を通じて服薬確認を行う必要性も生じるが,1日複数回投与よりも単回投与の方が本人とスタッフ双方の負担を減らすことができる.以上から,非定型抗精神病薬の単剤単回投与が推奨される.デポ剤の使用を考慮せざるを得ないケースも少なくない.始めに注射ありきではなく,入院を予防できる確率が高くなり,そのことが就労など人生上の目標達成に有利に働くことなど,本人が納得して注射を受ける方向で働きかける工夫が大切なのは言うまでもない.また,内服後の効果発現が早いリスペリドンの水液を頓服処方し,緊急時に電話で服用を指示することで,救急受診回数を減少させることも可能である.

実際に国府台地区における臨床実践の中でも,①担当者数を限定した多様な支援の提供によって,3分診療の弊害である,利用者の訴えを解決する最も安易な手段としての処方の増量を最小限に抑える,②自宅での家族のクライシスに迅速に対処することで,再発や不必要な処方の増量,入院を回避する,③利用者宅への薬の配達や受診同行などで通院・服薬中断を防ぐことができ,かつ家族も安心して(医療につながっているという安心感,過量服薬への懸念の解消による)本人の単身生活へのチャレンジを見守る,④現場で本人の服薬状況がリアルに確認でき,それに基づいて怠薬を防ぐ手段を本人とともに検討する,⑤多職種アプローチで就労支援などを併用することにより,本人の生活上の目標を支持することで,服薬の動機付けを行う,など薬物療法をACTで行うことのメリットを実感している.

2) 家族支援

ACTにおける家族支援のアプローチとして,McFarlaneらによるものが知られている.彼らは,ACTと家族心理教育を統合することの利点を,家族支援付きACT(Family-Aided Assertive Community Treatment:以下FACT)と,単家族に対する危機対応サービスのみを行うACTとの無作為割付比較研究から導き出している.FACTは,慢性統合失調症患者の社会的ネットワーク拡大と地域定着の強化

を図るために，通常の ACT と複合家族グループとを併用し，また積極的な就労支援も付加したプログラムである．12ヶ月後の調査では，FACT 群は ACT 群よりも再発率が低く（22％対 40％），再発後の一般雇用率が高かった（16％対 0％）．24ヶ月後の調査では，両群とも再入院率と症状レベルが有意に減少し，治療への参加が有意に増加した．2群間で最も実質的な差が現れたのは，雇用率（32％対 19％）であった．

　諸外国と異なり，在宅患者の多くが家族と同居する日本での ACT では，家族支援がいっそう重要性を増す．本人の頻回入院や家庭でのトラブルが繰り返されてきたことで，同居家族の生活困難感も強く，それが家庭内の情緒的雰囲気にも影響を与えている事例が多い．そのため必要に応じて，本人との関係が円滑になるように，或いは家族自身が充実した生活をおくれるようになるための個別支援計画を作成する（家族ケアマネジメント）．家族心理教育グループへの参加を積極的に勧めるが，参加できない家族に対しては，訪問による心理教育も考慮する．ACT では，構造化された家族心理教育プログラムのほかにも，オフィスや自宅，移動中の車内など多様な場で，必要に応じて家族面接を実施することができる．利用者と家族の置かれている状況によっては，本人担当と家族担当スタッフを分けて関わるために，ITT メンバーに家族支援担当者を加えることもある．その際，家族担当スタッフには，精神障害をもつ人を身内に抱える家族の立場のスタッフを採用することも考慮する．地域家族会など，既存のピアグループへの橋渡しも重要である．

　ACT は，転居準備や食事など日常生活の支援，頻回の薬のデリバリーと訪問先での心理教育など保健医療的支援などの包括的な訪問主体の支援を提供することで，これまで「独りでは暮らせない」と単身生活に踏み切れなかった本人とその家族にとってのチャレンジのきっかけを作る．即ち，実際に機会が与えられると本人の隠された能力が見えてくるし，家族も距離を置き負担がとれることで，本人への対応が変化してくることがある．

　ACT の支援を受けることによって，本人にとっての家族の位置づけも変化する．家族が本人よりも自分自身に焦点を当てて物事を考えられるようになるまでには相当な時間を要するが，比較的短期間のうちに自分たちが本人の世話をしなくても ACT がやってくれるという安心感が芽生え，同時に一種の喪失感を味わうようである．これは，感情的巻き込まれの強い家族が本人と物理的・心理的に距離をとっていくうえで必要なプロセスと考えられる．

3） 住居支援

　本人の自立のためにも，家族支援の一環として家族の肩の荷を下ろしてもらうためにも，グループホーム入居や単身アパート生活を支援することが必要となる．家庭で家族とうまくいかないことと入院の適応とは原則として分けて考えるべきであり，本人だけでなく，家族が危機介入時に緊急避難的に利用できるレスパイト施設を確保しておくことも求められる．本人の希望があれば，入院という手段を用いずに，ビジネスホテルやウィークリーマンションの利用によって危機を乗り越える手助けをすることは ACT 臨床の醍醐味の一つであり，一連のプロセスを通じてチームの士気も盛り上がる．そのために，日々の実践を通じて，キャッチメントエリア近辺の不動産屋との連携を密にしておくことが欠かせない．

4） 危機対応

　まず，クライシスプラン（不調時にどのように対処するかを明確にするために，あらかじめ精神障害をもつ人と担当スタッフとで共同作成したプラン）の作成など，平日時間内の関わりの充実が休日・夜間の電話や訪問頻度を減らすことを念頭において支援を行う．

　電話での関わりを含めた 24 時間対応はサービス利用者への安心感につながるが，訪問要請があった時でも緊急度は様々であるから，トリアージを行い，待てる状況であればスタッフが揃う時間帯に訪問を行うようにする．電話対応と訪問支援の機能的連携を図ることが肝要である．夜間・休日の緊急訪問は，リスクマネジメントの観点から複数名で行い，本人だけでなく家族の不安をとること，一時的な介入やレスパイトケアの利用により本人と家族の物理的な距離を確保することで入院が回避できることも少なくない．訪問時にリスペリドン水溶液を活用することも有効であろう．また，危機対応の結果，他院に入院処遇となった際でも，入院期間中可能な限り継続的に関わり，退院支援

5) 就労支援

就労は，①自尊心を高める，②収入を得ることで家庭内の立場を改善する，③仕事への集中により，病的体験にとらわれなくなる，など精神障害の回復にプラスに作用し，また地域生活維持のための重要なモチベーションとなる．障害者自立支援法成立，障害者雇用促進法改正とあいまって，精神障害をもつ人たちに対する就労支援の技法確立とシステム整備が問われているが，そのような状況で，新しい就労支援のモデルであるIPS（Individual Placement and Support：個別職業斡旋とサポートによる援助付き雇用）が注目を浴びている．これは，数多くの無作為化比較研究によって，対照群に比べて就労率の増加，就労期間の延長が明らかにされている，科学的根拠に基づく実践プログラム（Evidence Based Practice：EBP）の一つである．我が国の精神障害者職業リハビリテーション領域でこれまで行われてきた，「訓練」モデルや「福祉的就労」モデルとは異なり，どんなに重い障害をもっていても，障害者本人に希望があれば一般就労は可能であるという強い信念に基づき，①医療・保健・福祉・就労が一体となった多職種チームによる包括的な支援の提供，②ケアマネジメントの手法を用いた専門家による就労前後の継続的・同伴的な支援，③訓練後の就職ではなく，積極的な職場開拓による就職後の訓練の重視，をその主な特徴とする．「治療」を優先して就労活動を制限するのではなく，就労を目標とする本人の希望を実現させていくプロセスが自尊心やQOLの向上につながり，結果として治療的にも作用するという援助理念をもつことが専門家側に求められることになる．米国ではIPSは，ACTとの密接な連携のもとで施行されることが多く，ACT-Jでも，IPSモデルの就労支援が展開されている．

6) ピアサポート

障害をもちながら生活することの苦悩は，同じ障害をもち同じ境遇にある者同士で最も良く分かち合えるものである．諸外国では，多くの当事者がACTのような地域支援チームのスタッフとして活躍している．地域にある社会資源のピアサポート機能を利用するだけでなく，精神障害をもつ人を臨床スタッフの一員として招き入れることは，もっと積極的に考慮されても良い．

e) 我が国におけるACT～国府台でのパイロット・スタディ～

我が国でも，諸外国で高い評価を受けているACTの援助効果を実証的に検討する必要がある．そのため，平成15年度から国立精神・神経センター国府台地区で試行事業（ACT-J）が開始された．ACT-Jでは，利用者自らが思い描く回復像と，利用者の長所を重視した生活モデルに基づく臨床活動が展開されているが，その目標は，重い精神障害をもつ精神医療頻回利用者が，できる限り安定した質の高い生活を地域でおくれるよう支援することにある．

国府台病院精神科に平成15年5月から16年4月までの期間に入院し，①18歳以上60歳未満，②主診断が統合失調症，感情障害等の精神疾患（主診断が知的障害，認知症，薬物・アルコール依存，人格障害であるものは除外），③居住地が市川・松戸・船橋の3市，④急性薬物中毒の処置や合併症治療以外の目的での入院，⑤入院前2年間の精神医療サービス利用状況と社会適応，入院前1年間の日常生活状況に関して独自に作成した基準により重症精神障害をもつと判断される，⑥主治医の了解がある，⑦研究について十分な説明を受け，参加について自発的な同意が得られる，以上全ての条件を満たす43名を対象として，ACT登録の指標となった入院を基に，入院前後1年間の精神科入院日数・回数，国府台病院精神科救急受診回数を比較した．また，退院2週後・6ヶ月後・1年後の精神症状（BPRS），社会生活機能（GAF），CP換算値（TRS-RG）と，退院2週後・1年後のQOL（QOII短縮版）に関して前向き調査を行った．

全対象者43名の基本属性は，男性19名，女性24名，平均年齢35.8歳，入院時診断は統合失調症が72%，双極性感情障害が14%を占めた．平均罹病期間は12.8年，家族との同居率は72%，過去1年間の精神科入院日数・回数，国府台病院精神科救急受診回数の平均がそれぞれ，119.4，1.7，3.0であった．43名のうち，入院継続中の1名と退院後1年間の追跡期間中に死亡した1名を除く41名について，入院前後

1年間の精神科入院日数・回数，国府台病院精神科救急受診回数の平均値を比較すると，精神科入院日数が116.0から56.7へ，精神科入院回数が1.7から1.3，国府台病院精神科救急の受診回数が3.2から1.9へといずれも減少しており，入院日数・回数に関しては有意な変化が認められた．

ベースラインと退院1年後の比較では，平均値でGAFが46.7から50.1，BPRSが16.1から16.4，QOLI生活全般満足度が3.9から4.1，CP換算値が781.4から633.2へと推移し，GAFとCP換算値は有意な変化を示した．精神科入院利用の減少，特に入院日数が半減する一方で，病状や生活満足度は低下することなく，むしろGAF得点とCP換算値は有意に望ましい方向に変化しており，ACTによる支援によって，精神症状の悪化や社会生活機能・生活の質の低下を招かずに，重い精神障害をもつ人たちが地域で暮らす期間が長くなる可能性が示唆されたと考えられる．

おわりに～日常実践への拡がりに向けて～

ACTは決して万能なものではなく，地域ネットワークの構成要素の一つに過ぎないが，そのエッセンスは多様な臨床現場で活かすことが可能である．また，京都・岡山・茨城などで，診療報酬や福祉の財源で運営される実践モデルのACTが立ち上げられている．多様な実践機会によって，その援助効果が頑健に実証されることが，制度化への土壌につながっていくことを期待したい．地域ケアに追い風を与えるような診療報酬の改訂だけでなく，生活支援や就労支援サービスに関しては就労移行支援など自立支援法内の事業を活用することに加えて，プログラムに保健医療と福祉の財源を適切に組み入れうる体系が整備されることが望まれる．

（西尾雅明）

文　献

1) Becker DR, Drake RE: A Working Life for People with Severe Mental Illness. Oxford University Press, 2003.（大島　巌，松為信雄，伊藤順一郎監訳：精神障害者をもつ人たちのワーキングライフ．金剛出版，東京，2004.）
2) 厚生労働科学研究補助金『重度精神障害者に対する包括型地域生活支援プログラムの開発に関する研究（主任研究者：伊藤順一郎）』平成17年度総括・分担研究報告書，2006.
3) 西尾雅明：ACT入門．金剛出版，東京，2004.
4) 西尾雅明：地域生活支援．上島国利監修・編集「精神科臨床ニューアプローチ4 統合失調症と類縁疾患」．pp. 122-127，メジカルビュー社，東京，2005.
5) 西尾雅明：IPSモデルによる精神障害者の就労支援．リハビリテーション研究 129:14-17, 2006.
6) 西尾雅明：ACT. 臨床精神医学第35巻増刊号（2006年増刊号），特集/今日の精神科治療指針2006, 506-512, 2007.
7) Ragins M: A Road to Recovery. Mental Health Association in Los Angeles County, 2002.（前田ケイ監訳：ビレッジから学ぶリカバリーへの道．金剛出版，東京，2005.）
8) Rapp CA: The Strength Model: Case management with people suffering from severe and persistent mental illness. Oxford University Press, 1998.（江畑敬介監訳：精神障害者のためのケースマネージメント．金剛出版，東京，1998.）

5. 再発防止と早期介入

5.1 再発予防

周知のように統合失調症の精神症状は複雑で，経過も多様であり，その再発防止あるいは早期介入のための普遍的な戦略，あるいは治療技法を論ずることは容易ではない．本稿では，統合失調症患者が再発のない安定した生活を送り続けるためのささやかな治療的援助の実際について述べる．

近年，統合失調症を理解するための有用なモデルとして，また，治療上の手がかりを与える病態生理仮説として，「脆弱性―ストレスモデル」が提唱されている[5,11]．この仮説では，統合失調症の基盤には「脆弱性」と呼ばれる脳の機能変化が存在し，初回の精神病エピソードを経過した後にも「脆弱性」が持続しているため，再発に促進的な刺激，例えばライフイベントによって，精神病エピソードが再発しうることが示されている．この仮説に従えば，再発防止のための戦略は以下の2点に集約される．すなわち，1）再発に促進的なストレスに対する耐性を高めること，および，2）ストレスそのものを減らすこと，である[6]．しかし，ストレスに対する耐性を高めるための薬物療法や，ストレス対処法の治療教育が，逆にストレスを増加させてしまうということもある．精神科医師はこのような点に留意し，個々の患者に最も適した個別的な治療法を慎重に選択していかなければならない．

再発とは，安定期にある患者が再び急性期の症状を呈し，日常の安定した生活が送れない状態を呈することであり，「再発防止」とは再発を未然に防ぐことである．治療者が精神症状の悪化にのみ焦点をあて，日常生活の小さな変化や統合失調症患者の普段の行動様式に注意を払わなければ，再発の前兆を見逃してしまう．

一方，「早期介入」とは，個々の患者の再発徴候の把握に基づいて行われる再発防止のための治療上の技法であり，具体的には薬物治療，生活指導，支持的精神療法などが挙げられる．

いずれにせよ，「再発防止」を行うためには，あるいは再発の徴候をいち早く把握して「早期介入」するためには，患者と治療者との間に信頼関係が確立されていなければならない．

なお本稿では，外来治療中の統合失調症患者を念頭に置く．統合失調症患者が入院した場合には，再発防止あるいは早期介入を目的とした入院治療（教育入院や生活建て直し入院）もあるが，ここでは省略する．

a） 治療関係の確立と維持

統合失調症の治療において，治療関係の確立と維持の重要性は自明なこととして語られることが多いが[1,10]，患者との治療関係を確立し，維持していくための具体的な方法についての記載は少ない[4,7]．「再発防止」や「早期介入」のためにも，適切な治療関係が確立・維持されていなければならないのは，当然のことである．

池淵[7]は，統合失調症の心理社会的治療において治療者との個人精神療法が基軸となることを強調し，定式化した集団での心理教育に先行して（もしくは並行して）個人精神療法の中で心理教育が試みられることが有用であると述べている．また，小川ら[18]は，生活臨床では，治療の初期段階から，患者のもつ不安，疑問，悩みに具体的にわかりやすく答えていく努力をし，再発の「原因」と考えられる「心因」を治療者が把握し，それを解決することが重要であると述べている．また，神田橋[9]は，統合失調症患者との面接では，治療者は常に自分の手の内（すなわち，治療者の統合失調症観を中核とした病態論・治療論）をあかすようにする一方で，患者には手の内をあかすことに慎重であるように助言し，患者の拒絶能力を育てること

を重視している．なぜなら，統合失調症患者の中には，対人関係が苦手で，上手に「拒絶」できないために，混乱したり，ストレスを増大させてしまうからである．

いずれにせよ，経験の浅い医師は，患者との治療関係の重要性について気づいていながら，その関係を確実なものにできずに苦労することが多い．例えば，研修医は，上級医が上手に患者と治療関係を結ぶのをみて，自分と上級医の違いがどこにあるのか理解できない．しかし，急性期の患者との面接を初回から大切に行うことによって適切な治療的距離がわかるようになり，そこではじめて，信頼に基づく治療関係が確立される．表V-21に治療関係の確立と維持のための面接の要点を挙げる．

1）「治療関係の確立と維持」を常に念頭に置く

毎回の面接を通して治療関係を深めていくように心がけ，病的体験に焦点を当てすぎないように配慮し，患者の生き方，今生きている姿を受けとめるようにしていく．特に，前医から引き継いだ患者の初回面接では，先入観を持たずに向き合うべきである．患者が病歴を長時間語る場合でも，メモをとりながらじっくりと話を聴き，生活史や現在の生活の状況を把握するように努める．このような面接を通して，患者の心理状態や患者と家族の関係などについて有益な情報が得られる．病的体験の有無や急性期の症状については深く触れず，現在気がかりなことや困っていること，体調（寝つきや食欲など），"薬の飲みごこち"などについて聞く．

2）治療の協力者（コメディカル，家族，保健師など）との良好な関係を維持する

医師が，患者を支えているコメディカル，家族，保健師から信頼を得ることは大切である．患者が治療に満足していても家族がその治療に満足していないような場合は，家族の話をよく聞き，家族が患者を支えていることを労うとともに励ます．何かのきっかけ（薬の副作用など）から現在の医療に不信感を抱いた家族

表V-21 治療関係の確立と維持のための面接の要点

1. 「治療関係の確立と維持」を常に念頭に置く．
   - 患者の生き方，今生きている姿を受けとめる．
   - 先入観を持たずに向き合う．
   - メモをとりながらじっくりと話を聴く．
   - 患者の生活史，現在の生活の状況を把握する．
   - 病的体験の有無や急性期の症状については安易に触れない．
   - 現在困っていること，体調（寝つきや食欲），薬の飲みごこちを尋ねる．
2. 治療の協力者（コメディカル，家族，保健師など）との良好な関係を維持する．
   - 病気や現在の治療について分かりやすく説明する．
   - 家族，保健師，社会復帰施設職員と気軽に相談しあえる関係をつくる．
3. 面接場面では「暖かく，礼儀正しく，感受性を鋭く保つ」ように心がける．
   - 治療関係の確立を成功に導くための面接技法（Carlat[4]）
     1）温かく，礼儀正しく，感受性を鋭く保つ
     2）臨床場面へのなじみにくさを積極的に軽減する
     3）患者に話の口火を切らせる
     4）力量を示すことによって患者の信頼を得る
   - 患者の声の調子や体や目の動き，面接全体の雰囲気に注意を払う．
   - 病的体験の存在を隠していることが分かってもそのことを問いつめない．
4. 治療関係は壊れやすいものであることを心に留める．
   - 患者が「治療者」に対して持つイメージ（権威的，献身的など）を把握し，そのイメージによって，患者が過度に治療者に期待（失望）しないように配慮する．
   - 治療者の些細な言動によって，治療関係がこじれたり，治療中断につながることがある．
5. 面接の進行のプロセス全体を評価するべきである．
   - 1回ごとの面接を評価し，次の面接へつなげていくようにする．
   - 面接後に反省した点は次回の面接時の課題とし，自己満足な面接にならぬよう注意する．
   - 数回の面接全体を通して，治療関係が深まり安定しているか，あるいは不安定なままなのかについて評価する．

に対しては，病気や現在の治療について何度でも分かりやすく説明しなければならない．保健師や社会復帰施設の職員とも，気軽に患者について相談しあえる関係をつくる．病院以外の場所で患者は意外な一面をみせていることがあり，こうした情報は治療上のヒントを与えてくれることもある．

3） 面接場面では，「暖かく，礼儀正しく，感受性を鋭く保つ」ように心がける

初回の面接は重要であり，この時に面接のやり方を誤ると，その後，患者から信頼を得ることが困難になる．患者や家族は大きな不安を抱えながら，援助を求めに来たことを忘れてはならない．

治療関係の確立を成功に導くための面接技法として，Carlat[4]は，1）暖かく，礼儀正しく，感受性を鋭く保つ，2）臨床場面へのなじみにくさを積極的に軽減する，3）患者に話の口火を切らせる，4）力量を示すことによって患者の信頼を得る，の4点を挙げている．いずれも重要であるが，特に「暖かい態度，礼儀正しさ」は，患者に安心感と安全保障感を与える．患者の話にのみ集中するのではなく，患者の声の調子，身体や視線の動き，面接全体の雰囲気にも注意を払う．面接場面で患者が異常体験を隠していることが分かっても，患者にそのことを問いつめることは控える．急性期の患者と面接する治療者は，感受性は鋭く保ちながら，なおかつ侵入的・侵襲的にならぬように自然な態度を保つのがよい．

4） 治療関係は壊れやすいものであることを心に留める

とくに複数の医師の治療を経験している患者は，「治療者」というものに対して一定のイメージを持っていることが多い．例えば，薬を飲み忘れたことを正直に話して怒られたとか，社会復帰活動を無理に進められたというような体験から，「治療者は権威的だ」と思う患者もいれば，「悩みごとの解決に親身になってくれたので，治療者は献身的だ」と考える患者もいる．したがって，治療者は，患者が「治療者」に対して持つイメージ（権威的，献身的など）を把握し，そのイメージによって，患者が過度に治療者に期待，あるいは失望しないように配慮する必要がある．また，一旦治療関係が確立しても，治療者の些細な言動によって患者と以前の治療者（あるいは家族）との不快な対人関係を想起させてしまい，治療関係がこじれたり，治療中断につながることがあるので，注意が必要である．

5） 面接の進行のプロセス全体を評価するべきである

1回の面接から得たことを評価し次の面接へとつなげていくためには，1回ごとの面接の評価が大切である．患者が満足していたか，最後まで緊張がとれなかったか，いつもの診察の様子との違いはなかったかなどについて自分なりに考えてみる．反省した点は次回の面接時の課題としてつなげて行くよう心がけ，自己満足の面接にならぬよう注意する．また，数回の面接を見わたして，治療関係が深まって安定しているのか，あるいは不安定なままなのかについても，治療者として評価しておく．治療者の焦りは，治療関係を深めていく上での障害になる．患者のペースに合わせて，治療関係を築いていく余裕が必要である．

これらの要点を踏まえた上で，「再発防止に有効な面接の進め方」について述べる．

まず，治療者は自分が患者にとって親密で安全な存在であることを伝えるよう常に心がける．そして，患者に当面の不安や悩みを率直に語ってもらうよう配慮し，些細なことでも真摯に受けとめ，誠実に答えなければならない．例えば，健康に関する不安については，必要な身体診察や検査を行い，また，時には専門医へ紹介し，不安の軽減をはかる．

また，患者がストレスに感じている事項について解決できた場合には，患者自身の努力の賜であると述べて高く評価する．

患者は，電話などで急に不安や悩みの相談を医師に持ちかけてくる場合があるが，そのような時には早期に相談してくれたことに感謝し，面接をできるだけ早期に行う．このような面接を行うことが，再発予防につながるはずである．

b） 治療環境の整備
1） 物理的環境

中井[14]は，「治療環境がどんなによくなくても治療

ができないわけではありませんが，それは富士山に登るのに海岸から歩きはじめるようなものです．（中略）病棟とその庭は精神科においては唯一で最大の治療用具です」と述べ，精神科医療における治療環境の重要性について触れている．また，病棟と同様に外来の環境も重要であることを述べている[15,16]．

病院の構造や診療科の配置，待合室の広さ，採光や換気などの物理的な環境は，来院する患者の"居心地の良さ（あるいは悪さ）"に影響する．統合失調症患者の場合も例外ではない．また，治療者に対しても物理的環境は様々な影響を及ぼす．面接室が狭すぎたり，隣の診察室の会話が筒抜けの診察室では，患者も治療者も落ち着いた気持ちで面接をすすめることは困難である．再発予防を行う上でも，適切な面接室を確保することは重要である．

2） 治療スタッフがもたらす環境

物理的環境に優るとも劣らず重要なのが治療スタッフがもたらす環境であろう．マンパワー不足で，いつも医師や看護師が忙しそうにしていると患者は遠慮し，面接場面で言いたいことも言えなくなってしまう．長く待たされたことに不平不満を言う統合失調症患者は少なく，むしろ治療者に対して気を使う方が多いかもしれない．忙しい医師は短時間の面接で済ませてしまい，面接も落ち着きのない粗雑なものになってしまう．患者が通院を中断しても気づかないこともある．

物理的環境は簡単に変えられないかもしれないが，人間的環境は，外来スタッフと十分にコミュニケーションを図ることで改善できる．マンパワー不足であっても，外来スタッフとの連携を図り，ゆったりした雰囲気を作るよう努力しなければならない．有能な看護師は医師が見落とした患者の些細な変化を捉えたり，医師と患者の関係をうまく調整できる．スタッフと良好な関係を維持することが非常に大切である．

中井（2001）[17]は，「医師の心身の余裕は，治療関係の上で重要である」ことを指摘した上で，心身の余裕の喪失の原因として，疲労，二日酔い，睡眠不足，病気，孤独を挙げている．そして，「精神科医は，特に，孤立しないように相互に支えあう関係を作る必要がある」と述べている．精神科医療においてもチーム医療の重要性が強調されているが，他科に比べると主治医の責任は大きい．したがって，同僚とのコミュニケーションの時間を大切にすべきである．例えば，日常の会話の中で互いに自分の治療方法について話したり，このような患者の治療で困っている，などと気軽に話し合える時間と雰囲気を共有することが大切である．精神科医が身体的にも精神的にも良いコンディションを保つことによって，良い面接を行うことができ，その結果，統合失調症患者の些細な再発の徴候を捉え，早期介入が可能になる．また，同僚との会話の中から再発防止のヒントを見つけることもある．医師間だけではなく看護師，臨床心理士などの治療スタッフとの間も風通しを良くしておくことも大切である．

3） 地域の治療環境

日本は南北に長い国であり，各々の地域の自然や生活は非常に異なっている．当然のことながら，治療環境を考える際にも，こうした地域ごとの自然や生活という側面を視野に入れることが重要である．

ここで，北海道の北部に位置する名寄市立総合病院神経精神科を取り巻く地域の治療環境について述べる．名寄市は稚内市と旭川市の中間に位置する人口約27,000人の地方都市である．同精神科（165床）は，昭和31年に開設された．主な診療圏は，上川北部地域，南宗谷地域，および紋別北部地域である．近郊には閉鎖病棟を有する医療施設はなく，約100km以上離れた地域から通院してくる患者もいる．公共交通機関が乏しく，車を利用できない患者にとっては通院に不便な環境である．生活の場と病院との距離が離れていると，交通の不便さに加えて，経済的な負担も大きい．そのため通院中断が起こりやすい．そのような患者は，保健所や市町村の保健師の援助を受けているが，十分とはいえない．

名寄市では，平成12年度から2年間にわたり精神障害者訪問介護（ホームヘルプサービス）試行的事業が行われた．そして平成14年度から精神障害者ホームヘルプサービスが開始されている．このような活動を通じて，社会福祉協議会のヘルパーが，保健所や市の保健師，あるいは生活支援センター職員と連携しながら，患者の生活支援に積極的に関わりを持つようになった．

また，市内にある精神障害者授産施設（緑が丘授産所），援護寮（緑が丘寮），地域生活支援センター（いきぬき）などの社会復帰施設と，名寄市立総合病院との間にも定期的に連絡会議が行われている．市内におけるこのようなネットワーク作りやネットワークの強化が，地域における精神障害者の再発予防に貢献していると考えられる．

このように，精神保健・福祉・医療に関わる人々の協力関係を作り，かつ維持していくことは，精神科医に求められる重要な役割の一つであり，患者の生活上のストレスを軽減し，再発防止につながると考えられる．

c） 服薬遵守の問題

薬物治療による再発予防については，別章（2-4 a）回復期の薬物療法，3-4 a）安定期の薬物療法），および総説[8]を参照されたい．

再発防止の最大の方策として規則的に通院し，服薬してもらうということが挙げられる[19]．しかし，初回の精神病エピソードの治療が奏功し，短期間でもとの状態に回復し，職場復帰できた場合には，患者も治療者も家族もつい油断して服薬を忘れてしまう．服薬を忘れても睡眠が良好で，体調が良いという体験は，治療中断や服薬中止に結びつきやすい．

患者の中には自分では医師を信じて薬を飲もうと思っていたにもかかわらず，友人や親戚から，「治ったのならば薬はやめたほうがよい」という助言を受けて服薬を中止する場合がある．このような場合には，服薬を中断しないよう注意することよりも，服薬を中断した際の体調や気分の変化を詳しく教えてほしいと，患者にあらかじめ頼んでおくとよい．このことによって，患者自身にも治療に参加しているという意識が生じ，患者の自己評価も高まる．

統合失調症治療における薬物療法の重要性と安全性に関する知識は，患者や家族に十分に伝わらないことが多い．精神科治療の啓蒙活動をすすめ，統合失調症の慢性期の薬物療法も糖尿病や高血圧の治療と同じように受け入れられるよう努力しなければならない．

服薬遵守と関連して，治療者が最も配慮しなければならないのは副作用の問題である．神経学的検査や血液学的検査で明らかになる副作用もあるが，丁寧に話をきかなければ自覚的な副作用やその程度がわからないことも多い．特に多飲，乳汁分泌，陰萎のような副作用は，しばしば見逃されている．薬の変更がないにも関わらず急に振戦や便秘が現れることもある．患者の中には苦痛を伴う副作用を自覚していてもじっと耐え，治療者に話さないこともある．精神症状を訴えて薬が変更され，かえって身体症状が悪化した経験のある患者は，現在の薬物療法を望むこともある．一方，身体症状を訴え続け，頻回に治療薬の変更を希望する患者もいる．

治療者と患者とは治療を協同して行っていくという認識に立ち，治療者が独りよがりにならないよう気をつけなければならない．このような観点から，維持量の決定や，睡眠薬の自己調節，休薬日の設定，などの工夫を行うべきである．

d） 患者と家族への心理教育

患者が統合失調症（少なくとも精神病）であるという病識をもって治療をうけている場合はきわめて少なく，むしろ明確な告知を受けていなくとも，自分には精神科で治療を受ける必要があると感じている場合が実際には多いであろう．

天笠が述べている告知作業[2]，すなわち双方向の語り合いの中で共有認識を増やしていく過程を通じて患者に統合失調症について説明することが，当事者教育の基本である．病名を告知することと，病気とどのように向きあって，これからの生活を安定したものにしていくかを話し合うことは，実際には切り離せない問題である．医師は，いつまで薬を飲めば良いのか，就職や結婚はいつできるのかなど，患者の人生における大きな決定について，患者や家族とともに誠実に向きあう姿勢を示さなければならない．患者や家族が治療関係の継続を積極的に受け入れるよう援助しなければならない．心理教育あるいは認知行動療法などとはいえないレベルかもしれないが，日々の面接において丹念に日常生活の問題を取り上げ，患者を励ましながら，根気よく援助し続けなければならない．

その中でも，生活臨床の知見[12,18]を教育すること，あるいは応用することは重要である．具体的には，与

えられた生活の枠に安住せず，自分から変化と枠の拡大を作り出そうとする「能動型」のタイプの患者に対しては，生活の枠を広げ過ぎないように助言する．一方，生活の現状の枠に安住し，自分から変化を作り出そうとしない「受動型」のタイプの患者に対しては，周囲の変化に伴う不適応が生じないように援助する．また，統合失調症患者は，見下される，迷う，あるいは待たされるという状況に鋭敏に反応することが多く，再発に結びつきやすいので注意が必要である．

吉松[22]は，再発は原則として患者を取り巻く状況的変化なしには起こらないものであると述べている．すなわち，男性の場合は，一人前の男として「巣立ち」，「独り立ち」することを内的に迫られる状況が再発の誘因になりやすく，また，女性の場合は，家庭の中で自らが配慮すべき一人あるいは何人かの人をその場に持って，その中心に自分が位置するという状況，すなわち「主婦的座」が不安定になることが再発の誘因になりやすい[22]．時代によって誘因の違いはあるにしても，治療者は，このような患者の存在にかかわる状況が再発の誘因となることを念頭において面接することが望ましい．

心理教育の一貫として，患者に薬物療法の目的・期待される効果と副作用をきちんと説明すること，特に投薬内容の変更は患者の合意を得てから行うこと，薬の"飲みごこち"や服薬継続に対する不安などを面接で話題にし，患者が自分自身の病気についての理解を深めていくことは重要である．

病状が悪化し入院治療が必要になった場合も，入院治療を長期にわたる統合失調症治療の一環として位置づけ，患者や家族に入院治療の意味や目的を明確に示す．すなわち，短期間の休息入院，薬物調整目的の入院，危機回避目的の入院など，それぞれの患者の入院目的を説明し，あらかじめ予想される入院期間と治療方針を伝える．

家族に対しては，病気の原因は育て方や血筋によるものではないことを伝える．家族にとって，症状が激しかった時期の記憶は鮮烈であり，もう二度と同じようなことが起きないようにと過度に患者を管理したり，早く元気だった頃に戻って欲しいと期待しすぎたりすることがある．このような心理が，高い感情表出 (high expressed emotion (EE)) につながる．家族の気持ちに共感するとともに，家族として患者にどうなってほしいのか，そのためにどんな支援の方法があるのかよく話し合うことからはじめる必要がある．

患者とその家族には様々な思いがある．その思いに真摯に耳を傾ける医師の姿勢が家族教育の前提である．治療者側の一方的な家族への批判や助言・指導は，患者の再発の要因となることを忘れてはならない．

e) 地域支援

今なお社会の精神障害に対する理解のレベルは低く，精神障害はなかなか治りにくく，かつ危険である，というイメージでみられていることが多い．統合失調症が社会全体から正しく理解され，そのスティグマを除去する活動を行うことが大切である．Torrey[21]は，米国におけるロータリークラブや学校での講演活動，あるいは，地元企業と協力したキャンペーンなどを具体的に紹介している．近い将来，日本においても，病院，保健所，地域生活支援センター，授産施設，精神保健協会，回復者クラブ，家族会などが連携し，相互に支えあうようなネットワーク，すなわち，「顔のみえるネットワーク」[10]を作り，スティグマを減少させるような活動を行う必要があろう．そのような活動が，結果として一人ひとりの患者を複数の側面から支持することにつながり，「再発防止」や「早期介入」のために有力な手段となる．

5.2 早期介入

初回精神病エピソードに限らず，精神病症状が出現してから治療開始までの期間は短ければ短いほど治療効果は高い．従って，精神病症状に先行する早期症状をできるだけ早く捉え，その進行を防止する介入，すなわち早期介入が重要である．統合失調症の早期症状として，不眠と疲労感は重要な指標となる．初回発病エピソードで出現した早期症状が再び現れた時には，再発を疑って迅速に介入する必要がある．

表V-22 面接時に早期介入を考慮すべきサイン

1. 服装，口調，態度の変化
2. 環境の変化
  例）転居，転職，旅行，法事，処方の変更，季節の変わり目，家族・友人との死別／再会，恋愛，就職など
3. 不規則な通院や唐突な受診・連絡
4. 身体症状に対する過度のこだわり
5. 睡眠，食欲，体重，飲水量などの変化

a） 治療者が気づくべき早期症状

治療者（医師だけではなく保健師や授産所の指導員なども含めて）が気づく早期症状はさまざまである．また，個々の症例について再発の前兆とも言うべきサイン（早期症状）がある．これらを念頭において診療録を読み返す必要がある．特に自殺企図や他害行為などの激しい症状の既往がある症例については，その前後の状況因や悪化の徴候を明らかにすることが重要である．

表V-22に，面接時に早期介入を考慮すべきサインを挙げた．これらの症状や変化が直ちに再発に結びつくということではないが，このような変化に気づいた時には，いつもより時間をかけた丁寧な面接を行い，状況に応じて受診間隔を短くしたり，患者と再発時の対応を決めておくなどの対策を立てる必要がある．

1） 服装，口調，態度の変化

これらの変化は，分かりやすい悪化の徴候であり，こうした変化がみられる場合には，少し時間をかけて面接を行うよう心がける．

2） 環境の変化

転居，転職，旅行，法事，処方の変更，季節の変わり目，家族友人との死別・再会，恋愛，就職などの環境の変化が再発をまねいたり，症状を不安定にさせる誘因になることがある．環境の変化によって，不安や心配事が生じると予測される場合には，あらかじめ具体的な対応を患者と決めておく．例えば，不眠が現れることが予測されるならば，不眠時の頓服を処方しておくとよい．

3） 不規則な通院や唐突な受診・連絡

規則的に通院していた患者が急に来院しなくなったり，理由なく予定以外の日に受診することがある．このような場合には，家族や患者が利用している社会復帰施設職員と連絡をとる．また，患者からの理由のはっきりしない電話や受診直後の電話があった時には，受診間隔を短くするなどの対応が必要である．

4） 身体症状に対する過度のこだわり

身体の診察や検査で異常が認められないにもかかわらず，便通異常などの消化器症状や動悸・めまい・頭痛などの症状にこだわる場合，それが統合失調症の再発（悪化）の徴候であることがある．また，その際に，抑うつ気分，意欲低下などの精神症状が合併していないか確認する．神経症様症状が現れる場合，本人にとってやや負担となるような出来事が先行している場合がある．患者には，無理をせず休息をすすめるとよい．

5） 睡眠，食欲，体重，飲水量などの変化

最近の受診ではいつもと変わらなかったのに，2週間後の家族と来院する予定の数日前から症状が悪化したという場合がある．すなわち，早期症状は再発や悪化の数日前でなければ気づかれないことがしばしばある．家族にも，再発に先行する行動の変化に注意を払ってもらい，気づいたら早めに受診させるようにすすめる．患者との面接では，睡眠，食欲，体重，飲水量について尋ね，また喫煙者にはタバコの本数について聞き，ストレスが加わった時にそれらの指標がどのように変化するか話し合う．そして，変化が著しい時の対応について決めておく（たとえば，「不眠が3日続いたら必ず来院して下さい」と指導する）．

しかし，治療者が早期症状に過敏になりすぎ，患者を萎縮させたり，不安にさせるようなことがあってはならない．早期症状と再発とをあまり強く結びつけず，患者が自分自身の健康管理に役立てることができるような配慮が必要である．

b） 早期介入のための連絡体制の確立

早期介入を行うためには，以下のような連絡体制が必要である．

1） 患者から医師・医療スタッフへの連絡

毎日24時間体制で患者からの連絡を受けるシステムを整えるべきである．電話での対応のみならず，来院時の対応も整備しておく．24時間いつでも主治医あるいは自分をよく知る医療スタッフと連絡がとれる

という安心感は，治療をすすめる上で重要である．

2） 家族から医師・医療スタッフへの連絡

患者からの緊急連絡と同様に，家族からの連絡もいつでも受けることができるようにする．医師は日頃から家族会活動に参加し，家族と交流を図り，患者に代わって来院した家族とも会って話しを聞くよう心がける．家族の中には患者には内緒で医師と話がしたいという場合があるが，このような場合は，家族関係をよく見極め，治療関係に十分配慮した上で面会すべきである．家族の中には，再発を過度に心配し，患者の問題点を挙げ，悪い徴候ばかりを強調する場合や，逆に，問題点を隠し，状態が悪くなっていても気にとめない場合もある．このような場合には，さまざまな機会を利用して家族に対する教育が必要である．

家族は医療サービスのみならず，福祉サービスについても十分な情報を得ていないことが多い．精神保健福祉士や作業療法士，看護師と連携しながら，家族に詳しい情報を提供していくべきである．

3） 他科の医師，保健師からの連絡

治療を中断し，しばらく精神科医療から遠ざかっていた患者について，他科の医師や保健師から精神科医に連絡が入ることがある．どうも患者の様子がおかしい，被害妄想があるようだ，精神病らしいが，どう対応したらよいか，というものである．この場合，自傷・他害の可能性を考え，緊急な対応が必要かどうか判断しなくてはならない．診察が必要なのは当然であるが，家族がいる患者の場合は家族と連絡を取り，単身の場合は保健所と連携しながら対応を決める．緊急に介入する必要がある場合は，警察の協力も得る．いずれにせよ，日頃から関係機関や他科の医師との密接な良好な関係を作っておく必要がある．

4） 電話による連絡時の対応の工夫

電話は便利な連絡手段であるが，医師としては，外来や病棟で患者と面接している際などは，患者からの電話を受け取りにくいこともある．中には些細なことで何度も電話をかけてくる患者もいる．しかし，電話で主治医あるいは病院と常につながっているという安心感は患者にとって重要であろう．忙しくて落ち着いて話しができない場合は，理由を話してかけ直してもらう．

c） 患者自身が気づく早期症状とその対応

患者自身が，「いらいらする」，「耳が敏感になった」，「聞こえてきてつらい（幻聴）」，「まわりで自分の噂をしている」，「落ち着かない」などと訴え，中には薬の増量や変更を求めたり，haloperidol や biperiden の注射を希望することもある．特にアカシジアと精神症状の悪化の鑑別が困難な場合があることに留意する．患者がこのような訴えをした時には長々と面接を行うよりも，症状をやわらげることを優先し，安易に「大丈夫」などと励ますべきではない．場合によっては短期間の休息入院や危機回避入院を考慮し，いたずらに外来診療を継続させない方がよい．医師の適切かつ速やかな決断が求められるのである．患者の安全保障感が脅かされていると感じられる時には積極的に薬物療法を行う．特に睡眠感と疲労感に注意を払い，その改善が得られるように薬物を調整する．

d） 早期症状のマネージメント

早期症状といってもその内容は多彩であり，周囲の評価と患者自身の評価に不一致があることも多い．また，早期症状への対応や介入についても患者との間に十分な合意がなければ，治療関係を悪くすることもありうる．患者の治療に携わる関係者は脇役であり，治療の主役は患者であることを認識し，患者が自ら早期症状のマネージメントを行えるよう援助を行う必要がある．病状が安定した時期こそ，そのチャンスである．特に回復者同士が互いに早期症状を話し合ったり，その対処方法について意見交換できるようになることが重要であろう．すなわち，回復者同士が気軽に集えるような場所（空間）を提供し，自発的に情報交換ができるような雰囲気を作る工夫である．具体的にはデイケアや生活支援センターや社会復帰学級や作業所などの場が考えられる．また，生活技能訓練 Social Skills Training (SST) も有効であろう．しかし，治療者が押しつけるような形では望ましくない．このような治療をすすめる場合は，患者と治療者の中間的な存在（ボランティア，臨床心理士など）の役割が期待される．

おわりに　　以上，「再発防止」と「早期介入」の

ための援助について，治療関係の確立と維持を中心に述べた．特に，その基盤として面接の重要性を強調した．

統合失調症は「再発」を繰り返すことによって次第に症状が悪化するという考えは原則として正しいが，すべての「再発」について言えることであろうか．中井[13]は，慢性統合失調症状態から離脱する好機は，身体病と急性精神病状態の再発であると述べている．統合失調症の治療過程における「再発」の意義については，十分な臨床研究がなされないまま，ただ悲観的な側面だけが強調されてきたように思われる．Shulmann[20]は，「再発というものを，患者が治療という仕事から解放されたいと願っているサインであると解釈をすることはできるだろう．誰でも，時々，休暇をとることが許されているように，患者が再発するのは仕方のないことである．このような解釈によって，患者が一般的に抱く再発についての悪い評価をやわらげることができる」と述べている．治療者は再発を恐れすぎて，過剰な薬物投与を漫然と続けたり，生活を過度に管理するよう促していないかどうか十分に検討しなければならない．統合失調症の治療の目標は再発防止だけにあるのではなく，統合失調症患者が社会の中で安定した生活を維持し，成長していけるよう援助することである．治療者は，この大きな目標を見失うことなく，統合失調症治療に明るい展望をもって取り組まなければならない．

（鎌田隼輔，千葉　茂）

文　献

1) Aitchison KJ, Meehan K, et al: First Episode Psychosis（嶋田博之，藤井康男訳：初回エピソード精神病．星和書店，東京，2000．）
2) 天笠　崇：分裂病の病名告知―私の考え方と実践；「告知作業」について―．精神科治療学 14(12):1367-1372, 1999．
3) APA Practice Guidelines: Practice Guideline for the Treatment of Patients with Schizophrenia（日本精神神経学会監訳：米国精神医学治療ガイドライン　精神分裂病．医学書院，東京，1999．）
4) Carlat DJ: The psychiatric interview: A practical guide, Lippincott Williams & Wilkins, Philadelphia.（張　賢徳監訳：精神科面接マニュアル．メディカル・サイエンスインターナショナル，東京，2001．）
5) 江畑敬介：[第1章　近年の精神分裂病の理解の変遷] 分裂病のリハビリテーション（江畑敬介，浅井邦彦），[pp. 1-14]，医学書院，東京，1995．
6) 昼田源四郎：精神分裂病―その行動特性と再発予防．精神科治療学 10(3):259-264, 1995．
7) 池淵恵美：治療抵抗性分裂病の心理社会的治療．精神医学 42(8):788-800, 2000．
8) 井上新平：[精神分裂病の再発予防] 臨床精神医学講座 S3　精神障害の予防（小椋　力，倉知正佳編，松下正明総編集）[pp. 117-124]，中山書店，東京，1999．
9) 神田橋條治：[わたくしの分裂病治療] 神田橋條治著作集　発想の航跡 [pp. 408-421]，岩崎学術出版社，東京，1988．
10) 金子晃一：[過疎化と地域保健] 臨床精神医学講座 18　家庭・学校・職場・地域の精神保健（大森健一，島悟編，松下正明総編集）[pp. 437-445]，中山書店，東京，1998．
11) 松岡洋夫：分裂病治療のヒントを与える病態生理仮説．こころの科学 90:64-69, 2000．
12) 宮内　勝：分裂病と個人面接　生活臨床の新しい展開　金剛出版，東京，1996．
13) 中井久夫：[分裂病の慢性化問題と慢性分裂病状態からの離脱可能性] 中井久夫著作集　精神医学の経験 1巻　分裂病 [pp. 239-271]，岩崎学術出版社，東京，1984．
14) 中井久夫：最終講義　分裂病私見．みすず書房，東京，1998．
15) 中井久夫：[第2章　精神科病棟・診察室の治療環境と注意点　精神科治療環境論．] 新精神科選書④　精神科診療の副作用・問題点・注意点　患者・家族・治療者からのメッセージ（八木剛平編著）[pp. 36-51]，診療新社，大阪，1998．
16) 中井久夫，永安朋子：中井久夫選集　分裂病の回復と養生．星和書店，東京，2000．
17) 中井久夫：精神科医の精神健康の治療的意義．精神科治療学 16(6):545-550, 2001．
18) 小川一夫，長谷川憲一，伊勢田尭：[A-4. 生活臨床] 臨床精神医学講座 20　精神科リハビリテーション・地域精神医療（井上新平，堀田直樹編，松下正明総編集）[pp. 192-202]，中山書店，東京，1999．
19) 田所千代子，上島国利：再発・再燃防止のための drug compliance．臨床精神薬理 4(5):571-577, 2001．
20) Shulman BH: Essays in Schizophrenia（坂口信貴，植村　彰，皿田洋子訳：精神分裂病者への接近．岩崎学術出版社，東京，1978．
21) Torry EF: Surviving Schizophrenia―A Manual for Families, Consumers and Providers.（南光進一郎，武井教使，中井和代監訳：分裂病がわかる本．日本評論社，東京，1997．
22) 吉松和哉：[6章　再発状況と分析] 精神分裂病者の入院治療　すべての治療スタッフのために第2版 [pp. 45-55]，医学書院，東京，1993．

6. 発病予防

生活習慣病，がん等の予防はその方法論もほぼ確立し，広く知られ実施されている．しかし統合失調症については，予防の必要性は認識されていても，実施が容易でないこともあって，組織的な予防活動は実践されていないといえる．しかし，統合失調症の予防は避けて通れない領域であるし，むしろ本疾患が一般に難治であることもあって，積極的に取り組むべき課題である．本編は，「治療計画策定と治療の実際」となっているが，先ほど述べた現状であり，現在，実施可能な予防計画を策定することは容易ではない．そこで，本章では，予防についての基本的な事項，研究・活動の経過と現状，今後の課題について述べる．なお，発病早期にみられる症状は，統合失調症と断定できない場合が少なくないこともあって，統合失調症を中心とした「精神障害の予防」について述べることにしたい．

a) 予防の定義と概念

統合失調症のみならずすべての障害に適応できる定義として Leavell[1]ら（1953）は次のごとく述べている．まず予防を一次予防，二次予防，三次予防に分けた．一次予防（primary prevention）は，障害・機能低下の発生予防である．二次予防（secondary prevention）は，障害の期間を短くすることによって有病率を低下させることである．そして三次予防（tertiary prevention）は，疾病・傷害によって二次的に生じた障害，能力低下を軽減させ，社会復帰を促進させることである．予防とは，社会復帰の促進までも含むものであるから，その範囲は広い．

予防の概念についてみると，予防は行動を中心とした活動である．そして一次から三次までの予防活動は，それぞれが独立した活動ではなく連続したものであり，一次予防の延長線上に二次予防があり，二次予防と三次予防は同時に並行して行われることが少なくない．

b) 予防に関する倫理

倫理的側面についてみると，バイオエシックスの基本原理として Beauchhamp & Childress[2]（1989）の4原則，すなわち自立尊重原則，無危害原則，仁恵原則，正義原則が知られている．精神障害の予防に関連して倫理的側面を考慮する場合，個々の予防活動について上記4原則を踏まえて検討することが必要であろう．具体的な事項については「精神障害の予防と倫理」[3]を参照されるとして，最後の部分を以下に紹介したい．

倫理的な問題を検討しながら，精神障害の一次予防，二次予防の成果をあげることにより，精神障害に対する個人レベル，社会の政策決定レベルでの非好意的態度や偏見解消に役立ち，さらに予防活動が活発になることが期待される．またこのことによって患者の自立，社会的正義が達成されていくことにつながることも考えられる．ただし，その場合，予防的介入が医療・福祉の経費節約や研究業績をあげるための手段にとどまり，すでに存在する精神障害者への社会的差別・不平等を解消し，完全参加を保証する努力を伴わないのであれば，予防的介入や早期発見・早期治療に対する社会の警戒心や，危惧を解消することは難しい．

c) 予防の観点からみた統合失調症の経過

統合失調症の病態仮説に発達障害仮説がある．遺伝的要因，胎生期に生ずる環境的要因によって神経回路の形成が傷害され，それが持続するとの仮説である．その他，低グルタミン酸仮説も示されている．McGlashan[4]らは，統合失調症の早期発見・介入の観点から同症の経過を以下のごとく示している．出生→病前期→最初の発症兆候が現れる前駆期→精神病状

態がみられる精神病期→未治療期→治療期→寛解期→残遺期→再発前駆期→再発期，との経過を図を用いて示している．

DSM（精神疾患の分類と診断基準，アメリカ精神医学会）-III-R（1987，高橋ら訳，1988）によると，統合失調症の前駆期は，活動期の前に明らかな機能の低下が認められ，それは気分障害あるいは物質使用障害によるものではなく，以下の症状のうち少なくとも2症状が含まれるとしている．1）著しい社会的孤立または回避，2）役割機能の著しい低下，3）著しい奇異な行動，4）個人の清潔さと身だしなみの悪さ，5）感情鈍麻ないしは不適当な感情，などの9項目である．しかし，DSM-IV（1994）では前駆期の定義はされていない．それほど定義づけは難しいといえるが，前駆期といえる状態の存在は疑う余地はなく，早期発見・対応に関して前駆期は非常に重要な意味を持っている．

d） 予防に関連した研究・活動の経過

統合失調症の予防に関連した研究・活動の経過について，学会，研究会の活動等を通して概観してみたい．

1） 海外における経過

統合失調症の予防戦略を模索するための高危険児研究が，1960年代の前半から各地でスタートし，対象となった高危険児はすでに発病年齢に達した．その結果，統合失調症の発病前の特徴，とくに一般的ストレス，家族ストレス，神経統合機能，社会機能などに関する特徴などが明らかになり，これをもとに脆弱性ストレスモデルが出された．そして発病を防御する可能性のある要因，発病予防的な働きかけの可能性が具体的に示された．これらの多くは十分に立証されていないものの，統合失調症の予防を考えるさい重要な手がかりを与えてくれる．これらの具体的な内容については，「発病危険因子と防御因子」の項で述べる．

一次予防に関する本格的な会議「The First Vermont Conference on the Primary Prevention of Psychopathology」が1976年に開催された．そこでは一次予防に関する理論的な問題が討議された．高危険児とその家族についてのUCLA家族プロジェクトが進む1980年，統合失調症の予防に関する会議が開かれた．しかし発症を予測する指標の精度が上がらないこともあって，一次予防の実践活動は期待ほどに活発化しなかった．

「The First International Conference on Strategies for Prevention in Early Psychosis」が1996年メルボルンで開催された．ここでは高危険児研究，発病を予測する指標の精度などについての講演，議論も含まれていたが，主として再発の予防，早期発見・早期治療，初回病相での治療の重要性，初回病相での非定型抗精神病薬の少量療法，認知行動療法の有効性など，主として二次予防に関する実践研究の結果が報告された．参加者は，精神科医のみならず，看護者，心理士，ソーシャルワーカーなど多くのコメディカルスタッフが参加していた．一次予防より，現在，可能でかつ重要である早期発見，早期治療（介入）に力点を移すことにより，実践活動が広がり始めた．

「The Psychotic Episode of Schizophrenia」が1996年アムステルダム，「First UK International Conference on Early Intervention in Psychosis」が1997年6月イギリス，ストラトフォード-アポン-エイボン，「予防精神医学」のテーマでWPA（World Psychiatric Association）の地域会議が1999年2月アテネ，「Second International Conference on Early Psychosis」が2000年3月ニューヨーク市，「Third International Conference on Early Psychosis」が2002年コペンハーゲン，第4回が2004年バンクーバー，第5回が2006年バーミンガムでそれぞれ開催されている．

WFMH（World Federation for Mental Health）も精神障害の予防に強い関心を持っている．全体の流れを概観すると，発症予防よりむしろ前駆状態を含め出来るだけ早期に介入する方法論が論じられ，早期発見・早期治療の重要性が定着しており，具体的な活動が各地で開始されてきている．

2） わが国における経過

統合失調症の一次予防，二次予防の実践活動は，予防を明確に意識したかどうかは別にして，臨床家がそれぞれの日常の精神科診療の中で実施してきている．ただ予防が可能であったとしてもそれを実証すること

が容易ではないところに問題がある．いずれにしても予防は，診療活動等の中で実施されるので，そのさい中井久夫，中安信雄，臺弘などの業績は，世界にも誇れる．生活臨床で得られた生活訓練，家族療法で学んだ生活カウンセリング，環境調整も生かされている．

原田誠一ら[5]の「統合失調症患者の病前行動特徴―通知表における患者と同胞の行動評価の比較―」は，対照者を対象となる統合失調症患者と同じ環境で育った同胞とすることにより，環境因の関与を減らし，より素因的な行動特徴の抽出を試みており，重要な研究である．東京大グループ，長崎大などの研究，予防の実践活動がある（岡崎ら，1997）．

統合失調症を中心とした精神障害の早期発見，早期介入に関する琉球大学の実践研究がある．当大学保健管理センターが実施する新入生を対象とした健康診断のさい，Chapmanらの開発したPsychosis Proneness Scales等を配布し，高得点者で同意が得られたものに対して予防介入を実施してきている[6]．1994年4月から開始し，この10年間に面接を受けた者は147人であった．精神医学的診断をみると，統合失調症の前駆状態（DSM-III R）は12人，境界性人格障害4人（DSM-IV），統合失調症型人格障害3人などであり，これらの学生に対し，支持的精神療法，少量の抗精神病薬を含む向精神薬療法などが実施された．このプロジェクトが精神障害の発病率，有病率に及ぼす影響についてのデータはないが，少なくとも在学中に統合失調症が発症した学生はいなかった．大学内における疫学調査が望まれる．

第16回日本社会精神医学会が1996年3月開催され，シンポジウム「社会精神医学の新しい戦略―統合失調症の予防の可能性―」が取り上げられ，「Strategies for Prevention in Early Psychosis」についてPatric McGorry (University of Melbourne) が講演された．日本精神障害予防研究会が，1996年3月発会した．「First Japan International Conference on Early Intervention and Prevention in Psychiatric Disorders」が2001年6月開催された．「臨床精神医学講座（中山書店）」の独立した巻として「精神障害の予防」[3]が2000年に発刊された．Patric McGorryらの編著になる著書が，水野らにより翻訳され「精神疾患の早期発見・早期治療」[7]，「精神疾患早期介入の実際」として2001年，2003年にそれぞれ出版された．

e) 予防に関連した研究・活動の現状

1) 海外の現状

統合失調症の予防に関連した研究・活動の中心は，前駆期における生物学的，心理社会的プロセスに関する理解を深め，進行を防ぎ，回復を促すこと，さらに発病の危険性の高い若者がアクセスしやすいクリニカルサービスを確立することなどである．Phillips (2005)[8]は，主な研究・活動グループを以下のごとく述べている．

・The PACE Clinic： PACEはPersonal Assistance and Crisis Evaluationの略で，本クリニックはオーストラリア・メルボルンにあるEPPICに属している．1994年の設立で，McGorry, PDが中心的役割を果たしている．

・Prevention through Risk Identification, Management and Education Clinic： エール大学（米国コネチカット州ニューヘブン）にあり，McGlashan教授が代表者である．前駆期にあると考えられる若者を対象にしている．前駆期の症状を評価する尺度を開発している．

・H-RAP Program： 伝統的な高危険者プロジェクトの一つであるニューヨーク高危険者プロジェクト（New York High Risk Project, Erlenmeyer-Kimlingら）の経験を元にしている．

・Psychological Assistance Service： オーストラリア・ニューキャッスルに1997年設立された．精神病の高危険者ないし初回病相にある若者の精神症状などの評価と治療を目的としたサービスである．

・TOPP Clinic： 初回病相の精神病に焦点を当てたノルウェーの包括的地域プログラム（TIPS）の一部である．

・Early Identification and Intervention Trial： 英国マンチェスターに設立されている．本グループは移動チームを持っていることが他と異なる．認知行動療法は，高危険者の精神病への移行率を減少させる上で有効であることを示している．

以上の他にも紹介されているが，詳しくは論文を参照されたい．

統合失調症，精神病のみならず，精神作用物質による精神障害をも含む精神障害の早期病態を科学的に研究し，早期発見・早期治療などを目指すことを目的に国際誌 Early Intervention in Psychiatry が創刊された．

2） わが国の現状

第1回日本国際精神障害予防会議には，わが国のこの領域における専門家の殆どが参加した．プロシーディングスが，「精神障害の予防をめぐる最近の進歩」（小椋力編[9]，2002）として出されたので，本稿に関連したテーマを以下に紹介したい．

「統合失調症の早期発見・早期治療—ハイリスク児追跡研究の経験より」，「統合失調症の1次・2次予防への寄与を目指す疾患教育プログラムの実地経験」，「通知票による病前行動特徴と成績に関する研究」，「大学保健管理センターにおける『精神障害者の早期発見・早期対応プロジェクト』についての7年間の経験」，「精神疾患の一次，二次予防を目的としたこころの検診—ストレスドックより」，「子どもを持つ統合失調症利用者に対する作業所を中心とした地域トータル・サポート」，「統合失調症患者の子どもに対する治療的関わりについて」，「児童青年期発症統合失調症患者の発症様式の検討」，「初発統合失調症の発症前特徴」，「日本における初発統合失調症の精神病未治療期間（DUP）について」，「日本における初回エピソード精神病患者への治療戦略」，「長期転機から見た初回エピソードに対する治療戦略」などであった．

上記講演のみならず発表全体を通してみると，前駆期に対する対応としては，職場・学校などにおける健診で問題があり対応を受け入れた者に対する援助などであり，多くは精神病期をいかに早く見いだし治療に結びつけるか，すなわち未治療期間の短縮と初回病相に対する合理的な治療に関するものである．

f） 統合失調症の発病予防（一次予防）

1） 発病の定義

発病予防は，既に発病し症状が現れる前から，すなわち病前期の予防である．この病前期に続く前駆期の状態が，真に統合失調症が発病する前の状態なのか，うつ病など他の精神疾患に前駆する症状なのか，さらには薬物などによる一過性の状態なのか，現在のところ前方視的に診断することは困難である．後方視的に判断せざるを得ない．しかし発病予防の観点からすると前方視的に前駆期を捉えることが不可欠となろう．

2） 統合失調症発病危険因子と防御因子

統合失調症の発病は，中枢神経系の発達における病理を軸とする脆弱性と環境要因との相互作用によるとされる考え方が多い．いっぽう，統合失調症の高危険児研究等の結果から，統合失調症の発病危険因子が示されている[3]．これらの殆どが統合失調症に特異的とは言えないが，研究の方法は厳密であり，統計的に有意差が認められている．

個体の危険因子としては，まず1）遺伝素因が問題となる．片親が統合失調症者であれば子どもの発病率は13％であり，一般人口における発病率の約10倍である．遺伝素因が危険因子であることはよく知られた事実である．2）胎生期に関しては微少な身体形成異常，透明中隔嚢胞などが指摘されている．3）周産期における未熟児出産・低体重，小頭囲が対照群に比較して統合失調症に多い．4）乳児期における微細神経運動機能障害も知られている．5）幼年期における神経運動機能の統御障害，6）学童期における陰性行動特徴，情報処理障害などが知られている．胎児期，乳幼児期から青年期に見られるこれらの特徴を統一的に縦断的に説明できる，より詳細で明確な事実の集積が求められている．

環境側の危険因子としては，1）出生前の低栄養，2）胎生期におけるウイルス感染，3）胎生初期・中期における原爆体内被曝，4）胎生期の心理的ストレス（父親喪失），5）冬季出生，6）周産期における産科合併症，7）乳幼児期・小児期における栄養不良（母親の入院による養育の剥奪，不良な家庭環境），8）不良な社会経済的状況，9）ストレスの強いライフイベント，などが各種の研究で明らかになっている．岡崎祐士[3]（2000）のすぐれた総説がある．

統合失調症の防御因子は，理論的には十分考えられるが，積極的な意味での防御因子は見いだされていない．

3） 統合失調症の発病予防の実践

統合失調症の発病は，脆弱性発病モデルで広く理解されており，この仮説に従うと統合失調症の発病予防は，理論的には脆弱性因子とストレス因子を減弱させ，防御因子を強化させることで可能となる．

先に述べた危険因子が脆弱性因子とストレス因子に相当する．危険因子は指摘されてはいるが，統合失調症に特異的で単独の因子は殆どなく，これらの因子が相互に関与し重複して発病に至らしめると考えられている．さらに防御因子については解明は進んでいないが，危険因子と防御因子の相互関係が存在しよう．

具体的な発病予防対策としては，可能な限り危険因子の数を減らし，危険度を減弱させることであろう．例えば出生前の低栄養と胎生期におけるウイルス感染を避ける，胎生期の心理的ストレスを少なくする，周産期における合併症を避ける，乳幼児期・小児期における養育不良を避ける，などが考えられる．

周産期における合併症を避けるためには，産科医と本人，家族等関係者の連携が必要となる．母親が統合失調症に罹患していれば，産科医，精神科医，家族，地域の精神保健・医療関係者等の連携・協力が重要となる．乳幼児期・小児期における養育不良を避けるためには，両親が健在であること，仮に疾患に罹患していても状態がよく，養育に影響が少ないことが望まれる．入院による親子の分離は可能な限り避けたい．統合失調症者に対する妊娠・出産・育児支援（子作り子育て支援外来，平松謙一，2002）の報告もある．

予防的介入は，介入の対象によって4レベルに分けられる（Silverman MM, 1995）．1）個人・家族が対象となるもので介入は個々の精神状態，家族の問題を扱うことになる．2）子供・家族のグループが対象となり，クラスレベルの介入となる．3）施設，地域などが対象となり，地域レベルの介入であり社会・政治的介入が必要となる．4）国などが対象となり，介入内容としてはこのレベルでも社会・政治的介入となる．

統合失調症の予防には，現在のところまず個々の患者・家族に対する介入が欠かせない．とくに高危険児に対する多面的な対策・援助が重要である．この経験の集積が，地域レベル，国レベルでの介入へと発展させることになる．統合失調症に罹患している母親を対象とした「母親学級」はクラスレベルの介入となる．精神保健・精神障害の予防に関する教育・啓蒙は，地域レベル，国レベルの介入となり，現在でも可能である．問題は予防効果の検証である．

g） 統合失調症の早期発見・早期治療（二次予防）

本症の早期発見・早期治療については，他の著者が「再発防止と早期介入」の項で述べることになっているので，本稿では最初の精神病状態（first episode of psychosis）から治療が開始されるまでの未治療期間（Duration of Untreated Psychosis：DUP）に関するメタ解析の結果を述べるに留める．

DUPと予後に関する研究論文の抄録11,458編の中から26の論文を取り上げメタ解析を行った結果，両者に相関があり，DUPを短縮させる試みを支持すると結論している（Marshallら[10], 2005）．治療開始から6か月後，12か月後のいずれの時点においても，精神症状評価尺度の総評点，機能の全体的評点，陽性症状評点，社会機能評点のいずれの評点においてもDUPとの間に相関が認められている．これらの相関は病前適応では説明できないとしている．Perkin[11]ら（2005）も43編の論文を解析し，DUPは予後と相関しており，予後を良好なものとする，変化させうる要因だとしている．しかし，DUPには長短の差が大きいこともあって相関はあっても弱いか中程度であり，DUPが4週間と短いにもかかわらず，予後がよくなかったり，5年以上でも薬物にかなり反応する場合もあり，さらなる研究が望まれている．

上記2編のメタ解析の中にわが国からの論文は含まれていない．国際誌への発表が望まれるが，そのためには以下の要件が必要と思われる．1）診断基準（DSM-IVなど），2）初回精神病期の始まりの判定基準（IRAOSなど），3）精神症状などの評価（BPRS, SANS, SAPS, GAF, GAS, PASなど），4）評価実施期間（組み入れ時，3か月後，6か月後，12か月後，18か月後など），5）治療法（単剤など），6）一定数の対象者数（例えば100人），などが考慮されていれば国際的なレベルの論文となろう．

h） 今後の課題

統合失調症の病態が解明されれば，発病予防対策は一段と進展しよう．したがって病態の解明が急がれる．発病メカニズムは十分に明らかとなってはいないが，既に述べたごとく発病危険因子は知られているので，これらの危険因子の数を減らし，危険度を減弱させることは現在でも可能である．

統合失調症の予防をめぐって，現在もっとも重要なことは，二次予防，すなわち早期発見・早期治療・再発防止であり，その中でも実施可能で急いで取り組まねばならないのは未治療期間の短縮である．そのためには，未治療期間の実態を調査し，いかに未治療期間が長いかを認識することであろう．そして期間の短縮に向けた多面的な対策を実施し，対策の有効性を検証しながら改善し，さらなる短縮をはかることである．

今後は，顕在発症前の前駆期，さらには精神病様症状体験（psychotic like experience）の時期からの治療・対応がより有効であることが立証され，実施されることが望まれる．この活動は，もはや精神科治療と精神保健活動を分けて実施することはできないであろう．いずれにしても，発病予防は不可能であるとの否定的な考えから，可能性に挑戦するとの発想の転換が必要である． 　　　　　　　　　　　　（小椋　力）

文　献

1) Leavell H, Clark EC: Preventive Medicine for the Doctor in His Community. McGraw-Hill, New York, 1953.
2) Beauchhamp TL, Childress JF: Principles of Biomedical Ethics, Oxford University Press, London, 1989.
3) 小椋　力，倉知正佳編：精神障害の予防．中山書店，東京，2000．
4) McGlashan TH, Johannessen JO: Early detection and intervention with schizophrenia: rationale. Schizophr Bull 22:201-222, 1996.
5) 原田誠一，岡崎祐士，増井寛治ほか：統合失調症患者の病前行動特徴―通知表における患者と同胞の行動評価の比較．精神医学 29:705-715, 1987．
6) 小椋　力，仲本晴男，大田裕一ほか：精神障害の早期発見・早期対応を目的とした大学生に対する精神保健活動―10年の経験から―．精神医学 49：855-864, 2007．
7) McGorry PD, Jackson HJ: The Recognition and Management of Early Psychosis. Cambridge University Press, Cambridge, 1999.（鹿島晴雄監修，水野雅文，村上雅昭，藤井康男監訳：精神疾患の早期発見・早期治療，金剛出版，2001．）
8) Philips LJ, McGorry PD, Yung AR, et al: Prepsychotic phase of schizophrenia and related disorders: Recent progress and future opportunities. Br J Psychiatry 187(suppl 48):S 33-S 44, 2005.
9) 小椋　力編：精神障害の予防をめぐる最近の進歩．星和書店，東京，2002．
10) Marshall M, Lewis S, Lockwood A, et al: Association between duration of untreated psychosis and outcome in cohorts of first-episode patients: A systematic review. Arch Gen Psychiat 62:975-983, 2005.
11) Perkins DO, Gu H, Boteva K, Lieberman JA: Relationship between duration of untreated psychosis and outcome in first-episode schizophrenia: A critical review and meta-analysis. Am J Psychiat 162: 1785-1804, 2005.

7. その他の重要な問題

7.1 早期精神病の治療

a) 早期精神病の概念
1) 早期精神病とは？

国際早期精神病協会（International Early Psychosis Association：IEPA）の早期精神病（early psychosis）のための実践的臨床ガイドライン（以下 IEPA ガイドライン）によると[5]，早期精神病は，①前精神病期（prepsychotic period），②初回精神病エピソード（first episode of psychosis），③回復・臨界期（recovery and the critical period）の 3 つの時期から構成されている（図V-13）。前精神病期はさらに病前期と前駆期に分けられ，回復・臨界期は，初回エピソード治療開始後 6-18ヶ月の回復期と発症後 5 年までの臨界期に分けられている。この発症前後の数年間は，精神病エピソードを経験した若者の人生にとって心理社会的に重要な時期であり，この脆弱な時期に起こりうる生物，心理，社会的な機能の悪化を防ぐための早期介入の重要性が指摘されている[3,7,9]。

ここでは，この 3 つの時期の治療について述べるが，特に前駆期の治療を中心に述べ，初回精神病エピソードと回復・臨界期については本書の別項に譲り，早期精神病という観点から重要と思われる点に絞って解説する。また，ここでは，統合失調症という用語の代わりに精神病という用語を多く用いているが，精神病性障害の早期には統合失調症の診断基準を満たさない場合が多く，早期段階では精神病という用語で精神病状態を呈する精神障害を広く定義しておくのが有用と考えられているためである[4]。

2) 初回精神病エピソードに至る経過モデル

統合失調症の発症や精神病をいかに定義するかはなお議論のあるところであるが，ここでは最近の早期精神病の国際的な研究でしばしば用いられている"明らかな幻覚，妄想，解体した会話や行動（緊張病性の行動を含む）がほとんどいつも 1 週間以上持続した状態"という考え方[2,10]を採用し，これを生涯初めて経験した場合を初回精神病エピソードとする。このた

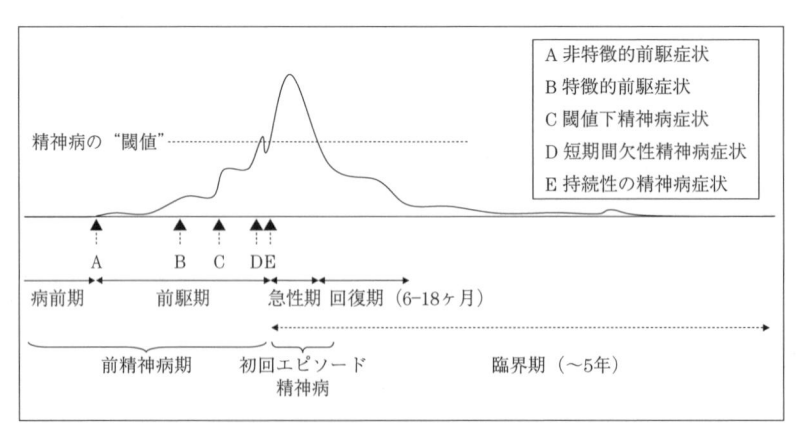

図 V-13 早期精神病の経過モデル

初回精神病エピソードを中心に据えた早期精神病の経過モデルである。A〜E の矢印は，このモデルでの各症状の出現時期を示している。精神病の閾値はここでは，陽性症状によって規定されている。

め，初回精神病エピソードの基準を満たした者の中には，その後の経過の中で統合失調症やそれ以外の精神障害（統合失調感情障害，統合失調症様障害，短期精神病性障害，妄想性障害，精神病徴候/緊張病性の特徴を伴う気分障害，物質誘発性精神病性障害，特定不能の精神病性障害など）と診断される場合が含まれることになる．

早期精神病の経過は，図V-13のようにモデル化して捉えることができる．この図では，前駆期から症状が段階的に発展するように模式化されているが，実際の症例では症状の出現パターンや経過には様々なバリエーションが存在する．前駆症状には，つぎのようなものがある．

i) 一般的な症状（非特徴的症状） 抑うつ，不安，緊張，落ち着きなさ，意欲低下，強迫症状，社会不安，集中・注意力障害，睡眠障害，自律神経症状などの身体症状，社会的引きこもり，疑惑や被害感，知覚異常などがあり，健常者や他の精神障害にも認められる[1,7,10]．

ii) 特徴的症状 後方視的な記述研究により抽出された症状で，統合失調症との現象学的な近縁性が想定されているものをいう．特徴的あるいは特異的な前駆症状を探索する試みは様々な視点から行われてきたが，実証的にその特異性が明らかにされた症状は今のところない．ここには，例えばHuberらの基底障害仮説[2]における「段階2の基底症状」や，中安の初期統合失調症における4主徴などを含めることができるだろう[1]．

iii) 微弱な陽性症状（attenuated positive symptoms：APS）**または閾値下精神病症状** 明確な精神病の段階にあると考えられる幻覚，妄想，会話/行動の解体などの陽性症状が，弱められた形で現れたものをいう[7,10]．要素性の幻覚や偽幻覚などの知覚異常体験や妄想的確信にまで至らない思考内容の異常，あるいは会話の軽い逸脱など，陽性症状の質的な"程度"が精神病の"閾値"に達していない症状や，明確な陽性症状であってもそれがごく短時間であるか頻度が乏しいものが含まれる．

なお，ここでいう明確な精神病の段階や精神病の閾値とは，ICD-10やDSM-IVの統合失調症の診断基準にある特徴的症状として捉えることができるような症状を指す．

iv) 短期間欠性精神病症状（brief limited intermittent psychotic symptoms：BLIPS） 精神病の"閾値"を超えた陽性症状であるが，1週間以内に自然消退する一過性の精神病症状である．

b) 前駆期あるいはアットリスク精神状態の治療

1) 前駆症とアットリスク精神状態[8]

医学において一般に前駆症とは，その疾病に特徴的な臨床症状が出現する前に現れる症状をいう．前駆症を示してからその疾病の診断を可能にするほどに特徴的な症状が出現するまでの期間が前駆期であるが，早期精神病においては，精神病の閾値を超える前までの時期がこれに相当する．前駆症/前駆期は，統合失調症の早期治療を考える上で重要な概念であるが，実際の臨床場面にこれを適用するには概念的な矛盾に突き当たる．統合失調症の前駆症は，症状が多彩で持続期間にもばらつきがあり個人差が著しく，特異性に欠ける．前駆期はそもそも，その疾病の確定診断がなされる前の時期であり，確定診断をした後でない限り，それが前駆期であったことを確認することができない．つまり，前駆症/前駆期は，実際の診療場面では疑い診断としてしか存在し得ず，後方視的にしか確認されないことになる[10]．

この矛盾を打開するものとして，メルボルンのPACEクリニックが提唱したアットリスク精神状態（at-risk mental state：ARMS）（あるいは超ハイリスク，ultra high risk）という概念がある[3,10]．これは，統合失調症を含む精神病に将来発展する危険性が高いと考えられる精神状態を精神病の発症にできるだけ近い時期に捉えようとする考えである．PACEクリニックの基準（以下PACE基準）によれば，ARMSはつぎの3群で構成されている：(1)微弱な陽性症状を呈する群，(2)短期間欠性精神病症状を呈する群，(3)精神病に対する素因性の脆弱性（一親等の親族に精神病性障害をもつ，あるいは本人が統合失調型パーソナリティ障害）をもち，最近の機能低下（例えば機能の全体的評価（GAF）の得点が1年間で30%

低下）を認める群．一般には，3群の中では(1)の閾値下精神病群の基準を満たしてARMSに編入される割合が高い．ARMSの症状評価には，PACEクリニックで開発されたアットリスク精神状態の包括的評価（CAARMS）などがある．ARMSへの治療的な介入には，本人または家族（などの身近な者）がその症状に関連した苦痛や障害のために援助を求めていることが要件となる[10]．

PACE基準やこれとほぼ同様の基準を用いた臨床研究はPACEクリニック以外の施設からも報告されており，ARMSと診断されて半年から1年後における精神病への移行率は，およそ10～50%と報告されている[4,10]．ARMSは，精神病へ移行する可能性の高い状態であるが，必ずしも後々に精神病を発症することを前提としておらず，前方視的に用いることのできる概念である．そこで，本論では，前駆期が疑われる症例に対する治療を，ARMSの概念に基づいて述べることとする．

2） ARMSの治療

ⅰ） 最近の研究の動向　ARMSへの治療的な介入は，それが精神病への移行をどの程度予防できるかという視点から研究が行われてきた．メルボルンのPACEクリニック[10]では，ARMSに対する非特異的介入法（支持的精神療法，ケースマネジメント，家族教育などを含む）を受けた群と，これに6ヶ月間の少量のリスペリドン（1-2 mg/日）投与と認知行動療法を加えた特異的介入法を受けた群との無作為対照試験を行った．6ヶ月後の介入終了時における精神病への移行率は，非特異的介入群の36%に対して特異的介入群では10%であったと報告されている（p＝0.03）．しかし，介入終了後6ヶ月間の観察期間のうちに特異的介入群の一部が精神病へ移行したため，12ヶ月後の時点では両群間に有意差がなくなっていた．この結果は，6ヶ月間の少量の抗精神病薬投与と認知行動療法が，短期的な精神病移行への予防効果あるいは発症の遅延効果をもつことを示唆している．

アメリカとカナダの多施設研究では[6]，オランザピン投与群（5-15 mg/日）とプラセボ投与群の二重盲検による無作為対照試験が行われた．そのさい，両群とも患者と家族に同様の支持的な心理社会的介入が行われた．1年間の治療期間中，オランザピン群の精神病への移行率は16.1%とプラセボ群の37.9%より低かったが，この差は統計学的に有意ではなかった（p＝0.08）．一方で，オランザピン群ではプラセボ群と比べて有意に体重が増加（平均8.8 kg）し，倦怠感の訴えが多かった．また統計上の有意差はなかったが，服薬中断者の割合がプラセボ群の34.5%に対してオランザピン群では54.8%と高かった．

マンチェスターでは，認知療法の有用性について無作為対照試験が行われた[4]．認知療法群と観察群の2群による比較であり，前者には認知療法を6ヶ月間に最大26（中央値11）セッション行い，後者には定期的な観察のみが行われた．1年間でのDSM-IV診断を用いた精神病移行率は，観察群の26%と比べて，認知療法群が6%で有意に少なく（p＝0.02），6ヶ月間の認知療法が精神病への移行を予防あるいは遅延する効果をもつことが示唆された．

ドイツのケルン大学を中心とした4つの早期発見介入センターでは，特定の基底症状を示す群とPACE基準の素因と状態群の2群には認知行動療法を，PACE基準の閾値下精神病症状群と短期間欠性精神病症状群の2群にはamisulprideを投与し，それぞれに対する無作為対照試験を行っている[2]．

以上の研究によれば，認知療法や抗精神病薬などを用いた治療的な介入が精神病への移行を予防もしくは遅延させる効果をもつことが期待される．しかし，現在まで行われてきた研究では介入終了後に精神病移行者の増加をみており，継続的な介入がどのような効果をもつのかは不明である．今後は，どのような特徴をもった症例に，どのような介入を，どのくらい行えばよいのか，明確にしていく必要がある[8]．

ⅱ） ARMSに対する治療指針　ARMSに対する治療指針については，現時点での国際的なコンセンサスがIEPAガイドライン[5]に示されているので，これに基づいてその治療について述べる（図Ⅴ-14）．

ARMSに対して治療的介入を行う際には，本人または家族（などの身近な者）が，その症状に関連した苦痛や障害について援助を求めているかどうかを確かめる必要がある．一般人にも時に認められるような，苦痛や障害をあまり伴わない精神病様の体験に対して

とが適切なストラテジーとされている．

精神病移行のリスクを減らすことを目的とした治療の有効性を示すエビデンスは，まだ予備的な段階であることには留意すべきである．ARMSに対する治療は，更なる実証的なデータが必要であり，今後の研究成果から得られるデータを慎重に見極めつつ臨床実践に応用していく必要がある．

iii) ARMSに対する精神療法 ARMSでは，この年代に関わる様々な心理的葛藤を抱えている場合が多く，非発症群の割合も比較的高いことを考えると，より侵襲性の小さい介入が好ましいと考えられる[8]．特に，症状が始まってまもなく，非特異的な症状が中心の場合には，より一般的で支持的なアプローチが推奨される[3]．思春期心性や青年期の心理過程をよく理解することで，適切な病態把握や心理的介入が可能となる．

認知療法/認知行動療法を用いたアプローチは，ARMSに併発することの多い抑うつや不安に対する治療法として確立しており，また，この群に対する特異的な心理的介入方法としても期待される治療法である．認知療法については，マンチェスターの研究で用いられたアプローチを詳しく解説したモノグラフが，FrenchとMorrison（2004）[4]により紹介され，邦訳もされている．彼らの認知療法はBeckの原法に基づいており，この群への適用のための工夫が施されているが，本邦では認知療法の専門家不足や診療報酬による裏付けがないなどの問題があるため，Beckの原法に基づく構造化された認知療法の施行は一般的な臨床場面では困難かもしれない．しかし，ARMSに対する認知療法には，この群に対する心理療法として一般化できるような臨床的態度，治療指針，技法が含まれており，"認知療法的"アプローチとして本邦の臨床場面に応用することは十分可能である．以下にその要点を記す．

問題指向的アプローチは，患者が主観的に苦痛を感じ，悩んでいる問題に焦点を当てるものである．精神病性の症状が訴えられると治療者はしばしばその症状に目を奪われてしまうことがあるが，患者が主観的に最も苦痛を感じている問題は必ずしも精神病性の症状とは限らない．友人や家族との関係，学校や職場での

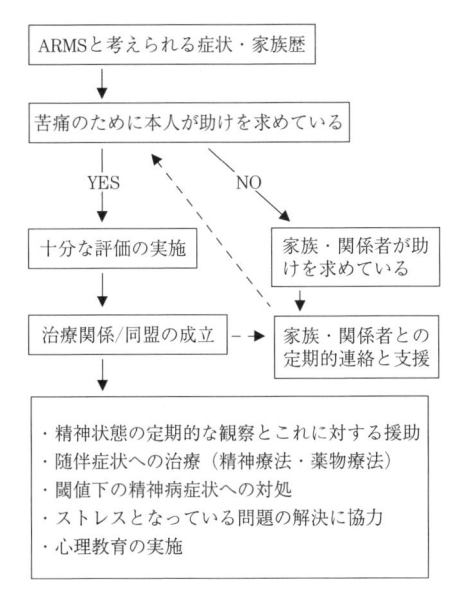

図 V-14 ARMSの治療のためのフローチャート

ARMSの治療のためのフローチャートである．本人や家族が何を苦痛に感じて助けを求めて来ているのか把握し，良好な治療同盟が形成されるように，問題指向的アプローチをとる．

は，安易に精神病のリスクが高いといったラベリングや不必要な介入を行わないように注意すべきである．

症状に関連した苦痛や機能低下などのために援助を求めている場合には，十分な評価を行った上で治療契約をし，精神状態の定期的な観察とこれに対する援助を行う．抑うつ，不安，物質乱用など随伴する症候群に対して精神療法や薬物療法を含めた適切な治療を行い，ストレスとなっている対人的問題，学校/仕事/家庭の問題の解決に協力する．心理教育を実施し，閾値下の精神病症状への対処技能を身につけるように働きかける．ARMSでは若年者が多く，家族と同居している者が多い．家族との葛藤を抱えていることもしばしばであり，家族に対する支援も重要である．家族に対しても時間をかけた丁寧な説明や教育を行うことが，治療に促進的に働くことがしばしばである．心理教育では，精神障害のリスクと存在する症状についての情報を，患者や家族の考え方や理解度に合わせて，柔軟，慎重，明確な形で提供していく．可能な限りスティグマの生じにくい環境での治療が望ましい．もしARMSにある若者本人が助けを求めていない場合には，家族や友人などの関係者と定期的に連絡をとるこ

問題，金銭トラブルなどの現実的な問題や，抑うつや不安などの非特異的症状が主観的に苦痛の強い問題として訴えられる場合も多い．臨機応変に個々の患者に合わせ，共同作業的に問題を解決していくことが重要である．問題指向的アプローチは，信頼とラポールを発展させ，治療契約を推進し，安定した治療関係/同盟を構築する過程を促進する．問題/目標リストの作成と共有が役立つ．

認知療法においては，症例の認知的な概念化（case formulation）が重要視されているが，これはARMSについても同様である．患者の個別的な症状や問題を，認知，感情，行動，生理，環境に分け，認知モデルに従って図示していく過程は，患者との情報の共有化を図り，治療の共同作業的側面を促進する．

症状へのノーマライゼーションは，精神病性の症状に用いられる認知療法の技法のひとつであり，症状の異常性ではなく正常体験との連続性を強調し，患者が事態を破局的に捉えるのではなく，より柔軟に捉えられるように促すものである．ノーマライゼーションに必要な適切な情報や事例を提供することが役立つ．この場合も患者の苦痛は真摯に受け取られていなければならず，患者の問題を軽視することとは区別しなければならない．患者はしばしば，体験について誤った解釈をしたり，機能的でない考えにとらわれてしまう．このような非機能的な信念がみられる場合には，これに代わる考え方や解釈を患者が見つけられるように共同作業することが役立つ．ここでは，認知療法で一般的に用いられるソクラテス的質問法や支持する証拠や反証となる証拠探しなどの技法が役立つ．

ARMSの患者は，不安障害の患者と同様に破局的状況を避けるための対処法として安全行動をとることがしばしばある．安全行動は，患者の誤った思いこみなどの非機能的な解釈を持続させることも多い．効果的な行動実験を計画し実行することで問題の解決が促される場合がある．

認知療法では，その人の基底的な層にある信念を中核信念と呼ぶが，ARMSの患者では「自分は人と違っている」，「自分はおかしい，変わっている」という中核信念が見いだされることが多い．この信念そのものの修正が必ずしも必要となるわけではないが，患者がそのような信念をもつに至った個人的な体験やその意味を治療中に同定し理解していく過程は重要とされている．下向き矢印法などの技法が，中核信念の同定のために用いられる．

ARMSの患者に取り組む場合には，精神病の原因については先入観をもたず，楽観的で，回復に焦点を当てることが重要とされている．精神病の医学モデルには固執せず，柔軟な態度で臨むことが必要である．

以上，認知療法を基本としたアプローチについて概略したが，認知療法は決してマニュアルの様に画一的に用いられるものでない点は注意すべきである．患者の個別的な問題を共同で概念化し，患者と合意した優先事項に取り組むことが重要である．特にARMSにおいては，陰性症状や思考障害が強かったり，情緒的に著しく混乱している場合もあり，このような場合には，認知療法の施行には一定の限界がある．症例に合わせた臨機応変なアプローチが必要となる．

iv）ARMSに対する薬物療法

①薬物療法の留意点：ARMSの薬物療法については，様々な議論や検討がなされている．抗精神病薬使用の根拠となるのは，抗精神病薬が顕在発症した精神病性障害において有効性が実証されており，寛解した統合失調症の患者の再発予防にも効果があることから，顕在発症前の患者においても同様の効果が期待されるという点であろう．先に示したARMSを対象にした研究においても，新規抗精神病薬が精神病移行の遅延化や予防に効果がある可能性が示唆されている[6,10]．

一方で，抗精神病薬治療には副作用の危険性があり，体重増加，全身倦怠感，注意・集中力低下，錐体外路症状，性機能への影響，乳汁分泌などは，この年代の若者に特に強い苦痛を強いる場合がある．また，抗精神病薬を服用しているという事実が生むスティグマやラベリングの問題もある[4,10]．ARMSにおける抗精神病薬を用いた介入研究でも，抗精神病薬治療のアドヒランスの低下や服薬中断者の割合の高さが問題となっている[6]．ARMSにおいては，服薬に対して強い抵抗感や拒否感を示す患者や家族に遭遇することはしばしばであり，患者にとっての受け入れやすさという点で抗精神病薬治療には問題点が残る．また，1年

程度の追跡期間では，抗精神病薬治療を受けなくても精神病を発症しない ARMS 症例が少なくとも半数いることを考えると，抗精神病薬を処方することの妥当性や倫理性については十分に検討を重ねていく必要がある．

②IEPA ガイドラインの指針： IEPA ガイドラインは[5]，ARMS に対する抗精神病薬投与に対して慎重な姿勢を示しており，DSM-IV や ICD-10 の精神病性障害の基準を満たさない場合には，通常，抗精神病薬は適応とならないと述べている．例外的に投与を考慮すべき目安として，1）急速な悪化が起こっている時，2）自殺のリスクが著しく高く，抑うつに対する治療が無効である場合，3）攻撃性や敵意が増大し他者への危険性をもたらす場合を挙げている．この場合，理想的には，新規抗精神病薬の低用量での使用が，期間限定の「治療的試み」として検討される．6週間後に効果と症状の軽減がもし認められれば，リスク/ベネフィットの説明の後に，その薬剤は患者の同意のもと更に 6ヶ月から 2年間継続してもよい．この期間の後に，もし良好な回復が得られ，患者が合意するのであれば，その薬を止めるための試みを徐々に行うべきである．もし患者がひとつの新規抗精神病薬に反応せず，上記の適応がまだ存在する場合には，別の新規抗精神病薬を試すことになる．

一方，ARMS においては，抑うつ，不安，不眠など多様な症状が訴えられ，DSM-IV の I 軸診断を満たすような気分障害や不安障害などが併存する場合も多い．実際，前述した PACE における介入研究では，治療群の 41.9％，対照群の 60.7％に SSRI が投与されており，抗精神病薬以外の薬物療法が，併存する抑うつや不安に対する治療として用いられている．実際の臨床場面でも，患者の訴える症状や併存する障害に合わせて，抗うつ薬，抗不安薬などを患者と相談しながら必要に応じて処方することになる．

c) 初回精神病エピソードの治療
1) 初回精神病エピソード

ここでいう初回精神病エピソードとは，生涯で初めて精神病の閾値を超える陽性症状を 1週間以上持続させた場合（特に 10代から 30代前半の若者）である（図V-13）．精神病状態が 1週間しか持続していない段階ではまだ確定診断はできず，あらゆる精神病性障害の可能性や精神病徴候を伴う気分障害の可能性があり，その後に追加される情報によって診断が変更される可能性がある．初回精神病エピソードを経験した人がすべて統合失調症になるわけではない．

2) 初回精神病エピソードの治療指針[3,7,9]

i) 早期発見と早期アセスメントのためのストラテジー　初めて精神病の体験をした人を早期に発見して適切に評価し，効果的な治療をできるだけ早く開始することには様々なメリットがある．例えば，精神病症状に苦しむ期間を短縮し，軽症段階での治療によってより良好な回復が得られ，学業や仕事の中断は最小限となり，自殺や暴力のリスクを軽減し，不必要な入院を減らすことができるかもしれない．精神病を含めた精神障害に対する理解を地域社会（学校関係者，一般の医療関係者なども含む）の中で深め，スティグマを減らすための啓発活動を行うことや，精神科サービスへの容易なアクセスを可能にするための親しみやすく，柔軟性の高いアプローチを心がけることが有用かもしれない．海外の先進地域のように，今後は医療機関も含めた地域の精神保健活動全体の再編や見直しも視野に入れた取り組みが期待される．

ii) 治療契約の重要性　初回精神病エピソードでは，大部分の患者は精神保健システムを利用するのは初めてであり，精神障害や精神病についての正しい知識や理解がある場合はほとんどまれであろう．むしろ精神障害や精神医療に対する負のイメージやスティグマを抱いている場合もしばしばであり，精神障害やその治療に対して恐怖感をもっているかもしれない．効果的な治療を行うためには，まず患者との治療関係の成立が重要であり，治療契約/同盟に焦点を当てたアプローチが重要となる．これを達成するための工夫や技術には以下のようなものが含まれる．

・患者の意見を認め，尊重する．
・互いの立場の接点を探る．
・患者の言うことに注意深く耳を傾け，患者の見方を真摯に受け取る．
・早くから患者がもつ疾病の説明モデルに対立することは避ける．

- 患者が最も重要と考える問題の解決に焦点を当てる.
- 可能な限り柔軟に治療機会（場所・時間）を設定する.
- 治療期間を通じて，医師を含め，関わるスタッフはできるだけ担当を一貫させる.

iii) 包括的なアセスメント　初回精神病エピソードの多くは，精神科的診察を受けることが初めてであり，生物・心理・社会のあらゆる面からの情報を包括的に収集する必要がある．特に初回精神病エピソードでは，患者や家族などの情報提供者が混乱していることも多く，情報の量や質が制限されることがほとんどである．可能な限り複数の情報源から情報を収集し，多職種間で情報を共有していくことが必要である．また，アセスメントする項目の中には，患者や家族のもつ精神障害に対するスティグマ，疾病モデル，将来の見通しなども含めるべきである．

iv) 診断的不確かさの容認　初回精神病エピソードの段階で，最終的な診断を正確に行うことはしばしば困難である．精神病の初期段階では多様な症状が現れ，これが時間経過に伴い刻々と変化していくことが多い．診断に有用な情報が，患者が回復し落ち着いた後に初めて得られる場合もある．あまりに早い診断的決めつけは，かえって信頼性が乏しく，結果的に誤った情報を伝えてしまい，患者，家族，スタッフに悲観論を誘発してしまう危険性もある．初回精神病エピソードの段階でつけられた診断名が，その後の経過中に起こった病状の変化や情報の追加によって変更されることは時にあり，診断的な再評価は初回エピソードの1-2年後に行うべきである．初回精神病エピソードでは，診断に基づくアプローチよりは症状に基づくアプローチが有用な場合も多く，診断の不確かさを念頭におきながら，柔軟に治療戦略を練っていく必要がある．患者や家族への心理教育においても，診断に基づく古典的な医学モデルを押しつけるだけではなく，精神障害全般のリスク因子や脆弱性因子に焦点を当てたり，患者/家族の疾病観などに配慮するなどの工夫が必要である．

v) 制限の少ない治療環境　多くの初回精神病エピソードは，外来での治療が可能である．入院が必要になる場合には，初回精神病エピソードにおいても，強制入院，隔離，拘束はできるだけ避けるべきであり，もし必要な場合でも期間を可能な限り短くし，二次的な精神的外傷をできるだけ引き起こさないような配慮が必要である．理想的には海外の先進地域で行われているように，外来での頻回な訪問/往診によって入院を避けたり，ショートステイ型の施設を用いたり，あるいは病床数の少なく（20床以下）スタッフの数が十分に確保された早期精神病のための専門病棟での治療が望ましいが，残念ながら，現在の本邦の医療システムではこれは一般には困難であろう．

vi) 低用量の薬物療法　初回精神病エピソードでは，抗精神病薬を含めた向精神薬の服用が初めての者も多く，薬物療法に対する懐疑心や怖れを抱いている場合もある．したがって，薬物療法についての不安をよく聞いた上で，薬物療法を行う根拠を患者や家族にわかりやすく説明することが必要である．初めての患者には，有害な副作用をできるだけ経験させないように，非常に少ない量から薬物療法を開始することが必要となることがしばしばある．症状に対する苦痛がさほど強くない患者では，場合によっては治療関係を重視し，抗精神病薬投与を控える期間をもつ場合があってもよい．治療同盟を確かなものにすることで，その後の薬物療法の導入がスムーズになり，治療へのアドヒランスが高まる．

vii) 心理的適応と社会的役割の維持に焦点を当てる　精神病エピソードにまつわる様々な体験そのものが，二次的な心理的反応を引き起こす可能性があるが，初回精神病エピソードでは特にこの点への配慮が必要となる．精神病症状への恐怖感，自尊心や自信の喪失，被害者意識，人格発達の中断，家庭や社会との隔絶などによる影響を最小限にするために，治療環境，スタッフとの関係，行動制限，薬物療法などあらゆる面での配慮が必要となる．患者の二次的な心理反応に対しては，認知行動療法を用いたアプローチが有用となる場合もある．また，患者の社会的役割が維持されるように学校や職場との連携を図る必要もしばしばである．社会的役割などの機能面に焦点を当てた介入が重要である．初期の経過がどれほど激しく，様々な問題を抱えている場合でも，落ち着いた楽観的アプ

ローチを保つことが大切である[5]．

viii）**家族全体に焦点を当てた介入**　初回精神病エピソードは，患者のみならず，患者をもった家族にも多くの心理的苦痛をもたらすことが多い．精神障害に対する十分な知識と理解がないまま患者の混乱に巻き込まれ，家族自体も精神的に不安定になっていることが多い．特に，家庭での治療を続ける場合には，家族の患者への理解と支援が重要であり，治療者は家族とその支援ネットワークに目を配りながら，家族内の人間関係や相互作用を考慮し，家族全体を視野に入れた治療戦略を立てる必要がある．

d）回復期と臨界期の治療

早期精神病における回復期/臨界期の概念は，まだ実証されていない思弁的な概念である[5]．この概念は，臨界期では再発や再燃が多く，この時期の経過がその後の予後に大きく影響するために，この間に質の高い集中的な生物心理社会的ケアを，継続的かつ積極的に提供していくことが重要であるという仮説に基づいている[7,9]．

初回精神病エピソードでは約80％が，治療開始から6ヶ月以内に陽性症状の寛解に至るとされている[3]．遷延するエピソードに対しては，回復を遅らせる因子の同定と対処，薬物療法の見直し，認知行動療法の導入などを検討し治療抵抗性を防ぐ試みがなされるべきである[3,9]．

初回精神病エピソードの回復期においては，患者が経験した初めての精神病体験とその影響を評価し，心理，社会的な再統合を図るための援助が必要になる．患者はしばしば封印型の対処スタイルを発展させ，病前の自分を理想化し，焦るようにして無理な社会復帰を急ぐ場合も多い[3,4]．患者や家族に対する心理教育は重要であり，個々の患者/家族の疾病観や理解力に合わせた丁寧な情報伝達が必要である．しかし，患者が初回精神病エピソードへの適応を図っていくためには心理教育だけでは不十分であり，患者が自尊心を保ちながら，疾病とうまく折り合いをつけていくようなモデルを患者と協力しながら模索し，共有していくことが必要となるかもしれない[7]．

再発予防は，臨界期における重要なテーマである．しかし，その重要性にもかかわらず，多くの患者が再発することも事実であり，初回精神病エピソードでは，再発予防に焦点を当てた心理教育などの治療プログラムが必要である．個人ごとの再発予防プランを作成し文書にしたり，その患者に特有の早期警告徴候を同定し，その対処を練習することなどが勧められる[7,9]．

一方，初回精神病エピソードを経験した後に，服薬なしでも再発しない予後良好な群がいることも忘れてはいけない．症例によっては，回復の度合いを総合的に評価し，薬物中断のリスク/ベネフィットを十分に検討し理解してもらった場合に，薬物療法の中断を治療計画の中に組み入れることもできる．計画された薬物療法の中断は，アドヒランス低下による薬物中断よりも安全性が高く，再発した場合の早期介入が可能になるなどの利点があるかもしれない[5]．

おわりに　臨床の現場では，精神病性の症状を呈し始めた患者の正確な診断や予後を判断しかねて迷うことが多い．特に，多彩で変化しやすい症状を示したり，思春期・青年期に特有の発達課題に関連したライフストレスへの反応と重なったりする場合にはことさら難しい．診断や治療は常に暫定的な性質をもたざるを得ず，診断が確定しある程度経過した統合失調症に対するアプローチとは異なる特徴がある．精神病性障害の早期段階では，統合失調症だけでなく，精神病全体を視野に入れたアプローチが重要である．治療的な介入は包括的，集中的，病相特異的であって，個々の患者に合わせた個別的なものでなければならず，常に現実的な楽観主義（realistic optimism）によるメッセージを提供していくことが重要である．早期精神病という観点から早期介入を推進し，生物・心理・社会的な障害に対する二次予防を効果的に実施していく必要性がある．

（松本和紀）

文　献

1) 粟田主一，松岡洋夫：分裂病の前駆症候と警告症候，精神科治療学 13:431-438, 1998.
2) Bechdolf A, Ruhrmann S, Wagner M, et al: Interventions in the initial prodromal states of psychosis in Germany: concept and recruitment, Br J Psychiat

Suppl 48: s 45-48, 2005.
3) Edwards J, McGorry PD: Implementing early intervention in psychosis: a guide to establishing early psychosis services, Martin Duritz, London, 2002.（水野雅文，村上雅昭監訳：精神疾患早期介入の実際—早期精神病治療サービスガイド，金剛出版，東京，2003.）
4) French P, Morrison AP: Early detection and cognitive therapy for people at high risk of developing psychosis - a treatment approach, John Wiley & Sons, Chichester, 2004.（松本和紀，宮腰哲生訳：統合失調症の早期発見と認知療法—発症リスクの高い状態への治療的アプローチ，星和書店，東京，2006.）
5) International Early Psychosis Association Writing Group: International clinical practice guidelines for early psychosis, Br J Psychiat Suppl 48: s 120-124, 2005.
6) McGlashan TH, Zipursky RB, Perkins D, et al: Randomized, double-blind trial of olanzapine versus placebo in patients prodromally symptomatic for psychosis, Am J Psychiat 163: 790-799, 2006.
7) McGorry P, Jackson H, eds: The Recognition and Management of Early Psychosis: A Preventive Approach, Cambridge University Press, New York, 1999.（鹿島晴雄監修，水野雅文，村上雅昭，藤井康男監訳：精神疾患の早期発見・早期治療，金剛出版，東京，2001.）
8) 松本和紀：早期精神病の早期介入に向けた新たなアプローチ—アットリスク精神状態/前駆期を中心に．精神医学 49: 342-353, 2007.
9) Spencer E, Birchwood M, McGovern D: Management of first-episode psychosis. Adv Psychiatr Treat 7: 133-142, 2001.
10) Yung AR, Phillips LJ, McGorry PD: Treating schizophrenia in the prodromal phase. Taylor and Francis, London, 2004.（宮岡 等，齋藤正範監訳：統合失調症の前駆期治療，中外医学社，東京，2006.）

7.2 自　　殺

統合失調症患者の自殺は明らかな前兆がなく唐突に生じたように思われる場合が多いという印象を述べる精神科医は少なくない．統合失調症患者の10人のうち1人は自殺し[12,18]，自殺が高率に生じるために，平均寿命は一般人口よりも短い[27]．

その有病率を考えても，統合失調症患者の自殺が多いことは予想できるし，統合失調症患者が入院患者の大多数を占める精神病院では，統合失調症患者の自殺はうつ病患者の自殺をしばしば上回っている．また，統合失調症患者は致死性の高い方法を用いて自殺を図る傾向が高いことも報告されている[24]．

従来の報告では病的体験に支配されて自殺行動に及んだ例が強調される傾向があったが，最近では，必ずしも幻聴や妄想に支配されて最後の行動に及ぶばかりでなく，むしろ慢性の経過中に直面した現実的な問題が自殺の契機になっていることも多い．また，合併する抑うつ症状も重要な因子となる．さらに，統合失調症患者は，他者の自殺に誘発されて，複数の自殺に及ぶ，群発自殺の危険群と考える必要もある[22]．

なお，統合失調症者の性格特徴や病状の進行による人格水準の低下のため，患者が自殺の意図をはっきりと言葉に出して周囲の人々に直接伝える傾向が乏しいこともあり，自殺の危険を予測し，自殺を予防することが，臨床的に困難になっているのも現状である．

a） 性別や年齢などの特徴

統合失調症患者では若年の男性の自殺が多いと指摘した報告がいくつかある．Breierらによると，統合失調症で自殺した患者の平均年齢は31歳であり，他の疾患で自殺した患者の平均年齢よりも10歳も若かった[1]．Royの総説によると[19]，統合失調症患者の自殺時の平均年齢は30歳代前半だった．好発年齢を考えても，気分障害やアルコール依存症に比較して，統合失調症では明らかに自殺時年齢は低い．しかし，活発な精神症状が消褪し，発病から長期間経過していながら，自殺を図る一群の患者が存在することにも注意を払う必要がある[13]．

性別に関しても，統合失調症者の自殺は圧倒的に男性に多いと指摘する報告がある[1,3,16]．Tsuangら[28]は，統合失調症の女性患者の自殺率は一般人口の自殺率にほぼ等しいが，男性患者の自殺率は一般人口よりもはるかに高いと報告している．

b） 臨床像の特徴
1） 急性の精神症状に支配された行動との関係

従来は「電車に飛び込め」「手首を切れ」といった命令性の幻聴などの活発な精神症状が自殺に密接に関係していると指摘する報告が多かった．当然，発病初期や再燃期には，病的な症状に支配され，直接自殺に結びつく危険が高い．命令性の幻聴ばかりでなく，妄想に取り込まれた希死念慮もしばしば認められ

る[25,26]．

症例1：28歳　男　統合失調症妄想型

「NHKが盗聴器をしかけられてしまったために自分の考えが全て世間に知れわたってしまう」と患者は確信していた．NHKにしばしば苦情を申し入れたが，次第に自分には崇高な使命があるために，命を狙われているのだと確信するようになった．

「私は世界を破局から救う使命を与えられている．NHKを使って私の考えを知ろうとする装置を埋め込んだのも，これを妨害するためだ．装置を通じて自殺を命令してくる．今ならばそれが他からの命令とわかっている．だから自分の意思で行動を起こすことができるうちに自殺しなければならない」という妄想が長期間持続していた．

この例のように，妄想と直接結びついた自殺の危険の高い患者は確かに存在する．また，命令性の幻聴とともに，被害関係妄想を伴う症例も少なくない．そして，そのような症状が自殺の危険を増している．自尊心の低下や無価値感の強い自責的な妄想を持った患者に，「お前は生きている資格はない」「家族に迷惑をかけるばかりだ」「早く死んでしまえ」などといった幻聴が存在し，それが妄想を強化したり，また，直接，自殺行動に結びつくことも珍しくはない．

その他にも，奇妙な妄想に基づいた自傷行為があり，患者自身は明らかな自殺の意図を否定するものの，実際に死に結びつく場合もある．

症例2：55歳　男　慢性の経過をたどる統合失調症

発病から長期間経過している患者で，喫煙する姿が他の患者と際立って異なっていた．煙草の先から出る煙を見つめながら，せわしなく2回吸っては1回ゆっくりと大きく煙を吐き出す行為を熱心に繰り返す．喫煙を楽しむという様子ではなく，1本の煙草を吸い終わるのに十数秒しかかからない．必ず5本の煙草を吸い終わるまで，この行為を繰り返した．こうすることで脳の中の血流が時計方向から反時計方向の回転に変わり，血液が浄化されるという．

洗面所の鏡の前で，舌を剃刀で切り，血だらけになっている患者を看護者が発見した．すぐに傷口を縫合されたが，出血は1リットル以上に及んだ．「汚れた血液を流せば，もっと健康になるんです．死ぬ気などありません」と患者は平然と語った．

この例などは（深層での死の意図まで否定できないが），もしも，自傷行為が死に結びついてしまった場合は，やはり自殺とされてしまい，統合失調症患者の不可解な自殺の一例とされることだろう．慢性の統合失調症患者が数多く入院している精神病院では必ずしも特殊な症例ではないと思われる．

2） 急性症状の消褪直後の状態

急性症状が活発な時期に自殺の危険が高いのは当然であり，治療者も十分な注意を払う．ところが，ひとたび急性症状がおさまり治療者も家族も安心している場合に，しばしば患者は急性症状以上に危険な状態に直面している．

症例3：25歳　女　統合失調症妄想型

19歳の時に炬燵の中に盗聴器が仕掛けられたと不穏になり，精神科に受診し，大学を5年かけて卒業した．

卒業後，郷里に戻ったが，精神科に受診しなかった．さまざまなアルバイトをしていたが，数か月で辞めてしまう．貧血，胃痛，歯痛，肋間神経痛，腰痛，頭痛，めまいといった身体症状や人間関係がうまくいかないことを頻回の転職の理由にしていた．

その後，商社に勤めたものの，しばらくして「同僚が自分の陰口を言う」と訴え始めた．また，「誰かが部屋に入ってくるのが実感でき，それが実際にあたる」「頭の中で考えていることが声になって聞こえてくる」「何かをしようとすると，それが声になって語りかけてくる」「男性の同僚が体に触れてくる．文句を言っても，相手にされない」などと訴えた．仕事の能率は上がらず，単純な仕事も十分にはできなかった．「性的な悪戯」をされると社長に訴えたり，また警察や裁判所に苦情を持ち込むこともあった．

初回の治療を中断してから2年後に，精神科に再受診し，幻聴，被害関係妄想，考想化声，思考伝播，感情鈍麻，独語，自発性の低下などの症状を認めた．

商社は退職し，自分をひどい目にあわせた同僚や上司を裁判に訴えようとしたのだが，それも断念した．腹を殴った男（実際には，偶然，体に触れたという程度である）に恨みをかって，「家に火をつける」という声が聞こえてきて恐ろしくなり，訴訟を取り止めた．

外来で少量の抗精神病薬を投与され，幻聴や被害関係妄想は急速に消褪した．2ヵ月間ほどすると，職業訓練校に通学し始めた．

通学してしばらくすると，易疲労感，瞬目の多さなどの訴えが出て，眼科を受診した．予約日ではなかったのだが精神科に姿を見せた．「ちょっと挨拶に来ました」と患者は話した．「何か変化があれば，すぐに連絡して下さい」という担当医の言葉にも素直にうなずいた．その2日後患者は全身に灯油をかぶり火を付けて命を絶った．外来通院を再会して3ヵ月後のことだった．

症状は改善していたので，担当医はこの患者の自殺が初めはどうしても理解できなかった．診療録や遺族から借りた日記を検討してわかったのは，次の点であった．

寛解に至り，急性症状の再燃期に病的な体験に基づいて起こした数々の異常行動を患者自身が意識して，それをひどく恥ずかしく感じていたようだ．また，今回が数回目の再発であり，今後の予後についても患者はある程度理解していた様子である．さらに，学生時代に心理学を専攻していたため，統合失調症について知識が豊富であった．知的水準が高いだけに悩みを自らの心の中にしまっておく傾向も高く，短い期間しかつながりのない新しい担当医に相談を持ちかけることも難しかったのかもしれない．このように，この患者はむしろ現実的な不安に直面したうえで自殺したと考えられる．妄想が時に防衛としての側面を有することを理解せず，単に症状を除くことばかりに関心が向いている治療者には，この種の自殺の危険に対処できないことも多々ある．

また，医療者は無意識の全能感に支配されていることがあり，その影響で，患者の側に出現した症状の悪化の兆候を見逃したり，また，改善した症状を必要以上に過大評価する傾向がある．医療者の側の「治ってほしい」「治さなければならない」という無意識の願望の投影のために，患者の自殺の危険の評価を誤ることはしばしばある．

梶谷[9]によると，統合失調症の自殺の中にも，清明な意識，希死念慮，および死の見通しの備わっている自殺があり，病者には健全な病識があることが多く，病者は病気によってもたらされた自己価値の頽落に目覚めることによって自殺を企図する例があるという．明確な病識も統合失調症患者においては，自殺の予告兆候の一種であり，心理的に支えていくことを怠ってはならないと警告している．Schulte[20]も「病識に照らされた病者は自殺の危険性が高い」としていることを引用し，明確な病識も自殺の予告兆候の一種であると梶谷は述べた．

また，統合失調症の病識の欠如は，「背後に無意識の葛藤を隠している防衛であるという積極的な意味を持っている」と土居[2]も指摘している．統合失調症においては，「病識が出始めたときに，内心非常に深刻な衝撃を受けるものであり」，「患者としては，自分の行動は異常であり，しかもそのことを今まで知らなかったことに気づくことや，その全存在を侵害されるような事件である．それは，病的体験そのものよりももっと苦痛であり，統合失調症者にとって，最大の心理的危機であると考えられる」とも述べている．

病識は病を直視するだけではなく，現実に直面することも患者に強いる．松浪[11]は，「病識は，病者をしてその頽落存在としての自己を認識させるというだけではなく，病者の現実に対する耐性を弱化するように見える．このような病者にとって家族や治療者の支持は不可欠のものであるが，しかし多くの場合，これら家族との関係そのものが病者にとって苛酷な現実なのである．また，家族との関係が比較的良好に保たれている場合でも，病者はその中の些細な変化を重大な脅威，危機と受け取って絶望感を抱く」といい，病識が出現してきた患者では，とくに家族や医療者からの支持が重要であると説いている．このように，単に急性症状が消褪しただけでは治療が完結したことにはならず，患者の脆弱性はまさにこの時点で最高潮に達していることさえあるのだ．

3) 一見症状が安定した慢性経過をたどる患者

症例1〜3は急性症状の出現やその直後の状態と関連があったが，また，統合失調症の自殺の大多数が，明らかな精神病症状がないか，あるいは非常に少ない状態で生ずるという報告も少なくない．

Yarden[30] は，統合失調症患者の自殺のうち65%が寛解期に生じたと報告した．患者の多くは，いわゆる残遺状態を呈していた．感情鈍麻，会話の貧困化，引きこもりなどの統合失調症の陰性症状を持続的に認めた．Breierらの調査でも，自殺した慢性の統合失調症患者20名のうちで，自殺に先行して精神症状の悪化を認めた者はわずかに3名に過ぎず，命令性の幻聴はなかったという[1]．Drake ら[4] も，自殺時に命令性の幻聴を体験していた患者はいなかったと報告した．西山[13] も，自殺は統合失調症の経過の後期ないし慢性期にも，また幻覚・妄想などの症状の認められない時にもしばしば起こることを指摘している．自殺を命令する幻聴や妄想が消失したからといって，それが緊急の自殺の危険が去ったという指標には必ずしもならない点に注意を払う必要がある．

以前の研究と最近の研究の知見の相違点は，向精神薬の出現と関連がある可能性がある．従来の研究では，主として未治療で症状も十分にコントロールされていない慢性の入院患者を対象としていた．最近の研究が焦点を当てている統合失調症患者の大多数は，入院患者ばかりでなく外来患者も多く，そして向精神薬を投与されており，症状も以前に比べて軽い傾向がある．過去の研究では，自殺の動機は精神症状の重症度に関連していたのが，最近の統合失調症患者は，慢性疾患を抱えながら生きていくうえで直面する多くの問題のために自殺する例も少なくない．統合失調症患者は，しばしば，社会生活のうえでも孤立し，慢性疾患のために将来に絶望していることも多く，それが自殺につながる危険を増している．

4) 抑うつ症状

慢性の統合失調症患者にもしばしば抑うつ症状の合併を認める．Falloonら[6] は1年間に彼らの診療所を受診した統合失調症患者の38%が重症の抑うつ状態を呈したと報告した．慢性の統合失調症患者の30〜60%が重症の抑うつ状態となり[8,10,15]，抗うつ薬による治療や入院が必要だったとの報告もある[21]．

統合失調症の自殺においても抑うつ症状が重要な役割を果たしている．自殺直前に精神科を受診した患者の診療録を検討すると，抑うつ症状が高率に認められる．Yarden[30] は，自殺した統合失調症患者の65%が，自殺前の数ヵ月の間に治療者に絶望感を訴えたと報告した．他の研究でも，自殺した統合失調症患者30名のうち16名が，自殺時にDSM-IIIのうつ病性エピソードを認め，自殺しなかった統合失調症患者の対照群に比較して有意に高率であったという[16]．統合失調症患者の自殺に関する研究を総説すると，26%から100%（平均67%）の患者で自殺直前の時点で何らかの抑うつ症状を認めた．

5) 生と死の境界が不分明な患者

1) から4) の分類以外にまさにこのように描写するしかない患者が存在することもまた臨床的な現実である．生と死の境界自体が健常者に比べて明瞭ではなく，統合失調症のサブタイプとしては解体型（破瓜型）の患者が多いという印象を受ける．

症例4：17歳　男　統合失調症解体型

高校に入学した頃より，自閉的になり，学校も休みがちになった．身の回りの世話も十分にできず，何日も入浴せず自室にこもっていった．独語や空笑も目立ち，話の内容もまとまらない．表情も乏しく，時折見せる感情の表出もその場の気分とは全く不釣り合いであった．明らかな妄想や幻覚は認めなかった．

精神科に入院となり，薬物療法と生活指導の結果，症状はある程度改善した．授業の内容を十分に理解できないまでも，病院から登校するようになった．毎日登校し，週末は自宅に外泊することを楽しみにしていた．病院に戻るとその日の学校での出来事を担当医に語るのが常であった．とくに学校でも家庭でも問題を認めないと，担当医はとらえていた．

ある週末，いつものように自宅に外泊に出かけ，週明けには担当医と面接する日も約束して病院を出た．その数時間後，自宅近くの高層ビルの非常階段から転落し死亡した．

死亡後の症例検討会で，担当医は患者の病状の説明をした後，自殺に関わる精神症状や社会的な問題が全

く理解できないと説明し,「まるで散歩にでもでかけるように,死の世界に旅立ってしまった」と喩えた.漠然とした圧倒されるような不安が患者の自殺につながった可能性や,担当医に語られていなかった患者の社会的な問題が完全に除外できないかもしれないが,確かにこの種の症例が存在し,生と死の境界自体が本来健常人とは異なるとしか表現できない患者が存在するというのは臨床的な経験からの実感でもあるだろう.

c) 医原性の自殺

医原性の自殺とは,筆者の造語である.これは医療者の側の責任で引き起こされた自殺と言うべきものである.前述した急性症状の消褪直後の自殺なども広い意味で言えば医原性の自殺に入るかもしれない.

毎回一応は規則的に外来に通院し,慌ただしい外来の診察室でとくに病状を訴えることもない慢性患者では,医師も漫然と処方だけをして,それ以上情報を集めることもしない.家族から話を聞くこともなく,患者が服薬を規則的にしているかどうかも十分に確認できない.また,表面上は落ち着いて見えるために,病状を徹底的に確認しないで,不必要に薬を減らして,急性症状を再燃させ,自殺行動を引き起こしてしまうといった例も,この医原性の自殺の例に当てはまる.

なお,アカシジアやジストニアなどは抗精神病薬を用いていると,稀な副作用ではなく,対策もすぐに立てられる.ところが,患者は病状の悪化やさらに新たな奇妙な病状が出現したと思いこみ,自殺に至った症例の報告もある[5].

d) 入・退院との関係

海外では脱病院化運動の結果,統合失調症の治療を入院治療から地域における治療に移行させようという傾向が高まった.そこで,海外の報告では,退院後6ヵ月以内に,他の時期よりも有意に高率に統合失調症患者は自殺するという.Pokorny[14]は,退院後1ヵ月以内に統合失調症患者の48%の自殺が生じたと報告した.他の研究でも,退院後6ヵ月以内に40～60%の統合失調症患者の自殺が生じたと報告している[4,16,30].退院直後は,自殺の危険の高い統合失調症患者にとって危険な時期である.ただし,外国では入院期間がわが国に比べて短いことも考慮して,これらの知見を考えなければならない.海外では数週間の入院で統合失調症患者が退院していくことが通常である.このような患者はまだ急性期をようやく乗り越えたばかりであることも多く,当然,自殺の危険も高いのだろう.

その点を考慮しても,自殺と最近の入院歴の関係が重要である点は変わりない.精神症状の再発につながる「危険な回復期」が存在し,その時期に患者は自立して機能することができず,また,ストレスに弱くなると仮定する研究者もいる[20].精神症状の急性期から回復した患者は,退院直後には他のいかなる時期よりも心理的なケアを必要としている.退院直後のストレスに対して患者は脆弱であるため,この時期において自殺がしばしば生ずることに注意を払わなければならない.

e) 契機となるストレス

離婚,別居,配偶者の死,失業,退職,重篤な身体疾患などの喪失体験が,一般には自殺につながるストレスとなり得る.ところが,統合失調症患者における人生のストレスと自殺との相関関係は十分には明らかでないとの指摘もある.ある研究では,統合失調症患者と比較して,他の疾患の患者の方が,自殺直前に有意にストレスに満ちた人生の出来事を体験しているという[1].両群の出来事を比較すると,統合失調症以外の群では離婚が契機となっていることが多く,統合失調症群では「家族と一緒に住むことができない」と言われたことが自殺の契機になっていることがしばしばだったという報告もある[4].従来指摘されてきた自殺の契機が,統合失調症の自殺ではそれほど密接な関係がない可能性があることを,これらの知見は示している.むしろ,住む家を失うかもしれないといった不安感などの出来事の方が,統合失調症患者の自殺に関連がある可能性がある.また,同様の境遇にある患者の自殺が引き金となって精神病院などで複数の患者の自殺が生じた例も報告されている[26].

しかし,これは一般の健康者からみたストレスに乏しい点を示しているだけかもしれない.統合失調症患

者の独特の論理の中で，どのような苦悩を経験しているかを探ることが重要で，一般のストレスを型通りに当てはめて，その有無を検討してもあまり意味はない．

f) 自殺未遂

慢性の統合失調症患者の自殺未遂に関する調査を総説すると，18％～55％の患者で経過中に自殺未遂を認める[19]．一般人口では自殺未遂は男よりも女に多く認めるのだが，統合失調症患者の自殺未遂では性差はほとんどないとの指摘もある[7,17,29]．

統合失調症患者の自殺未遂と既遂自殺の間には重要な関係がある．既遂自殺に終わった統合失調症患者のおよそ半数に，以前に自殺未遂を認めている．自殺した統合失調症患者の自殺未遂の率は，自殺しなかった統合失調症患者と比較して有意に高率である．また，既遂に終わった統合失調症患者における自殺未遂の率は，統合失調症ではない精神科患者で自殺した人の自殺未遂の率に近かった[4]．自殺未遂と既遂自殺との時間的関係を検討すると，他の精神障害に比較して，統合失調症患者で自殺した人は，自殺未遂と既遂自殺の間の期間が長いことがわかった．

自殺を図ったものの幸い救命された人でも，将来再び同様の行動を繰り返し，結果的に自殺で命を失う危険は一般人口よりもはるかに高い．統合失調症患者でも，自殺未遂があった者は将来自殺によって死ぬ危険が高いので，自殺未遂は重要な危険因子と考える必要がある．一度でも自殺未遂があった者は厳重にフォローアップをする必要がある[23]．

g) 自殺の意図

一般に自殺を考えている人の多くは，実際に行動に及ぶ前に，希死念慮を誰かに伝える傾向がある．しかし，統合失調症患者が自殺の意図を直接伝えることは，一般の人よりも少ないとの報告もある．自殺の前に治療を受けていた精神科患者の診療録を後方視的に検証した研究では，自殺を考えていると医師に伝えていた統合失調症患者はわずかに15％に過ぎなかったのに，統合失調症ではない患者の40％は自殺前の数週間に医師に希死念慮を伝えていたという[1]．他の疾患の患者に比べ，統合失調症患者は自殺の意図を打ち明けずにいる傾向が高い．

このように，統合失調症患者が自殺の意図を明かそうとしないので，患者の自殺の危険を評価することが一層困難になる．統合失調症患者の自殺の危険を評価するには，単に自殺の意図を直接質問するだけでは十分ではなく，一歩深く踏み込み，繰り返し非言語的な自殺の兆候にまで焦点を当てた評価が必要になる．

h) 自殺の手段

自らを傷つける際に用いた手段がどの程度実際に死に結びつく可能性があるかという点は，患者の死に対する両価性のある程度の指標となる．既遂自殺に終わる統合失調症患者は，統合失調症以外の患者に比較して，より致死性の高い方法を用いる傾向がある[7]．飛び降り，縊死，入水などの方法を，手首自傷や薬物の大量服用といった致死性の低い方法よりも高率に用いる傾向も指摘されている[1]．いったん自殺すると決意してしまうと，統合失調症患者は極めて深刻な方法を取る傾向があるため，自殺の危険を疑ったならば，迅速な介入を始めなければならない．

まとめ　統合失調症患者の自殺を予測するのは決して簡単ではない．従来から指摘されてきた多くの自殺の危険因子は，治療者の注意を喚起するのに役立つかもしれないが，統合失調症患者の自殺を予測する上での意味は限られている．また，自殺の意図を言葉に出して表現することが十分にできなかったり，そうすることをためらう傾向があるので，統合失調症患者の自殺を予測するのはさらに難しくなっている．統合失調症患者の自殺は決して稀なものではないので，治療者は患者の自殺行動の可能性に関して常に十分な注意を払うべきである．

自殺する統合失調症患者は，自殺者の中でも特異な一群を構成している．したがって，自殺の危険を評価するには，症例ごとに慎重に検討する必要がある．統合失調症以外の人口から得られた危険因子だけに頼るのではなく，統合失調症に独特な因子を考慮に入れたうえで，評価を進めるべきである．

以上述べてきた統合失調症患者の自殺の特徴に基づ

いて，統合失調症患者の自殺予防のためには，症状を徹底的に把握しておく．集中的な薬物療法，精神療法，患者を支える周囲からの絆の強化を総合的に進めていく．また，一度でも自殺未遂を認めた場合には，同様の行為が繰り返される危険にも注意して，長期的な治療計画を立てなければならない．　　（高橋祥友）

文献

1) Breier A, Astrachan BM: Characterization of schizophrenic patients who commit suicide. Am J Psychiat 141:206-209, 1984.
2) 土居健郎：病識の問題．精神経誌 63:430-431, 1961.
3) Dorpat TL, Ripley HS: A study of suicide in Seattle area. Compr Psychiat 1:349-359, 1960.
4) Drake ER, Gates C, Cotton PG, et al: Suicide among schizophrenics: Who is at risk? J Nerv Ment Dis 172:613-617, 1984.
5) Drake ER, Ehrlich J: Suicide attempts associated with akathisia. Am J Psychiat 142:499-501, 1985.
6) Falloon I, Watt D, Shepherd, M: A comparative controlled trial of pimozide and fluphenazine decanoate in the continuation therapy of schizophrenia. Psychol Med 8:59-70, 1978.
7) Inamdar S, Lewis DO, Siomopoulos G, et al: Violent and suicidal behavior in psychotic adolescents. Am J Psychiat 139:932-935, 1982.
8) Johnson D: Studies of depressive symptoms in schizophrenia. Br J Psychiat 139:89-102, 1981.
9) 梶谷哲男：精神分裂病の自殺：病識のある病者の自殺．精神医学 7:137-140, 1965.
10) Knight A, Hirsch SL: Revealed depression and drug treatment for schizophrenia. Arch Gen Psychiat 38:806-811, 1981.
11) 松浪克文：心理療法と自殺．季刊精神療法 13:106-117, 1987.
12) Miles CP: Conditions predisposing to suicide; a review. J Nerv Ment Dis 164:231-264, 1977.
13) 西山　詮：自殺と精神科外来：自殺の小社会学．精神経誌 81:311-341, 1979.
14) Pokorny A: Suicide rates in various psychiatric disorders. J Nerv Ment Dis 139:499-506, 1964.
15) Roy A: Depression in the course of chronic undifferentiated schizophrenia. Arch Gen Psychiat 38:296-300, 1981.
16) Roy A: Suicide in chronic schizophrenia. Br J Psychiat 141:171-177, 1982.
17) Roy A: Suicide and psychiatric patients. Psychiat Clin North Am 8:227-241, 1985.
18) Roy A: Suicide in schizophrenia. In Roy A (Ed.): Suicide. Williams and Wilkins, Baltimore, 1986.
19) Roy A: Depression, attempted suicide in patients with chronic schizophrenia. Psychiat Clin North Am 9:193-206, 1986.
20) Schulte W: Zum Problem der Krankenheitsuneinsichtigkeit bei Psychosen. Nervenarzt 29:501-505, 1959.
21) Siris S, van Kammen P, Docherty J: Use of antidepressant drugs in schizophrenia. Arch Gen Psychiat 35:1368-1377, 1978.
22) 高橋祥友：群発自殺．中央公論社，1998.
23) 高橋祥友：縊首，外傷，薬物による自殺企図．精神科治療学 13:327-330, 1998.
24) Takahashi Y: Suicide in Japan: What are the problems? In Kosky RJ, Eshkevari HS, Goldney RD, Hassan R (Eds): Suicide prevention: The global context, pp. 121-130, Plenum, New York, 1998.
25) 高橋祥友：自殺．松下正明総編集「臨床精神医学講座S7：総合診療における精神医学」，pp. 170-180, 中山書店，2000.
26) 高橋祥友：新訂増補・自殺の危険；臨床的評価と危機介入．金剛出版，2006.
27) Tsuang MT: Suicide in schizophrenics, manic depressives and surgical controls: a comparison with general population suicide mortality. Arch Gen Psychiat 35:153-155, 1978.
28) Tsuang MT, Woolson RF, Fleming JA: Premature death in schizophrenia and affective disorders. Arch Gen Psychiat 37:979-983, 1980.
29) Wilkinson G, Bacon N: A clinical and epidemiologic survey of parasuicide and suicide in Edinburg schizophrenics. Psychol Med 14:899-912, 1984.
30) Yarden PE: Observations on suicide in chronic schizophrenics. Compr Psychiat 15:325-333, 1974.

7.3　身体合併症

a）　身体合併症の定義

1）　身体合併症は，なぜ問題となるのか

統合失調症を論ずるにあたり，身体合併症になぜ1章を割かねばならないか，臨床に遠い読者にはわかりにくいかもしれない．ことほど左様に，身体合併症の問題は，実地臨床に直結した問題である．しかも，臨床の場においても，精神医療の中心部である精神病院や精神科診療所の場合には，そこで働くスタッフにとってかえって意識しにくいという事情がある．精神医療に携わる以上，どうしても身体合併症は副次的な問題として扱われがちである．かえって，どちらかというと精神科以外の医療に携わる人々や患者の立場に立つ人々のほうから問題が提起されてきた経緯がある．たとえば，竹島の報告[1]によれば，救急隊が身体合併症のために統合失調症の患者の搬送を求められた

場合，搬送先が見つからずに困った経験を持つ救急隊員が多数存在している．また，患者の家族の中には，統合失調症の診断が下っていることを理由に，一般科での診療を断られた経験を持つ者も多数存在する．

では，なぜこのような事態が生じてしまうのだろうか．

第一に，当然ながら社会的偏見の問題がある．統合失調症を含む精神障害者は危険であるとのイメージが，厳然として一般社会の中に存在する．一部の精神障害者が犯した触法行為や他害行為は，時としてセンセーショナルにマスコミによって報道され，このようなイメージの定着を助長している．このような風潮は無視できないもので，一般大衆だけではなく，医療関係者の中にまでその影響は甚大である．一部の医療機関の中には，精神障害者に対して，他の患者に迷惑をかけるのではないか，手に負えなくなるのではないか，などの理由から，身体合併症の診療を断ってしまう場合が少なからず存在する．とくに，精神科専門医の病状評価を待たずに，統合失調症の診断を聞いただけで診療を敬遠される場合には，社会的偏見に基づくものと考えて間違いはないだろう．

しかし，社会的偏見が原因のすべてだというわけでは決してない．第二に，統合失調症の臨床症状は，それが急性期であるか慢性期であるかに関わらず，身体合併症の診療に対して障壁となることが多い．このこともまた，厳然とした現実である．よく考えてみれば，身体疾患の診療を行うにあたって，常に患者の診療に対する理解，あるいは協力が暗黙のうちに求められ，前提となっている．問診をするにしろ，理学的所見をとるにしろ，検査をするにしろ，患者の理解や協力がなければ，医師は何の診療行為もできはしない．ところが，精神症状の悪化は，医療を受ける前提となる患者の理解力や協調性をいとも簡単に奪ってしまうのである．このような患者たちのために，精神科医は，身体合併症を前提とした精神症状の管理技術を持たねばならないはずである．また，それは精神症状のみを治療する場合の管理技術とは，自ずと異質なものになるのは当然である．このような身体合併症の管理技術の研究開発は，世界的に見てもいまだ黎明期にあり，確立したものはないといってよい．精神症状の悪化した身体合併症を併せ持つ統合失調症に遭遇したとき，一般身体科の医師のみならず，精神科のスタッフまでもがなす術を失い途方に暮れてしまうのは，まさにこの故である．

第一にあげた社会的偏見は，医療の側からのアプローチのみでは解決することのできない巨大な社会問題である．筆者の私見をいえば，統合失調症を中核とする精神障害者に対する偏見が，社会より完全に払拭されることはまずあり得ない．われわれ精神医療に携わる者としては，少なくとも医療従事者の中に潜む偏見を払拭するために啓蒙につとめる程度で精一杯だと思われる．社会的偏見を問題視することは重要なことではあるが，統合失調症の身体合併症患者に現実に起こっている問題を解決するには有効ではないのである．

本質は，第二に挙げた問題にある．統合失調症の精神症状は，身体合併症診療の障壁となること．そして，もっと重要なことは，障壁となる精神症状をいかに管理下におき，障壁となっている精神症状を乗り越えて身体合併症に対する診療をよりよいかたちで提供するか，その技術論が全く欠けているのである．

本邦では，1977年にまずコンサルテーション・リエゾン精神医学（consultation-liaison psychiatry）の理念が加藤により紹介され，その実践が広がるにつれて精神医療と身体医療との関連について関心が高まった．しかし，コンサルテーション・リエゾン精神医学は，精神科医の役割をあくまでコンサルタントとして限定しており，精神科医の主体的な活動を制限していた点で限界があった．1990年代前半に，野村によるメディカル精神医学（medical psychiatry）の紹介と実践[3]が始まり，精神科医が身体合併症医療に主体的に関わるかたちをとるという新しいシステムとその理念が，コンサルテーション・リエゾン精神医学の理念を補完するものとして有効であることが示された．これらの思潮に刺激されるかたちで，身体合併症の管理技術についても，少しづつではあるが具体的な研究が行われるようになってきている．歓迎すべきことである．

2） 何を身体合併症と考えるのか

統合失調症の身体合併症はいったいどのように定義

され得るだろうか．当然，統合失調症患者も身体疾患に罹患する．身体疾患に罹患した場合は，当たり前のことだが，彼らは身体疾患を扱う診療科に受診するであろう．その受診の結果，統合失調症の罹患歴のあるなしに関わらず，全く問題にならずに身体疾患の診療が完遂する場合もあるに違いない．このような場合は，あえて統合失調症の既往歴を意識する必要はなく，身体合併症のカテゴリーからはずしてよいと思われる．

身体合併症と一言でいっても，その内容は多岐にわたる．端的には，精神疾患以外の合併疾患すべてを指す用語であるといえる．問題を把握するためには，あくまでも精神科医が精神症状管理のためにどれだけ関わる必要があるか，ということを整理する必要がある．この場合，診療科別，臓器別に従来の教科書的分類を行うことは，統合失調症との関わりを考えるうえではあまり意味がない．ここでは，身体合併症の成因に基づいた分類と重症度に基づいた分類の2つを試みてみよう．

i) 成因分類 身体合併症が生じた場合，まず原病である統合失調症にどれだけの成因を負っているかということを把握せねばならない．統合失調症と身体合併症が，互いに全く関連性を持たない別個の疾患として発症することが考えられる．このような場合を，併発症（comobidity）と呼ぶことにする．また，併発症とは逆に，統合失調症に罹患していることが要因となって身体的な問題を起こす場合がある．このような場合を，続発症（complication）と呼ぶことにする．

併発症の場合は，統合失調症の病状に関わらずあらゆる身体疾患が身体合併症としてあり得るわけであり，精神科医の管理に関わる度合いは，純粋に精神疾患の重症度に比例する（統合失調症と身体合併症の重症度に関する考え方は後述する）．しかし，続発症に関わる場合の精神科医の関わり方は，やや複雑とならざるを得ない．

続発症として考えられる事態を，表V-23に成因別にまとめてみたのでごらん頂きたい．

不十分な分類ではあるが，一応解説を加える．1-aの「自殺企図，自傷行為」と1-bの「不慮の事故」

表 V-23 続発症の原因別分類

1. 病的行動に続発した身体合併症
   a. 自殺企図，自傷行為にともなう身体合併症
      ・外傷
      ・急性中毒
      ・その他
   b. 不慮の事故にともなう身体合併症
      ・外傷
      ・急性中毒
      ・その他
   c. 持続的な病的行動にともなう身体合併症
      ・摂食量の低下（拒食など）に続発した症候群（低栄養症候群）
      ・活動性の低下に続発した症候群（廃用性症候群）
      ・その他
   d. 特殊な症候群
      ・アルコール，依存性薬物の持続的摂取に続発する症候群
      ・水中毒にともなう症候群
2. 治療の結果（医原性）として発生した身体合併症
   a. 薬物の副作用として現れる症候群
   b. 行動制限（身体拘束など）の結果として現れる身体合併症
   c. その他

を分けて考えるのは，その差によって精神科医の関わり方が変わるからである．1-cは，統合失調症の慢性症状（いわゆる陰性症状）が身体面に影響を与えることを想定した項目である．1-dでは，統合失調症に生じ，特徴的な身体的影響をもたらすものとして，2項目を挙げた．2-aについては，他の章でも触れられているのでここでは繰り返さない．また，2-bのような事態についても想定しておく必要がある．

この表に挙げた事態のほとんどすべての場合で，一般身体科の医師が持たない精神科独自の視点が，患者管理のうえで必要になってくると思われる．身体的重症度に多少左右はされるものの，原疾患である統合失調症の続発症である場合には，精神科医が少なくとも主治医に準ずるものとして関わることが求められるだろう．したがって，続発症は，例外なく統合失調症の身体合併症であるといえる．

ii) 重症度分類 身体合併症の重症度については，管理上の視点，すなわち一般病棟に収容すべきか精神病棟に終了すべきかという視点から分類が試みられている．Kathol[4]が，患者を収容する病棟の機能分類というかたちで，この分類の端緒をつけた．その

表 V-24 重症度分類

Type 1：総合病院精神科病棟で，簡単な身体疾患にも対応する．
Type 2：総合病院の身体科病棟であるが，身体的な治療体制もかなり整えてある．
Type 3：重症の身体疾患にも対応可能で，生命危機に至らない程度の比較的重い身体的状態に対処しうる．
Type 4：精神疾患，身体疾患ともに最も重症な状態にも対応可能．

分類とは，表V-24のようなものである．

この分類の場合，Type 3とType 4は，身体疾患の重症度のみの違いであり，程度の違いにすぎない．この考え方をベースにして，より明確なものが金子[5]により示されている（図V-15）．

この図によれば，「精神症状軽度＋身体症状軽度」と「精神症状軽度＋身体症状重度」の場合には，一般科病棟での管理が想定されている．つまり，患者管理に対して精神科の主体的関わりは必要がない（コンサルタントとしてのリエゾン精神科医は需要に応じて必要）ということである．したがって，精神科医が合併症と言うとき，「精神症状重度＋身体症状軽度」と「精神症状重度＋身体症状重度」を指しているものと考えられる．言い換えれば，身体症状の重症度に関わりなく，精神症状が重度の場合においては，精神科医の主体的な関わりが要請されているということである．

まとめ 以上の議論より，身体合併症の輪郭はかなり明確になった．まず，続発症は精神症状，身体症状の重症度に関わらず，すべて身体合併症といえる．併発症の場合は，重症度において，身体症状の程度に関わらず，精神症状が重度であればすべて身体合併症といえる．ことさらに精神科医の守備範囲を押し広げるつもりは毛頭ないが，統合失調症の身体合併症の管理治療においては，かなりの広範囲で精神科医の主体的な関わりが求められているということがおわかりいただけたらこの稿の目的は成功である．

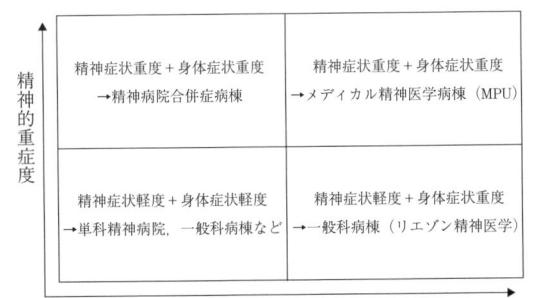

b）身体合併症患者の管理技術論

身体合併症の患者を扱うにあたって精神科医に必要な技術は，いわゆるプライマリケアとして医師に広く求められる技術と重なるところが大きい．つまり，血管確保，点滴，呼吸管理といったようなものである．しかし，一般の内科で行われているようなスタンダードなやり方では必ずしもない場合がある．患者の個々の精神症状に合わせてアレンジしてゆく必要がある．また，精神科に特有な技術，特に行動制限を行うための隔離，身体拘束，鎮静というような技術についても，身体合併症の患者に行う場合には，それなりの配慮やアレンジが必要である．

以下の稿では，筆者が経験的に体得してきた身体合併症を持つ患者の管理技術のあり方について，私見を述べてみたい．

1）身体合併症患者の急性期管理

この場合の急性期とは，どちらかといえば身体疾患の急性期を指す．しかし，精神症状の急性期においては，軽度の身体疾患を管理するにも精神症状の厳しい管理を必要とすることが多く，両義的な意味合いと理解していただきたい．以下に各論を論ずる．

i）問診 問診にあたっての注意点は，まず先入観を持たないことである．統合失調症の患者は，身体症状について的確な言葉で語ることの方が少ないと思っておいた方がよい．身体症状が妄想的に解釈されていたり，身体症状に焦点を絞った会話自体が不可能であったりする．これらの現象は，統合失調症の思考障害に基づくものである．たとえば，「喉に妊娠した」と訴え始めた患者が実は食道癌を発症していたとか，「太り気味で体調が悪い」と訴えていた患者が実は本当に妊娠していたとか，笑うに笑えないような症例を筆者は経験している．患者の訴えが急に変化した場合，直接身体症状に関わるものもそうでないものも，患者の心身の何らかの変化を示唆するものではな

	身体的重症度
精神症状重度＋身体症状重度 →精神病院合併症病棟	精神症状重度＋身体症状重度 →メディカル精神医学病棟（MPU）
精神症状軽度＋身体症状軽度 →単科精神病院，一般科病棟など	精神症状軽度＋身体症状重度 →一般科病棟（リエゾン精神医学）

図V-15 精神科身体合併症医療対象の類型

いかどうか，考える姿勢を持つよう心がけたい．

また，投薬歴を確認することも，統合失調症患者の場合には特別重要である．言うに及ばないことだが，向精神薬には数々の副作用があり，それによる続発症はしばしば問題となる．

　ⅱ）**静脈確保**　身体合併症患者の場合，静脈確保を行うことは必須である．身体合併症や精神症状の悪化で内服が不可能な場合には，経静脈的に薬物を投与することを選択せざるを得ない．精神症状が重篤な場合にもっとも問題となるのは，血管ラインの自己抜去である．患者に理解力がなく，自己管理が不可能な場合には頻繁に発生するトラブルである．自己抜去を防ぐためには，後述する鎮静と身体拘束を用いて管理することになる．もう一つ考えるべきことは，自己抜去された場合のリスクである．静脈確保の手段としては，大ざっぱに分けて翼状針，末梢静脈留置カニューレ，中心静脈カテーテルの3つが考えられる．自己抜去の際のリスクの大きい順に並べると，中心静脈カテーテル＞翼状針＞末梢静脈留置カニューレとなる．中心静脈カテーテルは留置されている血管が大きいため，自己抜去の際に出血や感染の危険が大きい．また，カテーテルの遠位部がちぎれて体内に残ってしまう場合もある．翼状針は，金属部分があるため自傷行為の道具となりやすく，この点で末梢静脈留置カテーテルより危険といえる．翼状針は，留置を目的としたものではなく一時的な血管確保のみが目的であるから，以上の理由から精神症状の重篤な患者には使用しない方が無難と考えている．中心静脈カテーテルは，大きな危険を考慮しても，末梢静脈の確保が困難な患者や高カロリー輸液を要する患者については，選択の余地がある．以上より，選択の頻度としては，末梢静脈留置カニューレ＞中心静脈カテーテル＞翼状針ということになろうかと思われる．

　ⅲ）**鎮　静**　身体合併症の患者を鎮静する場合，肝障害や腎不全などの薬物代謝を障害する疾患の有無を，薬物を使用する前に確認しなければならない．身体状況がつかめない場合には，盲目的に薬物による鎮静を行ってはならない．状況によっては，薬物を用いることをあきらめ，身体拘束などの物理的な行動制限を選択するべきである．

急速な鎮静は，常に危険をともなう処置である．八田[6]は，身体状況のつかめない精神科救急の現場では，flinitrazepamとhaloperidolの静脈注射を鎮静の手段として推奨している．その場合，呼吸循環動態の監視が不可欠となる．心電図モニター，経皮的血中酸素濃度モニターは必須である．

　ⅳ）**身体拘束**　身体拘束は，意外なようだが，身体合併症を持つ患者の行動制限の手段としてはもっとも安全な方法である．褥創，関節拘縮などの合併症はあるものの，いずれも直接患者の生命予後に関わる合併症ではない．身体拘束をしないとすると，薬物に鎮静を期待することになるが，無理な鎮静はかえって患者の生命を危険にさらすことになりやすい．

身体拘束の器具については，従来の綿入り抑制帯のほか，マグネット式の固定をおこなう抑制帯が開発されている．体幹を固定してもある程度の寝返りがうてる，などの工夫が凝らされており，問題視されてきた合併症を予防する努力がおこなわれている．

　2）身体合併症患者の慢性期管理

統合失調症が慢性の身体疾患を合併した場合，急性疾患を罹患した場合よりも困難な場合が多い．高血圧や糖尿病はいうに及ばず，血液透析や人工肛門といった高次医療に関しても，ひきおこされる問題は同質である．すなわち，自己管理能力を期待できないという一点である．

精神症状がまったく緩解しているケースであればよいが，統合失調症の残遺症状がある状態では，食事制限，飲水制限，運動制限などの生活上大きな精神的負荷を持続的に強いるような生活指導には耐えられないことがある．その場合に患者をいくら強く指導しても，それだけでは効果は期待できない．

患者に生活面の自律をさほど期待できないとすれば，慢性身体疾患の治療は限定的とならざるを得ない．その限りでの注意点としては，治療的な生活制限を守れないことを前提に検査計画を立てること，内服治療をできるだけ引き延ばすこと，治療目標を低めに設定すること，などであろうか．糖尿病を例に取ると，血糖の治療目標上限を高めに設定し，食事制限を守れていないことを前提に血液検査の間隔を短めにし，さらに経口血糖硬化剤をぎりぎりまで使用し，イ

ンシュリンの導入は最後の最後までおこなわずに粘る，ということになる．それでも，継続的な医療行為を必要とするようになり厳密な管理を必要とする場合は，ある程度強制的に生活制限や身体処置をおこなうために入院を検討するほかはあるまい．

身体疾患の急性期は，精神症状を一時的な強硬手段でしのぐことにより治療につなぐことができるが，慢性期においては，精神症状はさほど重篤でないにも関わらず，慢性化した身体合併症の管理はきわめて困難になる場合が多い．見方によれば，急性期管理よりも慢性期管理の方が難易度は高い．

c） 特殊な問題

これまでできるだけ各論の記述を避け，総論を述べるようつとめた．しかし，統合失調症の身体合併症診療をを行うにあたって知っておくべき知識は医学医療の全域にわたって幅広く，精神科と他科との狭間にあって余り検討されることがない．その中にあって，精神障害者の身体合併症を受け入れてき都立松沢病院のグループによる成書[7]や単科精神病院に勤務する内科医の視点から薬物療法を考えた長嶺の成書[8]など，優れた各論が公になっている．興味のある方はそちらをあたられたい．

最後の1章として，統合失調症患者の身体合併症の対応において，いくつかの各論的話題を提供したい．

1） 統合失調症患者の周術期管理

ⅰ） 周術期の精神症状の変化 統合失調症患者に外科手術を施行する場合，手術後に精神症状がどのように変化するかということは，大きな問題である．統合失調症の身体合併症を扱う場合，外科系の医師たちが一般病棟で手術を行うことを敬遠する最大の理由が，この予測の困難さであると思われるからである．統合失調症の身体合併症を精神科病棟で治療することは，「統合失調症に合併した身体疾患は精神科病棟へ」というパターナリズムを形成し，新たな差別構造の温床となるとの批判がある．確かにそういう一面がないとはいえない．しかし，病棟管理においては，精神症状がもっとも専門性を要請されるのが現実である．手術を行う場合に，手術前後の精神症状の予測を高い確率で示すことができない以上，外科系の医師たちの不安は拭いがたい．経験的には，精神科の関与がほとんど必要のない症例にもしばしば遭遇する．精神症状の経過によっては，精神科医が周術期管理にイニシアチブをまったく発揮する必要がない場合さえあり得ると思われる．それとは反対に，術前は精神症状をまったく認めないほどに安定していた症例が，手術後に精神症状が急激に悪化して驚かされることも少なくない．

筆者の持論としては，一般病棟で統合失調症の患者の外科治療が敬遠される第一の要因は，術中術後の精神症状の予測不可能性であり，決して差別意識ではないと考えている．精神症状の予測が可能ならば，身体拘束や鎮静などの精神科的管理を行うにあたり，過不足のない判断が可能になる．精神科医は，外科手術における統合失調症の症状経過について，外科系の医師から信頼を勝ち得るほどの知識をいまだ持たないといえる．

周術期の精神症状の変化については，古くから散発的な議論が行われているが，残念ながら結論は出ていない．筆者ら[9]は，統合失調症46例の全身麻酔による手術の前後で精神症状の変化を調べ，術後に管理困難な精神症状の悪化をきたした症例が22％に見られたが，術前の精神症状から術後の精神症状を予測することはできない，との結論を得た．しかし，まったく逆の立場もある．土井ら[10]は，統合失調症27例の手術に基づき，術後の精神症状の変化は予測可能であるとの見解を示している．ある程度まとまった症例数に基づく研究は，今のところこの2件のみであると思われ，今後の研究の発展が望まれる．

ⅱ） 周術期の投薬法 周術期に投薬をどのようにするかについては最終的な結論が出ていない．従来，前投薬や麻酔との相互作用から悪性症候群の発生が懸念され，術前に投薬量を減量することが推奨されていた．しかし，そうするとかえって精神症状の悪化をもたらし，管理上の齟齬を生じる場合が少なくないことが指摘されていた．土井ら[10]はこの立場から，術前は直前まで通常量の投薬量を維持し，術後は経口可能になると同時に通常量の投薬を再開すること，また，経口不能の間は筋肉注射による投与を推奨している．これらは，「Mの法則」として定式化されている（表Ⅴ-25）．

表 V-25 土井[10]による統合失調症の手術前後の投薬に関する経験則―Mの原則

1） 術前は，前の日の（M），眠前まで（M），経口投与
2） 術後は，水開始日の（M），眠前から（M），投与再開
3） 3日づつの（M），3つの段階で（M），元に戻す（M）
4） 適宜，muscular injection（M）

例外として，腸管を操作する開腹手術の場合を考慮しておかねばならない．腸管を操作する場合は，短くても5日間の経口不能の期間があり，その間をまったく投薬しないということは，精神症状の悪化に直結する．筋肉注射による投与は，投薬量や薬効の持続性に限界があると思われ，このような場合には静脈注射を検討せざるを得ない．日本国内で静脈投与が可能な抗精神病薬は haloperidol と timiperone の2剤のみであり，使用頻度を考えると現実的には haloperidol を主に使用することになるだろう．筆者は，術前の内服薬の力価を参考にして投与量を決め，維持輸液に混注してできる限り均等になるように投与している．

抗精神病薬の筋肉注射や静脈注射を用いる場合には，いまだに haloperidol を主とした定型抗精神病薬に頼らざるを得ない状況が続いている．我が国で発売されているものの中では，その代替として，risperidone 内用液や olanzapine 口腔内崩壊錠が利用できるかもしれない．特に，risperidone 内用液は，舌下吸収による即効性を想定する意見[11]があり，それが正しければ，注射以外に腸管を介さない投与経路を期待できることになる．そうでなくとも，この2剤が剤型として飲水を要さずに摂取できることは大きな利点であり，開腹手術後の投薬管理において応用が期待される．

iii） 倫理問題 統合失調症の患者に手術を施す場合，患者が手術に同意するかどうかは大きな問題である．昨今では，インフォームドコンセントの必要性があらゆる場面で要請されており，精神科とて例外ではない．ところが，インフォームドコンセントは患者の理解力と同意能力を前提としており，そうである以上，ある一部の統合失調症の患者においてはインフォームドコンセントの適用について懐疑的にならざるを得ない．

筆者は，患者の手術を行うにあたり，以下のような分類を用いている．

①手術に同意する患者： 手術を行うことになる．ただし，手術の説明を患者が本当に理解したかどうか検討する必要がある．患者の理解力に疑問がある場合は，同意能力はないものと考え，同意しないケースと同等の扱いをせねばならない．

②（精神病を原因として）手術に同意できないが，拒否もしない患者： このようなケースについては，深く検討されないまま，家族の同意で手術を行うことが多いと思われる．しかし，家族が同意したとしてもインフォームドコンセントが成立したわけではない．このような場合に手術を行うことは，中島[12]のいう「最小限のパターナリズム」に基づく行動であることを意識しておきたい．江畑ら[13]によれば，法的には，精神科医を含む複数の診療担当者の合意に基づいて，患者本人の推定的同意が得られるものとして，民事責任，刑事責任を阻却できるのではないかと考えられる．

③（精神病を原因として）手術を積極的に拒否する患者： このようなケースについては，現在のところ対処することができないのが現実である．消極的に患者の自律性を認め，手術を行わないのが通常であると思われる．筆者としては，統合失調症も病気である以上，病的な拒否による合併症治療の障害は乗り越える努力をすべきであると考えている．この問題を乗り越えるには，患者自身が拒否しているにもかかわらず外科手術を行って，万一結果が悪かった場合の診療担当者の結果責任を限定，あるいは阻却することが必要となる．当然ながら大きな批判が予想され，現時点では実現の見込みはない．今後の身体合併症医療の発展につれて，次第に気運が高まっていくことを期待したい．

（桑原達郎）

文　献

1） 竹島　正，三宅由子：精神科救急における処遇判断についての質問紙調査．精神保健研究所年報第13号．
2） 加藤伸勝：Liaison Psychiatry．精神医学 19(3)：202-203, 1977.
3） Nomura S, Shigemura J, Nakamura M, et al: Evaluation of the first medical psychiatry unit in Japan. Psychiat Clin Neurosci 50:305-308, 1996.
4） Kathol RG, Harold MD: Categorization of types of

medical/psychiatry units based on level of acuity. Psychosomatics 33:376-386, 1992.
5) 金子晃一, 福島 昇：機能圏域と医療連携―総合病院精神科における2つの圏域―, 精神経誌 99:919-924, 1997.
6) 八田耕太郎：精神科救急のABC 2000年版, 総合病院精神医学 12(1):72-83, 2000.
7) 岩淵正之, 江畑敬介編：精神障害者に対する身体合併症診療の実際, 新興医学出版社, 東京, 1996.
8) 長嶺敬彦：抗精神病薬の「副作用」がわかる. 医学書院, 東京, 2006.
9) 桑原達郎, 野村総一郎, 福西勇夫, 他：MPUにおける精神分裂病の術後精神症状とその管理について. 精神医学 41(2), 1999.
10) 土井永史, 岩淵正之：身体合併症病棟―手術後の精神症状の管理を中心に. 黒沢尚他編：リエゾン精神医学・精神科救急医療. pp. 194-200, 中山書店, 1998.
11) 井川典克, 杉田憲夫：統合失調症の急性期治療におけるrisperidone新剤型（Oral Solution）の使用経験. 臨床精神薬理 6:785-788, 2003.
12) 中島一憲：インフォームド・コンセントにおける意思決定能力の臨床的分析. 石川義博編：精神科臨床における倫理, pp. 163-182, 金剛出版, 東京, 1996.
13) 仮屋暢聡, 江畑敬介：インフォームド・コンセントおよび法律上の問題. 岩淵正之他編：精神障害者に対する身体合併症診療の実際, pp. 38-46, 新興医学出版社, 東京, 1996.

7.4 触法行動と精神鑑定

a） 司法精神医学と統合失調症

　司法精神医学とは精神障害者に関わる法律問題全般を扱う精神医学の1分野であり, 関連する法律に応じて問題は多岐にわたる. 伝統的には刑事事件の被疑者・被告人の責任能力判定という診断学的側面に重点が置かれてきたが,「心神喪失等の状態で重大な他害行為を行った者の医療及び観察等に関する法律（以下, 医療観察法）」の2005年からの施行にともなって触法精神障害者の医療がクローズアップされている. 他方, 刑事事件ほど関心を向けられないが, 成年後見, 遺言その他の民事事件, 労災補償, 訴訟能力, 医療事故などについても, 精神科医はさまざまな法律問題で専門家としての意見を求められる.

　司法精神医学の歴史は法制度の変遷を縦糸, 臨床的パラダイムの変遷を横糸として発展してきた. 精神障害者を取り巻く法律と医療が織りなす環境は時代とともに移り変わる. 精神科医療は20世紀後半から開放化と人権擁護の大きな流れにあるが, 他方で刑事政策の動向も触法精神障害者の処遇と無関係ではあり得ない. 精神鑑定は司法的処遇と医療的処遇の結び目をなす重要な役割を持つ. 本稿では統合失調症患者の触法行動をめぐる精神鑑定や責任能力の問題を医療観察法施行に伴う状況変化を視野に入れながら論じる.

b） 触法行動と精神医学

1） 触法行動への関心

　統合失調症患者の触法行動は司法精神医学の重要課題である. 犯罪白書[4]によれば, 心神喪失者もしくは心神耗弱者と認められた者の6割強は統合失調症と診断されている. また医療観察法の対象者のかなりの割合を統合失調症患者が占めている.

　歴史を振り返ると, 意外なことに統合失調症が司法精神医学の主要な課題として論じられるようになったのは比較的近年になってからである[8]. Kraepelin E. と Bleuler, E の時代, 統合失調症（早発性痴呆）は鈍化過程で特徴づけられ, 生涯にわたり精神病院で介護される患者群の代表的なものとして認識されていた. Kraepelin も Bleuler も社会問題や刑事政策に強い関心を向けたが, 犯罪との関連で重視したのは統合失調症よりも先天性の劣悪な素因に基づく変質（Entartung）やその周辺の疾患であった. 同時代の司法精神医学者たとえば Birnbaum, K. は, 統合失調症は社会的転落を媒介として軽犯罪につながる可能性はあるとしても, その全体としての犯罪学的意義は限られると述べている. 統合失調症患者の触法行動が特別な関心を引く場合でも, 定型的な病態よりも診断を確定し難い発病初期や辺縁病態が主に取り上げられた[8]. 代表的なものに Wilmanns, K. が記述した前駆期における殺人衝動, Rinderknecht, G が記述した犯罪性類破瓜病などがある. これらは統合失調症の初期徴候と犯罪行動の精神病理学的な関連を考察している.

　1960年代から抗精神病薬の開発やコミュニティ医療の発展にそって統合失調症をめぐる状況が大きく転換した. いわゆる脱施設化の時代を迎えてコミュニティで生活する統合失調症患者の逸脱行動が問題視されるようになる.

ドイツ語圏での先駆的研究はBökerらが1973年に著した『精神障害者の暴力』[1]である．Bökerらは約500例の暴力実行者（過半数は統合失調症）を統計的に調べ，次のような知見を見出した．①精神障害者の危険性は全体として成人人口のそれを上回らない．②自殺と関連する暴力行為が高率である．③特定の疾患が暴力への特別な要因をなすとは言えない．④被害者と親密な関係にある場合が高率である．⑤暴力の遂行に一定の特徴はなく，著しい残忍さは稀である．Bökerらの問題意識は精神障害者の暴力が開放的精神科医療にとって真の危険となるかというところにある．

視線をアメリカに転じると，脱施設化に連動して注目される動きが起きた[7]．公立精神科病院の大幅な縮小に伴うホームレスの発生や短期入院の反復（回転ドア現象）と並んで退院患者の触法行動に対する懸念が高まった．退院患者を追跡調査し，検挙率などを指標として触法行動の発生率を実証的に明らかにする研究が多数試みられた．その嚆矢は1965年のRappeportらの報告[9]であり，一般人口に比較して退院患者では検挙率が高いという結果が示された．引き続いて同様の調査が多数行われ，おおむねRappeportらの結果が支持されたが，見かけ上の変化に過ぎないという批判的意見もある．いずれにしても退院患者の激増に対するコミュニティ・ケア態勢の遅れが問題視された．

2） 開放的医療と触法行動

日本でも近年，新しい医療政策や治療理念と並行して統合失調症患者の触法行動に対する認識に変化が見られている．その契機の一つは社会復帰の理念を押し出した精神保健法改正（1987年）である．当時の藤縄の論文「寛解期分裂病者の責任能力」[3]は臨床精神科医の一般的立場を代弁したものと言える．藤縄は次のような理由で，分裂病者は著しい寛解例を除いて原則として責任無能力とみなすとする通説に異議を唱えている．すなわち，薬物療法の発展のもとで寛解者や通院で治療が可能な患者が増加し，分裂病を不治とみなす考え方は払拭されている．精神科医が「寛解」もしくは「通院により社会生活に支障なし」と判断するとき，意識するしないにかかわらず，市民としての権利とそれに付随する刑事責任能力も認めており，その

ことは安定した治療関係の維持にも必要である．藤縄はこのような理由から1984年最高裁決定（後述）を責任能力判断の指針として評価している．藤縄の主張は市民としての権利は応分の責任を伴うという観点に立っている．しかし医療の目標と刑法上の責任能力は次元が異なる問題であり，双方を同列に論じることには飛躍があるように思われる．

後述するように統合失調症患者の責任能力の判断基準は近年方向を変えている．その流れを検証すると，鑑定人が先鞭をつけ，その意見を裁判官が受け入れ，次にはそれが鑑定人の考え方を方向づけて行くという相互関係が見出される．鑑定人は他方で臨床医でもあり，責任能力の捉え方に治療者的観点が入り込むことは避け難い．

ところで，かつて統合失調症と刑事事件の関わりは未治療の患者の事例を通して論じられることが通例であった．それに対して近年は，現に治療中であったり過去に治療歴を持つ患者による触法行動がしばしば問題とされる．おそらく受療率の上昇や通院医療の発展がその背景にある．山上ら[16]によると，1980年に心神喪失・心神耗弱と認定された統合失調症の殺人・傷害犯の6割強に入院歴があり，通院歴のみの者を加えると7割弱が治療歴を有していた．とりわけ治療中の患者による重大事件の場合，医療に批判の矢が向けられ，被害者から病院に対して損害賠償請求がなされることもある．開放的な治療構造の中での触法行動のリスク評価が焦眉の課題となる．次の2つは象徴的な事例である．

①守山荘病院事件： 平成2年10月，自衛隊記念式典に来賓として出席していた元大臣が守山荘病院に入院中の47歳の患者に背後からナイフで首を刺され，11日後に死亡した．患者は過去に選挙のさいに政党の街頭活動を妨害して逮捕された経歴を持っている．13年前に守山荘病院に初回の措置入院となり，短い退院期間を挟んで入院を続けていた．本事件当時も措置入院中であったが，開放病棟におり，外出も許可されていた．合同調査団の報告書[6]から推測すると，発病から15年以上が経過している人格の崩れの少ない妄想型統合失調症で，政治家を対象とする迫害主題の幻覚妄想体験が慢性化する一方で，芸能人と婚約して

いるという願望充足的な妄想も見られた．病的体験が行動として表面化されることは少なく，院内では暴力行動はまったく見られず，作業能力は高いと評価されていた．しかし根底には入院への不満や退院への焦りがあり，生活状況も社会復帰に不利であった．危険な行動化の予兆とも解釈できる不穏な言動が過去に散発していたことは事実であるが，他方では事件直前に作業への意欲を表明するなど前向きの姿勢も示していた．本事件に引き続いて，多数の危険な精神障害者が放置されているという趣旨の見解がマスコミを賑わせた．

②北陽病院事件： 措置入院中の患者が離院し，金員奪取の目的で通行人を殺害した事例である．被害者遺族による訴えに対して一審，二審が病院開設者である岩手県の損害賠償責任を認めた．県による上告を最高裁が平成8年9月に棄却した．結果発生の予見可能性，結果回避義務違反，離院と殺人の因果関係が争点となった．判決は，治療・社会復帰が精神医療の第一義的目的であるとしながらも，無断離院，殺人事件のいずれに関しても予見可能であり，他人に危害を及ぼすことを防止すべき注意義務を病院が尽くさなかったと判断した．最高裁の判決[13]を参照すると，患者は統合失調症の破瓜・緊張混合型で，発病に伴ってドヤ街を転々とし，職務質問の警察官を崖から突き落とす，叔父を脅迫するなどの行為で懲役刑を受け，医療刑務所で加療した．本事件の2年余り前に出所し，北陽病院に措置入院となった．発明妄想や親族への被害妄想が見られた．病状が変化し，病棟外での作業療法が中止あるいは再開された．本事件の10ヵ月前，作業療法中に院内に駐車中の自動車で離院し，盗みや叔父への暴力を起こし，保護され病院に戻った．この出来事により薬物増量と病棟内の作業療法への変更がなされた．徐々に開放的な治療へ戻され，本事件の2ヵ月前からの5回の院外散歩では問題がなかった．ところが集団での院外散歩中に路上のライトバンに乗り込んで離院し，捜索や保護要請がなされた．列車を乗り継いで横浜市内に到着し，民家に盗みに入ろうとしたが断念した．ナイフで人を脅すか殺すかして金員を奪うことを考えついた．睡眠薬がなく不眠と焦燥が募った．離院4日目の朝，路上で信号待ちをしていた男性の腹部等を刺して殺害した．心神耗弱と認定され判決は懲役13年であった．

北陽事件は医療側に衝撃を与え，強い危機感をもたらした．医療開放化の下でどこまで自傷他害の防止義務を医療側に要求できるかが争点となり，治療と自傷他害防止義務のジレンマを浮かび上がらせた．判決を見ると，殺人の事実からさかのぼって過去の治療経過での危険性につながる事実を拾い上げている．他方，問題なく院外散歩を繰り返していたこと，離院から犯行までの偶然的要因の重なり，本事件（無関係の人への襲撃）と過去の問題行動（親族への暴行など）との異質性など，危険性の予測を低める方向に働いた要因には目を向けていない．守山荘病院事件と同様，統合失調症患者の触法行動のリスク評価の難しさを示す事例である．

c) 責任能力

1) 責任能力の意義

刑事事件での精神鑑定は責任能力判断に資することを主目的とする．統合失調症患者の責任能力について多くの議論が積み重ねられてきたが，近年になり重要な変化が見られる．

刑法上の責任とは違法な行為をした者を道義的に非難しうることを指し，責任を負う能力が責任能力である．責任主義すなわち「責任なければ刑罰なし」は近代刑法の基本原則とされる．周知のようにわが国の刑法39条は「心神喪失者の行為は，罰しない．心神耗弱者の行為は，刑を減軽する．」と定めている．41条の「14歳に満たない者の行為は，罰しない」という責任年齢と並ぶ，責任能力に関する規定である．

責任能力は，①生物学的要素（精神の障害の有無・程度），②心理学的要素（それが弁識・制御能力に与えた影響），③刑法39条の「心神喪失者，心神耗弱者」に該当するか，という3つのレベルで判断するのが一般的である．法律概念である責任能力の有無や程度について医師である鑑定人がどこまで言及すべきかについては見解が分かれる．

この問題で1983年の最高裁決定[10]は大きな影響を与えた．鑑定結果を否定して被告人の刑事責任能力を認めた原判決が重大な事実誤認であるとする上告を棄

却した事例である．これは次のように心神喪失又は心神耗弱の判断の性質，責任能力判断の前提となる生物学的要素及び心理学的要素についての判断権を論じた．

「被告人の精神状態が刑法39条にいう心神喪失又は心神耗弱に該当するかどうかは法律判断であって専ら裁判所に委ねられるべき問題であることはもとより，その前提となる生物学的，心理学的要素についても，右法律判断との関係で究極的には裁判所の評価に委ねられるべき問題である（以下，略）」

この決定は，前述の3つのレベルの③が裁判官の専決事項であることは論を待たず，①と②に関しても裁判官が最終判断を下すという趣旨である．法理論上は裁判官は鑑定結果に拘束されないという「不拘束説」を明示したものとされる．ただし事件は覚せい剤中毒の幻聴による窃盗の教唆の真実性が論点になった特殊なもので，裁判所が鑑定結果を否定したのはこの特殊性に起因するところが大きかったと思われ，リーディングケースとされることには疑問が残る．

2) 判断基準の変遷

統合失調症の異なる病期や状態に応じた責任能力の判定基準は大きな論点である．戦前，三宅[5]は早発性痴呆について「現代精神病学者の多くは精神病者，即，心神喪失者とし，その病症の如何を論ぜず，又，其の経過時期の何たるやを問わず，苟くも著明なる精神病と診断せらる可きものはたとひ，その初期なりとも之を心神喪失者とする」ことを通説として主張した．戦後の内村[15]になると，「最初期，寛解期，軽い欠陥状態」についてはただちに責任無能力と判定できないとしている．ただし具体的に見ると，「数週間の短い分裂病性の病期を経過した後に軽い性格変化を残し，その後多少の性格異常を後遺しながらも，なお社会生活を営み得ているもの」が何年か何十年かの後に犯罪を犯したという，病歴抜きには診断が困難な場合を指している．

統合失調症に関して狭い範囲でしか責任能力を認めない見解は裁判の実務でもある時期までとられてきた．1970年，1971年に心神喪失と判断された事例では，言動や犯行手口にまとまりがあっても統合失調症の心性が正常な心性と根本的に異質であることが理由とされている（最高裁「刑事裁判例集」[12]の事例37, 39）．

1980年代は転換期である．1981年には，鑑定人が犯行の計画性，目的性，幻聴の命令に従うまいとして苦しんだことなどを抑制力残存の根拠として心神耗弱を示唆したが，裁判所はこれを排して心神喪失と判断した事例がある（同，事例42）．裁判所が保守的な姿勢をとったわけである．他方，1984年には，被害妄想に基づく大量殺傷事件について心神耗弱とした判決が現れている（同，事例18）．特に犯行が妄想によって完全に支配されなかったことが判断根拠としてあげられている．

流れを明確に方向づけたのが1984年の最高裁決定[11]であり，統合失調症患者の責任能力を考える場合，重要な今日的意味を持っている．大量殺人事件の被告人について計5回の精神鑑定が施行され，病状の重さと責任能力が争点になった．決定は次のような趣旨で心神耗弱を認め，無期懲役とした差戻二審の判決を正当とした．

「被告人が犯行当時精神分裂病に罹患していたからといって，そのことだけで直ちに心神喪失の状態にあったとされるものではなく，その責任能力の有無・程度は，被告人の犯行当時の病状，犯行前の生活状態，犯行の動機・態様を総合して判定すべきである．」[11]

この決定は責任能力を事例ごとに「総合的に」判断する立場を明確にし，法律上は統合失調症患者と責任能力との関係について最高裁として初めて職権判断を示したものと評価されている．その後の判例を見ると責任能力の生物学的要素は相対的に軽く見積もられるようになっている．犯行の計画性や生活能力がある程度認められる事例について「それにも拘わらず責任無能力とする」判断から「それゆえ責任能力を認める」判断へと方向を変え，統合失調症心性の異質性を重視する立場は影を潜めた．

3) ドイツにおける動向

日本の司法精神医学はドイツの学説に多くを負ってきたが，責任能力の規定や判断の指針には相違が少なくない．ドイツでは刑法の改正に沿って責任能力の概念も変遷してきた．1871年に制定された刑法の51条

で責任無能力が規定され，1933年の改正により51条の2項として限定責任能力が加えられた．第二次大戦後の刑法改正作業で論議が重ねられ，1975年の新刑法の規定に結実した．その中で51条は20条（責任無能力）と21条（限定責任能力）の2項に分けられた．20条は「行為の実行の時に，病的な心的障害，根深い意識障害，精神薄弱，若しくは重いその他の心的変異により，行為の不法性を弁別し，又はこの弁別に従って行為することができない者は，責任なく行為した者である．」，21条はこれらの能力が「著しく限定されている時」は「その刑を減軽することができる．」と定めている．

このようにドイツ刑法は生物学的要素として4つのカテゴリーを挙げ，なおかつ心理学的要素（弁識能力，制御能力）を法文に明記している．統合失調症が「病的な心的障害」にあたることに異論はない．

心理学的要素について可知論と不可知論の議論があり，後者の代表が Schneider, K. である[8]．Schneider の疾病概念によれば「疾病（身体的過程）の結果としての心的異常性」と「心的本性の変種としての心的異常性」との間には根本的な相違がある．その上で，統合失調症ではより軽症の場合でも人間の本性と行為に対する計りがたく見通せない侵襲があり，つねに責任無能力とする十分な根拠があるとされる．Schneider は「統合失調症に罹患していれば例外なく責任無能力」というドグマの提唱者と理解されている．

これに対して近年はより柔軟な立場が主流である[8]．欠陥概念の細分化を軸として統合失調症論を展開した Huber, G. は長期の予後調査をもとに責任能力論について論じた．責任能力は精神病理学的類型に対応して判断されるべきであるとする．急性シューブ及び統合失調症特異的な体験・表出症状を伴う「特徴的残遺」では無条件に免責とするが，「純粋残遺」では普遍的な判断基準は存在せず，欠陥の弁別・統御能力への影響や動機との関連を個別的に分析することが必要で，実際には完全寛解及び軽度の純粋残遺については完全責任能力を認めるとする．構造力動的な視点から統合失調症論を構築した Janzarik, W. は，疾病現象（Krankheitsgeschehen）と疾病結果（Krankheitsfolge）を区別し，責任能力に関して，意味連続性を断ち切る病的現象と急性精神病の後に残る非特徴的な損失である疾病結果を同列には扱えないとする．急性精神病での違法行為は免責とされ，急性精神病の消退後も一級症状が存続していれば犯行動機との直接の関係が証明されなくても免責されるとする．戦後の司法精神医学を代表する Witter, H. は，動機分析による病的行動因子の検討から，疾病結果である「軽く，わずかな社会的影響しか持たない人格変化」において動機・態様に異常性が露呈されていない場合，責任能力を認める場合があるとする．

ドイツの司法精神医学では統合失調症の軽症例では責任能力を認め得るとする立場が一般的で，概ね病的過程が停止して疾病の残遺のみが認められることを基準としている．顕在的な精神病症状を示す急性期の行為については責任無能力が適用され，この点は幻覚・妄想による行為の直接支配の証明までもが要求される日本の慣行と大きく隔たっている．

d） 精 神 鑑 定

1） 刑事精神鑑定

統合失調症患者が触法行動を契機として医療に導入される過程で精神鑑定の役割はきわめて重要である．医療観察法施行に伴い従来の刑事精神鑑定に加えて医療観察法鑑定が行われることになり，それぞれの役割と関係が問題となる．ここでは刑事精神鑑定と医療観察法鑑定の手続を概観した上で処遇について考察する．

刑事訴訟法は「裁判所は学識経験のある者に鑑定を命ずることができる」と定めている．捜査機関が嘱託する場合も鑑定である．いずれの場合でも鑑定は刑事手続きに組み込まれた業務であり，司法判断に資することを一義的な目的とする．

検察官は，心神喪失の被疑者については不起訴処分，心神耗弱の被疑者について起訴または起訴猶予の決定を下す．この決定の資料とされるのが起訴前鑑定である．裁判所の許可と鑑定留置（鑑定のための身柄拘束）の手続きを経て行う場合が本鑑定，通常の捜査期間内に被疑者の同意により行われるものが簡易鑑定である．簡易鑑定は精神衛生診断などとも呼ばれ，全国の地方検察庁で実施されており，現在では触法精神

障害者の処遇の中で大きな役割を果たしている．起訴前鑑定では精神保健福祉法25条にもとづく通報の要否について意見を求められることが多い．医療観察法施行に伴って検察官による申立ての要否が起訴前鑑定で問われることが予想される．事後の処遇に関してどこまで意見を述べるべきかは議論の余地があり，措置入院の診察や医療観察法鑑定に予断を与えるという意味で慎重さが求められる．特に簡易鑑定は精神障害の早期発見と迅速な医療導入に有効である一方で，検察官による決定の材料として重大な法的意味を持つことに注意が必要である．

これに対して公判鑑定は被告人の責任能力を裁判官が判断するための鑑定であり，多くの場合は弁護人からの申請にもとづいて施行される．鑑定人は法廷で宣誓を行い，証人として尋問を受ける．

現状では心神喪失者・心神耗弱者と認定される者の9割強が不起訴処分とされている．裁判で心神喪失を理由に無罪とされる事例は年間に1〜2件と僅少である．平成17年に心神喪失者・心神耗弱者と認められた統合失調症患者は515人である．その中で492人（95.5%）は不起訴処分とされた（うち53.9%が心神喪失，残りが心神耗弱）．裁判では心神耗弱により刑の減軽を受けた者は23人いるが，心神喪失は皆無である[4]．

2）医療観察法鑑定

医療観察法33条は，検察官が地方裁判所への申立てを行わなければならない場合の要件として，対象行為（殺人，放火，強盗，強姦，強制わいせつ，傷害）を行ったこと，心神喪失者若しくは心神耗弱者であることを認めて公訴を提起しない処分をしたか，心神喪失者として無罪の確定裁判又は心神耗弱者として刑を減軽する確定裁判（執行すべき刑期がある者を除く）を受けたことを挙げる．申立てを受けて裁判所は合議体を設置し，審理を行って次の処遇を決定する（42条）．①医療を受けさせるために入院をさせる，②入院によらない医療を受けさせる，③この法律による医療を行わない．裁判所は「精神障害者であるか否か及び対象行為を行った際の精神障害を改善し，これに伴って同様の行為を行うことなく，社会に復帰することを促進するためにこの法律による医療を受けさせる必要があるか否か」について医師に鑑定を命じなければならない（37条）．鑑定医は鑑定結果に「この法律による入院による医療の必要性に関する意見」を付さなければならない．

鑑定の実際については現場で準拠されている厚生労働科学研究班の『鑑定ガイドライン』[14]を参照する．

鑑定の目的は，①対象者が精神障害者であるか否か，②医療観察法の医療必要性，である．刑事訴訟手続における鑑定とは異なり，医療観察法鑑定は「対象者の医療観察法における医療必要性についての意見を述べるもの」とされる．医療必要性は3つの軸すなわち疾病性，治療反応性，社会復帰要因に沿って評価され，これらのいずれもが一定水準を上回ることによって認定される．

疾病性とは，診断，重症度，精神障害と当該行為の関連性である．診断は原則としてICD-10に拠り，重症度は臨床的記述及びICF，GAFなどに拠る．また疾病による弁識能力・制御能力の障害についても評価する．

治療反応性とは，精神医学的な治療に対する対象者の精神状態の望ましい方向への反応の強さである．精神障害が治療及び医学的なケアの可能性のないもの，すなわち治療可能性がない場合は本法に係る医療の対象とはならない．治療可能性は精神障害を有すること，治療反応性を有することから査定される．

社会復帰要因については，仮に対象者が高い疾病性を有しており治療反応性が認められたとしても，対象者の社会復帰を阻害するような確たる要因が何ら認められないのであれば，あえて本法による処遇を行う必要はないとされる．

条文及び『ガイドライン』を検討すると医療観察法鑑定には次の問題点を指摘し得る．

(1)本法による医療が必要か否かについて意見を述べるもので，当該行為時の責任能力と医療必要性を共に評価するかたちにはなっていない（『ガイドライン』は「疾病による弁識能力・制御能力の障害についても評価する」としており，これは責任能力そのものであるので，論理に混乱が見られる）．

(2)治療反応性として比較的高いハードルを設定している．

(3)社会復帰の特別な阻害要因がない，言い換えれば疾患が仮に重度であっても通常の医療で社会復帰が可能であれば本法の対象とはしない．他方，33条によると「この法律による医療を受けさせる必要が明らかにないと認める場合」でなければ検察官は申立てを行わなくてはならない．従って申立ての除外対象よりも『ガイドライン』の除外対象は広くなり，結果として「この法律による医療を行わない決定」が少なくないと予想される．

　医療観察法の施行から1年間の状況[2]について見ると，申立てのさいの刑事処分別では，合計355人中88.5%が不起訴処分，11.3%が確定裁判での執行猶予であり，無罪は僅か1人である．申立て時における認定病名別では統合失調症を主な病名とする者が64.8%を占める．対象行為別では，傷害等37.3%，殺人等25.3%，放火等24.3%などの順である．地方裁判所での決定は，入院決定が54.6%，通院決定が24.9%，医療を行わない決定が16.7%，申立て却下決定が3.4%，申立て取下げ0.3%となっている．

　数値から見る限り，不起訴処分を経て申立てられる事例が圧倒的に多く，病名別では統合失調症が過半数，裁判所の決定では入院以外が半数近くを占めている．病名別のデータが得られないため統合失調症に関する状況は不明である．詳細な情報の分析が待たれる．

e）触法統合失調症者の今後

　医療環境と司法環境がともに変わりつつある現状で，狭間に位置する触法精神障害者の処遇も流動的である．触法統合失調症者を取り巻く情勢の変化として次の3点が特筆される．①1984年の最高裁決定を転換点とする責任能力判断基準の—より責任を認める方向への—変化，②刑事政策全般の厳罰化，③医療観察法が対象者の範囲を比較的狭く設定していること．

　言うまでもなく鍵の役割を果たすのは医療観察法である．新しいシステムの性格は未だ明らかではないが，施行から1年半余りが経過した時点では医療・福祉関連法としての性格を鮮明にしつつあるように見受けられる．対象者への濃厚な医療と社会復帰援助の提供が強調され，社会の安全確保への配慮は背景に退いている．この点は法案が審議される過程で「再び対象行為を行うおそれ」という文言が削除された時から方向づけられていた．ちなみにドイツの改善保安処分は精神科病院収容を「人が責任無能力もしくは限定責任能力の状態において違法行為を行った時，裁判所は，行為者及びその行為の全体的評価に基づき，その者の状態の結果として著しい違法行為が予測され，そのため公共に対して危険であることが明らかであれば，精神科病院への収容を命じる．」と，公共への危険性を明記している．医療観察法の条文を比較すると性格の相違は明瞭であろう．

　医療・福祉関連法として純化して行くことはもちろん一つの選択である．しかしその場合，医療観察法の対象から外れる事例についても医療は何らかの責任を負わなければならない．たとえば先に述べた北陽事件のような例である．統合失調症の治療歴が長く，将来的にも医療が必要なことは明らかである．他方，地域住民の不安や被害者側の処罰感情は著しく強い．類似の事件が発生した場合，検察は起訴するであろうし，現在の厳罰化の流れのもとでは重い刑罰を科せられると予想される．実施が決まった裁判員制度や被害者の裁判参加制度の影響も無視できない．医療観察法を自己完結的なシステムとするのではなく，触法精神障害者の処遇の全体を視野に入れた医療サービスの提供体制が必要であろう．

〔中谷陽二〕

文　献

1) Böker W, Häfner W: Gewalttaten Geistesgestörter. Eine psychiatrisch-epidemiologische Untersuchung in der Bundesrepublik Deutschland. Springer, Berlin, 1973.
2) 江見健一：心神喪失者等医療観察法の施行の状況について．法律の広場 12：4-10，2006．
3) 藤縄　昭：寛解期分裂病者の責任能力．精神科MOOK 17, pp. 125-133, 1987．
4) 法務総合研究所：平成18年版犯罪白書．2006．
5) 三宅鑛一：精神鑑定例．南江堂，東京，1937，再版 1952．
6) 守山荘病院合同調査団：守山荘病院調査報告書．精神経誌 97：867-900，1995．
7) 中谷陽二：犯罪と精神医学—最近の動向．懸田克躬，島薗安雄，大熊輝雄，他編，現代精神医学大系年刊版'89-B，pp. 243-261，中山書店，東京，1989．
8) 中谷陽二：分裂病犯罪研究．金剛出版，東京，1996．

9) Rappeport JR, Lassen G: Dangerousness-arrest rate comparisons of discharged patients and the general population. Am J Psychiat 121:776-783, 1965.
10) 最高裁第三小法廷決定昭和58年9月13日．判例時報 1100:156-159，1984．
11) 最高裁第三小法廷決定昭和59年7月3日．ジュリスト 827:76-77，1984．
12) 最高裁判所事務総局（編）：責任能力に関する刑事裁判例集．法曹会，東京，1990．
13) 最高裁第三小法廷判決平成8年9月3日，判例時報 1594:32-35，1997．
14) 「心神喪失等の状態で重大な他害行為を行った者の医療及び観察等に関する法律」（医療観察法）鑑定ガイドライン．厚生労働科学研究班研究費補助金こころの健康科学研究事業「触法行為を行った精神障害者の精神医学的評価，治療，社会復帰等に関する研究」成果報告，2005．
15) 内村祐之：精神医学より見たる刑事責任能力．精神経誌 53:41-57，1951．
16) 山上 皓，石井利文：精神鑑定の現状と課題—精神分裂病犯罪者の実態調査に基づく分析—．法と精神医療 6:45-55，1993．

7.5 抗精神病薬の副作用

　抗精神病薬による副作用は，ごく軽度の全身倦怠感や眠気から突然死に至るまでその種類は多く，抗精神病薬との関係についても明確なものとそうでないものとがある．

　その原因の多くはそれぞれの薬剤が有する各種受容体に対する遮断作用によると考えられる．また薬剤の代謝，吸収，排泄の過程が促進，および阻害されることによっても副作用の発症率や程度も違ってくる．また，抗精神病薬服用による妊娠及び胎児への影響もある．

　ところで，わが国の精神科薬物療法は欧米のみならず東南アジア諸国と比べても遅れをとっているが，risperidone（RIS）に続きquetiapine（QEP），perospirone，olanzapine（OLZ），aripiprazoleなどの第二世代抗精神病薬が使用されるようになって，その効果に対する関心だけでなく副作用についても従来薬の副作用が軽減できる可能性が期待されている．

　本稿では主な抗精神病薬の副作用について，臨床症状とその対策を簡単に紹介する．また最近導入された第二世代抗精神病薬にも副作用があることを報告する．

a）抗精神病薬の主な副作用

　抗精神病薬の副作用は臨床的に中枢神経系及び末梢神経系に対する副作用に大別され，発症様式からは急性あるいは慢性に発症するものに分けられる．さらに，前述したように各種受容体に対する遮断作用からも副作用は分類されるが，それは薬剤の投与量とも関連しており，高用量，中等量および低用量によって，それぞれ臨床症状は異なる．

　抗精神病薬の副作用の機序としては，中枢及び末梢に存在するドパミン（特にD_2），ヒスタミン（特にH_1），アセチルコリン（Ach），アドレナリン（Ad）α_1，セロトニン（5-HT_2）受容体などに対する阻害作用及びアレルギー反応などが関連しているとされる．D_2受容体阻害作用としては，錐体外路系副作用があり，自律神経系副作用としては，主に抗コリン作用によると考えられる口渇，便秘，視力障害（調節障害，緑内障の悪化）などがあるがその他，内分泌系に対する影響や薬剤アレルギー反応とされる肝機能障害や造血系への作用，皮膚への影響やその他，最も致死的な悪性症候群などがある．また，薬物は受動的拡散によって脂質膜を通過すると考えられており，抗精神病薬は血液脳関門を通過するため脂溶性である．その結果，ほとんどの抗精神病薬は胎盤を通過すると考えられ，母親が抗精神病薬を服用している場合には，胎児への影響を考慮しなければならない．したがって，催奇性，新生児中毒症状・行動異常などが考えられる．また第二世代抗精神病薬では体重増加や糖尿病発症などの代謝性障害が危惧されている．

　さて，抗精神病薬の副作用の主なものは，前述のようにその作用機序からD_2受容体の遮断作用に関連したものが多い．しかし，実際の臨床では他の受容体遮断作用やアレルギー反応によるものも多い．これは抗精神病薬の作用が，ある種の神経伝達物質の受容体に対する選択性が高まったとしても，ただ一つの受容体だけを選択的に遮断する薬剤は現在までのところ存在せず，数種の受容体遮断作用を有し，各種受容体遮断作用の複雑な組み合わせによって，作用及び副作用を発揮しているのが実際の薬理作用であるからである．したがって，厳密には一つの受容体遮断による副作用だけが誘起されることはないといえる．表V-26に本

表 V-26　抗精神病薬の各種受容体遮断作用による副作用[1]

受容体	副作用	薬物相互作用・他
ドパミン D_2 受容体	錐体外路性運動障害 ジストニア パーキンソニズム 遅発性ジスキネジア ラビット症候群 内分泌変化 高プロラクチン血症 （乳汁分泌，女性化乳房，月経異常）	
ヒスタミン H_1 受容体	鎮静・眠気，体重増加，低血圧	中枢抑制薬の作用増強
ムスカリン性アセチルコリン受容体	霧視，口渇，洞性頻脈，便秘，尿閉 記憶障害	
α_1 アドレナリン受容体	起立性低血圧，めまい， 反射性頻脈	prazosin の降圧効果の増強
α_2 アドレナリン受容体		clonidine, guanabez および α methyldopa の降圧作用の増強
セロトニン 5-HT_2 受容体	射精障害，低血圧	偏頭痛の防止

　藤ら[1]がまとめた各種受容体遮断作用による抗精神病薬の主な副作用を示す．彼らは抗精神病薬の副作用を臨床的に投与量によって大まかに3つに分けている．すなわち，高用量では自律神経系，中等用量では心血管系，低用量では錐体外路系副作用が出現するという．高用量を使用する薬物ほど鎮静作用が強く，自律神経系副作用を発現しやすく，錐体外路系副作用は少なく，低用量の薬物ではその逆になるという．従来からhaloperidol に代表されるブチロフェノン系薬剤は，D_2 受容体への親和性が強く，その強弱によって臨床用量と錐体外路系症状の出現頻度が規定され，一方，広範囲スペクトラムの抗精神病薬作用を有するフェノチアジン系を主とする薬物は，種々の受容体に対する親和性を持ち，副作用も多彩である．

　従来からの抗精神病薬に対して，clozapine に代表される第二世代抗精神病薬（新規抗精神病薬あるいは非定型抗精神病薬）は，錐体外路系副作用の発症が少ないことが特徴となっている．その説明[2]としては，1）強い抗ムスカリン性 Ach 作用，2）相対的に高い抗 5-HT_2/D_2 あるいは抗 D_1/D_2 作用比，3）中脳辺縁系への DA 系の部位選択性などが考えられている．特に，Kapur ら[3]は錐体外路系副作用発症部位である黒質・線条体系での 5-HT_2 受容体阻害によって DA 遊離が促進され，錐体外路系副作用が発症しにくいと説明している（図 V-16）．

b）錐体外路症状

1）急性副作用

　i）急性ジストニア　　抗精神病薬を投与した数時間～数日で発症するため 48 時間症候群とも呼ばれる．若年男性に多く，頻度は抗精神病薬投与患者の約 10～20% とされ，眼球上転，舌突出，斜頸などがみられる．急性ジストニアは被暗示性に富むのでヒステリーと誤らぬ注意が必要である．急性ジストニアは，抗コリン薬が有効で biperiden の筋注によって約 10 分程度で症状が改善する．しばしば急性ジストニアが発症する場合には，抗精神病薬を減量し，低力価の薬物に変更する．

　ii）パーキンソニズム　　抗精神病薬投与後，約 4～10 週がパーキンソニズム発症の時期となる．高齢，女性に多い．無動，筋固縮，振戦の順に 3 徴候が出現するとされるが，全ての症状が揃うとは限らない．3 徴候の他に仮面様顔貌，流涎などを伴うこともある．治療は急性ジストニアと同様，抗精神病薬の減量や低力価薬物への変更が試みられるが，それが困難な場合には抗コリン薬 biperiden, trihexyphenidyl などを併用する．パーキンソン病の治療薬である levodopa, bromocriptine は抗精神病薬によるパーキ

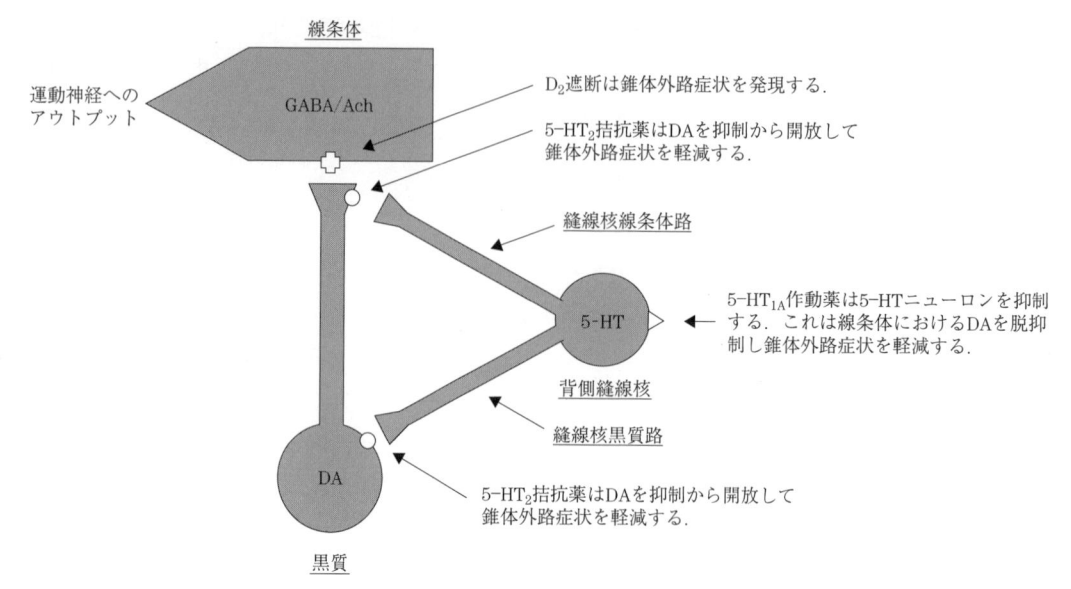

図 V-16 セロトニン・ドパミン系間の機能的相互作用と錐体外路症状の軽減に対する役割[3]

DA：ドパミン・ニューロン，5-HT：セロトニン・ニューロン，GABA：γ-アミノ酪酸ニューロン，ACh：コリン性介在ニューロン，✚：ドパミンD₂受容体，○：5-HT₂受容体，▷：5-HT₁A受容体

この図は黒質と線条体レベルにおけるセロトニンとドパミンの相互作用のメカニズムや結果を模式的に示したものである．5-HT拮抗薬と5-HT₁A自己受容体作動薬はセロトニン系を抑制し，それによりドパミン系を抑制から開放する（ドパミン系の脱抑制）．セロトニンの抑制によるドパミン系の開放は錐体外路症状を軽減する．

ンソニズムには無効とされている．抗コリン薬の併用は遅発性ジスキネジアの発症を促進するので，抗コリン薬は漸減し長期併用は避ける．

iii）アカシジア 静座不能症と呼ばれ，落ち着きなく，そわそわ感，じっとしておれず歩き回るという運動症状が主に出現し，下肢のむずむず感などの異常感覚，焦燥感，易刺激性，不安などの不快な感情，早朝覚醒型睡眠障害などからなる精神神経症状群である．中年，女性で多く，錐体外路症状の中で最も頻度が高い．一般に高力価薬物で出現しやすいが，RIS，perospironeなどの第二世代抗精神病薬でもかなりの頻度で出現することが報告[4]されている．症状を軽視し，対応を怠ると自殺企図に至る症例もある．また，精神症状の悪化と見誤り抗精神病薬の増量でかえって悪化することがある．第二世代抗精神病薬が誘起するawakenings（めざめ現象）[5]の一部にアカシジアが含まれる可能性がある．

治療は原則として抗精神病薬の減量や低力価の薬物への変更を行うが，それが困難な場合には抗コリン薬，抗H₁薬promethazine, hydroxyzine, benzodiazepine系薬物，β遮断薬propranolなどが有効である．

2）遅発性副作用

i）遅発性ジスキネジア（Tardive dyskinesia；TD） 6カ月以上第一世代抗精神病薬を慢性投与した後に発症することがある．第二世代抗精神病薬では発症することが少ないとされるが，長期投与例が少ないため今後経過を見る必要がある．多くは加齢とともに増加し，性別ではやや女性に多い．TDは主に口周囲に生じ，不規則で比較的緩徐な，口のモグモグ運動に舌を突出させたり，鳴らしたりする動きを伴うこともある（口唇ジスキネジア）．比較的若年では四肢，軀幹に出現するアテトーゼ様運動を合併することが多い．TDも他の錐体外路症状と同じく，座位よりも立位，歩行時，緊張状態で悪化し，睡眠時消失する性質を有している．

TDの重症度判定にはAbnormal Involuntary Movement Scale（AIMS）が用いられる．病因としてDAとAchとの不均衡状態が想定されており，抗精神病薬に併用している抗パーキンソン薬を減量する

か，抗精神病薬を増量することで一時的には軽快するが，もともとの原因は抗精神病薬の慢性投与であるので根本的な治療ではない．したがって，精神症状をみながら抗精神病薬を少しづつ減量するか，RISなどの第二世代抗精神病薬に変更していくのがよい．症例報告の域をでていないが，vitamin E, nefedipine (Ca拮抗薬), ceruletide (CCK類似物) などの有効性が知られている[6]．

①可逆性ジスキネジア： 抗精神病薬の急激な減量や中止に伴って一時的に生じるジスキネジアである．多くは1～2週間で消失する．

②呼吸性ジスキネジア，嚥下困難症，空気嚥下症[7]： 他のTDと併発することが多く，長期間抗精神病薬を服用した女性に多い．呼吸筋の不随意運動であるので時に致命的な状態になることもある．

ⅱ) 遅発性ジストニア　抗精神病薬の3～6ヶ月以上の慢性投与後に生じる．痙性斜頸や軀幹の側彎だけの姿勢がピサの斜塔に類似し，軀幹の側彎だけの姿勢を示す遅発性ジストニアをPisa症候群[8]と呼ぶ．Burkeら[9]の遅発性ジストニアの診断基準では，1) 慢性ジストニアの存在，2) ジストニアに先行する抗精神病薬の治療歴，3) 臨床的または検査所見によって原因がはっきりとした続発性ジストニアの除外，4) ジストニアの家族歴がない，とされている．

ⅲ) 急性ジストニアと遅発性ジストニアの移行型：Meige症候群[10]　開眼困難，眼瞼痙攣，口・顎などのジストニアなどを伴った不随意運動である．重症の眼瞼痙攣に対して，ボツリヌス毒素の局所注射が有効な場合があることが報告されている．

遅発性ジストニアの治療は非常に困難である．抗精神病薬の減量・中止・低力価薬物への変更を試みる．抗コリン薬biperiden (10 mg/日以上), trihexyphenydyl (20 mg/日以上) の大量療法が有効なことがある．

ⅳ) その他の遅発性副作用

①遅発性アカシジア： 一般的に，高力価かつ高用量の抗精神病薬の慢性投与で生じる．抗コリン薬の増量で却って悪化する場合があり，遅発性ジスキネジアに類似している．抗精神病薬の中断，急速な減量で発症することが多い．したがって，遅発性ジスキネジアと同様に時間をかけて抗精神病薬を減量することが必要である．抗コリン薬の減量でも改善しなければclonazepam, propranolなどを投与する．

②遅発性ミオクローヌス： Tominagaら[11]によって最初に報告された．制止時には認めないが，上肢を前方に挙上し，肘関節を90度屈曲すると，ピクッとする動きが手首や肘にみられる姿勢性ミオクローヌスである．他の遅発性副作用と同様にclonazepamが有効なことがある．

③遅発性トゥレット症候群： Klawansら[12]が最初に報告した．治療は遅発性ジスキネジアに準じ，抗精神病薬を漸減するのが原則である．

c) 自律神経症状

抗精神病薬の副作用の中で自律神経症状は低力価の抗精神病薬で出現しやすい．これらの薬物の抗Ach作用や抗NA作用によって，交感神経系，副交感神経系いずれにも抑制的に作用することによる．

1) 抗アセチルコリン (Ach) 作用

かすみ目，口渇，便秘，麻痺性イレウス，尿閉，排尿困難，勃起・射精障害，頻脈，血圧上昇，及び眼圧上昇 (緑内障の悪化) などがある．第一世代抗精神病薬も抗Ach作用は強いが三環系抗うつ薬ではより強く，この副作用が出現しやすい．この副作用は耐性が生じ，次第に軽減する可能性もある．

また，この副作用は抗精神病薬の錐体外路性副作用を軽減するために併用されるbiperidenやtrihexyphenidylなどの抗コリン薬が影響していることがある．したがって，抗コリン薬もできるだけ減量するか，より抗コリン作用の少ない抗精神病薬に切り替える必要がある．

重症例ではまず抗精神病薬投与を一時的に中止し，尿閉の場合には，コリン作動薬を併用し，麻痺性イレウスの場合には，絶食を行いプロスタグランジン製剤dinoprostの点滴静注を施行する．

2) 抗アドレナリン (Ad) 性 (交感神経系抑制)

抗Ad性効果が強くなると，血圧低下が起こる．最も多いのは起立性低血圧に伴ったふらつき，立ちくらみやめまい感などである．まず，抗精神病薬をできるだけ減量し，少量高力価の薬剤に変更することも考慮

されなければならない.

まれに持続性勃起障害[13]が起こることがあり,発症初期に α-NA 作動薬を陰茎内局注するが,無効な場合には外科的手術が必要な場合もある.

3) 心臓・循環器への副作用

抗精神病薬の血圧への作用の他,心電図への影響,突然死の問題がある.原因は不明であるが,フェノチアジン系薬物の中で thioridazine は心電図異常を起こし,発作性多形性心室頻拍から心室細動に至り突然死を起こすことが報告され,発売中止となった.これは QT 間隔延長が重篤な torsade de pointes へ移行した場合で 1966 年に Dessertenne により初めて報告されたもので,心電図が特有な波形を示すことから名づけられた.これは発症の予防的観点から薬物相互作用などが重要であり,重篤かつ致命的副作用として重要である.表 V-27[14] に QT 延長を起こすと考えられる薬物を示す.これらの薬物を併用した場合,QT 延長を起こす作用が相加的に増強されるため,torsade de pointes の発症に注意が必要である.肝臓の CYP 3 A 4 で代謝されて競合的に拮抗する薬剤や CYP 3 A 4 を阻害し非競合的に拮抗する薬剤は薬剤性 QT 延長に影響を及ぼすと考えられている.したがって,これら併用薬との薬物相互作用では,薬物血中濃度の上昇が問題となる.

突然意識消失発作が出現し心電図で,torsade de pointes が疑われた場合は,原因となる全ての薬物を中止し,迅速な対応をする必要がある.心室細動へ移行してショック状態となった場合は CCU などで専門的治療を行う.

d) 内分泌系症状

1) 抗ヒスタミン性（H_1）副作用

第二世代抗精神病薬は従来の抗精神病薬に比べて副作用が少ないことが長所であるが,食欲亢進,肥満,2型糖尿病を起こすことなどが問題になっている.その原因の一つにこれらの薬物のもつ抗 H_1 作用が考えられているが,抗 D_2 作用,抗 5-HT 作用も関係しているとされ,明確ではない.

一般的には低力価薬物の方が高力価薬物よりも体重増加作用が強い.肥満の治療は薬剤変更が可能であれば,その減量や変更を行うと同時に,生活指導や食事のコントロールを行う必要がある.

2) 抗ドパミン（DA）作用性副作用

下垂体・漏斗ドパミン系では DA が下垂体前葉からのプロラクチン分泌に対し,抑制的に働いている.DA がプロラクチン抑制因子（PIF）放出を促進し,その結果プロラクチン分泌が抑制される.抗精神病薬はこの部位での DA の働きを抑制し,血清プロラクチンレベルを上昇させ乳腺刺激をすることで乳汁分泌や女性化乳房,性欲低下,オルガズム不能症などを起こす.頻度としては無月経を含む月経異常が最も多い.

表 V-27　QT 延長を起こすと考えられる薬剤[14]

1) 抗不整脈薬	Ⅰa群：quinidine, procainamide, disopyramide, cibenzoline など Ⅰc群：propafenone Ⅲ群：amiodarone, sotarole, pretirium Ⅳ群：bepridil
2) 向精神薬	三環系抗うつ薬：amitriptyline, imipramine nortriptyline など 四環系抗うつ薬：maprotiline など phenothiazine 系抗精神病薬：chlorpromazine など butyrophenone 系抗精神病薬：haloperidol など
3) 抗 histamin 薬	terfenadine, astemizole
4) 消化管運動促進薬	cisapride
5) 抗生物質	macrolide 系：erythromycin, clarithromycin antracycline 系：doxorubicin
6) その他	probucol, 利尿剤, 造影剤

抗精神病薬の中では benzamide 系，特に sulpiride に血清プロラクチン上昇作用が強い．これに対して抗 5-HT 作用を有する第二世代抗精神病薬，特に QEP，aripiprazole では血清プロラクチンレベルを上昇しにくいことが知られている[15]．症状は用量依存的に発症するので抗精神病薬の減量，低力価薬物あるいは第二世代抗精神病薬への変更，さらに DA 作動薬の投与で改善する．

3) 水中毒と ADH 分泌異常症候群（SIADH）

慢性統合失調症者で多飲，低 Na 血症を示す者を水中毒という．抗精神病薬の慢性服用によると考えられているが病因はいまだ明確ではない．その病態としては多飲のみに起因するもの，多飲と水分排泄障害によるもの，水分排泄障害のみによるものに分けられる．水分排泄障害のみによるものはバゾプレッシン（arginine vasopressin または抗利尿ホルモン）の異常が注目され，抗利尿ホルモン（ADH）不適合分泌症候群（SIADH）として報告されている．すなわち，バゾプレッシンの過剰分泌のために，低 Na 血症にもかかわらず高張尿の排出がみられ，そこへ大量の水負荷が加わると重篤な低 Na 血症となって水中毒をきたすと説明されている．

血清 Na 値が低下するとさまざまな臨床症状を呈してくる[16]．すなわち，130〜120 mEq/l では軽度の易疲労感・衰弱感，120 mEq/l 以下では高度の衰弱感，頭痛，悪心，嘔吐，食欲不振を呈する．110 mEq/l に近づくと行動異常，けいれん，昏睡などの意識障害を起こす．抗精神病薬による SIADH の発症機序は不明であるが，視床下部の口渇中枢や ADH 分泌細胞の DA 受容体感受性が増加し，口渇と ADH の促進がみられると考えられている．抗精神病薬による SIADH としては haloperidol, chlorpromazine および pimozide などによるものが報告されており，抗精神病薬以外でも amitriptyline や carbamazepine でも同様の病態による頻度が高い．

治療はまず原因薬物を中止することである．水分制限，食塩の経口投与と高張食塩水の輸液，furosemide などの利尿薬を少量併用する．第二世代抗精神病薬とされる clozapine, RIS などは水中毒の予防，治療に有効という報告[17]がある．

e) 悪性症候群

抗精神病薬の副作用の中で最も重篤とされているものが悪性症候群（neuroleptic malignant syndrome; NMS）である．

抗精神病薬投与後，原因不明の 38 度台の発熱を認めた場合，NMS を疑う．抗精神病薬投与中に錐体外路症状が増悪した場合も本症候群を疑う．検査所見としては，血清 CPK（MM 型）高値と左方移動を伴った白血球の増加が認められるが，診断基準としては，表 V-28 に示すような Levenson[19] のものがある．原因としては，抗 DA 作用による中枢性体温調節機能障害があり，一旦高温になると横紋筋融解症やその合併症である急性腎不全，DIC などの病態が起こり死に至ると考えられている．

ところで横紋筋融解症は骨格筋の融解，壊死によって筋細胞成分が血中に湧出する病態である．悪性症候群や水中毒，大量服薬による昏睡，抗精神病薬の筋注，SIADH，水中毒により起こる．これは崩壊した筋組織から逸脱酵素であるミオグロビン（Mb）が尿に排泄されることから Mb 尿症と同義に用いられる．診断については心電図所見や CPK アイソザイムから心筋梗塞を否定し，CPK, GOT, LDH など筋逸脱酵素の急激な上昇を認め，さらに血中，尿中 Mb の著明な高値が認められれば診断は確定する．

NMS が疑われたら，投与中の抗精神病薬は直ちに中止する．多くの症例では脱水があるので輸液を行う．一般に解熱剤は無効である．特に 40 度以上の高熱が持続する場合は予後不良であるのでアルコールによる全身の急速な冷却が必要となる．精神科での管理が困難な場合には ICU に転科させることも考慮する．

NMS に対する薬物療法としては，dantrolene[19] と DA 作動薬が知られている．本来 dantrolene は末梢性筋弛緩剤であるが，静脈注射によって中枢性に作用

表 V-28 悪性症候群の診断基準[18]

大症状
a) 発熱　b) 筋強剛　c) CPK の上昇
小症状
a) 頻脈　b) 血圧　c) 頻呼吸　d) 意識変容　e) 発汗
f) 白血球増多

＊確定診断：大症状 3 つ，または大症状 2 つ＋小症状 4 つ

して効果を示すと考えられている．DA作動薬としては，DA_2受容体を刺激するbromocriptine，DAの前駆物質であるlevodopaもNMSに効果があることがOtaniら[20]によって報告されている．また，amantadineもDA作動薬として働きNMSを改善させることが指摘されている．

f) アレルギー反応

抗精神病薬によるアレルギー反応としては，第一世代抗精神病薬，特にフェノチアジン系薬剤で頻度が高い肝障害が代表的なものと考えられるが，ほとんど全ての薬剤は肝臓で代謝されるから，他の化学類型に属するものでも肝障害は発症する可能性がある．したがって，一旦肝障害が発症した場合には，その原因薬剤を中止し，重症であれば肝庇護剤を投与する．フェノチアジン系薬剤をブチロフェノン系薬剤や第二世代抗精神病薬に変更したりする．

フェノチアジン系抗精神病薬やclozapineによる顆粒球減少症[21]などの血液への副作用もアレルギー反応の1種と考えられる．特に，米国ではclozapine投与に関して，2週間毎の血液検査が義務付けられている．

g) 眼症状

抗精神病薬の投与によって起こる急性副作用としては，縮瞳または散瞳（その薬剤が抗コリン性，抗Ad性のどちらか優位かによる）および錐体外路性症状である眼球上転発作が知られている．また急性緑内障や調節障害である「かすみ眼」なども自律神経系への薬剤の抗コリン性副作用として惹起される．

慢性の副作用としては，先に述べたMeige症候群，眼瞼皮膚，球結膜への色素沈着，角膜・水晶体の混濁，網膜・脈絡膜の色素変性などがある．色素沈着の機序としては，光が重要な役割を果たしていることが指摘されており，抗精神病薬によるメラニン生成酵素の賦活作用，下垂体中葉のMSH（メラニン細胞刺激ホルモン）の過剰，メラトニンの減少作用によるなどの説[22]がある．角膜・水晶体の混濁は，抗精神病薬によるCa^{2+}蓄積作用や角膜実質のコラーゲン線維を乱して混濁を起こすことなどが考えられている．網膜色素変性症の原因としては，薬剤がぶどう膜に蓄積する可能性が指摘されているが明確ではない[23]．

副作用としての眼症状は患者の訴えが少なく，原因も明確でないため治療法が確立していないので注意が必要である．その変化の多くが不可逆性である．したがって，抗精神病薬の長期大量投与をできるだけ避けることが必要である．

h) 抗精神病薬服用中にみられる知覚変容発作

山口ら[24]は，抗精神病薬を服用中の慢性統合失調症者が多彩な知覚変容体験を発作性に訴えることを報告した．これに対して精神病理学的に解釈する立場と抗精神病薬の副作用とする立場とがあったが，抗精神病薬服用中の躁うつ病患者にも同様の発作現象が報告されてから，後者の考えが支持されるようになった．

この発作症状の特徴について井田[25]は，1) 発作的に起こり，発作の起始を患者は同定できる．2) 患者はその体験を自己違和的病的体験として認識し，その症状を客観的に訴え，自己治癒努力をする．3) 発作症状は知覚症状（視覚変容や視覚過敏，聴覚過敏，身体的感覚異常など）と，精神症状（思考障害，感情障害，自我障害，幻聴，妄想様体験など）と，身体症状（錐体外路症状と自律神経症状）の3つの症状に分類される．4) 夕方に好発する．5) 仕事，レクリエーションなどの活動の最中や心身の疲労時，人込みの中に入るなど外界の刺激が増大した時に起こりやすいこと．6) ベンゾジアゼピン（BZP）系抗不安薬が有効であることなどを指摘している．

なお抗精神病薬としては，D_2受容体遮断作用が強く抗コリン作用の弱い薬物の方がより発作現象を起こしやすいという報告がある．薬物の減量・変更により発作現象は消失するとされるが，対処法としては，BZP系抗不安薬の中でもclonazepam[26]が最も有効と報告されている．

i) 妊娠への影響

妊娠中の胎児および新生児に対する抗精神病薬の影響については，まず催奇性の問題がある．妊娠12週までの抗精神病薬の暴露が関係すると考えられてい

る．妊娠初期12週にフェノチアジン系薬剤が投与されていた患者とそうでない患者を対象にした前向き研究[27]では，奇形児の出生率は投与群3.5%，非投与群1.6%と有意に投与群が高かった．また，フェノチアジン系薬剤の中でchlorpromazineは特に催奇性が高いが，奇形に臓器特異性はないと報告された．この研究では一般母集団の奇形発現率2.0%を2.4%にわずかに上げる程度のものであった．一方，高力価の薬剤についての研究は少ない．

奇形を避けるためには，計画的な妊娠が勧められる．症状の再燃に注意しながら薬剤を漸減し，できれば毒性の低い薬剤に変更する．母親が抗精神病薬を服用していると新生児に薬剤起因性の錐体外路症状が引き起こされる可能性があるが，高力価の抗精神病薬は母親の抗コリン，低血圧，抗H_1作用を最小限にするためによいと考えられている．抗精神病薬の離脱症状については母親および胎児にとって，どの薬剤も深刻な問題ではないとされている．

j） 第二世代抗精神病薬の副作用

RIS，QET，OLZ，perospironeなどわが国で投与できるようになった第二世代抗精神病薬は，抗D_2作用，5-HT_2作用あるいは他の受容体の阻害作用を併せもつため，従来の抗精神病薬が有していた錐体外路症状，抗コリン作用による副作用は比較的少ない．

しかし，症例を経験するうちに悪性症候群，乳汁分泌，ジストニアなども少なからず報告[28]されてきた．特に，clozapine，OLZ，QETなどでは程度の差こそあるがメタ分析によっても体重増加が示されており[29]，2型糖尿病，高血圧，冠動脈性心疾患，高脂血症などのメタボリックシンドロームの合併が危惧されている．BMIが低い日本人には特に体重増加，2型糖尿病発症の可能性が指摘され，OLZ，QEPはわが国では糖尿病及びその既往がある人には投与禁忌になっている．

なお，aripiprazole[30,31]は薬理学的にドパミン受容体の部分的同族体（partial agonist），dopamine system stabilizerとされ，錐体外路系副作用やプロラクチン上昇作用，糖尿病発症は少ないことが期待されている．

おわりに わが国では抗精神病薬が多剤大量投与されているとされる．また高齢統合失調症者が増加していることから抗精神病薬の副作用に対しては，より注意が必要である．したがって，今後わが国においても第二世代抗精神病薬による単剤治療が主流となることが期待されている．

第二世代抗精神病薬は副作用を起こすことは少ないとされているが，それでもこれまでの抗精神病薬と比べ，抗5-HT_2作用による副作用は増加することが予想される．今後も副作用に対する注意深い観察と対応が必要である．

（中村　純）

文　献

1) 本藤久雄，平野　誠：抗精神病薬による副作用の薬理．精神医学レビューNo.6 抗精神病薬の副作用（融　道男編），pp.48-58，ライフ・サイエンス，東京，1993.
2) Meltzer HY: The mechanism of action of novel antipsychotic drugs. Schizophrenia Bulletin 17:263-287, 1991.
3) Kapur S, Remington G: Serotonin-dopamine interaction and its relevance to schizophrenia. Am J Psychiat 153:466-476, 1996.
4) Collaborative Working Group on Clinical Trial Evaluations: Adverse effects of the atypical antipsychotics. J Clin Psychiat 59(Suppl. 12):17-22, 1998.
5) 藤井康男：分裂病患者への抗精神病薬治療とQuality of Life．臨床精神薬理 1:135-151, 1998.
6) 西川　正：抗精神病薬の遅発性錐体外路症状とその治療．精神医学レビューNo.6 抗精神病薬の副作用（融　道男編），pp.27-36，ライフ・サイエンス，東京，1993.
7) Weiner WJ, Goetz CG, Nausieda PA, et al: Respiratory dyskinesias: extrapyramidal dysfunction and dyspnea. Ann Intern Med 88:327, 1978.
8) Ekbom K, Lindholm H, Ljungberg L: New dystonic syndrome associated with butyrophenone therapy. Z Neurol 202:94-103, 1972.
9) Burke RE, Farn S, Jankovic J, et al: Tardive dystonia: Late-onset and persistent dystonia caused by antipsychotic drugs. Neurology 32:1335-1346, 1982.
10) Weiner WJ, Nausieda PA, Glantz RH: Meige syndrome (blepharospsm-oromndibular dystonia) after long-term neuroleptic therapy. Neurology 31:1555-1556, 1981.
11) Tominaga T, Fukuzako H, Izumi K: Tardive myoclonus. Lancet 1:322, 1978.
12) Klawans HL, Falk DK, Nausieda PA, et al: Gille de la Tourette's syndrome after long-term chlorpromazine therapy. Neurology 28:1064-1066, 1978.
13) 宮田量冶：抗精神病薬による持続勃起症．臨床精神薬理 2:819-825, 1999.

14) 村田慎一，田島　治：Torsade de pointes．臨床精神薬理 2:833-838, 1999.
15) Arvantis LA, Miller BG, and the Seroquel Trial 13 Study Group: Multiple fixed doses of "Seroquel" (quetiapine) in patients with acute exacerbation of schizophrenia: a comparison with haloperidol and placebo. Biol Psychiat 42:233-346, 1997.
16) 伊藤千裕，斎藤秀光：副作用とその対策—②自律神経，内分泌，水中毒—．精神科治療学，15巻増刊号，181-186, 2000.
17) Spears NM, Leadbetter RA, Shutty MS: Clozapine treatment in polydipsia and intermittent hyponatremia. J Clin Psychiat 57:123-128, 1996.
18) Levenson JL: Neuroleptic malignant syndrome. Am J Psychiat 142:1137-1145, 1985.
19) 西嶋康一：Dantrolene—悪性高熱症の特効薬であり悪性症候群にも使用される筋弛緩薬．臨床精神薬理 1:1337-1340, 1998.
20) Otani K, Mihara K, Kondo T, et al: Treatment of neuroleptic malignant syndrome with levodopa. Hum Psychopharmacol 7:217-221, 1992.
21) 八木剛平，三浦貞則，田代　厳，他：二重盲検法によるclozapineとhaloperidolの精神分裂病に対する薬効の比較．臨床評価 2:169-206, 1974.
22) 伊藤　斉，三浦貞則：向精神薬—その効用と副作用—．pp. 187-196, 医学図書出版，東京，1973.
23) Weekley RD, et al: Pigmentary retinopathy in patients receiving high doses of a new phenothiazine. Arch Ophthalmol 64:65-75, 1960.
24) 山口直彦：分裂病の訴える知覚変容を主とする"発作"症状について．精神科治療学 1:117-125, 1986.
25) 井田能成：抗精神病薬使用中にみられる知覚変容発作．臨床精神薬理 2:827-832, 1999.
26) 井田能成，内村直尚，長谷川浩二：分裂病者の挿話性病理現象にたいするclonazepamの治療効果．精神医学 37:715-722, 1995.
27) Rumeau-Rouquette C, et al: Teratology 15:57-64, 1976.
28) 稲田俊也，小畑俊男，八木剛平：抗精神病薬の副作用の歴史的変遷．臨床精神薬理 2:811-817, 1999.
29) Wirshing DA, Wirshing WC, Kysar L, et al: Novel antipsychotics: comparison of weight gain liabilities. J Clin Psychiat 60:358-363, 1999.
30) 久住一郎，小山　司：海外におけるaripiprazoleの臨床成績．臨床精神薬理 9:197-203, 2006.
31) 石郷岡　純：わが国におけるaripiprazoleの臨床試験成績．臨床精神薬理 9:205-221, 2006.

索　引

欧　文

Abnormal Involuntary Movement Scale　544
ACT　141,351,362,363,440,489
ADH 分泌異常症候群　547
ADL　212
Affective Style　454
AIMS　544
AMPA 型受容体　248
amphetamine　39,188
APS　515
aripiprazole　114,269,272,285,286,365,366,368,369,418
ARMS　515,517
——の治療　516
Assertive Community Treatment　141,351,362,363,440,489
at-risk mental state　515
attenuated positive symptoms　515
atypical index　273
awakening　544
awakenings 現象　122

BACS　405
Barbiturate　370
BAS　276
benzodiazepine　302,303,304,307
benzodiazepine 系抗不安薬　305
benzodiazepine 系薬物　121,349,369
BLIPS　515
BPRS　276
brain activity mapping　235
Brief Assessment of Cognition in Schizophrenia　405
brief limited intermittent psychotic symptoms　515

Camberwell Family Interview　218
cAMP 系　299
carbamazepine　119,293
catechol-O-methyltransferase　256
cathecol-o-methyltransferase (COMT)　29
CATIE　276,282
CC　218
central dopamine index　186

CES-D　224
CFI　218,453
c-Fos 蛋白質　235
CGI　276
chemical shift imaging　190
choline　190
clozapine　39,112,124,271,278,286,365,368,369
Cochrane レビュー　116
cognition　54
cognitive function　54
Communication Deviance　454
creatine　190
CREB　299
crisis home　354
CT　33,169

D2 受容体　38
d-amino acid oxidase (DAAO)　28
dantrolene　547
deoxyglucose　186
dexamethasone suppression test　187
diathesis stress models　64
Disrupted in Schizophrenia 1 (DIS 1)　29
Dopamine System Stabilizer　114,285
dopamine 仮説　3,38,45
dopamine 作動薬　39
dopamine 受容体　38,247,260
dopamine 神経伝達関連遺伝子解析　40
D-serine　45,248
DSM-IV　7,98,229
DSM-IV-TR　1,4,7
DSM-IV-TR 多軸診断　5
DSS　114
DST　187
Duman の仮説　300
duration of untreated period (DUP)　2
Dysbindin (DTNBP 1)　28

EAA　41
EAA 受容体遺伝子発現　44
early psychosis　2,514
ECA プログラム　85

ECT　123,311,353
ECT 前評価　372,420
EE　135,218,395,412,431,440,453,474
EE 研究　434
EE 評価の訓練　220
Electroconvulsive Therapy　123,311,350
emotion perception　56
endophenotype　30
EOI　218,219
ERP　181,184
ES　492
ESRS　276
executive function　58
expressed emotion　135,218,395,412,431,440,453,474

FACT　495
FAD　454
Family Assessment Device　454
Family Attitude Scale　223
Family Environment Scale　454
FAS　223,453,454
Five Minute Speech Sample　222,453
Flunitrazepam　370
fluvoxamine　306
fMRI　170,177
FMSS　222,453
Fos　273
FRS　21

G 72　28
GABA　248,293
GABA 系　293,303
GABA 受容体　248
GAD 65　234
GAF　214,406,410,451
GAS　214
GATB　216,453
General Aptitude Test Battery　216,453
General Health Questionnaire　224
GFAP　243
GHQ　224
glial fibrillary acidic protein　243
Global Assessment of Functioning

214, 406, 410, 451
Global Assessment Scale 214
glutamate 41, 189, 262
glycine 45
Gq 299
group dynamics 322, 323
group mentality 322
Gs 299
Gタンパク質共役受容体 246

H 218, 219
H₁受容体遮断作用 298
Haloperidol 109, 365, 369, 370, 534
Here and Now 324
high expressed emotion 67, 227, 358, 432
HOMA-IR 285
HT1A作動性のazapirone系化合物 121
HVA 186

IADL 132, 212
IBZM 189
ICD-10 1, 7, 98
ICD-10研究用診断基準 3
ICD-10とDSM-IV-TRの比較 4
ICD-9 87
ICF 212, 227, 230, 331
ICIDH 212, 227, 331
ICM 363
Illness Self-Management Skill 213
imipramine 294
incidence rate 86
Independent Living Skill 213
Individual Placement and Support 141, 426, 497
Individual Treatment Team 492
Institutionalism 106, 229, 436
intensive case management 363
intermediate phenotype 30
iodobenzamide 189
IPS 141, 426, 497
IPSS 226
ITT 492

Japanese Adult Reading Test 405
Japanese Schizophrenia Sib-Pair Linkage Group 28
JART 405
JSSLG 28

ketamine 42, 189
Klein派精神分析 316

LASMI 214, 410, 451

LEE 223
Level of expressed emotion 223
Levomepromazine 108, 369, 370
life event 67, 226
Life Skills Profile 215, 452
lifetime morbid risk 88
Living Skill 213
lorazepam 302, 303, 370
LSP 215, 452

MADRS 276
MAO阻害薬 294
MARTA 113
Medical Outcome Study 216
Meduna 123
MEG 181
Meige症候群 545
methylphenidate 188
MHPG 187
mirtazapine 297
mismatch磁場 182
MMF 182
MMN 182, 184
MMPI 208, 409
MOS 216
MOS 36-Item Short-Form Health Survey 216, 411, 452
MRI 33, 169
MRS 44, 190
Multi-Acting-Receptor Targeted Antipsychotic 113
multifactorial complex disease 28
Mの法則 533

N 400 57
NA 56
NAA 190
NAAG 44
N-acetylaspartate 190
Nachträglichkeit 19
NAMI 157, 158
Nd 56
nefazodone 297
Neuregline-1 (NRG1) 28
neurocognition 56
neurogenesis 236, 243
neurological soft signs 194
neurotransmitter 244
NIDS 103
NIRS 177
NMDA 189
NMDA型グルタミン酸受容体 274
NMDA型受容体 248
NMDA受容体 42, 236, 260
NMDA受容体作動薬 45, 42

NMS 547
NSSQ 230

Olanzapine 113, 268, 271, 281, 282, 283, 284, 285, 365, 366, 368, 369, 418
olanzapine口腔内崩壊錠 370

P 300 181
P 300成分 180
P 50 56
PANSS 102, 276
Parental Bonding Instrument 223
paroxetine 306
PBI 223
PCP 42, 248, 260
PDE 190
Perospirone 113, 271, 280, 365, 366, 367, 369, 418
PET 170, 177, 188, 265, 273
PFC 235
Phencyclidine 42, 248, 260
phosphodiester 190
phosphomonoester 190
PICU 396
PI系 299
PKA 299
place then train 140
PLC 299
PME 190
PMX2B遺伝子 30
postpsychotic depression 115, 320
PPI 274
PR 218
prepulse inhibition 274
prevalence rate 85
proline dehydrogenase (PRODH) 29
PSE 87
psychosomatic pathway 254
psychostimulants 39
psychotic like experience 513

QLS 216, 452
QOL 167, 423, 481
QOLモデル 321
QTc時間 404
QT延長 546
QT時間延長 196
Quality of Life Scale 216, 452
Quetiapine 114, 269, 271, 278, 279, 280, 365, 366, 368, 369, 418
quetiapine急速増量法 370

raclopride 189
RBANS 449
readiness 140

REHAB 215,410
Rehabilitation Evaluation of Hall and Baker 215,410
REM 睡眠 250,253
RGS 4 (regulator of G protein signaling-4) 28
RIMA 297
Risperidone 112,268,271,276,277,278,365,366,367,369,418
Risperidone 内用液 370
ROI 170

SAFE 215,411
SANS 23,116,276
SAPS 23
SAS 276
SAS-II 215,452
SDA 112,271
SE 140
self help group 156,416
Serotonin-Dopamine Antagonist 112
SF-36 216,411,452
SFS 215,411,454
SGZ 236
SHG 416
SIADH 547
SILS 131
SNPs 45
SNRI 296
Social Adaptive Functioning Assessment Scale 215
Social Adjustment Scale 215
social cognition 56,58
Social Functioning Scale 215,411,454
Social Skill 132,213
Social Skills Training 129,131,140,328,416,439,470
SPECT 177,188,265
spiperone 110,189
SPM 178
SPM 法 170
SSRI 121,122,295,308
SST 129,131,140,328,416,439,470
stressful life events 89
stress-vulnerability hypothesis 64
supported employment 140
SVZ 236

Theory of Mind 59
There and Then 324
tissue-type plasminogen activator 234
torsade de pointes 546

tPA 234
train then place 140
trait marker 182

VBM 171
VOI 170
voxel-based morphometry 171
VTA 235
vulnerability 131,436
vulnerability-stress-coping model 64,482

W 218
WAIS 206
WAIS-III 405
WCST 40,58,408
WHOQOL 224
Wisconsin Card Sorting Test 40,58,408
WMS 407
working memory 40,58,207,255

zinc finger dhhc domain-containing protein 8 (ZDHHC 8) 29

ア 行

α-MPT 189
α 受容体 299
α 受容体遮断作用 298
愛着行動 319
アカシジア 122,307,544
アキネジア 115
悪性緊張病 124
悪性症候群 380,547
アゴニスト 246
アセスメント 361,414
暖かみ 218,431
アットリスク精神状態 515
アデニル酸シクラーゼ系 292
アドヘアランス 321
アドボカシー 339
アーバンス神経心理検査 449
アポモルフィン 188
アリピプラゾール 114,269,272,285,286,365,366,368,369,418
アレルギー反応 548
アロステリックアゴニスト 246
安全管理 363
アンタゴニスト 246
アンチ・スティグマ運動 488
安定期 103,442,445,458
安定期精神療法 465
アンフェタミン 39,188

イオンチャネル受容体 246
イオンチャンネル 246
医学モデル 437
閾値下精神病症状 515
医原性の自殺 526
維持 ECT 123,463
意識障害 195
意識レベル 355
維持的投与法 459
維持電気けいれん療法 123,463
異種性 60,98
異種性の原因 99
維持量 459
維持療法 280,306
委託訓練 156
1 次視覚野眼優位可塑性 234
一次予防 508,511
1 級症状 3,21,93,98
逸脱言語表現 210
一般就労 456
いつわりの静穏期 15
遺伝環境相互作用 238
遺伝要因 27,238
イノシトールの取り込み阻害作用 293
意味記憶 57

索　引

意味ネットワーク　57
癒しの過程　321
癒しの精神療法　127,320
意欲欠如　9,10
医療観察法　535
医療観察法鑑定　540
医療コスト　138
医療必要性　540
医療保険点数化　138
医療保護入院　162,354,402,431
インスティチューショナリズム　106, 229,436
インスリン・ショック療法　95
陰性症状　2,4,8,22,94,115,116,122, 206,256,349,418,444,477
陰性症状評価尺度　23,276
インビボ Kd　267
インビボ占拠率　270
インフォーマルサービス　415
インフォームドコンセント　167,353, 373,385,534

ウィスコンシンカード分類検査　40,58, 408
ウェクスラー記憶検査　407
ウェクスラー成人知能検査　205
ウォーミングアップ　129
受け皿　318
内田・クレペリン検査　405,449
内なる偏見　483
運動システム障害モデル　312

栄養・飲水状態　355
栄養障害　378
疫学　2
　　──の目的　84
　　──の問題点　84
疫学研究センター質問票─うつ病用　224
疫学所見における特徴　88
エキスパートコンセンサスガイドライン　276,278,280,281,285
Ｘ線検査　356
エピジェネティックス　241
エピソード長期記憶　256
エピソードバッファー　256
援助つき居住　487
援助つき就労　140,487
エンドフェノタイプ　56
エンパワー　417
エンパワーメント　333,339,412

応急入院　163
横紋筋融解症　547
オキシペルチン　111

オーグメンテーション　118
オピオイド　249
オピオイド受容体　248
オペラント条件づけ　327
オムニバスサイコドラマ　129
オランザピン　113,268,271,281,282, 283,284,285,365,366,368,369,418
オリゴデンドロサイト　233
オレキシン　252
音韻ループ　256
音素刺激 MMN　182,184

カ　行

開口分泌　245
介護給付　337
介護保険制度　142
介在性アセチルコリン神経　261
外傷　355
改善保安処分　541
解体型　10,525
解体化の次元　8
概念　105
　　──の変遷　1
海馬　253
外泊　400
回復期　103,398,400,514,521,526
回復期後期　435
回復期精神療法　421
回復期前期　435
回復期における治療目標　417
回復期の薬物療法　417
開腹手術　534
回復の時間経過　406
回復の見通し　406
開放的医療　536
開放的質問　202
開放病棟　395
開放率　395
外来治療　394
カイロス的時間　18
顔のみえるネットワーク　504
抱える環境　318
化学シナプス　244
過覚醒　250
過覚醒状態　250
学習理論　326
覚醒系　250
覚せい剤　38,39,260
獲得脆弱性　66
隔離　396
家系研究　27
過剰な感情表出　440
仮説・演繹法　198
家族　412

──の感情表出　67,135,218,395
──の心理　391,431
──の疲弊　348
──の表出感情　431
──の役割　429
──への対応　428,474
家族会　157
家族介入　102,136
家族感情表出　67,135,218,395
家族教育　392,399,476
家族グループ　478
　　──の利点　480
家族ケアマネジメント　496
家族支援　495
家族支援つき ACT　495
家族心理教育　104,135,428,482
家族セッション　479
　　──の利点　480
家族療法　430,476
家族歴　202
カタトニア　122
可知論　539
過鎮静　115,379,398
活動　331
活動期　9
活動的集団精神療法　128
活動電位　243
カテゴリー的分類　13
カテコールアミン受容体　247
過渡的な就労　487
カルバマゼピン　119,293
カルピプラミン　111
簡易鑑定　539
簡易精神症状評価尺度　276
寛解期　409
寛解期後期　401
寛解期前期　401
寛解の臨界期　484
眼球上転発作　548
環境因子　331
環境ファクター　84
環境要因　99,238
関係作り　491
間歇的Ｄ２受容体遮断薬　460
間欠的投与法　459
患者会　157
感受性期　233
眼症状　548
感情鈍麻　525
感情表出　135,218,395,412,431,440, 453,474
感情平板化　9,10
間接的 dopamine 作動薬　39
感染　355
監督的注意システム　57

索　引

カンバウェル家族面接　218
鑑別診断　4
鑑別不能型　10
鑑別類型学　72
γアミノ酪酸　248

奇異な妄想　9
記憶　58,207
記憶機能　208
記憶指数　408
記憶障害　33,469
危機介入　443
危機対応　496
奇形児出生率　549
危険因子　511
危険の評価　347
器質性精神病　21
記述的精神医学　92
起訴前鑑定　539
毀損感　388
基底症状　516
基底的想定　128
機能回復訓練　481
機能障害　331
機能性精神病　21
機能的MRI　177
機能的転帰　407
機能の全体的評価　406
機能分化　147
気分安定化作用　282
気分安定薬　118,292
基本訓練モデル　133,439
基本症状　1,92,98
逆アゴニスト　246
逆耐性現象　39
客観的・線型的時間軸　14
ギャップ結合　245
休憩効果率　450
急性期　102,346
急性期ECT　123,372
急性期薬物療法　365,366
急性ジストニア　380,543,545
急性の精神症状　522
休息期　421
教育プログラム　476
強化随伴性　327
強化モデル　341
共同生活援助　153
共同生活介護　153
共同治療　434
共同治療者　392
強迫症状　306
共有精神病性障害　12
居住支援　486
居宅介護　153

緊急措置入院　163
近赤外線トポグラフィー　177
緊張型　10
緊張病　71,91,124
緊張病症状　100
緊張病モデル　312

クエチアピン　114,269,271,278,279,280,365,366,368,369,418
クライシス・ハウス　363
クライシスプラン　363,416,457,496
クラブハウス　481
グリア細胞　243
グリオーシス　33
グルコース代謝　176
グルタミン酸　41,189,262
グルタミン酸系異常仮説　183
グルタミン酸受容体　248
グルタミン酸神経　260
グルタミン酸神経系障害　256
グループホーム　153,456
クレペリン検査　187,450
クロカプラミン　111
クロザピン　39,112,124,271,278,286,365,368,369
クロザピン認定医制度　286
クロルプロマジン　38,108
訓練等給付　337

ケア会議　416,457
ケア計画の作成　361,414
ケアホーム　153,456
ケアマネジメント　141,339,414,491
ケアマネジメント従事者　362
経過　2,100,202
経済状況　415
刑事精神鑑定　539
刑事責任能力　536
継続　460
継続ECT　123,419
形態異常　99
形態変化　100
痙攣療法　95
ケースマネジメント　141,484
ケースマネージャー　492
ケタミン　42,189
血圧　355
血液検査　356
幻覚・妄想　39
言語的コミュニケーション　324
顕在記憶　58
現在症診察表　87
検査状況　211
現実検討能力　210,439
現実的・支持的精神療法　127

現実歪曲　23
限定責任能力　539
権利告知　389
減量　460
高EE　67,227,358,432,474
抗アセチルコリン作用　545
抗アドレナリン性　545
抗うつ薬　115,236,294,350
高危険者プロジェクト　510
後期神経発達障害　34
公共職業安定所　155
攻撃性　369
　──の評価　352
攻撃的楽観主義　436
抗コリン薬　262,307
公式法　375
高脂血症　195
高次脳機能障害　255
甲状腺機能検査　195
抗精神病薬　38,96,265,271,348,364,460
抗精神病薬治療への初期反応　357
抗精神病薬治療への反応性　187
抗精神病薬とbenzodiazepineの併用　302
抗精神病薬の副作用　403
　──の機序　542
構成的面接　203
厚生労働省編一般職業適性検査　216,452
構造変換　436,437
肯定的言辞　218
肯定的コメント　431
抗てんかん薬　349
行動化　324
行動感作　39
行動感作成立の臨界期　234
行動主義的家族療法　135
行動制御　356,163
行動の技法　327
行動療法的家族指導　132
行動療法的手法　476
行動理論　326
抗ドパミン作用性副作用　546
抗ヒスタミン性副作用　546
抗不安作用　280
抗不安薬　121,302
高プロラクチン血症　196,418
興奮　351
興奮性アミノ酸仮説　41,45
興奮性アミノ酸神経伝達関連遺伝子解析　45
興奮性シナプス　245
国際疾病分類第10版　1,7,98

国際障害者年　335
国際障害分類　212, 227, 331
国際生活機能分類　227, 483
国際多施設共同研究　276
国際的診断基準　7
国連・障害者の10年　336
心の理論　59
5HT1A受容体　280
5-HT受容体　299
五症候群仮説　23
個人因子　333
個人精神療法　126, 315
骨粗鬆症　196
固定法　376
コネキシン　245
好ましくない人格反応　229
個別援助チーム　492
個別支援計画　491
個別職業斡旋とサポートによる援助付き雇用　497
コミュニティ・ミーティング　438, 439
コミュニティケア法　141
雇用率　139
雇用納付金制度　156
雇用率制度　156
コルチゾール　187
コンサルテーション・リエゾン　352
コンサルテーション・リエゾン精神医学　529

サ　行

罪業意識　431
サイコドラマ　128
最小至適用量　459
在宅治療　357, 361
再燃　443
再燃・再発予防　417
再燃防止　444
再燃予防　419
再発　370
再発管理　467
再発の兆候　430, 467
再発防止　422, 429, 442, 443, 444, 453, 499
再発予測　188
再発予防　104, 277, 282, 463, 499, 521
再発予防効果　460
再発率　460
細胞移動　232
サイン波型治療器　311
作業記憶　40, 58, 207, 255
作業能力　449
作業療法　94, 130, 438
作動記憶　40, 58, 207, 255

サービス・リンキング　339
サービス管理責任者　458
残遺型　10
残遺期　10
参加　331
産科合併症　239
参加観察　325
産科的合併症　31, 32
三症候群仮説　23
三次予防　508
残留率　144

シェアリング　129
シェイピング　328
支援体制　353
支援ネットワーク　486
自我機能　210
視覚・空間的スケッチパッド　256
時間概念　14
磁気共鳴スペクトロスコピー　190
資源　361
資源開発　457
思考　57
思考障害　349
思考と行動の不統合　23
思考の貧困　9, 10
自己開示　129
自己価値の再編　437
自己管理能力　532
自己効力感　329
事後性　19
自己治癒機制　435
自己認知　357
自己認知の障害　387
死後脳研究　40, 42
視索前域視床下部連続体　252
自殺　347, 522
　　──の意図　527
　　──の契機　526
　　──の手段　527
自殺危険性　352
自殺企図　352
自殺未遂　527
指示的対応　422
視床　251
自傷　352
視床下部　252, 253, 313, 405
視床下部-下垂体-副腎皮質系　187
事象関連電位　181
事象関連脳磁場　181
事象関連脳電位　180
自傷他害のおそれ　163
自助グループ　156, 416
自身の危険性　347
施設症　106, 229, 436

持続睡眠療法　95
持続性勃起障害　545
持続的Ｄ２受容体遮断薬　460
市町村障害福祉計画　337
疾患感受性遺伝子　28
疾患形態　71
疾患単位　72, 82
疾患リスト　198
実行機能　58, 207, 208, 250
　　──の障害　469
失調型人格障害　12
失調感情障害　12
失調後抑うつ　100
疾病教育　412
疾病自己管理技能　132, 213
疾病性　540
至適環境　107
自動処理　56
シナプス　244
シナプス刈り込みの過剰　35
シナプス再構築　234
シナプス密度　233
自発書字　356
シフトマネージャー　493
司法精神医学　535
社会機能　212, 454
社会技能訓練　439
社会経済状態　89
社会参加制限　437
社会参加の場　415
社会資源　228, 339, 414
社会生活技能　132, 213
社会生活技能訓練　129, 131, 140, 328, 416, 439
社会適応機能尺度　215
社会適応尺度　215
社会適応能力　212
社会的学習理論　131, 327
社会的強化　328
社会的スキル訓練　327
社会的破綻症候群　107
社会的不利　331
社会的不利益の改善　126
社会的偏見　529
社会的役割能力　212
社会認知　56, 58
社会福祉基礎構造改革　488
社会福祉の基礎構造改革について　336
社会福祉法　165, 336
社会復帰要因　540
社会モデル　437
ジャクソン理論　22
住居確保　160
住居支援　496
終結　485

周産期　239
周産期要因　89
周術期管理　533
重症精神障害者　489
修正型ECT　123, 372
住宅入居等支援　152
集団過程　323
集団構造　323
集団心性　322
集団精神療法　128
集団防衛　324
集団力学　323
集団力動　322, 323
集団療法　322
重点施策実施5か年計画　143
自由度　395
重度精神障害の転帰決定因に関する国際共同研究　86
柔軟な精神療法　315, 437
従来型（定型）抗精神病薬　108
就労　456
就労移行支援　155
就労継続支援A型　155
就労継続支援B型　155
就労継続支援事業　456
就労支援　140, 487, 497
就労支援専門家　492
宿主ファクター　84
宿泊型自立訓練　153
受信技能　469
手段的日常生活動作　132, 212
出生季節　89
出生季節性　240
受容体　245
受容体以後の情報伝達系　299
受容体遮断作用　297
受容体占拠率　267
準拠集団　129
準備性　140
障害　331
障害者基本計画　143
障害者基本法　142, 149, 165, 336
障害者雇用促進法　165, 497
障害者職業センター　140, 156
障害者自立支援法　142, 149, 153, 154, 164, 336, 415, 489
障害者トライアル雇用事業　156
障害者に関する世界行動計画　335
障害者プラン　143, 150
障害受容　437
障害程度区分　334
障害論　23
小規模作業所　155
衝撃的な生活上の出来事　89
症候学　197

症状管理　391, 467
症状評価　102, 398
症状評価尺度　203
症状リスト　198
症状論　23
上側頭回　34, 182, 184
情緒的巻き込まれ過ぎ　218, 219, 431
情動　253
情動調律技法　320
情動認知　56, 59
情報処理　250, 253, 254
情報の信頼性　198
静脈確保　532
初回エピソード　33, 34, 370
初回精神病エピソード　514, 519, 520
初回病相　511
「初期」という時間概念　14
初期評価　350
職業準備支援　156
職業前訓練　487
職業リハビリテーション　139, 155
職場適応援助者　156
職場適応訓練　156
触法行動　535
ショック　379
ショートステイ　154
徐波睡眠　250, 252
初発エピソード　171
ジョブコーチ　156
自立　339
自立支援医療　149
自立支援医療費　164
自律神経系　405
自律神経系副作用　542
自律神経症状　545
自律神経反応　254
自立生活運動　481
自立生活技能　212, 213
自立生活技能プログラム　131
心因　99, 202
心因論　21
人格　211
人格検査　409
人格特徴　208, 210, 409
新規抗精神病薬　303
新規非定型抗精神病薬　111, 261
神経栄養因子　313
神経回路　54
神経化学モデル　312
神経幹細胞　243, 244
神経細胞　243
神経新生　236, 243
神経心理学検査　449
神経心理学的機能検査　407
神経心理学的検査　207

神経伝達物質　244
神経認知　56
神経ネットワーク　54
神経発達障害仮説　31, 66
進行麻痺　21
人種　88
心身機能・身体構造　331
心神耗弱　536
心身障害者対策基本法　336
心神喪失　536
心神喪失者等医療観察法　148, 151
心静止　376
身体因論　21
身体化　324
身体合併症　352, 528
　　──の重症度分類　530
身体管理　376
身体機能　194
身体拘束　397, 532
身体症状　523
身体診察のポイント　194
身体的合併症　376
診断基準　197
診断のプロセス　198
心的虚脱　320
心電図　356
信頼関係　386
心理・社会的ストレス　239
心理学的要素　537
心理家族教育　412
心理機能　407
　　──の評価　205
心理教育　140, 439, 476, 494, 503
心理教育的家族介入　430
心理教育的家族療法　135, 476
心理検査　205, 356
心理社会的介入　449
心理社会的側面　350
心理社会的リハビリテーション　483
心理社会的療法　103, 104, 126, 382, 420, 435, 464

遂行機能　250, 255
錐体外路　261
錐体外路系副作用　196, 542
錐体外路系副作用発症部位　543
錐体外路症状　272, 273, 282, 404, 418
睡眠覚醒　250
睡眠覚醒リズム　250
睡眠系　250
睡眠障害　347
スキャッチャードの式　266
ステップダウン・プログラム　491
ストレス　67, 305
　　──による不安　306

索引

ストレス刺激への反応性　186
ストレス脆弱性仮説　64
ストレス-脆弱性-対処-力動モデル　131
ストレス脆弱性モデル　313
ストレス反応　306
ストレッサー　226
ストレングス・モデル　229, 230, 341, 490
スピペロン　110, 189
住まい　415
スルトプリド　110
スルピリド　110

性・年齢　88
成因仮説　99
生活概念　342
生活カウンセリング　510
生活機能　212, 331, 410, 451, 470
生活技能　470
生活技能訓練　126, 277, 328, 423, 425, 470
生活行動　202
生活行動パターン　423
生活指導　130
生活障害　469
生活上の出来事　226
生活相談　443, 469
生活特徴　227
生活ニーズ　339, 423
生活能力　344
生活の再建　423
生活の質　167, 423, 481
生活保護法　164
生活目標　424, 472
生活療法　130, 442
生活臨床　80, 227, 342, 442, 503, 510
制御能力　539
清潔保持　355
脆弱性　131, 436
脆弱性仮説　55
脆弱性指標　68
脆弱性-ストレス-対処モデル　64, 482
脆弱性-ストレスモデル　3, 99, 226, 499
脆弱性発病モデル　511
脆弱性モデル　442
精神運動減退　23
精神運動興奮　351, 369
精神衛生法　335
精神科救急　351
精神科リハビリテーション　341, 480
精神鑑定　535, 539
精神作業能力　443
精神刺激薬　39
精神障害者居宅生活支援事業　149
精神障害者社会生活評価尺度　214

精神障害者社会適応訓練事業　154
精神障害者授産施設　154
精神障害者退院促進支援　152, 159
精神障害者退院促進事業　337
精神障害者通院医療費公費負担制度　164
精神障害者福祉工場　154
精神障害の予防　510
精神症状の評価　197
精神的過緊張　376
精神の障害　483
精神病院法　335
精神病期　509
精神病後うつ状態　115, 320, 421
精神病者監護法　335
精神病症状　398
精神病性　8
精神病性興奮　121
精神病性の次元　8
精神病的症状　303
精神病的症状に対するbenzodiazepine　304
精神病様体験　513
精神病理学　93
精神分析的（探索・洞察指向的）な精神療法　127
精神分析的集団精神療法　438
精神保健医療福祉の改革ビジョン　147, 151
精神保健及び精神障害者福祉に関する法律　336
精神保健活動　513
精神保健福祉士　165
精神保健福祉制度　147
精神保健福祉施策　489
精神保健福祉センター　148
精神保健福祉法　336
精神保健法　335
精神力動的理解　316
精神療法　94, 102, 103, 126, 382, 420, 464, 517
――の基本　383
精神療養病床　144
成長ホルモン　188
生物学的精神医学　21
生物学的要素　537
生物-心理-社会的多次元モデル　321
生物-心理-社会モデル　64, 341
性別　522
セカンドメッセンジャー　246
責任主義　537
責任能力　536, 537
責任無能力　538
積極的心理療法　317
積極的治療法　438

接近コンプレックス　318
摂食行動　347
セリアック病　241
セルフエフィカシー　329
セルフヘルプグループ　128, 487
セルフモニタリング法　328
セロトニン・ノルアドレナリン再取り込み阻害薬　296
セロトニンＳ２Ａ受容体　261
セロトニン再取り込み阻害能　294
セロトニン受容体　247
遷延・持続型障害　39
遷延性発作　374
前駆期　10, 513, 514, 515
前駆症　515
前駆症状　443, 459
先後の逆転　17
潜在記憶　58
前職業訓練　140
潜勢態としての初期　19
戦争神経症　480
選択的セロトニン再取り込み阻害薬　121, 295
前頭回路　312
前頭前野　235, 253, 255
前頭皮質　274
前頭葉機能検査　408
前頭葉低活性　256
全般健康調査票　224
全般的機能評価　214
全般的評価尺度　214
前部帯状回　256

素因脆弱性　66
躁うつ病　21
早期介入　104, 482, 499, 504
早期神経発達障害仮説　31, 32
早期精神病　2, 514
早期治療　509, 512
早期発見　519
増強療法　308
層構造モデル　55
層構造論　2
相互支援　157
送信技能　469
双生児研究　239
相談支援　152
相談支援事業者　458
早発痴呆　1, 21, 72, 91
側頭-前頭２段階発症仮説　34
側頭平面　184
続発症　530
素質ストレスモデル　64
ソーシャルサポート　228
ソーシャルスキル　132

索　引

ソーシャルネットワーク　228
措置入院　163, 402, 537
ゾテピン　110

タ 行

第一世代抗精神病薬　364, 417
第一度親族の海馬体積　34
退院　403, 447, 526
退院準備プログラム　134
退院促進支援　160
体温　355
体験としての障害　229
第三世代抗精神病薬　272, 273, 285
体重増加　418, 549
帯状回　256
対人スキル　415
対人関係上の問題点　473
対人能力　357
胎生期　239
多遺伝子疾患　66
耐糖能異常　284, 380
第二世代抗精神病薬　271, 272, 364, 417
第二世代抗精神病薬の特徴　367
第二世代抗精神病薬の副作用　365
大脳皮質前頭前野　235, 253, 255
大脳皮質の肥厚化　232
大脳皮質連合野　254
大麻　241
第四次医療法改正　147
多因子遺伝　28
多因子病　66
他害　351
高い感情表出　227
高望み　472
多軸システム　7
多職種チーム　354, 490
脱施設化　143, 481, 489, 535
脱施設化政策　141
脱水　378
他人の危険性　347
多様性　99
単一精神病　71, 82
短期間欠性精神病症状　515
短期精神病性障害　12
短期入院グループ　145
短期入所　154
短期目標　134
単語記憶学習検査　408
短時間発作　374
単純型　100
単純型統合失調症　11, 24
単純荒廃性障害　11
短パルス矩形波治療器　124, 311

地域活動支援センター　155
地域ケア　167
地域ケア体制　481
地域支援　504
地域システムのマネジメント　488
地域自立支援協議会　337
地域生活支援　141, 152
地域生活支援事業　337
地域生活への再参加プログラム　134
地域精神医療　489
地域福祉　335
地域保健法　149
知覚　56
知覚変容発作　548
知的機能検査　205
知能　205, 206
チトクロームP450分子種　418
遅発性アカシジア　545
遅発性ジスキネジア　280, 283, 284, 429, 544
遅発性ジストニア　545
遅発性副作用　544
遅発性ミオクローヌス　545
チミペロン　110
チームアプローチ　492
チャレンジ・テスト　188
注意　57
注意散漫　469
注意焦点付け訓練　132
中央実行系　256
中間表現型　30
中枢刺激薬　39, 188
中脳　253
中脳中心灰白質　253
中脳皮質ドパミン系　256
中脳辺縁系ドパミン機能の亢進　256
中脳辺縁ドーパミン神経系　235
聴覚皮質　183
長期化　447
長期経過　73
長期治療　471
長期展開モデル　55
長期入院グループ　145
長期入院者　144
長期目標　134
長所活用モデル　341
超職種チーム　490
調整変数　65
超ハイリスク　515
治療アドヒアランス　419
治療可能性　540
治療環境　105, 401, 445, 501
治療関係　385, 390, 421, 499
　——の確立　385
治療共同　430

治療共同体　128
治療契約　519
治療行為　346
治療効果予測　174
治療者-被治療者関係　484
治療中断　282, 283
治療抵抗性　100, 367, 371
治療抵抗性統合失調症　278, 280
治療同盟　317
治療の動機付け　385
治療の場　105, 351
治療の場の選択　400, 445
治療の見通し　423
治療場所　346, 400
治療反応性　100, 540
治療方針　387
治療目標　319
鎮静　369, 532
鎮静ガイドライン　370

通俗的な時間理解　14

デイ・ナイトケア　146
低EE　432, 474
低Na血症　547
デイケア　146, 159, 395, 423, 425, 438, 439, 486
定型抗精神病薬　108, 175, 267, 364
低血圧　379
低酸素　32
定電圧治療器　311
定電流治療器　311
ディメンジョン方式　13
敵意　218, 219, 431
適応援助　399, 442
適合度評価尺度　490
滴定法　374
デポ剤　459, 460
てんかんモデル　312
転帰　73
電気けいれん療法　123, 311, 350, 353, 372
電気シナプス　245

糖・脂質代謝異常　418
同意能力　353
投映法　210
等価換算関係　273
統御処理　56
統合失調型（パーソナリティ）障害　34
統合失調型障害　12, 208
統合失調感情障害　115
統合失調感情病　399
統合失調症　91
統合失調症型人格障害　209

統合失調症後抑うつ　11
統合失調症疾患群　21
統合失調症心性　316
統合失調症の概念　1
統合失調症の国際パイロット研究　226
統合失調症の精神病後うつ病性障害　11
統合失調症の早期症状　504
洞察　472
当事者　167
糖尿病　195,404
特異的引き金　65
特定求職者雇用開発助成金　156
特例子会社　156
トークンエコノミー法　327
都市環境　240
ドパミン　186
ドパミンD_1受容体　190,235
ドパミンD_2受容体　189
ドパミン仮説　3,38,45
ドパミンキノン　260
ドパミン系　303
ドパミン受容体　38,247,260
ドパミン神経　260
ドパミントランスポータ　189
ドパミンの合成　188
ドパミンの放出　189
トリアージ　496
トレイン-プレイス　140

ナ 行

内嗅皮質　33
ナイトケア　146

II型糖尿病　280,284,549
二重病理仮説　66
二症候群仮説　20,22
二次予防　508,512
ニーズ　361
日常言語的表現　197
日常生活技能　213
日常生活動作　212
日常生活能力　415
日中活動　415
入院形態　402
入院治療　351,389,395
ニューロン　243
尿検査　356
任意入院　162,354,402
妊娠への影響　548
認知機能　54,280,283,407,449
認知機能検査　207,405
認知機能障害　33,207,450,481
認知機能リハビリテーション　329
認知行動療法　326,517

認知症　55
認知障害　54,55,67,255
認知障害仮説　54
認知症在宅・グループホーム　144
認知的技法　328
認知療法　327,391,516,517,518

ネットワーク　457
ネモナプリド　110

年齢　522

脳MRI　250
脳画像　33
脳幹情動系　253,253
脳形態異常　171,174
脳血流　176
脳磁図　181
脳室/脳比　32,33
脳内受容体占拠率　265
脳の局所血流・代謝評価　176
脳の形態学的評価　169
脳の生化学的評価　185
脳の電気生理学的評価　180
脳の発生過程　232
脳波　356
能力重視モデル　341
能力障害　331
ノーマライゼイション　333,458,518
呑みこまれる不安　318
ノルアドレナリン再取り込み阻害能　294
ノルアドレナリン受容体　247

ハ 行

背側システム　59
背側縦束　254
バイタルサイン　355
ハイリスク・ハイサポート　483
ハイリスク群　175
破瓜型　11
破瓜病　71,91
パーキンソニズム　398,543
パーキンソン症候群　261
パーキンソン症候群に伴ううつ状態　115
白内障　196
パターナリズム　534
発症時期　202
発症脆弱性　3,64
発生率　86
発達障害仮説　508
発達脳の可塑性　233
発熱　378
発熱療法　95

発病危険因子　511
発病危険率　88
発病予防　508
パニック発作　304,305
場の理論　105
破滅の不安　318
バルプロ酸ナトリウム　120,293
ハロペリドール　109,365,369,370,534
ハローワーク　155
反医学モデル　340
般化　329
般化の限界　439
判断力の障害　422

ピアサポート　497
被害関係妄想　523
非言語的コミュニケーション　386
皮質機能低下・皮質下機能亢進仮説　256
非自発的入院　353
微弱な陽性症状　515
非身体的処遇　350
非定型抗精神病薬　111,117,175,261,267,364,495
批判的コメント　218,431
ピパンペロン　109
肥満　195,404
ピモジド　111
病因ファクター　84
病気の否認　431
病識　348,357,387,524
病識欠如　388
表出　201
病床削減　147
病状の説明　432
病勢進行　347
病前IQ　205
病前の行動特徴　32
病態水準　210
病的環境　107
病名　432
病名告知　387
病歴　422

ファミリーワーク　135,476
不安　122
不安/焦燥　304
不安症状　305
フィルター障害仮説　57
封印型の対処スタイル　521
フェンサイクリジン　42,248,260,274
フォスファチジル・イノシトール（PI）代謝回転　292
不可知論　539
複雑な疾患　28

副作用　542
福祉的就労　154
福祉ホーム　153
腹側システム　59
服薬アドヒアランス　459
服薬管理　363,467
服薬遵守　503
負担軽減　437
物理学的計測時間　14
部分作動薬　285
部分的アゴニスト　246
プライマリケア　531
フルフェナジン　109
ブレイス-トレイン　140
プログラム・マネジメント　486
プロソディ　59
プロペリシアジン　108
ブロムペリドール　109
プロラクチン　261
プロラクチン値　281
分類体系　197
分裂病群　72

米国精神医学会診断統計マニュアルIV-TR　1
米国精神医学会分裂病治療ガイドライン　146
閉鎖的質問　202
閉鎖的処遇　354
閉鎖病棟　395
併発症　530
併発症状　369
β受容体　299
βブロッカー　307
ヘシェル回　184
ペルフェナジン　109
ペロスピロン　113,271,280,365,366,367,369,418
辺縁系仮説　255
弁識能力　539
ベンゾジアゼピン系薬剤　121,349,369
ベンゾジアゼピン受容体　248
扁桃核　253

包括型地域生活支援プログラム　440,489
包括的地域生活支援　141
包括的治療　382
防御因子　511
放射状グリア細胞　232
訪問看護　159,394,415
訪問看護ステーション　362
暴力　347
北陽病院事件　537
保健医療福祉改革ビジョン　143

保健所　148
保健所デイ・ケア　149
保護室　402
ボストン研究　127,315
発作中断　374
発作不発　374
発作モニタリング　374
ホームヘルパー　362
ホームヘルプ　153
ホームヘルプ・サービス　416
ホモバニリン酸　186
本鑑定　539
本来的時間性　17

マ 行

マネッジドケア　141
慢性化状態　446
慢性経過　525
慢性症状　468

ミエリン　233
ミカエリス・メンテンの式　266
水中毒　547
ミスマッチ陰性電位　56
ミスマッチ成分　180
未治療期　509
未治療期間　2,511,512
ミネソタ多面人格目録　208
脈拍　355

無顆粒球症　271
無顆粒血症　286
ムスカリン受容体　262
ムスカリン様アセチルコリン受容体遮断作用　298

命令性の幻聴　522
めざめ現象　544
メタボリックシンドローム　195,549
メディカル精神医学　529
面会　400
面接　399,421,443
面接技術　198

妄想型　10,523
妄想性障害　12
妄想性痴呆　91
網膜色素変性症　548
目標志向性　482
目標志向的プログラム　484
モサプラミン　111
モジュール　134
モデリング　133,328
モニタリング　361,485

モニタリングの障害　387
モノアミン再取り込み阻害作用　294
モラル・セラピー　94
モラル・トリートメント　94
守山荘病院事件　536
モルヒネ　249
問診　531
問題解決技能訓練　134
問題解決技法　478
問題解決的　434
問題解決モデル　439

ヤ 行

薬効予測　188
薬剤アレルギー反応　542
薬物治療抵抗性統合失調症　124,419
薬物療法　102,103,126,348,364,398,444,458,494,518
薬物療法と心理社会的療法の相互作用　383
薬物療法のアルゴリズム　365,462
薬物療法の計画　365
家賃等保証委託契約　416

誘発因子　202
有病率　85
ユーザー本位　466

要介護度　334
養子研究　239
養生　437
陽性・陰性症状評価尺度　102,276
陽性症状　2,4,8,22,94,206,348
陽性症状評価尺度　23
陽電子放出核種　265
予感-現在-余韻　18
抑うつ症状　418,525
抑うつ状態　398
抑制性シナプス　245
予後予測因子　2
予防　508
予防に関する倫理　508

ラ 行

ライフイベント　67,226

リカバリー　483,490
リガンド　245
力動精神医学　21
リスクマネジメント　496
リスペリドン　112,268,271,276,277,278,365,366,367,369,418
リスペリドン液剤　277

索　引

リチウム　118, 292, 349
リハビリテーション　333
リハビリテーション・モデル　437
リハビリテーション医学　340
リハビリテーション過程　484
リハビリテーション計画　485
リハビリテーション診断　485
リハビリテーションプログラム　425, 445, 471
リフレーミング　434

了解不能　93
臨界期　15, 35, 401, 514, 521
臨床経過　33
臨床精神病理学　72

レクリエーション療法　130
レスパイトケア　496
レセプター　245
レボメプロマジン　108, 369, 370

ロールシャッハ・テスト　210
ロールプレイ　133
ロールプレイテスト　215, 452
論理情動療法　327
論理的記憶　408

ワ 行

ワーキングメモリ　40, 58, 207, 255

統合失調症の治療 —臨床と基礎—		定価は外函に表示
2007年10月25日　初版第1刷		
	編集者	佐　藤　光　源
		丹　羽　真　一
		井　上　新　平
	発行者	朝　倉　邦　造
	発行所	株式会社　朝倉書店
		東京都新宿区新小川町6-29
		郵便番号　162-8707
		電話　03(3260)0141
		FAX　03(3260)0180
〈検印省略〉		http://www.asakura.co.jp
ⓒ 2007 〈無断複写・転載を禁ず〉		壮光舎印刷・渡辺製本
ISBN 978-4-254-32229-3　C 3047		Printed in Japan

東京成徳大 海保博之監修・編 朝倉心理学講座2 **認 知 心 理 学** 52662-2 C3311　A5判 192頁 本体3400円	20世紀後半に隆盛を迎えた認知心理学の，基本的な枠組みから応用の側面まで含めた，その全体像を幅広く紹介する。〔内容〕認知心理学の潮流／短期の記憶／注意／長期の記憶／知識の獲得／問題解決・思考／日常認知／認知工学／認知障害
東京成徳大 海保博之監修　阪大 南　徹弘編 朝倉心理学講座3 **発 達 心 理 学** 52663-9 C3311　A5判 232頁 本体3600円	発達の生物学的・社会的要因について，霊長類研究まで踏まえた進化的・比較発達的視点と，ヒトとしての個体発達的視点の双方から考察。〔内容〕Ⅰ. 発達の生物的基盤／Ⅱ. 社会性・言語・行動発達の基礎／Ⅲ. 発達から見た人間の特徴
東京成徳大 海保博之監修　前広島大 利島　保編 朝倉心理学講座4 **脳 神 経 心 理 学** 52664-6 C3311　A5判 208頁 本体3400円	脳科学や神経心理学の基礎から，心理臨床・教育・福祉への実践的技法までを扱う。〔内容〕神経心理学の潮流／脳の構造と機能／感覚・知覚の神経心理学的障害／認知と注意／言語／記憶と高次機能／情動／発達と老化／リハビリテーション
東京成徳大 海保博之監修　東大 唐沢かおり編 朝倉心理学講座7 **社 会 心 理 学** 52667-7 C3311　A5判 200頁 本体3400円	社会心理学の代表的な研究領域について，その基礎と研究の動向を提示する。〔内容〕社会心理学の潮流／対人認知とステレオタイプ／社会的推論／自己／態度と態度変化／対人関係／援助・攻撃／社会的影響／集団過程／社会行動の起源
東京成徳大 海保博之監修　慶大 鹿毛雅治編 朝倉心理学講座8 **教 育 心 理 学** 52668-4 C3311　A5判 208頁 本体3400円	教育実践という視点から，心理学的な知見を精選して紹介する。〔内容〕教育実践と教育心理学／個性と社会性の発達／学習する能力とその形成／適応と障害／知識の獲得／思考／動機づけ／学びの場と教師／教育の方法／教育評価
東京成徳大 海保博之監修　京大 桑原知子編 朝倉心理学講座9 **臨 床 心 理 学** 52669-1 C3311　A5判 196頁 本体3400円	臨床心理学の基礎と理論を紹介する。〔内容〕概説／基礎―人格・発達・アセスメント／対象―神経症圏・精神病圏・心身症・境界例・実存的課題／アプローチ―精神分析・ユング派・行動療法・ロジャーズ派／応用―教育・医療・司法
東京成徳大 海保博之監修　同志社大 鈴木直人編 朝倉心理学講座10 **感 情 心 理 学** 52670-7 C3311　A5判 224頁 本体3600円	諸科学の進歩とともに注目されるようになった感情（情動）について，そのとらえ方や理論の変遷を展望。〔内容〕研究史／表情／認知／発達／健康／脳・自律反応／文化／アレキシサイミア／攻撃性／罪悪感と羞恥心／パーソナリティ
東京成徳大 海保博之監修 早大 佐古順彦・武蔵野大 小西啓史編 朝倉心理学講座12 **環 境 心 理 学** 52672-1 C3311　A5判 208頁 本体3400円	人間と環境の相互関係を考察する環境心理学の基本概念およびその射程を提示。〔内容〕〈総論：環境と人間〉起源と展望／環境認知／環境評価・美学／空間行動／生態学的心理学／〈各論〉自然環境／住環境／教育環境／職場環境／環境問題
東京成徳大 海保博之監修　慶大 伊藤美奈子編 朝倉心理学講座16 **思春期・青年期臨床心理学** 52676-9 C3311　A5判 208頁 本体3400円	人格形成や発達の観点から，思春期，青年期の心理臨床的な問題を理論・実践両面から考える。〔内容〕Ⅰ自己と他者をめぐって（自己意識／関係）／Ⅱ思春期・青年期の心の諸相（不登校／性／非行／自傷）／Ⅲ思春期・青年期の心理臨床
東京成徳大 海保博之監修　立命館大 望月　昭編 朝倉心理学講座17 **対 人 援 助 の 心 理 学** 52677-6 C3311　A5判 196頁 本体3400円	看護，福祉，教育などの対人援助職において，必要な心理学的な方法論や技法，課題を具体的実践事例とともに紹介する。〔内容〕対人援助の心理学／看護／社会福祉／特別支援（障害児）教育／心理臨床／障害者の就労
東京成徳大 海保博之監修　法政大 越智啓太編 朝倉心理学講座18 **犯 罪 心 理 学** 52678-3 C3311　A5判 192頁 本体3400円	犯罪をめぐる人間行動について科学的に検証する犯罪心理学の最新成果を紹介。〔内容〕犯罪原因論／犯罪環境心理学／捜査心理学／プロファイリング／目撃証言と取調べ／ポリグラフ検査／非行犯罪臨床心理学／被害者心理学
東京成徳大 海保博之監修　早大 小杉正太郎編 朝倉心理学講座19 **ストレスと健康の心理学** 52679-0 C3311　A5判 224頁 本体3600円	心理学的ストレス研究の最新成果を基に，健康の促進要因と阻害要因とを考察。〔内容〕Ⅰ健康維持の鍵概念（コーピングなど）／Ⅱ健康増進の方法（臨床的働きかけを中心に）／Ⅲ健康維持鍵概念の応用／ストレスと健康の測定と評価

順天堂大 坂井建雄・東大 五十嵐隆・順天堂大 丸井英二編

からだの百科事典

30078-9 C3547　　A5判 584頁 本体20000円

「からだ」に対する関心は、健康や栄養をはじめ、誰にとっても高いものがある。本書は、「からだ」とそれを取り巻くいろいろな問題を、さまざまな側面から幅広く魅力的なテーマをあげて、わかりやすく解説したもの。
第1部「生きているからだ」では、からだの基本的なしくみを解説する。第2部「からだの一大事」では、からだの不具合、病気と治療の関わりを扱う。第3部「社会の中のからだ」では、からだにまつわる文化や社会との関わりを取り扱う

東京歯科大 井出吉信編

咀嚼の事典

30089-5 C3547　　B5判 368頁 本体14000円

咀嚼は、生命活動の基盤であり、身体と心のパフォーマンスの基本となる。噛むこと、咀嚼することは、栄養の摂取という面だけではなく、脳をはじめ全身の機能の発達や維持と密接に関わっている。咀嚼を総合的にまとめた本書は医学、歯学、生物学、看護科学、保健科学、介護・福祉科学、医療技術、健康科学、スポーツ科学、栄養学、食品科学、保育学、教育学、パフォーミング・アーツ、心理学などの学生・研究者・実務家、咀嚼と健康の関わりに興味・関心のある人々の必携書。

東邦大 有田秀穂編

呼吸の事典

30083-3 C3547　　A5判 744頁 本体24000円

呼吸は、生命活動の源であり、人間の心の要である。本書は呼吸にまつわるあらゆる現象をとりあげた総合的事典。生命活動の基盤であるホメオスタシスから呼吸という行動まで、細胞レベルから心を持つヒトのレベルまで、発生から老化まで、しゃっくりの原始反射から呼吸中枢まで、睡眠から坐禅という特殊な覚醒状態まで、潜水から人工血液まで、息の文化からホリスティック医療までさまざまな呼吸関連の事象について、第一線の研究者が専門外の人にも理解しやすく解説したもの

国立保健医療科学院 長谷川敏彦編

医療安全管理事典

30086-4 C3547　　B5判 400頁 本体13000円

「保健医療界における安全学」をシステムとして日本の医療界に定着させることをめざす成書。総論的・理論的な概説から、体制・対応・分析技法、さらに個別具体的な事例までまじえて解説。基礎的かつ体系的な専門知識と技術のために必要な事項を、第一線の研究者・実務家がわかりやすく解説。〔内容〕組織の安全と人間理解／未然防止とエラーリカバリー／事故報告制度／安全管理院内体制／危機管理／臨床指標／RCA／院内感染／手術・麻酔／透析／誤薬予防／転倒転落／他

高野健人・伊藤洋子・河原和夫・川本俊弘・
城戸照彦・中谷陽二・中山健夫・本橋 豊編

社会医学事典

30068-0 C3547　　B5判 420頁 本体13000円

現在の医療の状況を総合的に把握できるよう、社会医学において使用される主要な用語を見開き2頁で要領よく解説。衛生学・公衆衛生学・法医学・疫学・予防医学・環境医学・産業医学・医療情報学・保健計画学・地域保健学・精神衛生学などを包括したものである社会医学の内容を鮮明に描き、社会医学内の個々のジャンルの関連性、基礎医学・臨床医学との接点、境界領域の学際的知見をも解説。医療・看護・介護・保健・衛生・福祉分野の実務者・関係者、行政担当者の必携書

東大 松島綱治・京府医大 酒井敏行・
東大 石川 昌・富山医薬大 稲寺秀邦編

予防医学事典

30081-9 C3547　　B5判 464頁 本体15000円

「炎症・免疫、アレルギー、ワクチン」「感染症」「遺伝子解析、診断、治療」「癌」「環境」「生活習慣病」「再生医療」「医療倫理」を柱として、今日の医学・医療において重要な研究テーマ、研究の現状、トピックスを、予防医学の視点から整理して解説し、現在の医療状況の総合的な把握と今後の展望を得られるようにまとめられた事典。
医学・医療・保健・衛生・看護・介護・福祉・環境・生活科学・健康関連分野の学生・研究者・実務家のための必携書。

前東大 杉本恒明・国立病院機構 矢崎義雄総編集

内 科 学 （第九版）

32230-9 C3047　　B5判 2156頁　本体28500円
32231-6 C3047　　B5判（5分冊）本体28500円

内科学の最も定評ある教科書，朝倉『内科学』が4年ぶりの大改訂。オールカラーで図写真もさらに見やすく工夫。教科書としてのわかりやすさに重点をおき編集し，医師国家試験出題基準項目も網羅した。携帯に便利な分冊版あり。
〔内容〕総論：遺伝・免疫・腫瘍・加齢・心身症／症候学／治療学：移植・救急／感染症・寄生虫／循環器／血圧／呼吸器／消化管・膵・腹膜／肝・胆道／リウマチ・アレルギー／腎／内分泌／代謝・栄養／血液／神経／環境・中毒・医原性疾患

元東洋英和大 河野友信・
国立精神・神経センター 石川俊男編

ス ト レ ス の 事 典

30059-8 C3457　　B5判 376頁　本体15000円

今日の社会において質量ともに深刻化しつつあるストレスの諸相を，医科学と医療医学を中心にすえて，基礎と臨床の両面から多角的・実践的に解説。〔内容〕ストレス研究の歴史と展望／ストレス研究の現状／疾患とストレス（がん，感染症など）／ストレス研究の方法論／臨床に必要なストレスの知識／ストレス臨床の実際（温泉療法，海洋療法など）／ストレス病・ストレス関連疾患／ストレスコントロールの必要な領域／ストレスと健康問題のトピックス／他

帝京大 三上真弘・帝京平成大 青木主税・
帝京大 鈴木堅二・帝京平成大 寺山久美子編

リハビリテーション医療事典

33503-3 C3547　　B5判 336頁　本体12000円

すべての人が安全に生き生きとした生活を送るための，医療・保健・福祉・生活に関わる，健康増進活動の一環としてのリハビリテーション医療の重要テーマやトピックスを読みやすい解説によりわかりやすく記述。リハビリテーション科，整形外科，神経科をはじめとする医師，看護師，保健師，理学療法士，作業療法士，言語聴覚士，視能訓練士，柔道整復師，整体師，社会福祉士，介護福祉士，ケアマネジャー，ホームヘルパーなど，リハビリテーション医療に関わる人々の必携書。

理研 甘利俊一・前京医大 外山敬介編

脳 科 学 大 事 典

10156-0 C3540　　B5判 1032頁　本体45000円

21世紀，すなわち「脳の世紀」をむかえ，我が国における脳研究の全貌が理解できるよう第一線の研究者が多数参画し解説した"脳科学の決定版"。〔内容〕総論（神経科学の体系と方法，脳の理論，脳の機能マップ，脳の情報表現原理，他）／脳のシステム（認知，記憶と学習，言語と思考，行動・情動，運動，発達と可塑性，精神物理学と認知心理学）／脳のモデル（視聴覚系・記憶系・運動系のモデル，認知科学的アプローチ，多層神経回路網，パターン認識と自己組織化，応用，最適化，他）

広島大 山崎昌廣・電通大 坂本和義・神奈川大 関 邦博編

人 間 の 許 容 限 界 事 典

10191-1 C3540　　B5判 1032頁　本体38000円

人間の能力の限界について，生理学，心理学，運動学，生物学，物理学，化学，栄養学の7分野より図表を多用し解説（約140項目）。〔内容〕視覚／聴覚／骨／筋／体液／睡眠／時間知覚／識別／記憶／学習／ストレス／体罰／やる気／歩行／走行／潜水／バランス能力／寿命／疫病／体脂肪／進化／低圧／高圧／振動／風／紫外線／電磁波／居住スペース／照明／環境ホルモン／酸素／不活性ガス／大気汚染／喫煙／地球温暖化／ビタミン／アルコール／必須アミノ酸／ダイエット／他

癌研有明病院 武藤徹一郎監訳

医 学 症 候 群 辞 典

32194-4 C3547　　A4判 1024頁　本体49000円

医学生から，専門医，研修医，実地医家，さらに研究者を含め広く医療に携わる方々を主な読者対象として，内科，外科，眼科，耳鼻咽喉科，皮膚科，神経内科，脳神経外科，精神医学など臨床医学全般にわたる代表的な疾患・症候群約4000を収載。それらの疾患症候群についての別名・症状・徴候・病因・病理・鑑別診断・治療・予後などについて簡便に解説し，さらに詳しい事実などについて知りたい人のために最新の文献を併記するなど読者が便利なように纏めた事典

上記価格（税別）は2007年9月現在